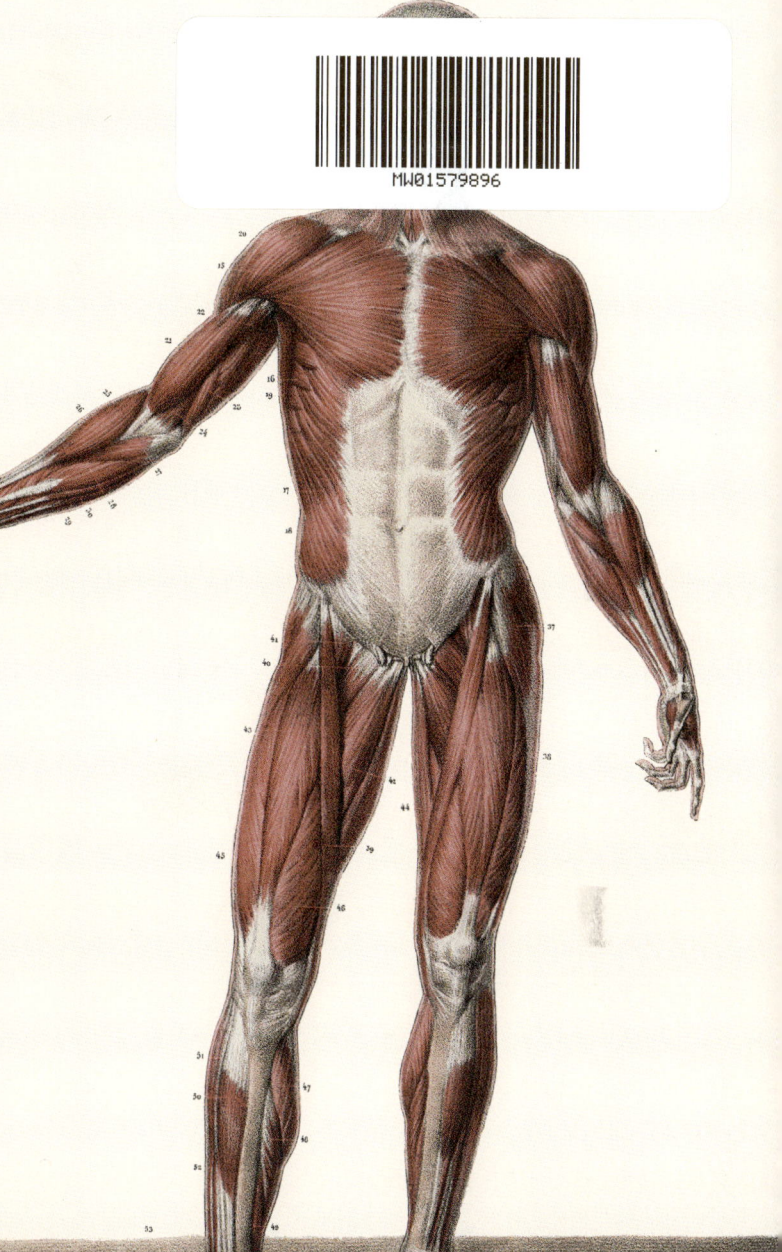

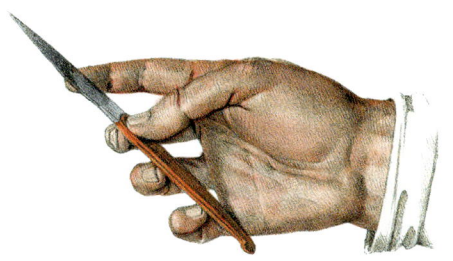

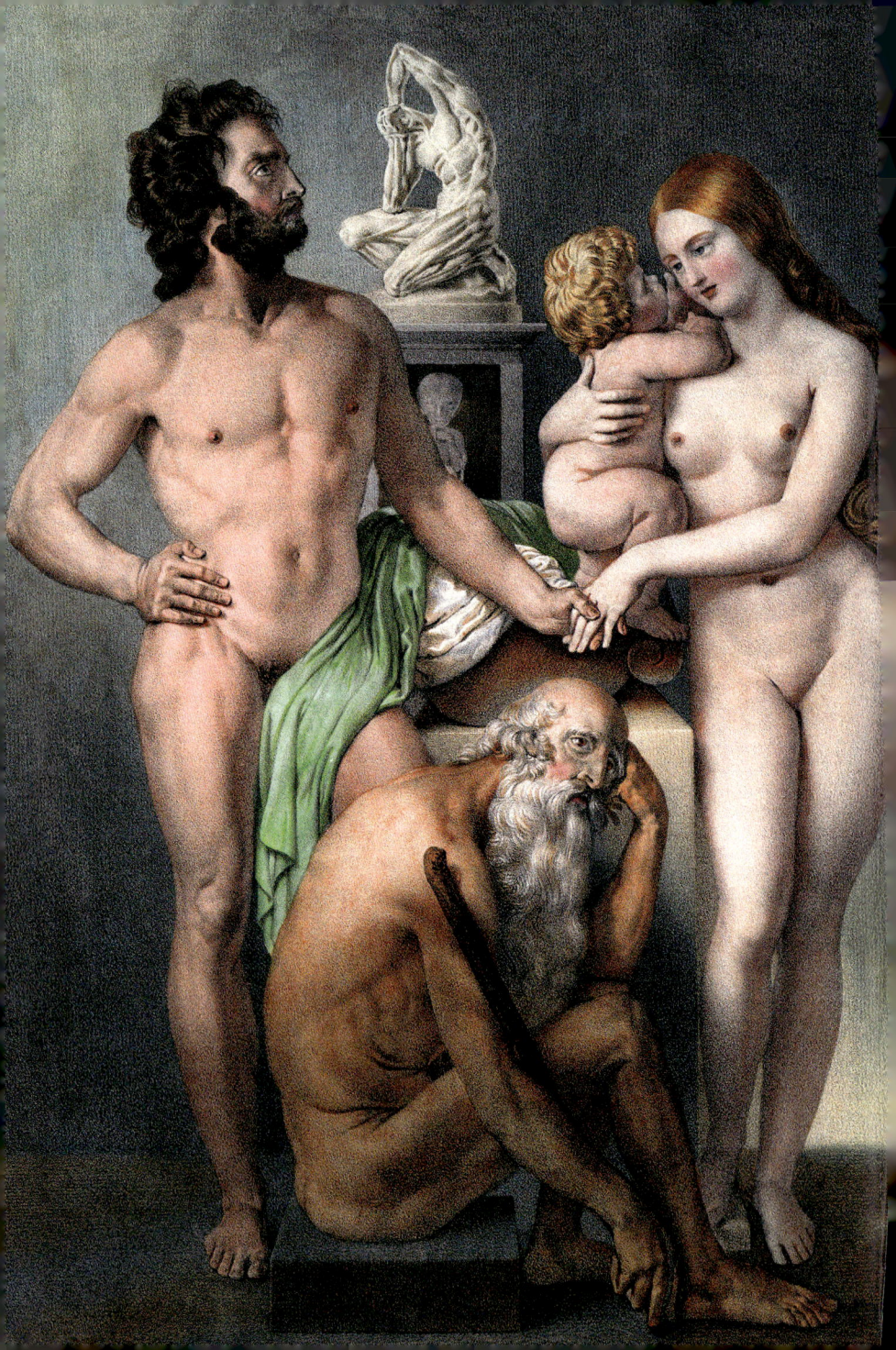

J. M. Bourgery & N. H. Jacob

THE COMPLETE

ATLAS OF HUMAN ANATOMY AND SURGERY

Atlas d'anatomie humaine
et de chirurgie

Atlas der menschlichen Anatomie
und der Chirurgie

Traité complet de l'anatomie de l'homme
*Complete edition of the coloured plates / Édition complète des planches coloriées /
Vollständige Ausgabe der kolorierten Tafeln*

Edited by / commenté par / bearbeitet von
JEAN-MARIE LE MINOR & HENRI SICK

TASCHEN
Bibliotheca Universalis

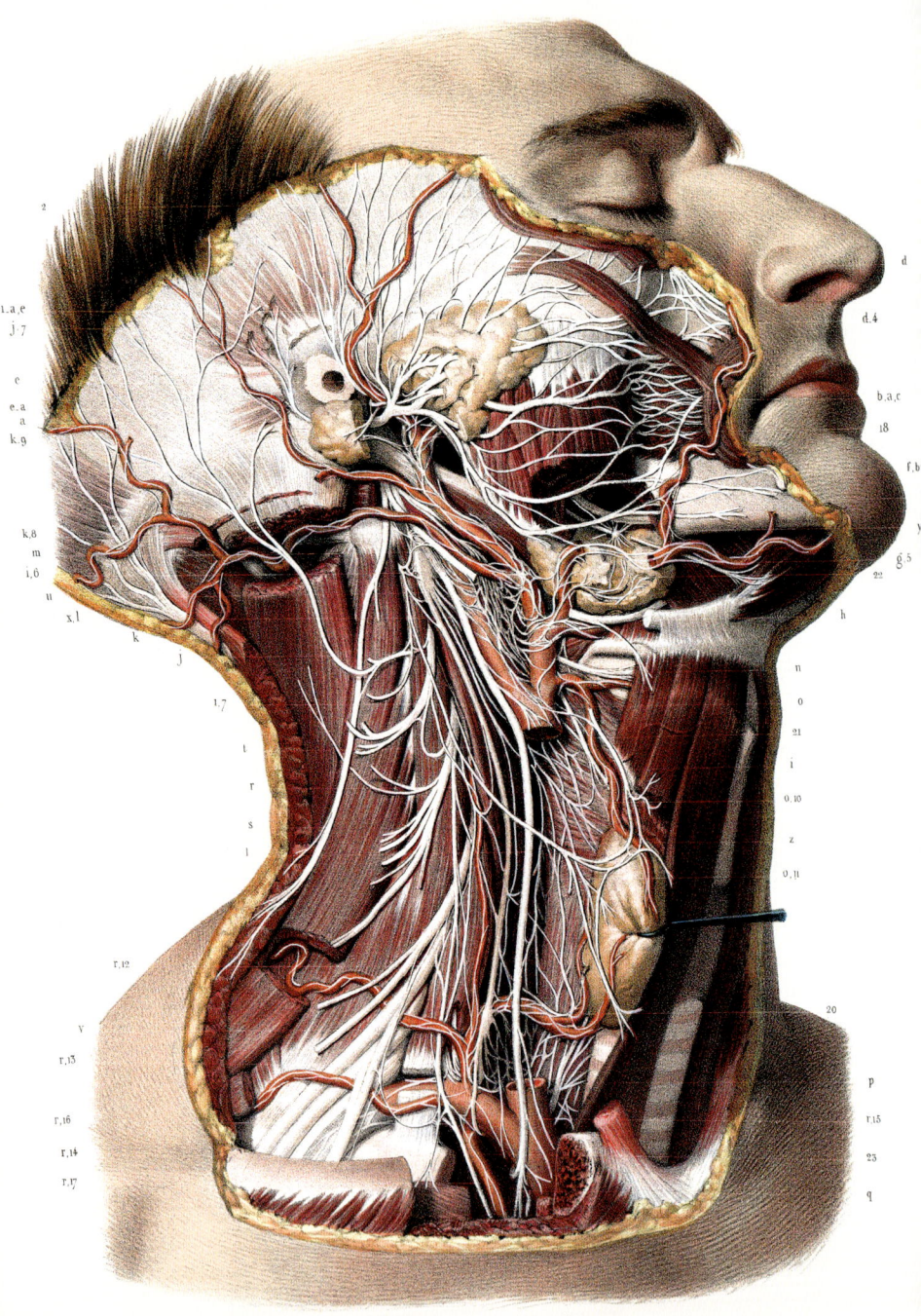

INTRODUCTION – EINLEITUNG

Jean-Marie Le Minor & Henri Sick

The Atlas of Anatomy and Surgery by J. M. Bourgery and N. H. Jacob –
A Monumental Work of the 19th Century

9

L'atlas d'anatomie et de chirurgie de J. M. Bourgery et N. H. Jacob –
Une œuvre monumentale du 19e siècle

28

Atlas der Anatomie und Chirurgie von J. M. Bourgery und N. H. Jacob –
Ein Monumentalwerk des 19. Jahrhunderts

48

VOL. 1
OSTEOLOGIA ET SYNDESMOLOGIA: OSSA, ARTICULATIONES, ET LIGAMENTA

OSTEOLOGY AND SYNDESMOLOGY: BONES, JOINTS AND LIGAMENTS
OSTEOLOGIE ET SYNDESMOLOGIE : OS, ARTICULATIONS ET LIGAMENTS
OSTEOLOGIE UND SYNDESMOLOGIE: KNOCHEN, GELENKE UND BÄNDER

66

VOL. 2
MYOLOGIA: MUSCULI, TENDINES, ET FASCIAE

MYOLOGY: MUSCLES, TENDONS AND FASCIAS
MYOLOGIE : MUSCLES, TENDONS ET FASCIAS
MYOLOGIE: MUSKELN, SEHNEN UND FASZIEN

128

VOL. 3
NEVROLOGIA: SYSTEMA NERVOSUM CENTRALE, PERIPHERICUM, ET AUTONOMICUM. ORGANA SENSUUM

NEUROLOGY: CENTRAL, PERIPHERAL AND VEGETATIVE NERVOUS SYSTEM. SENSORY ORGANS
NEVROLOGIE : SYSTEME NERVEUX CENTRAL, PERIPHERIQUE ET AUTONOME. ORGANES DES SENS
NEUROLOGIE: ZENTRALES, PERIPHERES UND VEGETATIVES NERVENSYSTEM. SINNESORGANE

230

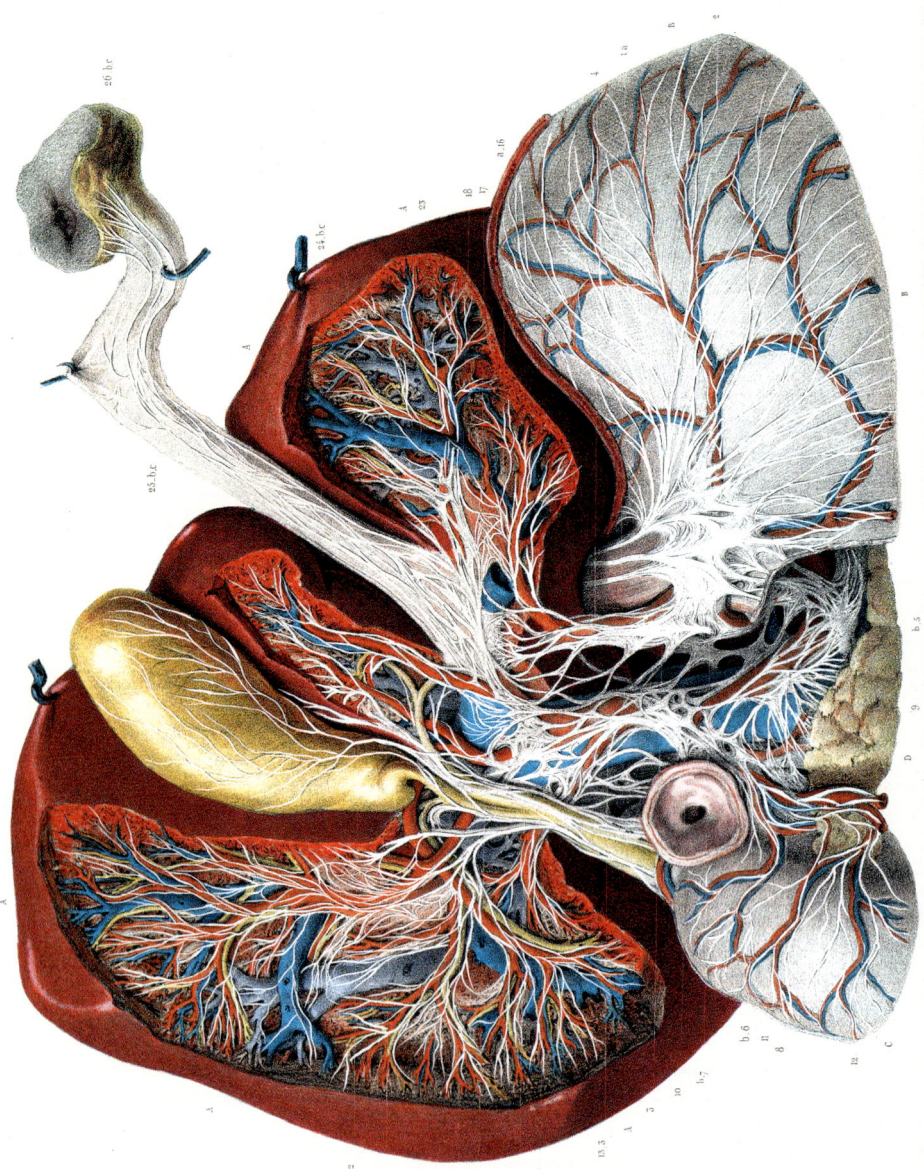

VOL. 4
ANGIOLOGIA: COR, ARTERIAE, VENAE, SYSTEMA LYMPHATICUM. SPLANCHNOLOGIA: VISCERA THORACIS

ANGIOLOGY: HEART, ARTERIES, VEINS, LYMPHATIC SYSTEM – SPLANCHNOLOGY: THORACIC ORGANS
ANGIOLOGIE : CŒUR, ARTERES, VEINES, SYSTEME LYMPHATIQUE –
SPLANCHNOLOGIE : VISCERES THORACIQUES
ANGIOLOGIE: HERZ, ARTERIEN, VENEN, LYMPHSYSTEM – SPLANCHNOLOGIE: BRUSTORGANE

344

VOL. 5
SPLANCHNOLOGIA: VISCERA ABDOMINIS

SPLANCHNOLOGY: ABDOMINAL ORGANS
SPLANCHNOLOGIE : VISCERES DE L'ABDOMEN
SPLANCHNOLOGIE: BAUCHEINGEWEIDE

444

VOL. 6
ANATOMIA CHIRURGICA. ARTES CHIRURGICAE

SURGICAL ANATOMY. SURGICAL TECHNIQUES
ANATOMIE CHIRURGICALE. TECHNIQUES CHIRURGICALES
CHIRURGISCHE ANATOMIE. CHIRURGISCHE TECHNIKEN

542

VOL. 7
ANATOMIA CHIRURGICA. ARTES CHIRURGICAE

SURGICAL ANATOMY. SURGICAL TECHNIQUES
ANATOMIE CHIRURGICALE. TECHNIQUES CHIRURGICALES
CHIRURGISCHE ANATOMIE. CHIRURGISCHE TECHNIKEN

636

VOL. 8
EMBRYOLOGIA. ANATOMIA COMPARATA. ANATOMIA MICROSCOPICA

EMBRYOLOGY. COMPARATIVE ANATOMY. MICROSCOPIC ANATOMY
EMBRYOLOGIE. ANATOMIE COMPAREE. ANATOMIE MICROSCOPIQUE
EMBRYOLOGIE. VERGLEICHENDE ANATOMIE. MIKROSKOPISCHE ANATOMIE

736

INDEX – BIBLIOGRAPHY – IMPRINT

804

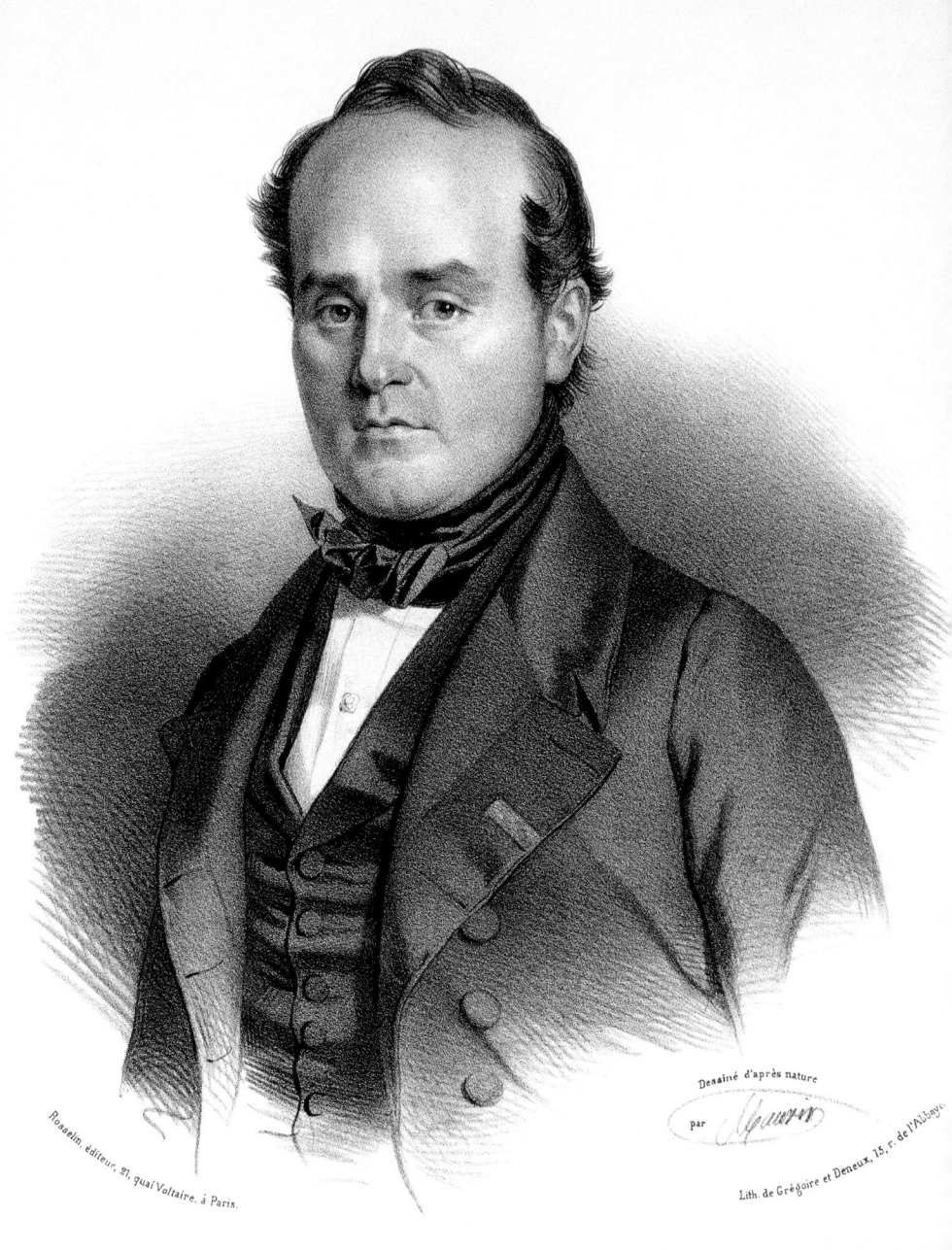

J.-M. BOURGERY.

THE ATLAS OF ANATOMY AND SURGERY BY J. M. BOURGERY AND N. H. JACOB – A MONUMENTAL WORK OF THE 19TH CENTURY

Human anatomy, the morphological study of the architecture of the human body, based on dissection, has given rise to the publication of some outstanding illustrated books. *The Complete treatise of human anatomy* by J. M. Bourgery and N. H. Jacob, published in Paris between 1831 and 1854, while joining a long list of illustrated works, at the same time represents one of the most remarkable works in the whole history of anatomy, and in any case is the most outstanding to be published in the 19th century. The work is monumental: In large folio format, it comprises eight volumes of text totalling 2108 pages, and atlas volumes with 725 plates, representing a total of 3750 figures.

THE MAJOR WORKS OF ANATOMY PRIOR TO THE 19TH CENTURY

Anatomical knowledge was for a long time limited to data gathered from the dissection of animals by Galen (c. 130–c. 200), a Greek physician who practised in Pergamon and Rome, and whose influence was considerable right up until the 16th century.

In the Middle Ages, the only work on anatomy truly worthy of the name was that of Mondino dei Luzzi (c. 1275–1326), written in 1319 and titled *Anathomia*; taking up the data of Galen, he made some interesting observations on the basis of human dissections he had undertaken in 1315.

These works were disseminated in the form of manuscript copies and were very sparsely illustrated. With the invention of printing by Johannes Gensfleisch alias Gutenberg (c. 1397–1468) in about 1450, the dissemination of knowledge was to increase by leaps and bounds. The so-called incunabula, in other words works printed before 1500, include the first edition of the *Anathomia of dei Luzzi*, printed in 1478; this work underwent several subsequent editions, in particular one with a commentary by Berengario da Carpi (1460?–1530), professor in Bologna, which was published in Venice in 1521.

The anatomical drawings of Leonardo da Vinci (1452–1519), 228 hand-drawn plates of extraordinary scientific quality, occupy a very marginal place, because they were never edited, and were ignored by the scholars of the day. Published for the first time in 1898, they had no impact on the development of the subject.

In 1543, the work by André Vésale (1514–1564), *De humani corporis fabrica*, was published in Basle; it is indisputably the most outstanding book in the whole history of anatomy both in respect of its concept and of its aesthetic qualities (ill. p. 13). The publication of this work represented a veritable scientific revolution, providing a new vision of Man by replacing Galen's speculative studies and his extrapolations from animal anatomy by systematic dissections of the human body. Vésale's work comprises 25 superb plates separate from the text, and numerous figures within the text, all of them

Jean Marc Bourgery (1797–1849)
Drawn by Maurin, lithographed by Grégoire and Deneux and edited by Rosselin in Paris.
Dessiné par Maurin, lithographié par Grégoire et Deneux, et édité par Rosselin à Paris.
Gezeichnet von Maurin, lithografiert von Grégoire und Deneux und herausgegeben von Rosselin in Paris.

woodcuts, probably the work of Jan Stephan von Calcar, who belonged to Titian's circle. This book, of which a second improved edition appeared in 1555, and which went through several more, had a considerable impact and was copied by numerous authors. It would henceforth no longer be possible to think of anatomy without illustrations.

Among the most outstanding anatomical works of the 16th century, we might mention that by Charles Estienne (c. 1504–1564), *De dissectione partium corporis humani*, which was published in Paris in 1545, with a French edition published in 1546, comprising 62 woodcut plates, and numerous vignettes in the text; although published two years after the work by Vésale, Estienne's had been in the making since 1530. In 1556, Juan Valverde de Hamusco (c. 1525–c. 1587) published in Rome a work in Spanish copied from Vésale; a Latin edition of this work, entitled *Vivae imagines partium corporis humani*, was published in 1566 by C. Plantin in Antwerp, with, for almost the very first time, the use of copperplate engraving for the illustrations; this new technique, allowing a precision and half-tone finesse impossible to achieve with woodcuts, opened up new and unheard-of possibilities, and was destined to be used until the beginning of the 19th century. Finally, in 1600, André Du Laurens (1558?–1609), professor at Montpellier, published in Paris and Frankfurt an *Historia anatomica humani corporis* illustrated by 26 splendid copperplate engravings.

For the 17th century, we should mention the work of Giulio Casserio alias Julius Casserius (c. 1550–1616), *Tabulae anatomicae*, published posthumously in Venice in 1627 with 97 copperplate engravings by Francesco Valesio after Odoardo Fialetti, a painter in Tintoretto's circle; the plates in this book also serve to illustrate the works of his successor in Padua, Adrian van der Spieghel (c. 1578–1625). The work of Govert Bidloo (1649–1713), *Anatomia humani corporis*, published in Amsterdam in 1685, comprises 105 very original copperplate engravings by Pieter van Gunst based on drawings by Gérard de Lairesse (1640?–1711).

In the 18th century, numerous outstanding works on anatomy illustrated with copperplate engravings appeared, but often they were confined to some specialized aspect of the subject. The most remarkable is that by Bernhard Siegfried Weiss alias Albinus (1697–1770), professor of anatomy and surgery at Leyden, devoted to osteology and myology, or the study of bones and muscles: *Tabulae sceleti et musculorum corporis humani*, published in Leyden in 1747, with 40 plates by Jean Wandelaer (1690–1759), a former pupil of Gérard de Lairesse (ills. pp. 17, 19, 20, 22). This work enjoyed great success and opened up a new path in scientific anatomical depiction and was much copied as a result.

Among other remarkable works, we might also mention those by William Cowper (1666–1709), *Myotomia reformata* (London, 1724); Albrecht von Haller (1708–1777), *Icones anatomicae*, published in eight instalments in Göttingen between 1743 and 1756, with 46 admirable plates; Paolo Mascagni (1752–1815), on the lymphatic system, *Vasorum lymphaticorum corporis humani historia* (Siena, 1787); and Antonio Scarpa (1752–1832), on the nerves, *Tabulae nevrologicae* (Pavia, 1794). The magnificent work by Jacques Gamelin (1738–1803), painter, graphic artist and engraver, *Nouveau recueil d'ostéologie et de myologie*, published in Toulouse in 1779 with 79 plates, is somewhat different in that it treats anatomy artistically rather than medically. Finally we should mention the extraordinary works printed in colour by Jacques Fabien Gautier d'Agoty (1710–1785), in part in collaboration with the surgeon J. F. Duverney: *Myologie complette en couleur et grandeur naturelle*, with 20 plates (Paris, 1746; ill. p. 32), *Anatomie de la tête*, with 8 plates (Paris, 1748; ill. p. 29), *Anatomie générale des viscères et* de la névrologie, angéologie et ostéologie du corps humain, with 18 plates (Paris, 1754), and Exposition anatomique de la structure du corps humain, with 20 plates (Marseille, 1759).

INTRODUCTION INTO THE "TREATISE" OF J. M. BOURGERY AND N. H. JACOB

"Now that lithography allows us to publish, at relatively low cost, very extensive illustrated works, it would be a service to physicians to make available to everybody all those works which have anatomy as their subject. However, for a work of this kind to satisfy all its potential uses, not only has the science to be presented in its most advanced state, it also has to appear with all its applications. Therefore, we must not slavishly copy a previous work, as none exists to which new facts could not be added; but, above all, it is essential for the plates of such a work, created with new intentions, to be drawn from nature, whilst using as guides renowned figures amongst those that have been published to date. This is the task that M. Jacob and myself have decided to accomplish. We will spare no effort to honourably complete the immense work that we have undertaken." (Bourgery, vol. 1, pp. 1–2)

The above quotation, taken from the introduction written by Jean Marc Bourgery in October 1830 and published in the first volume of this work, published in 1831–1832, sums up the entire philosophy that informed the creation of the *Complete treatise of human anatomy*, including operative medicine, by Dr J. M. Bourgery, with lithographic plates from nature by N. H. Jacob.

In his work *Les médecins de Paris jugés par leurs œuvres*, published in 1845, C. Sachaile de la Barre writes: "...it was reserved to M. Bourgery not only to give the most satisfactory answer to this question, but to astonish us by the perfection of the means employed to achieve this task. There is indeed nothing more beautiful than the plates which form the anatomical works to which principally his name is attached. The biographical note written by E. Beaugrand in 1876 for the famous *Dictionnaire encyclopédique des sciences médicales*, published under the direction of A. Dechambre, therefore justly describes Dr J. M. Bourgery as the author of one of the most beautiful monuments to the science of the structure of the human body."

In Bourgery's day, Paris was a city of reference for anatomy. The Dean of the Faculty of Medicine, Matthieu Orfila (1787–1853), appointed in 1832, undertook the complete renovation of the faculty and initiated the creation of a new and remarkably rich anatomical museum, which was opened in 1844. The numerous dissections performed in the Practical School attached to the faculty were enviously admired everywhere.

The publication of the *Complete treatise of human anatomy* took place at a time when anatomy was at its height, and in the introduction to his work Bourgery could therefore write: "Without anatomy, physiology is only a tissue of more or less imaginative tales, surgery is without a guide, and medicine is reduced to blind empiricism" (vol. 1, p. 1). Throughout his work, Bourgery reasserts several times the primacy of anatomy amongst the medical specialities and in the evolution of scientific concepts.

THE INITIATOR AND AUTHOR: JEAN MARC BOURGERY

Jean Marc Bourgery, born in Orléans on 8 Prairial year V of the revolutionary calendar (27 May, 1797), was the son of Marc Claude Bourgery, haberdasher, and Madeleine Marthe Delaboulaye; the birth took place at the family home at 1, rue du Tabourg, at eleven o'clock in the morning; present were Jean Claude Vignolet, haberdasher, and Nicolas Bergerac, second-hand clothes dealer.

Bourgery chose to study medicine. In 1815, he also enrolled to attend the course of the famous naturalist Jean Baptiste de Lamarck (1744–1829), then professor at the Museum of Natural History in Paris. Following the internship competition, Bourgery was accepted as an intern at the Hospitals from 1817 to 1820, and in 1819 received the Gold Internship Medal.

At the end of his medical course, Bourgery did not take his doctorate, apparently because of a lack of funds, and instead served as medical officer at the copper foundries in Romilly-sur-Seine (Aube department) for several years. There he was involved in the establishment of a copper sulphate factory. It was probably during this time that he conducted research into the colouring of wood: "M. Bourgery has again used his knowledge of organic chemistry to give growing wood a colour different from what is natural: the experiments he has conducted on this subject have already produced beautiful results and give rise to great hopes" (Sachaile de la Barre, 1845).

In 1827, at the age of 30, Bourgery's career took a decisive turn when he decided to return to Paris. He finally received his doctorate in medicine, for a thesis defended in Paris on 27 August 1827, on circular ligatures of the limbs. Two years later, in 1829, he published a *Traité de petite chirurgie*, a remarkable reference work, although not illustrated, which had great success, as a second French edition was published in 1835, and it was translated into English (as *A treatise on lesser surgery or the minor surgical operations*) in 1834, and into German in 1836.

In 1830, in collaboration with the illustrator N. H. Jacob, Bourgery established the project for his *Complete treatise of human anatomy*, which was to occupy him for more than 20 years, until his death. The first volumes were published in 1831. Following the success of these first volumes, in 1834–1835 Bourgery and Jacob published an *Anatomie élémentaire* in large folio format with 20 lithographic plates and a small separate text volume. The work went into a second edition (1836–1839) and was translated into German (1837). The publication of the *Complete treatise of human anatomy* continued, but the labour remained considerable. An English version of the first volumes, with texts translated by Robert Willis, was published from 1833 to 1837, confirming the significance of the work accomplished thus far.

From 1840, Bourgery used personal observations to write original scientific articles, mainly in the form of essays, published between 1842 and 1848 in the *Comptes-Rendus de l'Académie des Sciences de Paris*. These essays are often illustrated by beautiful lithographic plates, and several of them were also published as small individual reprints.

Bourgery was also associated with the creation of anatomical models from carton-pierre and pulpboard by Félix Thibert, as witnessed by a presentation brochure: "Musée Thibert d'anatomie pathologique et d'histoire naturelle par la méthode plastique du Dr Félix Thibert ... sous la direction scientifique du Dr J. M. Bourgery", published in Paris in 1847. These models, moulded in relief from nature and then painted, met with great success, as reflected in the numerous pieces mentioned in the printed catalogues of anatomical museums, in particular of that in Strasbourg, written by C. H. Ehrmann (1843), or of the Orfila Museum in Paris, written by M. Houel (1881).

Andreas Vesalius, *De humani corporis fabrica*, Basel, 1543
Wood engraving probably by Jan Stephan von Calcar. The most outstanding work in the history of anatomy. / Gravure sur bois vraisemblablement due à Jan Stephan von Calcar. L'ouvrage le plus exceptionnel de l'histoire de l'anatomie. / Holzschnitt, vermutlich von Johann Stephan von Kalkar. Das außergewöhnlichste Werk der Anatomiegeschichte.

HUMANI FABRICA LIBER II.

QVARTA
MUSCULO-
RVM TA-
BVLA.

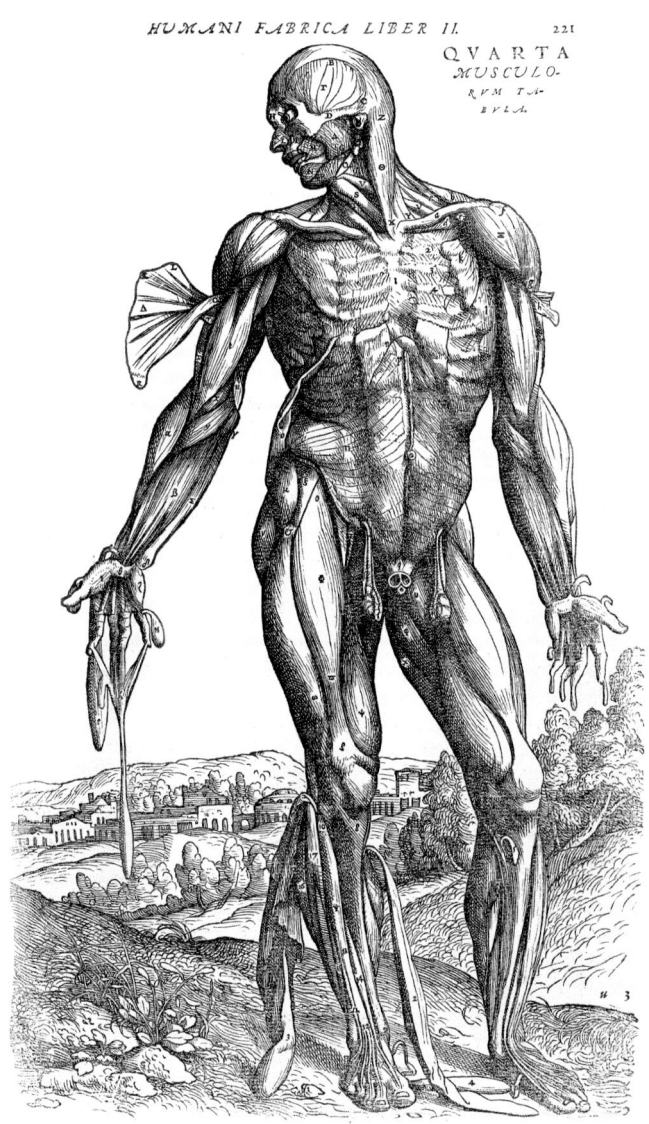

The extent of Bourgery's work led him to apply for different university and academic posts and to enter different competitions, but every time without success. In particular he presented himself as a candidate for the post of professor of anthropology at the Natural History Museum in Paris, for membership of the Academy of Sciences in Paris in 1843, and for the chair of anatomy at the Faculty of Medicine in Paris in 1846; in this context he presented a thesis, defended on 13 February, 1846, on the subject of the appendages of the foetus and their development.

Bourgery's repeated failures as a candidate for university and academic posts, despite the solid fame he had acquired, made him bitter; a certain exhaustion also seems to show through. The confession he made on this subject in the introduction to the eighth and final volume of his *Treatise*, which was published posthumously, is unique in the history of medical and scientific publishing, and particularly poignant: "And now, on the point of completing my work for which I possess all the material, coming close to achieving what I wanted to do, may the public recognize that I have not failed in my task, although fortune has cheated me out of the success a great man had predicted for me. Alas! Cuvier judged the heart and intelligence of others by his own. But does everybody have the heart and mind of Cuvier! When I lost him, I lost everything. Instead of the happy career that he saw smiling at me, what have I found? Loathing, obstacles, intrigues, a hidden league of tenacious opposition. During the 20 years that I have worked relentlessly, I do not have to blame myself for not helping myself. I have done everything that was honourable to attain something. I have presented myself everywhere I could. But to no avail. I have seen everybody pass in front of me, both those who had some right, but particularly those who had none. Having so much to say about a science that I have worked on so much, it seemed to me that there should be a place for me somewhere; but no. Academies, faculties, colleges of higher education, I have presented myself everywhere: Everywhere there were always others who presented themselves. Two facts sum up everything: today, after 20 years, I am nothing, and I do not expect anything anymore; my name even fails to be quoted in any of the modern books, although many of them are indebted to mine. I finish with this single statement: It is the cry of 20 years of oppression that escapes from me. I might as well hold myself up as an example, so that any unwary person, in danger of being seduced, as I was, by an inconsiderate love for science, might escape this fate. At least they will learn from me that conscientious work leads to nothing. Please forgive me for this complaint! It is the first; it will also be the last." (vol. 8, p. III)

Bourgery died in Paris, at the early age of 52, in June 1849, apparently a victim of a cholera epidemic. His life's work, the eight volumes of the *Treatise*, had just been completed, but it was only posthumously, in 1854, that the last volume was published in its entirety.

Until eponymous terms disappeared with the progressive introduction of the international anatomical nomenclature, Bourgery's name remained attached to several anatomical structures, in particular: Bourgery's superior and inferior semicircular bands, Bourgery's ligament, Bourgery's vulvar arteries, and Bourgery's quadrilateral space.

There are few known portraits of Bourgery. One of these, drawn from life by Maurin, was lithographed by Grégoire and Deneux and distributed by the editor Rosselin in Paris. It shows a bust of the young Bourgery; the ribbon attached to a buttonhole on the left lapel of his coat is in all probability the insignia of a knight of the Order of the Legion of Honour (ill. p. 8).

FROM THE PROJECT OF THE "TREATISE" AS JUDGED BY GEORGES CUVIER TO THE COMPLETE WORK: A LABOUR OF 20 YEARS

About the origin of his *Treatise*, Bourgery recalled: a programme written in 1829 (vol. 8, p. 1); at the time, he was 32 years old. The projected outline was laid out in the introduction of the first volume of the work, published in 1831–1832, not dated in the first edition, and dated October 1830 in the reprint of 1840. It was, from the start, very ambitious and aimed to be encyclopaedic, hence the choice of the first two words of the title: *Complete treatise*.

The detailed plan had been clearly announced in the introduction of 1830: "When all of it has been published, the work will consist of eight volumes. The first five will deal with descriptive anatomy; the sixth and seventh will contain surgical anatomy and the surgical manual; the eighth will cover general anatomy and philosophical anatomy." (vol.1, p. 3)

In 1830, Bourgery had submitted the manuscript of his introduction to the famous Georges Cuvier (1769–1832), professor of natural history at the Collège de France, professor of comparative anatomy at the Natural History Museum in Paris, Councillor of State, and founder of the science of the comparative anatomy and palaeontology of vertebrates. After reading the manuscript of the introduction, Cuvier made comments which Bourgery only made public in the eighth volume of his work: "The work that you undertake, he said to me, is colossal, but it is not impossible. However, you have to know in advance, and believe my long experience, that this work will take you much further than you might think, it will be your life's work. However, as you have conceived this plan and as you envisage it without fear, follow your instincts. The odds are in your favour. You have the firm resolution to do well; you are gifted with a physical strength without which I would advise you against undertaking such a great work, and as a helper for the creation of your figures, you have had the luck of finding in M. Jacob an artist whose talent as an illustrator is seminal in this field. You have the goal and the means. Courage then! And keep right on without letting any obstacle stop you.

Your plan seems good to me; I approve of it. It is rich in applications of all kinds. But before applying, one must look carefully and well. Devote yourself mainly to the study of positive facts and get them drawn with great precision in such a way as to make their spirit come alive and so that they can be found and recognized in nature without effort...

I am not at all concerned about what you can make of the first five volumes of anatomy. Here the certain facts, be they reproduced or original, but always well observed and well illustrated, can be placed on all pages. This entirely depends on you... I believe that you will succeed. I should be very cautious about the two volumes of surgical anatomy, which do not fall into my field of competence... But from the general point of view of the science of organization, I have to admit that it bothers me to see it embrace such a large, purely practical subject, and one which interrupts the scientific link between descriptive anatomy and philosophical anatomy. But a much more serious drawback is that here your subject no longer belongs to you; you are no longer its master. In anatomy, in the field of science, you were at home, on the solid ground of nature and truth, seeing for yourself, sure of your information, and free in your judgements. In surgery, in the field of practical art, you are in someone else's house, on the fickle platform of opinions and interests, floating on error, illusion, and fashion, often obliged to see only through the suspicious eyes of others, and without certainty how to distinguish truth from lies. I know that authors are rarely free to do as they like, and that these surgical illustrations have been imposed on you; but if you cannot dispense with them, in my opinion it would be better perhaps to consign them to a separate book.

The last volume of your work, which you will have to derive completely from your own resources, and which, depending on how you understand it, could be very good or very bad, is the one which causes me most worry on your behalf... I regret that for this volume you have, in your introduction, taken up commitments which are too detailed. You yourself do not know what you will do then... You cannot know from the first day what will be your last word. Let the collaborative enterprise ripen over time: What you will have to say in the end will reveal itself of its own accord. Your subject is beautiful; do not spoil it..." (vol. 8, pp. I–II)

Unfortunately, Cuvier, the patron, died in 1832, shortly after the complete publication of the first volume (1831–1832) of Bourgery's treatise, though not before he had presented a eulogistic report to the Academy of Sciences in Paris during the session of 12 March, 1832.

The writing of the whole work was initially planned to be completed within five years, by 1835. In fact, Bourgery required 20 years to complete his *Treatise*, which he did, miraculously, just before his premature death in June 1849, at the age of 52. In the advertisement for the eighth and final volume, he wrote: "After a long interruption, imposed by *force majeure*, I take this work up again in order to complete it. During the bitter and unrewarding scientific career I have pursued over the past 20 years, the thought of this last volume never left me; this means that year after year it has seen, in my mind, numerous modifications..." (vol. 8, p. I)

Bourgery's monumental work required a titanic effort; he was the master builder at all times, writing texts, carrying out remarkable syntheses, and supervising all details. The initial plan was respected and methodically executed and the course was steadfastly maintained. The unusual traits of Bourgery's character show through across the result of these 20 years' work; he had an unshakable belief in his project, somehow feeling he was invested with a mission, and he was concerned about scientific honesty, accuracy of ideas, and perfection.

Unusually, Bourgery's work was conducted outside the university and academic structures. In addition to Cuvier's support, which we have already mentioned, Bourgery, who worked in relatively solitary fashion, also mentions the help of several other well-known scientists, "...and their influence to obtain for us the books, items, or different scientific objects which we needed to consult," (vol. 2, p. II), in particular Constant André Marie Duméril (1774–1860), Etienne Geoffroy-Saint-Hilaire (1772–1844), François Magendie (1783–1855), Henri Ducrotay de Blainville (1777–1850), and Mathieu Orfila (1787–1853), from 1832 Dean of the Faculty of Medicine in Paris.

BOURGERY'S SCIENTIFIC AND PHILOSOPHICAL APPROACH

For his *Treatise*, Bourgery was not satisfied with a simple compilation. He personally conducted meticulous observations, based on numerous dissections and original anatomical preparations. He particularly devoted himself to the exact study of aspects of morphology which were still neglected, for reasons related to length of observation and methodological difficulty: "... let us say that here, in anatomy, there are a multitude of subjects which

B. S. Weiss, dit Albinus, *Tabulae sceleti et musculorum corporis humani*, Leyden, 1747
Myology, plate 7, copperplate engraving by Jean Wandelaer. One of the most remarkable works on anatomy of the 18th century. / Myologie, planche 7, gravure sur cuivre par Jean Wandelaer.
Un des plus remarquables ouvrages d'anatomie du dix-huitième siècle. / Myologie, Tafel 7, Kupferstich von Jean Wandelaer. Eines der bedeutendsten Werke zur Anatomie des 18. Jahrhunderts.

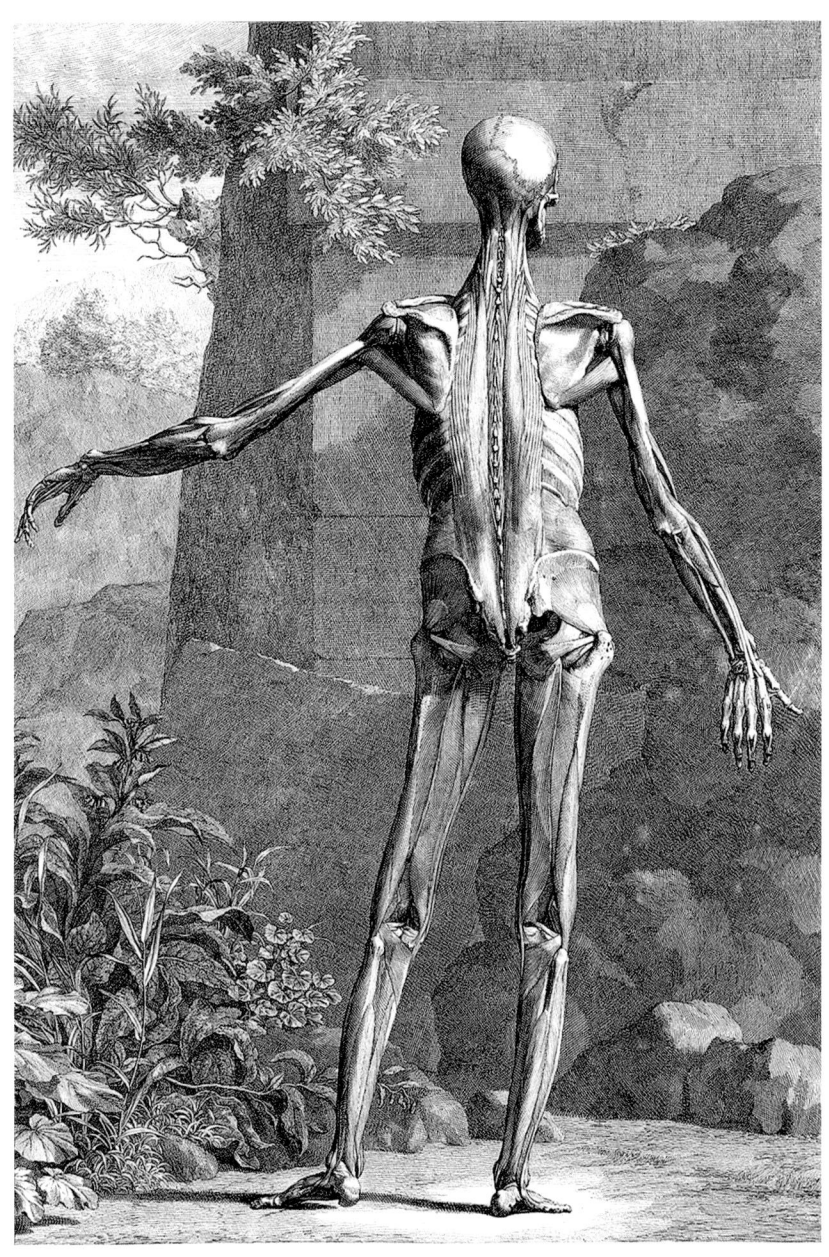

nobody has studied in depth. All those which demand long and difficult preparations belong to this category." (vol. 5, p. 5) Bourgery also developed several methods and new approaches in order to solve various questions that had remained in abeyance; in his *Treatise*, he described them systematically and in detail.

At all times during his work Bourgery kept himself perfectly informed about recent research, and in the eighth volume, he again wrote: "To be sure, the knowledgeable public do not expect me to keep to a programme written in 1829. My task is not to reproduce the state of science as it was or as I understood it then, but as it is or as I understand it today; and how much have all its aspects changed over the last 20 years!" (vol. 8, p. I) He undertook, for the first time, numerous noteworthy syntheses, in particular on the anatomy of the nervous system and in embryology and organogenesis.

But the project that Bourgery aimed for was much more than an encyclopaedic account of morphological observations. He stated: "We hope to be able to show how knowledge of the organism should serve as the basis for ethics, legislation, and political economy. His reflections encompassed all the sciences and philosophy: Science is criticized for being materialistic; this is a great mistake. This imputation… is only valid for the unintelligent opinion… of some of those called scholars. But science… can only lead to the first cause of all beings… on the contrary, it is science that provides the most positive arguments in favour of the spiritual world… If the scholars lack all social interests, they have only themselves to blame: It is they who bury their science… The knowledgeable bodies who only judge the reality of physical facts regulate the world of material instincts without otherwise worrying about doctrines; and, conversely, the men who have taken the path of doctrine are only scholars by dint of the ideas they create themselves… None of these want to accept the world as it has pleased the Creator to make it, and each remakes it according to his own fancy…" (vol. 3, pp. 33–34)

Bourgery's scientific approach and intellectual development had all the character of a metaphysical quest: "Deprived of a guide in this philosophical survey, where books could not help me, I had to fill in by drawing on my personal inspirations… But, even when I had hardly begun to explore the pathways of the organism, I did not hesitate to recognize that from all quarters they lose themselves in the metaphysical. As the traveller who crosses unknown regions suddenly finds himself stopped by bottomless abysses or inaccessible cliffs which force him to retrace his steps, at every step I faced questions which attracted me in the most powerful way, but were sufficiently deep and obscure to give me vertigo… When I thought I could catch sight of something, I said so; otherwise I have passed over it, without feeling obliged to find a meaning for something our weak minds cannot reach." (vol.3, p. 2)

Taking up a philosophical thought of Joseph de Maistre (1753–1821), Bourgery also wrote: "All science, said de Maistre, begins with a mystery. To complete the idea of this great thinker, one would have to say: All science begins and ends with a mystery, or rather is nothing but a mystery… The notion which seems clearest to us is only a shimmer of light between two abysses…" (vol. 3, p. 33)

B. S. Weiss, dit Albinus, *Tabulae sceleti et musculorum corporis humani*, Leyden, 1747
Myology, plate 8, copperplate engraving by Jean Wandelaer. / Myologie, planche 8, gravure sur cuivre par Jean Wandelaer./ Myologie, Tafel 8, Kupferstich von Jean Wandelaer.

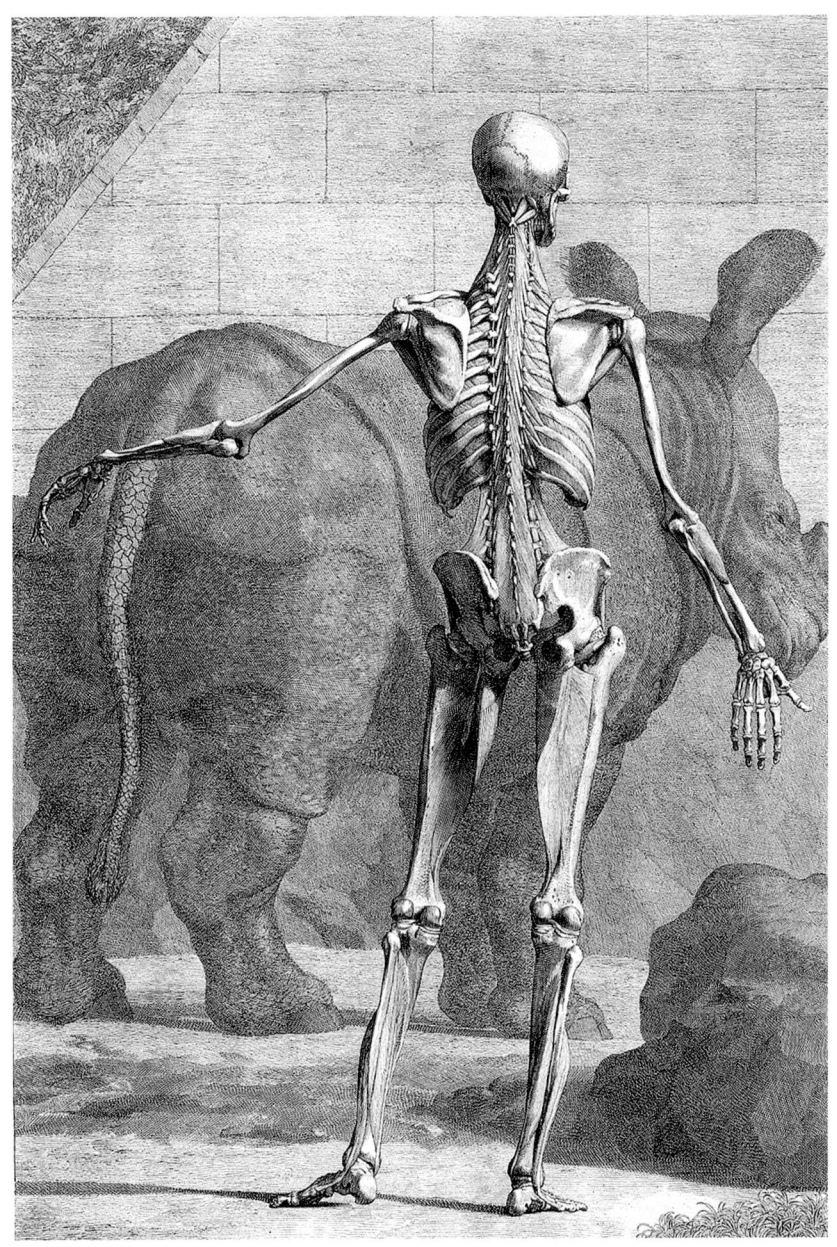

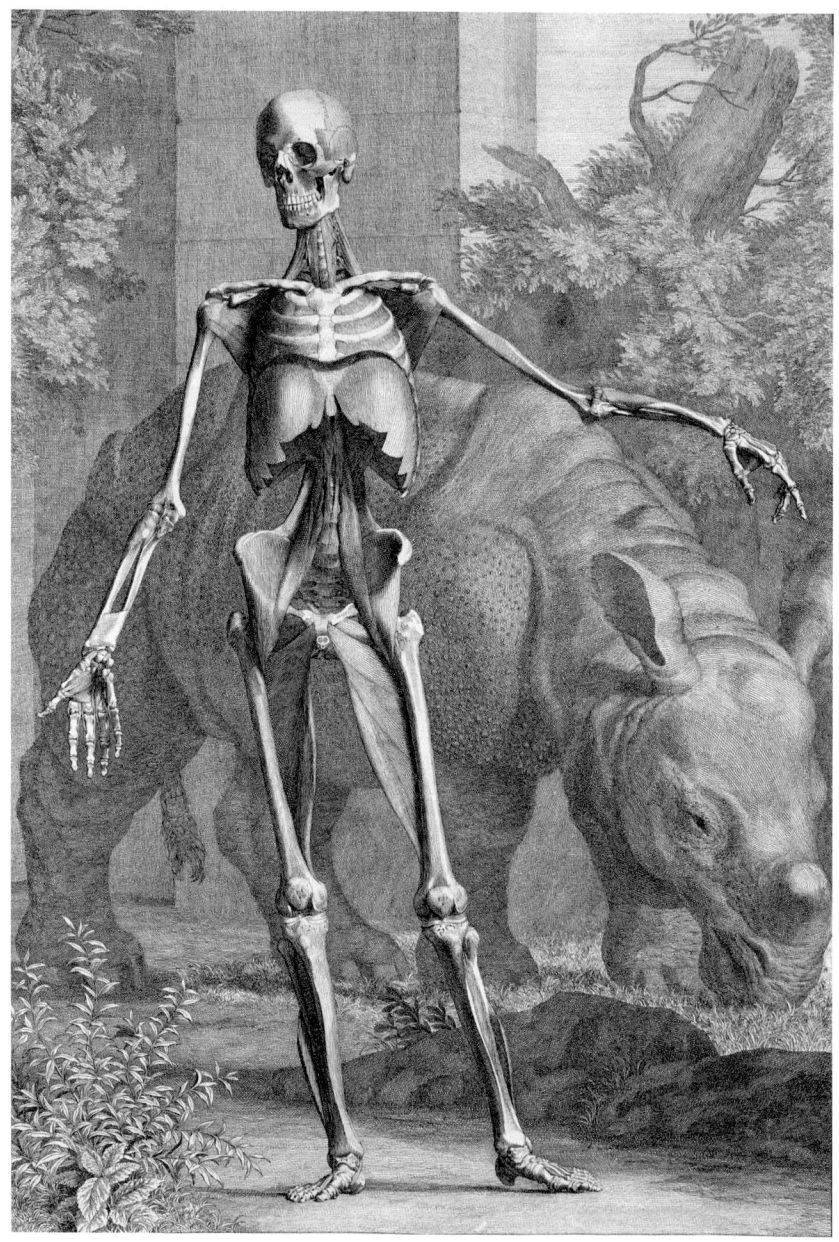

LITHOGRAPHY AND THE ILLUSTRATIONS OF THE "TREATISE"

All the plates of the *Treatise* were made and printed using the technique of lithography. In order to place the making of these plates in their context and to appreciate their very particular importance, we need to draw attention to some points of the lithography technique. A correct analysis of these illustrations cannot be dissociated from the study of the technique, which imposes its own restrictions and a particular style.

Etymologically, the word lithography means stone-writing or drawing. This technique, invented by Aloys Senefelder, born in Prague, between 1796 and 1798, which its author called *Steindruck* or *Steindruckerey* or *chemische Druckerey*, was first called "gravure chimique" or "impression chimique" ("chemical engraving" or "chemical printing") in French, then, from 1810 onwards, lithography. Senefelder gave this definition: "... the application, on to a suitably polished stone, of an oily mark, burned in by an acid, which can only retain an oil-based ink. The discovery of lithography was a real revolution, as until then, the only means of reproducing an image was hollow engraving, in particular on copper, or in relief, essentially on wood: long, difficult, and expensive procedures. The ease of use of lithography and its reduced cost explains the speedy multiplication of lithographs and lithographic printers who produced illustrations for books as well as musical score, popular images, or smaller, ephemeral items (headed paper, labels for industry, advertisements).

In 1802, Philippe André obtained a patent to introduce this technique in France, but it only took off with the foundation of a workshop by Godefroy Engelmann (1788–1839) in Mulhouse in 1814, then in Paris in 1816, and Count Charles de Lasteyrie's workshop, also in Paris and in the same year. The year 1816 marked the true takeoff of lithography in France. It was to become the preferred technique for illustrations in the Romantic period.

The first anatomical work to use lithography for its illustrations was that of Jules Germain Cloquet (1790–1883), *Anatomie de l'homme ou description et figures lithographiées du corps humain*, published in Paris in 1821 (ill. p. 37). As the large folio format made this work difficult to handle and expensive, Cloquet then decided to execute a *Manuel d'anatomie descriptive du corps humain* in quarto, published in Paris in 1825–1826, with 340 lithographic plates in black and white, which has been recently re-issued (ills. pp. 38, 43). At the same time, François Antommarchi (1780–1838), who had been physician to the Emperor Napoleon on Saint Helena, published under his name, based on drawings by Paolo Mascagni (1752–1815), the work *Planches anatomiques du corps humain exécutées d'après les dimensions naturelles...*, comprising 80 lithographic plates, and edited from 1823 to 1826 in Paris by C. de Lasteyrie. Lithography brought a certain precision to the drawing, whilst maintaining softness and allowing numerous shades of grey, and was characterized by a texture, a feel, and a rendering closer to anatomical reality than previous engraved interpretations, and it handsomely replaced the old procedures of anatomical illustration. However, a practical inconvenience was the fact that it could not be incorporated into the body of the text; on the other hand, this might have given it an aesthetic advantage. Therefore, in 1830, when Bourgery and Jacob began the production of their *Treatise*, lithography was both a novel and yet already a perfectly mastered technique.

B. S. Weiss, dit Albinus, *Tabulae sceleti et musculorum corporis humani*, Leyden, 1747
Myology, plate 4, copperplate engraving by Jean Wandelaer. / Myologie, planche 4, gravure sur cuivre par Jean Wandelaer. / Myologie, Tafel 4, Kupferstich von Jean Wandelaer.

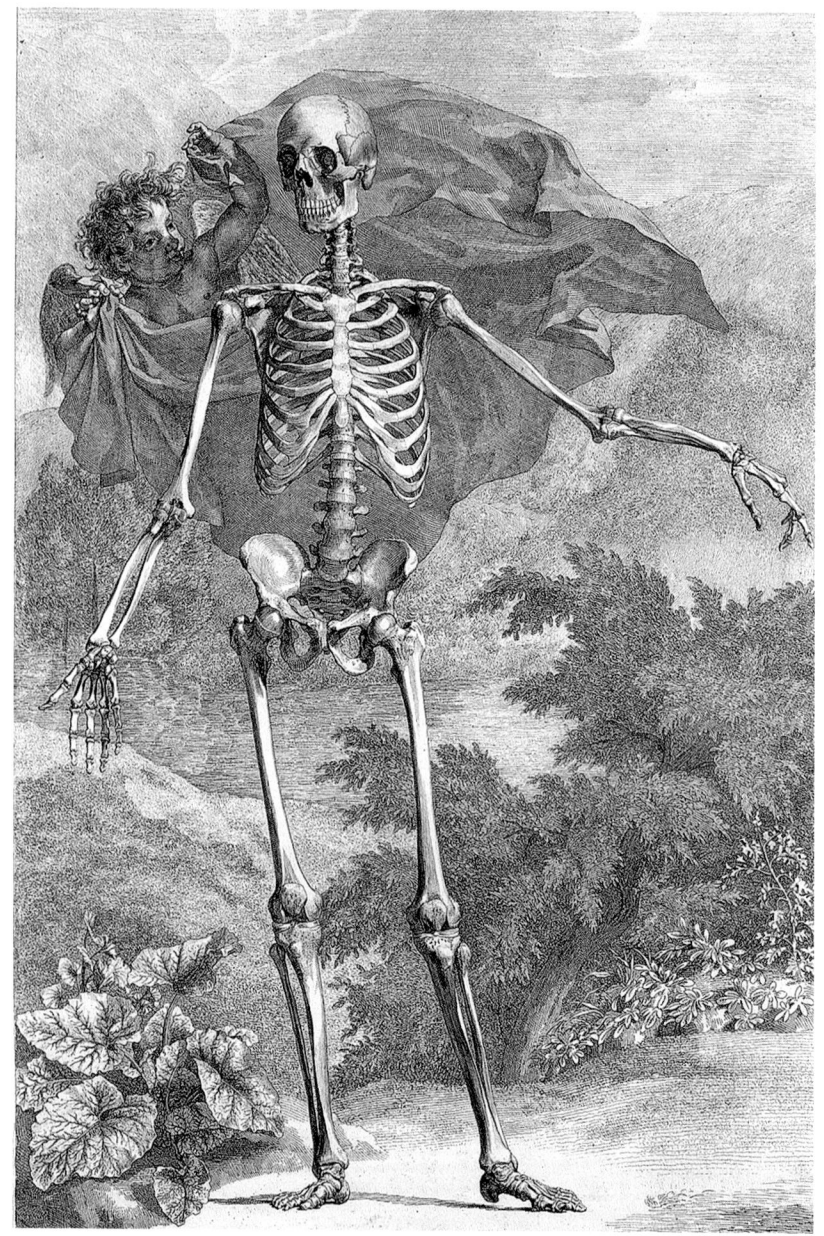

The underlying principle of lithography as invented by Senefelder was essentially based on the phenomenon of repulsion between water and a greasy layer on the surface on a limestone slab. The design, drawn by a greasy pencil, or letters written by pen and oil-based ink on this previously grained or polished support, was then prepared with a mixture of gum arabic and nitric acid. This acidulation modified the nature of the oil contained in the markers, causing it to penetrate into and strongly adhere to the stone. As gum arabic induces water retention by those parts of the stone surface not covered by designs, these retain the moisture and cannot take up any oily particles such as printing ink. Conversely, the ink laid down by the ink roller adheres to the oily parts, corresponding exactly to the original design, placing the black outline onto the printed proof and reproducing the image on the paper.

The lithographic stone was a limestone of very compact structure and great purity. It was quarried in slabs of seven to ten-centimetres thickness to resist the strains of the press. The compactness and regular nature of its grain gave it ideal properties for lithography. The most commonly used stones and those of the best quality came from quarries in Bavaria, in particular from Solnhofen. The stone was never used in its raw state, but had to undergo, on one of its surfaces, a procedure of refinement and graining, which allowed the pencil or the ink to adhere to the surface of the stone. This preparation consisted in rubbing two stones one against the other, with an abrasive mixed with water in between. It was the grain of the stone that gave lithographic illustrations their characteristic texture. But lithographic stones had several inconveniences: they were heavy, bulky, difficult to handle, brittle, expensive, and the large formats slowed down the printing speed.

The greasy pencils used were made of wax, black soap, tallow, and lamp-black, allowing a great diversity of half-tones, ranging from the lightest greys to the deepest blacks, reminiscent of the grain of a lead pencil or black chalk drawing.

The printing of the plates was a particularly important and delicate step. Entrusted to a specialized printer, it required great care. The lithographic presses underwent numerous refinements. The stone, wedged into the press, was covered in ink with the ink roller. Following guide marks, the lithographer applied a moistened sheet of paper and passed everything under the press, whose carriage was moved without stopping all in one go, to avoid edge blurring. When the carriage had been moved back to its point of departure, the printer delicately lifted up the proof adhering to the stone. The lithographic print was then flattened out and allowed to dry.

To start with, the artist had to draw on the stone in reverse, but from 1817, Senefelder developed a transfer paper on which the artist drew with pencil or lithographic ink. This transfer paper or lithographic paper was a specially prepared paper which was mechanically grained and coated with a thin adhesive layer. Amongst the most notable advantages, the artist could work at home on a light and easily portable support and could draw on the spot. The paper with the drawing was then given to the printer who transferred the drawing on to the stone by moistening the paper and repeatedly pressing it onto the stone. The process had the advantage of eliminating the inversion: when the drawing, made the right way around, is transferred onto the stone, the proof obtained after printing is also the right

B. S. Weiss, dit Albinus, *Tabulae sceleti et musculorum corporis humani*, Leyden, 1747
Osteology, plate 1, copperplate engraving by Jean Wandelaer. / Ostéologie, planche 1, gravure sur cuivre par Jean Wandelaer. / Osteologie, Tafel 1, Kupferstich von Jean Wandelaer.

way around. Depending on the case, the drawing was lithographed by the artist himself or entrusted to a specialist lithographer.

Lithography, though, is not suited for mass production, and in its original form was condemned to being a transitional technique. From 1860, lithography underwent a significant crisis. The lithographic stone was replaced by zinc, although the name lithography was retained. Zinc lent itself to adaptation to rotary presses (1868). From 1885, industrial photogravure appeared. One of the last important works on anatomy with coloured lithographed plates is: C. L. Bonamy, P. Broca, and E. Beau, *Atlas d'anatomie descriptive du corps humain*, Paris, 1866 (ill. p. 49).

COLOURING THE PLATES

In 1831, when the first volume of plates of Bourgery and Jacob's *Treatise* was published, lithography could make only black prints. Most copies of the *Treatise* therefore had plates printed only in black and white. But, although the black print was sufficient to represent the bones of the skeleton, it gave an imperfect image of a dissected region, which colour could delineate and refine (ills. pp. 53, 58, 63). Colouring of plates could then either be performed freehand with a brush or with the help of stencils.

For the plates of the first edition of the *Treatise*, the colouring was performed by hand, using the technique of stencil or pattern colouring. This technique allowed the easy application of similar colours to similar places on several copies of the same plate. The different colour zones of the original were first isolated, then individually transferred by tracing paper on to a sheet of metal, Bristol board, or stiff tissue. The part corresponding to the colour was then cut out, an extremely delicate task if one tried to obtain exact and sharp contours and when the colours were complex. The colours were then applied one after the other with a special brush with rigid bristles, called a pom-pom, or with a sponge. In general, the applied tints were light, in the manner of watercolours, but opaque colours and gouaches could sometimes be used. To avoid smears, it was necessary to wait until one colour had dried before applying the next. Different colours were juxtaposed, and sometimes superimposed; sometimes the colours were also applied to moistened bases to achieve blending. Certain details could be enhanced by gouache. The colours could be multiplied at will with a pom-pom; assisted by able colourists, some workshops owned several hundred pom-poms in order to be able to execute all shades. With good technicians and simple colours, it was often possible to obtain fairly good results. Although a manual technique, the stencil was relatively fast, and it is estimated that a skilled technician could colour about 500 small-format sheets per hour. During the 19th century, this technique of colouring by stencils was frequently used to colour single engravings or illustrations for books or magazines.

The patent for colour lithography was registered by Godefroy Engelmann in 1837. Engelmann's patent was based on three essential points: use of a restricted number of colours, using the principles of trichromy (red, yellow, blue), with separate printing of three colours, or four including black, requiring the preparation of the same number of lithographic stones; the development and systematic use of a marking frame; and dry printing on paper laminated by glazing. But colour lithography still remained a difficult technique, difficult to handle to make a book, and it was only in the second edition of Bourgery and Jacob's *Treatise*, owing to the development of chromolithography, that the plates could be printed in colour.

THE PUBLICATION OF THE "TREATISE"

The creation of a work such as the *The Complete treatise of human anatomy* represented a gigantic editorial adventure. Indeed, the editor also had a decisive role in such a project, and Bourgery emphasized: "Our editor, my collaborator, M. Jacob, and myself have spared neither time nor sacrifices, without worrying about the obstacles and the slow phases always unavoidable when one wants to do something well." (vol. 5, p. 7)

The editor of the whole first edition of the *Treatise* was C. A. Delaunay of the Anatomical Library, 13, rue de l'Ecole de Médecine, in Paris. The reasons for choosing this editor remain obscure. It may seem surprising that the edition was not the work of the great Parisian editor Jean Baptiste Baillière (1797–1885), who previously had overseen the publication of Bourgery's *Traité de petite chirurgie*, published in 1829, and who ensured its reprinting in 1835, as well as the publication of Bougery and Jacob's *Anatomie élémentaire en 20 planches*, published in 1834–1835.

The volumes of illustrations, or atlases, were published in the form of instalments, i. e. as parts which were periodically delivered to the subscribers as the printing proceeded. Each instalment consisted of eight plates and eight pages of descriptive text and legends, in folio format. From 1831 to 1844, 70 instalments were produced. This publication in the form of loose-leaf instalments, bound only as a second step, bringing together fascicles of different dates, explains why most of the preserved copies are heterogeneous in their composition; indeed several reprints were made, in particular from 1850 to 1854.

The printers also had their work cut out. For the text volumes, they were, depending on the volumes and the years, first Paul Renouard, then W. Remquet & Co, at 5, rue Garancière, in Paris, and the printing press of Jules Didot l'Aîné, at 4, boulevard d'Enfer (which became Denfert-Rochereau), also in Paris. For the lithographic plates, printing was also performed by Bénard, then Lemercier Bénard & Co, and finally Lemercier in Paris; their name is mentioned at the bottom of each plate; the printing workshop of Rose-Joseph Lemercier (1803–1887), a former worker at the Senefelder-Knecht studio in the rue de Seine, was the top address for lithography in Paris, with around a hundred presses in 1838.

The price for a black-and-white copy was 800 francs, a considerable amount, whilst it was twice that, 1600 francs, for a colour copy, which explains their greater rarity, even at the time. It seems that the high price slowed down the dissemination of the work; the note about Bourgery, published in 1853 in the *Nouvelle biographie universelle*, mentions on the subject of his *Treatise* that this was a work of remarkable creation and which, if it was not so expensive, would find itself in the hands of all students of medicine.

A partial English edition, translated by Robert Willis, *The whole anatomy of the human body, with its various practical applications, including a system of operative surgery, by J. M. Bourgery, … illustrated by lithographic plates drawn from nature by N. H. Jacob*, was published 1833–1837 by C. A. Delaunay.

The second edition of Bourgery and Jacob's *Treatise* was published from 1866 to 1871 by L. Guérin. The reprinting of the plates was performed with the original matrix stones, which had been systematically preserved.

THE GENERAL ORGANIZATION OF THE "TREATISE"

The *Treatise* consists of a frontispiece, text volumes, and an atlas, whose general organization is laid out in the following.

Frontispiece

Following the classical tradition, the work opens with a frontispiece, a page which illustrates or symbolizes the subject of the work (ill. p. 2). The top of the plate states, in capital letters: Frontispiece of the general treatise of human anatomy by Bourgery and Jacob. At the bottom of the plate appears the caption: Composed and drawn by N. H. Jacob.

On the left stands a naked adult man, athletic, with curly black hair and a black beard, the right hand on the hip, and with the other hand holding the hand of the woman at his side; a casually draped cloth hides his genitals. On the right, a young woman, completely naked, with long hair, holds a child on her right arm. At their feet sits a meditative old man, also naked, partly bald, and with a long, white beard. In the background a sculpture, representing a flayed human figure, is placed on a pedestal, below which appears an anatomized foetus.

This allegory of the stages of human life is a very academic work and shows the affinity to Jacques Louis David, under whom Jacob studied. The subject is also reminiscent of one of Jacob's very first works, exhibited at the Salon of 1802, *The three principal stages of human life*.

Text Volumes and Atlas

For each of the eight volumes of the *Treatise* a specific text volume was published, written in encyclopaedic style and practically independent of the illustrations, to which it never refers. The eight text volumes represent a total of 2108 pages.

For each of the eight volumes of the *Treatise* an atlas or specific volume devoted to the illustrations and to bringing together the plates was published. Before each plate there is a sheet with descriptive text and legends. The eight volumes of the atlas make up a total of 725 plates.

The title page of each atlas volume is lithographed. On a column to the left appears the list of 30 fundamental authors in anatomy, the choice of whom is a revelation: Aristotle, Herophilus, Mondini, Vesal, Fallope, Eustache, Servet, Varole, Casserius, Harvey, Aselli, Rudbeck, T. Bartholin, Malpighi, Willis, Ruysch, Leuwenhoeck, Duverney, Albinus, Winslow, Haller, Meckel, Buffon, Walter, W. Hunter, Mascagni, Caldani, Bichat, Soemmering, Gall. To the right appears, in symmetrical fashion, a list of 30 famous physicians and surgeons: Empedocles, Hippocrates, Areteus, Galen, Avicenna, Albucasis, Guy de Chauliac, Fernel, A. Paré, Franco, Fabrice de Hilden, Severin, Sydenham, J. L. Petit, Stahl, Boerhaave, Hoffmann, Cheselden, Sauvage, A. Louis, Senac, Morgagni, Cullen, Brown, Desault, Sabatier, Jenner, Pinel, Corvisart, Laennec.

NOTES ON THE PRESENT EDITION OF THE PLATES

The present work contains reproductions of all 725 lithographic plates, in their colour version, of the *Complete treatise of human anatomy, including operative medicine*, by Doctor J. M. Bourgery, with lithographic plates from nature by N. H. Jacob. The 467 plates of descriptive anatomy are of exceptional artistic value, and have likewise retained a scientific value of prime importance; indeed, unlike the descriptive text, which has lost much of its interest for today's reader, the illustrations, based on original dissections, have remained very modern; the result of rigorous observation and accurate depiction, these anatomical illustrations continue to convey, even today, a wealth of scientific information: Morphological reality does not go out of fashion. The plates of the section on surgery, whose aesthetic quality is also superb, are of great interest for the history of medicine and surgery; the plates of surgical instruments constitute a remarkable documentation, which is still useful.

For the present edition, each plate has been given a title in Latin. These titles did not exist in the original edition, which was written completely in

French. For the description of the plates and the figure legends, no original text has been preserved or reproduced.

The French captions fulfil the current requirements of scientific and medical language and vocabulary. In particular, the names of all anatomical structures have been rendered in the French version of the international anatomical nomenclature, directly inspired by the Latin international nomenclature of the *Nomina anatomica* which is used as reference today. Similarly, a current French nomenclature, essentially derived from the nomenclature validated by the International Commission on Zoological Nomenclature, has been used systematically for the names of zoological species quoted in the comparative anatomy. For the plates on operative medicine, the modernization of the captions was more difficult, as the majority of the operations described are no longer performed and have been forgotten; their names therefore no longer appear in current dictionaries.

It is these modern French texts that underlie the translation used for the English edition, where the corresponding English terminology has of course been used.

L'ATLAS D'ANATOMIE ET DE CHIRURGIE DE J. M. BOURGERY ET N. H. JACOB – UNE ŒUVRE MONUMENTALE DU 19ᵉ SIECLE

L'anatomie humaine, science morphologique de l'étude de l'architecture du corps humain basée sur la dissection, a donné lieu à la publication de livres illustrés exceptionnels. Le *Traité complet de l'anatomie de l'homme* de J. M. Bourgery et N. H. Jacob, paru à Paris de 1831 à 1854, s'inscrit dans une longue tradition d'ouvrages illustrés, mais constitue un des ouvrages les plus remarquables de toute l'histoire de l'anatomie, et, en tous les cas, le plus exceptionnel du dix-neuvième siècle. L'ouvrage est monumental, de grand format in-folio, constitué de huit tomes, totalisant 2 108 pages pour les volumes de texte, et 725 planches regroupant 3 750 figures pour les volumes d'atlas.

LES GRANDS OUVRAGES D'ANATOMIE JUSQU'AU 19ᵉ SIECLE

Les connaissances anatomiques furent longtemps limitées aux données réunies à partir de dissections d'animaux par Galien (vers 130–vers 200), médecin grec qui exerça à Pergame et à Rome, et dont l'influence fut considérable jusqu'au seizième siècle.

Au Moyen Age, le seul ouvrage d'anatomie vraiment digne de ce nom fut celui de Mondino dei Luzzi (vers 1275–1326) rédigé en 1319 et intitulé *Anathomia* ; reprenant les données de Galien, il apportait d'intéressantes précisions dues aux dissections humaines que l'auteur avait réalisées en 1315.

Ces ouvrages étaient diffusés par des copies manuscrites et ne contenaient que de rares illustrations. Avec l'invention de l'imprimerie ou typographie par Johannes Gensfleisch dit Gutenberg (vers 1397–1468) vers 1450, la diffusion des connaissances allait connaître un essor toujours croissant. Parmi les incunables ou ouvrages imprimés avant 1500, figure l'édition princeps de l'*Anathomia* de dei Luzzi imprimée en 1478 ; cet ouvrage connut de nombreuses rééditions, en particulier celle commentée par Berengario da Carpi (1460 ? –1530), professeur à Bologne, parue à Venise en 1521.

Les dessins anatomiques de Léonard de Vinci (1452–1519), correspondant à 228 planches manuscrites d'une extraordinaire qualité scientifique, occupent une place très marginale puisqu'ils restèrent inédits et ignorés des savants de l'époque. Publiés pour la première fois en 1898, ils n'eurent aucun impact sur l'évolution de la discipline.

En 1543, parut à Bâle l'ouvrage d'André Vésale (1514–1564), *De humani corporis fabrica*, qui est sans conteste le livre le plus exceptionnel de toute l'histoire de l'anatomie tant sur le plan conceptuel que sur le plan esthétique (ill. p. 11). La publication de cet ouvrage constitua une véritable révolution scientifique, offrant une nouvelle vision de l'Homme, en remplaçant les études spéculatives de Galien et les extrapolations à partir de l'anatomie animale par des dissections humaines

---

J. F. Gautier d'Agoty, *Anatomie de la tête*, Paris, 1748
Plate 4, copperplate engraving printed in colour. One of the most famous works on anatomy of the 18th century. / Planche 4, gravure sur cuivre imprimée en couleur. Un des plus magnifiques ouvrages d'anatomie du dix-huitième siècle. / Tafel 4, kolorierter Kupferstich. Eines der herausragendsten Werke zur Anatomie des 18. Jahrhunderts.

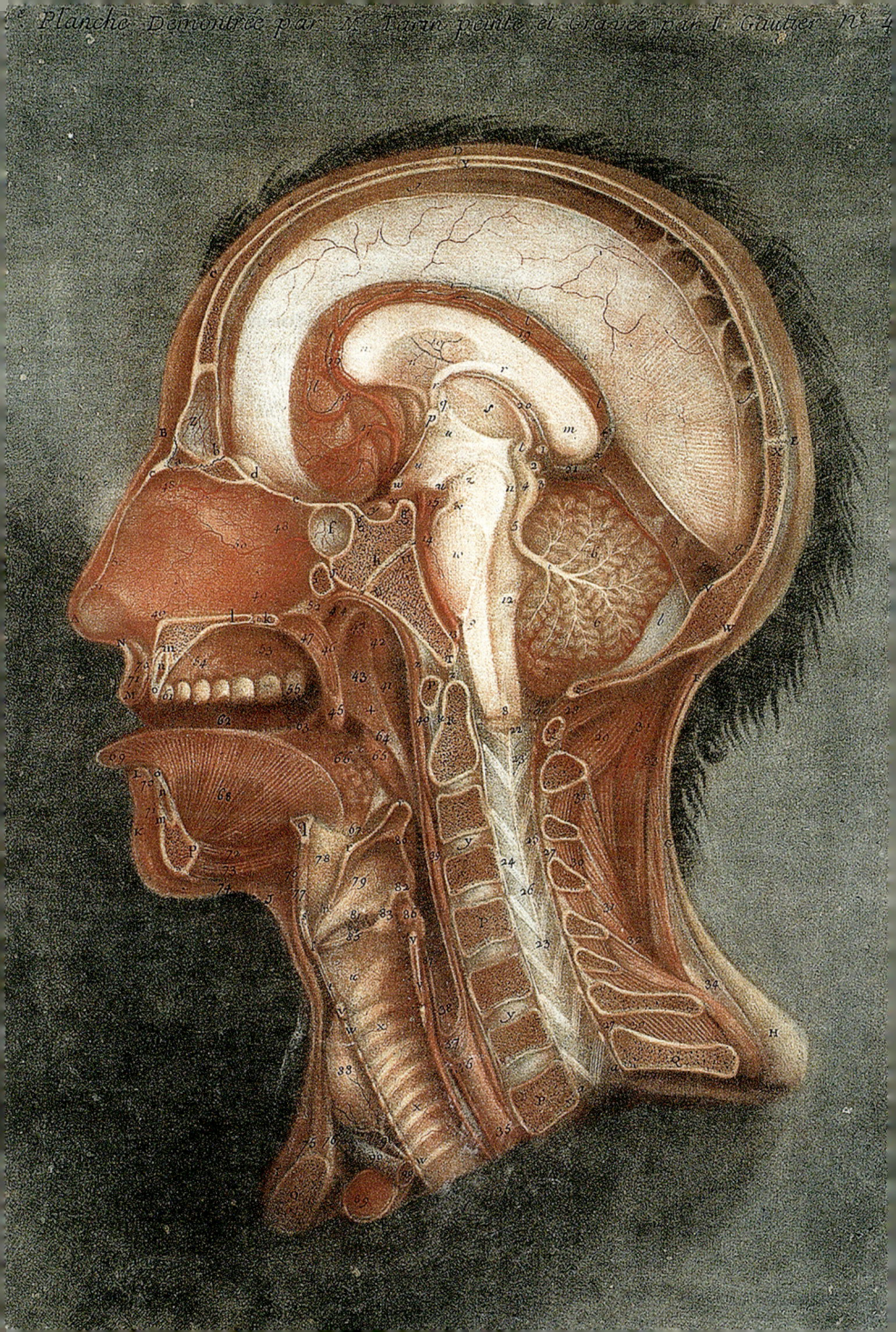
Planche Demontrée par M.r Tarin peinte et gravée par I. Gautier N.º 4

systématiques. L'ouvrage de Vésale comporte 25 planches hors-texte superbes et de nombreuses figures dans le texte, toutes gravées sur bois, vraisemblablement dues à Jan Stephan von Calcar de l'entourage du Titien. Cet ouvrage, dont une deuxième édition améliorée parut en 1555 et qui connut de multiples éditions, eut un impact considérable et fut copié par de nombreux auteurs. Il n'était désormais plus possible de penser l'anatomie sans illustrations.

Parmi les ouvrages d'anatomie les plus exceptionnels du seizième siècle, il convient de citer celui de Charles Estienne (vers 1504–1564), *De dissectione partium corporis humani*, paru à Paris en 1545, avec une édition française en 1546, comprenant 62 planches gravées sur bois et de nombreuses vignettes dans le texte ; bien que publié deux ans après l'ouvrage de Vésale, l'ouvrage de C. Estienne était en chantier depuis 1530. Juan Valverde de Hamusco (vers 1525–vers 1587) publia à Rome en 1556 un ouvrage en espagnol copié de Vésale ; une édition latine de cet ouvrage, intitulée *Vivae imagines partium corporis humani*, fut publiée en 1566 par C. Plantin à Anvers, avec pour une des toutes premières fois l'utilisation de la taille-douce ou gravure sur cuivre pour les illustrations ; cette nouvelle technique, permettant une précision et des finesses de demi-teintes impossibles à obtenir avec la gravure sur bois, ouvrait de nouvelles possibilités incomparables et allait être utilisée jusqu'au début du dix-neuvième siècle. Enfin, André Du Laurens (1558 ? – vers 1609), professeur à Montpellier, publia en 1600 à Paris et à Francfort une Historia anatomica humani corporis ornée de 26 splendides planches gravées sur cuivre.

Pour le dix-septième siècle, il convient de citer l'ouvrage de Giulio Casserio ou Julius Casserius (vers 1550–1616), *Tabulae anatomicae*, paru de manière posthume à Venise en 1627 avec 97 planches gravées sur cuivre par Francesco Valesio d'après Odoardo Fialetti, un peintre de l'entourage du Tintoret ; les planches de ce livre servirent aussi à illustrer des ouvrages de son successeur à Padoue, Adrian van der Spieghel (vers 1578–1625). L'ouvrage de Govert Bidloo (1649–1713), *Anatomia humani corporis*, paru à Amsterdam en 1685 comporte 105 planches très originales gravées sur cuivre par Pieter van Gunst d'après des dessins de Gérard de Lairesse (1640 ? –1711).

Au dix-huitième siècle, paraissent de multiples ouvrages d'anatomie illustrés de planches gravées sur cuivre exceptionnelles, mais souvent sur un aspect précis seulement. Le plus remarquable est celui de Bernhard Siegfried Weiss dit Albinus (1697–1770), professeur d'anatomie et de chirurgie à Leyde, consacré à l'ostéologie et à la myologie ou étude des os et des muscles : *Tabulae sceleti et musculorum corporis humani*, paru à Leyde en 1747, avec 40 planches par Jean Wandelaer (1690–1759), ancien élève de Gérard de Lairesse (ill. p. 15–17) ; cet ouvrage, qui connut un grand succès, ouvrit un chemin nouveau aux représentations anatomiques scientifiques et fut grandement copié par la suite. Parmi les ouvrages remarquables peuvent encore être cités ceux de William Cowper (1666–1709), *Myotomia reformata* (Londres, 1724) ; de Albrecht von Haller (1708–1777), *Icones anatomicae*, en huit fascicules parus à Goettingen de 1743 à 1756, avec 46 admirables planches ; de Paolo Mascagni (1752–1815), sur les lymphatiques, Vasorum lymphaticorum corporis humani historia (Sienne, 1787) ; ou d'Antonio Scarpa (1752–1832), sur les nerfs, *Tabulae nevrologicae* (Pavie 1794). Le magnifique ouvrage de Jacques Gamelin (1738–1803), peintre, dessinateur, et graveur, Nouveau recueil d'ostéologie et de myologie, paru à Toulouse en 1779 avec 79 planches, est un peu à part car il relève de l'anatomie artistique et non médicale. Il convient enfin de citer les extraordinaires ouvrages imprimés en couleur par Jacques Fabien Gautier d'Agoty (1710–1785), en partie en collaboration avec le chirurgien J. F. Duverney : *Myologie complette en couleur et grandeur naturelle*, avec 20 planches (Paris, 1746 ; ill. p. 23), *Anatomie de la tête*, 8 planches (Paris, 1748 ; ill. p. 21), *Anatomie générale des viscères et de la névrologie, angéologie et ostéologie du corps humain*, avec 18 planches (Paris, 1754), et *Exposition anatomique de la structure du corps humain*, avec 20 planches (Marseille, 1759).

PRESENTATION DU « TRAITE » DE J. M. BOURGERY ET N. H. JACOB

« Maintenant que la lithographie permet de publier, sans trop de frais, des ouvrages iconographiques très volumineux, ce serait rendre un service aux médecins que de mettre à la portée de tous l'ensemble des travaux qui ont eu l'anatomie pour objet. Mais, pour qu'un ouvrage de ce genre puisse offrir toute l'utilité dont il est susceptible, il faut non seulement que la science y soit présentée dans son état le plus avancé, mais encore qu'elle y paraisse avec toutes ses applications. Ainsi on ne devrait copier servilement aucun travail antécédent, dès lors qu'il n'en est pas auquel on ne puisse ajouter des faits nouveaux ; mais surtout il est indispensable que les planches d'un pareil ouvrage, exécutées dans une intention nouvelle, soient dessinées d'après nature, en se servant toutefois comme indication des figures reconnues parmi celles qui ont été publiées jusqu'à ce jour. C'est cette tâche que M. Jacob et moi nous nous sommes proposé de remplir. Aucun travail ne nous coûtera pour terminer honorablement l'immense travail que nous avons entrepris. » (Bourgery, t. 1, pp. 1–2)

Toute la philosophie ayant présidé à la réalisation du *Traité complet de l'anatomie de l'homme* comprenant la médecine opératoire par le Docteur J. M. Bourgery avec planches lithographiées d'après nature par N. H. Jacob se trouve résumée dans la citation précédente, extraite de l'introduction rédigée par Jean Marc Bourgery en octobre 1830 et publiée dans le premier tome de cet ouvrage paru en 1831–1832.

C. Sachaile de la Barre, dans son ouvrage *Les médecins de Paris jugés par leurs œuvres*, paru en 1845 écrit : « ... il était réservé à M. Bourgery non seulement de donner à cette question la solution la plus satisfaisante, mais de nous étonner par la perfection des moyens employés à cet égard. Rien, en effet, n'est plus beau que les planches qui forment les ouvrages d'anatomie auxquels se rattache principalement son nom. » Le Docteur J. M. Bourgery est qualifié, à juste titre, *d'auteur de l'un des plus beaux monuments qui aient été élevés à la science de la structure de l'homme* dans la notice biographique rédigée en 1876 par E. Beaugrand dans le fameux *Dictionnaire encyclopédique des sciences médicales* publié sous la direction de A. Dechambre.

Paris était, à l'époque de Bourgery, une ville de référence pour l'anatomie. Le Doyen de la Faculté de Médecine Matthieu Orfila (1787–1853), nommé en 1832, entreprit de rénover complètement la faculté et fut à l'origine de la création d'un nouveau musée anatomique, remarquablement riche, ouvert en 1844. Les très nombreuses dissections réalisées dans l'Ecole Pratique annexée à la Faculté de Médecine étaient partout admirées et enviées.

La publication du *Traité complet de l'anatomie de l'homme* eut lieu à une époque où l'anatomie était à son apogée, et Bourgery pouvait écrire ainsi dans l'introduction de son ouvrage : « Sans l'anatomie, la physiologie n'est qu'un tissu de fables plus ou moins ingénieuses, la chirurgie est sans guide, et la médecine est réduite à un aveugle empirisme. » (t. 1, p. 1) Bourgery réaffirme à plusieurs reprises, tout au long de son ouvrage, la primauté de l'anatomie parmi les disciplines médicales et dans l'évolution des concepts scientifiques.

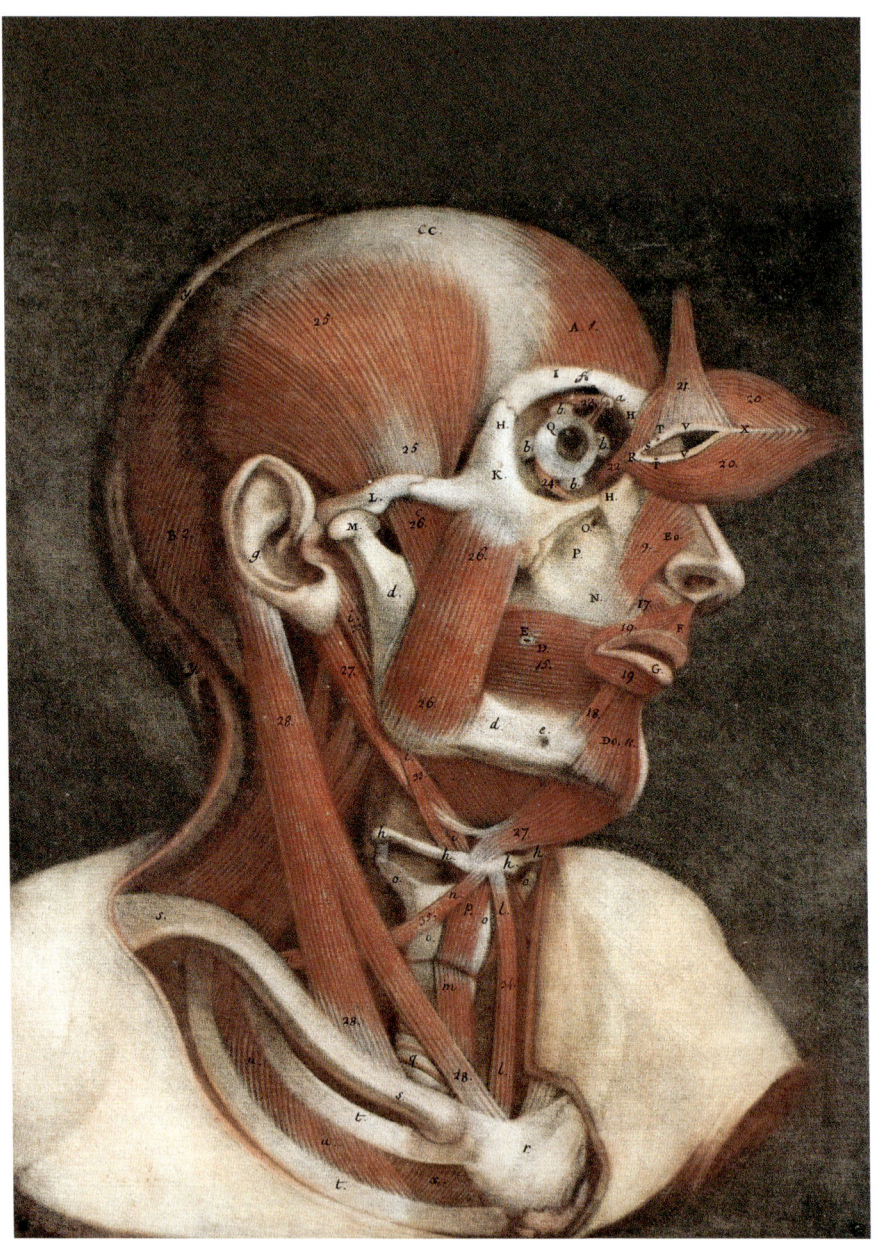

LE CONCEPTEUR ET AUTEUR : J. M. BOURGERY

Jean Marc Bourgery, né le 8 Prairial an V du calendrier révolutionnaire ou 27 mai 1797 à Orléans, était le fils de Marc Claude Bourgery, marchand mercier, et de Madeleine Marthe Delaboulaye ; la naissance eut lieu au domicile familial au n° 1 rue du Tabourg à onze heures du matin ; les témoins étaient Jean Claude Vignolet, mercier, et Nicolas Bergerac, fripier.

Bourgery s'orienta vers des études de médecine. En 1815, il s'inscrivit aussi comme auditeur aux cours du célèbre naturaliste Jean Baptiste de Lamarck (1744–1829), alors professeur au Muséum d'Histoire Naturelle de Paris. Reçu au concours de l'Internat, Bourgery fut Interne des Hôpitaux de 1817 à 1820, et distingué par la médaille d'Or de l'Internat en 1819.

A la fin de son cursus médical, Bourgery ne passa pas de doctorat, semble-t-il par manque de fortune, et exerça pendant plusieurs années comme Officier de Santé auprès des fonderies de cuivre de Romilly-sur-Seine (département de l'Aube). Il participa alors à la création d'une fabrique de sulfate de cuivre. C'est à cette époque, très vraisemblablement, qu'il mena des recherches sur la coloration des bois : « M. Bourgery s'est encore servi de ses connaissances en chimie organique pour donner aux bois encore sur pied une couleur différente de celle qui leur est propre : les essais qu'il a tentés à ce sujet ont déjà fourni de beaux résultats et donnent de grandes espérances. » (Sachaile de la Barre, 1845)

En 1827, âgé de 30 ans, la carrière de Bourgery connut un tournant décisif lorsqu'il se décida à revenir à Paris. Il fut enfin reçu docteur en médecine avec une thèse de doctorat soutenue à Paris, le 27 août 1827, sur les ligatures circulaires des membres.

Deux ans plus tard, en 1829, il publia un *Traité de petite chirurgie*, remarquable ouvrage de référence, bien que non illustré, qui eut un succès certain puisqu'il connut une deuxième édition française en 1835, et fut traduit en anglais en 1834 et en allemand en 1836.

En 1830, Bourgery mit en place le projet de son *Traité complet de l'anatomie de l'homme*, qui allait l'occuper pendant près de vingt ans jusqu'à sa mort, en collaboration avec l'illustrateur N. H. Jacob. Les premières livraisons parurent en 1831. Devant le succès des premiers tomes, Bourgery et Jacob publièrent en 1834–1835 une *Anatomie élémentaire*, de grand format in-folio avec 20 planches lithographiées, et avec un petit volume séparé de texte. Cet ouvrage connut une deuxième édition (1836–1839), et fut traduit en allemand (1837). La publication du *Traité complet de l'anatomie de l'homme* se poursuivait progressivement mais le travail restait considérable. Une version anglaise des premiers tomes, avec des textes traduits par Robert Willis, fut publiée de 1833 à 1837 attestant la portée de l'œuvre déjà réalisée.

A partir de 1840, Bourgery allait utiliser des observations personnelles pour rédiger des articles scientifiques originaux, principalement sous forme de mémoires, parus dans les *Comptes-Rendus de l'Académie des Sciences de Paris*, de 1842 à 1848. Ces mémoires sont souvent illustrés par de belles planches lithographiées et plusieurs ont été aussi publiés sous forme d'opuscules tirés à part.

Bourgery fut aussi associé à la réalisation des modèles anatomiques en carton-pierre ou carton-pâte de Félix Thibert comme en témoigne un prospectus présentant des pièces : *Musée Thibert d'anatomie pathologique et d'histoire naturelle*

J. F. Gautier d'Agoty, *Myologie complète en couleur et grandeur naturelle*, Paris, 1746
Plate 2, copperplate engraving printed in colour. / Planche 2, gravure sur cuivre imprimée en couleur.
Tafel 2; kolorierter Kupferstich.

par la méthode plastique du Dr Félix Thibert… sous la direction scientifique du Dr J. M. Bourgery, paru à Paris en 1847. Ces modèles, moulés en relief sur nature et ensuite peints, connurent un grand succès attesté par les nombreuses pièces recensées dans les catalogues imprimés de musées anatomiques, en particulier celui de Strasbourg rédigé par C. H. Ehrmann (1843) ou du Musée Orfila de Paris rédigé par M. Houel (1881).

L'ensemble des travaux de Bourgery l'amenèrent alors à postuler à différents postes universitaires et académiques et à se présenter à différents concours, mais à chaque fois sans succès. Il présenta en particulier sa candidature comme professeur d'anthropologie au Muséum d'Histoire Naturelle de Paris, comme membre de l'Académie des Sciences de Paris en 1843, et comme professeur titulaire de la chaire d'anatomie de la Faculté de Médecine de Paris en 1846, présentant dans ce cadre une thèse soutenue le 13 février 1846 sur le thème *Les annexes du fœtus et leur développement*.

Les échecs successifs de Bourgery comme candidat à des postes universitaires et académiques, malgré une solide notoriété acquise, le rendirent amer ; un certain épuisement semble transparaître aussi. La confession qu'il fit à ce sujet dans le discours préliminaire du tome 8 et dernier de son *Traité*, et qui parut de manière posthume, est exceptionnelle dans l'histoire de l'édition médicale et scientifique, et particulièrement poignante : « Et maintenant, sur le point de terminer mon travail dont je possède tous les matériaux, rapprochant ce que j'ai fait de ce que je m'étais proposé de faire, puisse le public reconnaître que je n'ai pas failli à ma tâche comme la fortune a menti aux succès qu'un homme supérieur m'en avait prédit. Hélas ! Cuvier jugeait du cœur et de l'intelligence des autres par les siens propres. Mais tout le monde a-t-il le cœur et l'intelligence de Cuvier ! Avec lui j'ai tout perdu. Au lieu de cette heureuse carrière qui lui avait souri pour moi, qu'ai-je trouvé ? Des dégoûts, des obstacles, des intrigues, une ligue occulte de répulsions tenaces. Depuis vingt ans que je travaille sans relâche, je n'ai pas à me reprocher de ne m'être point aidé moi-même. J'ai fait tout ce qui était honorable pour arriver à quelque chose. Je me suis produit partout où je l'ai pu. Mais c'est en vain. J'ai vu passer tout le monde devant moi, et ceux qui avaient quelques droits et ceux surtout qui n'en avaient pas. Ayant tant à dire sur une science que j'avais tant travaillée, il me semblait qu'il devait y avoir place pour moi quelque part : mais non. Académies, Facultés, Collèges de haut enseignement, je me suis présenté partout : partout il y en avait toujours d'autres à produire. Deux faits résument tout : aujourd'hui, après vingt ans, je ne suis rien et je n'attends plus rien ; mon nom même n'est cité dans aucun des livres modernes, quoique beaucoup d'entre eux soient faits avec le mien. J'en ai fini de cette révélation singulière : c'est le cri de vingt ans d'oppression qui m'échappe. Aussi bien je donne mon exemple à fuir, s'il se trouvait quelque imprudent prêt à se laisser séduire, comme je l'ai fait, par un amour inconsidéré de la science. Au moins il apprendra de moi que le travail consciencieux ne mène à rien. Qu'on me pardonne cette plainte ! c'est la première, ce sera aussi la dernière. » (t. 8, p. III)

Bourgery mourut, de manière prématurée, en juin 1849, à Paris, à l'âge de 52 ans, victime, semble-t-il, d'une épidémie de choléra. La rédaction de l'œuvre de sa vie, les huit tomes du *Traité*, venait tout juste de s'achever, mais le dernier tome ne parut complètement que de manière posthume en 1854.

Le nom de Bourgery resta attaché à plusieurs structures anatomiques jusqu'à la disparition des éponymes avec l'introduction progressive de la nomenclature anatomique internationale, et en particulier : aux bandelettes semi-circulaires supérieure et inférieure de Bourgery, au ligament de Bourgery, aux artères vulvaires de Bourgery, ou à l'espace quadrilatère de Bourgery.

Les portraits connus de Bourgery sont rares. L'un d'entre eux, dessiné d'après nature par Maurin, a été lithographié par Grégoire et Deneux et diffusé par l'éditeur Rosselin à Paris. Bourgery y est représenté en buste, encore jeune ; la bande de tissu fixée à une boutonnière du revers gauche de son costume correspond, selon toute vraisemblance, à l'insigne de Chevalier de l'Ordre de la Légion d'Honneur (ill. p. 6).

DU PROJET DU « TRAITE » JUGE PAR GEORGES CUVIER A LA REALISATION COMPLETE : UNE ŒUVRE DE VINGT ANS

Concernant l'origine de son traité, Bourgery évoquait « un programme écrit en 1829 » (t. 8, p. 1) ; il était alors âgé de 32 ans. Le projet en fut exposé dans l'introduction du premier tome de l'ouvrage publié en 1831-1832, non datée dans la première édition, et datée d'octobre 1830 dans le retirage de 1840. Il était, dès l'origine, très ambitieux et se voulait encyclopédique comme le choix des deux premiers mots du titre : *Traité complet...*, le démontrait déjà.

Le plan précis fut clairement annoncé dès l'introduction de 1830 : « L'ouvrage, lorsqu'il aura paru dans son entier, devra composer huit volumes. Les cinq premiers appartiendront à l'anatomie descriptive ; les 6e et 7e contiendront l'anatomie chirurgicale et le manuel opératoire ; le 8e comprendra l'anatomie générale et l'anatomie philosophique. » (t. 1, p. 3)

Bourgery avait soumis, en 1830, le manuscrit de son introduction à l'illustre Georges Cuvier (1769-1832), professeur d'histoire naturelle au Collège de France, professeur d'anatomie comparée au Muséum d'Histoire Naturelle de Paris, Conseiller d'Etat, membre de l'Institut de France, et fondateur de l'anatomie comparée et de la paléontologie des Vertébrés.

G. Cuvier, après avoir lu le manuscrit d'introduction, fit des commentaires que Bourgery ne rendit publics que dans le huitième tome de son ouvrage : « Le travail que vous entreprenez, me dit-il, est colossal, mais il n'est pas impossible. Toutefois, sachez le bien à l'avance, et, croyez-en ma vieille expérience, cet ouvrage vous entraînera beaucoup plus loin que peut-être vous ne le pensez, ce sera l'emploi de votre vie. Toutefois, puisque vous avez conçu ce plan et que vous l'envisagez sans effroi, suivez votre instinct. Les probabilités sont en votre faveur. Vous avez la ferme résolution de bien faire ; vous êtes doué d'une force physique sans laquelle je vous détournerais d'un si grand travail, et comme auxiliaire pour l'exécution de vos figures, vous avez eu le bonheur de rencontrer, dans M. Jacob, un artiste dont le talent de dessinateur fait école en ce genre. Vous tenez la fin et les moyens. Courage donc ! et marchez droit devant vous sans vous laisser arrêter par aucun obstacle.

Votre plan me paraît bon, je l'approuve. En embrassant tous les aspects, il est riche en applications de toutes sortes. Mais avant d'appliquer il faut beaucoup et bien voir. Attachez-vous principalement à la recherche de faits bien positifs et faites-les dessiner avec une grande netteté de manière à éclairer vivement l'esprit et qu'on puisse les retrouver sans peine sur la nature...

Je ne suis point inquiet de ce que vous pourrez faire dans les cinq premiers volumes d'anatomie de votre ouvrage. Ici les faits certains, soit reproduits, soit originaux, mais partout bien observés et bien dessinés peuvent se trouver à toutes les pages. Cela dépend de vous entièrement... Je crois que vous réussirez.

Je devrais être très circonspect concernant vos deux volumes d'anatomie chirurgicale qui ne sont pas de ma compétence... Mais au point de vue général de la science de l'organisation, je suis fâché, je l'avoue, d'y voir encadrer un sujet purement pratique aussi vaste et qui interrompt le lien scientifique entre l'anatomie descriptive et l'anatomie philosophique. Mais ce qui est un inconvénient bien plus grave, c'est que, ici, votre sujet ne vous appartient plus ; vous n'en êtes plus le maître. En anatomie, dans le domaine de la science, vous étiez chez vous sur le terrain solide de la nature et de la vérité, voyant par vous-même, certain de vos informations et libre de vos jugements. En chirurgie, dans le domaine de l'art pratique, vous êtes chez les autres, sur le plancher mobile des opinions et des intérêts, flottant au gré de l'erreur, de l'illusion et de la vogue, souvent obligé de ne voir que par les yeux suspects d'autrui, et sans certitude pour distinguer la vérité du mensonge. Je sais que les auteurs sont rarement libres de faire ce qu'ils voudraient et que cette iconographie chirurgicale vous a été imposée ; mais si vous ne pouviez vous dispenser de la faire, à mon avis, mieux eût valu peut-être en composer un livre à part.

Le dernier volume de votre ouvrage, qu'il vous faudra extraire en entier de votre propre fonds, et qui, suivant que vous l'aurez compris, pourra être si bon ou si mauvais, est celui qui me préoccupe le plus pour vous... Je regrette que vous ayez pris à cet égard, dans votre introduction, des engagements trop nettement spécifiés. Ce que vous ferez alors, vous l'ignorez vous-même... Vous ne pouvez savoir dès le premier jour quel sera votre dernier mot. Laissez le temps mûrir l'œuvre commune : ce que vous aurez à dire à la fin se présentera de soi-même. Votre sujet est beau ; ne le gâtez pas. » (t. 8, pp. I–II)

G. Cuvier, le protecteur, allait malheureusement mourir en 1832, peu après la parution complète du premier tome du traité de Bourgery, dont il put encore faire un rapport élogieux à l'Académie des Sciences de Paris le 12 mars 1832.

La rédaction complète de l'ouvrage était initialement prévue comme devant être achevée en cinq ans, soit en 1835. Vingt années furent en réalité nécessaires pour que Bourgery achève la rédaction de son traité et ce, comme par miracle, juste avant sa mort prématurée en juin 1849, à l'âge de 52 ans. Il écrit dans l'avertissement du huitième et dernier tome : « Après une longue interruption, commandée par des évènements de force majeure, je reprends le cours de cet ouvrage pour le finir. Dans la pénible et ingrate carrière scientifique que j'ai parcourue depuis vingt ans, la pensée de ce dernier volume ne m'a pas quitté ; c'est dire qu'elle a subi d'année en année, dans mon esprit, de nombreuses modifications... » (t. 8, p. I)

L'œuvre monumentale de Bourgery a nécessité un travail titanesque dont il a été le maître d'œuvre de tous les instants, rédigeant les textes, effectuant des synthèses remarquables, et supervisant tous les détails. Le plan initial a été respecté et mis en œuvre avec méthode et le cap a été maintenu avec obstination. A travers le résultat de ce travail de vingt années, transparaissent des traits de caractère hors du commun de Bourgery qui avait une foi inébranlable dans son projet, se sentant en quelque sorte investi d'une mission, qui avait le souci de l'honnêteté scientifique, de la justesse des idées, et de la perfection.

Le travail de Bourgery a été mené, et ce n'est pas commun, en dehors des structures universitaires et académiques. Bourgery, qui a travaillé de manière relativement solitaire, évoque toutefois, outre le soutien de Georges Cuvier, déjà cité, l'aide de plusieurs scientifiques réputés... « et de leur influence pour nous procurer les livres, les pièces ou les

J. G. Cloquet, *Anatomie de l'homme ou description et figures lithographiées du corps humain*, Paris, 1821
Plate 86, drawn by Haincelin and lithographed by C. de Lasteyrie. First work on anatomy with lithographed plates. / Planche 86, dessinée par Haincelin et lithographiée par C. de Lasteyrie.
Premier ouvrage d'anatomie avec des planches lithographiées. / Tafel 86, gezeichnet von Haincelin, lithografiert von C. de Lasteyrie. Das erste Werk zur Anatomie mit lithografierten Tafeln.

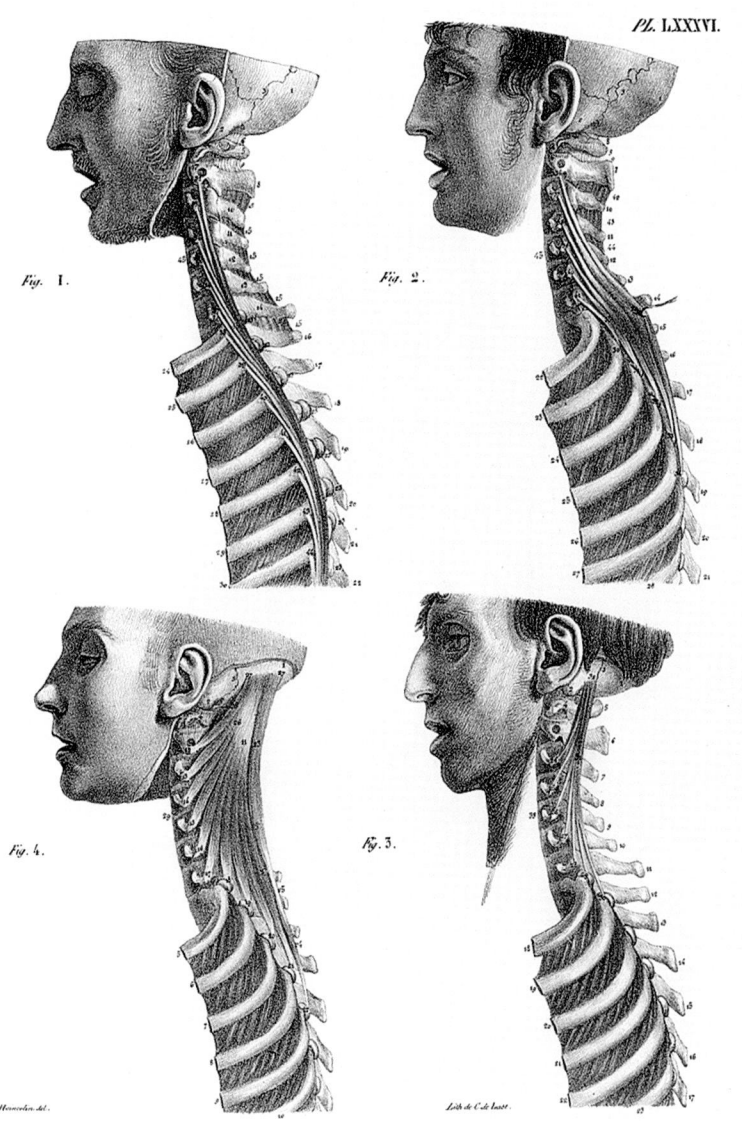

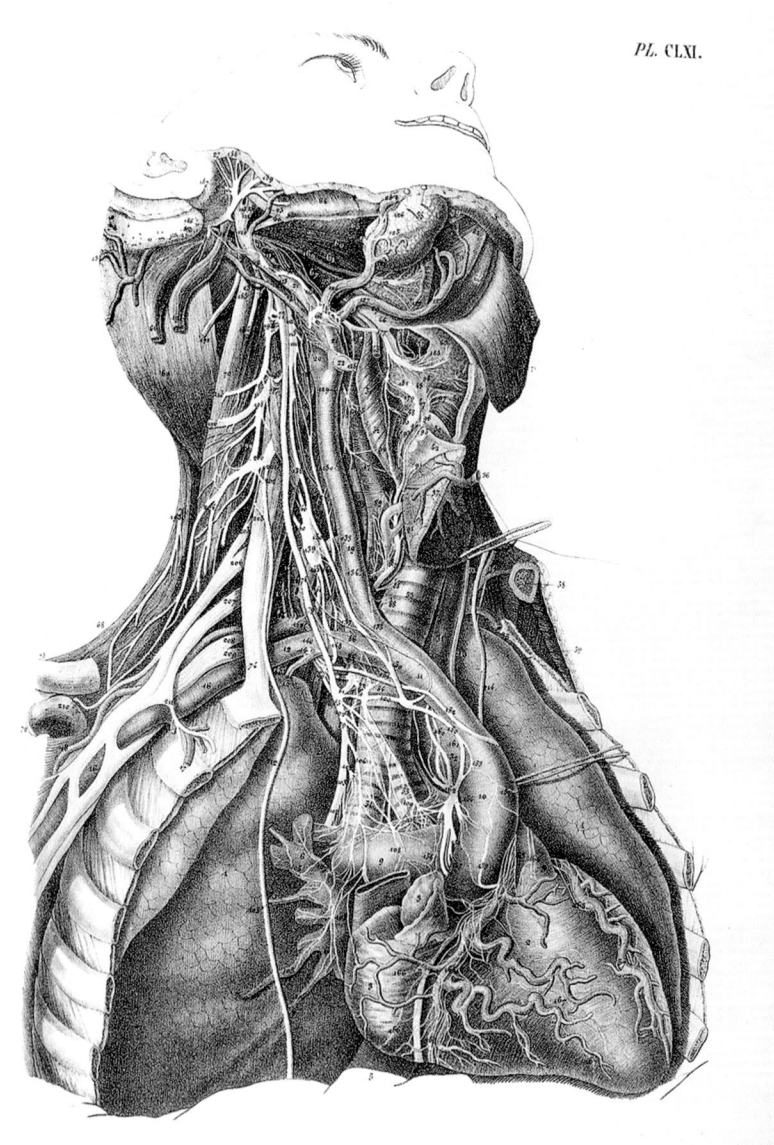

Pl. CLXI.

divers objets scientifiques que nous avons si fréquemment besoin de consulter. » (t. 2, p. II), mentionnant, en particulier, Constant André Marie Duméril (1774-1860), Etienne Geoffroy-Saint-Hilaire (1772-1844), François Magendie (1783-1855), Henri Ducrotay de Blainville (1777-1850), ou Matthieu Orfila (1787-1853), Doyen de la Faculté de Médecine de Paris depuis 1832.

LA DEMARCHE SCIENTIFIQUE ET PHILOSOPHIQUE DE J. M. BOURGERY

Pour son *Traité complet de l'anatomie de l'homme*, Bourgery ne se contenta pas d'une simple compilation. Il procéda personnellement à des observations méticuleuses basées sur de nombreuses dissections et préparations anatomiques originales.

Il s'attacha plus particulièrement à l'étude précise d'aspects encore délaissés de la morphologie en raison de la longueur des observations et des difficultés méthodologiques : « ...disons qu'il y a ainsi, en anatomie, une foule de sujets que personne n'étudie profondément. Tous ceux qui exigent de longs apprêts et des préparations difficiles sont dans ce cas. » (t. 5, p. 5) De multiples méthodes et approches nouvelles furent également mises au point par Bourgery pour résoudre différentes questions restées en suspens ; il les décrivit systématiquement de manière détaillée dans son traité.

Tout au long de son travail, Bourgery se tint parfaitement informé des recherches récentes, et dans le huitième tome, il écrit encore : « Sans doute le public savant n'attend pas de moi que je m'en tienne à un programme écrit en 1829. Ma tâche n'est pas de reproduire l'état de la science, tel qu'il était ou que je le comprenais alors, mais tel qu'il est ou que je le comprends aujourd'hui ; et combien tous ses aspects n'ont-ils pas changé depuis vingt ans ! » (t. 8, p. I) Il réalisa, pour la première fois, de nombreuses synthèses remarquables, en particulier sur l'anatomie du système nerveux ou en embryologie et organogenèse.

Mais le projet que s'était fixé Bourgery était bien plus vaste qu'un recueil encyclopédique d'observations morphologiques ; ainsi confiait-il : « Nous espérons pouvoir démontrer comment la connaissance de l'organisme devrait servir de base à la morale, à la législation et à l'économie politique. » Sa réflexion englobait l'ensemble des sciences et de la philosophie : « On reproche à la science d'être matérialiste ; c'est une grande erreur. Cette imputation... ne s'adresse qu'à l'opinion inintelligente... de quelques-uns de ceux que l'on appelle savants. Mais la science... ne peut mener qu'à la cause première de tous les êtres... c'est elle au contraire qui renferme les arguments les plus positifs en faveur du spiritualisme... Si les savants sont en dehors de tous les intérêts sociaux, ils ne doivent s'en prendre qu'à eux-mêmes : à eux qui enfouissent leur science... Les corps savants, qui ne jugent que de la réalité des faits physiques, gouvernent le monde des instincts matériels sans s'inquiéter autrement des doctrines ; et au contraire, les hommes qui ont pris la direction des doctrines, ne sont savants que par les idées qu'ils se créent à eux-mêmes... Aucun d'eux ne veut accepter le monde, comme il a plu au Créateur de le faire, et chacun le refait à sa fantaisie... » (t. 3, pp. 33–34)

La démarche scientifique et le cheminement intellectuel de Bourgery eurent tout d'une quête métaphysique : « Dépourvu de guide dans cet aperçu philosophique, où les livres ne pouvaient m'être d'aucun secours, il m'a fallu y suppléer en puisant dans mes inspirations personnelles... Mais, à peine

J. G. Cloquet, *Anatomie de l'homme ou description et figures lithographiées du corps humain*, Paris, 1821 Plate 161, drawn by Haincelin and lithographed by C. de Lasteyrie./ Planche 161, dessinée par Haincelin et lithographiée par C. de Lasteyrie. / Tafel 161, gezeichnet von Haincelin, lithografiert von C. de Lasteyrie.

engagé dans ces voies inexplorées de l'organisme, je n'ai pas tardé à reconnaître qu'elles se perdent de toutes parts dans la métaphysique. Comme le voyageur qui parcourt des régions inconnues, se voit arrêté tout à coup par des abîmes sans fond, ou des escarpements inaccessibles qui le forcent à rebrousser chemin, à chaque pas se dressaient devant moi des questions de l'attrait le plus imposant, mais profondes et obscures à donner le vertige. Quand j'ai cru entrevoir quelque chose, je l'ai dit ; autrement j'ai passé outre, sans me croire obligé de trouver un sens à ce que ne peut atteindre la faiblesse de notre esprit. » (t. 3, p. 2)

Reprenant une pensée du philosophe Joseph de Maistre (1753-1821), Bourgery écrivait encore : « Toute science, a dit de Maistre, commence par un mystère. Pour compléter l'idée de ce grand penseur, il faudrait dire : toute science commence et finit par un mystère, ou plutôt n'est que mystère... La notion qui nous paraît la plus claire n'est qu'une lueur entre deux abîmes... » (t. 3, p. 33)

LA LITHOGRAPHIE ET LES ILLUSTRATIONS DU TRAITE

Toutes les planches du *Traité* furent réalisées et imprimées grâce à la lithographie. Afin de situer la réalisation de ces planches dans leur contexte et d'apprécier leur aspect très particulier, il convient d'attirer l'attention sur quelques points de la technique lithographique. Une analyse correcte de ces illustrations ne peut être dissociée de l'étude de la technique qui impose des contraintes et un style.

Le mot lithographie signifie étymologiquement écriture ou dessin sur pierre. Cette technique inventée par Aloys Senefelder, né à Prague, entre 1796 et 1798, appelée par son auteur *Steindruck* ou *Steindruckerey* ou *chemische Druckerey*, fut d'abord appelée en français gravure chimique ou impression chimique, puis lithographie à partir de 1810. Une définition que Senefelder en donna est : « ...produire sur une pierre convenablement polie une tâche grasse, isolée par un acide et susceptible de retenir seule un encrage gras. » La découverte de la lithographie fut une véritable révolution car, jusqu'alors, le seul moyen de reproduire une image était la gravure en creux, en particulier sur cuivre, ou en relief, essentiellement sur bois, procédés longs, difficiles et coûteux. La facilité d'emploi de la lithographie et son coût réduit expliquèrent la multiplication rapide des lithographes et des imprimeries lithographiques produisant aussi bien des illustrations pour des livres que des partitions de musique, de l'imagerie populaire, ou des travaux de ville du registre des éphémères (papier à en-tête, étiquettes pour l'industrie, publicités).

Un brevet pour introduire cette technique en France fut obtenu par Philippe André en 1802, mais elle ne fut lancée qu'avec la fondation des ateliers de Godefroy Engelmann (1788-1839) à Mulhouse en 1814, puis Paris en 1816, et du comte Charles de Lasteyrie également en 1816 à Paris. L'année 1816 marquait le véritable départ de l'essor de la lithographie en France. Elle allait être la technique privilégiée pour les illustrations de la période romantique.

Le premier ouvrage d'anatomie ayant fait appel à la lithographie pour ses illustrations est celui de Jules Germain Cloquet (1790-1883), *Anatomie de l'homme ou description et figures lithographiées du corps humain*, paru à Paris en 1821 (ill. p. 27). Comme le grand format in-folio rendait cet ouvrage peu maniable et cher, J. G. Cloquet se décida ensuite à réaliser un *Manuel d'anatomie descriptive du corps humain*, de format in-quarto, paru à Paris en 1825-1826, avec 340 planches lithographiées en noir et blanc, et réédité récemment (ill. pp. 29, 35). Au même moment, François Antommarchi (1780-1838), qui avait été le médecin de l'Empereur Napoléon Ier à Sainte-Hélène, publiait sous son nom, d'après les dessins de Paolo Mascagni (1752-1815), l'ouvrage *Planches anatomiques du corps humain* exécutées d'après les dimensions naturelles..., comprenant 80 planches lithographiées, et édité à Paris par C. de Lasteyrie de 1823 à 1826. La lithographie apportait une certaine précision dans le dessin tout en redonnant de la souplesse, permettait de nombreuses nuances de gris, et se caractérisait par une matière, un toucher, et un rendu plus proches de la réalité anatomique que dans les interprétations gravées antérieures, et elle vint avantageusement remplacer les anciens procédés d'illustration anatomique. Un inconvénient pratique toutefois, mais qui lui conféra sans doute un avantage esthétique, était sa contrainte à demeurer hors-texte. Ainsi, en 1830, lorsque Bourgery et Jacob mettaient en route la réalisation de leur traité, la lithographie était une technique à la fois récente mais déjà devenue parfaitement maîtrisée.

Le principe de base de la lithographie, tel qu'il a été mis en évidence par Senefelder, consistait pour l'essentiel, dans le phénomène de répulsion entre l'eau et les corps gras sur la surface d'une dalle de calcaire. Le dessin exécuté au crayon gras, ou le texte par le biais d'une plume et de l'encre grasse sur ce support préalablement grainé ou poli, était ensuite préparé avec un mélange de gomme arabique et d'acide nitrique. Ce traitement chimique ou acidulation modifiait la nature de la graisse contenue dans les marqueurs en la faisant pénétrer et adhérer fortement à la pierre. Par l'action de la gomme arabique, favorisant la rétention de l'eau dans les parties non dessinées à la surface de la pierre, celles-ci demeuraient humides et insensibles aux corps gras comme l'encre d'imprimerie. En revanche, l'encre déposée par le rouleau encreur adhérait sur les parties grasses correspondant très exactement au dessin original, donnant les noirs sur l'épreuve imprimée et restituant l'image sur le papier.

La pierre lithographique était une pierre calcaire présentant une structure très compacte et d'une grande pureté. Elle était débitée en dalles épaisses de 7 à 10 centimètres pour résister aux contraintes de la presse. La nature serrée et régulière de son grain lui conférait les propriétés idéales pour la lithographie. Les pierres les plus utilisées et de meilleure qualité venaient de carrières de Bavière, en particulier de Solnhofen. La pierre n'était jamais utilisée à l'état brut, mais devait subir sur l'une de ses faces une opération d'affinage et de grainage permettant l'adhérence du crayon ou de l'encre sur la surface de la pierre. Cette préparation consistait à frotter deux pierres l'une contre l'autre en y interposant un abrasif mélangé à de l'eau. Le grain de la pierre était à l'origine de la texture caractéristique des illustrations lithographiées. Mais les pierres lithographiques avaient plusieurs inconvénients : elles étaient lourdes, encombrantes, difficiles à manier, cassantes, d'un coût élevé, et, pour les grands formats, ralentissaient la vitesse du tirage.

Les crayons gras utilisés étaient composés de cire, de savon noir, de suif et de noir de fumée permettant d'obtenir une grande diversité de demi-teintes, allant des gris les plus légers aux noirs les plus profonds, et rappelant le grain d'un dessin à la mine de plomb ou à la craie noire.

L'impression des planches était une étape particulièrement importante et délicate. Confiée à un imprimeur spécialisé, elle exigeait un soin attentif. Les presses lithographiques connurent d'importants perfectionnements. La pierre, calée dans la presse, était encrée au rouleau. Le lithographe y déposait, en suivant des repères, une feuille de papier humectée et passait le tout sous la presse dont le chariot devait être déplacé sans arrêt et sans à-coups pour éviter les flous. Une fois le chariot ramené à son point de départ, l'imprimeur soulevait délicatement l'épreuve qui adhérait à la pierre. Le tirage lithographique était alors posé à plat et mis à sécher.

A l'origine, l'artiste avait l'obligation de dessiner à l'envers sur la pierre, mais, dès 1817, A.

Senefelder mettait au point le papier-report sur lequel l'artiste dessinait au crayon ou à l'encre lithographique. Ce papier-report ou papier autographique à grain ou papier lithographique était un papier spécialement préparé qui était grainé mécaniquement et enduit d'une légère couche adhésive. Parmi les avantages notables, l'artiste pouvait travailler chez lui sur un support léger et facilement transportable, et pouvait dessiner à l'endroit. Le papier avec le dessin était alors remis à l'imprimeur qui reportait le dessin sur la pierre par humidification du papier et pressions répétées. Ce procédé a l'avantage de supprimer l'inversion : le dessin exécuté à l'endroit est reporté à l'envers sur la pierre, on obtient au tirage une épreuve à l'endroit. Suivant les cas, le dessin était lithographié par l'artiste lui-même ou confié à un lithographe spécialisé.

Mais la lithographie, au débit lent mal adapté à la grande production, était condamnée à n'être qu'une technique de transition. Dès 1860, la lithographie connaissait une crise importante. Elle fut alors rapidement détrônée par la zincographie, où le zinc remplaçait la pierre lithographique et pouvait s'adapter à la rotative (1868), puis apparut, à partir de 1885, la photogravure industrielle. Un des derniers grands ouvrages d'anatomie avec des planches lithographiées est celui de C. L. Bonamy, P. Broca et E. Beau, *Atlas d'anatomie descriptive du corps humain*, paru à Paris en 1866 (ill. p. 39).

LA MISE EN COULEURS DES PLANCHES

En 1831, lors de la publication du premier volume de planches du traité de Bourgery et Jacob, seule une impression en noir était possible en lithographie. La plupart des exemplaires du *Traité* avaient ainsi des planches imprimées uniquement en noir et blanc. Mais, si l'impression en noir suffisait à restituer les os du squelette, en revanche, elle donnait une image imparfaite d'une région disséquée que la couleur permettait de délimiter et préciser (ill. p. 42–44). La mise en couleur ou coloriage des planches pouvait alors être faite soit librement à l'aide d'un pinceau soit à l'aide de pochoirs.

Pour les planches de la première édition du traité de Bourgery et Jacob, la mise en couleur fut réalisée à la main en utilisant la technique du coloriage au pochoir ou coloriage au patron. Cette technique permettait de poser facilement des couleurs semblables en des endroits semblables sur de multiples exemplaires d'une même planche. Les différentes zones de couleurs de l'original étaient tout d'abord isolées, puis reportées pour chacune d'entre elles par calque et décalque sur une feuille de métal, de bristol, ou de tissu rigide. En principe, une feuille par teinte était réalisée. La partie correspondante à la couleur était ensuite évidée et l'on obtenait ainsi une découpe ; le travail de la découpe était extrêmement délicat, si l'on voulait obtenir des contours fidèles et nets et si les contours étaient complexes. Les couleurs étaient ensuite appliquées les unes après les autres avec une brosse spéciale à poils raides, appelée pompon, ou avec une éponge. Les teintes appliquées étaient, en général, légères et de type aqueux ou aquarelle, mais des couleurs opaques et gouachées pouvaient parfois être utilisées. Il fallait éviter les bavures et attendre qu'une couleur soit sèche pour passer la suivante. Le passage de couleurs différentes était réalisé en juxtaposition et parfois en superposition ; parfois aussi,

Pl. 247.

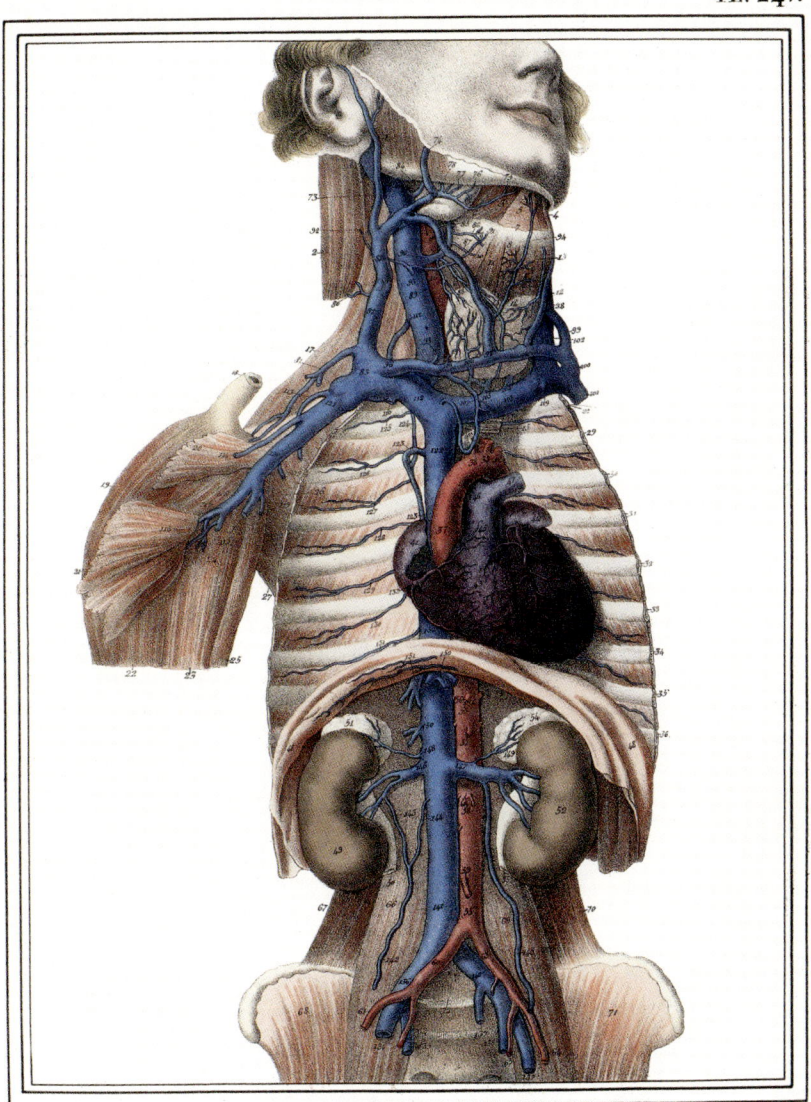

les couleurs étaient appliquées sur des fonds humides afin d'obtenir des fondus. Certains détails pouvaient être rehaussés à la gouache. Les couleurs pouvaient être multipliées à volonté avec un pompon par couleur ; aidés par des coloristes habiles, certains ateliers possédaient plusieurs centaines de pompons afin de pouvoir assurer toutes les nuances. On arrivait souvent à obtenir des prix de revient assez bas avec de bons praticiens et des couleurs simples. Bien que manuel, le pochoir était un travail relativement rapide pour une technique d'estampe, et on estimait qu'un praticien bien entraîné pouvait colorier environ 500 feuilles de petit format à l'heure. Cette technique de coloriage au pochoir a été très utilisée au dix-neuvième siècle pour la mise en couleur de gravures isolées ou d'illustrations de livres ou de revues.

Le brevet pour la lithographie en couleur fut déposé par G. Engelmann en 1837. Le brevet de G. Engelmann reposait sur trois points essentiels : utilisation d'un nombre réduit de couleurs faisant appel au principe de la trichromie (rouge, jaune, bleu), avec l'impression séparée de trois couleurs ou quatre avec le noir nécessitant donc la réalisation d'autant de pierres lithographiques, mise au point et utilisation systématique d'un cadre à repérer, impression à sec sur papier laminé par glaçage. Mais la lithographie en couleur restait encore une technique difficile et d'un maniement lourd pour la réalisation d'un livre, et ce n'est qu'avec la deuxième édition du traité de Bourgery et Jacob que les planches pouvaient être imprimées en couleurs grâce à la chromolithographie.

L'EDITION DU « TRAITE »

La réalisation d'un ouvrage comme le *Traité* constitua une gigantesque aventure éditoriale. L'éditeur eut en effet aussi un rôle déterminant dans un tel projet, et Bourgery soulignait : « Notre éditeur, mon collaborateur, M. Jacob, et moi, nous n'y avons épargné ni le temps, ni les sacrifices, sans nous inquiéter des obstacles et des lenteurs toujours inévitables quand on veut bien faire. » (t. 5, p. 7)

L'éditeur de l'ensemble de la première édition du traité fut C. A. Delaunay, *Librairie Anatomique*, 13 rue de l'Ecole de Médecine à Paris. Les raisons du choix de cet éditeur restent obscures. Il peut paraître étonnant que l'édition n'en ait pas été réalisée par le grand éditeur parisien Jean Baptiste Baillière (1797–1885), qui avait déjà assuré auparavant celle du *Traité de petite chirurgie* de Bourgery, paru en 1829, et qui assura sa réédition en 1835, ainsi que l'édition de l'*Anatomie élémentaire* en 20 planches de Bourgery et Jacob publiée en 1834–1835.

La parution des volumes d'iconographie ou atlas fut réalisée progressivement sous forme de livraisons, c'est-à-dire de parties délivrées périodiquement aux souscripteurs, au fur et à mesure de l'impression. Chaque livraison était composée de 8 planches et de 8 feuilles de texte descriptif et de légendes, de format in-folio. De 1831 à 1844, furent ainsi réalisées 70 livraisons. Cette publication sous formes de livraisons volantes, reliées seulement en un second temps, explique que la plupart des exemplaires conservés soient hétéroclites dans leur composition, réunissant des fascicules portant des dates variées ; plusieurs réimpressions furent en effet réalisées, en particulier de 1850 à 1854.

Les imprimeurs étaient aussi lourdement mis à contribution. Pour les volumes de texte, il s'agissait, suivant les tomes et les années, de Paul Renouard puis W. Remquet et Cie, au 5 rue Garancière à Paris, et de l'Imprimerie de Jules Didot

J. G. Cloquet, *Manuel d'anatomie descriptive du corps humain*, Paris, 1825–1826
Plate 245, drawn by Haincelin and lithographed by Frey. / Planche 245, dessinée par Haincelin et lithographiée par Frey. / Tafel 245, gezeichnet von Haincelin, lithografiert von Frey.

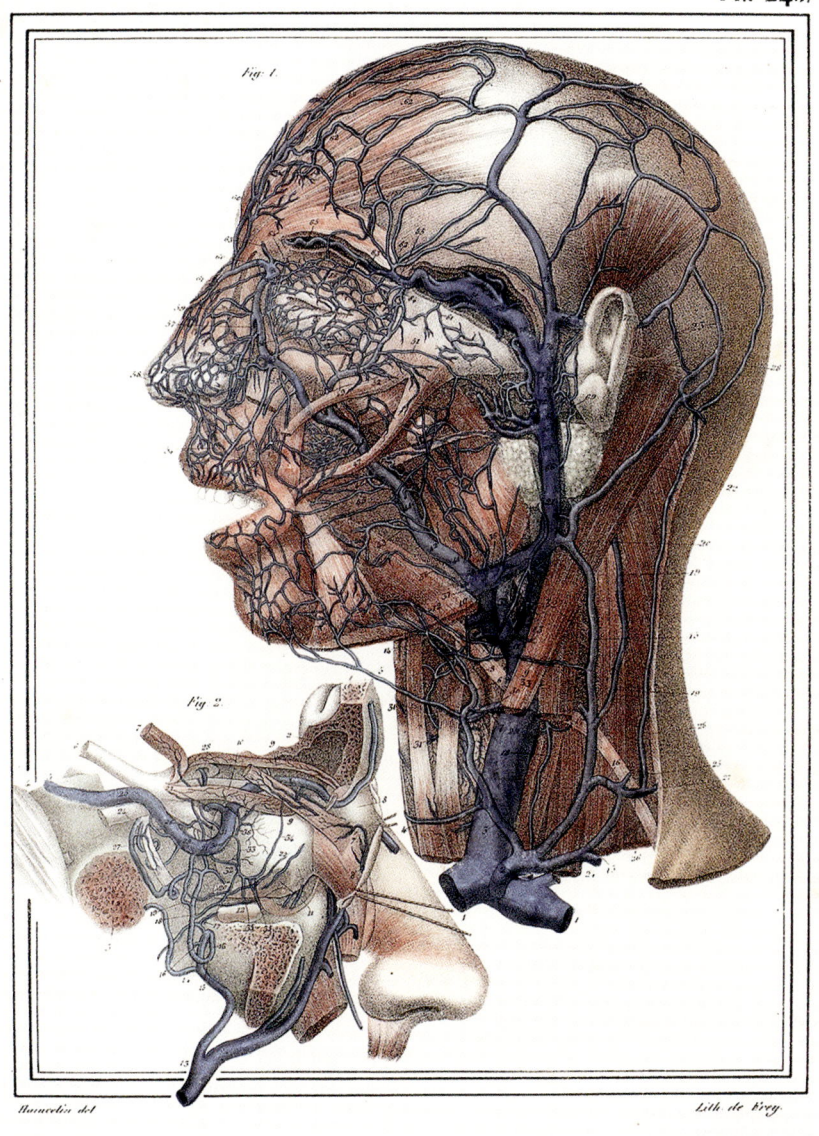

l'Aîné au 4 boulevard d'Enfer (devenu Denfert-Rochereau), également à Paris.

Pour les planches lithographiées, l'impression fut assurée par Bénard, puis Lemercier Bénard et Cie, et enfin Lemercier à Paris ; leur nom est mentionné au bas de chaque planche ; l'imprimerie de Rose Joseph Lemercier (1803–1887), ancien ouvrier de l'atelier de Senefelder-Knecht, installée rue de Seine, était le haut lieu de la lithographie parisienne avec une centaine de presses en 1838.

Le prix d'un exemplaire en noir et blanc était de 800 francs, somme déjà considérable, alors qu'il était du double, soit 1 600 francs pour un exemplaire en couleur, ce qui explique leur plus grande rareté déjà à l'époque. Ce prix élevé paraît avoir été un frein à la diffusion de l'ouvrage, la notice concernant Bourgery parue en 1853 dans la *Nouvelle biographie universelle* mentionne au sujet de son traité qu'il s'agit d'un « ouvrage d'une exécution remarquable, et qui, s'il n'était pas si cher, se trouverait entre les mains de tous les élèves de médecine. »

Une édition anglaise partielle, traduite par Robert Willis, *The whole anatomy of the human body, with its various practical applications, including a system of operative surgery, by J. M. Bourgery, ...illustrated by lithographic plates drawn from nature by N. H. Jacob*, fut assurée 1833–1837 par C. A. Delaunay.

La seconde édition du traité de Bourgery et Jacob fut réalisée de 1866 à 1871 par l'éditeur L. Guérin. Le retirage des planches fut effectué avec les pierres matrices originales qui étaient alors conservées de manière systématique.

L'ORGANISATION GENERALE DU TRAITE

Le traité se compose d'un frontispice, de volumes de textes, et d'atlas dont l'organisation générale est évoquée ici.

Frontispice

Suivant la tradition classique, l'ouvrage s'ouvre par un frontispice, page composée d'une planche illustrant ou symbolisant le thème de l'ouvrage (ill. p. 2). Le haut de la planche mentionne en lettres capitales : Frontispice du traité général de l'anatomie de l'homme par MM. Bourgery et Jacob. Au bas de la planche figure la mention : Composé et dessiné par N. H. Jacob.

Sur la gauche, un homme adulte nu, athlétique, aux cheveux bouclés noirs, portant une barbe noire, la main droite sur la hanche, et tenant de l'autre la main de la femme à ses côtés ; un drap cache sa région pubienne. Sur la droite, une jeune femme, complètement dénudée, à la longue chevelure, tient un enfant dans son bras droit. A leurs pieds est assis un vieillard méditatif, également nu, chauve en partie et à la longue barbe blanche. A l'arrière-plan, une sculpture représentant un écorché est posée sur un socle, et en dessous apparaît un fœtus anatomisé.

Cette allégorie des passages de la vie humaine est un ouvrage académique et montre l'affinité de J. L. David dont N. H. Jacob avait été l'élève. Le thème n'est pas non plus sans rappeler une des toutes premières œuvres de Jacob, exposée au Salon de 1802, *Les trois principaux passages de la vie humaine*.

Volumes de texte et Atlas

Pour chacun des huit tomes du traité a paru un volume spécifique de texte, rédigé de manière encyclopédique et indépendamment de l'iconographie à laquelle il n'est jamais fait de renvoi. Les huit volumes de texte représentent un total de 2 108 pages. Pour chacun des huit tomes du traité a paru un atlas ou volume spécifique consacré à l'iconographie et regroupant les planches. Avant chaque planche est placée une feuille de texte descriptif et de légendes. Les huit volumes d'atlas totalisent 725 planches.

La page de titre de chaque volume d'atlas est lithographiée. Sur une colonne à gauche figure la liste de 30 auteurs fondamentaux en anatomie dont le choix est révélateur : Aristote, Hérophile, Mondini, Vésale, Fallope, Eustache, Servet, Varole, Casserius, Harvey, Aselli, Rudbeck, T. Bartholin, Malpighi, Willis, Ruysch, Leuwenhoeck, Duverney, Albinus, Winslow, Haller, Meckel, Buffon, Walter, W. Hunter, Mascagni, Caldani, Bichat, Soemmering, Gall. De manière symétrique figure, à droite, la liste de 30 médecins et chirurgiens illustres : Empédocle, Hippocrate, Aretée, Galien, Avicenne, Albucasis, Guy de Chauliac, Fernel, A. Paré, Franco, Fabrice de Hilden, Severin, Sydenham, J. L. Petit, Stahl, Boerhaave, Hoffmann, Cheselden, Sauvage, A. Louis, Senac, Morgagni, Cullen, Brown, Desault, Sabatier, Jenner, Pinel, Corvisart, Laennec.

NOTES SUR LA PRESENTE EDITION DES PLANCHES

Le présent ouvrage contient la reproduction de la totalité des 725 planches lithographiées, dans leur version en couleurs, du *Traité complet de l'anatomie de l'homme comprenant la médecine opératoire par le Docteur J. M. Bourgery avec planches lithographiées d'après nature par N. H. Jacob*. Les 467 planches d'anatomie descriptive, d'une valeur artistique exceptionnelle gardent également une valeur scientifique de premier plan ; en effet, contrairement au texte descriptif qui a perdu une grande partie de sa force et de son intérêt pour le lecteur actuel, l'iconographie, basée sur des dissections originales, est restée, quant à elle, très moderne ; résultat de la rigueur de l'observation et de la précision de la représentation, ces illustrations anatomiques transmettent encore aujourd'hui de nombreuses et riches informations scientifiques : la réalité morphologique ne se démode pas. Les planches de médecine opératoire, à l'esthétique également superbe, présentent un grand intérêt pour l'histoire de la médecine et de la chirurgie ; les planches d'instruments chirurgicaux constituent une documentation remarquable toujours utile.

Pour la présente édition, un titre latin a été donné à chacune des planches. Ces titres donnés n'existaient pas dans l'édition originale, rédigée entièrement en français.

Aucun texte d'origine n'a été conservé, ou reproduit, pour les descriptions des planches et les légendes des figures. Les titres français répondent aux exigences actuelles du langage et du vocabulaire scientifique et médical. En particulier, pour toutes les structures anatomiques, il était nécessaire d'utiliser la nomenclature anatomique internationale francisée, directement inspirée de la nomenclature latine internationale des *Nomina anatomica* faisant référence actuellement. De même, pour les noms d'espèces zoologiques citées pour l'anatomie comparée, une nomenclature française actuelle, essentiellement issue de celle validée par l'*International Commission on Zoological Nomenclature*, a été systématiquement utilisée. Pour les planches de médecine opératoire, la modernisation des titres a été plus difficile, puisque la plupart des opérations décrites n'existent plus et sont tombées dans l'oubli ; leurs dénominations mêmes ne figurent plus dans les dictionnaires actuels.

ATLAS DER ANATOMIE UND CHIRURGIE VON J. M. BOURGERY UND N. H. JACOB – EIN MONUMENTALWERK DES 19. JAHRHUNDERTS

Im Laufe der Erforschung der Anatomie des Menschen, also des auf Sektionen basierenden morphologischen Studiums der Bauprinzipien des menschlichen Körpers, sind herausragende illustrierte Werke entstanden. Der *Traité complet de l'anatomie de l'homme* von J. M. Bourgery und N. H. Jacob, von 1831 bis 1854 in Paris erschienen, steht daher in einer alten Tradition illustrierter Bücher, ist jedoch eines der bemerkenswertesten Werke in der gesamten Geschichte der Anatomie, jedenfalls das außergewöhnlichste des 19. Jahrhunderts. Das monumentale Werk besteht aus acht Bänden im Folio-Format mit insgesamt 2108 Seiten Text in den Textbänden sowie 725 Bildtafeln mit 3750 Einzelabbildungen in den Bildbänden.

DIE GROSSEN WERKE DER ANATOMIE BIS ZUM 19. JAHRHUNDERT

Das anatomische Wissen beschränkte sich lange auf die Erkenntnisse, die der griechische Arzt Galen (um 130 – um 200), der in Pergamon und Rom praktizierte und dessen beträchtlicher Einfluss bis ins 16. Jahrhundert reichte, durch seine Sektionen an Tieren gewonnen hatte.

Das einzige Anatomiewerk des Mittelalters, das diesen Namen wirklich verdient, war die 1319 von Mondino dei Luzzi (um 1275–1326) verfasste *Anathomia*; er griff Galens Erkenntnisse wieder auf, ergänzte sie jedoch durch interessante Präzisierungen, die er seinen im Jahre 1315 durchgeführten Sektionen an menschlichen Leichen verdankte.

Diese Werke wurden mittels handschriftlicher Kopien verbreitet und enthielten nur vereinzelte Illustrationen. Mit der Erfindung des Buchdrucks bzw. der Typografie durch Johannes Gensfleisch (um 1397–1468), genannt Gutenberg, nahm die Verbreitung von Wissen in rasantem und ständig wachsendem Maße zu. Zu den vor 1500 entstandenen Inkunabeln bzw. Frühdrucken zählt die 1478 gedruckte Erstausgabe von Mondino dei Luzzis *Anathomia*; das Werk erschien in zahlreichen Neuauflagen, hervorzuheben ist die kommentierte Ausgabe von Berengario da Carpi (1460?–1530), Professor in Bologna, die 1521 in Venedig erschien.

Die anatomischen Zeichnungen Leonardo da Vincis (1452–1519), die auf 228 Manuskriptseiten in unglaublicher wissenschaftlicher Qualität erhalten sind, spielen dagegen eine völlig nebensächliche Rolle, da sie unveröffentlicht blieben und den Gelehrten der damaligen Zeit gar nicht bekannt waren. Sie wurden erstmals 1898 veröffentlicht und hatten keinerlei Auswirkungen auf die Entwicklung des Faches.

1543 erschien in Basel von Andreas Vesalius (1514–1564) *De humani corporis fabrica*, zweifellos das außergewöhnlichste Buch in der gesamten Geschichte der Anatomie, sowohl in konzeptioneller als auch in ästhetischer Hinsicht (Abb. S. 13). Die Veröffentlichung dieses Werkes kam einer

---

C. L. Bonamy, P. Broca & E. Beau, *Atlas d'anatomie descriptive du corps humain*, Paris, 1866
Volume 2, plate 28, drawn by Emile Beau, lithographed and printed in colour by Lemercier.
Tome 2, planche 28, dessinée par Emile Beau, lithographiée et imprimée en couleur par Lemercier.
Band 2, Tafel 28, gezeichnet von Emile Beau, lithografiert und farbig gedruckt von Lemercier.

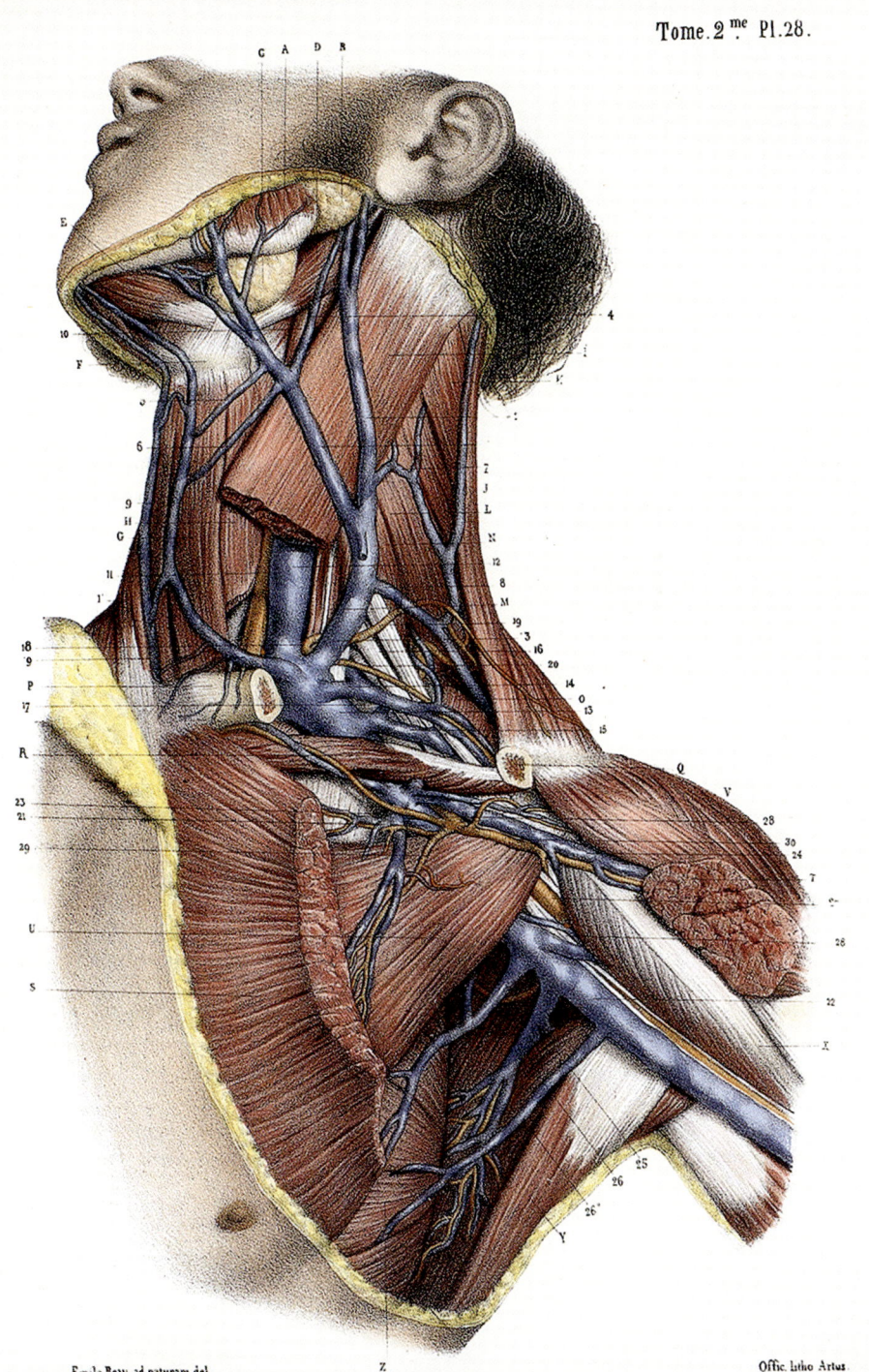

Tome. 2.ᵐᵉ Pl. 28.

Emile Beau ad naturam del. Offic. litho Artus

wissenschaftlichen Revolution gleich, da es ein vollkommen neues Bild des Menschen bot und die spekulativen Untersuchungen Galens sowie die auf der Anatomie der Tiere basierenden Schlussfolgerungen durch systematische Sektionen am Menschen ersetzte. Vesalius' Buch enthält 25 prachtvolle ganzseitige Tafeln sowie zahlreiche Abbildungen im Text, alles Holzschnitte, die wahrscheinlich von Johann Stephan von Kalkar (auch Jan van Calcar, Jan Stevenzoon van Calcar o. ä. genannt) aus dem Kreis um Tizian stammen. Das Buch, das 1555 in einer zweiten, verbesserten Ausgabe erschien und mehrfach neu aufgelegt wurde, hatte eine beträchtliche Wirkung und wurde von zahlreichen Autoren kopiert. Von nun an war ein anatomisches Werk ohne Illustrationen nicht mehr denkbar.

Unter den herausragendsten Anatomiebüchern des 16. Jahrhunderts sollte *De dissectione partium corporis humani* von Charles Estienne (um 1504–1564) erwähnt werden, das 1545 in Paris und in einer französischen Ausgabe 1546 veröffentlicht wurde, mit 62 Holzschnitten sowie zahlreichen Vignetten im Text; obwohl C. Estienne seit 1530 an diesem Werk gearbeitet hatte, erschien es erst zwei Jahre nach Vesalius' Buch. 1556 veröffentlichte Juan Valverde de Hamusco (um 1525–1587) in Rom eine spanische Version von Vesalius' Buch. Eine lateinische Ausgabe dieses Werkes wurde 1566 von C. Plantin unter dem Titel *Vivae imagines partium corporis humani* in Anvers veröffentlicht; das Buch stellt eines der ersten Beispiele für die Verwendung des Kupferstichs als Illustrationstechnik dar. Dieses neuartige Verfahren eröffnete durch seine Präzision und die feinen Halbtöne, die mit Holzschnitten nicht erreicht werden konnten, ganz neue, unvergleichliche Möglichkeiten und wurde daher bis Anfang des 19. Jahrhunderts eingesetzt. Im Jahr 1600 veröffentlichte schließlich André Du Laurens (1558?–1609), ein Professor aus Montpellier, in Paris und Frankfurt eine mit 26 prächtigen Kupferstichtafeln versehene *Historia anatomica humani corporis*.

Für das 17. Jahrhundert müssen die *Tabulae anatomicae* von Giulio Casserio (auch Julius Casserius genannt; um 1550–1616) erwähnt werden, ein 1627 posthum in Venedig erschienenes Werk mit 97 Kupferstichtafeln von Francesco Valesio nach Odoardo Fialetti, einem Maler aus dem Kreis Tintorettos; die Tafeln dieses Buches dienten auch als Illustrationen für einige Werke seines Nachfolgers in Padua, Adrian van der Spieghel (um 1578–1625). Die 1685 in Amsterdam erschienene *Anatomia humani corporis* von Govert Bidloo (1649–1713) enthält 105 Kupferstichtafeln von Pieter van Gunst nach Zeichnungen von Gérard de Lairesse (1640?–1711).

Im 18. Jahrhundert erschienen zahlreiche mit herausragenden Kupferstichen illustrierte Anatomiebücher, die sich meist jedoch nur mit einem ganz speziellen Aspekt befassten. Das bedeutendste ist ein der Osteologie und Myologie (also der Lehre von den Knochen und Muskeln) gewidmetes Werk von Bernhard Siegfried Weiß (1697–1770), genannt Albinus, einem Professor für Anatomie und Chirurgie in Leiden: *Tabulae sceleti et musculorum corporis humani*, 1747 in Leiden erschienen, mit 40 Tafeln von Jean Wandelaer (1690–1759), einem ehemaligen Schüler von Gérard de Lairesse (Abb. S. 17, 19, 20, 22). Dieses äußerst erfolgreiche Buch beschritt hinsichtlich wissenschaftlicher anatomischer Darstellungen neue Wege und wurde in der Folge häufig kopiert. Unter den wichtigen Werken sollten vor allem die folgenden erwähnt werden: *Myotomia reformata* (London, 1724) von William Cowper (1666–1709); *Icones anatomicae* von Albrecht von Haller (1708–1777), von 1743 bis 1756 in acht Lieferungen mit insgesamt 46 Tafeln illustriert, in Göttingen erschienen; Paolo Mascagnis (1752–1815) Werk über die Lymphgefäße, *Vasorum lymphaticorum corporis humani historia* (Siena, 1787); oder das von Antonio Scarpa (1752–1832) über die Nerven, *Tabulae nevrologicae* (Pavia, 1794). Das großartige Buch des Malers, Zeichners und Graveurs Jacques Gamelin (1738–1803), *Nouveau recueil d'ostéologie et de myologie*, 1779 mit 79 Tafeln in Toulouse erschienen, gehört nicht ganz hierher, da es in den Bereich der künstlerischen und nicht der medizinischen Anatomie fällt. Schließlich sollen noch die koloriert gedruckten Werke von Jacques Fabien Gautier d'Agoty (1710–1785) erwähnt werden, die teils in Zusammenarbeit mit dem Chirurgen J. F. Duverney entstanden: *Myologie complette en couleur et grandeur naturelle*, mit 20 Tafeln (Paris, 1746; Abb. S. 32), *Anatomie de la tête*, mit acht Tafeln (Paris, 1748; vgl. Abb. S. 29), *Anatomie générale des viscères et de la névrologie, angéologie et ostéologie du corps humain*, mit 18 Tafeln (Paris, 1754), sowie die *Exposition anatomique de la structure du corps humain*, mit 20 Tafeln (Marseille, 1759).

EINFÜHRUNG IN DEN „TRAITÉ" VON J. M. BOURGERY UND N. H. JACOB

„Da es die Technik der Lithografie heute ermöglicht, auch sehr umfangreiche illustrierte Werke ohne allzu hohe Kosten zu veröffentlichen, würde man den Ärzten einen großen Dienst erweisen, wenn man ihnen sämtliche Arbeiten zur Verfügung stellte, die sich mit Anatomie befassen. Damit ein solches Werk jedoch den größtmöglichen Nutzen bietet, muss das darin präsentierte medizinische Fachwissen nicht nur dem aktuellsten Stand entsprechen, sondern auch mit all seinen Anwendungsbereichen dargestellt werden. So sollte man frühere Werke auch nicht blindlings nachdrucken, sofern man ihnen keine neuen Erkenntnisse hinzufügen kann; vor allem ist es jedoch unerlässlich, dass die neu gestalteten Bildtafeln eines solchen Werkes nach der Natur gezeichnet werden, aber gleichwohl auf die bekannten unter den bislang veröffentlichten Abbildungen hinweisen. Dies ist die Aufgabe, die Monsieur Jacob und ich uns vorgenommen haben. Wir werden keine Mühe scheuen, um unser immenses Werk auf ehrenvolle Weise zum Abschluss zu bringen." (Bourgery, Bd. 1, S. 1–2).

Dieses Zitat, ein Auszug aus der im Oktober 1830 von Jean Marc Bourgery verfassten und 1831–1832 im ersten Band des Werkes veröffentlichten Einleitung, fasst die Philosophie zusammen, die hinter dem Projekt des *Traité complet de l'anatomie de l'homme comprenant la médecine opératoire par le Docteur J. M. Bourgery avec planches lithographiées d'après nature par N. H. Jacob* stand.

In seinem 1845 erschienenen Werk *Les médecins de Paris jugés par leurs œuvres* schreibt C. Sachaile de la Barre: „Es war Bourgery vorbehalten, nicht nur die befriedigendste Lösung für die gestellte Aufgabe zu finden, sondern uns auch durch die Perfektion der dabei eingesetzten Mittel in Erstaunen zu versetzen. Es gibt nämlich nichts Schöneres als die Bildtafeln der Anatomiebücher, mit denen man seinen Namen hauptsächlich in Zusammenhang bringt." In der Kurzbiografie, die E. Beaugrand 1876 für das berühmte, von A. Dechambre herausgegebene *Dictionnaire encyclopédique des sciences médicales* verfasste, wird Bourgery völlig zu Recht als „Autor eines der schönsten Monumente bezeichnet, die der Wissenschaft von der Struktur des Menschen jemals errichtet wurden."

Zur Zeit Bourgerys war Paris in Fragen der Anatomie tonangebend. Der 1832 zum Dekan der Faculté de Médecine ernannte Matthieu Orfila (1787–1853) veranlasste eine umfassende Modernisierung der Fakultät und gründete ein neues, außerordentlich gut ausgestattetes Anatomiemuseum, das 1844 eröffnet wurde. Die zahllosen Sektionen, die man in der zur Faculté de Médecine gehörenden Ecole Pratique durchführte, wurden überall neidvoll bewundert.

Die Veröffentlichung des *Traité complet de l'anatomie de l'homme* erfolgte zu einer Zeit, da sich die Anatomie auf ihrem Höhepunkt befand; so konnte Bourgery in der Einleitung zu seinem Werk schreiben: „Ohne die Anatomie ist die Physiologie nichts als ein Geflecht von mehr oder weniger einfallsreichen Märchen, die Chirurgie ist orientierungslos, und die Medizin bleibt auf blinden Empirismus beschränkt." (Bd. 1, S. 1). Das gesamte Buch hindurch betont Bourgery immer wieder die Vorrangstellung der Anatomie unter den medizinischen Disziplinen und bei der Entwicklung wissenschaftlicher Begriffe.

DER IDEENGEBER UND AUTOR: JEAN MARC BOURGERY

Jean Marc Bourgery wurde am 8. Prairial im Jahr V des Revolutionskalenders bzw. am 27. Mai 1797 in Orléans als Sohn des Kurzwarenhändlers Marc Claude Bourgery und seiner Frau Madeleine Marthe Delaboulaye geboren. Er kam um elf Uhr vormittags im elterlichen Haus in der Rue du Tabourg 1 zur Welt; anwesend waren Jean Claude Vignolet, Kurzwarenhändler, und Nicolas Bergerac, Trödler.

Bourgery wandte sich dem Studium der Medizin zu. 1815 schrieb er sich außerdem als Hörer für die Vorlesungen des berühmten Naturforschers Jean Baptiste de Lamarck (1744–1829) ein, der damals Professor am Muséum d'Histoire Naturelle in Paris war. Nachdem Bourgery die Zulassungsprüfung bestanden hatte, arbeitete er 1817–1820 als klinischer Assistenzarzt. 1819 wurde er mit der Goldmedaille der Assistenzärzteschaft ausgezeichnet.

Bourgery schloss seine medizinische Ausbildung nicht mit der Promotion ab, aus Geldmangel, wie es scheint, sondern praktizierte mehrere Jahre lang als Gesundheitsoffizier in der Kupfergießerei in Romilly-sur-Seine (Departement Aube). Damals wirkte er an der Gründung einer Kupfersulfatfabrik mit. Höchstwahrscheinlich stammen seine Untersuchungen über das Färben von Hölzern aus dieser Zeit: „Bourgery nutzte seine Kenntnisse der organischen Chemie, um noch stehendem Holz eine andere Farbe zu geben. Seine Experimente auf diesem Gebiet haben bereits zu guten Ergebnissen geführt und berechtigen zu großen Hoffnungen." (Sachaile de la Barre, 1845).

Als Bourgery 1827 im Alter von 30 Jahren beschloss, nach Paris zurückzukehren, nahm seine Laufbahn eine entscheidende Wende. Mit der am 27. August 1827 in Paris vorgelegten Dissertation wurde er endlich zum Doktor der Medizin promoviert.

Zwei Jahre später, also 1829, veröffentlichte er einen *Traité de petite chirurgie*, ein bemerkenswertes, wenn auch nicht illustriertes Nachschlagewerk, das offensichtlich ein Erfolg war, da 1835 eine zweite Ausgabe folgte und das Buch 1834 ins Englische und 1836 ins Deutsche übersetzt wurde (*Die kleineren chirurgischen Operationen und Handgriffe*).

1830 begann Bourgery zusammen mit dem Illustrator N. H. Jacob mit der Planung seines Werkes *Traité complet de l'anatomie de l'homme*, das ihn fast 20 Jahre lang bis zu seinem Tod beschäftigen sollte. Die ersten Lieferungen erschienen 1831. Angesichts des Erfolges der ersten Bände veröffentlichten Bourgery und Jacob 1834–1835 eine *Anatomie élémentaire* im Folio-Format mit 20 lithografierten Bildtafeln sowie einem kleinen separaten Textband. 1836–1839 folgte eine zweite Ausgabe, und 1837 wurde das Buch ins Deutsche übersetzt. Auch wenn die Veröffentlichung des *Traité complet de l'anatomie de l'homme* schrittweise erfolgte, blieb der Arbeitsaufwand beträchtlich. 1833–1837 erschien eine englische Version der ersten Bände in der Übersetzung von Robert Willis – ein Beweis für die Bedeutung, die das Werk bereits erlangt hatte.

Von 1840 an nutzte Bourgery seine persönlichen Beobachtungen, indem er wissenschaftliche Artikel über neue Themen verfasste, hauptsächlich

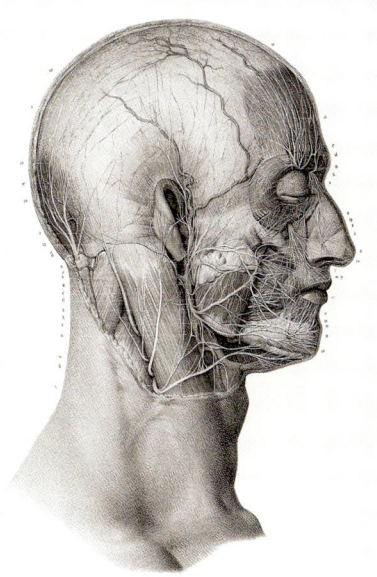 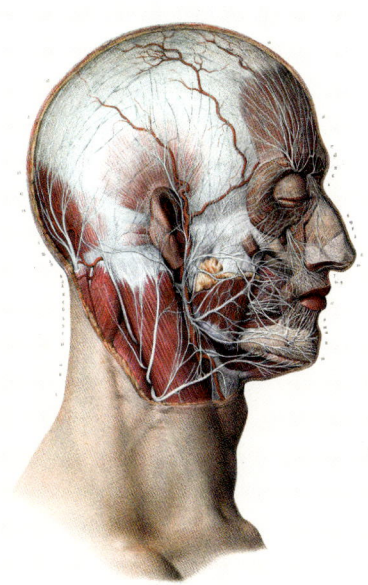

Comparison of the lithographed plates of the volume 3, plate 40 of the *Traité complet de l'anatomie de l'homme* by J. M. Bourgery and N. H. Jacob (1844) printed in black-and-white and lithographed in colour using stencil; drawn by N. H. Jacob. / Comparaison des planches lithographiées du tome 3, planche 40 imprimée en noir et blanc et mise en couleur au pochoir du *Traité complet de l'anatomie de l'homme* de J. M. Bourgery et N. H. Jacob (1844) ; dessinée par N. H. Jacob. / Gegenüberstellung der unkolorierten und mithilfe einer Schablone kolorierten Lithografie aus Band 3, Tafel 40 des *Traité complet de l'anatomie de l'homme* von J. M. Bourgery und N. H. Jacob (1844); gezeichnet von N. H. Jacob.

in Form von Abhandlungen, die zwischen 1842 und 1848 in den *Comptes-Rendus de l'Académie des Sciences de Paris* erschienen. Die meisten dieser Abhandlungen sind mit schönen Lithografien versehen, und etliche wurden auch als kleine Sonderdrucke herausgegeben.

Bourgery wirkte auch bei der Herstellung anatomischer Modelle aus Papierstuck oder Pappmaché von Félix Thibert mit, wie ein Verzeichnis der Stücke bezeugt: *Musée Thibert d'anatomie pathologique et d'histoire naturelle par la méthode plastique du Dr Félix Thibert ... sous la direction scientifique du Dr J. M. Bourgery*, erschienen 1847 in Paris. Der Erfolg dieser Modelle, die plastisch nach der Natur geformt und anschließend bemalt wurden, zeigt sich an der Vielzahl der Stücke, die in den gedruckten Listen der anatomischen Museen verzeichnet sind, vor allem in der von C. H. Ehrmann zusammengestellten Liste des Straßburger Museums (1843) oder in der von M. Houel verfassten des Musée Orfila in Paris (1881).

Mit seinen vielfältigen Erfahrungen bemühte sich Bourgery dann um eine Stelle an einer Universität oder Akademie und nahm an diversen Auswahlverfahren teil, doch jedes Mal ohne Erfolg. Insbesondere bewarb er sich als Professor für Anthropologie am Muséum d'Histoire Naturelle in Paris, 1843 um die Mitgliedschaft in der Pariser Académie des Sciences und 1846 als ordentlicher Professor am Lehrstuhl für Anatomie an der Pariser Faculté de Médecine. Dazu legte er am 13. Februar 1846 eine Habilitationsschrift über das Thema *Les annexes du fœtus et leur développement* vor.

Trotz seiner großen Bekanntheit erlebte Bourgery bei seinen Bewerbungen immer wieder Misserfolge, was ihn allmählich verbitterte; auch scheint eine gewisse Erschöpfung hinzugekommen zu sein. Das Bekenntnis, das er diesbezüglich in der Einleitung zum achten und letzten, erst posthum erschienenen Band seines *Traité* äußert, ist in der Geschichte medizinischer und wissenschaftlicher Publikationen einmalig und außerordentlich bewegend: „Nun, da ich im Begriff bin, mein Lebenswerk, dessen gesamtes Material mir zur Verfügung steht, zu Ende zu bringen, und da das, was ich erreicht habe, dem nahekommt, was ich mir vorgenommen hatte – nun mag die Öffentlichkeit erkennen, dass ich mit meinem Vorhaben nicht gescheitert bin, auch wenn mir das Schicksal den Erfolg, den mir ein bedeutender Mann voraussagte, verwehrt hat. Leider! Cuvier beurteilte Herz und Verstand anderer Menschen nach seinem eigenen. Aber nicht jeder hat das Herz und den Verstand eines Cuvier! Mit ihm habe ich alles verloren. Was habe ich denn gefunden an Stelle jener glänzenden Karriere, die er mir verheißen hat? Überdruss, Hindernisse und Intrigen, eine geheime Verschwörung hartnäckiger Ablehnung. Seit zwanzig Jahren arbeite ich ununterbrochen, und ich muss mir nicht vorwerfen, mich nicht bemüht zu haben. Ich habe alles getan, um es auf ehrbare Weise zu etwas zu bringen. Ich habe mich sehen lassen, wo ich konnte – jedoch vergebens. Ich habe zugesehen, wie alle anderen mir vorgezogen wurden, ob sie einen Anspruch darauf hatten oder nicht. Da ich so viel zu sagen hatte über eine Wissenschaft, mit der ich mich so intensiv beschäftigt hatte, glaubte ich, es müsse dort irgendeinen Platz für mich geben: aber nein. Akademien, Fakultäten, Hochschulen – überall habe ich mich vorgestellt, und überall gab es andere, die erfolgreicher waren. Das Ganze lässt sich in zwei Tatsachen zusammenfassen: Heute, nach zwanzig Jahren, bin ich nichts und erwarte auch nichts mehr; nicht einmal mein Name wird in den neuen Büchern erwähnt, obwohl viele davon auf meinem Werk beruhen. Doch Schluss jetzt mit dieser sonderbaren Enthüllung: Sie ist ein Schrei, der sich mir nach zwanzigjähriger Unterdrückung entringt. Doch ich will auch als abschreckendes Beispiel dienen, falls irgendein Unvorsichtiger auf die Idee kommen sollte, sich wie ich von einer unbedachten Liebe zur Wissenschaft verführen zu lassen. Zumindest kann er von mir erfahren, dass gewissenhaftes Arbeiten zu nichts führt. Möge man mir diese Klage verzeihen! Es ist die erste und zugleich die letzte." (Bd. 8, S. III).

Bourgery starb früh; im Alter von 52 Jahren fiel er im Juni 1849 in Paris wohl einer Cholera-Epidemie zum Opfer. Er konnte sein Lebenswerk, die acht Bände des *Traité*, gerade noch fertigschreiben; der letzte Band wurde jedoch erst 1854 posthum veröffentlicht.

Bevor nach und nach die internationale anatomische Nomenklatur eingeführt wurde und die Eponyme verschwanden, verband man den Namen Bourgery mit einigen anatomischen Strukturen, wie z. B. dem Bourgery-Ligament (Ligamentum popliteum obliquum), den *bandelettes semi-circulaires supérieure et inférieure de Bourgery* (semizirkulare Bänder), dem *espace quadrilatère de Bourgery* (Quadrilateralraum) oder den bourgeryschen Vulvaarterien (*Arteriae labiales posteriores pudendi muliebris*).

Es sind nur wenige Porträts von Bourgery bekannt. Eines davon, das Maurin nach der Natur gezeichnet hatte, wurde von Grégoire und Deneux lithografiert und von dem Pariser Verleger Rosselin verbreitet. Es zeigt ein Brustbild des noch jungen Bourgery. Das Stoffband, das in einem Knopfloch am linken Revers seines Anzugs befestigt ist, entspricht höchstwahrscheinlich dem Abzeichen eines Ritters der Ehrenlegion (Abb. S. 8).

VOM PROJEKT DES „TRAITÉ" IN DER BEURTEILUNG GEORGES CUVIERS BIS ZUR VERWIRKLICHUNG: EINE ARBEIT VON 20 JAHREN

Bezüglich des Ursprungs seines *Traité* verweist Bourgery *auf einen 1829 formulierten Plan* (Bd. 8, S. 1); als er ihn fasste, war er 32 Jahre alt. In der Einleitung zum 1831–1832 veröffentlichten ersten Band des Werkes, die in der ersten Auflage undatiert, in der Neuauflage von 1840 mit Oktober 1830 datiert ist, entwickelte er aus diesem Plan das Gesamtkonzept. Das Projekt war von Anfang an äußerst anspruchsvoll und verstand sich als enzyklopädisch, wie schon die Wahl der ersten beiden Titelworte zeigt: *Traité complet ... (Vollständige Abhandlung ...)*.

Der genaue Plan wurde in der Einleitung von 1830 deutlich angekündigt: „Das Werk wird, sobald es in seiner Gänze erschienen ist, aus acht Bänden bestehen. Die ersten fünf werden sich mit der beschreibenden Anatomie befassen; der sechste und siebte Band wird die chirurgische Anatomie und die Operationslehre enthalten und der achte die allgemeine sowie die philosophische Anatomie." (Bd. 1, S. 3).

1830 hatte Bourgery das Manuskript seiner Einleitung dem berühmten Georges Cuvier (1769–1832) vorgelegt, Professor für Naturgeschichte am Collège de France, Professor für vergleichende Anatomie am Pariser Muséum d'Histoire Naturelle, Staatsrat, Mitglied des Institut de France sowie Begründer der vergleichenden Anatomie und der Paläontologie der Wirbeltiere. Nachdem Cuvier die Einleitung gelesen hatte, äußerte er seine Meinung darüber, die Bourgery jedoch erst im achten Band des Werkes bekannt gab: „Er sagte zu mir: Die Arbeit, die Sie sich vorgenommen haben, ist gewaltig, aber nicht unmöglich. Sie sollten sich jedoch von vornherein darüber im Klaren sein – verlassen Sie sich auf meine langjährige Erfahrung –, dass dieses Werk Sie viel stärker in seinen Bann ziehen wird, als Sie sich vielleicht vorstellen können; es wird Ihre Lebensaufgabe werden. Aber da Sie diesen Plan nun einmal gefasst haben und ihm furchtlos entgegenblicken, folgen Sie ruhig Ihrem Gespür. Die Wahrscheinlichkeit spricht für Sie. Sie sind fest entschlossen, es gut zu machen, Sie verfügen über die nötigen physischen Kräfte, ohne die ich Ihnen von einer so großen Aufgabe abraten würde, und Sie haben das Glück, Monsieur Jacob als Mitarbeiter für die Erstellung Ihrer Abbildungen gewonnen zu haben, einen Künstler, dessen zeichnerische Begabung in diesem Bereich Schule macht. Sie haben ein Ziel und die Mittel. Fassen Sie sich also ein Herz und verfolgen Sie unbeirrt Ihren Weg, ohne sich von Hindernissen aufhalten zu lassen!

Ihr Plan scheint mir gut zu sein, ich begrüße ihn. Er umfasst alle Aspekte und berücksichtigt die unterschiedlichsten Anwendungsmöglichkeiten. Bevor Sie ihn jedoch in die Tat umsetzen, sollten Sie sich die Sache genau ansehen. Halten Sie sich in erster Linie an die Untersuchung klar erwiesener Sachverhalte und lassen Sie sie auf sorgfältigste Weise zeichnen, sodass sie sich dem Verstand leicht erschließen und man sie mühelos in der Realität wiedererkennen kann ...

Um die ersten fünf anatomischen Bände Ihres Werkes mache ich mir keinerlei Sorgen. Hier geht es durchweg um gesicherte Tatsachen, ob neuartig oder übernommen, in jedem Fall aber gut beobachtet und gut gezeichnet. Hier hängt alles von Ihnen ab ... Ich bin überzeugt, dass es Ihnen gelingen wird.

Ich wäre allerdings sehr vorsichtig, was die zwei Bände zur chirurgischen Anatomie angeht – auf diesem Gebiet bin ich nicht beschlagen ... Aber ich muss gestehen, dass es mich unter dem allgemeinen Aspekt der wissenschaftlichen Gliederung stört, ein so umfangreiches, rein praktisches Thema so platziert zu sehen, dass es den wissenschaftlichen Zusammenhang zwischen der beschreibenden und der philosophischen Anatomie zerstört. Für einen viel gravierenderen Nachteil halte ich jedoch die Tatsache, dass Sie hier Ihren Gegenstand nicht mehr in der Hand haben; Sie beherrschen ihn nicht mehr. In der Anatomie, im Bereich der Wissenschaft, konnten Sie sich auf dem festen Boden der Natur und der Wahrheit zu Hause fühlen, konnten sich selbst ein Bild machen, sich Ihrer Informationen sicher und frei in Ihrem Urteil sein. In der Chirurgie hingegen, im Bereich der angewandten Kunst, stehen Sie gemeinsam mit anderen auf dem unsicheren Boden der Meinungen und Interessen; Sie sind Irrtümern, Täuschungen und Moden preisgegeben und oft gezwungen, bei der Unterscheidung von Wahrheit und Lüge nur durch die verdächtigen Augen anderer schauen zu können, ohne irgendeine Gewissheit. Ich weiß, dass Autoren nur selten tun können, was sie gerne möchten, und dass diese chirurgischen Illustrationen Ihnen aufgebürdet wurden; aber wenn Sie sich dieser Verpflichtung schon nicht entziehen können, wäre es meiner Ansicht nach besser, ein separates Buch daraus zu machen.

Die meisten Gedanken mache ich mir jedoch über den letzten Band Ihres Werkes, bei dem Sie ausschließlich auf Ihr eigenes Wissen zurückgreifen können und der entweder gut oder schlecht ausfallen wird, je nachdem, ob Sie Ihren Stoff verstanden haben oder nicht ... Es ist bedauerlich, dass Sie diesbezüglich in Ihrer Einleitung schon allzu eindeutige Ankündigungen gemacht haben. Was Sie dann tun werden, wissen Sie selbst noch nicht ... Sie können nicht von Anfang an wissen, was Ihr letztes Wort sein wird. Die Zeit wird Ihr Werk zur Reife bringen: Was Sie am Schluss zu sagen haben, wird sich von selbst finden. Sie haben ein schönes Thema; verderben Sie es nicht." (Bd. 8, S. I–II).

Doch Bourgerys Förderer Cuvier starb leider schon 1832, kurz nachdem der erste Band des *Traité* vollständig erschienen war, über den Cuvier in der Sitzung der Pariser Académie des Sciences am 12. März 1832 noch lobend berichten konnte.

Ursprünglich war vorgesehen, das Werk innerhalb von fünf Jahren abzuschließen, also bis 1835. Tatsächlich brauchte Bourgery jedoch 20 Jahre, um seine Abhandlung zu vollenden, was ihm wie durch ein Wunder noch gelang, bevor er 1849 starb. Im Vorwort des achten und letzten Bandes schreibt er: „Nach einer langen, durch höhere Gewalt erzwungenen Unterbrechung nehme ich dies Werk wieder auf, um es endlich zum Abschluss zu bringen. Während meiner zwanzigjährigen beschwerlichen und undankbaren Laufbahn hat mich der Gedanke an diesen letzten Band nie verlassen; in meinem Kopf hat er sich von Jahr zu Jahr immer wieder verändert ..." (Bd. 8, S. I).

Bourgerys gewaltiges Werk erforderte ein gigantisches Arbeitspensum, das er unablässig im Blick behielt; er verfasste die Texte, stellte bemerkenswerte Zusammenhänge her und überprüfte sämtliche Einzelheiten. Der anfängliche Plan wurde eingehalten und systematisch umgesetzt, der Kurs hartnäckig beibehalten. Das Ergebnis dieser 20-jährigen Arbeit lässt außergewöhnliche Charaktereigenschaften Bourgerys erkennen: Er verfügte über einen unerschütterlichen Glauben an sein Projekt, da er sich gewissermaßen mit einer Mission betraut fühlte, und war um wissenschaftliche Redlichkeit, gedankliche Korrektheit sowie um Perfektion bemüht.

Bourgery hat seine Arbeit – was keineswegs üblich ist – außerhalb universitärer oder akademischer Strukturen bewältigt. Obwohl er bei der Arbeit weitgehend allein war, erwähnt er doch außer der bereits genannten Unterstützung durch Georges Cuvier auch die Hilfe mehrerer bekannter Wissenschaftler, deren Einfluss es ihm ermöglichte, „.... die Bücher, Modelle oder verschiedenen wissenschaftlichen Gegenstände zu beschaffen, die wir so oft zu Rate ziehen müssen." (Bd. 2, S. II). Genannt werden insbesondere Constant André Marie Duméril (1774–1860), Etienne Geoffroy-Saint-Hilaire (1772–1844), François Magendie (1783–1855), Henri Ducrotay de Blainville (1777–1850) und Matthieu Orfila (1787–1853), von 1832 an Dekan der Pariser Faculté de Médecine.

BOURGERYS WISSENSCHAFT-LICHE UND PHILOSOPHISCHE VORGEHENSWEISE

Bourgery begnügte sich bei seinem *Traité* nicht mit dem reinen Zusammentragen von Material. Anhand zahlreicher Sektionen und anatomischer Originalpräparate stellte er selbst sorgfältige Beobachtungen an. Insbesondere beschäftigte er sich mit einigen Aspekten der Morphologie, die bisher aufgrund der Langwierigkeit der Untersuchungen und methodologischer Probleme vernachlässigt worden waren: „.... und so gibt es in der Anatomie eine Vielzahl von Punkten, die niemand gründlich untersucht. Hierbei handelt es sich vor allem um jene, die lange Vorbereitungen und schwierige Präparationen erfordern." (Bd. 5, S. 5). Bourgery entwickelte auch zahlreiche neue Methoden und Ansätze, um diverse bisher noch unbeantwortete Fragen zu klären; in seiner Abhandlung werden sie systematisch und detailliert beschrieben.

Während seiner gesamten Arbeit war Bourgery stets auf dem neuesten Stand der Forschung. Noch im achten Band schreibt er: „Die sachkundige Leserschaft wird kaum von mir erwarten, dass ich mich an einen 1829 entworfenen Plan halte. Es ist nicht meine Aufgabe, den damaligen Stand der Wissenschaft – nach meinem damaligen Verständnis – wiederzugeben, sondern den heutigen Stand in meinem heutigen Verständnis. Und wie sehr unterscheidet sich nach zwanzig Jahren das eine vom anderen!" (Bd. 8, S. I). Zahllose bemerkenswerte Zusammenhänge wurden zum ersten Mal von Bourgery hergestellt, insbesondere in der Anatomie des Nervensystems oder in der Embryologie und Organogenese.

Aber Bourgery hatte sich weit mehr vorgenommen, als eine enzyklopädische Sammlung morphologischer Beobachtungen zu liefern; so schreibt er: „Wir hoffen zeigen zu können, wie die Kenntnis des Organismus als Grundlage für die Ethik, die Rechtswissenschaft und die Volkswirtschaft dienen sollte." Bei seinen Überlegungen schloss Bourgery sämtliche Naturwissenschaften sowie die Philosophie mit ein: „Man wirft der Naturwissenschaft immer vor, materialistisch zu sein; das ist ein großer Irrtum. Diese Anschuldigung wendet sich nur an die nicht besonders intelligente Meinung einiger Vertreter der sogenannten Gelehrten. Aber die Naturwissenschaft ... führt zwangsläufig zur ersten Ursache aller Lebewesen ..., sie ist es nämlich, die die gewichtigsten Argumente für den Spiritualismus in sich trägt ... Wenn die Gelehrten sich von jeglichen gesellschaftlichen Belangen ausgeschlossen fühlen, so tragen sie selbst die Schuld daran: sie, die sich in ihrer Wissenschaft vergraben ... Gelehrte, die sich nur an der Realität physikalischer Tatsachen orientieren, herrschen über die Welt der materiellen Instinkte, ohne sich ansonsten um Doktrinen zu kümmern; jene Menschen dagegen, die Doktrinen folgen, sind nur durch die Vorstellungen, die sie sich selbst von den Dingen machen, gelehrt ... Keiner von ihnen will die Welt so hinnehmen, wie der Schöpfer sie geschaffen hat; jeder möchte sie nach seinem eigenen Geschmack neu erschaffen." (Bd. 3, S. 33–34).

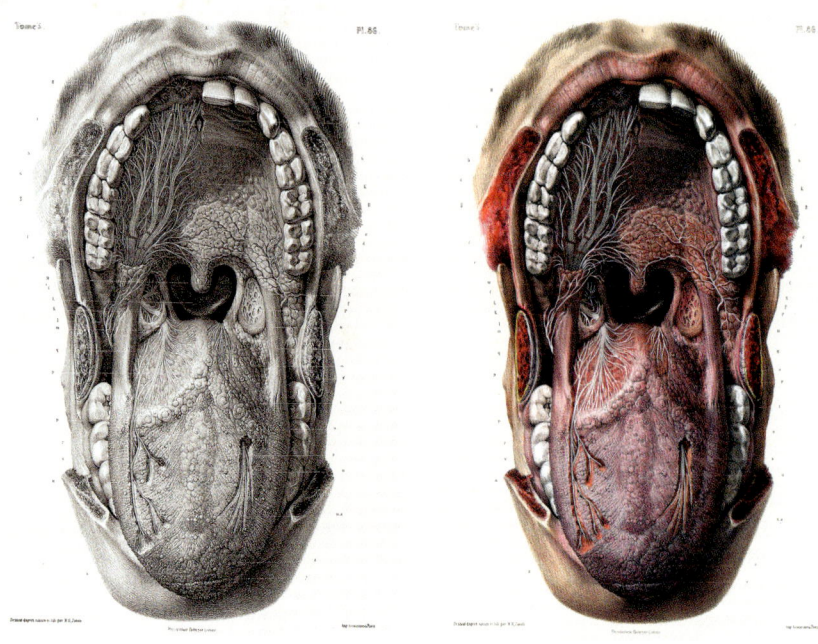

Comparison of the lithographed plates of volume 3, plate 86 of the *Traité complet de l'anatomie de l'homme* by J. M. Bourgery and N. H. Jacob (1844) printed in black-and-white and lithographed in colour using stencil; drawn by N. H. Jacob. / Comparaison des planches lithographiées du tome 3, planche 86 imprimée en noir et blanc et mise en couleur au pochoir du *Traité complet de l'anatomie de l'homme* de J. M. Bourgery et N. H. Jacob (1844) ; dessinée par N. H. Jacob. / Gegenüberstellung der unkolorierten und mithilfe einer Schablone kolorierten Lithografie aus Band 3, Tafel 86 des *Traité complet de l'anatomie de l'homme* von J. M. Bourgery und N. H. Jacob (1844); gezeichnet von N. H. Jacob.

Bourgerys wissenschaftliche Vorgehensweise und seine geistige Entwicklung glichen einer metaphysischen Suche: „Da mir bei diesem kleinen philosophischen Überblick kein Lehrmeister zur Seite stand und Bücher mir keinerlei Hilfe waren, musste ich stattdessen auf meine eigenen Eingebungen zurückgreifen. Wie man sieht, habe ich mir dabei freien Lauf gelassen, da ich überzeugt bin, dass die Wissenschaft von wechselnden Blickwinkeln nur profitieren kann und durch neue Vorstöße immer wieder neue Horizonte entdeckt. Doch kaum hatte ich mich auf die unerforschten Pfade des Organismus begeben, so bemerkte ich alsbald, dass sie sich überall in der Metaphysik verlieren. Wie ein Reisender beim Durchstreifen unbekannter Gegenden plötzlich von bodenlosen Abgründen oder unerklimmbaren Steilhängen aufgehalten wird, die ihn zur Umkehr zwingen, so stellten sich mir bei jedem Schritt zwar äußerst reizvolle, aber Schwindel erregend große und undurchdringliche Probleme in den Weg. Sobald ich etwas zu erkennen glaubte, habe ich es gesagt; andernfalls bin ich einfach darüber hinweggegangen, ohne dass ich glaubte, einen Sinn in den Dingen finden zu müssen, die unser schwacher Geist nicht erfassen kann." (Bd. 3, S. 2).

In Anlehnung an einen Gedanken des Philosophen Joseph de Maistre (1753–1821) schreibt Bourgery weiter: „Am Anfang aller Wissenschaft, so hat de Maistre gesagt, steht ein Geheimnis. Um den Satz dieses großen Denkers zu vervollständigen, müsste man eigentlich sagen: Am Anfang und am Ende aller Wissenschaft steht ein Geheimnis, oder vielmehr: Wissenschaft ist nichts als ein Geheimnis ... Eine scheinbar völlig klare Vorstellung ist eigentlich nur ein Lichtschimmer zwischen zwei Abgründen ..." (Bd. 3, S. 33).

DIE LITHOGRAFIE: DIE ZUR ILLUSTRATION DES „TRAITÉ" VERWENDETE TECHNIK

Alle Bildtafeln des *Traité* wurden im Lithografieverfahren hergestellt und gedruckt. Um die Herstellung dieser Tafeln in ihrem historischen Zusammenhang zu sehen und ihren besonderen Charakter zu würdigen, muss man einige technische Aspekte des Lithografieverfahrens näher betrachten. Eine Analyse, die diesen Illustrationen gerecht wird, kann nur unter Berücksichtigung ihrer Technik erfolgen, die gewisse Einschränkungen verlangt und einen bestimmten Stil vorschreibt.

Von seiner Etymologie her bedeutet das Wort Lithografie Schrift oder Zeichnung auf Stein. Diese Technik wurde von dem in Prag geborenen Alois Senefelder zwischen 1796 und 1798 erfunden. Was er *Steindruck*, *Steindruckerey* oder *Chemische Druckerey* nannte, wurde im Französischen zunächst *gravure chimique* (chemische Gravur) oder *impression chimique* (chemischer Druck), ab 1810 dann Lithografie genannt. Eine Definition von Senefelder lautet: „... man trägt auf einen gut polierten Stein einen Fettfleck auf, der mittels einer Säure isoliert wird, sodass der Stein nur die fetthaltige Druckfarbe annimmt." Die Entdeckung der Lithografie kam einer wahren Revolution gleich, denn bis dahin konnte man ein Bild entweder im Tiefdruck, insbesondere als Kupferstich, oder im Hochdruck, vor allem als Holzschnitt, vervielfältigen, zwei langwierige, aufwändige und kostspielige Verfahren.

Die einfache Anwendung der Lithografie und ihre geringeren Kosten erklären die rasche Ausbreitung von Lithografen und Steindruckereien, die ebenso Illustrationen für Bücher herstellten wie auch Notendrucke, volkstümliche bildliche Darstellungen oder Akzidenzdrucke der kurzlebigen Art (persönliches Briefpapier, Etiketten für die Industrie, Werbemittel).

1802 erwarb Philippe André ein Patent zur Einführung dieser Technik in Frankreich; sie etablierte sich jedoch erst 1814 mit der Gründung der Werkstätten von Godefroy Engelmann (1788–1839) in Mulhouse, dann 1816 in Paris, und von Graf Charles de Lasteyrie, ebenfalls 1816 in Paris. Im Jahr 1816 setzte also ein echter Aufschwung der Lithografie in Frankreich ein. Sie sollte die bevorzugte Technik für Illustrationen in der Zeit der Romantik sein.

Das erste Anatomiewerk, das für seine Abbildungen die Lithografie benutzte, ist die 1821 in Paris erschienene *Anatomie de l'homme ou description et figures lithographiées du corps humain* von Jules Germain Cloquet (1790–1883; Abb. S. 37). Da dieses Werk durch das große Folio-Format unhandlich und teuer war, entschloss sich J. G. Cloquet, ein Handbuch mit dem Titel *Manuel d'anatomie descriptive du corps humain* im Quartformat zu veröffentlichen, das 1825–1826 in Paris mit 340 lithografischen Tafeln in Schwarz-Weiß erschien und kürzlich neu aufgelegt wurde (Abb. S. 38, 43). Zur gleichen Zeit veröffentlichte François Antommarchi (1780–1838), der auf Sankt-Helena Napoleons Arzt gewesen war, unter seinem Namen und mit Zeichnungen von Paolo Mascagni (1752–1815) das Werk *Planches anatomiques du corps humain exécutées d'après les dimensions naturelles* …, das 80 lithografische Tafeln enthielt und 1823–1827 in Paris bei C. de Lasteyrie erschien. Durch die Lithografie wurde die Zeichnung genauer, gleichzeitig waren aufgrund ihrer Weichheit zahlreiche Grauschattierungen möglich. Außerdem kamen sie dank ihrer Stofflichkeit, ihrer haptischen Qualität und ihrer Art der Darstellung der anatomischen Wirklichkeit näher als die zuvor gebräuchlichen Kupferstiche. Dadurch war die Lithografie ein guter Ersatz für die alten Verfahren bei anatomischen Abbildungen. Ein praktischer Nachteil allerdings, der aber durch den ästhetischen Vorteil aufgewogen wurde, war die Tatsache, dass die Bildtafeln nicht in den laufenden Text eingebunden werden konnten. So war 1830, als Bourgery und Jacob mit der Veröffentlichung ihres *Traité* begannen, die Technik der Lithografie zwar noch neu, wurde aber bereits vollständig beherrscht.

Das Grundprinzip der Lithografie, wie es von Senefelder entwickelt wurde, beruht im Wesentlichen auf dem Phänomen der Abstoßung von Wasser und Fett. Man zeichnet oder schreibt mit einem Fettstift oder einer Feder mit fetthaltiger Tusche auf eine zuvor gekörnte und polierte Kalkplatte, die dann mit einer Mischung aus Gummiarabikum und Salpetersäure überzogen wird. Diese chemische Behandlung bzw. Ätzung reagiert mit dem in den beschriebenen Stellen enthaltenen Fett, das in den Stein eindringt und fest an ihm haftet. Das Gummiarabikum bewirkt, dass das Wasser an den unbezeichneten Stellen auf der Oberfläche des Steins zurückgehalten wird; dadurch bleiben diese feucht und unempfindlich für fetthaltige Materialien wie die Druckfarbe. Dagegen haftet die mit einer Walze aufgetragene Farbe an den fetthaltigen Stellen, die genau der Originalzeichnung entsprechen, das heißt, die dunklen Stellen erscheinen auf dem Abdruck, und das Bild auf dem Papier sieht wie im Original aus.

Der bei der Lithografie verwendete Stein war ein Kalkstein, der eine sehr kompakte und feinporige Struktur aufwies. Er wurde in sieben bis zehn Zentimeter dicken Platten gehandelt, damit er dem Druck der Presse standhielt. Durch seine dichte und regelmäßige Körnung war er ideal für die Lithografie. Die am häufigsten verwendeten und qualitativ besten Steine kamen aus Steinbrüchen in Bayern, insbesondere aus Solnhofen. Der Stein wurde nie im Rohzustand verwendet, sondern auf einer Seite einer besonderen Behandlung unterzogen, die die Haftung der Kreide oder Druckfarbe auf der Oberfläche erleichterte. Diese Bearbeitung bestand darin, dass zwei Steine, zwischen denen sich ein mit Wasser vermischtes Schleifmittel befand, gegeneinander gerieben wurden. Die Körnung des Steins gab den lithografischen Abbildungen ihre charakteristische Textur. Jedoch hatten die Lithografiesteine mehrere Nachteile: Sie waren schwer, sperrig, unhandlich, zerbrechlich, kostspielig, und bei großen Formaten dauerte das Drucken ziemlich lange.

Die verwendeten Fettkreiden bestanden aus Wachs, Schmierseife, Talg und Ruß, wodurch sich eine große Vielfalt von Halbtönen vom zartesten Grau bis zum tiefsten Schwarz erzielen ließ, und ähnelten von der Körnung einer mit Bleistift oder schwarzer Kreide angefertigten Zeichnung.

Das Bedrucken der Platten war eine äußerst wichtige und heikle Phase. Sie erforderte große Aufmerksamkeit und wurde einem darauf spezialisierten Drucker anvertraut. Die Steindruckpressen erfuhren bedeutende Verbesserungen. Der Stein wurde in der Presse befestigt und mit der Farbwalze bedruckt. Der Lithograf legte entsprechend den Markierungen ein Blatt befeuchtetes Papier darauf und schob das Ganze unter die Presse, deren Schlitten ohne Unterbrechungen und völlig gleichmäßig bewegt werden musste, um verschwommene

Konturen zu vermeiden. Nachdem er den Schlitten an den Ausgangspunkt zurückgeführt hatte, nahm der Drucker vorsichtig den Abzug ab, der am Stein klebte. Der Lithografieabzug wurde dann flach zum Trocknen ausgelegt.

Anfangs musste der Künstler spiegelverkehrt auf den Stein zeichnen, doch ab 1817 setzte A. Senefelder das Umdruckpapier ein, auf das der Künstler mit Bleistift oder lithografischer Tusche zeichnete. Dieses körnige Umdruck- oder Autografie- bzw. auch Lithografiepapier war ein speziell angefertigtes, das mechanisch gekörnt und mit einer dünnen klebenden Schicht überzogen war. Ein erheblicher Vorteil war dabei, dass der Künstler zu Hause auf einem leichten und einfach zu transportierenden Untergrund arbeiten und richtig herum zeichnen konnte. Das Papier mit der Zeichnung wurde dann dem Drucker übergeben, der sie durch Anfeuchten des Papiers und wiederholtes Andrücken auf den Stein übertrug. Durch dieses Verfahren kann der spiegelbildliche Abdruck also vermieden werden: Die Zeichnung wird seitenverkehrt auf den Stein übertragen, und man erhält beim Drucken einen seitenrichtigen Abzug. Die Zeichnung wurde entweder vom Künstler selbst lithografiert oder einem darauf spezialisierten Lithografen übergeben.

Jedoch erwies sich die Lithografie nicht für die Massenproduktion geeignet und war eher eine Übergangstechnik. Von 1860 an geriet die Lithografie in eine ernsthafte Krise. Sie wurde dann bald von der Zinkografie abgelöst, bei der eine Zinkplatte den Lithografiestein ersetzte. Diese konnte sich der Rotationsmaschine anpassen (1868), 1885 kam dann der industrielle Lichtdruck auf. Eines der letzten großen Werke zur Anatomie mit kolorierten Lithografien ist die Publikation von C. L. Bonamy, P. Broca und E. Beau, *Atlas d'anatomie descriptive du corps humain*, Paris 1866 (Abb. S. 49).

DIE KOLORIERUNG DER TAFELN

Im Jahr 1831, als der erste Band der Bildtafeln des *Traité* von Bourgery und Jacob erschien, war in der Lithografie nur der Druck in Schwarz möglich. Die meisten Exemplare des *Traité* wiesen also lediglich schwarz-weiße Bildtafeln auf. Zwar genügte dies, um die Knochen des Skeletts abzubilden, es vermittelte jedoch ein unvollständiges Bild von einer freipräparierten Partie, die nur durch Farbe eingegrenzt und präzisiert werden konnte (Abb. S. 53, 58, 63). Die Kolorierung der Tafeln konnte damals entweder freihändig mit dem Pinsel oder mit Schablonen ausgeführt werden.

Die Bildtafeln der ersten Auflage des *Traité* von Bourgery und Jacob wurden mit der Technik der Schablonen- oder Patronenkolorierung von Hand bearbeitet. Dank dieser Technik konnte man leicht ähnliche Farben an ähnlichen Stellen bei mehreren Exemplaren von ein und derselben Tafel auftragen. Die verschiedenen Farbzonen des Originals wurden zunächst isoliert, dann wurde jede einzelne mit Pauspapier auf eine Metallfolie, Bristolkarton (weißen Zeichenkarton) oder festen Stoff übertragen. Im Prinzip wurde ein Blatt pro Farbschicht ausgeführt. Der Teil, der der jeweiligen Farbe entsprach, wurde dann ausgeschnitten. Die Arbeit des Zuschneidens war äußerst heikel, wenn man exakte und klare Konturen haben wollte und wenn die Konturen kompliziert waren. Anschließend wurden die Farben nacheinander mit einer Spezialbürste mit festen Borsten, einem Breitpinsel, oder mit einem Schwamm aufgetragen. Die Farbtöne waren im Allgemeinen zart und wässrig oder aquarellartig, aber es konnten auch deckende und Gouachefarben verwendet werden. Man musste Verwischungen vermeiden und warten, bis eine Farbe getrocknet war, bevor man die nächste auftrug. Die einzelnen Farben wurden nebeneinander und manchmal übereinander gemalt; bisweilen trug man die Farben auch auf feuchtem Untergrund auf, um fließende Übergänge zu schaffen. Bestimmte

Details konnten mit Gouachefarbe hervorgehoben werden. Durch Benutzung eines Pinsels pro Farbe ließen sich beliebig viele Farben verwenden; in manchen Werkstätten arbeiteten geschickte Koloristen mit mehreren hundert Pinseln, um alle Schattierungen anbieten zu können. Mit erfahrenen Mitarbeitern und einfachen Farben wurden häufig ziemlich niedrige Herstellungspreise erzielt. Die Arbeit mit der Schablone war trotz Handarbeit eine relativ schnelle grafische Technik, und ein geübter Lithografiearbeiter konnte schätzungsweise etwa 500 kleinformatige Blätter in der Stunde kolorieren. Im 19. Jahrhundert wurde diese Technik der Schablonenkolorierung gern für einzelne Stiche oder bei Buch- und Zeitschriftenillustrationen eingesetzt.

1837 erwarb Godefroy Engelmann das Patent für die Farblithografie. Das Verfahren beruhte im Wesentlichen auf drei Punkten: Verwendung nur weniger Farben nach dem Prinzip des Dreifarbendrucks (Rot, Gelb, Blau), bei dem die drei oder (mit Schwarz) vier Farben getrennt gedruckt wurden und somit die Präparierung ebenso vieler Lithografiesteine erforderten; Einrichtung und systematische Verwendung eines Markierungsrahmens; Trockendruck auf satiniertem Papier. Gleichwohl blieb die Farblithografie für die Buchherstellung weiterhin eine schwierige und umständliche Technik, und erst mit der zweiten Auflage des *Traité* von Bourgery und Jacob konnten dank der Farblithografie die Bildtafeln farbig gedruckt werden.

DIE HERAUSGABE DES „TRAITE"

Die Produktion eines Werkes wie des *Traité* stellte eine riesige verlegerische Leistung dar. Tatsächlich hatte der Verleger eine tragende Rolle in einem solchen Projekt, und Bourgery betonte: „Unser Verleger, mein Mitherausgeber Monsieur Jacob und ich haben weder Zeit noch Mühe gescheut und uns weder durch Hindernisse noch durch Wartezeiten beirren lassen, die wohl unvermeidlich sind, wenn man eine Sache gut machen will." (Bd. 5, S. 7).

Der Verleger der gesamten ersten Auflage des *Traité* war C. A. Delaunay mit seiner *Librairie Anatomique* in der Rue de l'Ecole de Médecine 13 in Paris. Warum die Wahl auf diesen Verleger fiel, ist unklar. Es mag erstaunlich erscheinen, dass die Ausgabe nicht von dem großen Pariser Verleger Jean Baptiste Baillière (1797–1885) besorgt wurde, der 1829 bereits den *Traité de petite chirurgie* von Bourgery verlegt hatte und 1835 dessen Neuauflage sowie die 1834–1835 erschienene Ausgabe der *Anatomie élémentaire en 20 planches* von Bourgery und Jacob betreut hatte.

Die Bände mit den Abbildungen bzw. Atlanten erschienen nach und nach in Form von Lieferungen, das heißt, die Teile wurden regelmäßig nach jedem Druck an die Subskribenten ausgeliefert. Jede Lieferung im Folio-Format bestand aus acht Tafeln und acht Blättern Begleittext mit Bildlegenden. Zwischen 1831 und 1844 erschienen auf diese Weise 70 Lieferungen. Die Veröffentlichung als lose Blätter, die erst später gebunden wurden, ist der Grund dafür, dass die meisten der erhaltenen Exemplare in ihrer Zusammensetzung uneinheitlich sind und Faszikel mit unterschiedlichen Daten umfassen; vor allem zwischen 1850 und 1854 wurden mehrere Neudrucke hergestellt. Auch die Drucker leisteten einen beträchtlichen Beitrag zum Werk. Für die Textbände waren das, entsprechend den Bänden und Erscheinungsjahren: Paul Renouard, später W. Remquet et Cie, in der Rue Garancière 5 in Paris, und die Druckerei von Jules Didot dem Älteren am Boulevard d'Enfer 4 (später Denfert-Rochereau), ebenfalls in Paris. Die Tafeln mit den Lithografien wurden von Bénard, dann von Lemercier Bénard et Cie und schließlich von Lemercier in Paris gedruckt; ihr Name ist unten auf jeder Seite angegeben. Die Druckerei von Rose Joseph Lemercier (1803–1887), einem ehemaligen Mitarbeiter der Werk-

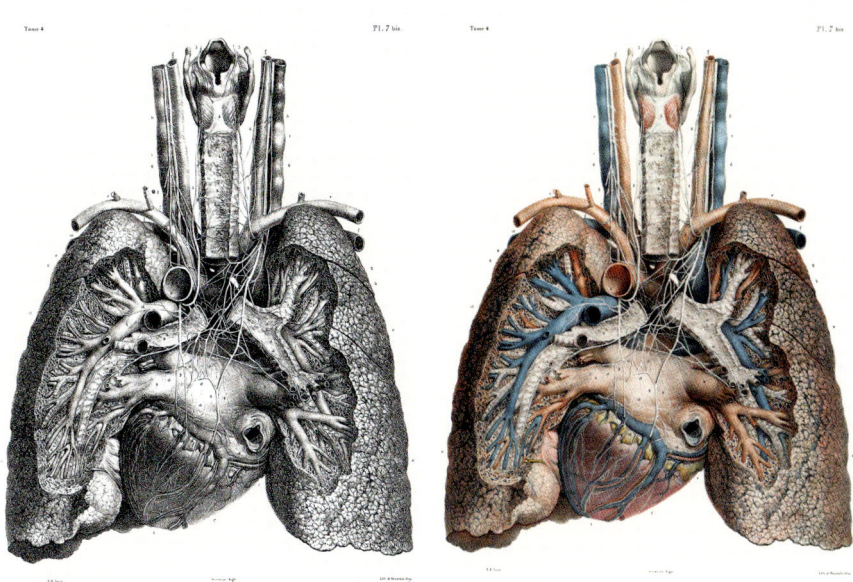

Comparison of the lithographed plates of volume 4, plate 7 bis of the *Traité complet de l'anatomie de l'homme* by J. M. Bourgery and N. H. Jacob (1835–1836) printed in black-and-white and lithographed in colour using stencil; drawn by Rogat. / Comparaison des planches lithographiées du tome 4, planche 7 bis imprimée en noir et blanc et mise en couleur au pochoir du *Traité complet de l'anatomie de l'homme* de J. M. Bourgery et N. H. Jacob (1835–1836) ; dessinée par Rogat. / Gegenüberstellung der unkolorierten und mithilfe einer Schablone kolorierten Lithografie aus Band 4, Tafel 7 bis des *Traité complet de l'anatomie de l'homme* von J. M. Bourgery und N. H. Jacob (1835–1836); gezeichnet von Rogat.

statt Senefelder-Knecht, die sich in der Rue de Seine befand, war mit etwa hundert Pressen im Jahr 1838 die Hochburg der Pariser Lithografie.

Der Preis für ein Schwarz-Weiß-Exemplar betrug 800 Francs, eine beträchtliche Summe. Ein farbiges Exemplar kostete 1600 Francs, ein Hinweis darauf, dass diese schon zu jener Zeit sehr selten waren. Anscheinend bremste der hohe Preis die Verbreitung des Werkes. Der Eintrag zu Bourgery, der 1853 in der *Nouvelle biographie universelle* erschien, erwähnt zum Thema seines *Traité*, dass „es sich dabei um ein ansehnliches Werk handle, das, wenn es nicht so teuer wäre, sicher von allen Medizinstudenten gelesen würde."

Eine englische Teilausgabe, übersetzt von Robert Willis, *The whole anatomy of the human body, with its various practical applications, including a system of operative surgery, by J. M. Bourgery, ... illustrated by lithographic plates drawn from nature by N. H. Jacob*, erschien 1833–1837 bei C. A. Delaunay.

Die zweite Auflage des *Traité complet de l'anatomie de l'homme* von Bourgery und Jacob wurde 1866–1871 von dem Verleger L. Guérin veröffentlicht. Der Nachdruck der Bildtafeln erfolgte mit den ursprünglichen Matrizensteinen, die damals systematisch aufbewahrt worden waren.

DER GESAMTAUFBAU DES „TRAITE"

Im Folgenden wird der Gesamtaufbau des *Traité* bestehend aus einem Frontispiz, Textbänden und Bildbänden, beschrieben.

Frontispiz

Der klassischen Tradition entsprechend wird das Werk mit einem Frontispiz eröffnet, einer Seite mit einer Bildtafel, die das Thema des Werkes illustriert (Abb. S. 2). Oben auf der Tafel steht in Großbuchstaben: *Frontispice du traité général de l'anatomie de l'homme par MM. Bourgery et Jacob*. Unten auf der Tafel findet sich der Hinweis: *Zusammengestellt und gezeichnet von N. H. Jacob*.

Auf der linken Seite steht ein athletischer nackter Mann mit schwarzen, lockigen Haaren und einem schwarzen Bart. Er stützt die rechte Hand in die Hüfte und hält mit der anderen die Hand der neben ihm stehenden Frau; ein Tuch verdeckt seine Scham. Rechts trägt eine völlig entblößte junge Frau mit langen Haaren ein Kind auf dem rechten Arm. Zu ihren Füßen sitzt, in Gedanken versunken, ein Greis; er ist ebenfalls unbekleidet, teilweise kahl und trägt einen langen weißen Bart. Im Hintergrund steht auf einem Sockel die Figur eines Muskelmannes, darunter ist ein sezierter Fötus zu erkennen.

Diese Allegorie der Lebensalter ist eine sehr akademische Arbeit und zeigt die Verwandtschaft zu J. L. David, dessen Schüler N. H. Jacob war. Das Thema erinnert an eines der ersten Bilder von Jacob, das 1802 im Pariser Salon ausgestellt wurde, *Les trois principaux passages de la vie humaine* (Die drei Lebensalter des Menschen).

Textbände und Atlas (Bildbände)

Der *Traité* umfasst acht Textbände. Er ist in enzyklopädischem Stil abgefasst und praktisch unabhängig vom Bildmaterial, auf das auch nie verwiesen wird. Die acht Textbände umfassen insgesamt 2108 Seiten.

Zu jedem der acht Großbände des *Traité* gehört außerdem ein Atlas bzw. Bildband mit den Bildtafeln. Jeder Tafel geht ein Blatt mit Begleittext und Bildlegenden voraus. Die acht Bildbände enthalten insgesamt 725 Bildtafeln.

Die Titelseite jedes Bandes ist lithografiert. In einer Spalte links befindet sich eine Liste mit 30 bedeutenden Anatomen; die Auswahl ist aufschlussreich: Aristoteles, Herophilos von Chalkedon, Mondini, Vesalius, Fallope, Eustachi[o], Servet, Varolio, Casserius, Harvey, Aselli, Rudbeck, T. Bartholin, Malpighi, Willis, Ruysch, Leuwenhoeck, Duverney, Albinus, Winslow, Haller, Meckel, Buffon, Walter, W. Hunter, Mascagni, Caldani, Bichat, Soemmering, Gall.

Symmetrisch dazu steht rechts eine Liste mit 30 berühmten Ärzten und Chirurgen: Empedokles, Hippokrates, Aretanus, Galen, Avicenna, Albucasis, Guy de Chauliac, Fernel, A. Paré, Franco, Fabricius Hildanus, Severin, Sydenham, J. L. Petit, Stahl, Boerhaave, Hoffmann, Cheselden, Sauvage, A. Louis, Senac, Morgagni, Cullen, Brown, Desault, Sabatier, Jenner, Pinel, Corvisart, Laennec.

ANMERKUNGEN ZUR VORLIEGENDEN AUSGABE DER BILDTAFELN

Das vorliegende Werk enthält Reproduktionen von insgesamt 725 lithografierten Bildtafeln der farbigen Ausgabe des *Traité complet de l'anatomie de l'homme comprenant la médecine opératoire par le Docteur J. M. Bourgery avec planches lithographiées d'après nature par N. H. Jacob*. Die 467 Tafeln zur beschreibenden Anatomie sind nicht nur von außergewöhnlichem künstlerischem

Wert, sie haben ebenso ihren sehr hoch einzuschätzenden wissenschaftlichen Wert bewahrt. Im Gegensatz zum Begleittext, der für den heutigen Leser einen großen Teil seiner Kraft und Bedeutung eingebüßt hat, ist das auf Originalsektionen basierende Bildmaterial aktuell geblieben. Dank der genauen Beobachtung und präzisen Darstellung vermitteln diese anatomischen Illustrationen noch heute ausführliche wissenschaftliche Informationen: Die morphologische Wirklichkeit wird nicht unmodern.

Die ebenfalls äußerst ästhetischen Bildtafeln zur Operationslehre sind für die Geschichte der Medizin und Chirurgie von großem Interesse. Die Tafeln mit chirurgischen Instrumenten stellen eine beachtliche Dokumentation dar, die noch immer von Nutzen ist.

Für die vorliegende Ausgabe wurde jede Tafel mit einem lateinischen Titel versehen. Diese Titel existieren in der vollständig auf Französisch geschriebenen Originalausgabe nicht.

Die französischen Bildlegenden des Originals sind nicht beibehalten oder reproduziert; sie wurden für die vorliegende Ausgabe neu verfasst. Die wissenschaftlichen Bearbeiter der englischen und deutschen Bildlegenden orientierten sich am aktuellen Stand des Fachvokabulars.

Vor allem war es bei allen anatomischen Bezeichnungen notwendig, die französische bzw. englische und deutsche Fassung der internationalen Anatomie-Nomenklatur zu verwenden, deren direktes Vorbild die heute maßgebliche internationale lateinische Nomenklatur der *Nomina anatomica* ist. Ebenso wurde bei den für die vergleichende Anatomie erwähnten Tierarten systematisch eine aktuelle französische bzw. englische und deutsche Nomenklatur verwendet, die im Wesentlichen auf die der *International Commission on Zoological Nomenclature* zurückgeht. Bei den Bildtafeln der Operationslehre war die Modernisierung der Bildlegenden schwieriger, da ein Großteil der beschriebenen Operationen nicht mehr existiert oder in Vergessenheit geraten ist; selbst ihre Bezeichnungen stehen nicht mehr in den aktuellen Wörterbüchern.

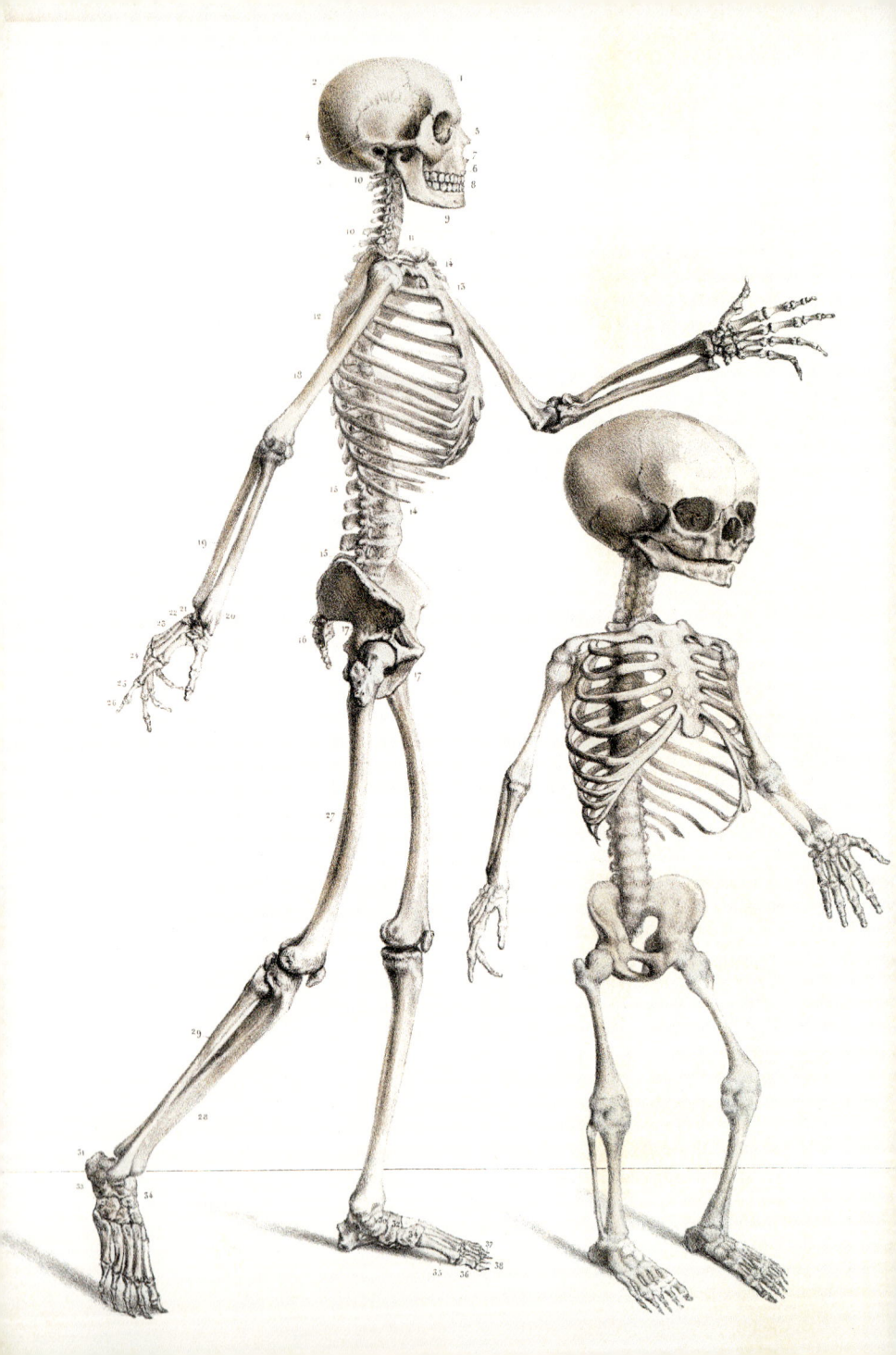

VOL. 1

Osteologia et Syndesmologia: Ossa, Articulationes, et Ligamenta

Osteology and Syndesmology:
Bones, Joints, and Ligaments

Osteologie et Syndesmologie :
Os, Articulations et Ligaments

Osteologie und Syndesmologie:
Knochen, Gelenke und Bänder

Left page / Ci-contre / linke Seite:
Skeleton / Squelette / Skelett

CONFIGURATIO ET PROPORTIONES PARTIUM CORPORIS HUMANIS

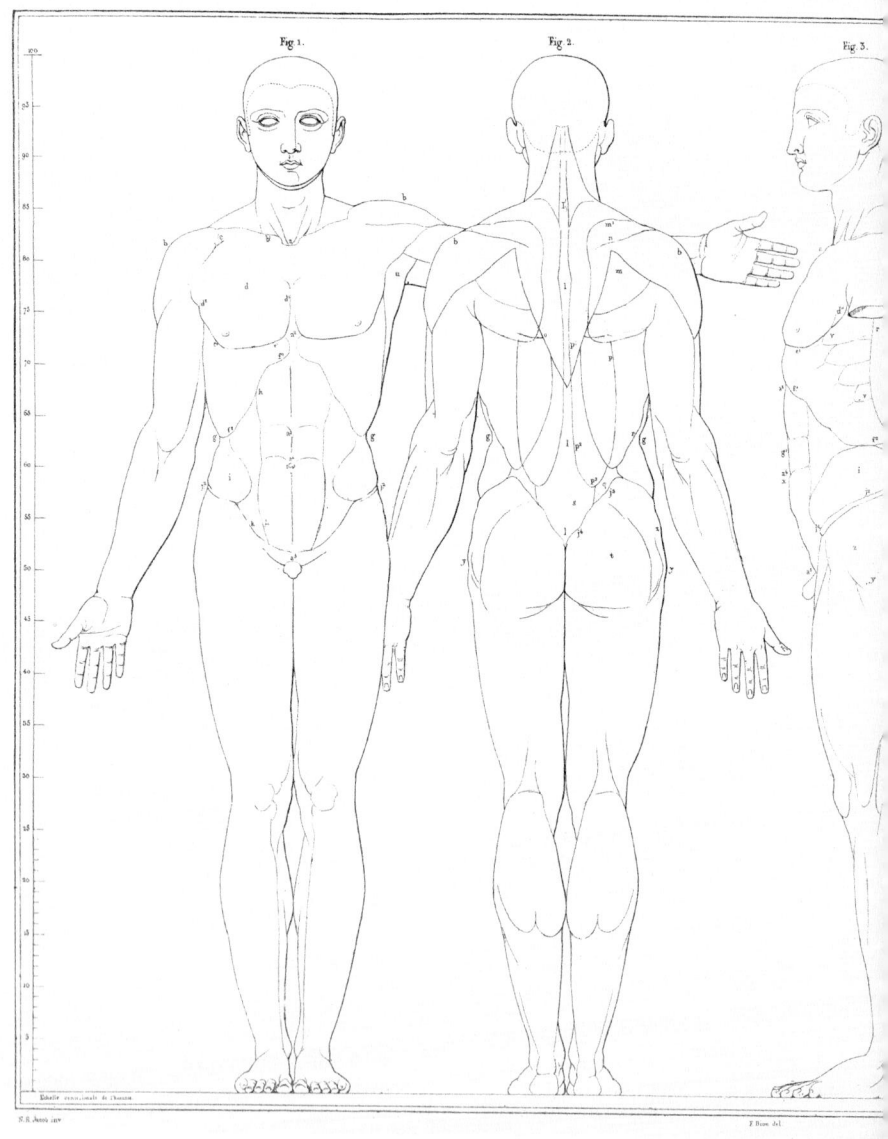

Configuration and proportions of the parts of the human body
Configuration et proportions des parties du corps humain
Form und Proportionen der Körperteile des Menschen

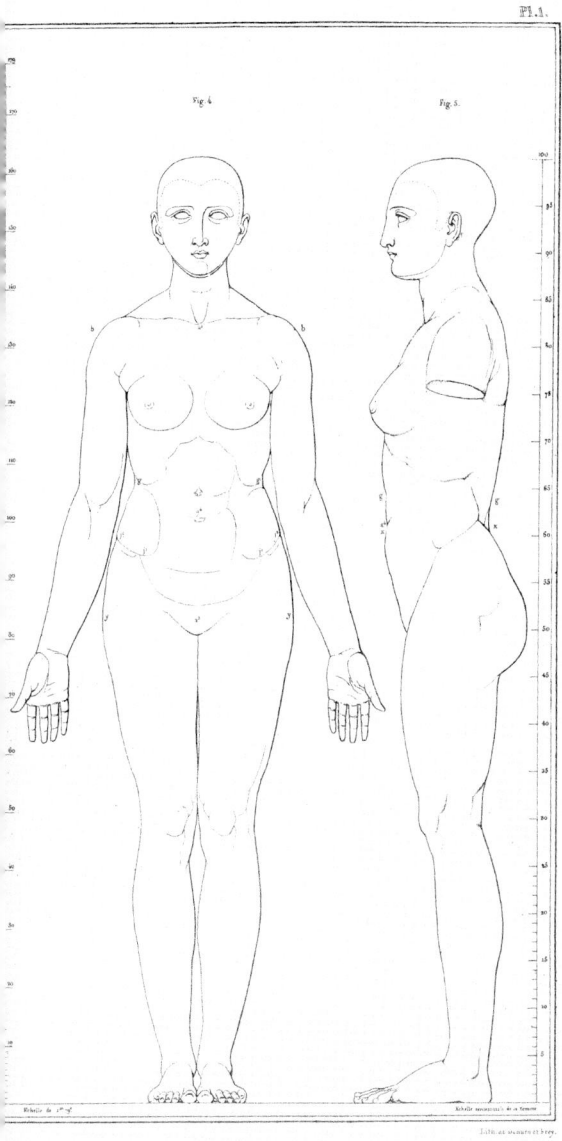

SKELETON

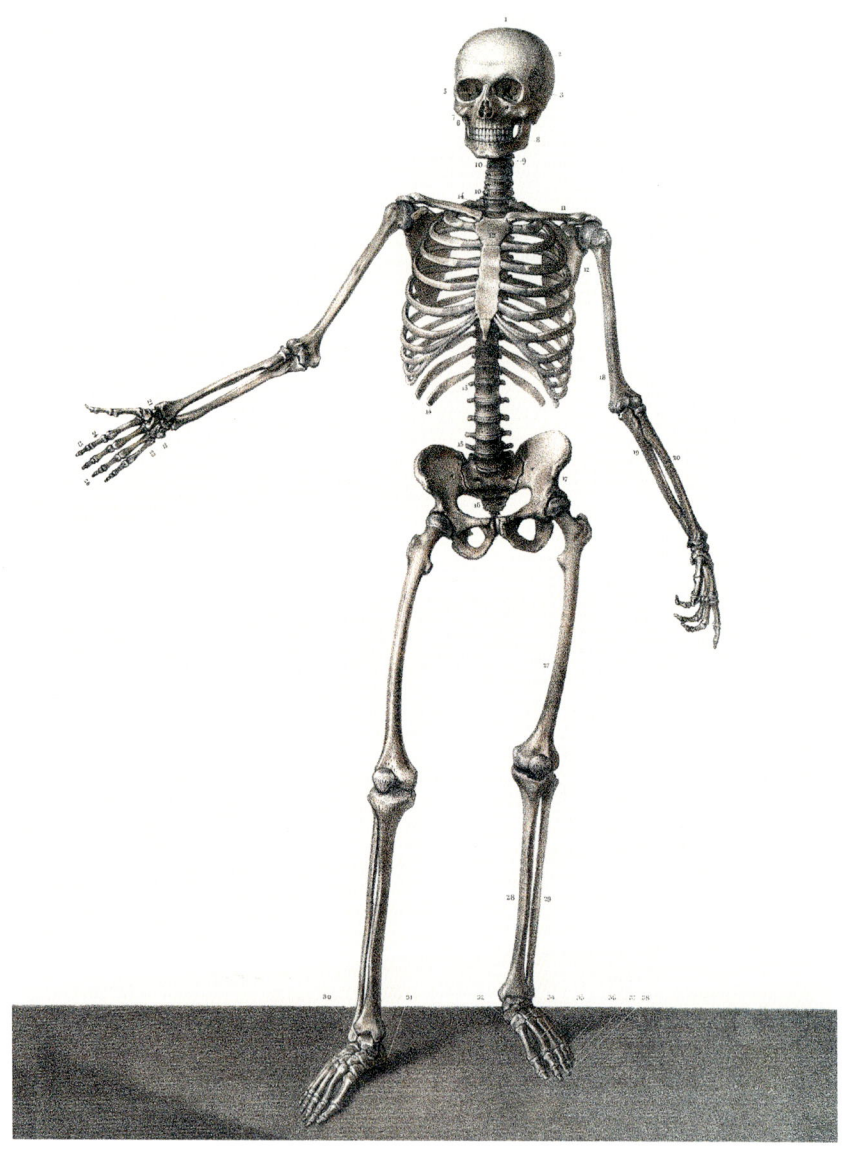

Skeleton / Squelette / Skelett

SKELETON

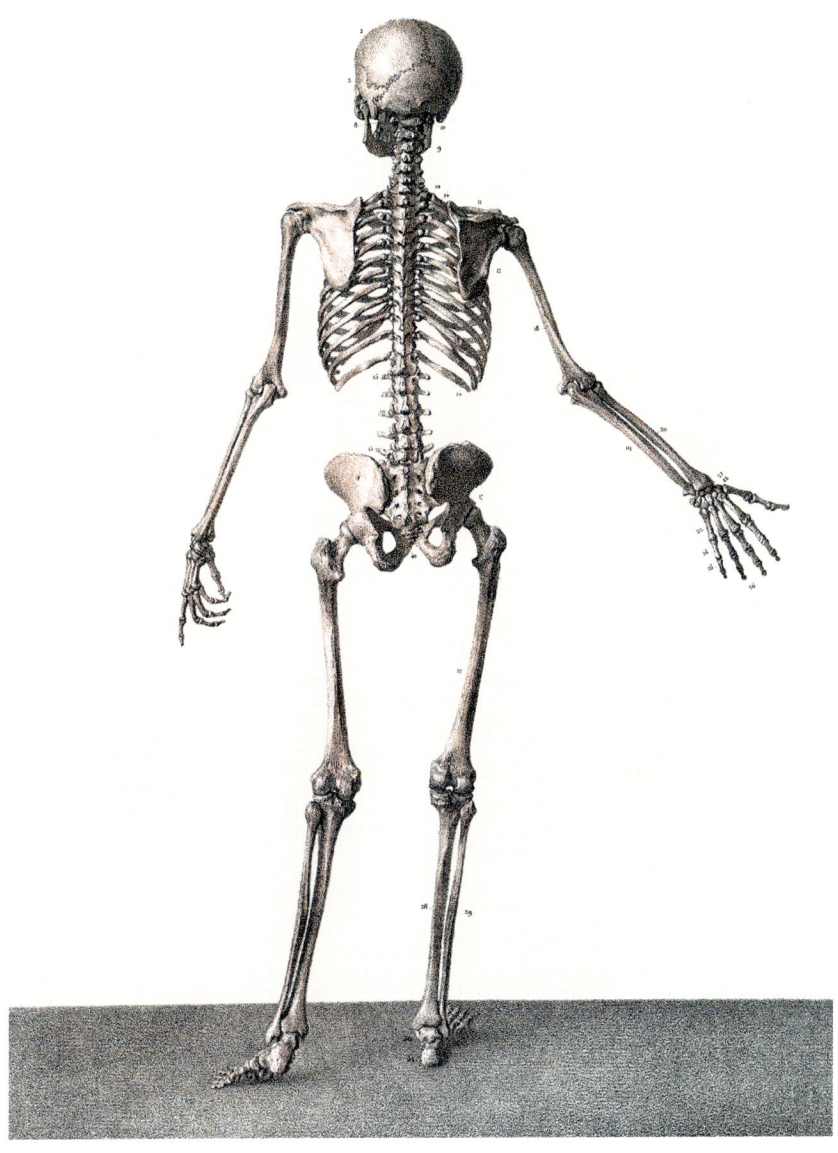

Skeleton / Squelette / Skelett

COLUMNA VERTEBRALIS

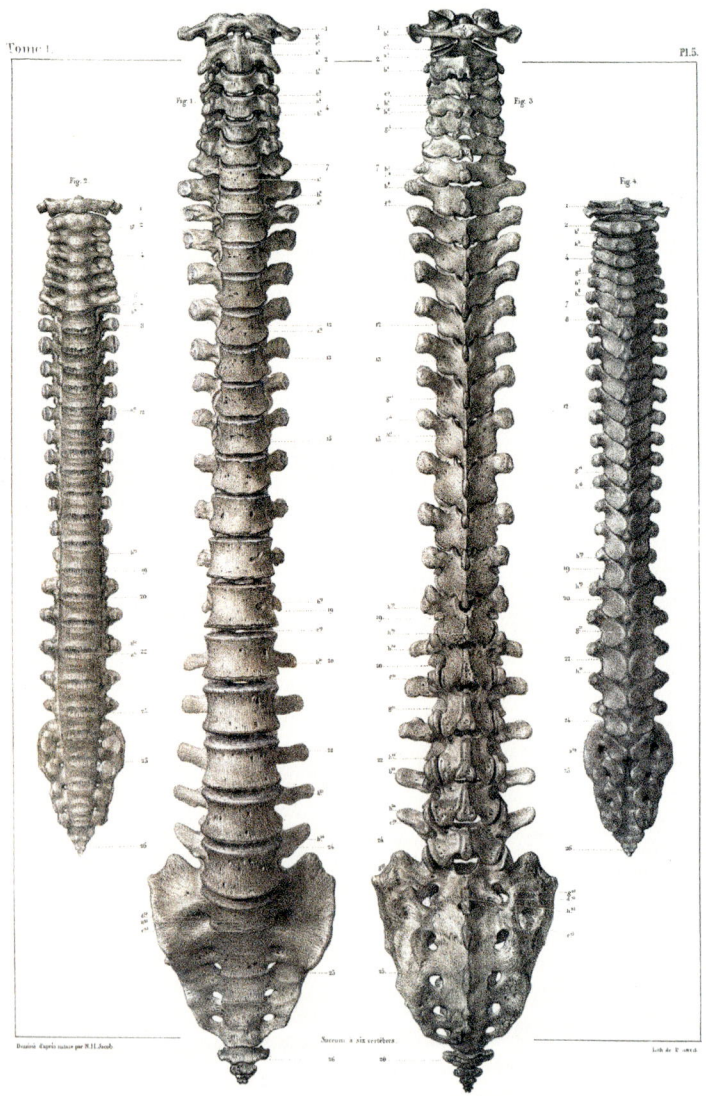

Vertebral column / Colonne vertébrale / Wirbelsäule

COLUMNA VERTEBRALIS

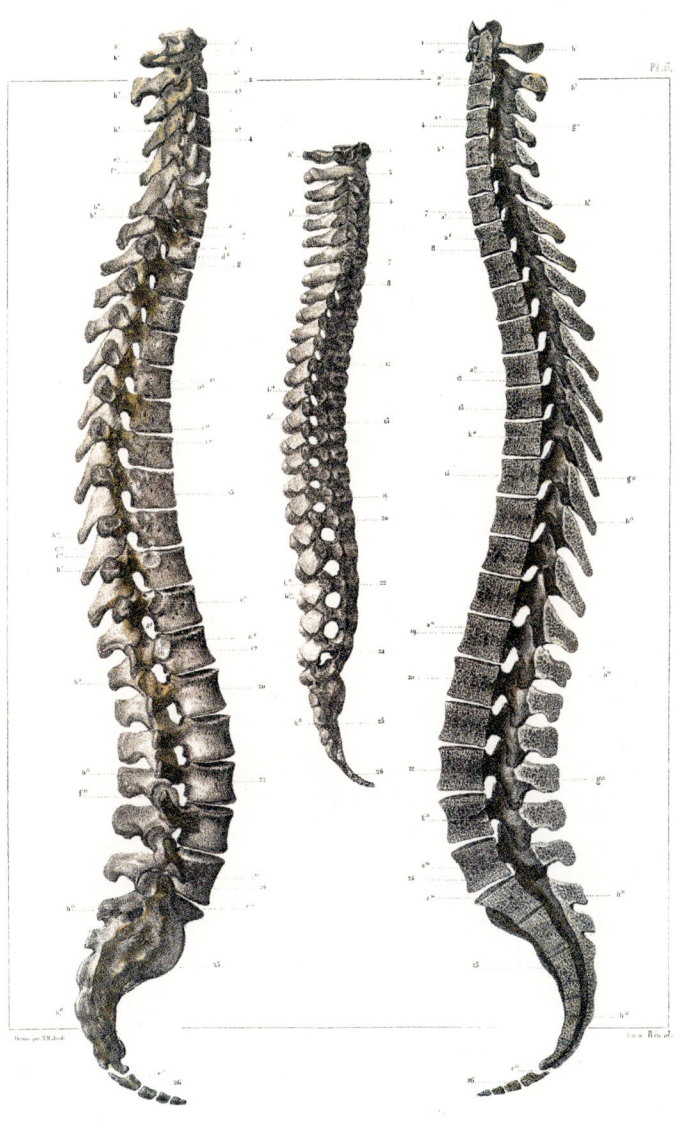

Vertebral column / Colonne vertébrale / Wirbelsäule

VERTEBRAE CERVICALES

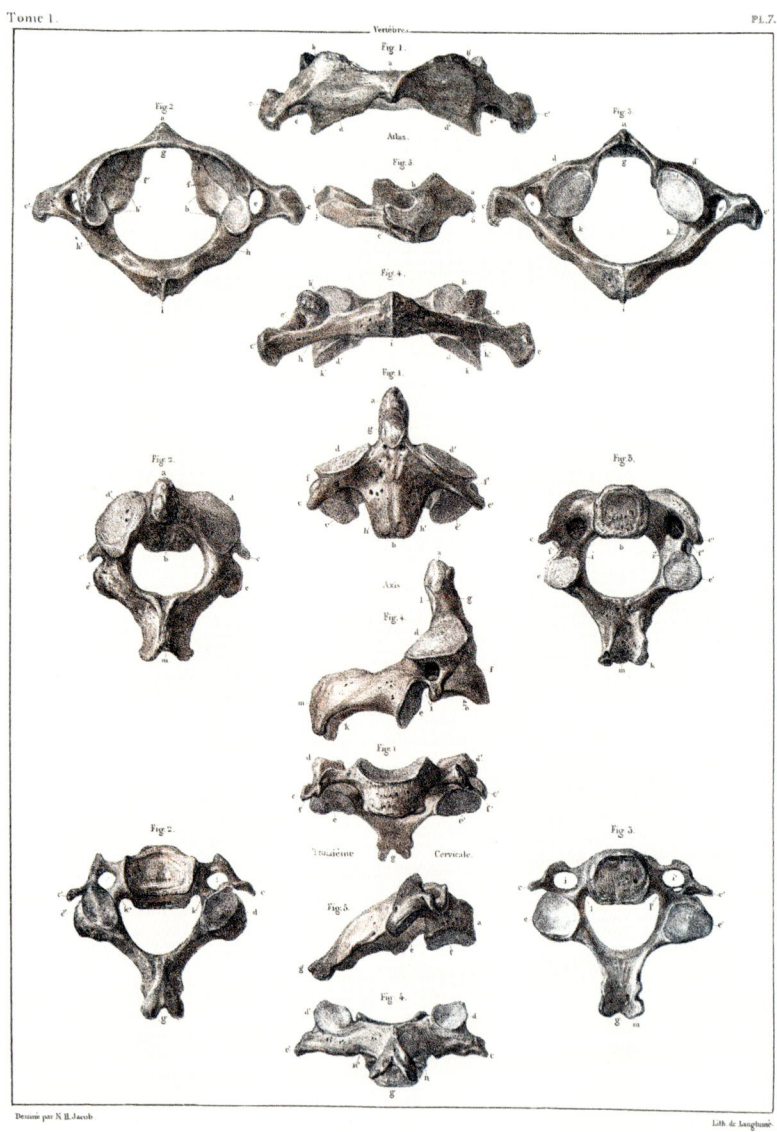

Cervical vertebrae / Vertèbres cervicales / Halswirbel

VERTEBRAE CERVICALIS ET THORACICA

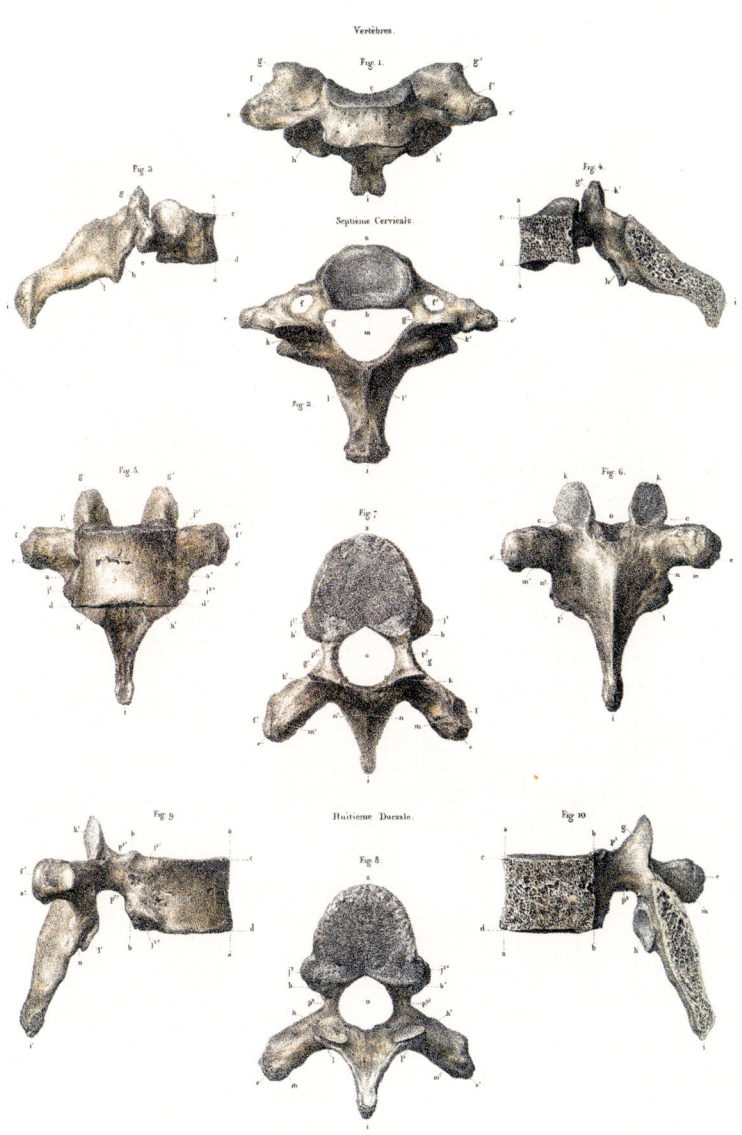

Cervical and thoracic vertebrae / Vertèbres cervicale et thoracique / Hals- und Brustwirbel

VERTEBRA LUMBALIS

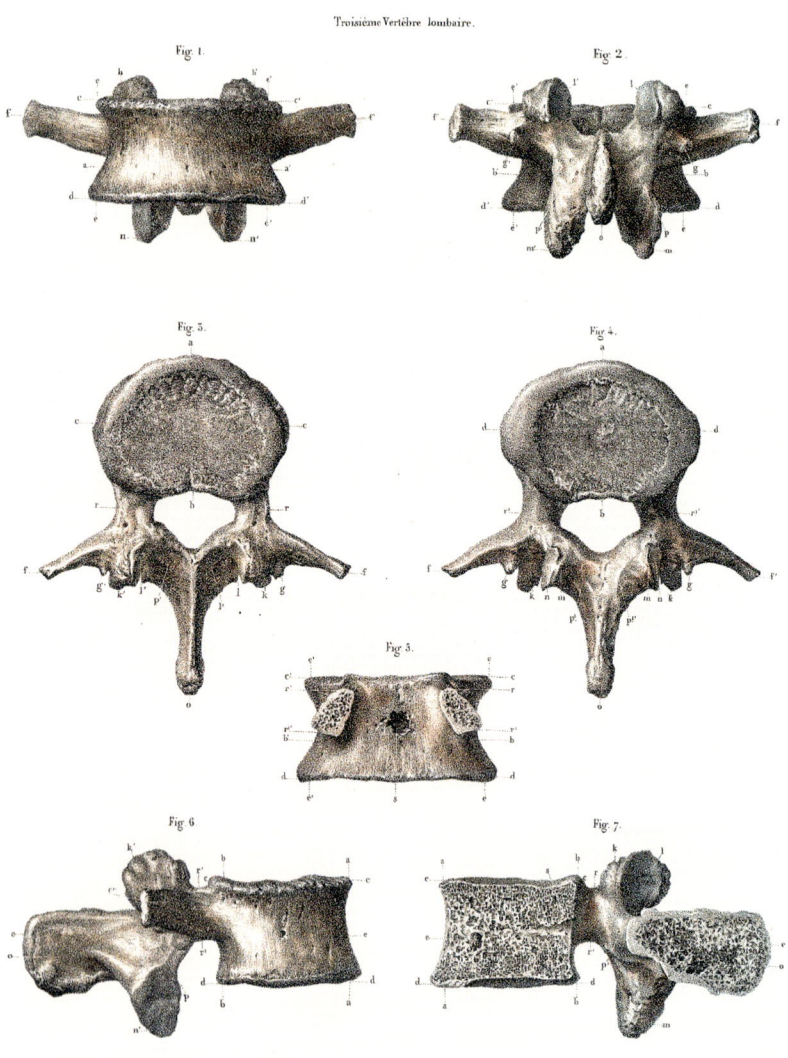

Lumbar vertebra / Vertèbre lombaire / Lendenwirbel

THORAX - COMPAGES THORACIS.
COSTAE ET STERNUM

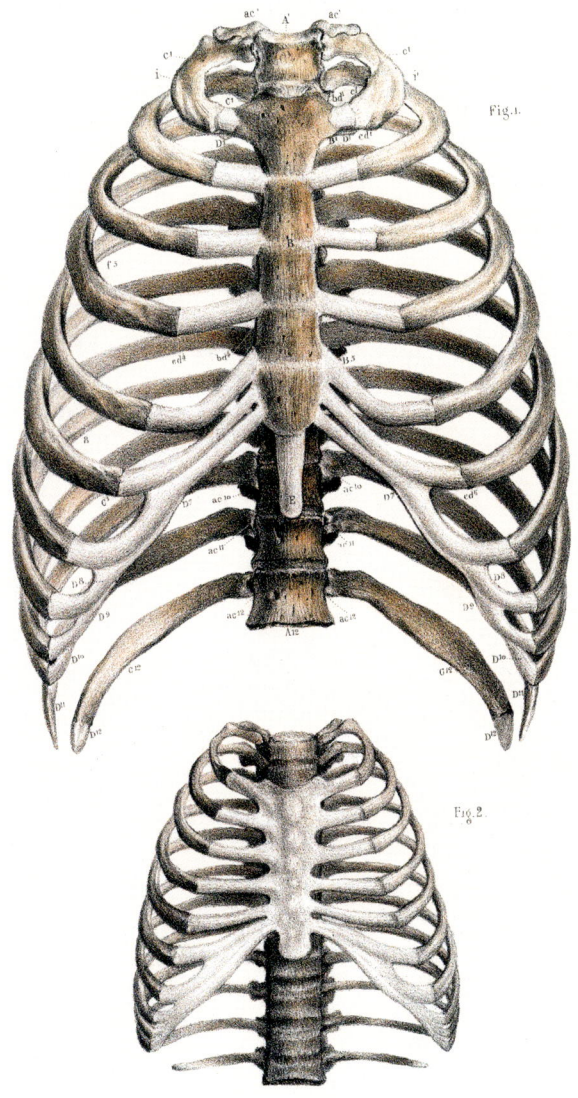

Thorax – thoracic cavity / Thorax – Cage thoracique / Thorax – Brustkorb

THORAX – COMPAGES THORACIS.
COSTAE ET STERNUM

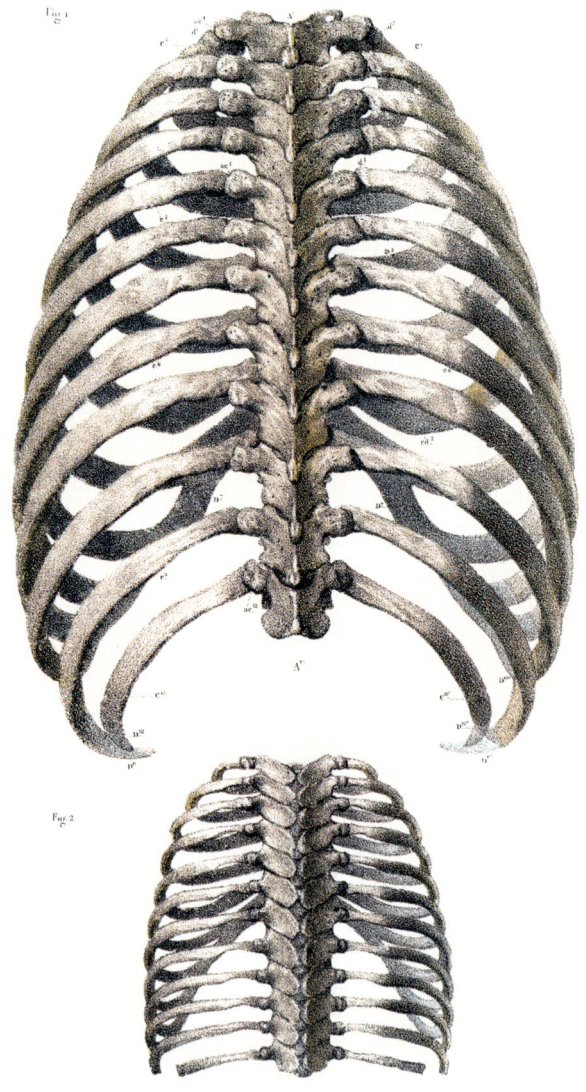

Thorax – thoracic cavity / Thorax – Cage thoracique / Thorax – Brustkorb

THORAX – COMPAGES THORACIS.
COSTAE ET STERNUM

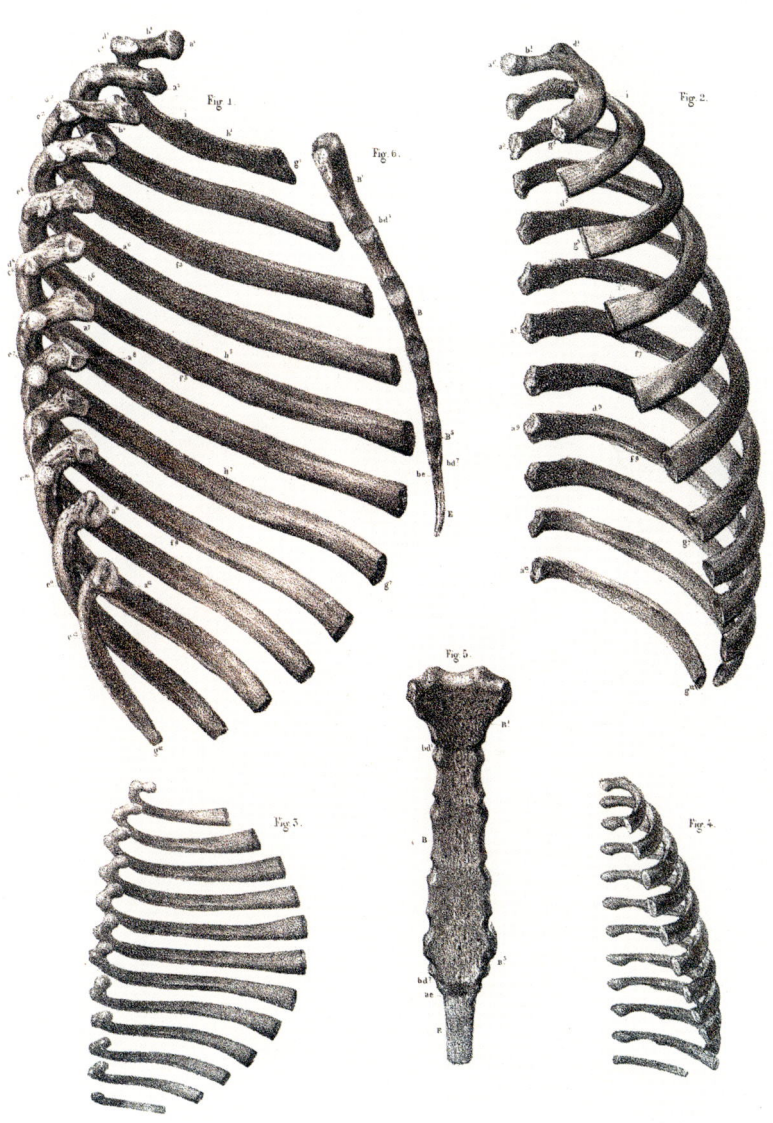

Ribs and sternum / Côtes et sternum / Rippen und Sternum

THORAX – COMPAGES THORACIS.
COSTAE ET STERNUM

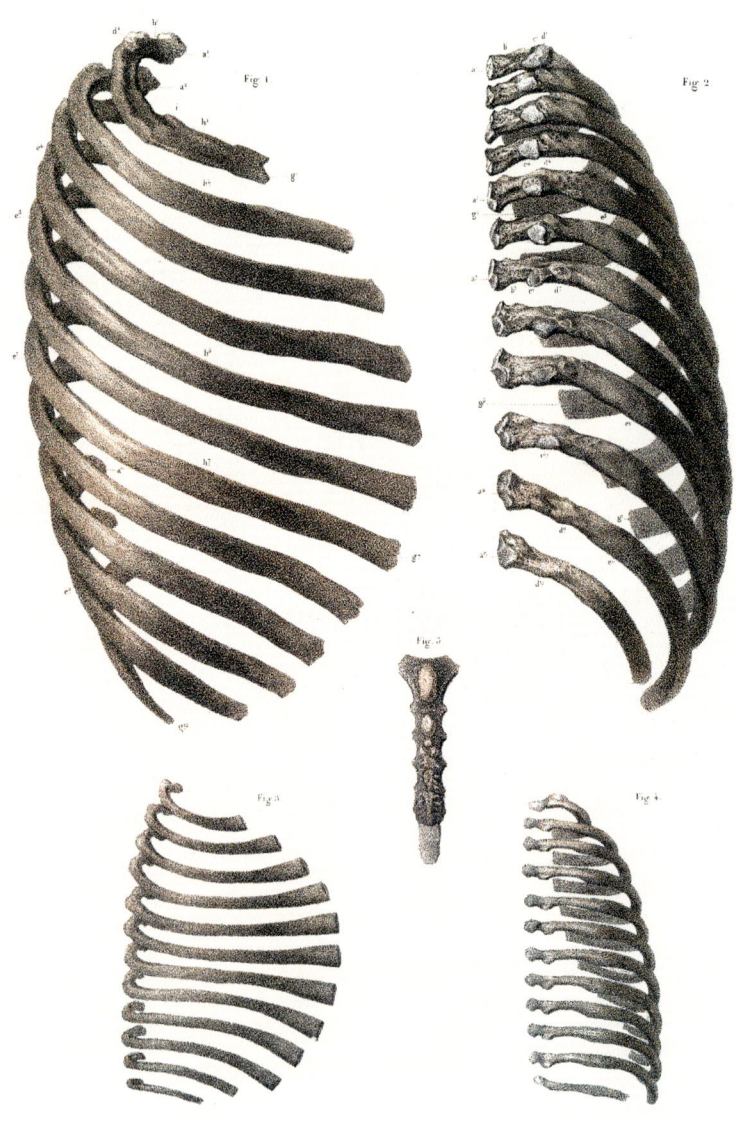

Ribs and sternum / Côtes et sternum / Rippen und Sternum

CRANIUM

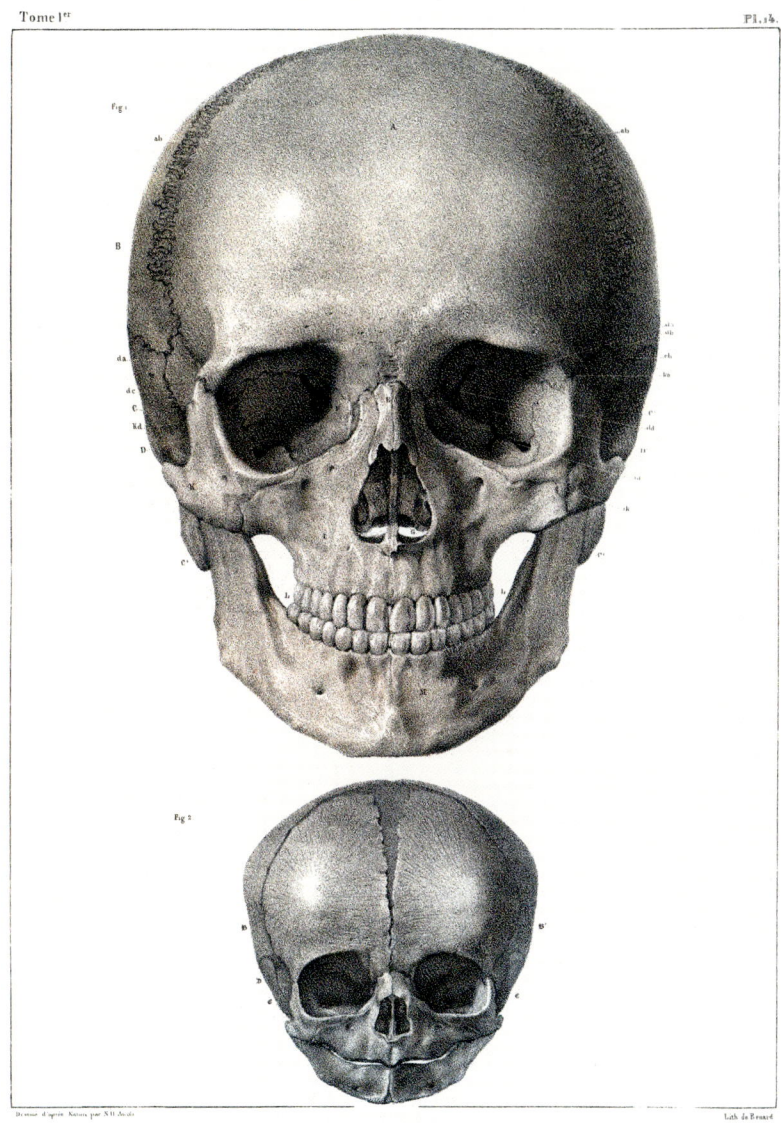

Skull / Crâne / Kranium

CRANIUM. CAVUM CRANII

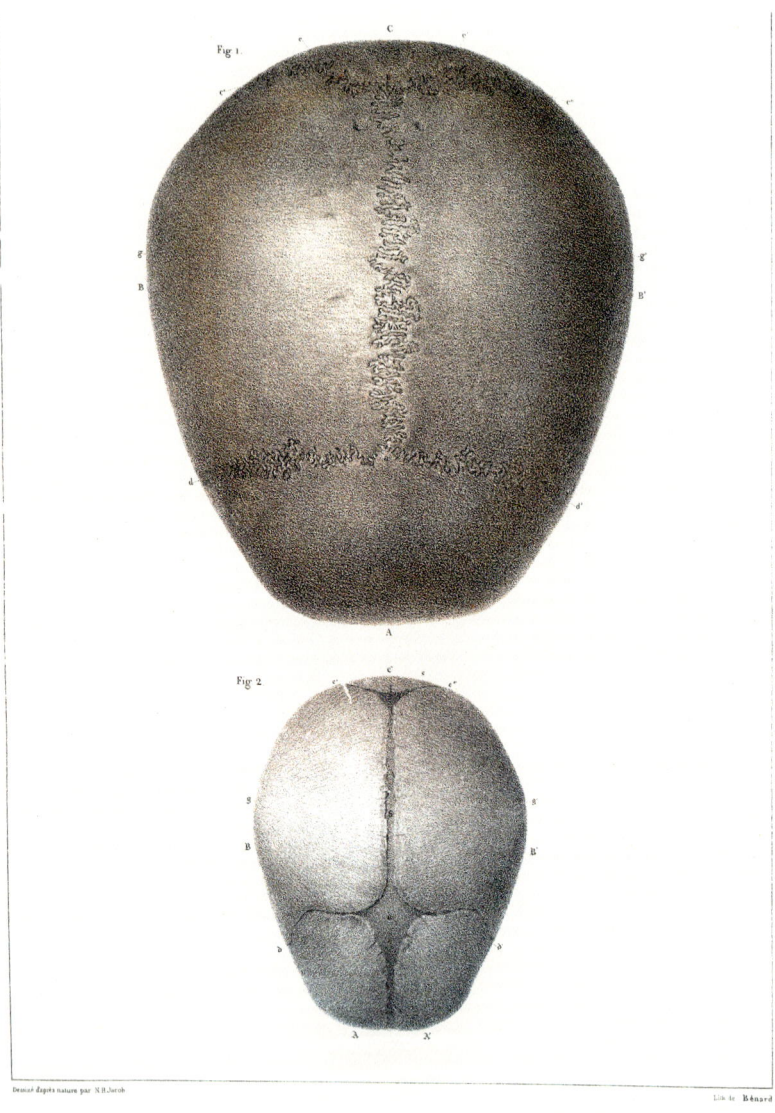

Skull / Crâne / Kranium

CRANIUM. CAVUM CRANII

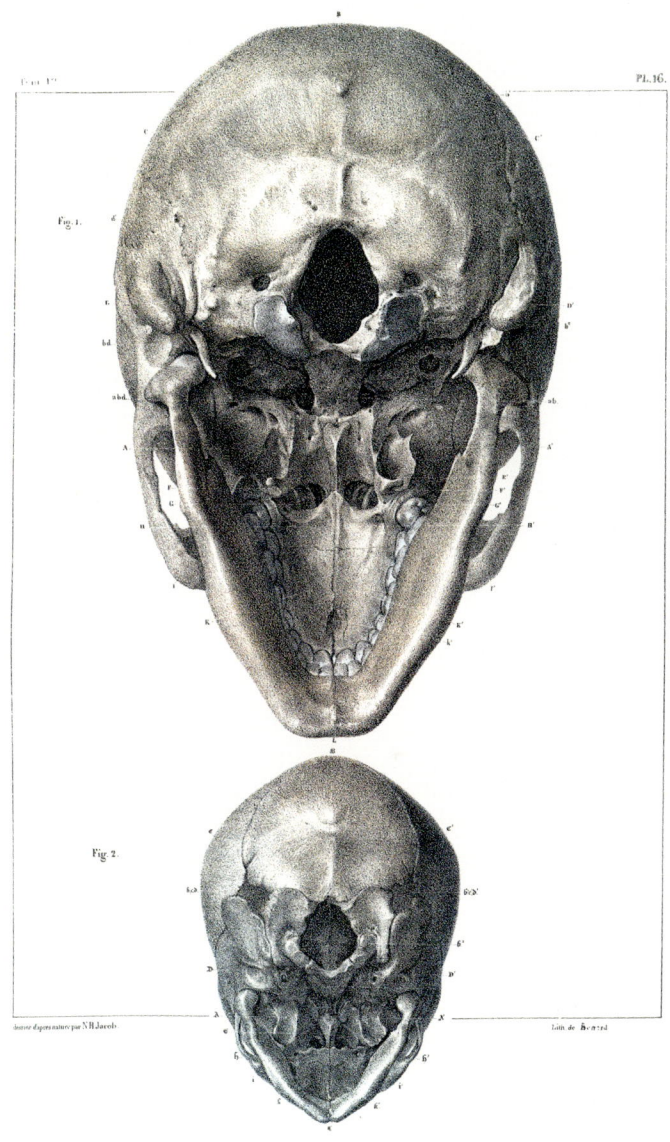

Skull / Crâne / Kranium

CRANIUM. CAVUM CRANII

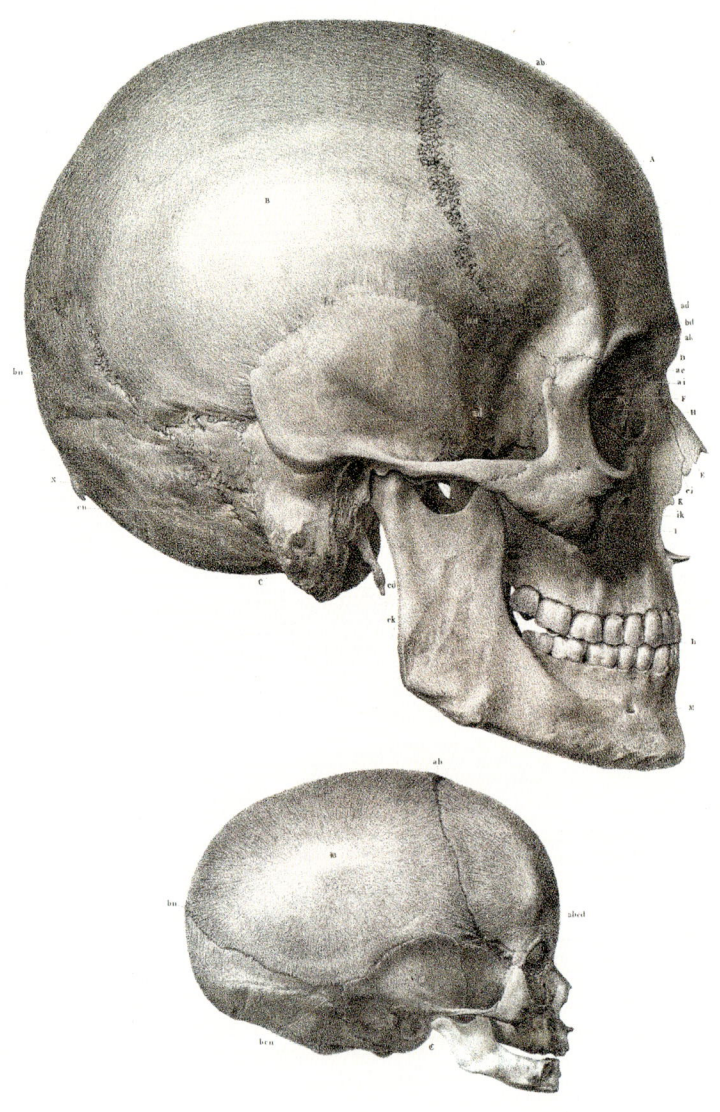

Skull / Crâne / Kranium

CRANIUM. CAVUM CRANII

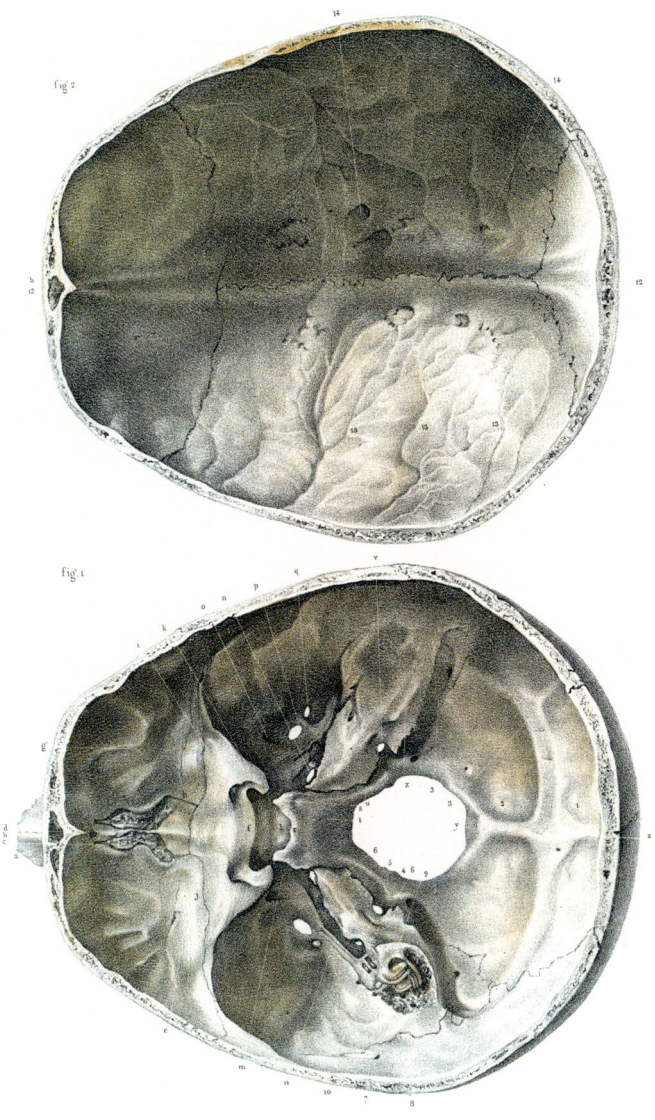

Skull cavity / Cavité crânienne / Schädelhöhle

OSSA CRANII ET FACIEI: OS FRONTALE, OS PARIETALE, ET OS OCCIPITALE

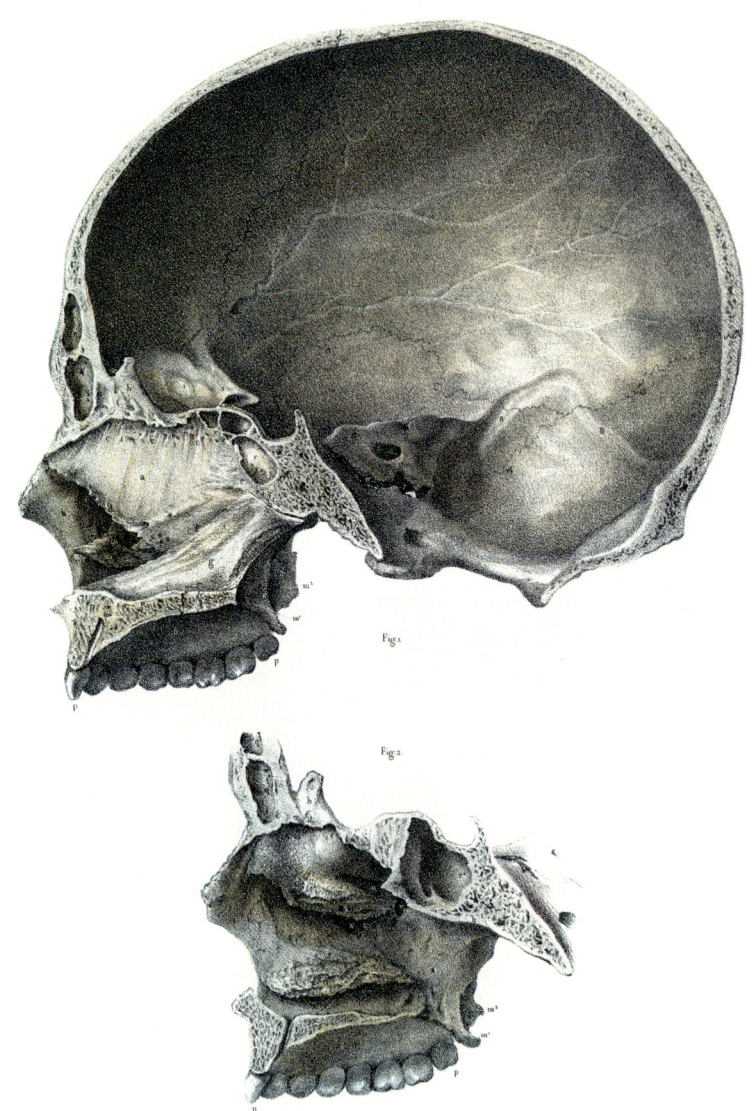

Bones of the skull and of the face / Os du crâne et de la face
Schädel- und Gesichtsschädelknochen

OSSA CRANII ET FACIEI: OS FRONTALE, OS PARIETALE, ET OS OCCIPITALE

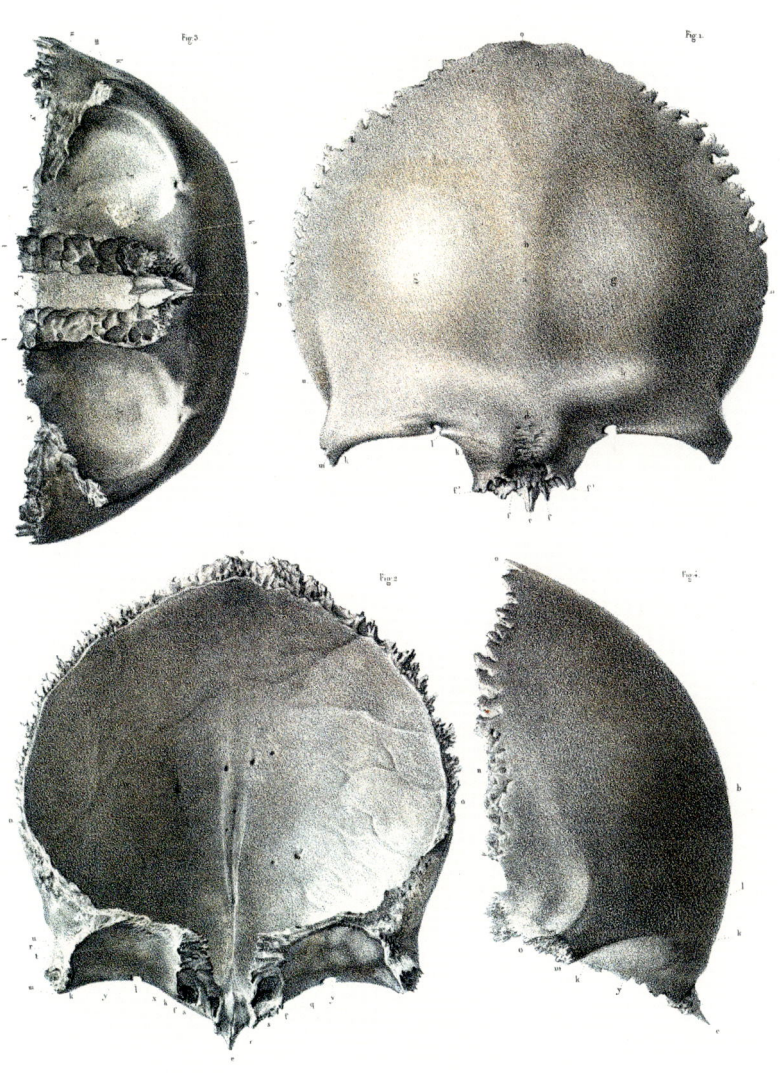

Skull bones: Frontal bone / Os du crâne : Os frontal
Schädelknochen: Stirnbein

OSSA CRANII ET FACIEI: OS FRONTALE, OS PARIETALE, ET OS OCCIPITALE

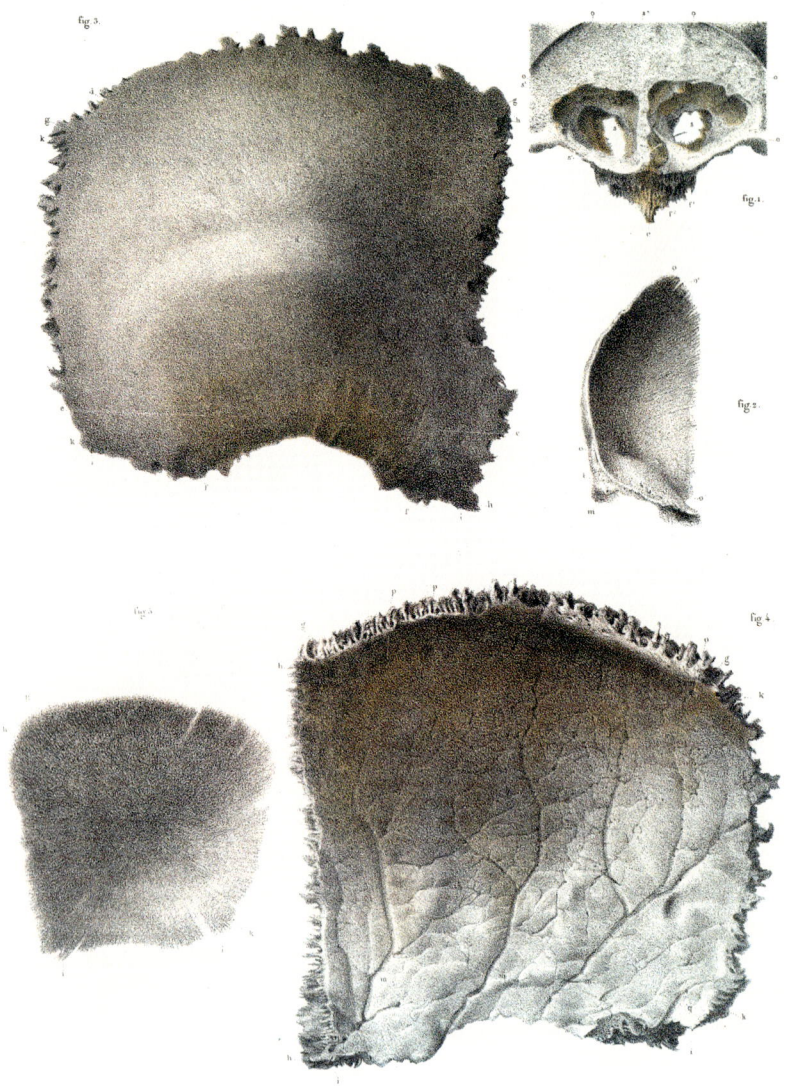

Skull bones: Frontal and parietal bone / Os du crâne : Os frontal et os pariétal
Schädelknochen: Stirnbein und Scheitelbein

OSSA CRANII ET FACIEI: OS FRONTALE, OS PARIETALE, ET OS OCCIPITALE

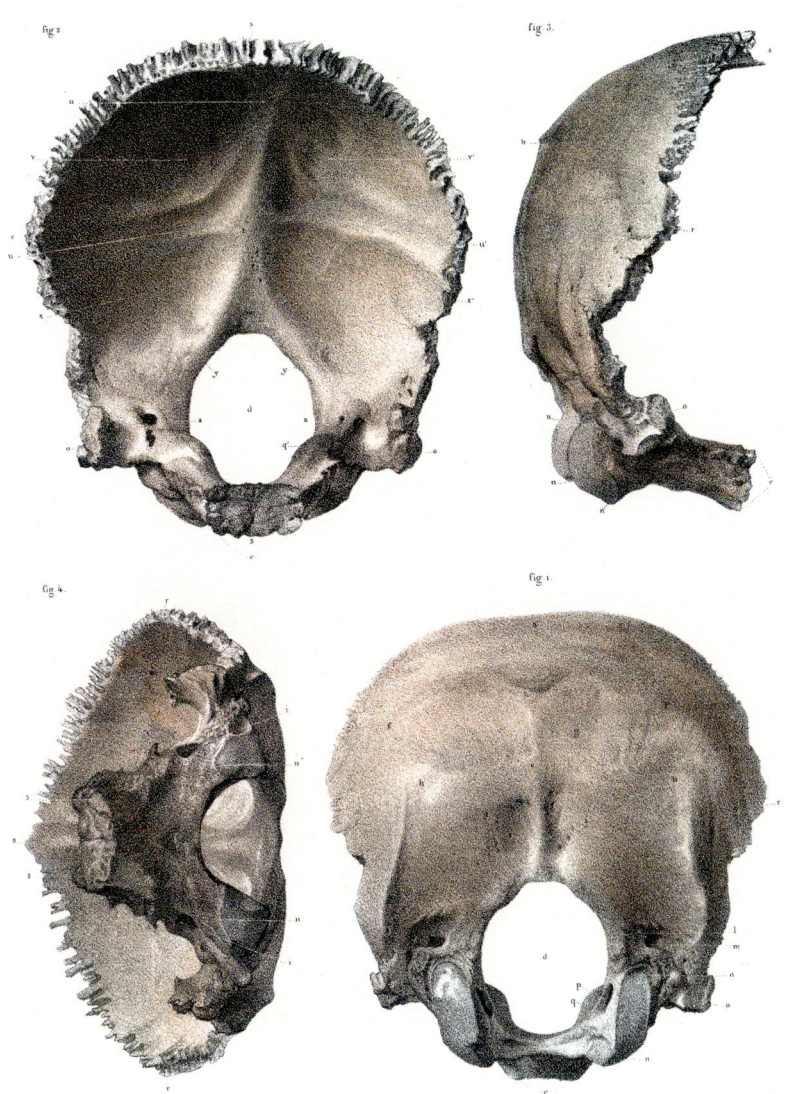

Skull bones: Occipital bone / Os du crâne : Os occipital
Schädelknochen: Hinterhauptbein

OSSA CRANII: OS OCCIPITALE, OSSA SUTURALIA, ET OS TEMPORALE

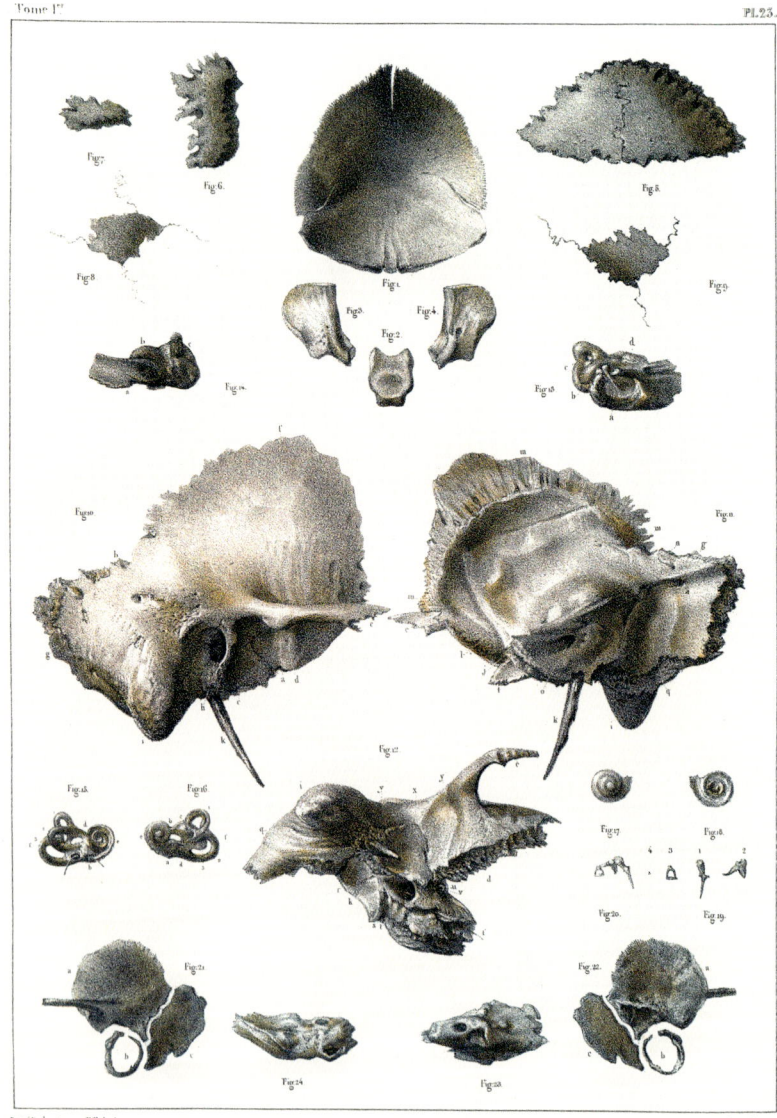

Skull bones: Occipital bone, sutural bones, and temporal bone
Os du crâne : Os occipital, os suturaux et os temporal
Schädelknochen: Hinterhauptbein, Nahtknochen und Schläfenbein

OSSA CRANII: OS SPHENOIDALE

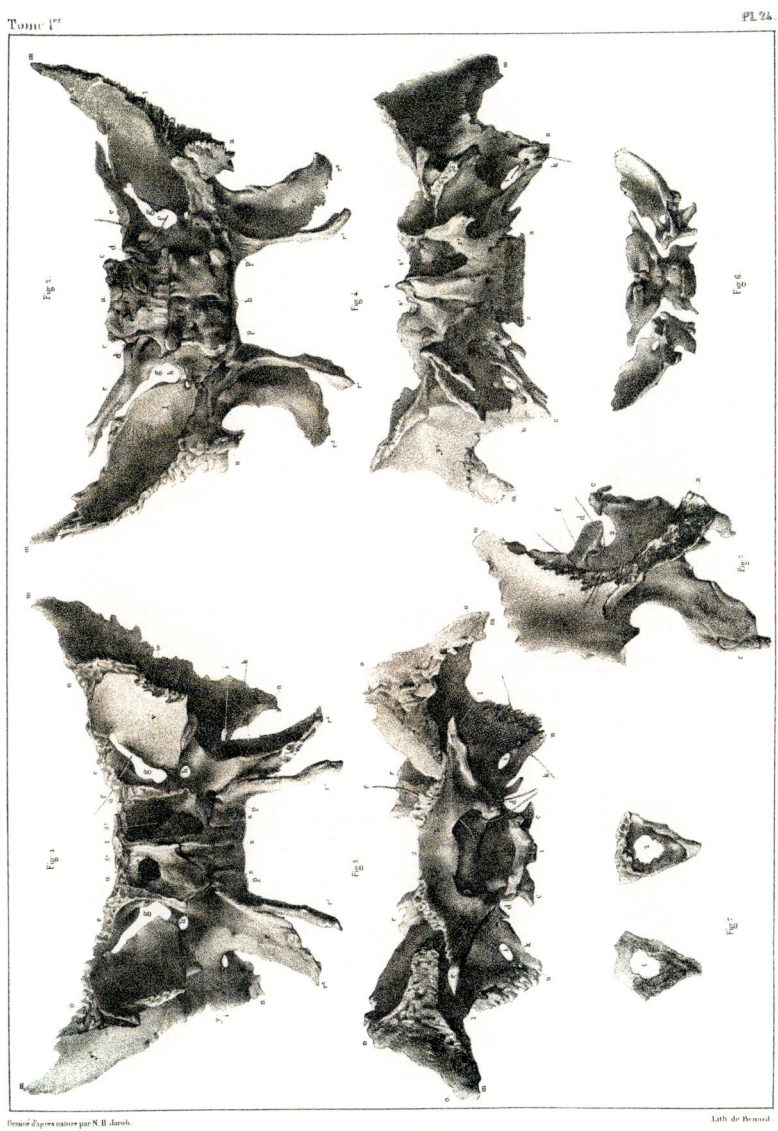

Skull bones: Sphenoid bone / Os du crâne : Os sphénoïde
Schädelknochen: Keilbein

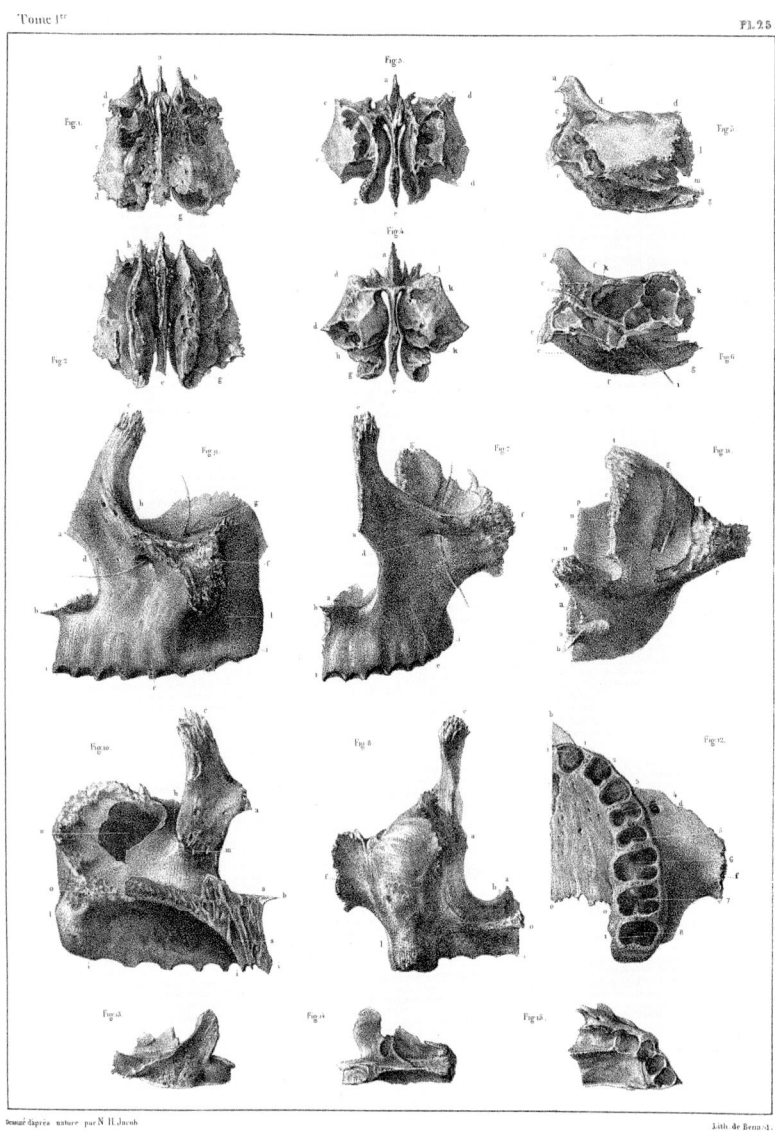

Bones of the skull and of the face: Ethmoid bone and maxillary bone
Os du crâne et de la face : Os ethmoïde et os maxillaire
Schädel- und Gesichtsschädelknochen: Siebbein und Maxilla

OSSA FACIEI ET OS HYOIDEUM

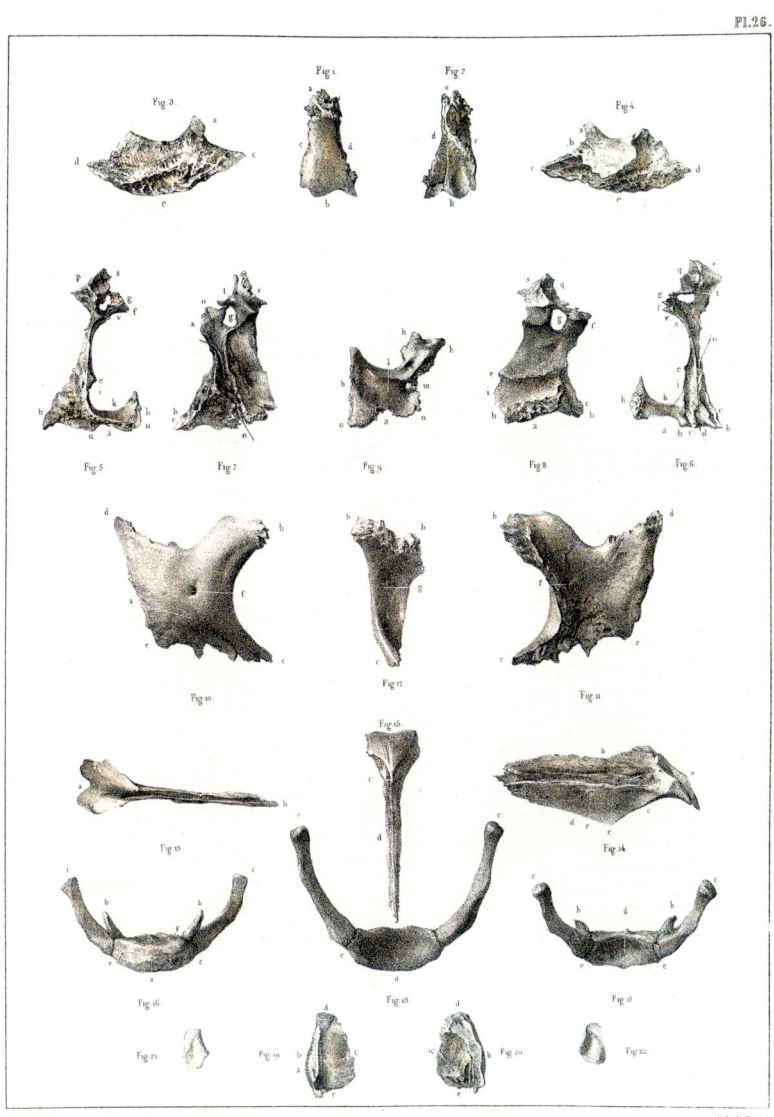

Bones of the face and hyoid bone / Os de la face et os hyoïde
Gesichtsschädelknochen und Zungenbein

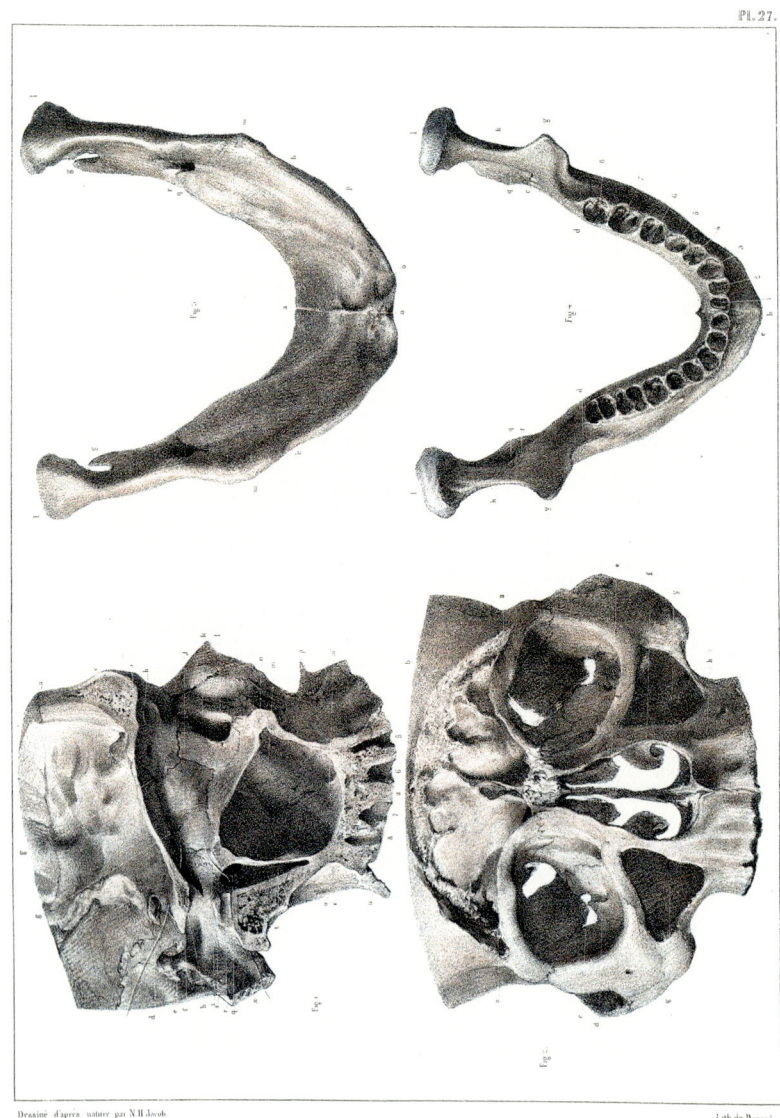

Bones of the face and paranasal sinuses. Mandible
Os de la face et sinus paranasaux. Mandibule
Gesichtsschädelknochen und Nasennebenhöhlen. Mandibula

MANDIBULA ET DENTES

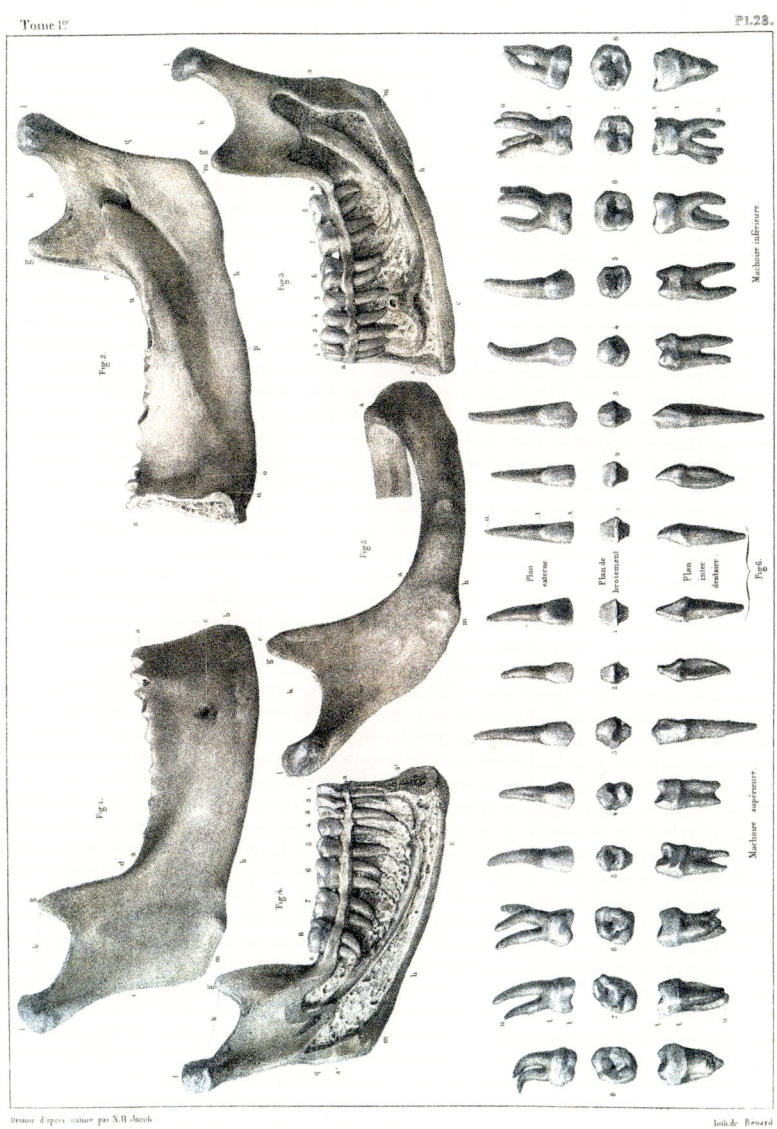

Mandible and teeth / Mandibule et dents / Mandibula und Zähne

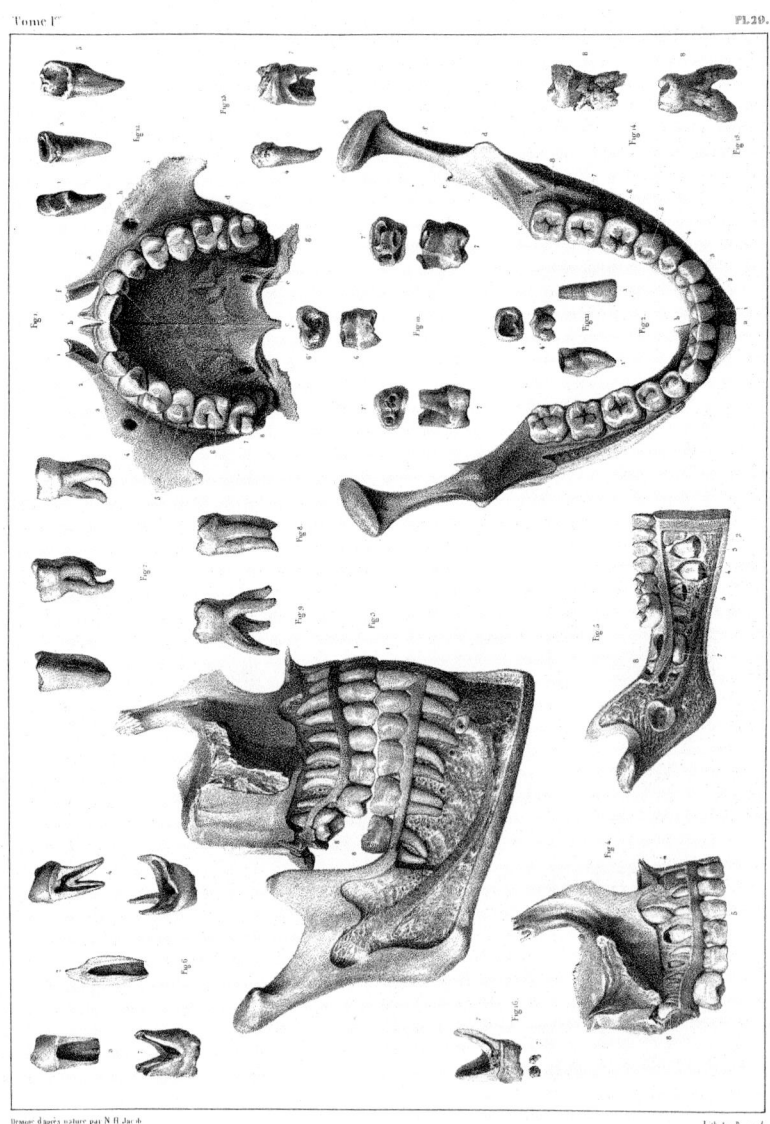

Dental arcades and teeth / Arcades dentaires et dents
Zahnbögen und Zähne

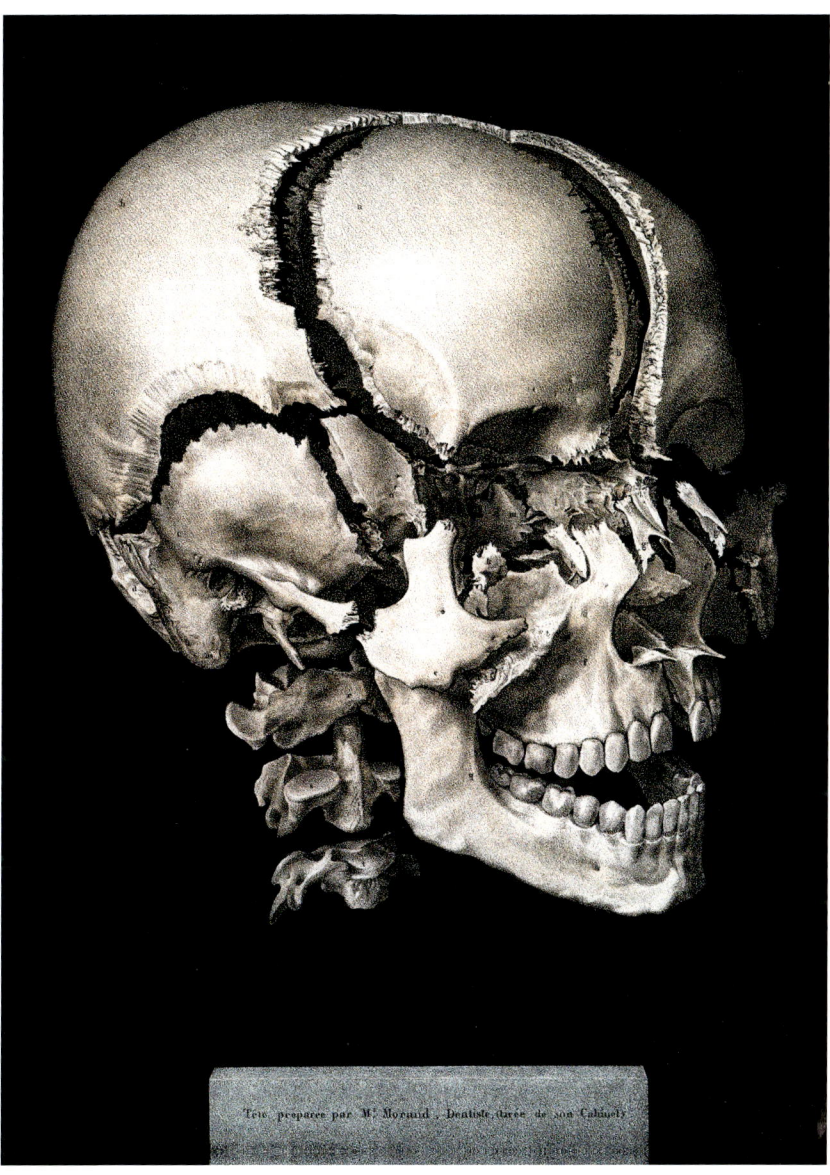

Bones of the skull and of the face, separated / Os du crâne et de la face séparés
Schädel- und Gesichtsschädelknochen, getrennt

CINGULUM MEMBRI INFERIORIS. PELVIS

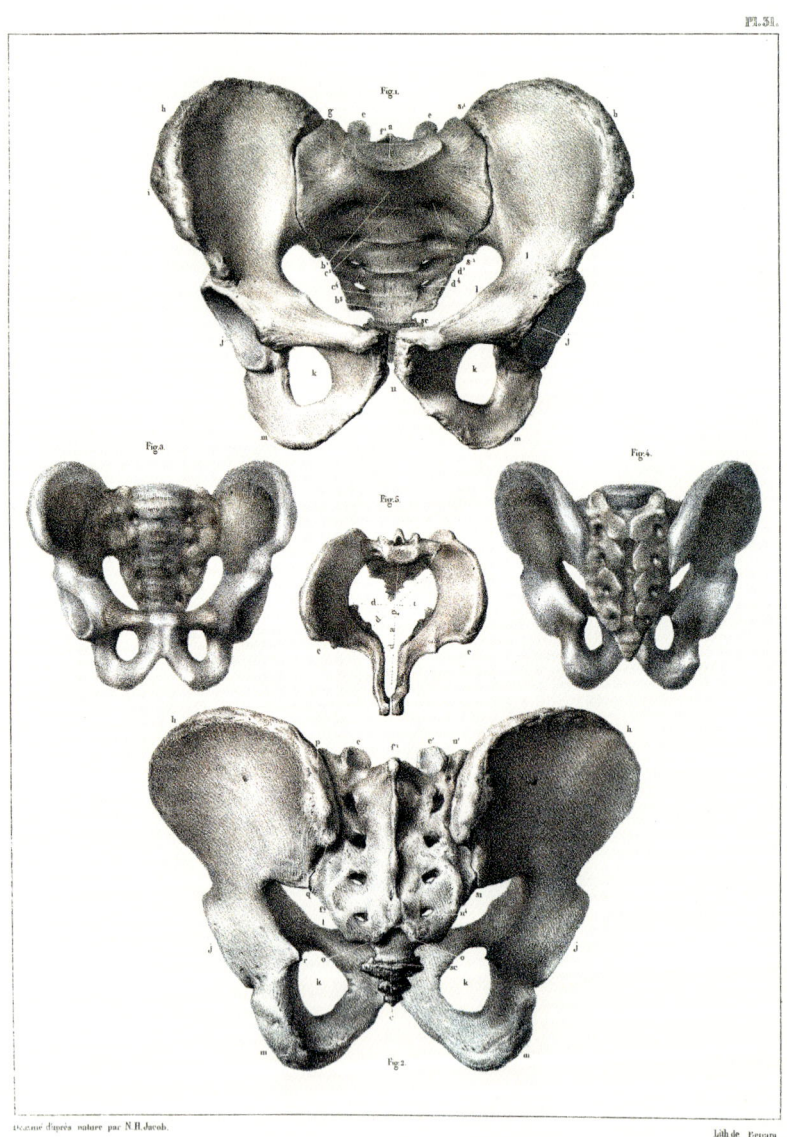

Girdle of the lower limb. Bony pelvis
Ceinture du membre inférieur. Bassin osseux ou pelvis
Beckengürtel. Becken

CINGULUM MEMBRI INFERIORIS. PELVIS

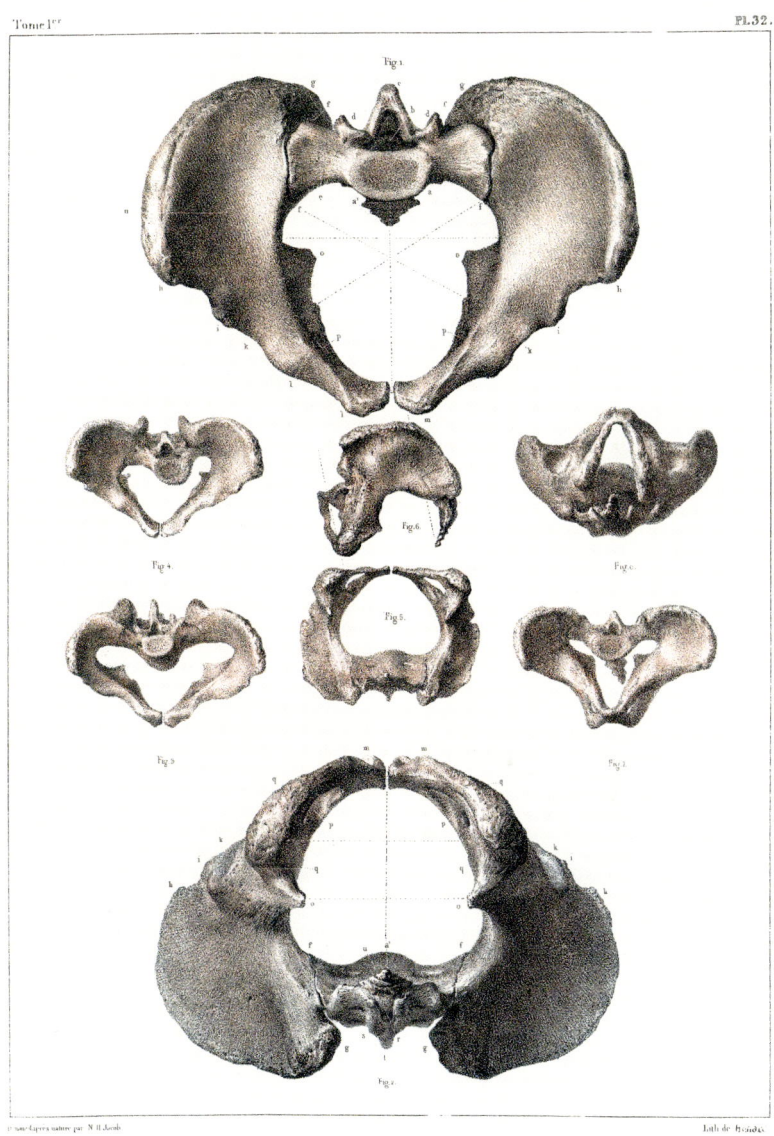

Girdle of the lower limb. Bony pelvis
Ceinture du membre inférieur. Bassin osseux ou pelvis
Beckengürtel. Becken

OSSA PELVIS: OS COXAE, OS SACRUM, ET OS COCCYGIS

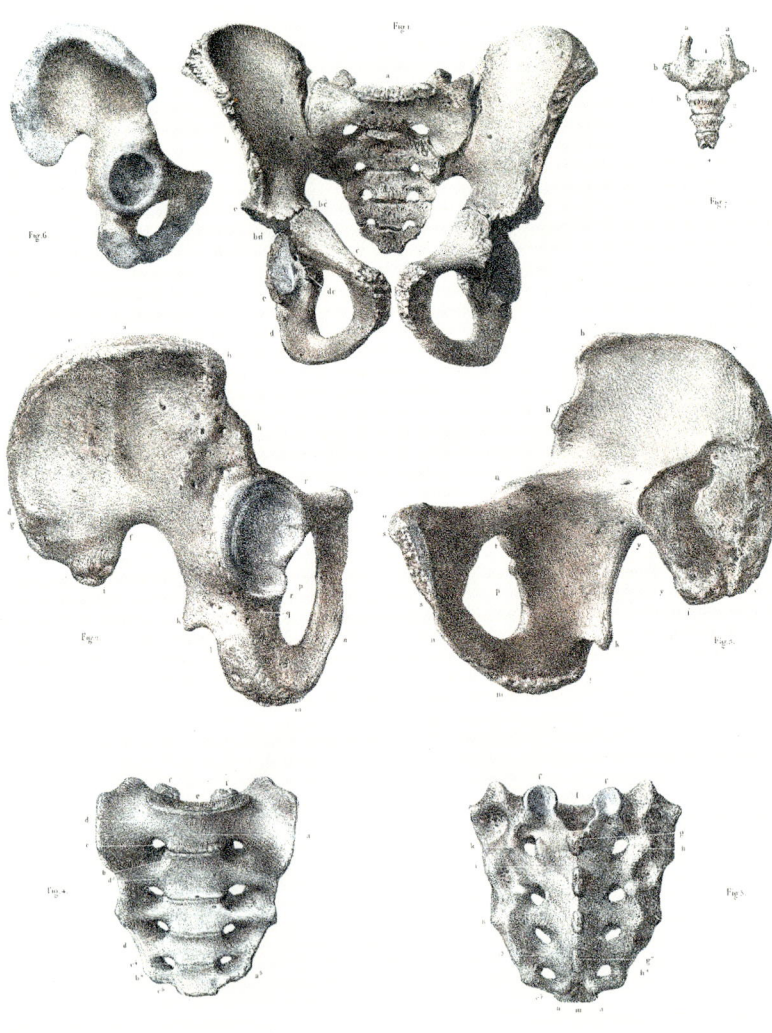

Pelvic bones: Hip bone, sacrum, and coccyx
Os du bassin : Os coxal, sacrum et coccyx
Beckenknochen: Hüftbein, Sakrum und Steißbein

CINGULUM MEMBRI SUPERIORIS: SCAPULA ET CLAVICULA

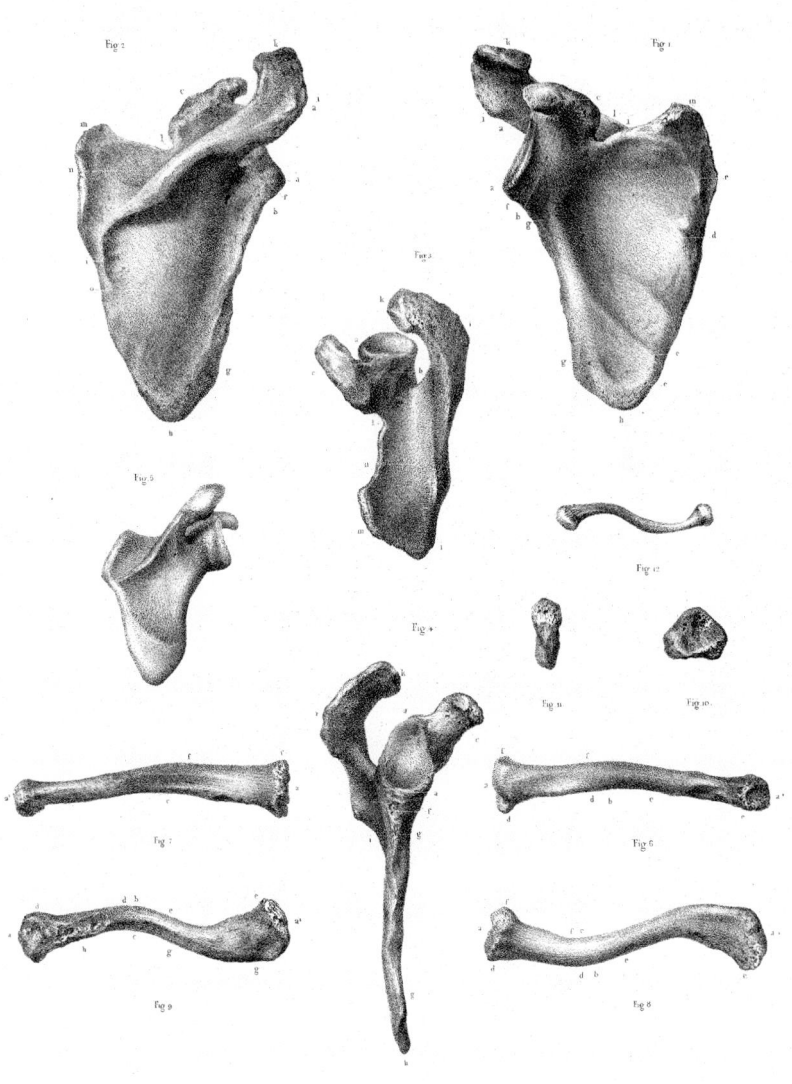

Girdle of the upper limb: Scapula and collarbone
Ceinture du membre supérieur : Scapula et clavicule
Schultergürtel: Skapula und Klavikula

OSSA MEMBRI SUPERIORIS: HUMERUS, RADIUS, ET ULNA

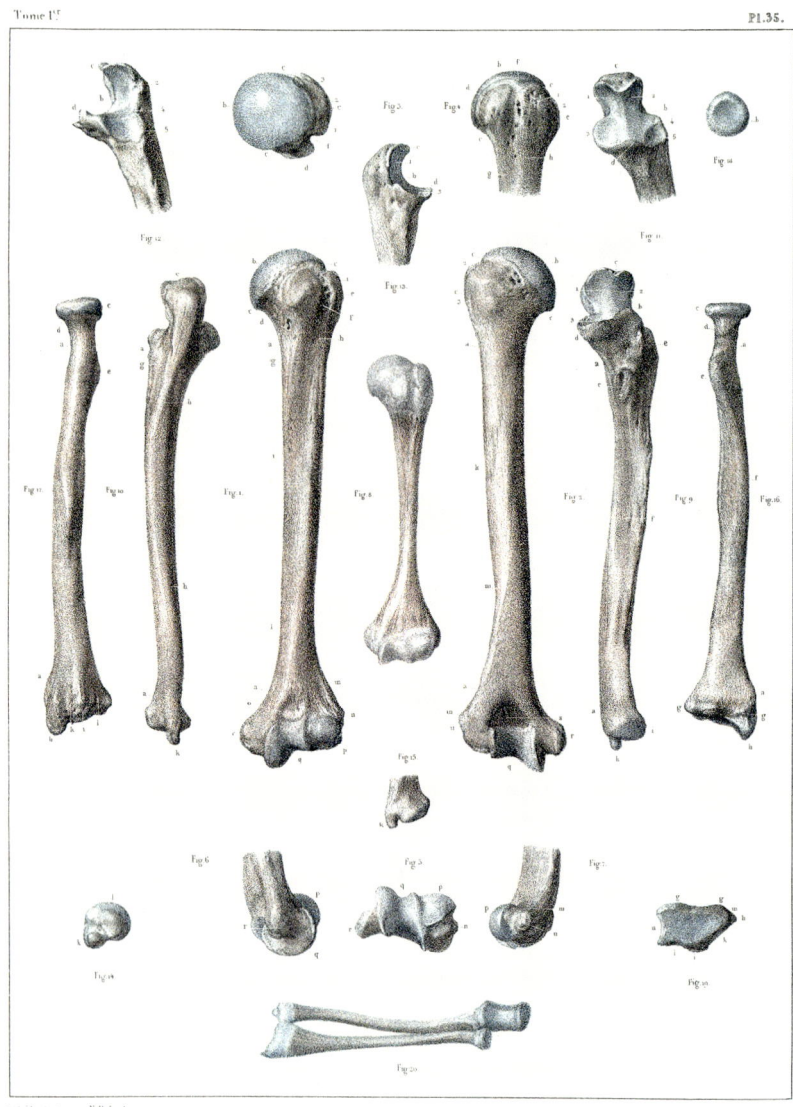

Bones of the upper limb: Humerus, radius, and ulna
Os du membre supérieur : Humérus, radius et ulna
Knochen der oberen Extremität: Humerus, Radius und Ulna

OSSA MEMBRI SUPERIORIS: SKELETON MANUS

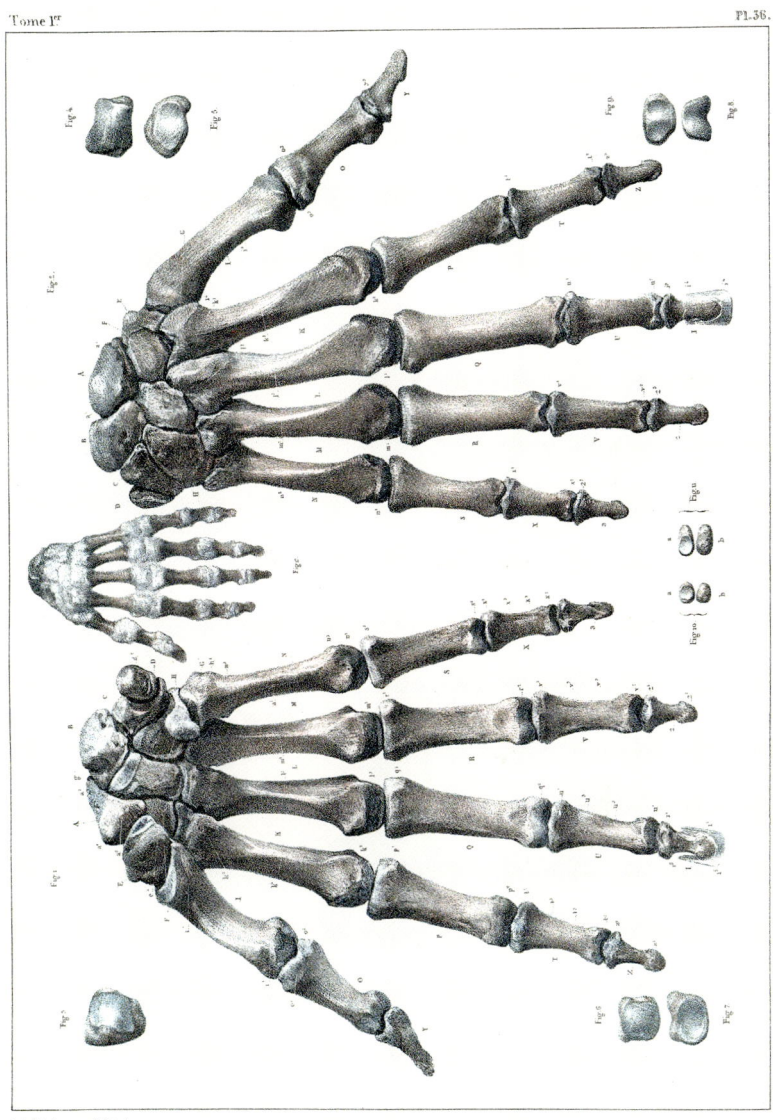

Bones of the upper limb: Bones of the hand
Os du membre supérieur : Squelette de la main
Knochen der oberen Extremität: Handskelett

104 OSSA MEMBRI INFERIORIS: FEMUR ET PATELLA, TIBIA ET FIBULA, ET SKELETON PEDIS. STRUCTURA INTERNA OSSIUM

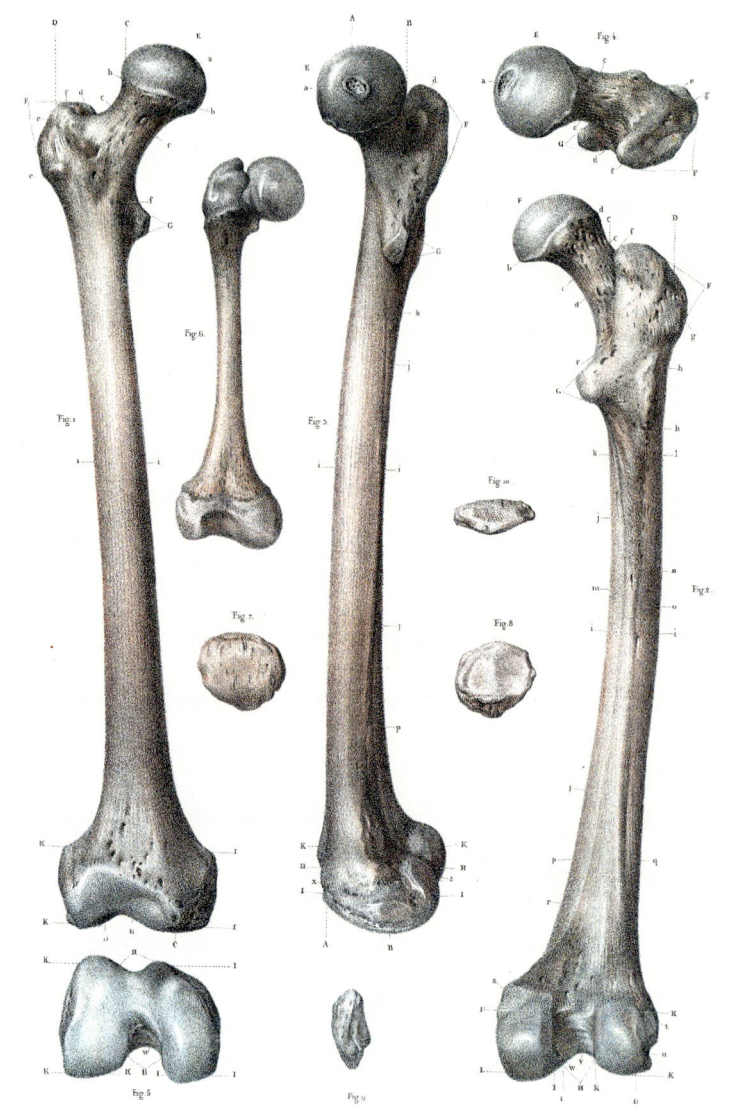

Bones of the lower limb: Femur and patella / Os du membre inférieur : Fémur et patella
Knochen der unteren Extremität: Femur und Patella

OSSA MEMBRI INFERIORIS: FEMUR ET PATELLA, TIBIA ET FIBULA, ET SKELETON PEDIS. STRUCTURA INTERNA OSSIUM

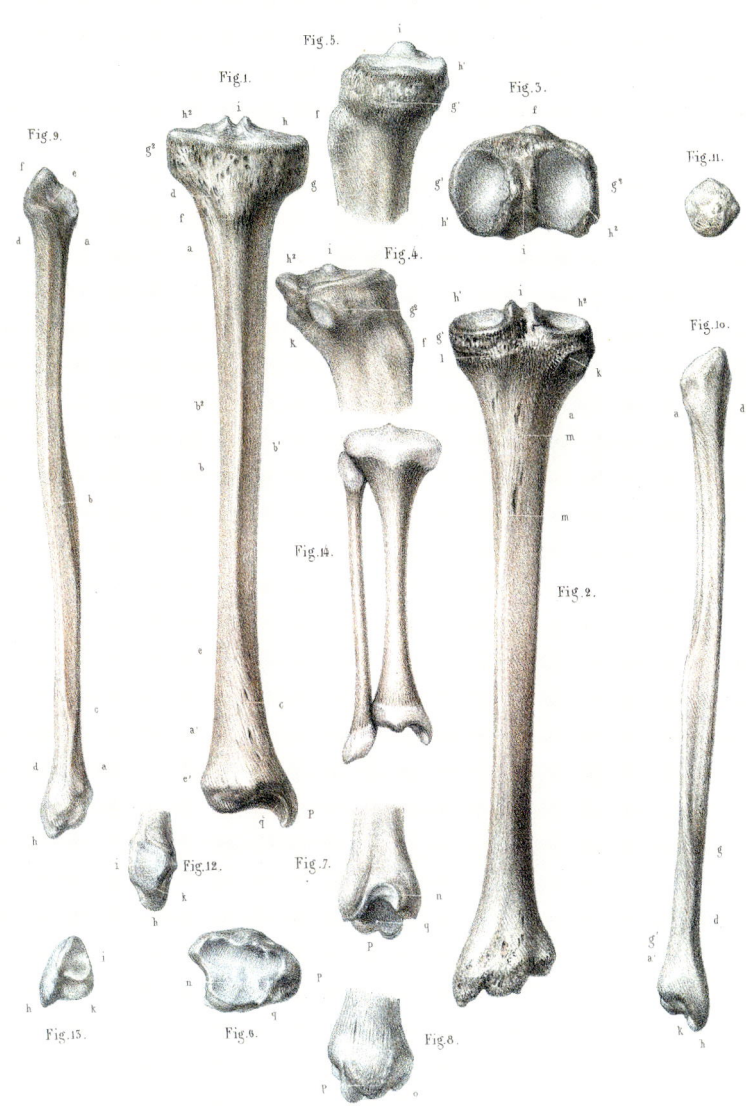

Bones of the lower limb: Tibia and fibula / Os du membre inférieur : Tibia et fibula
Knochen der unteren Extremität: Tibia und Fibula

OSSA MEMBRI INFERIORIS: FEMUR ET PATELLA, TIBIA ET FIBULA, ET SKELETON PEDIS. STRUCTURA INTERNA OSSIUM

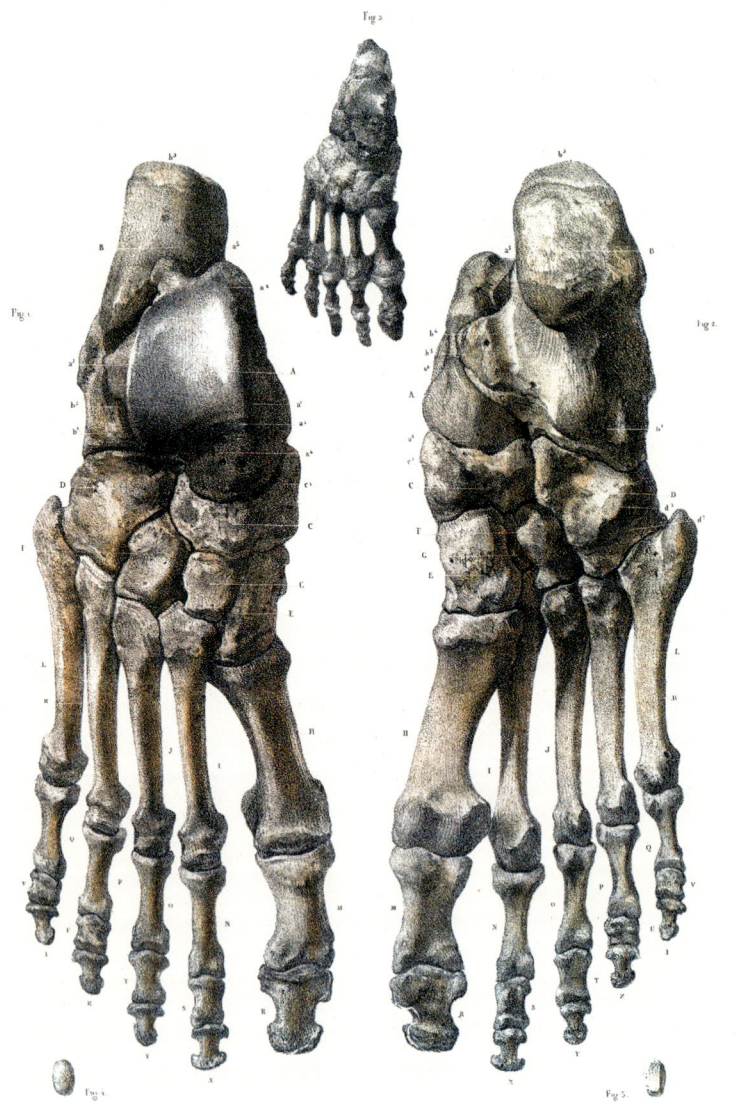

Bones of the lower limb: Bones of the foot / Os du membre inférieur : Squelette du pied
Knochen der unteren Extremität: Fußskelett

OSSA MEMBRI INFERIORIS: FEMUR ET PATELLA, TIBIA ET FIBULA, ET SKELETON PEDIS. STRUCTURA INTERNA OSSIUM

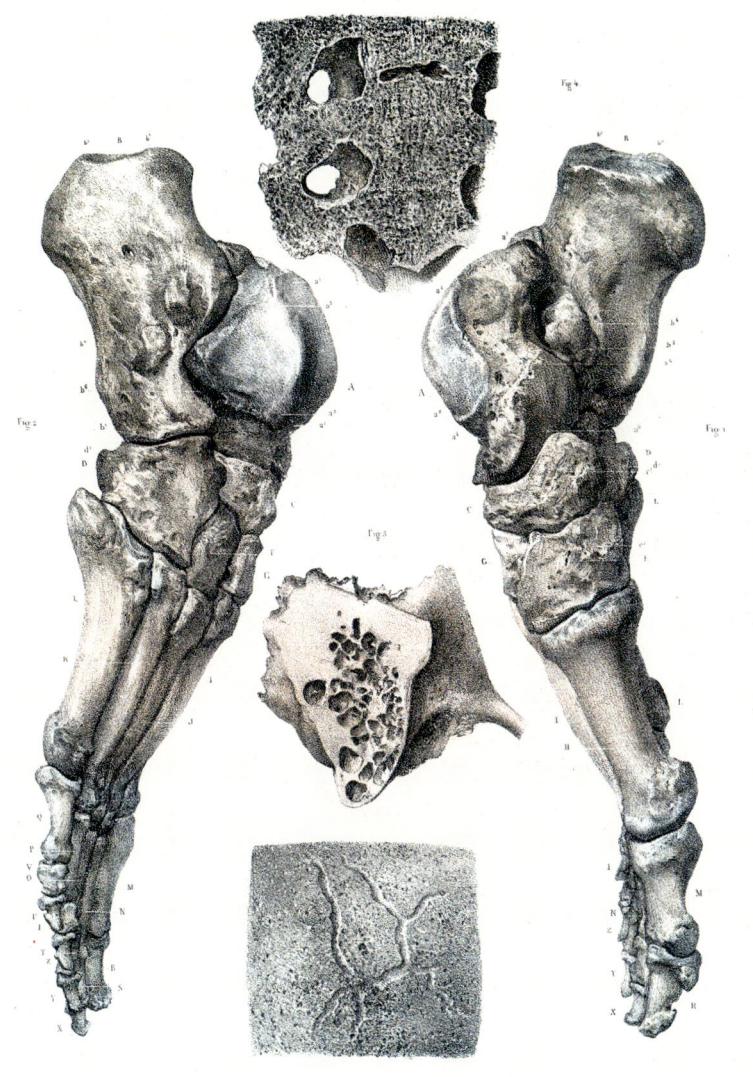

Bones of the lower limb: Bones of the foot – inner structure of the bones
Os du membre inférieur : Squelette du pied – Structure interne des os
Knochen der unteren Extremität: Fußskelett – Innenstruktur der Knochen

OSSA MEMBRI INFERIORIS: OSSA TARSI

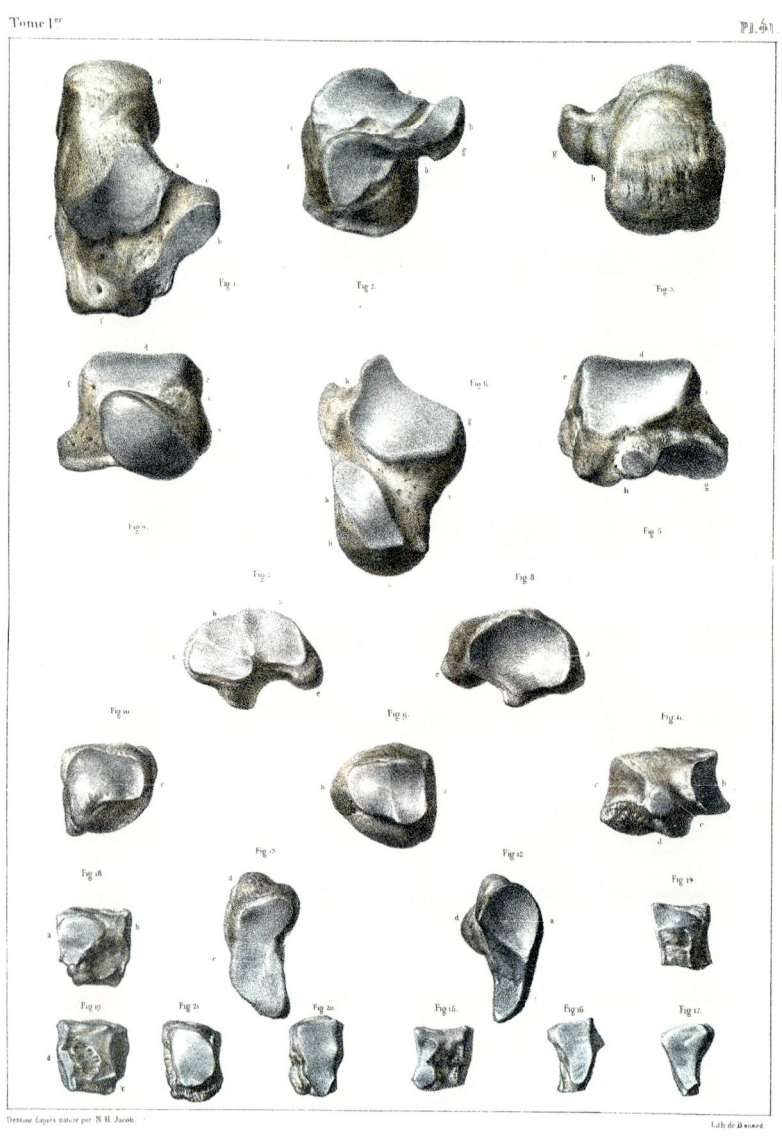

Bones of the lower limb: Tarsal bone / Os du membre inférieur : Os du tarse
Knochen der unteren Extremität: Fußwurzelknochen

STRUCTURA INTERNA OSSIUM – SUBSTANTIA COMPACTA ET SPONGIOSA

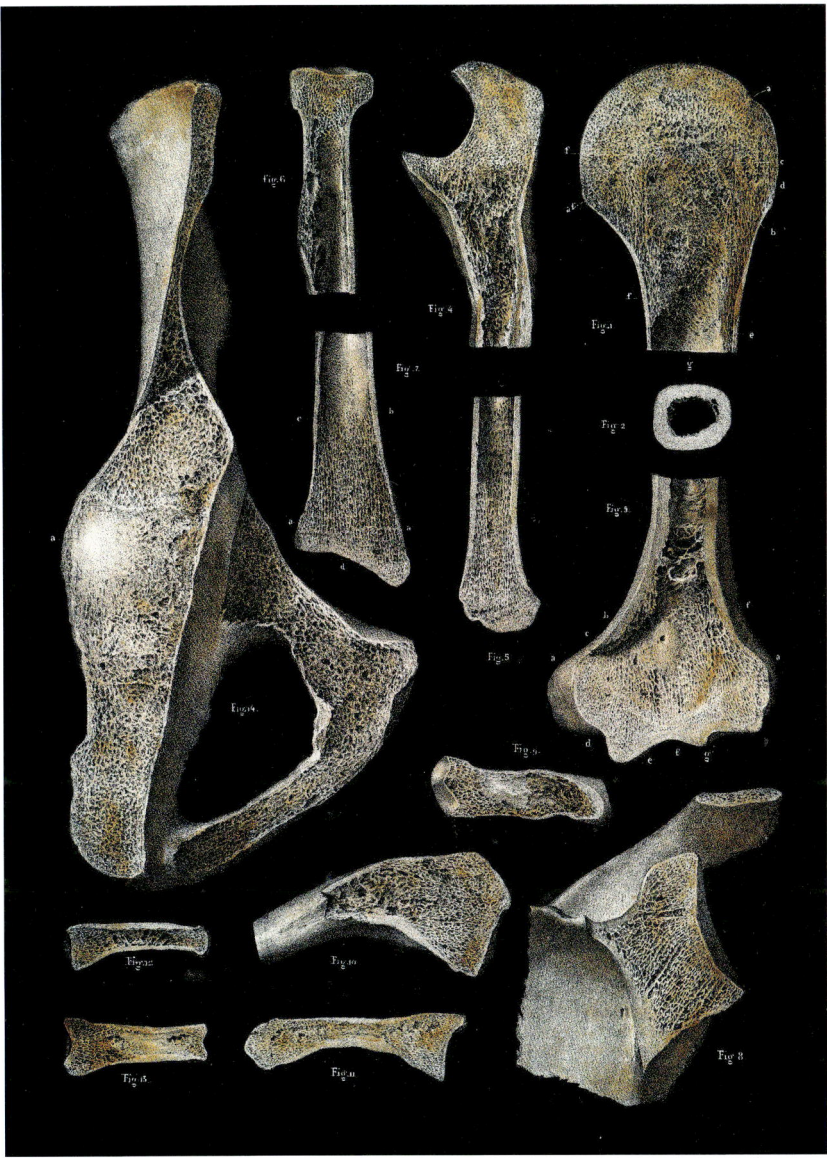

Inner structure of the bones – compact bone and spongy bone
Structure interne des os – Os compact et os spongieux
Innenstruktur der Knochen – Kompakta und Spongiosa

STRUCTURA INTERNA OSSIUM – SUBSTANTIA COMPACTA ET SPONGIOSA

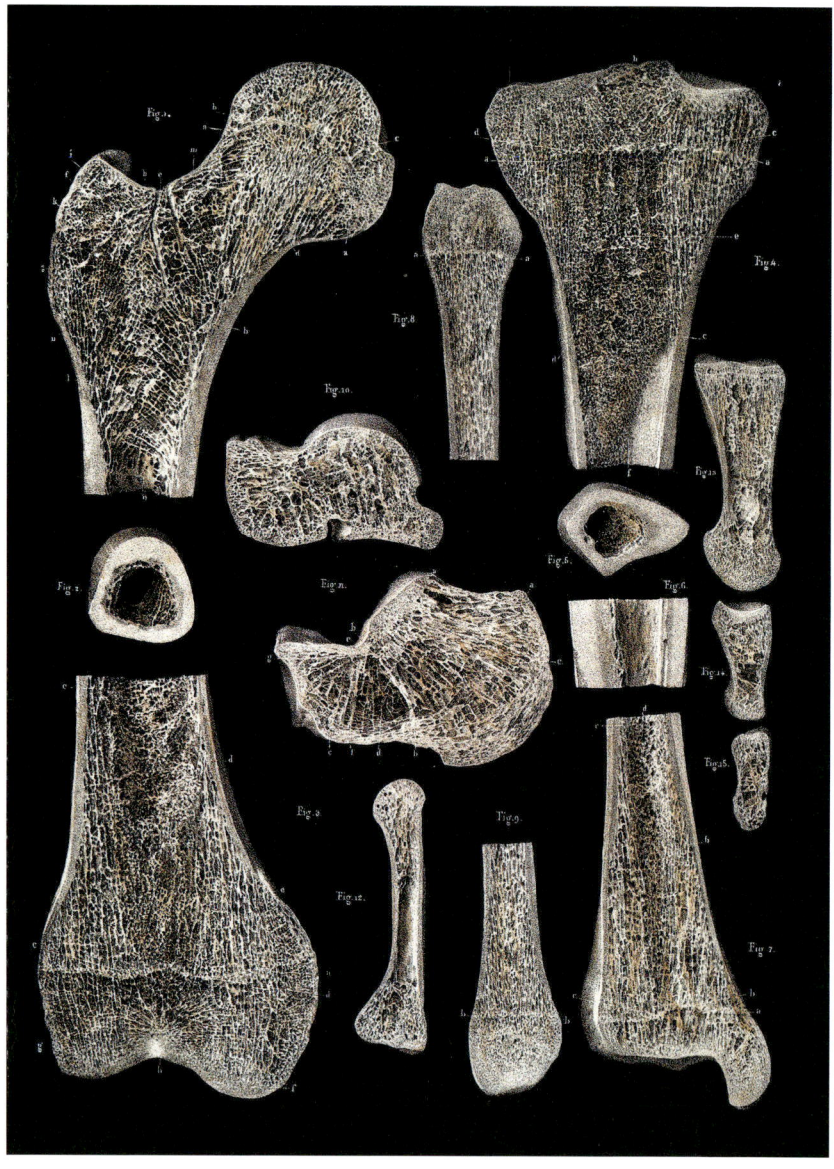

Inner structure of the bones – compact bone and spongy bone
Structure interne des os – Os compact et os spongieux
Innenstruktur der Knochen – Kompakta und Spongiosa

SKELETON, ARTICULATIONES, ET LIGAMENTA

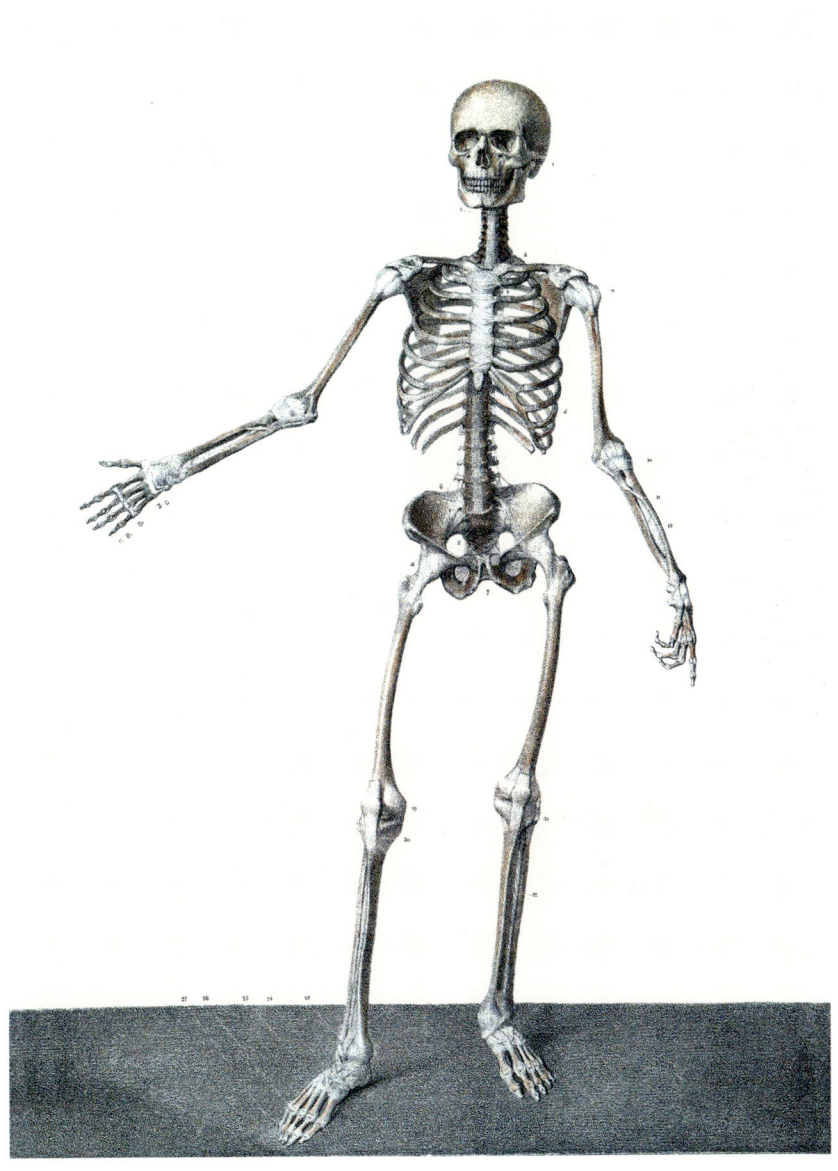

Skeleton, joints, and ligaments / Squelette, articulations et ligaments
Skelett, Gelenke und Bänder

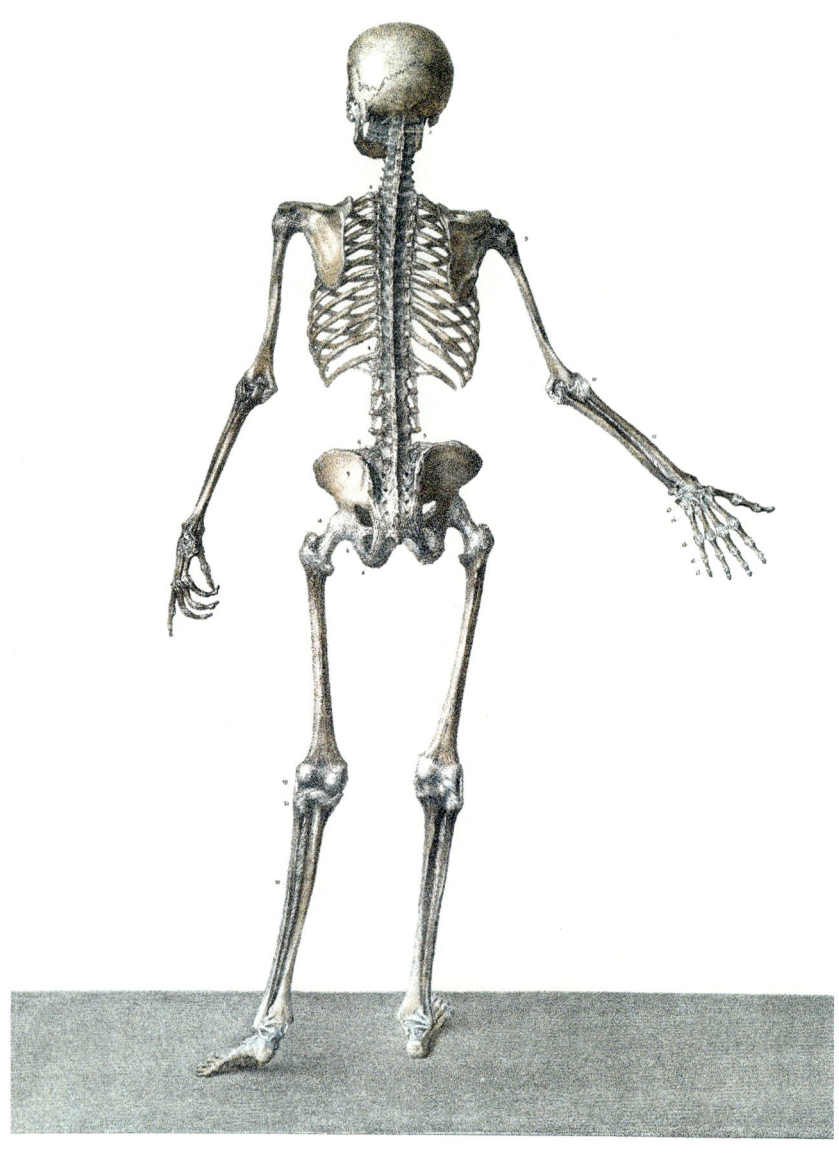

Skeleton, joints, and ligaments / Squelette, articulations et ligaments
Skelett, Gelenke und Bänder

ARTICULATIONES COLUMNAE VERTEBRALIS ET ARTICULATIONES COSTOVERTEBRALES

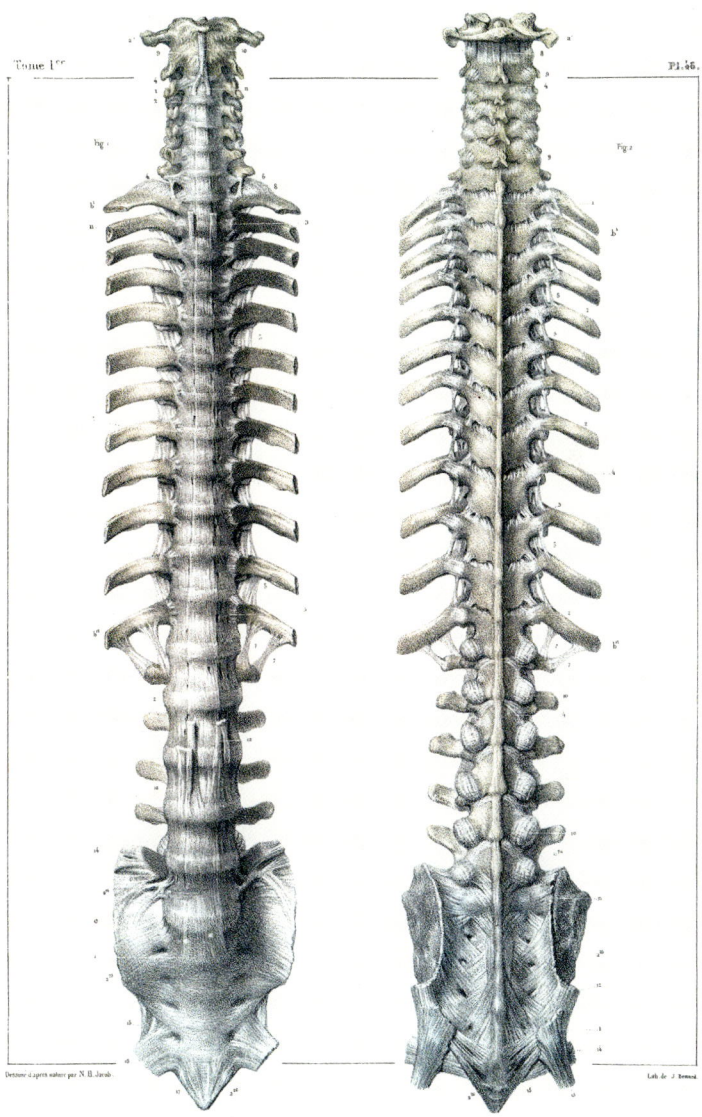

Joints of the vertebral column and costovertebral joints
Articulations de la colonne vertébrale et articulations costo-vertébrales
Zwischenwirbelgelenke und Kostovertebralgelenke

ARTICULATIONES ATLANTOOCCIPITALIS ET ATLANTO AXIALIS. ARTICULATIONES COLUMNAE VERTEBRALIS ET THORACIS. ARTICULATIONES TEMPOROMANDIBULARIS ET STERNOCLAVICULARIS

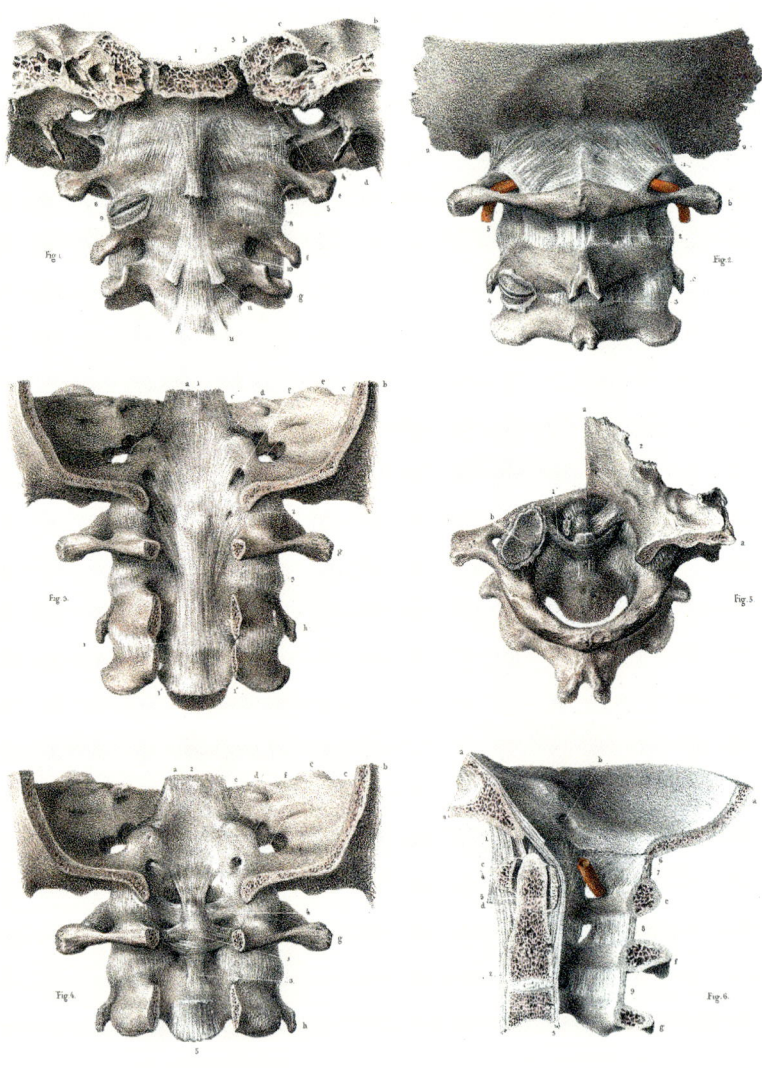

Atlanto-occipital and atlanto-axial joints. Craniovertebral joint
Articulations atlanto-occipitale et atlanto-axoïdiennes. Charnière cranio-vertébrale
Oberes und unteres Kopfgelenk (Atlas-Axis-Gelenk). Kraniovertebralgelenke

ARTICULATIONES ATLANTOOCCIPITALIS ET ATLANTO AXIALIS.
ARTICULATIONES COLUMNAE VERTEBRALIS ET THORACIS.
ARTICULATIONES TEMPOROMANDIBULARIS ET STERNOCLAVICULARIS

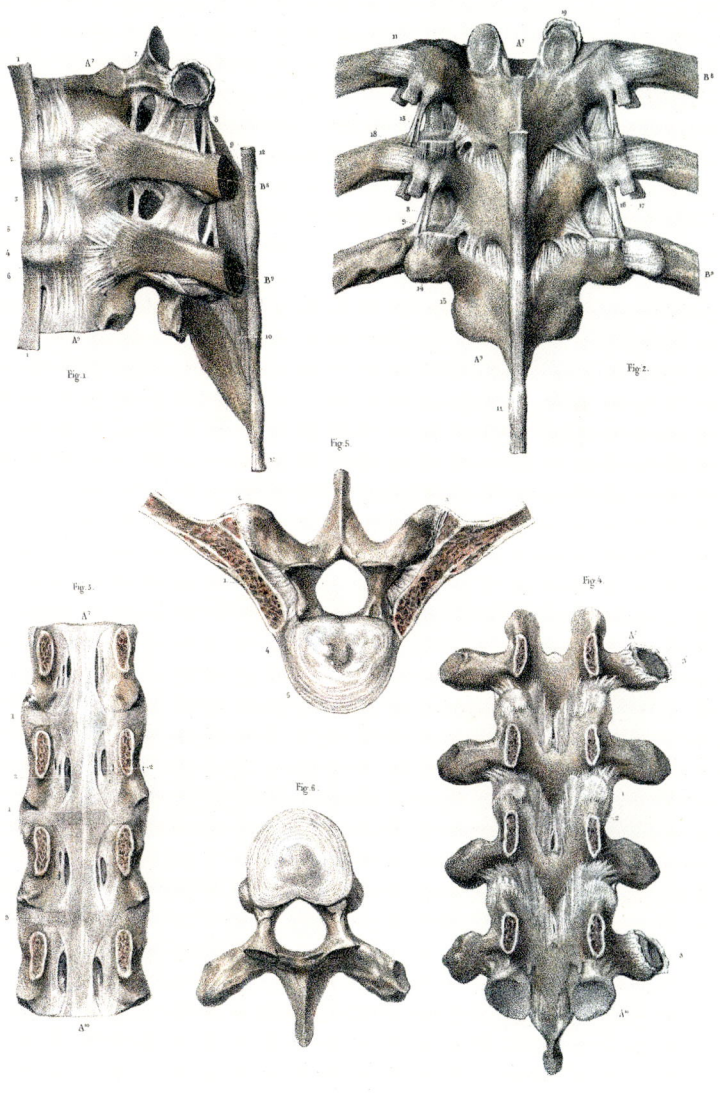

Joints of the thoracic vertebral column and costovertebral joints
Articulations de la colonne vertébrale thoracique et articulations costo-vertébrales
Gelenke der Brustwirbelsäule und Kostovertebralgelenke

ARTICULATIONES ATLANTOOCCIPITALIS ET ATLANTO AXIALIS.
ARTICULATIONES COLUMNAE VERTEBRALIS ET THORACIS.
ARTICULATIONES TEMPOROMANDIBULARIS ET STERNOCLAVICULARIS

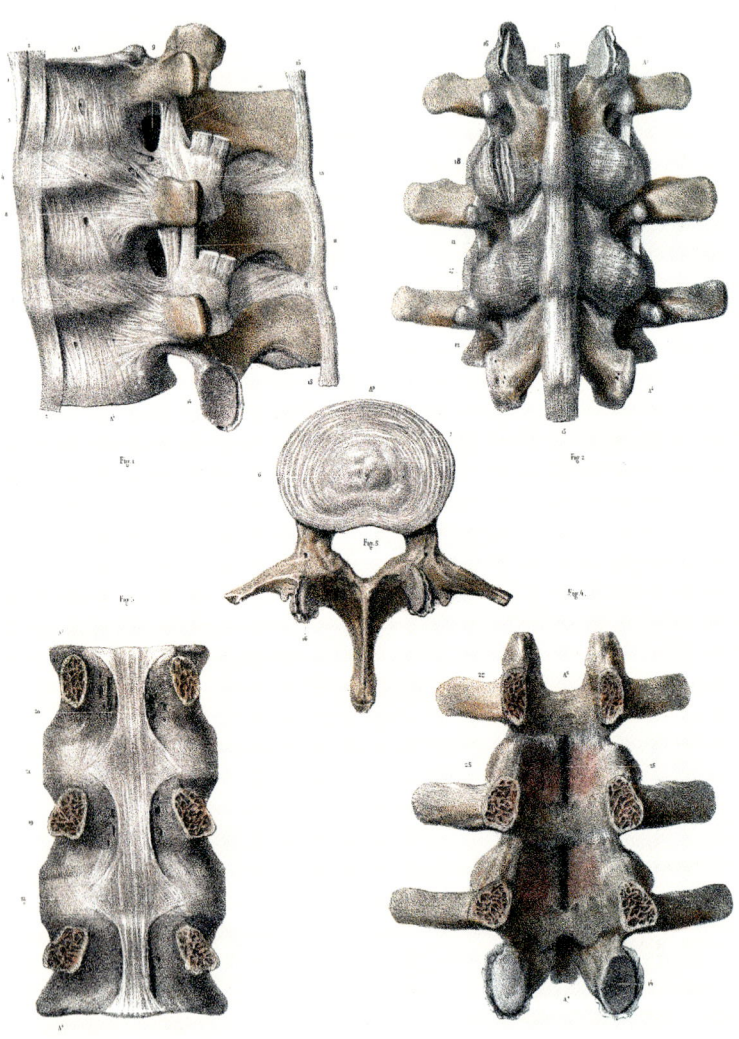

Joints of the lumbar vertebral column
Articulations de la colonne vertébrale lombaire
Gelenke der Lendenwirbelsäule

ARTICULATIONES ATLANTOOCCIPITALIS ET ATLANTO AXIALIS. ARTICULATIONES COLUMNAE VERTEBRALIS ET THORACIS. ARTICULATIONES TEMPOROMANDIBULARIS ET STERNOCLAVICULARIS

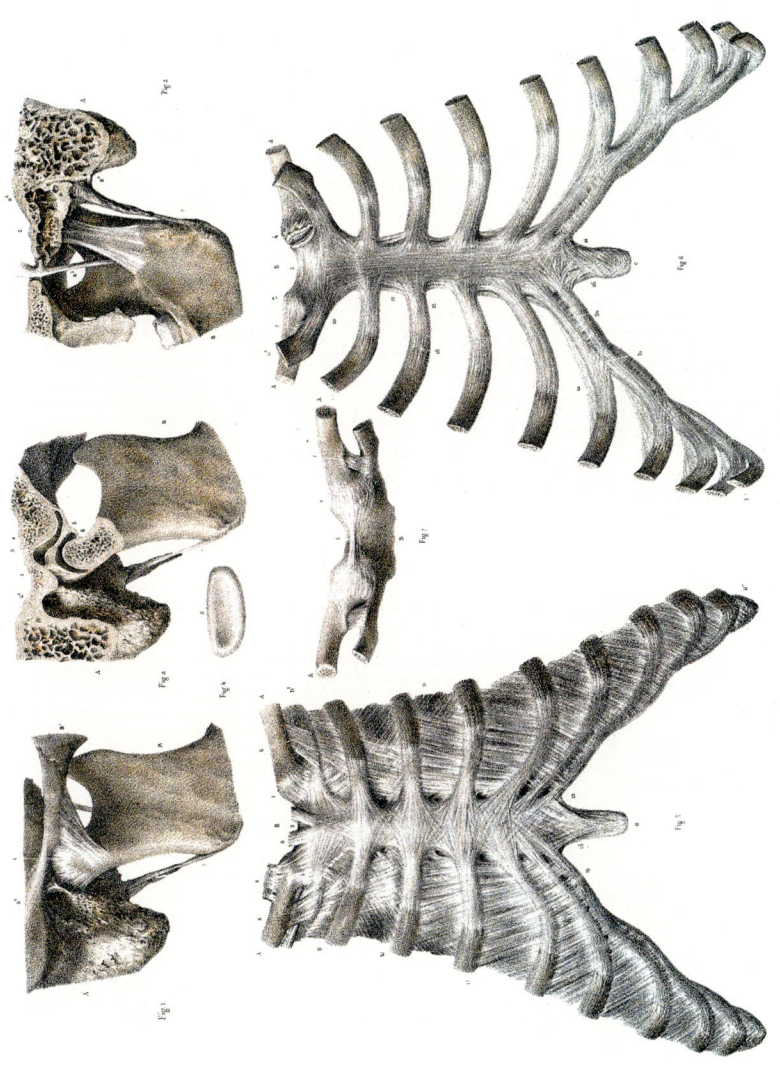

Temporomandibular, sternoclavicular, and sternocostal joints
Articulations temporo-mandibulaire, sterno-claviculaire et sterno-costales
Kiefer- und Sternoklavikulargelenk sowie Sternokostalgelenke

ARTICULATIONES CINGULI MEMBRI INFERIORIS ET ARTICULATIO COXAE

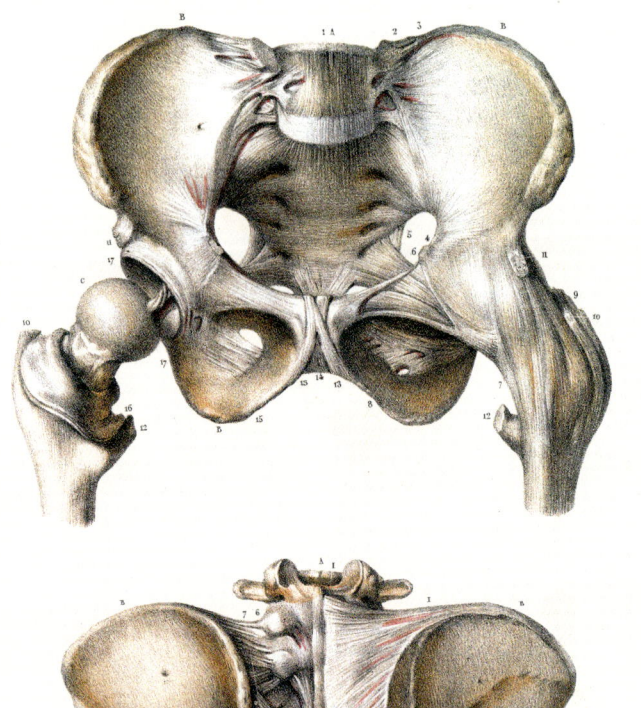

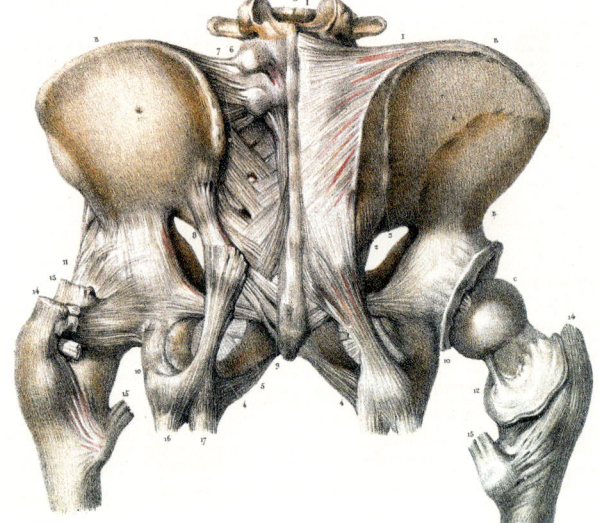

Pelvic joints and hip joint
Articulations du bassin et articulation de la hanche (coxo-fémorale)
Beckengürtelgelenke und Hüftgelenk

ARTICULATIONES CINGULI MEMBRI INFERIORIS ET ARTICULATIO COXAE

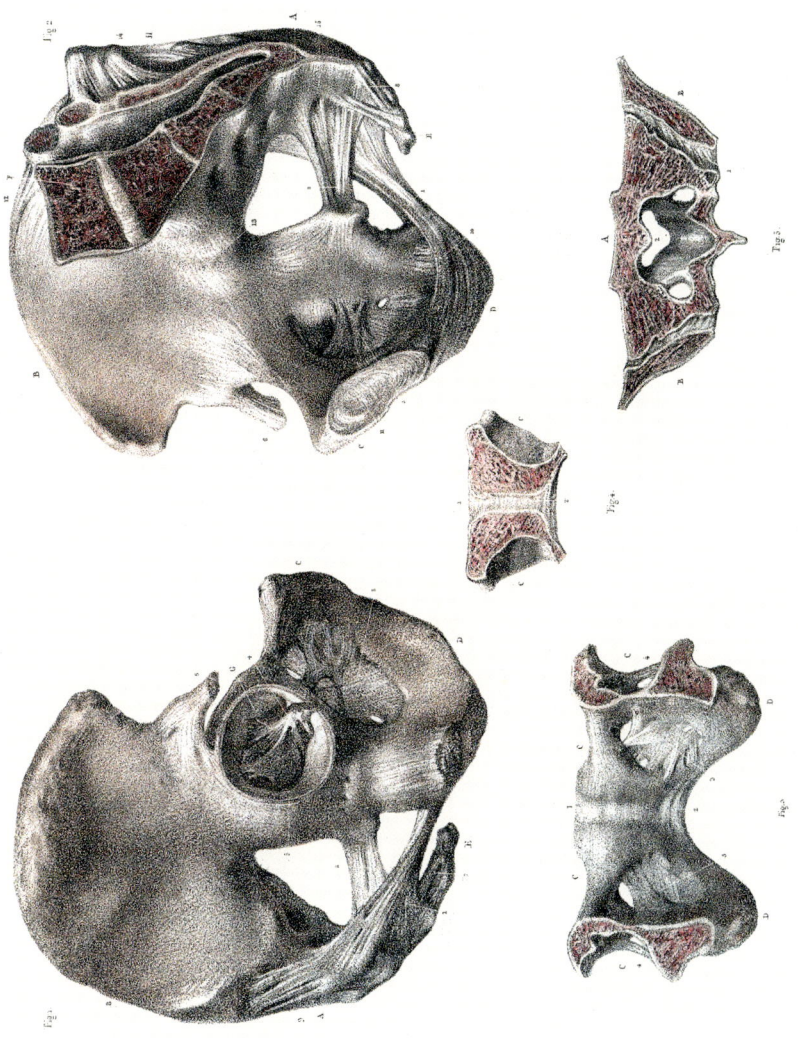

Pelvic joints and hip joint
Articulations du bassin et articulation de la hanche (coxo-fémorale)
Beckengürtelgelenke und Hüftgelenk

ARTICULATIONES CINGULI MEMBRI SUPERIORIS, ARTICULATIO HUMERI, ET ARTICULATIO CUBITI

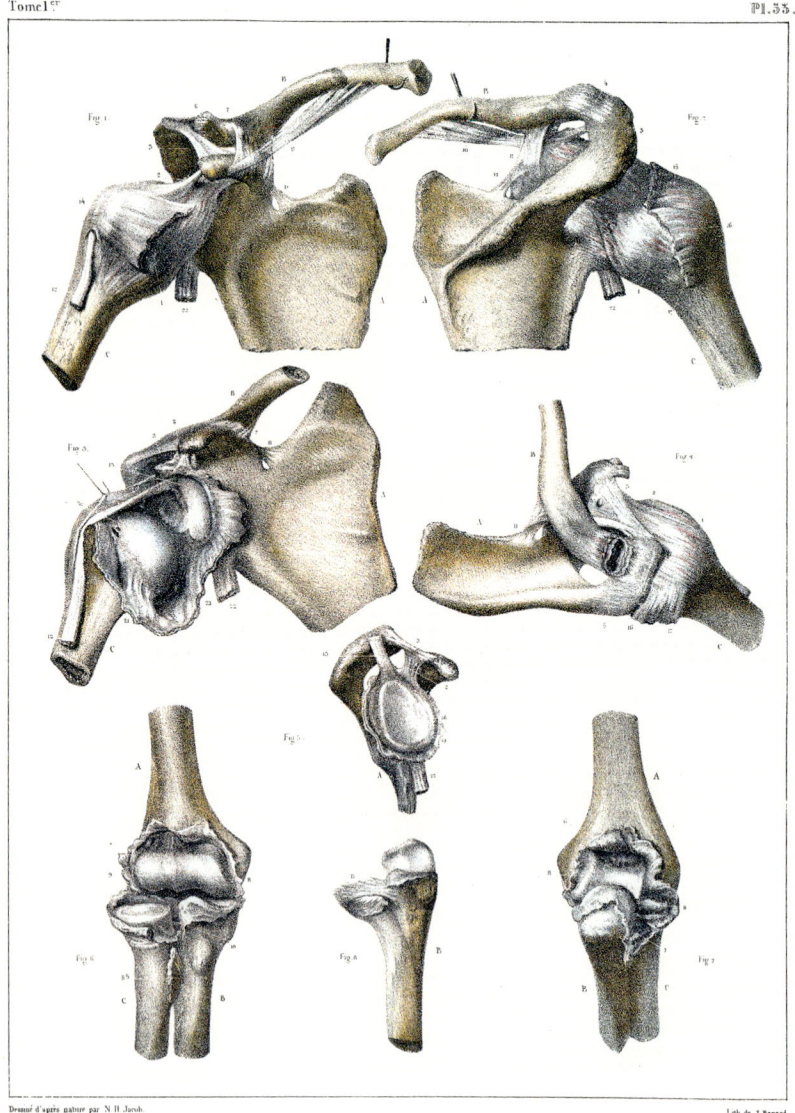

Joints of the shoulder girdle, shoulder joint (Glenohumeral joint), and elbow joint
Articulations de la ceinture scapulaire, articulation de l'épaule (scapulo-humérale)
et articulation du coude / Schultergürtelgelenke, Schultergelenk und Ellenbogengelenk

ARTICULATIO CUBITI, ARTICULATIONES RADIOULNARES, ARTICULATIONES RADIOCARPEA ET MEDIOCARPEA

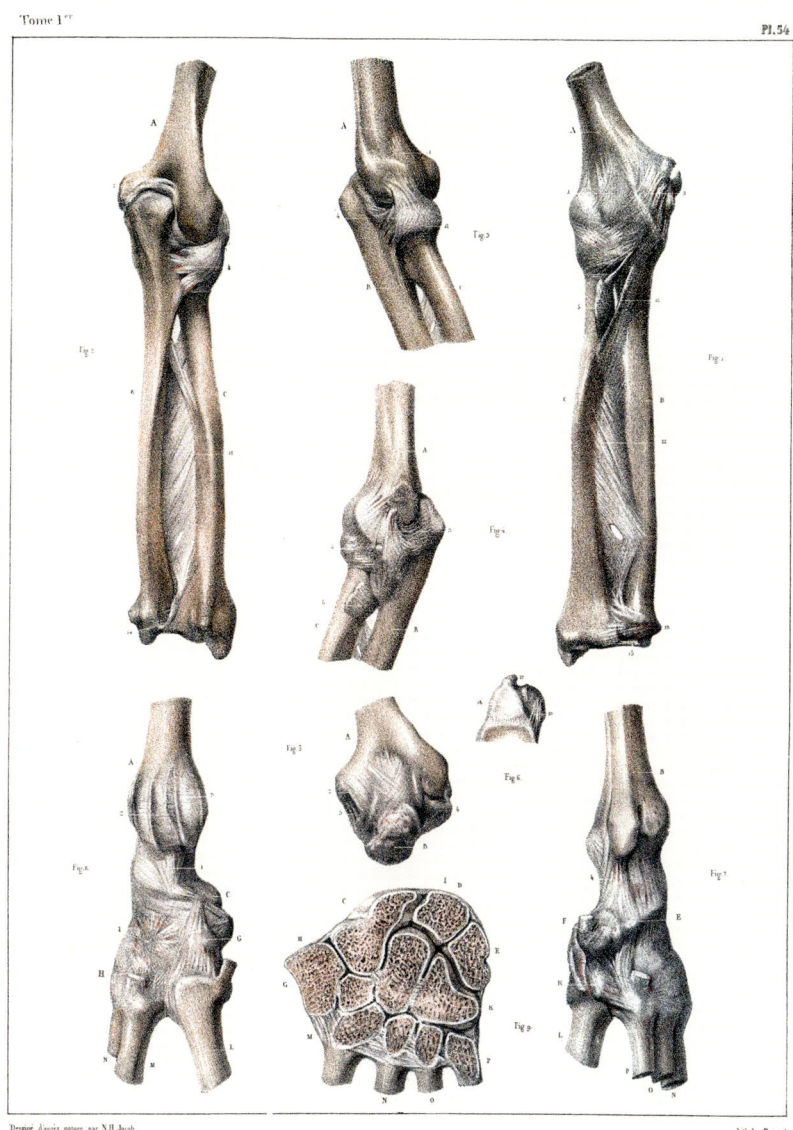

Elbow joint, radioulnar joints, and wrist joints (radiocarpal and mediocarpal joints) / Articulation du coude, articulations radio-ulnaires et articulations du poignet (radio-carpienne et médio-carpienne)
Ellenbogengelenk, Radioulnargelenke, radiokarpales und mediokarpales Handgelenk

ARTICULATIONES MANUS ET DIGITORUM MANUS

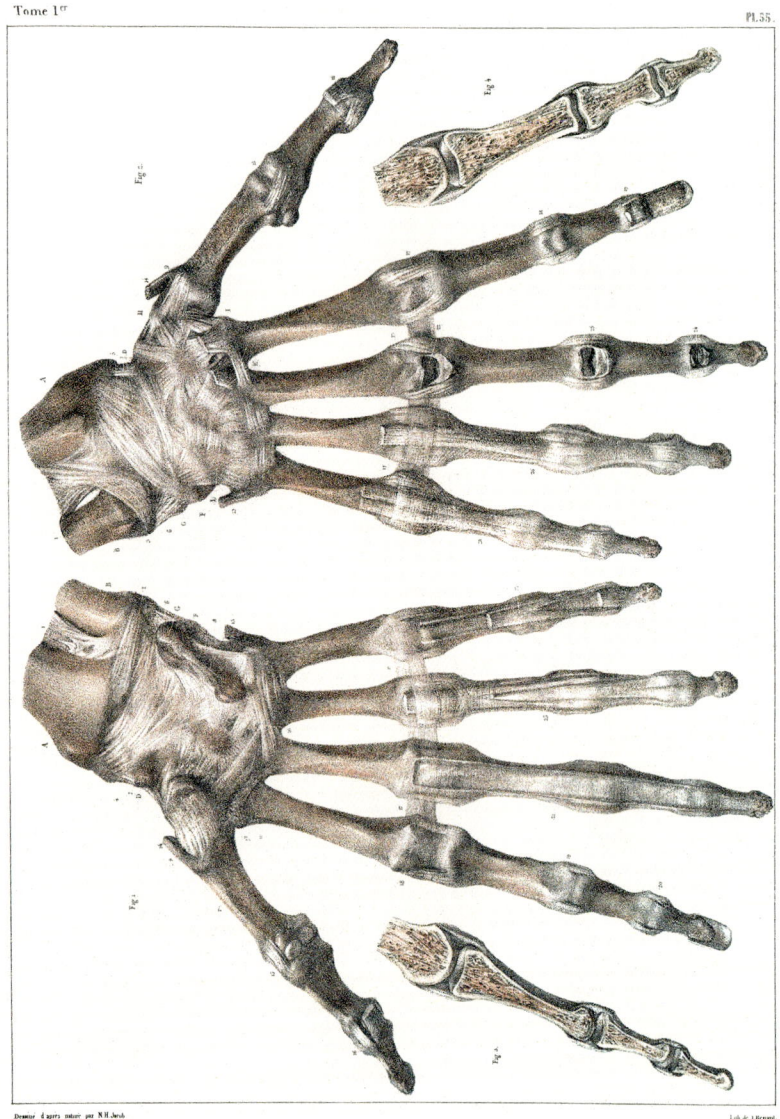

Joints of the hand and fingers / Articulations de la main et des doigts
Hand- und Fingergelenke

ARTICULATIO GENUS. ARTICULATIONES TIBIOFIBULARES, TALOCRURALIS, SUBTALARIS, ET TALOCALCANEA. ARTICULATIONES PEDIS ET DIGITORUM PEDIS

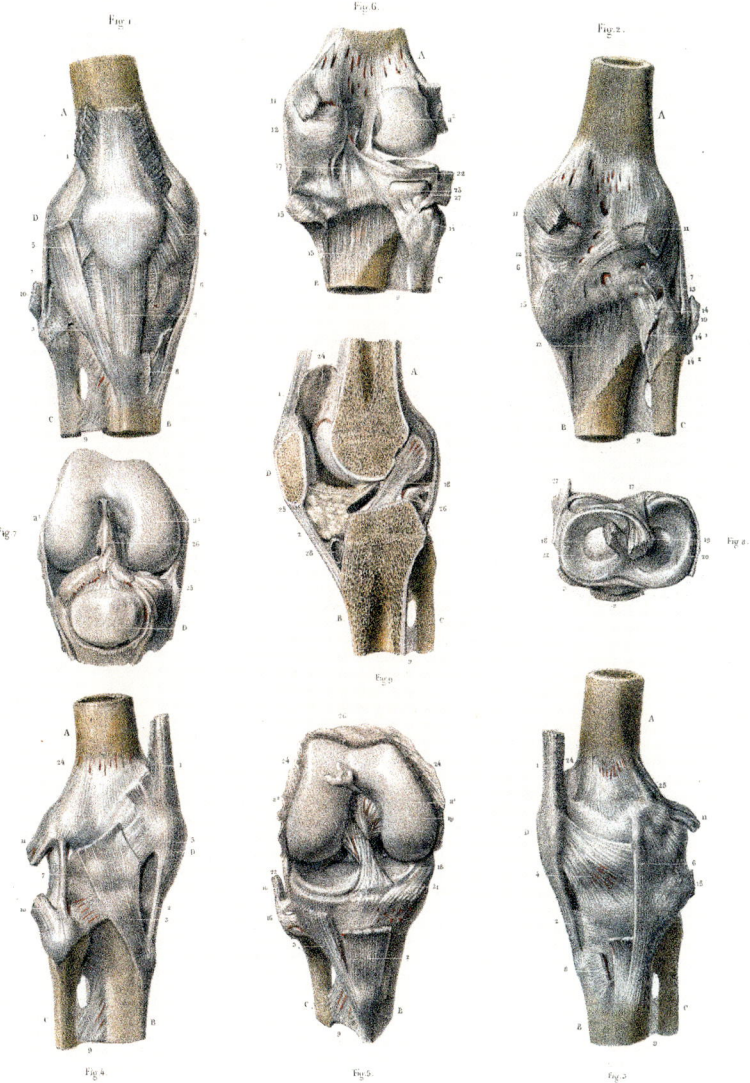

Knee joint / Articulation du genou / Kniegelenk

ARTICULATIO GENUS. ARTICULATIONES TIBIOFIBULARES, TALOCRURALIS, SUBTALARIS, ET TALOCALCANEA. ARTICULATIONES PEDIS ET DIGITORUM PEDIS

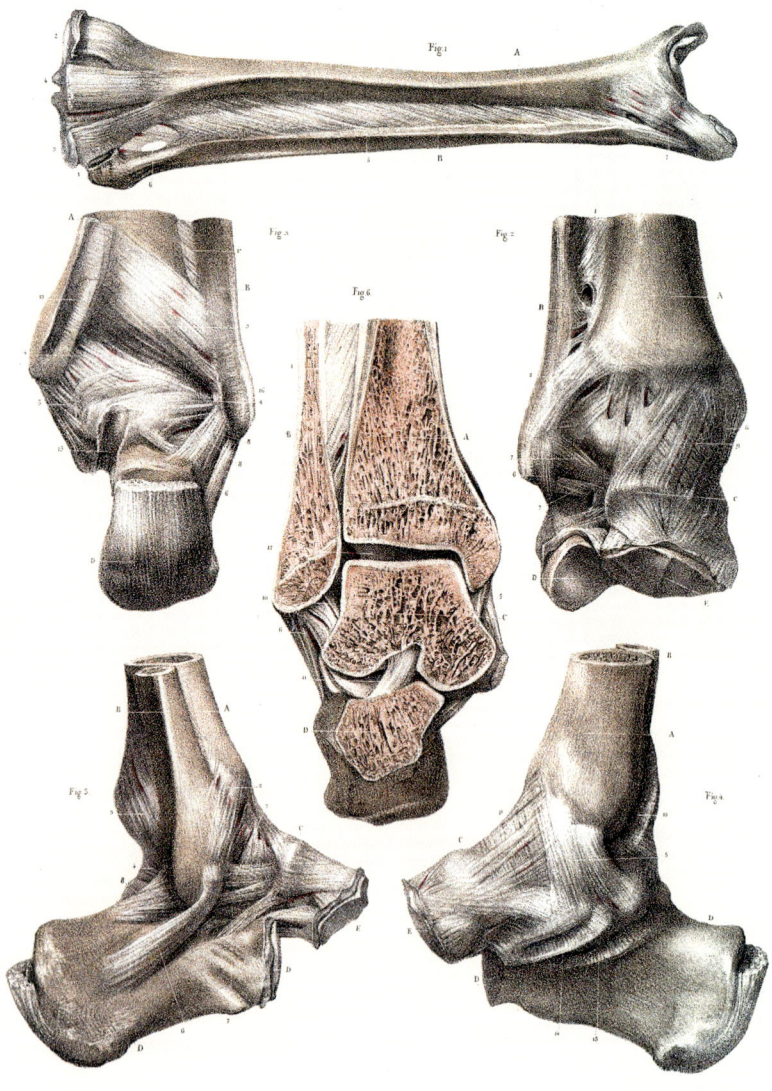

Tibiofibular joints and ankle joints / Articulations tibio-fibulaires et articulations de la cheville (talo-crurale, subtalaire et talo-calcanéenne)
Tibiofibulargelenk, oberes Sprunggelenk und unteres Sprunggelenk

ARTICULATIO GENUS. ARTICULATIONES TIBIOFIBULARES, TALOCRURALIS, SUBTALARIS, ET TALOCALCANEA. ARTICULATIONES PEDIS ET DIGITORUM PEDIS

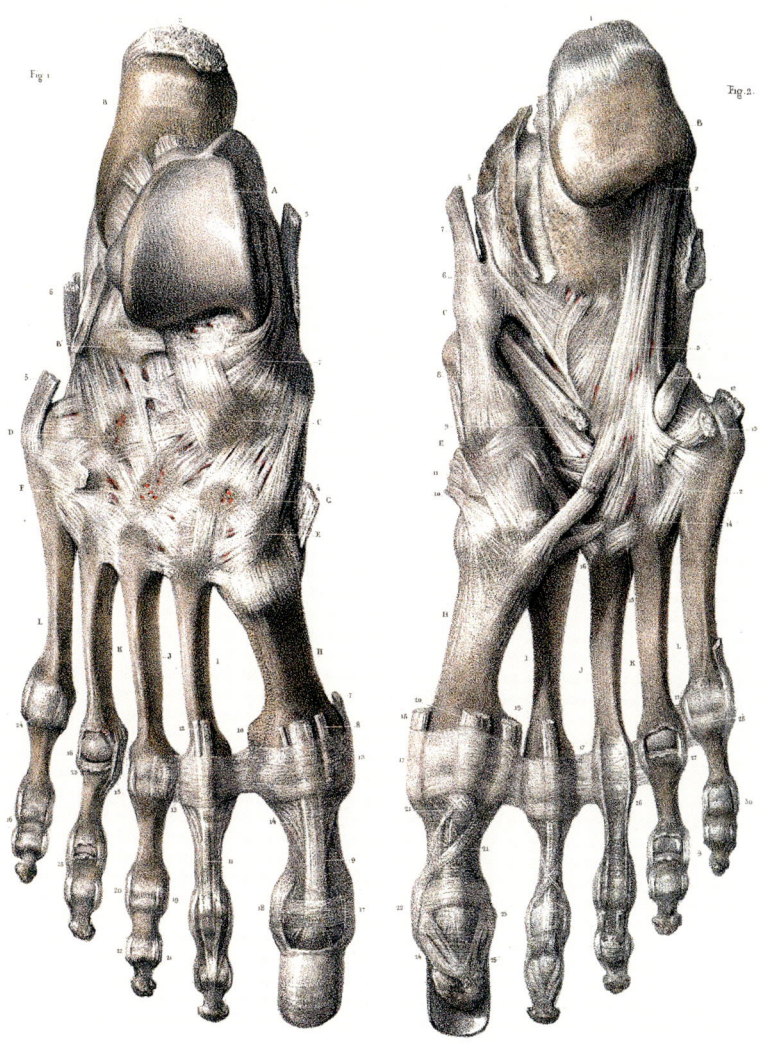

Joints of the foot / Articulations du pied / Fußgelenke

ARTICULATIO GENUS. ARTICULATIONES TIBIOFIBULARES, TALOCRURALIS, SUBTALARIS, ET TALOCALCANEA. ARTICULATIONES PEDIS ET DIGITORUM PEDIS

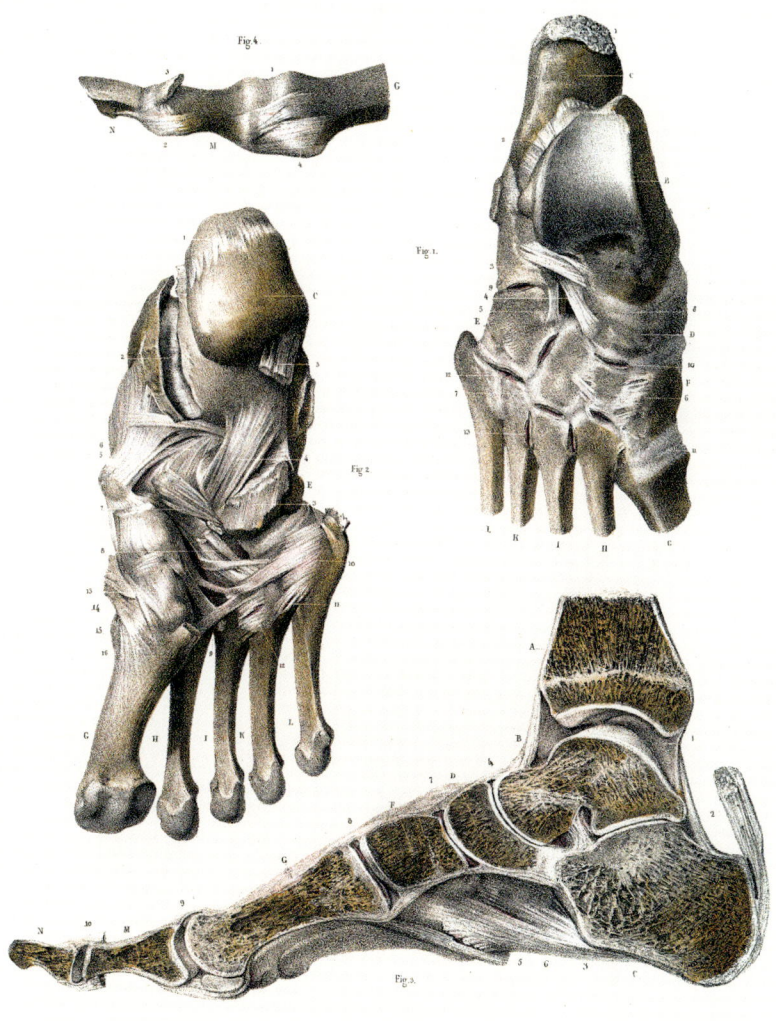

Joints of the foot and toes / Articulations du pied et des orteils
Fuß- und Zehengelenke

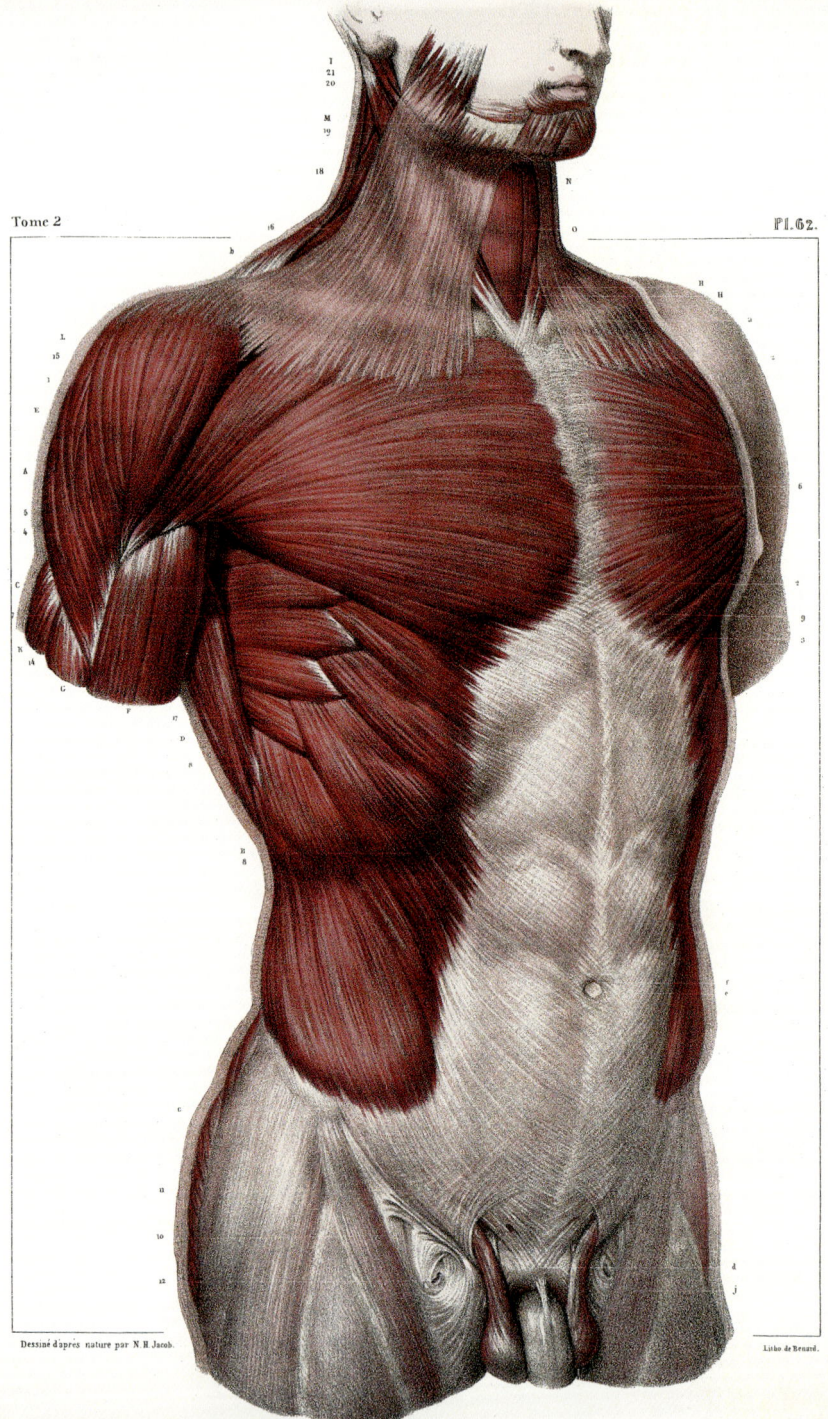

VOL. 2

Myologia:
Musculi, Tendines,
et Fasciae

MYOLOGY:
MUSCLES, TENDONS, AND FASCIAS

MYOLOGIE :
MUSCLES, TENDONS ET FASCIAS

MYOLOGIE:
MUSKELN, SEHNEN UND FASZIEN

Left page / Ci-contre / linke Seite:
Thoracic and abdominal muscles / Muscles thoraciques et abdominaux
Thorax- und Bauchmuskulatur

MUSCULI CORPORIS HUMANI

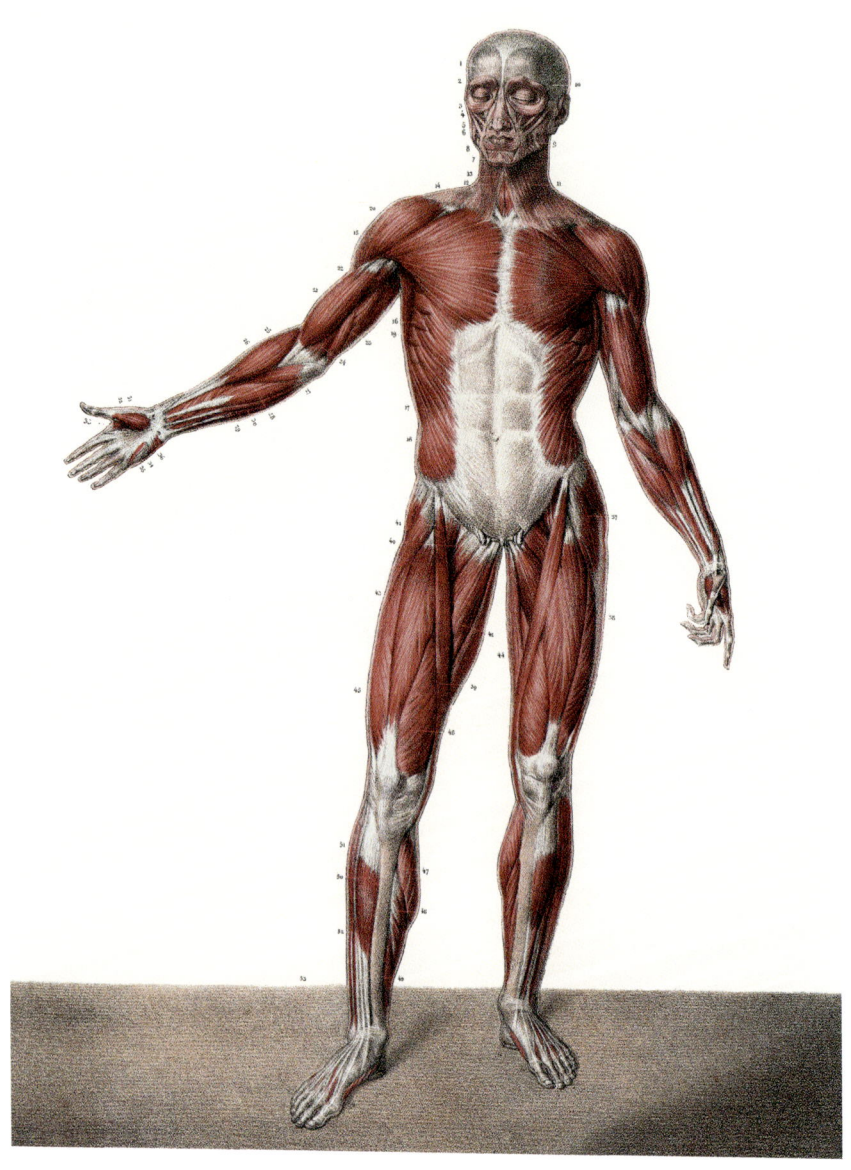

Muscles of the human body / Muscles du corps humain
Muskeln des menschlichen Körpers

MUSCULI CORPORIS HUMANI

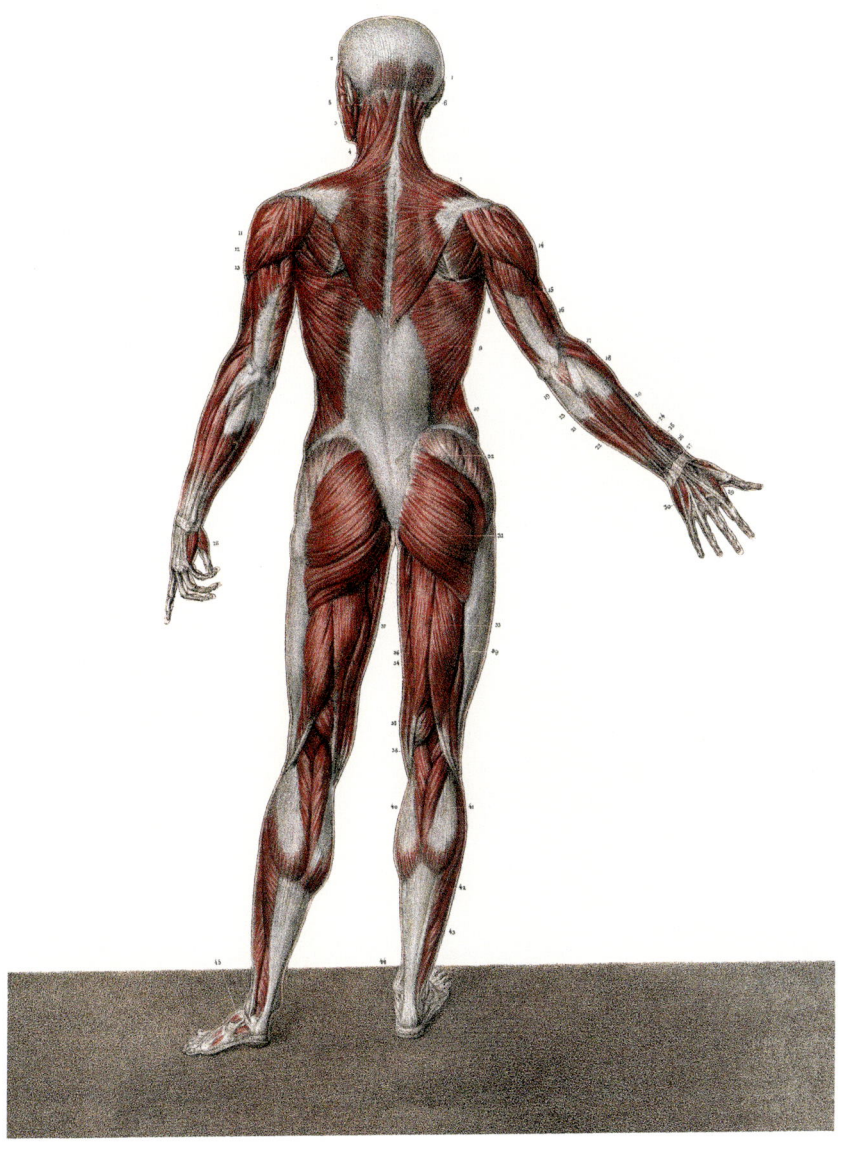

Muscles of the human body / Muscles du corps humain
Muskeln des menschlichen Körpers

MUSCULI THORACIS ET ABDOMINIS

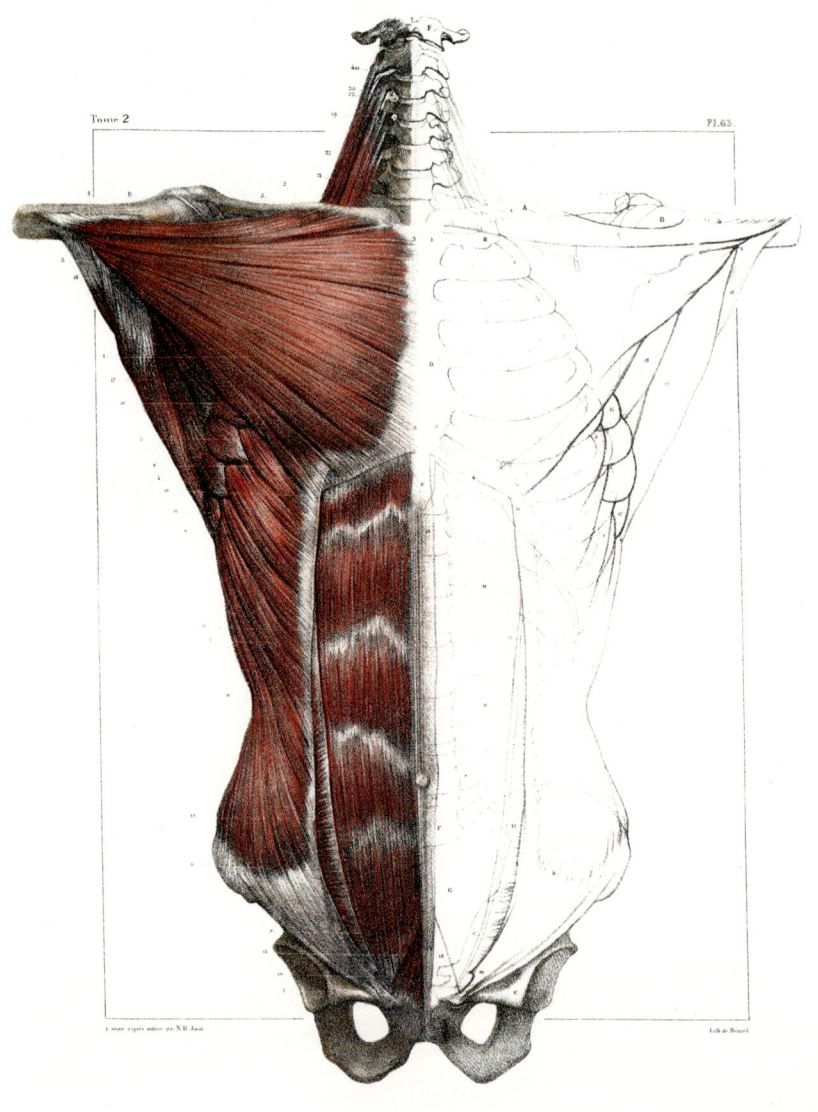

Thoracic and abdominal muscles / Muscles thoraciques et abdominaux
Thorax- und Bauchmuskulatur

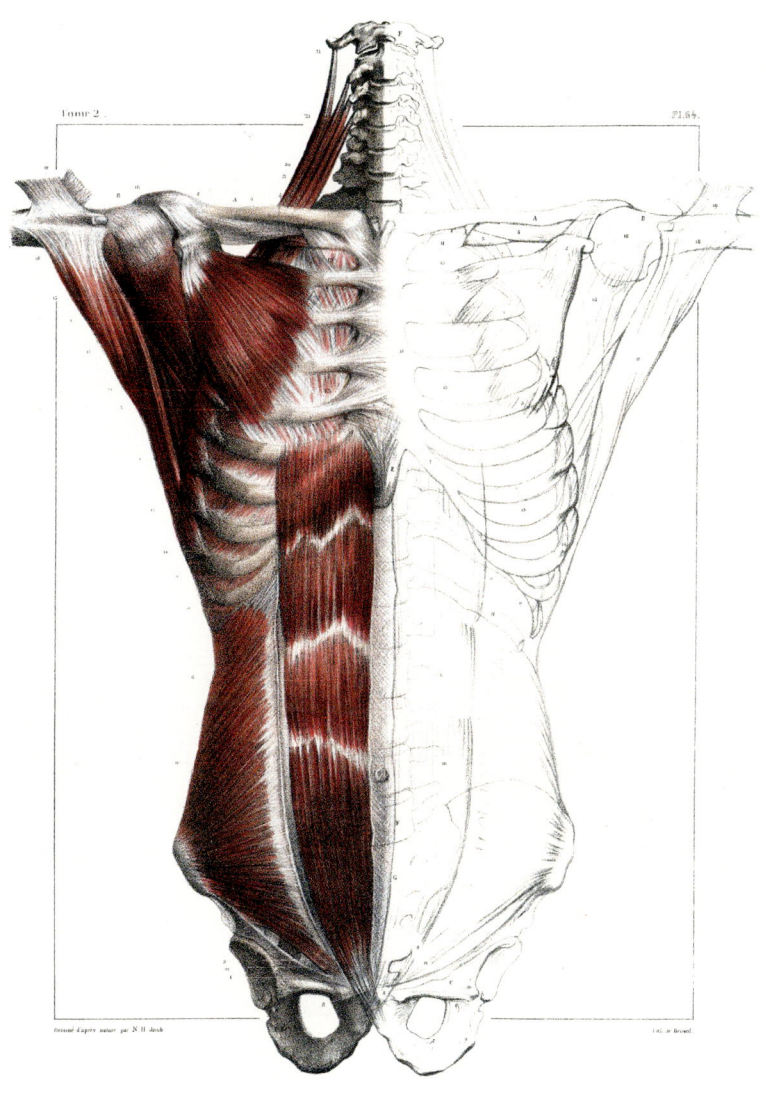

Thoracic and abdominal muscles / Muscles thoraciques et abdominaux
Thorax- und Bauchmuskulatur

MUSCULI THORACIS ET ABDOMINIS

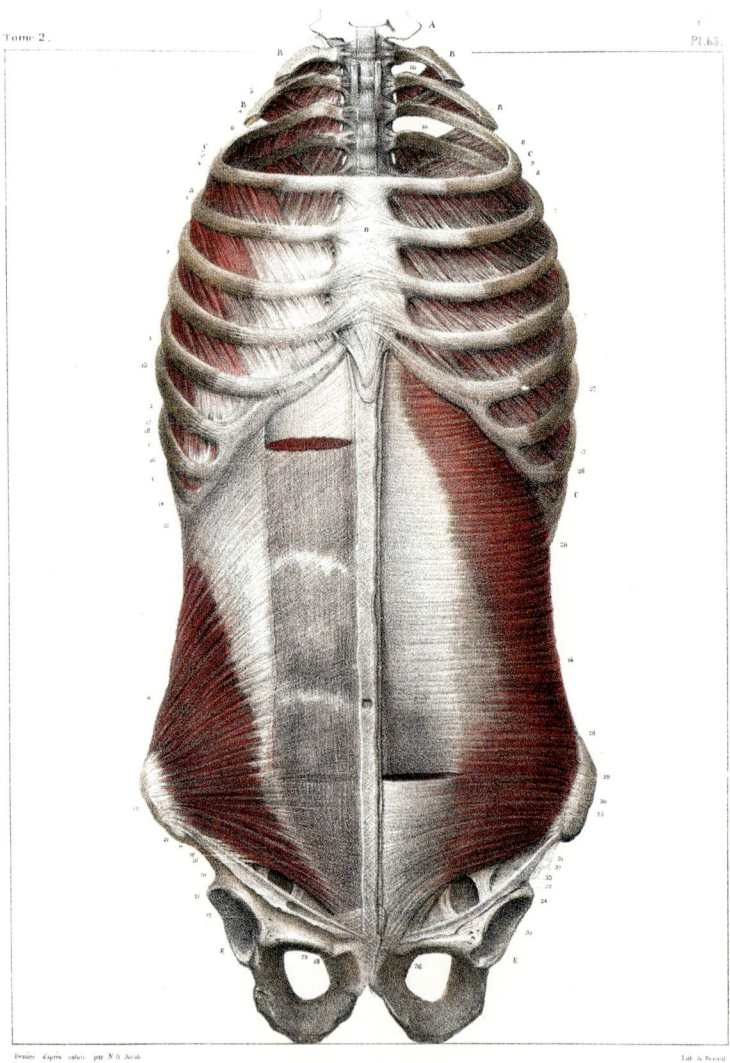

Thoracic and abdominal muscles / Muscles thoraciques et abdominaux
Thorax- und Bauchmuskulatur

MUSCULI THORACIS ET ABDOMINIS

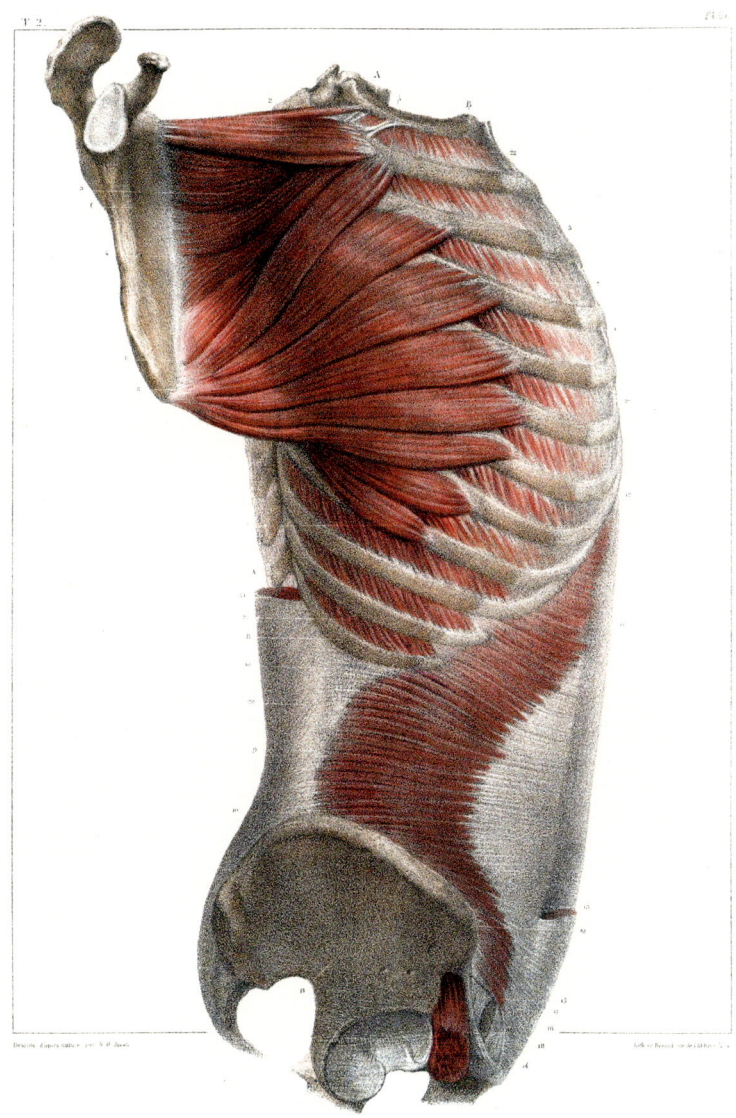

Thoracic and abdominal muscles / Muscles thoraciques et abdominaux
Thorax- und Bauchmuskulatur

MUSCULI THORACIS ET ABDOMINIS

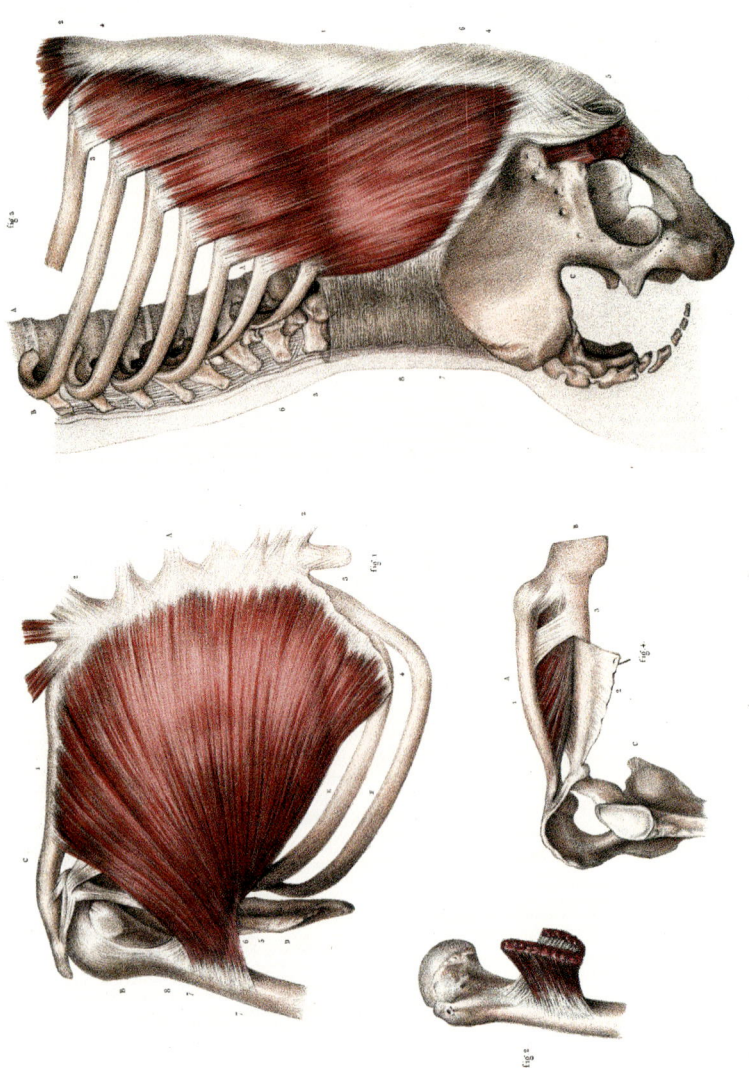

Thoracic and abdominal muscles / Muscles thoraciques et abdominaux
Thorax- und Bauchmuskulatur

MUSCULI THORACIS ET ABDOMINIS

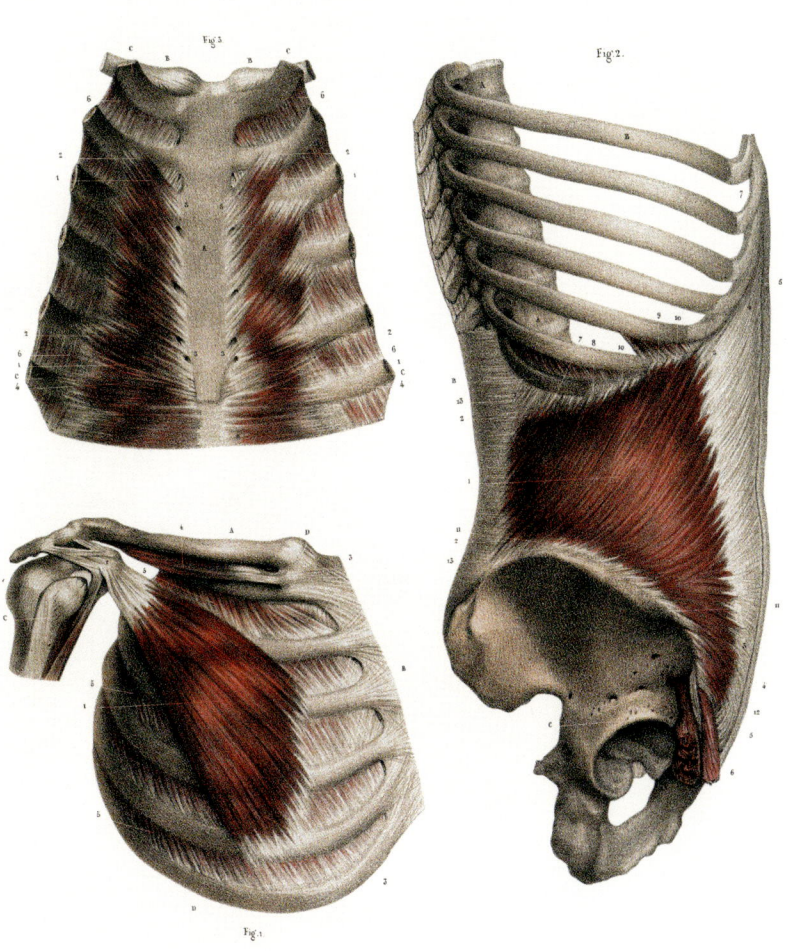

Thoracic and abdominal muscles / Muscles thoraciques et abdominaux
Thorax- und Bauchmuskulatur

MUSCULI ABDOMINIS. CANALIS INGUINALIS

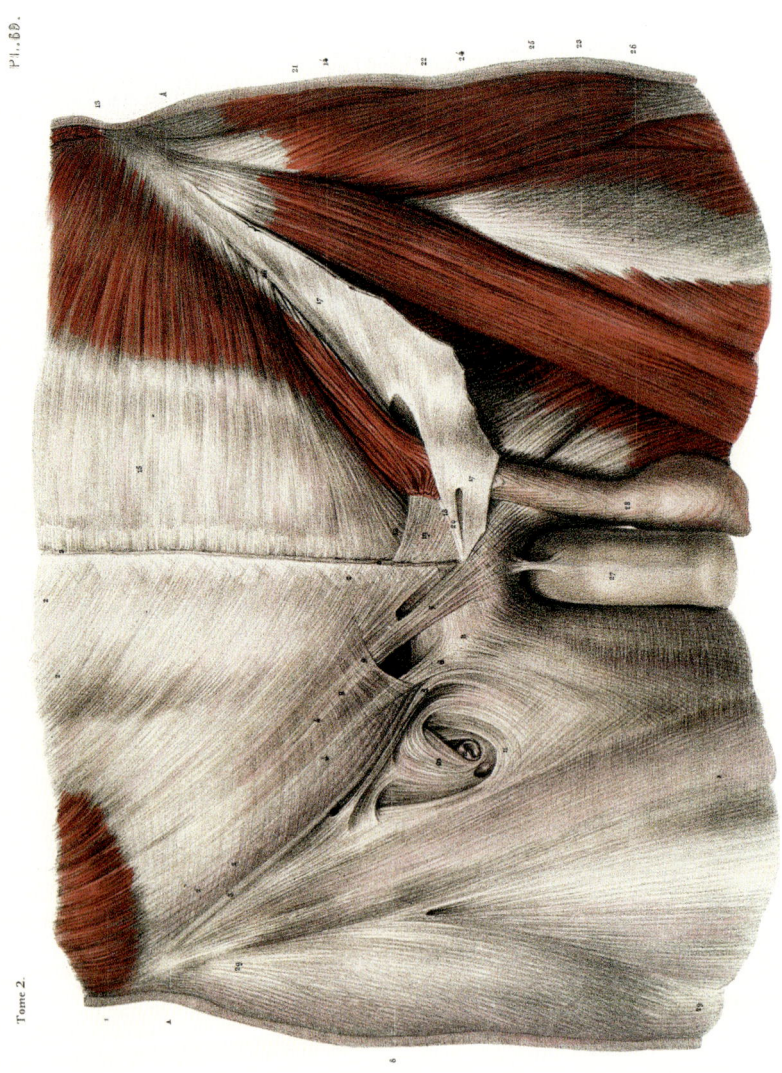

Abdominal muscles. Inguinal canal / Muscles abdominaux. Canal inguinal
Bauchmuskulatur. Leistenkanal

MUSCULI ABDOMINIS. CANALIS INGUINALIS

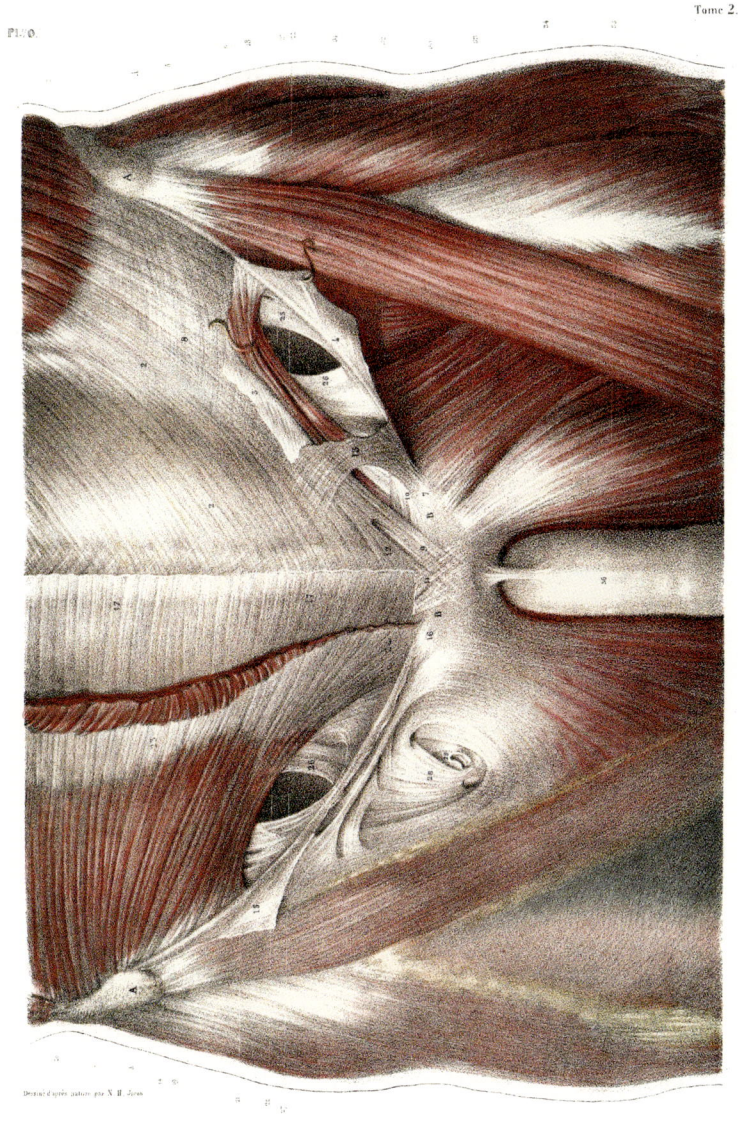

Abdominal muscles. Inguinal canal / Muscles abdominaux. Canal inguinal
Bauchmuskulatur. Leistenkanal

MUSCULI ABDOMINIS. CANALIS INGUINALIS

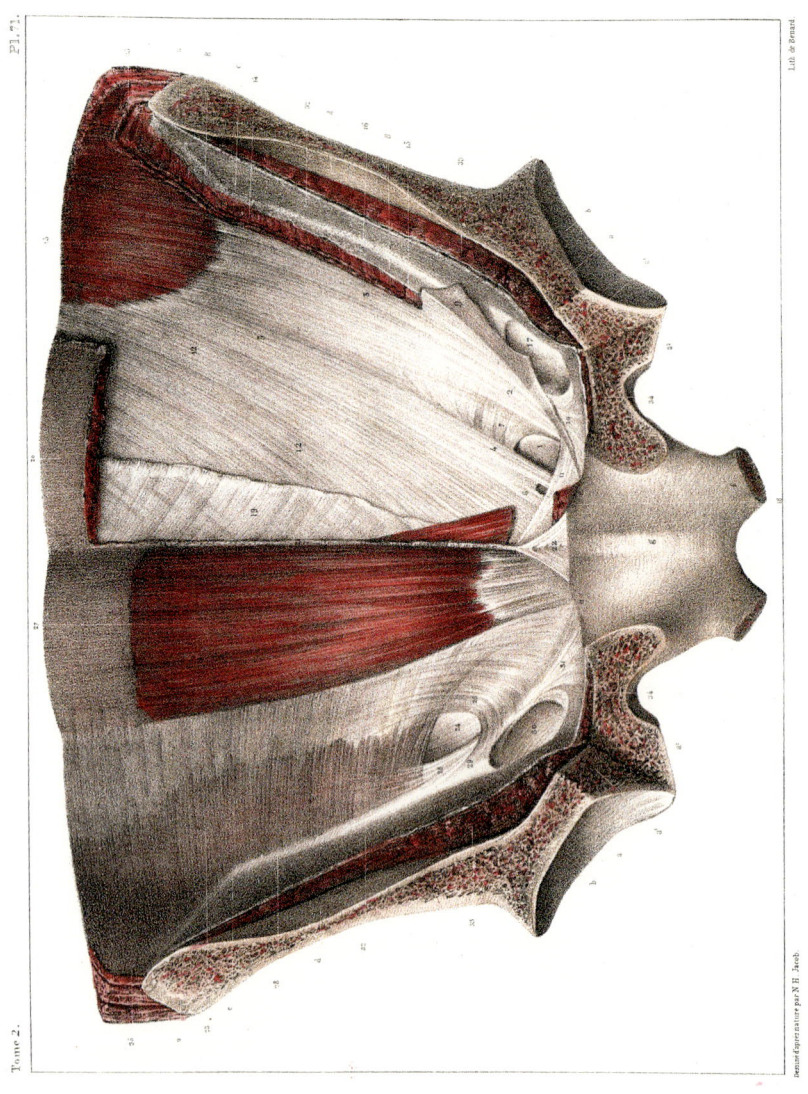

Abdominal muscles. Inguinal canal / Muscles abdominaux. Canal inguinal
Bauchmuskulatur. Leistenkanal

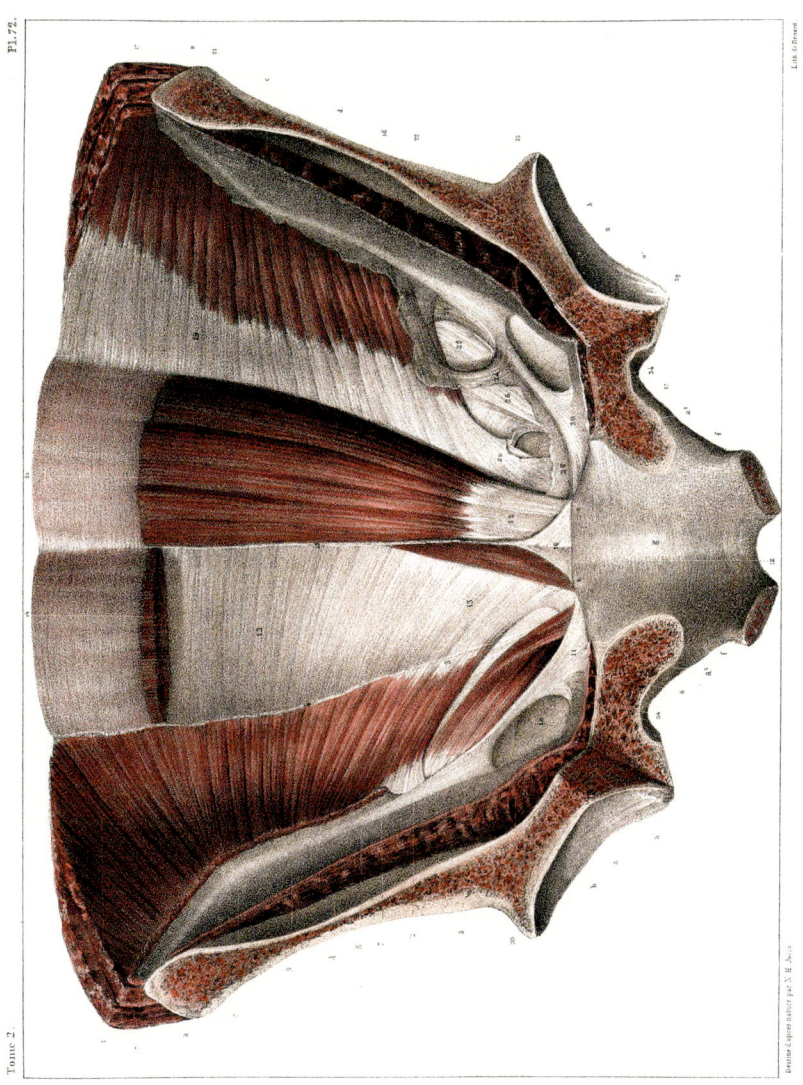

Abdominal muscles. Inguinal canal / Muscles abdominaux. Canal inguinal
Bauchmuskulatur. Leistenkanal

MUSCULI THORACIS ET ABDOMINIS

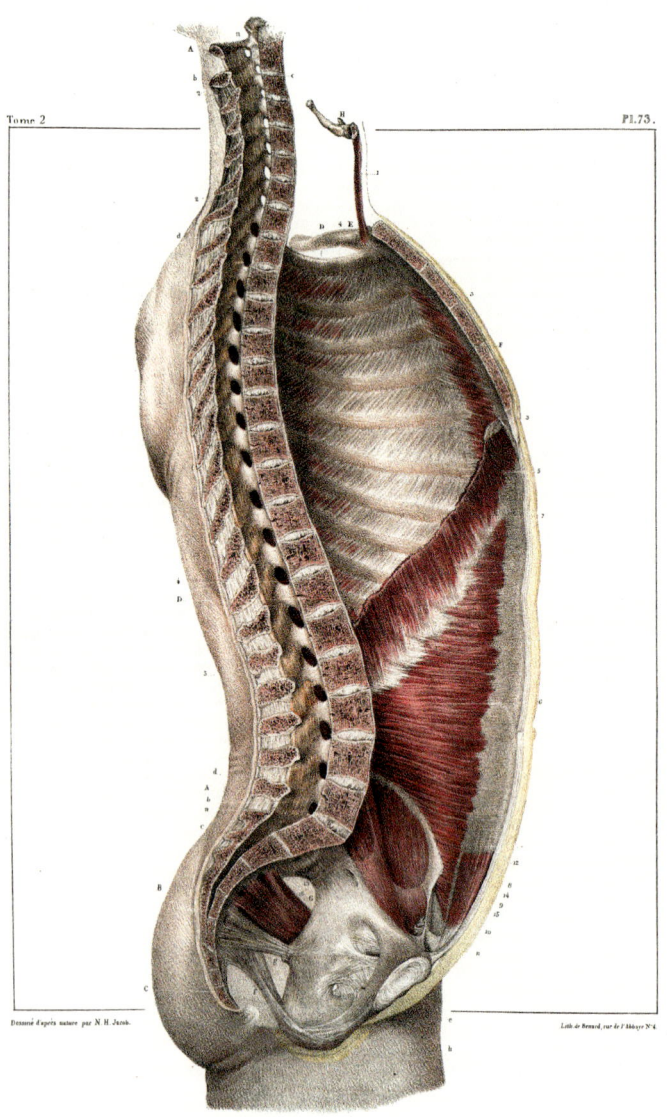

Thoracic and abdominal muscles / Muscles thoraciques et abdominaux
Thorax- und Bauchmuskulatur

MUSCULI THORACIS ET ABDOMINIS

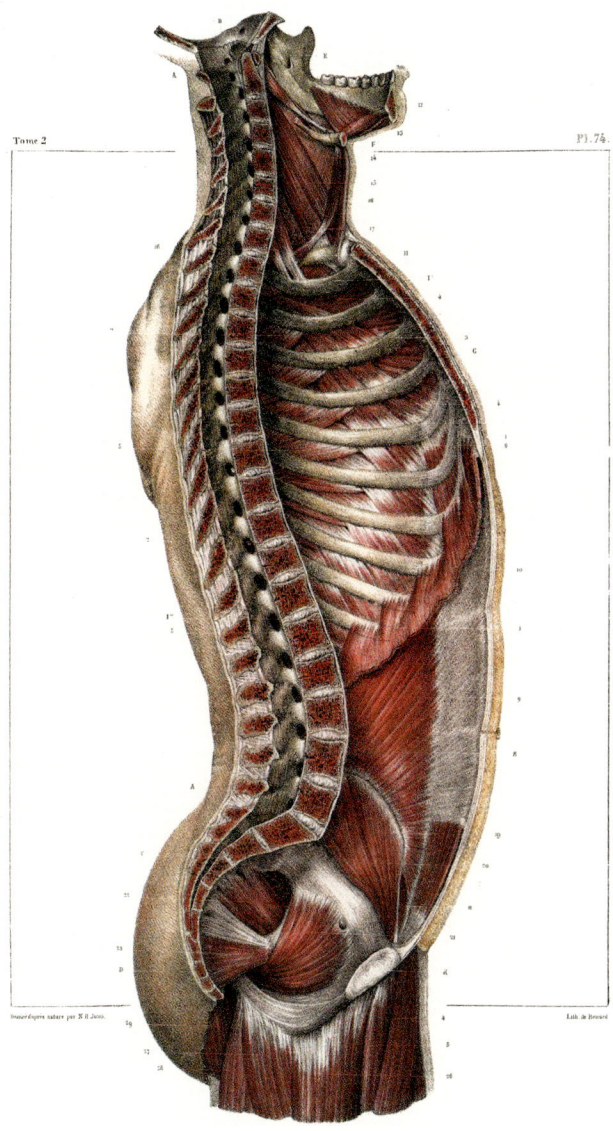

Thoracic and abdominal muscles / Muscles thoraciques et abdominaux
Thorax- und Bauchmuskulatur

MUSCULI THORACIS ET ABDOMINIS

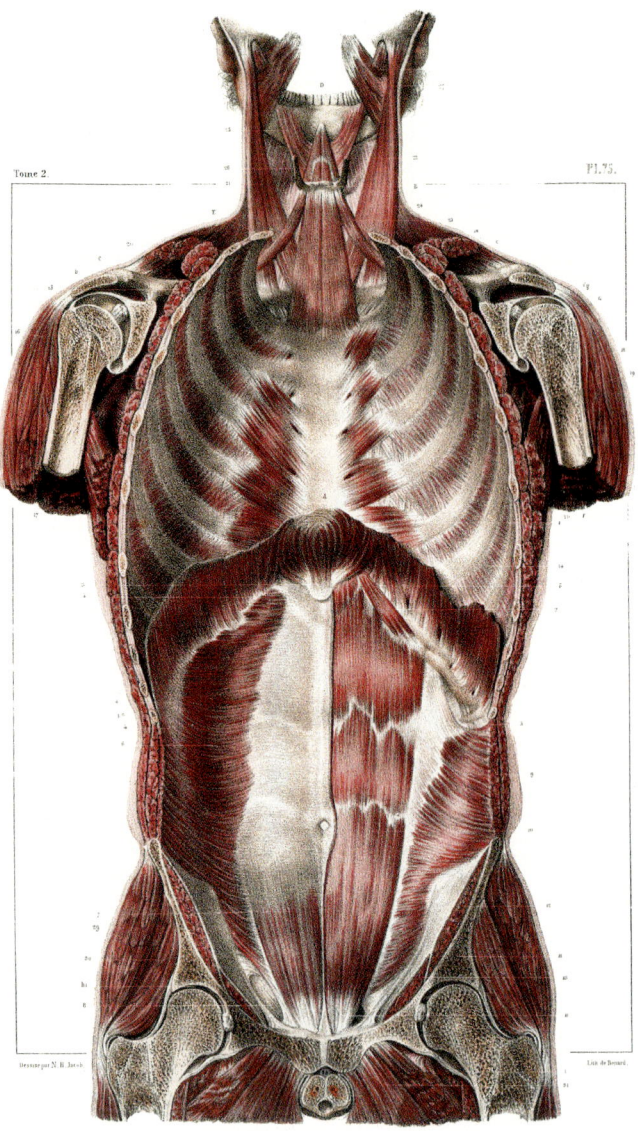

Thoracic and abdominal muscles / Muscles thoraciques et abdominaux
Thorax- und Bauchmuskulatur

MUSCULI THORACIS ET ABDOMINIS

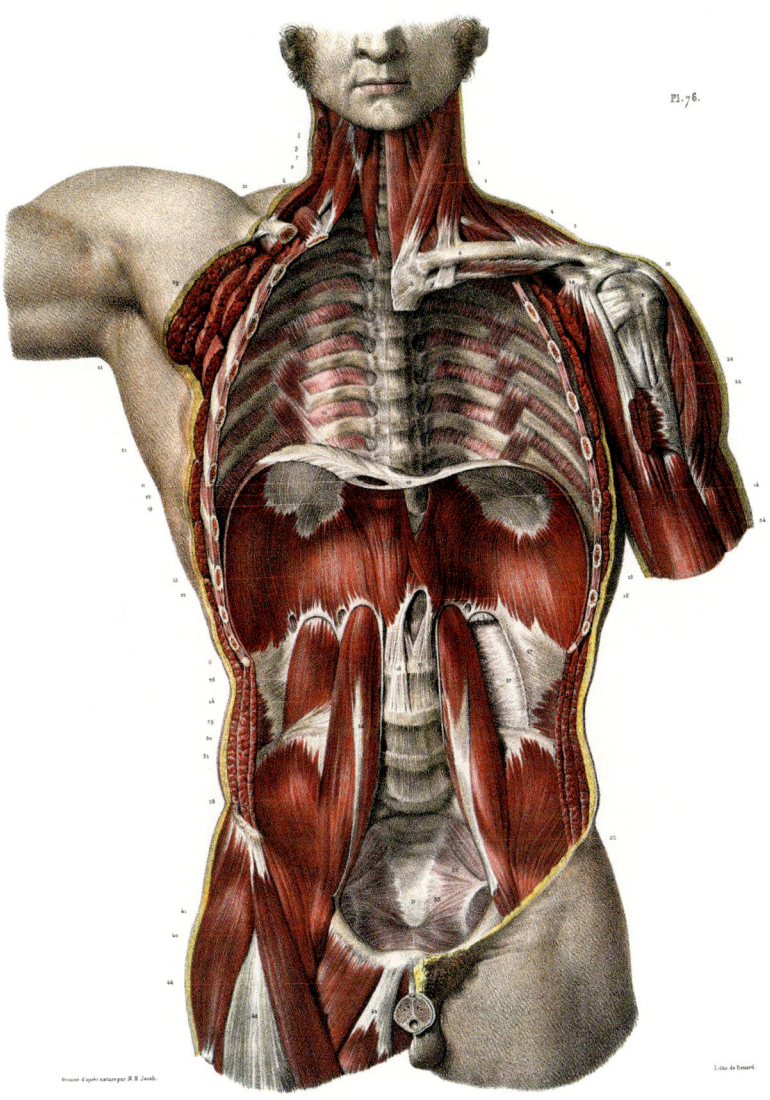

Thoracic and abdominal muscles / Muscles thoraciques et abdominaux
Thorax- und Bauchmuskulatur

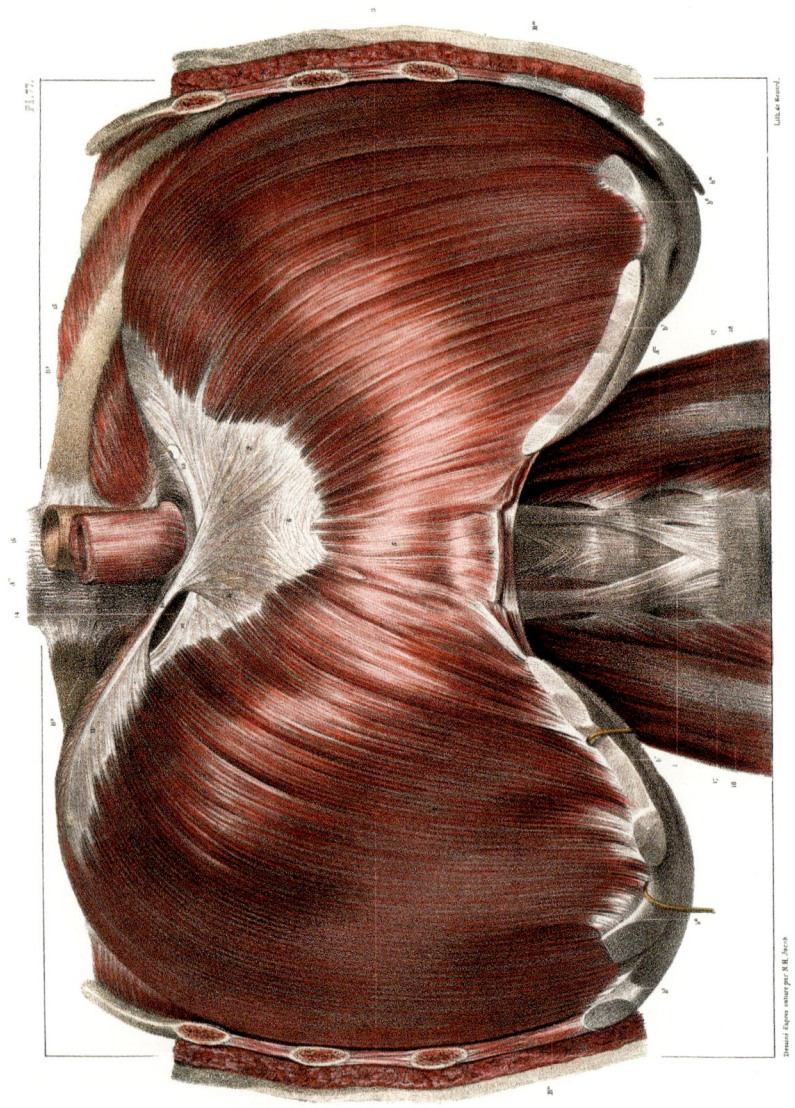

Diaphragm / Diaphragme / Zwerchfell

DIAPHRAGMA

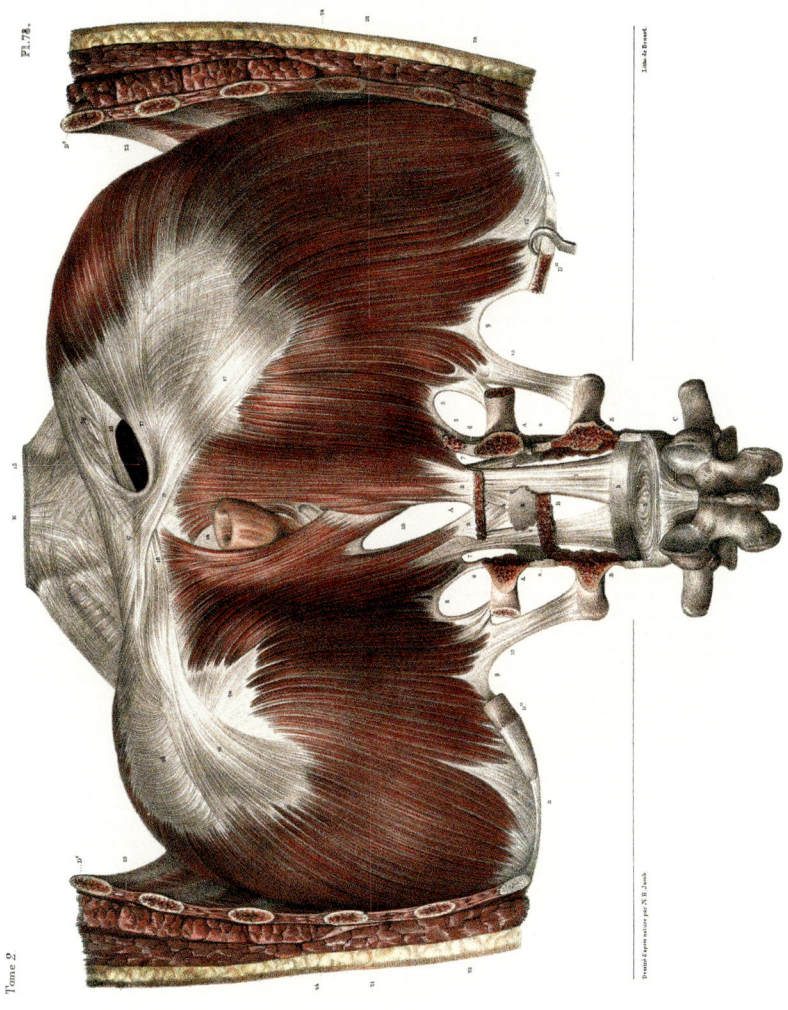

Diaphragm / Diaphragme / Zwerchfell

DIAPHRAGMA

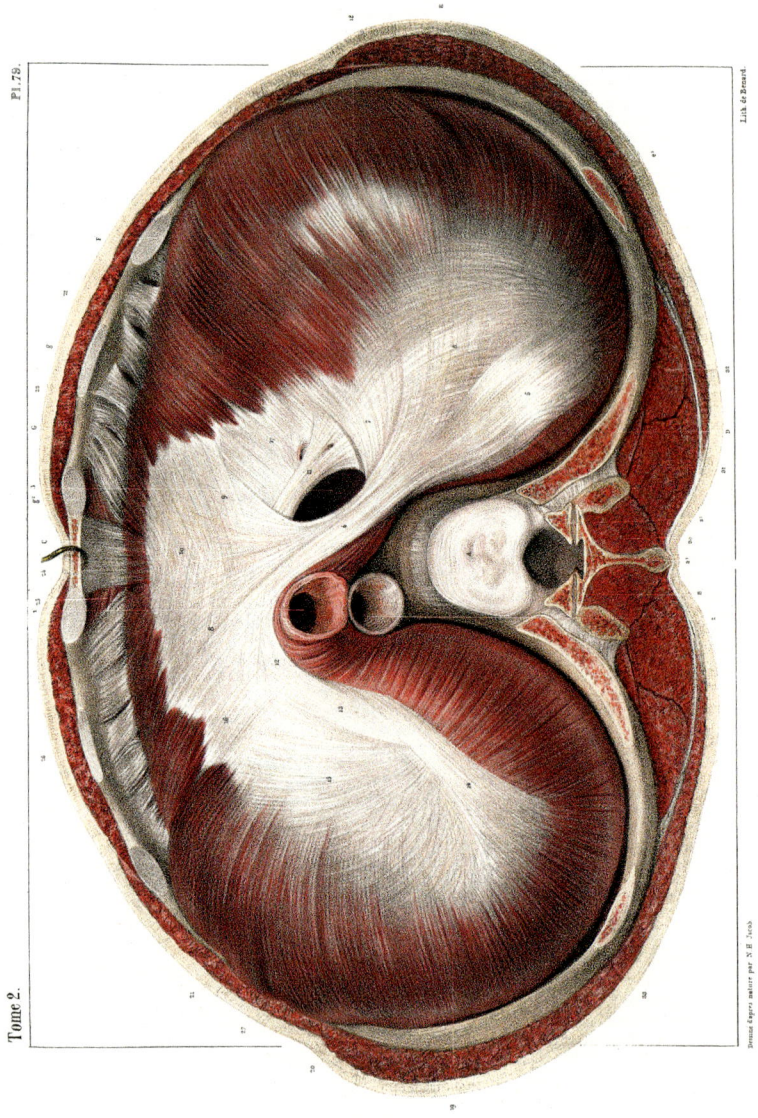

Diaphragm / Diaphragme / Zwerchfell

DIAPHRAGMA

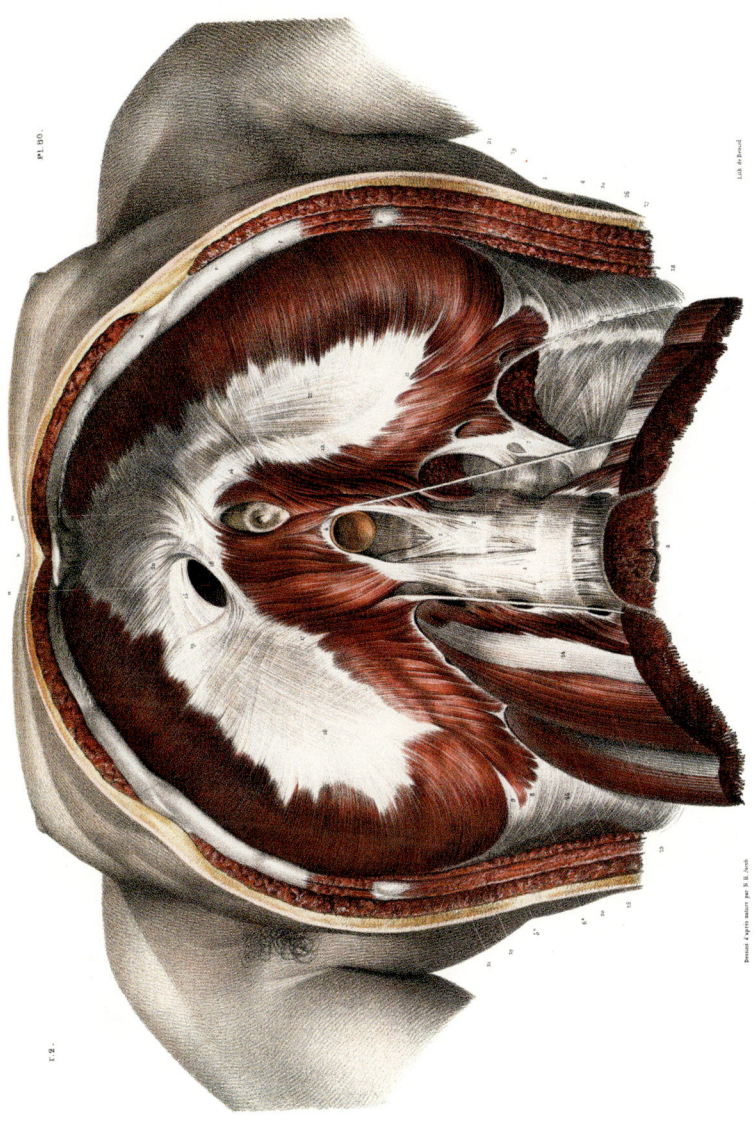

Diaphragm / Diaphragme / Zwerchfell

DIAPHRAGMA

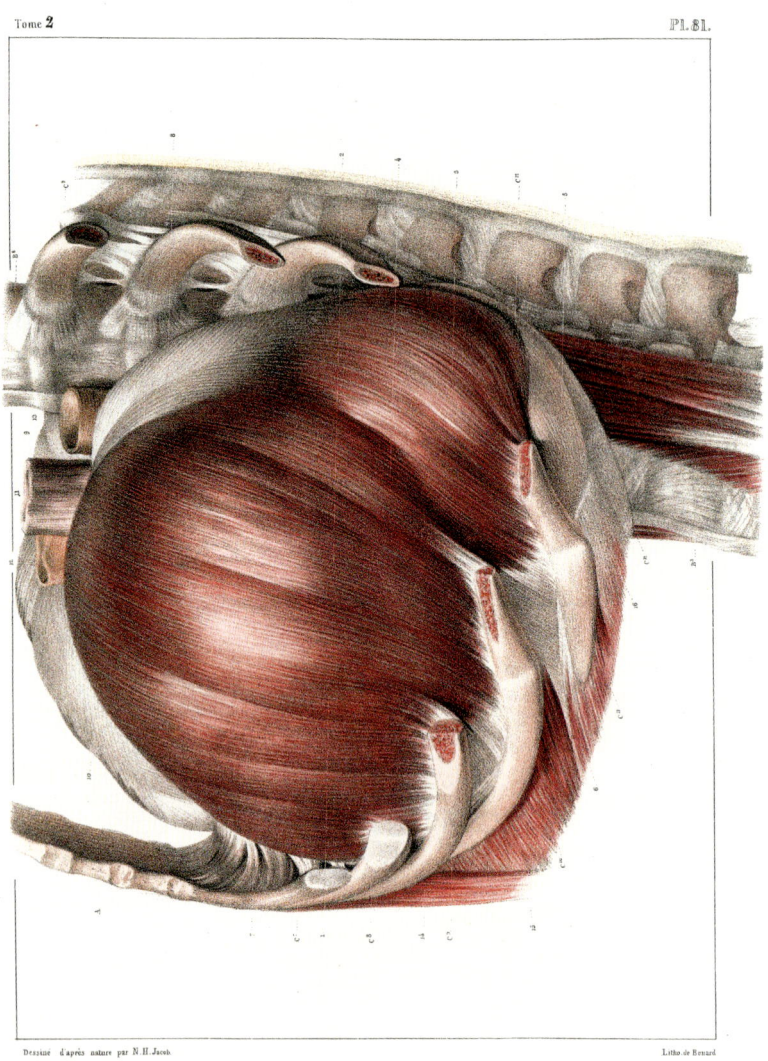

Diaphragm / Diaphragme / Zwerchfell

CANALIS INGUINALIS. ANNULUS UMBILICALIS

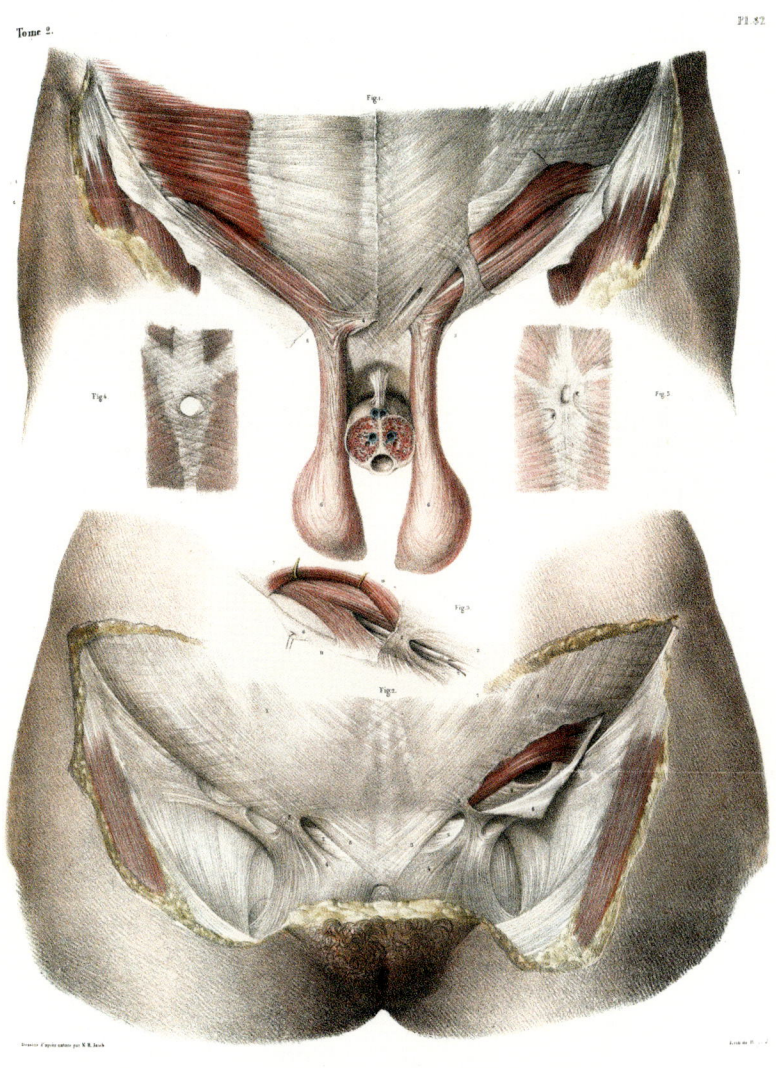

Inguinal canal. Umbilical ring / Canal inguinal. Anneau ombilical
Leistenkanal. Nabelring

MUSCULI DORSI

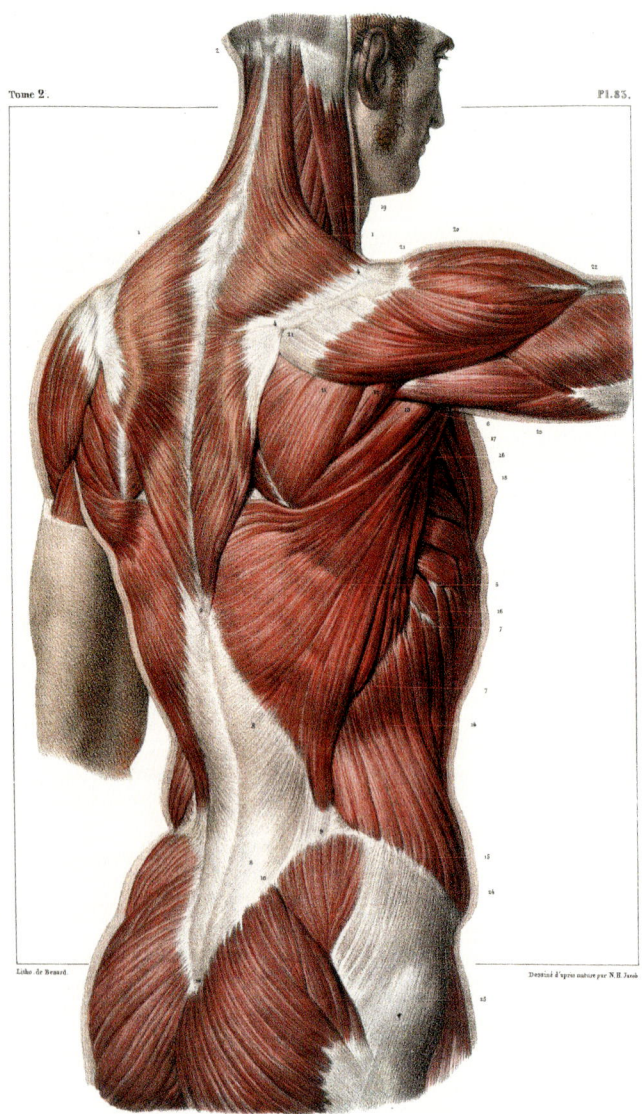

Muscles of the back / Muscles du dos / Rückenmuskulatur

MUSCULI DORSI

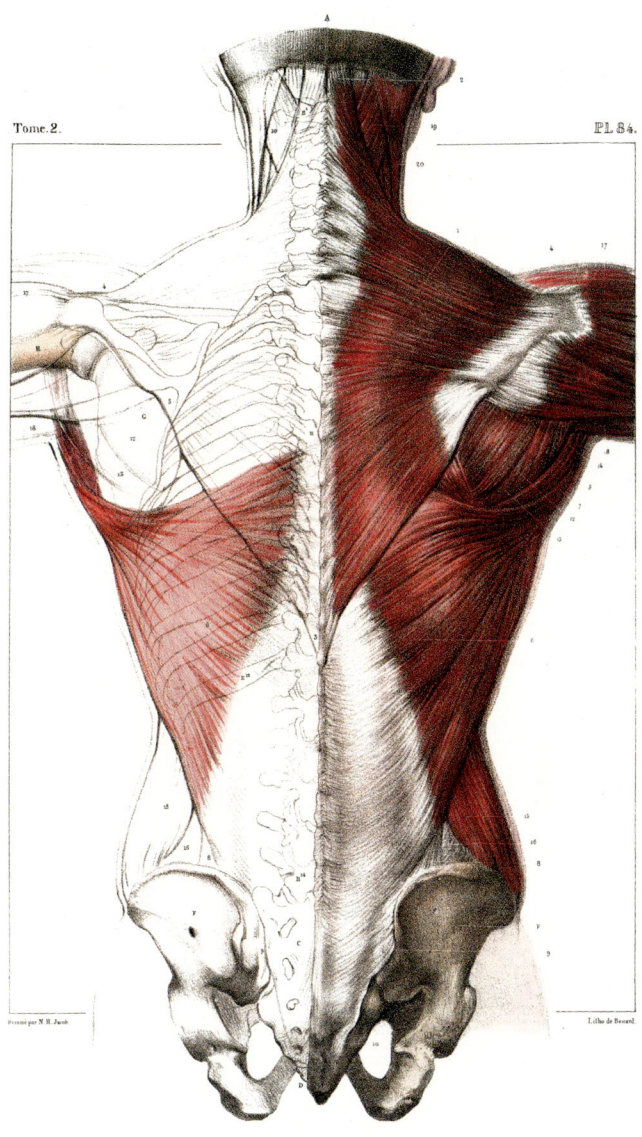

Muscles of the back / Muscles du dos / Rückenmuskulatur

MUSCULI DORSI

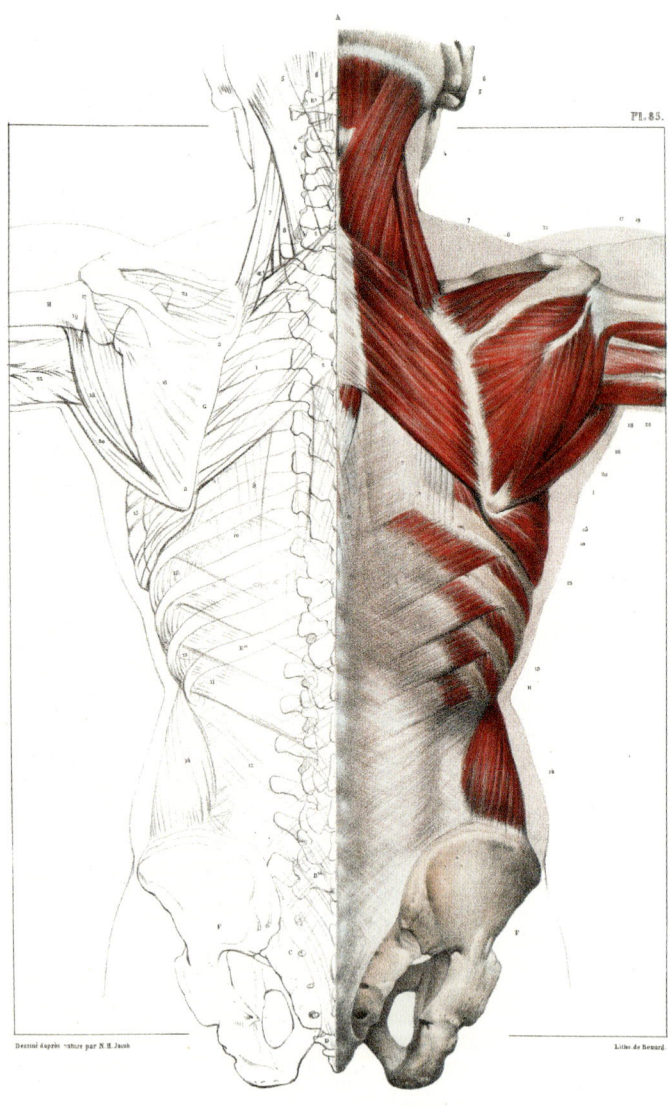

Muscles of the back / Muscles du dos / Rückenmuskulatur

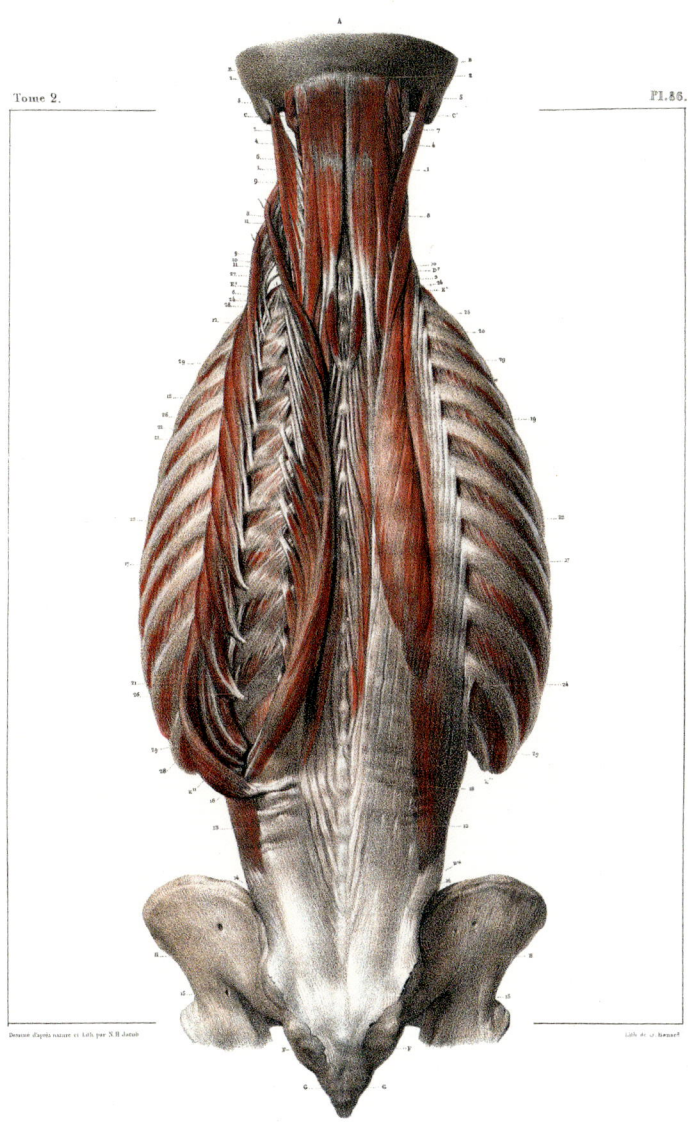

Muscles of the erector spinae / Muscles érecteurs spinaux
Autochthone Rückenmuskulatur

MUSCULI ERECTORES SPINAE. MUSCULI NUCHAE

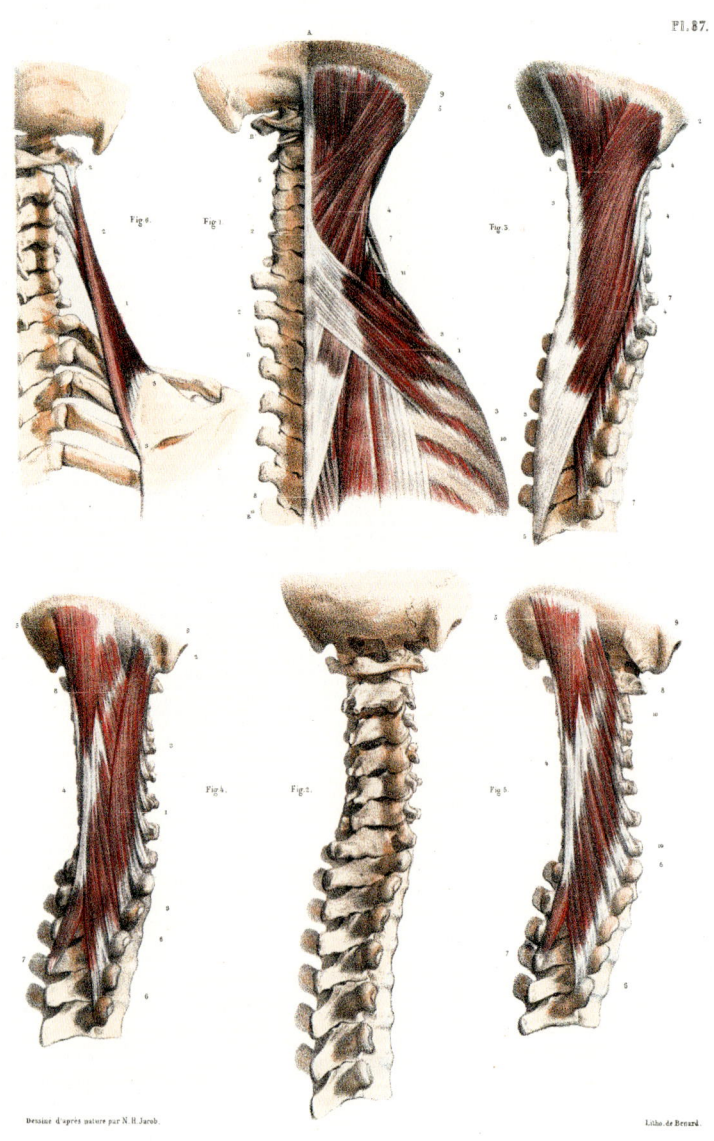

Muscles of the erector spinae: Muscles of the nape of the neck
Muscles érecteurs spinaux : Muscles de la nuque
Autochthone Rückenmuskulatur: Nackenmuskulatur

MUSCULI ERECTORES SPINAE. MUSCULI NUCHAE

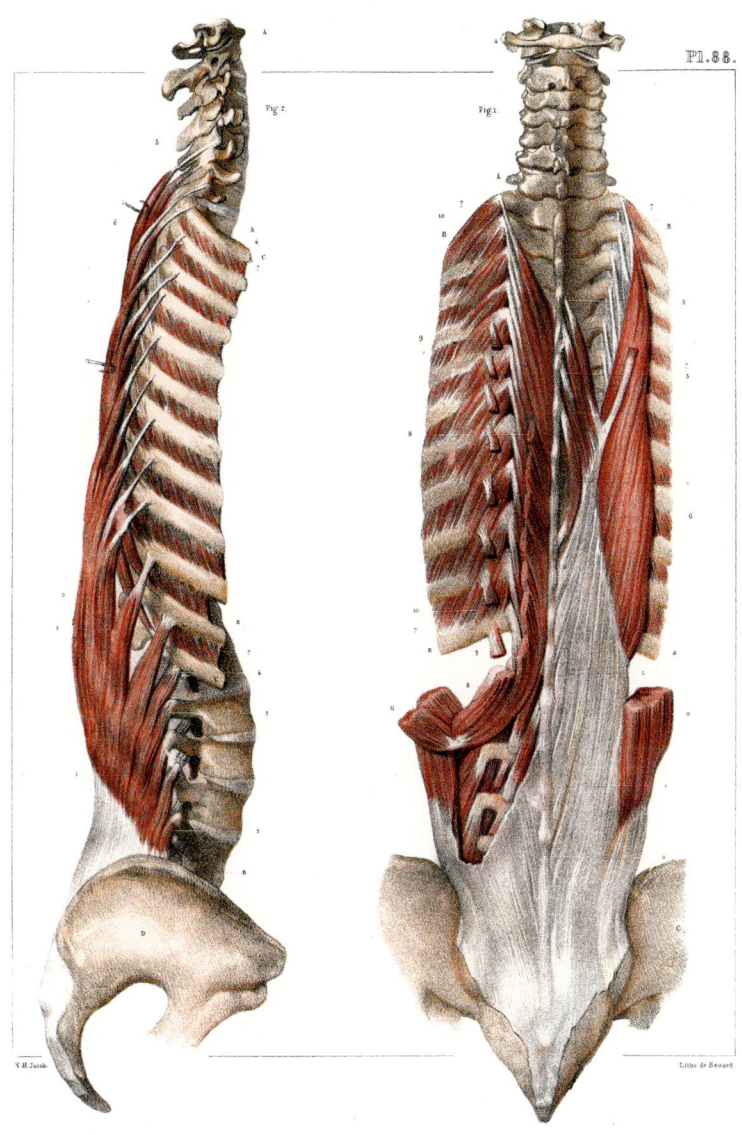

Muscles of the erector spinae
Muscles érecteurs spinaux
Autochthone Rückenmuskulatur

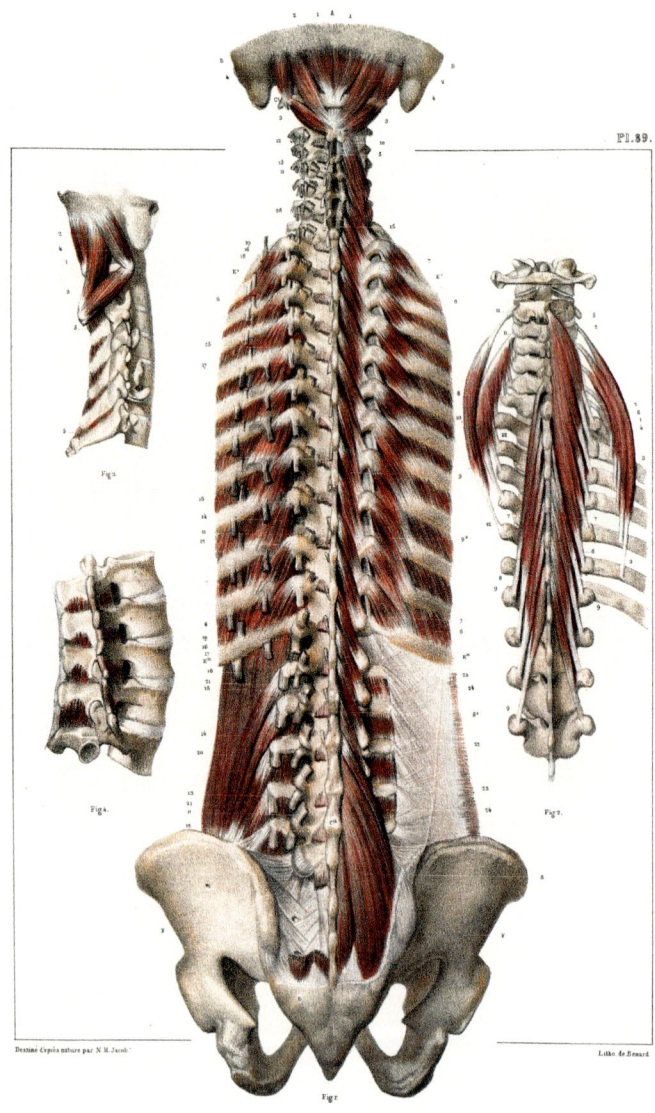

Muscles of the erector spinae / Muscles érecteurs spinaux
Autochthone Rückenmuskulatur

MUSCULI COLLI

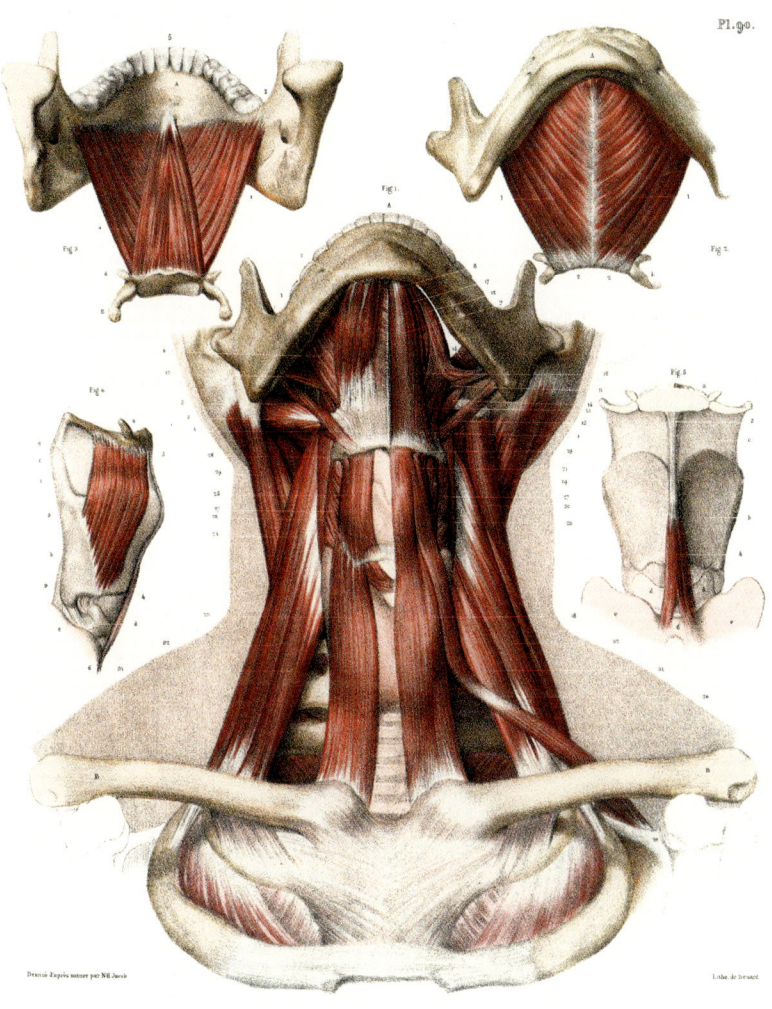

Muscles of the neck / Muscles du cou / Halsmuskulatur

MUSCULI COLLI

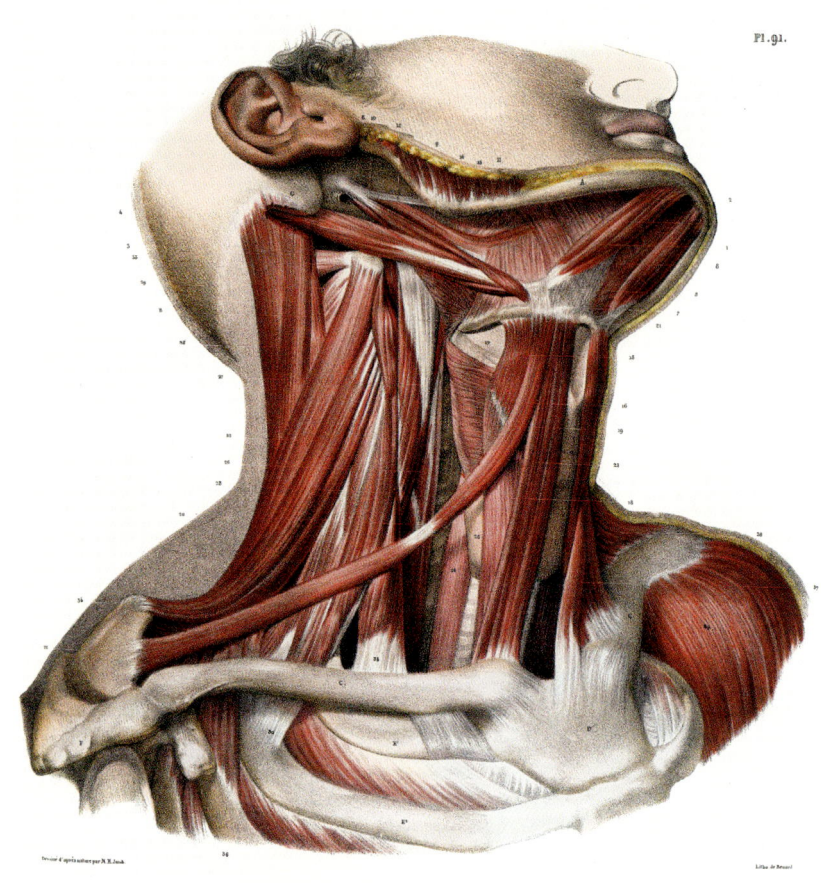

Muscles of the neck / Muscles du cou / Halsmuskulatur

MUSCULI COLLI

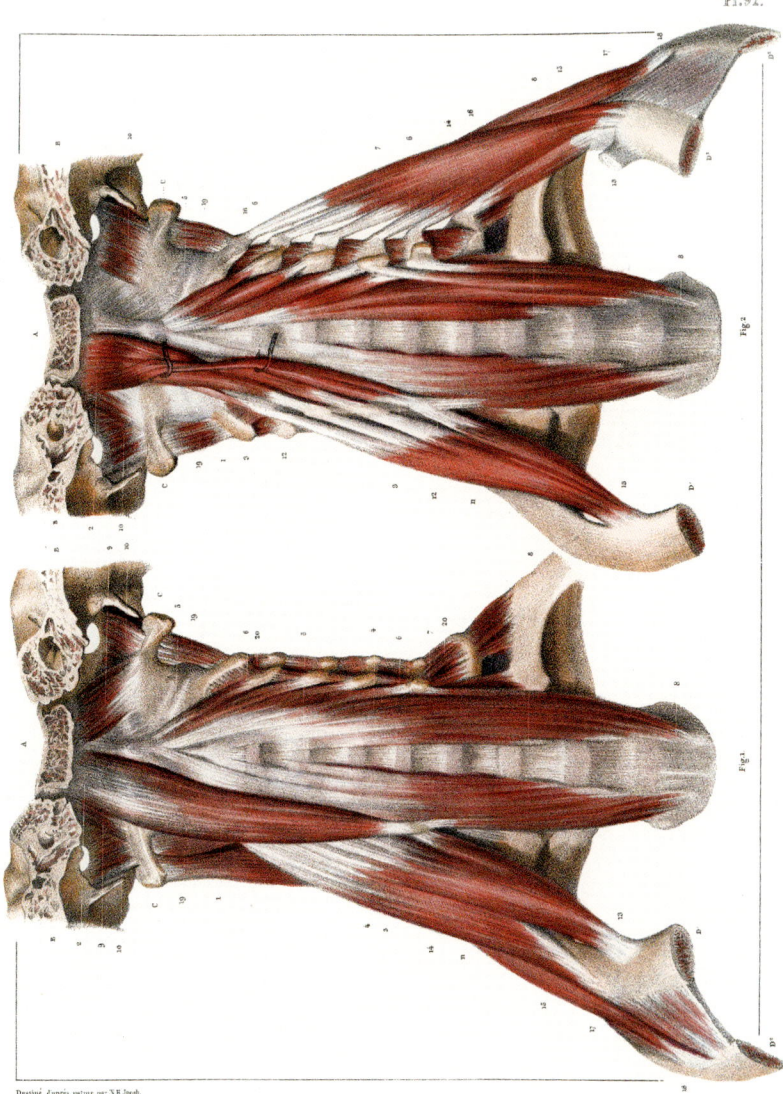

Muscles of the neck / Muscles du cou / Halsmuskulatur

MUSCULI CAPITIS ET COLLI

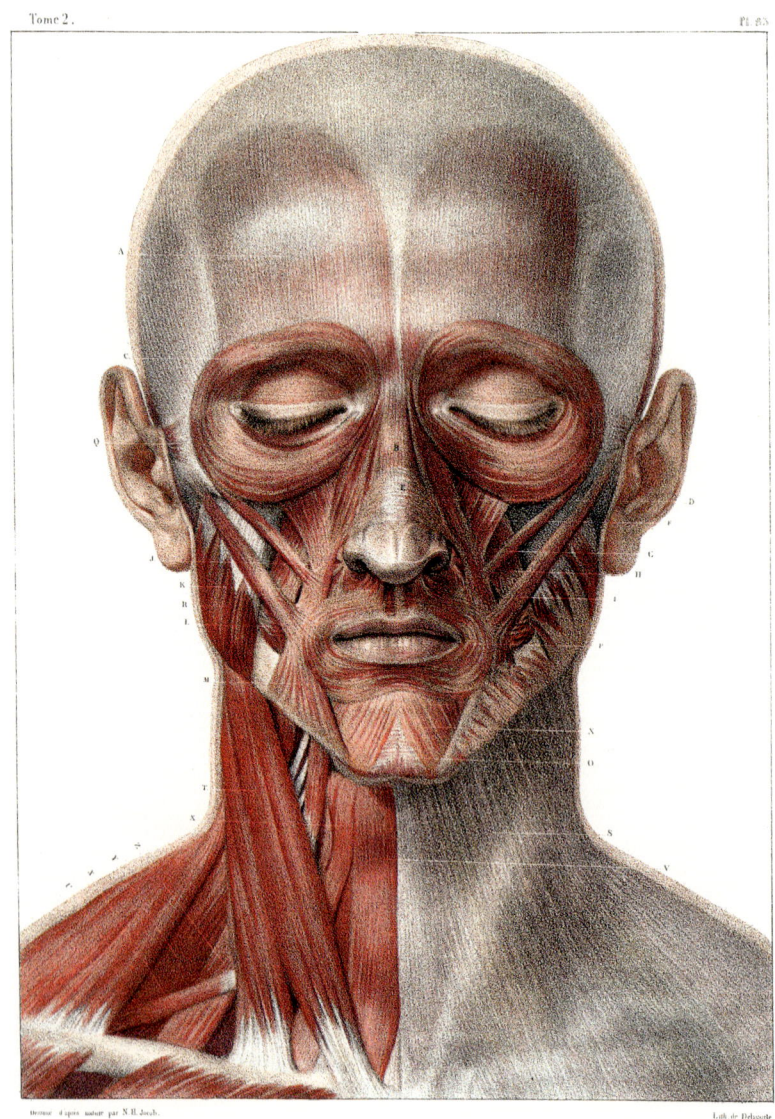

Muscles of the head and neck / Muscles de la tête et du cou
Kopf- und Halsmuskulatur

MUSCULI CAPITIS ET COLLI

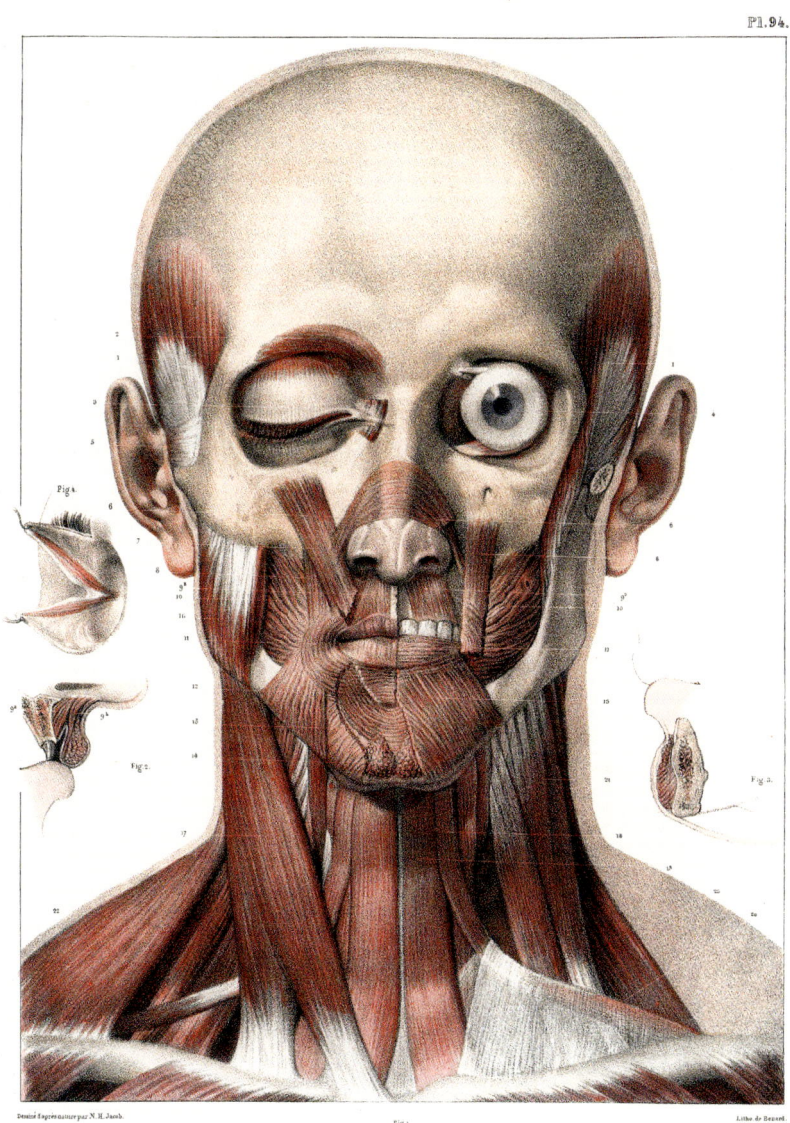

Muscles of the head and neck / Muscles de la tête et du cou
Kopf- und Halsmuskulatur

MUSCULI CAPITIS ET COLLI

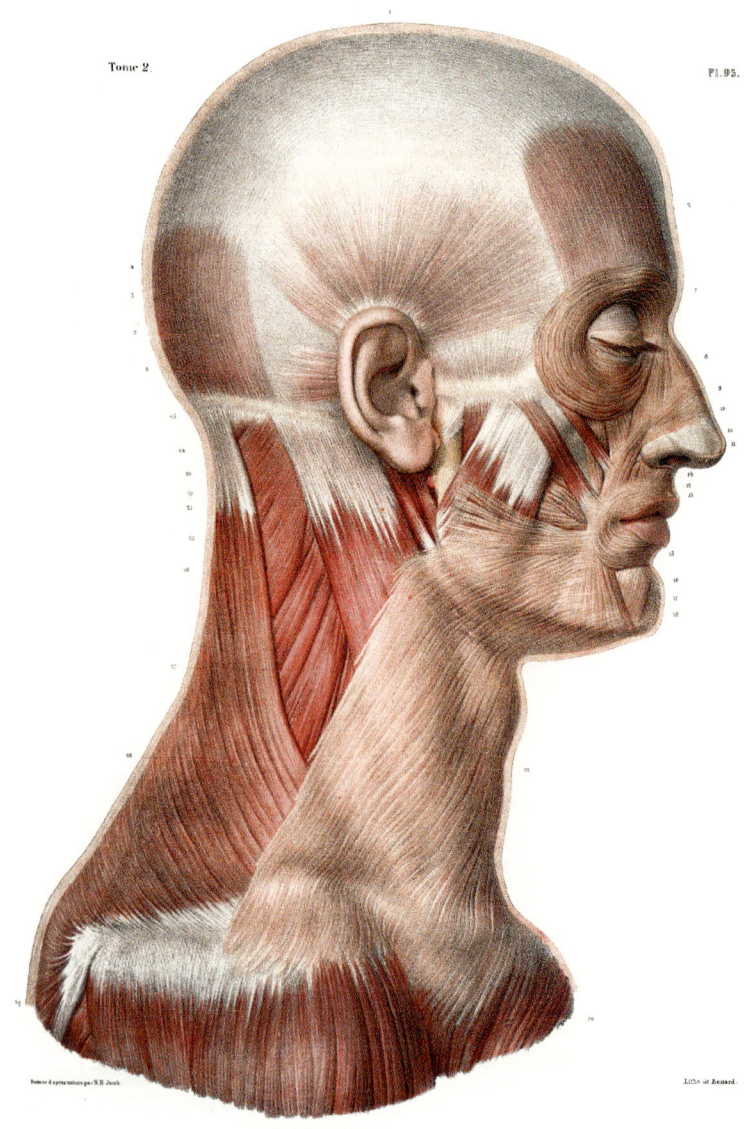

Muscles of the head and neck / Muscles de la tête et du cou
Kopf- und Halsmuskulatur

MUSCULI CAPITIS ET COLLI

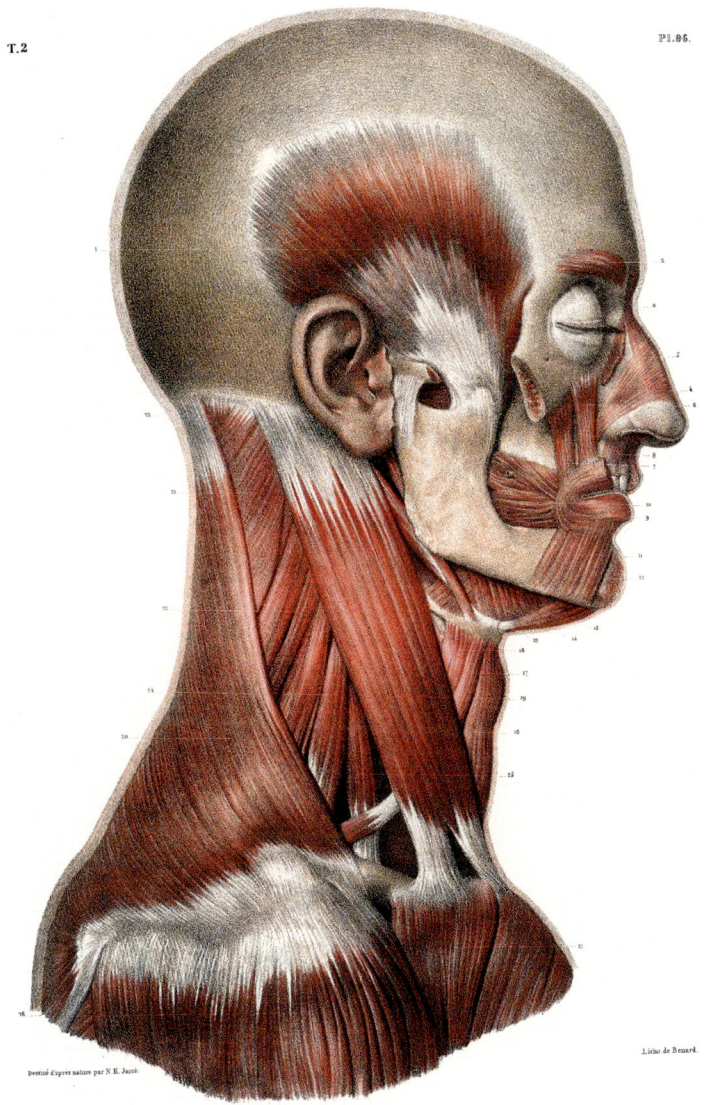

Muscles of the head and neck / Muscles de la tête et du cou
Kopf- und Halsmuskulatur

MUSCULI CAPITIS

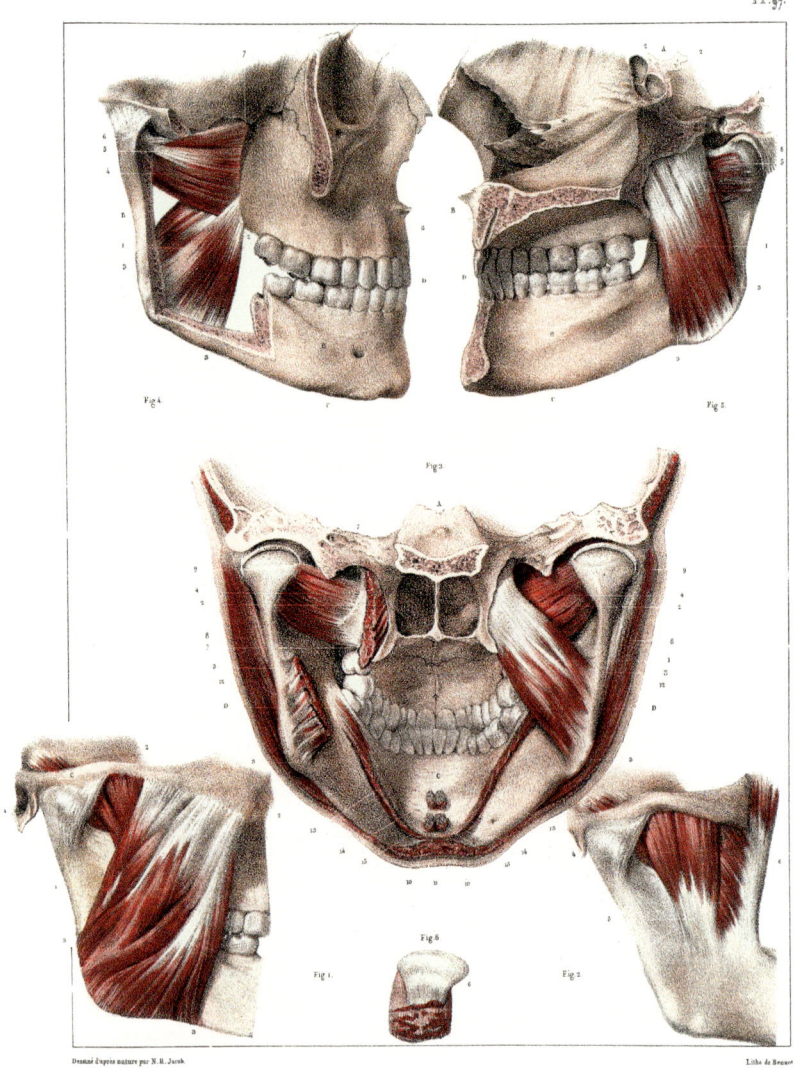

Muscles of the head / Muscles de la tête / Kopfmuskulatur

MUSCULI LINGUAE, PALATI, ET PHARYNGIS

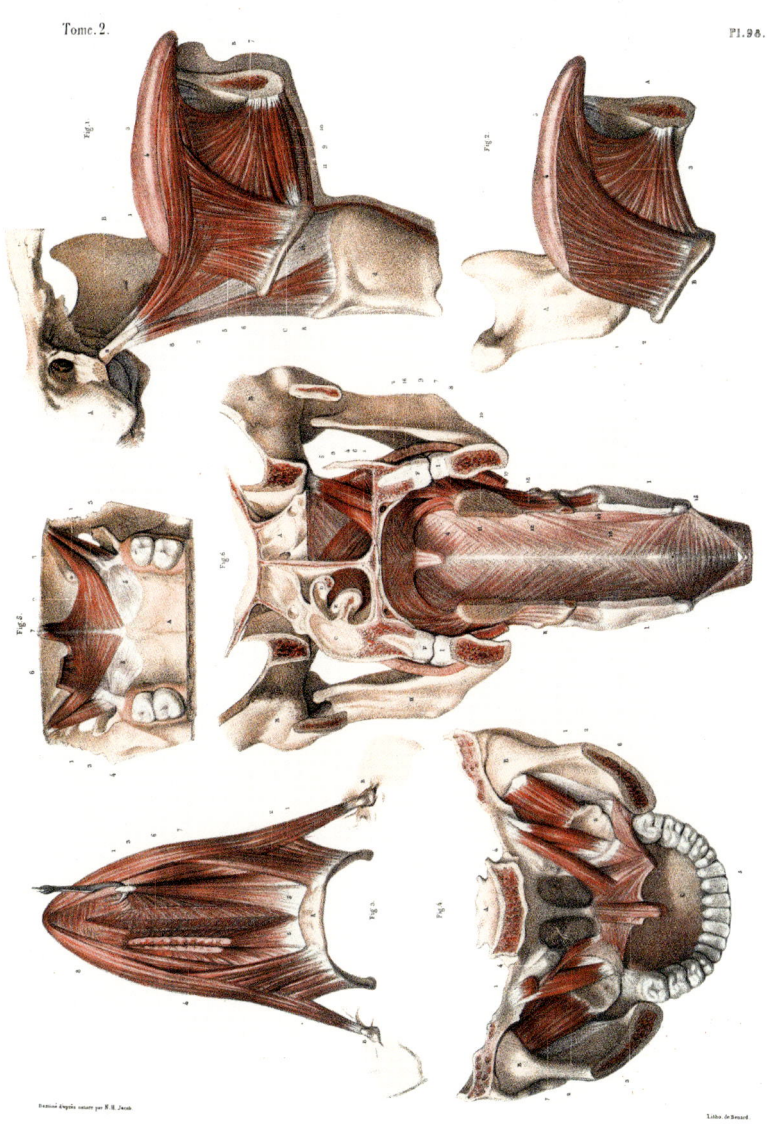

Muscles of the tongue, the palate, and the pharynx
Muscles de la langue, du palais et du pharynx
Zungen-, Gaumen- und Rachenmuskulatur

MUSCULI LINGUAE, PALATI, ET PHARYNGIS

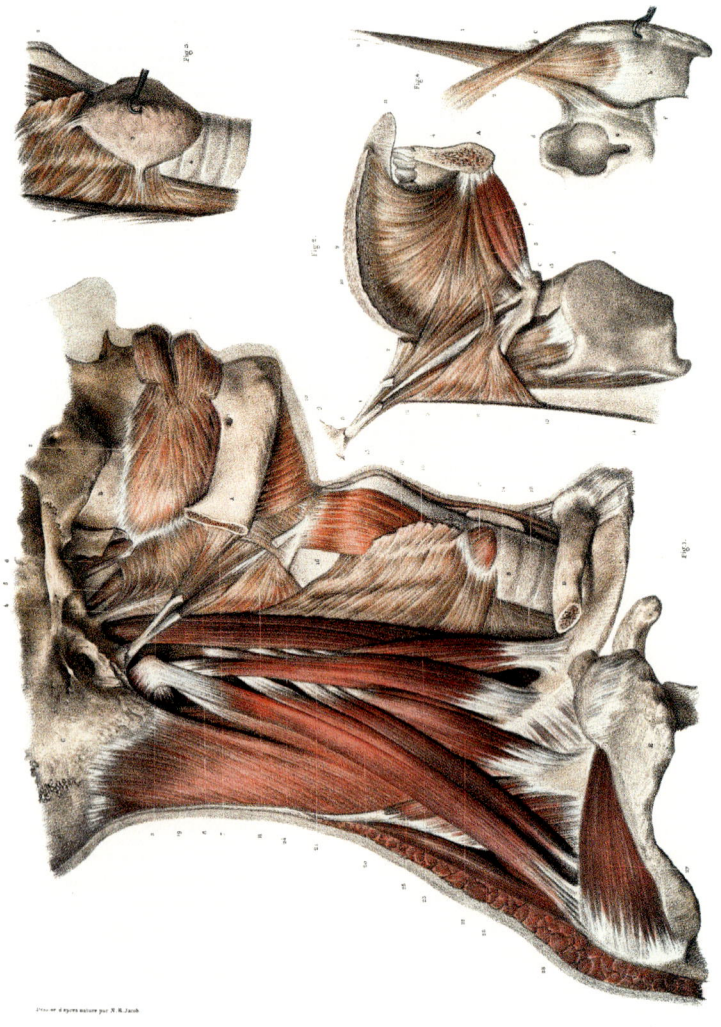

Muscles of the tongue and pharynx / Muscles de la langue et du pharynx
Zungen- und Rachenmuskulatur

MUSCULI LINGUAE, PALATI, ET PHARYNGIS

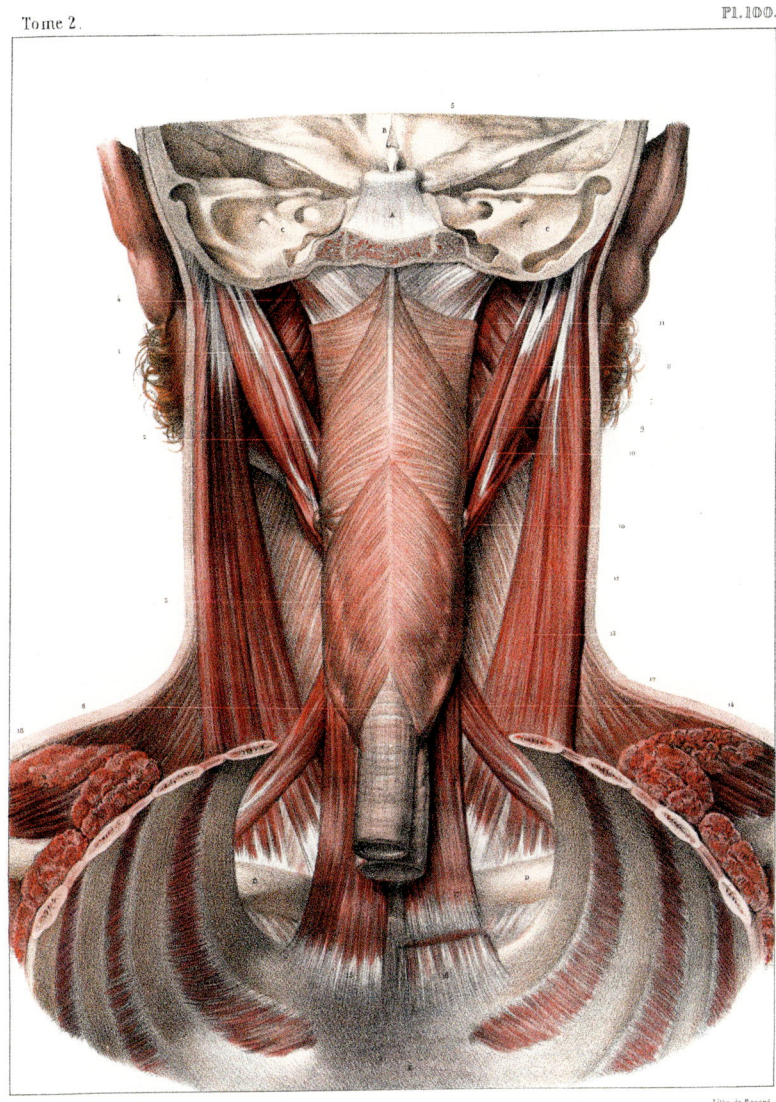

Muscles of the pharynx / Muscles du pharynx
Rachenmuskulatur

MUSCULI LINGUAE, PALATI, ET PHARYNGIS

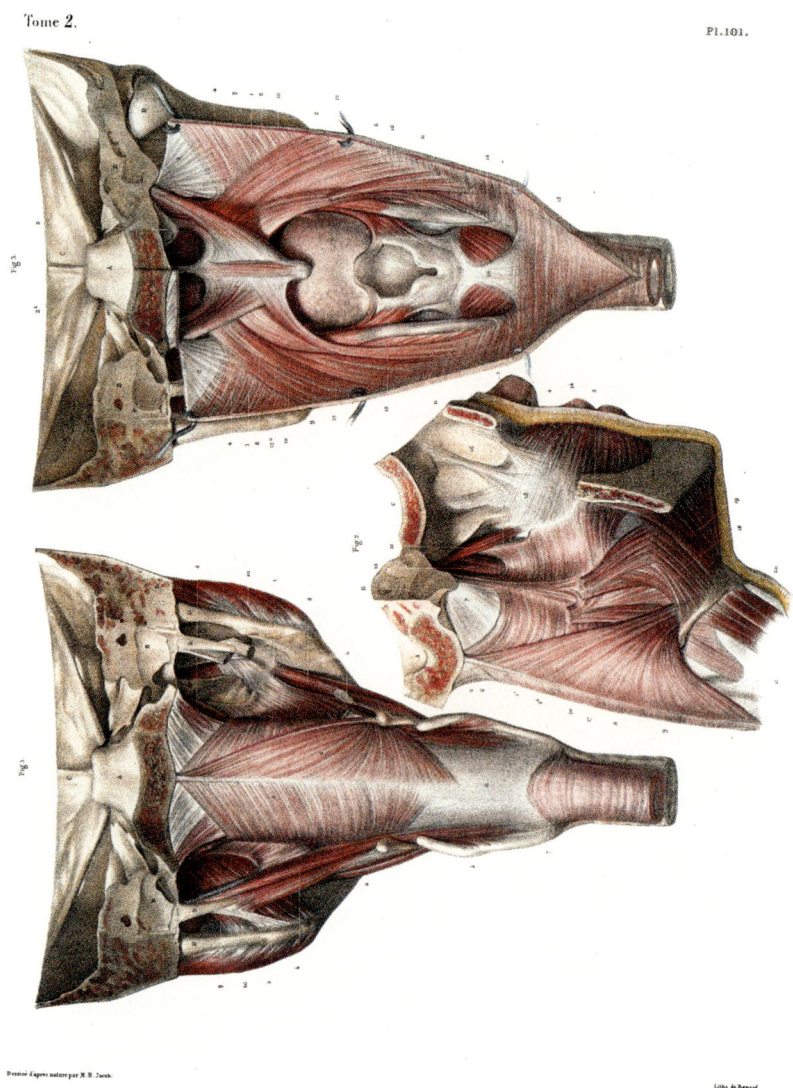

Muscles of the pharynx / Muscles du pharynx / Rachenmuskulatur

MUSCULI LINGUAE, PALATI, LARYNGIS, ET PHARYNGIS

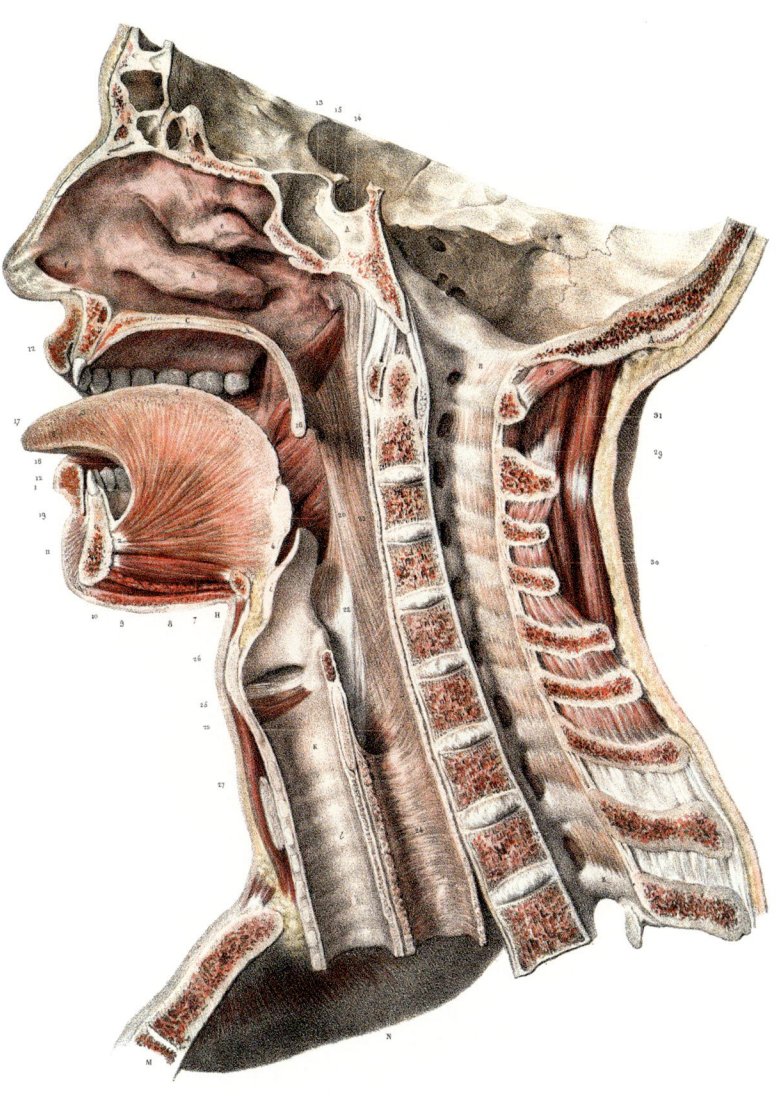

Muscles of the tongue, the palate, the larynx, and the pharynx
Muscles de la langue, du palais, du larynx et du pharynx
Zungen-, Gaumen-, Kehlkopf- und Rachenmuskulatur

MUSCULI LUMBORUM ET PELVIS. DIAPHRAGMA PELVIS

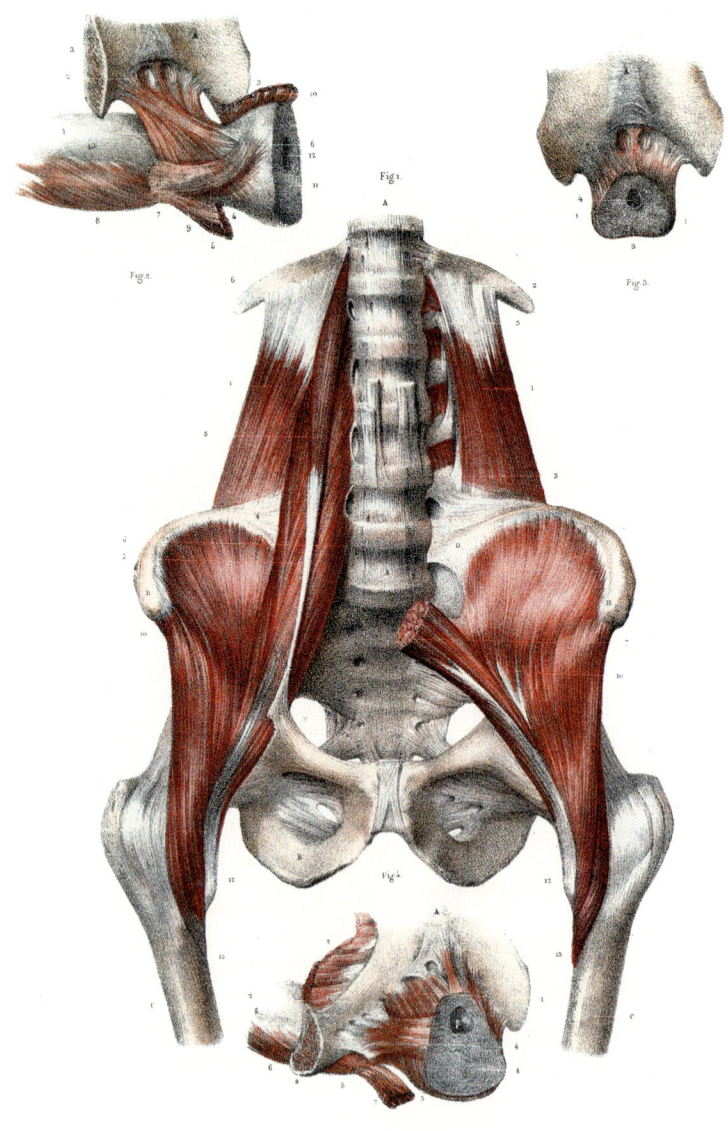

Muscles of the lumbar region and the pelvis
Muscles des lombes et du bassin
Lenden- und Beckenmuskulatur

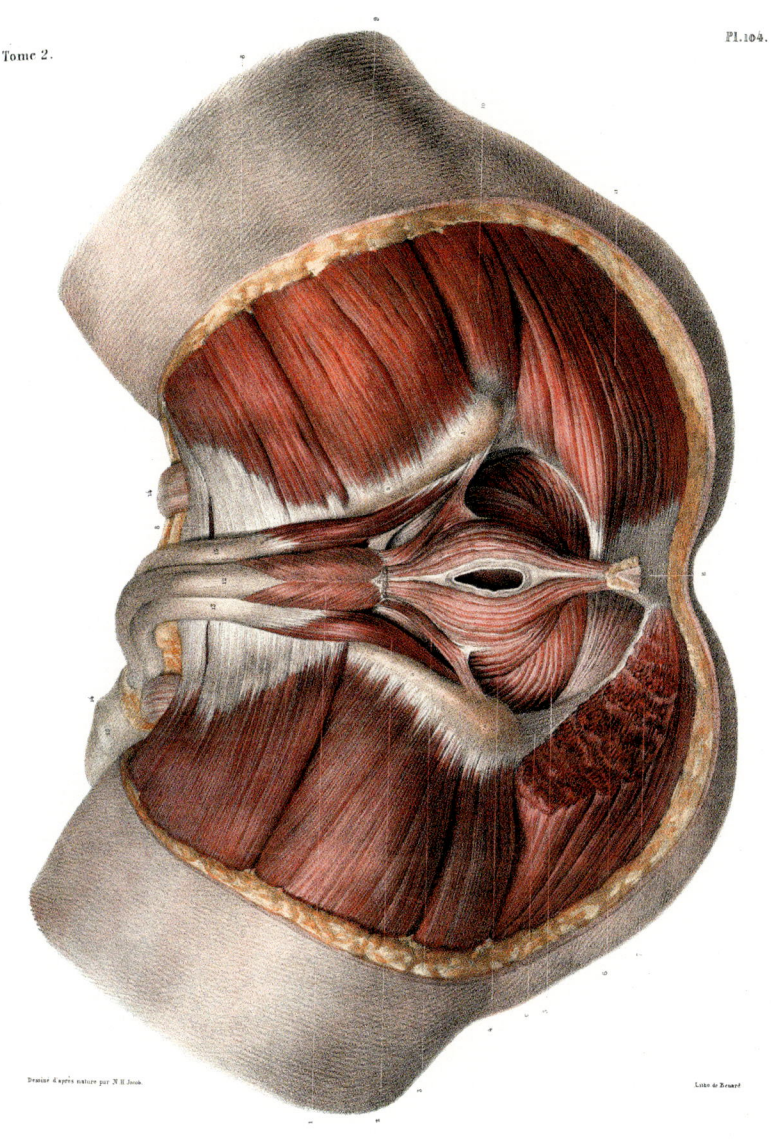

Muscles of the perineum – pelvic diaphragm
Muscles du périnée – Diaphragme pelvien
Dammmuskulatur – Beckenboden

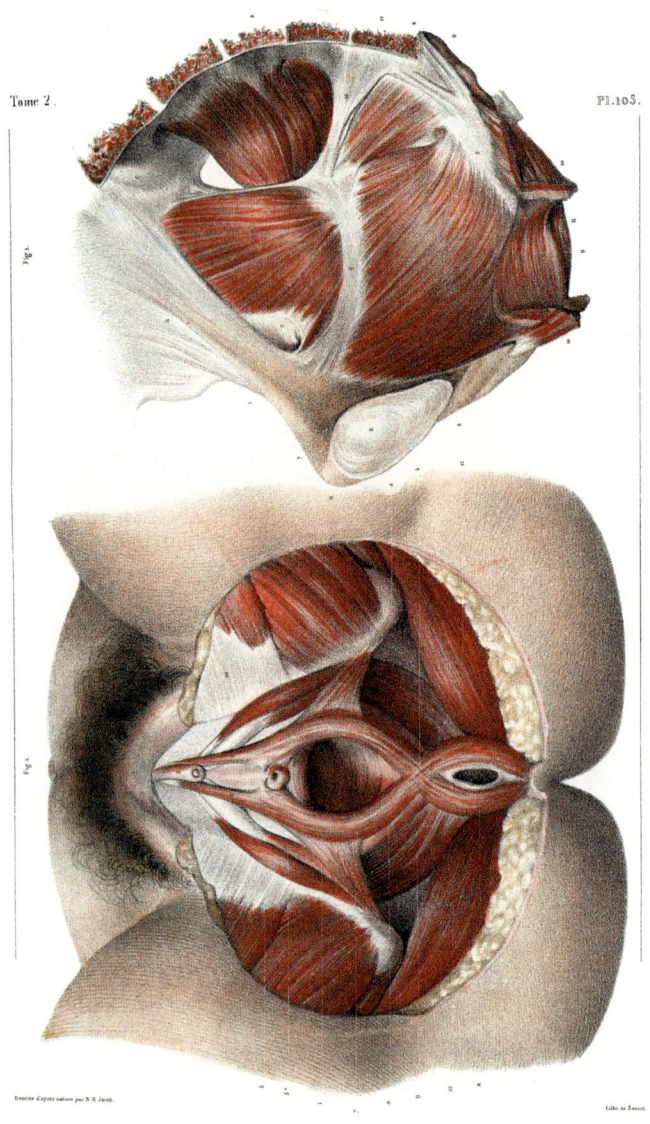

Muscles of the perineum and the pelvis – pelvic diaphragm
Muscles du périnée et du bassin – Diaphragme pelvien
Damm- und Beckenmuskulatur – Beckenboden

MUSCULI LUMBORUM ET PELVIS. DIAPHRAGMA PELVIS

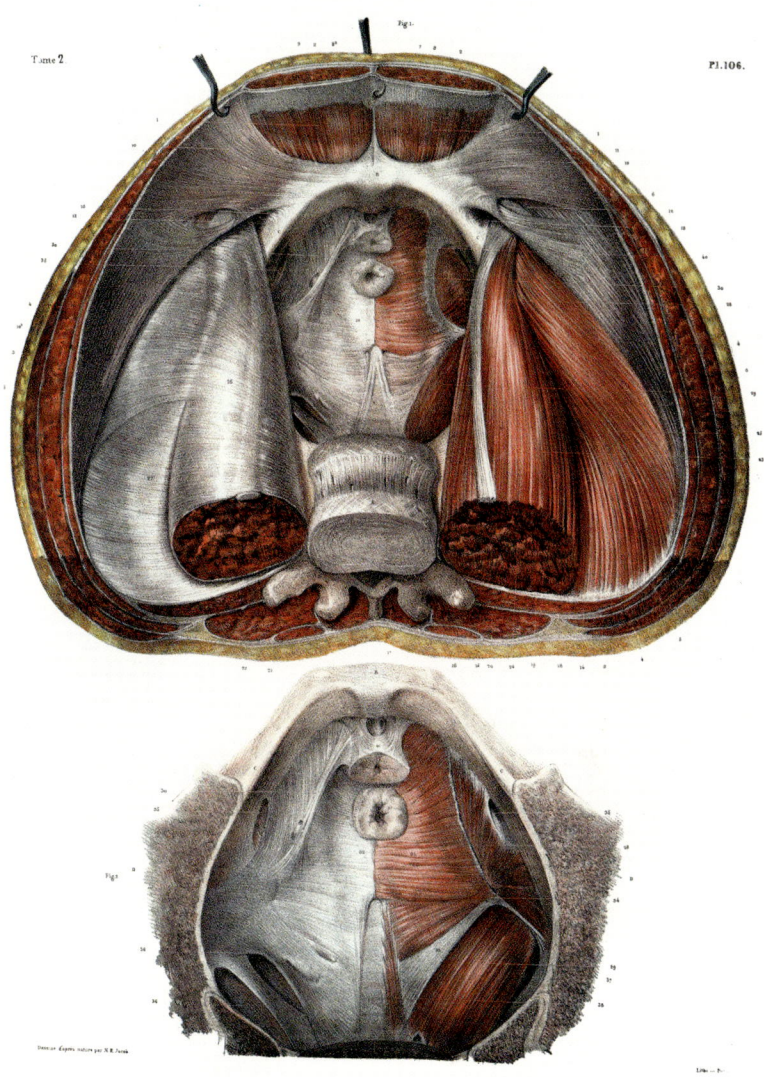

Muscles of the perineum and the pelvis – pelvic diaphragm
Muscles du périnée et du bassin – Diaphragme pelvien
Damm- und Beckenmuskulatur – Beckenboden

MUSCULI HUMERI. MUSCULI REGIONIS AXILLARIS

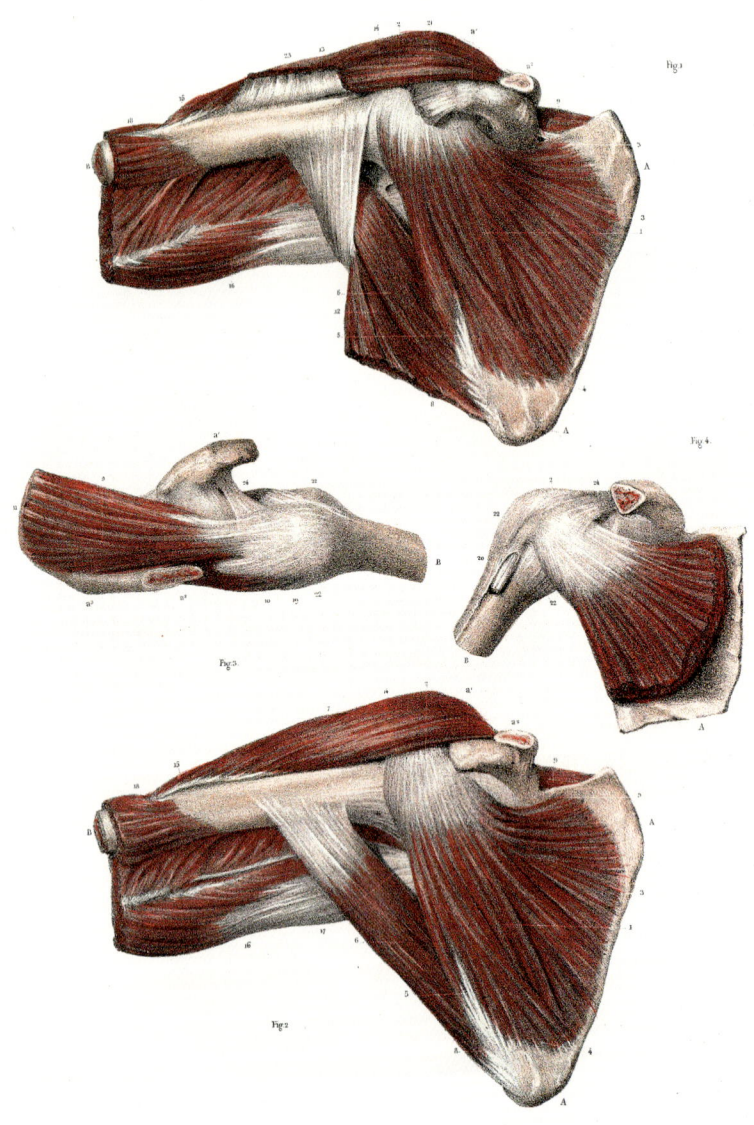

Shoulder muscles / Muscles de l'épaule / Schultermuskulatur

MUSCULI HUMERI. MUSCULI REGIONIS AXILLARIS

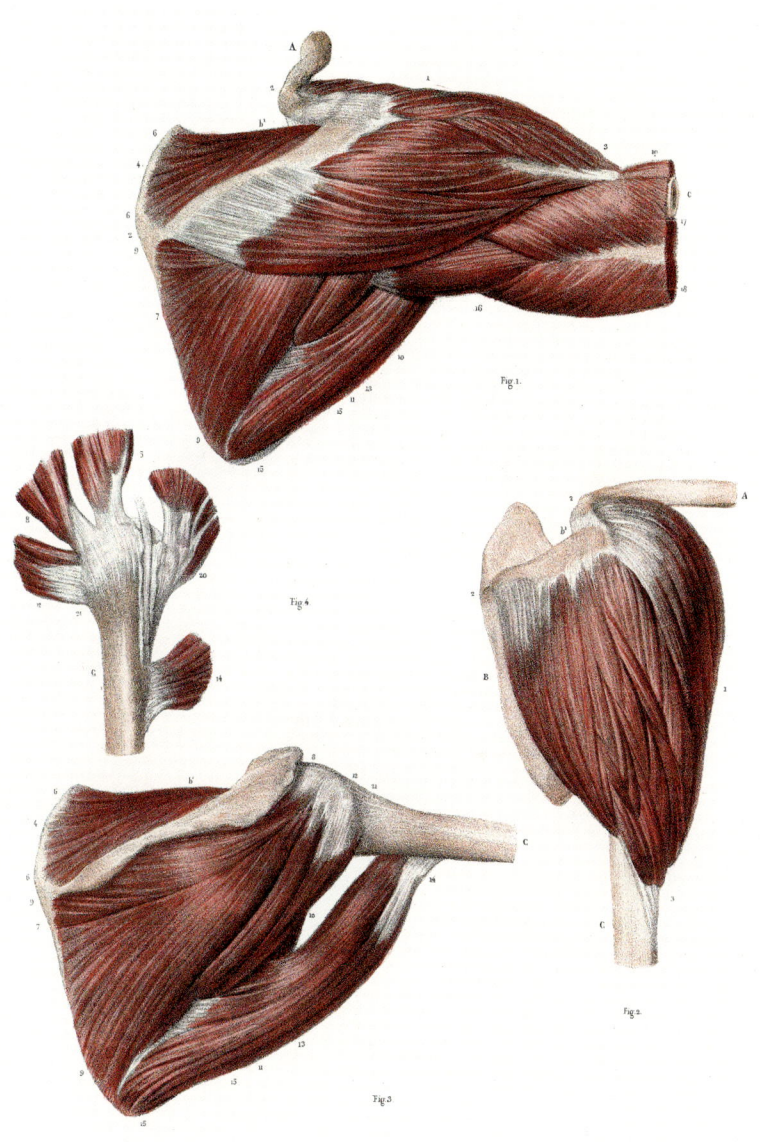

Shoulder muscles / Muscles de l'épaule / Schultermuskulatur

MUSCULI HUMERI. MUSCULI REGIONIS AXILLARIS

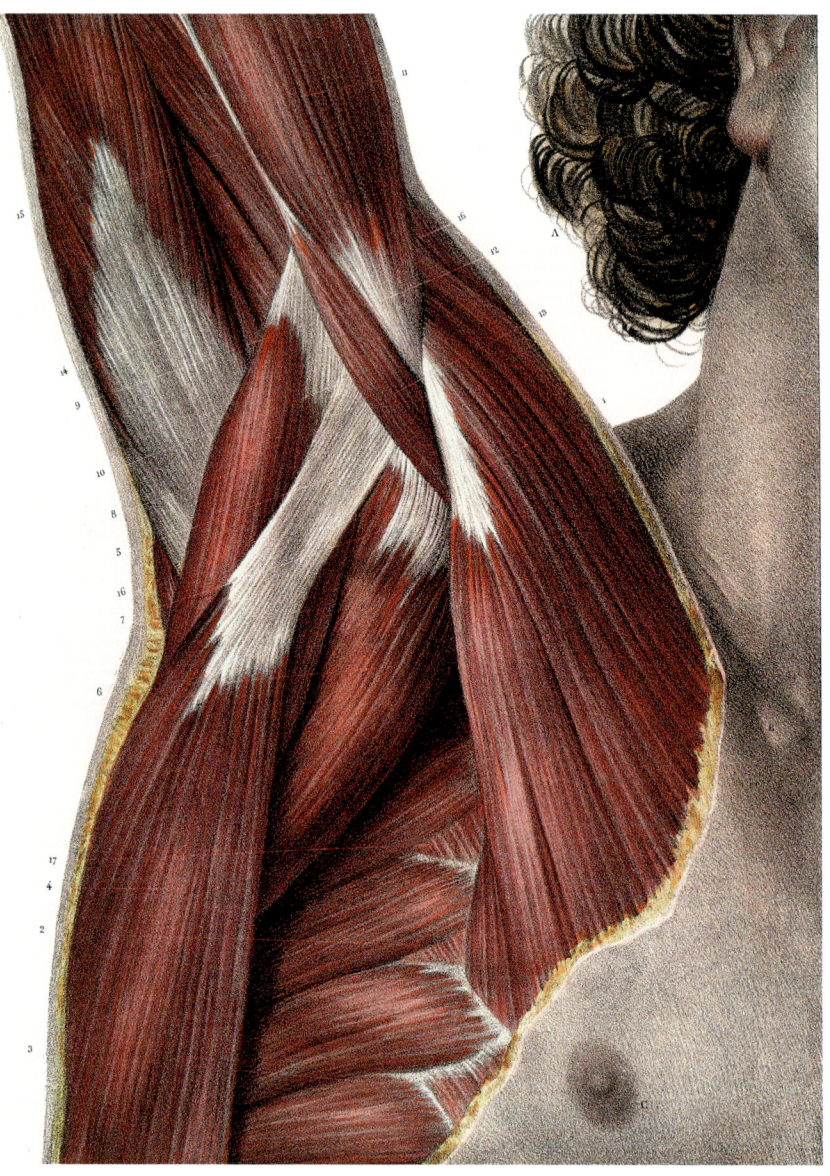

Muscles of the axillary region / Muscles de la région axillaire
Muskulatur der Achselregion

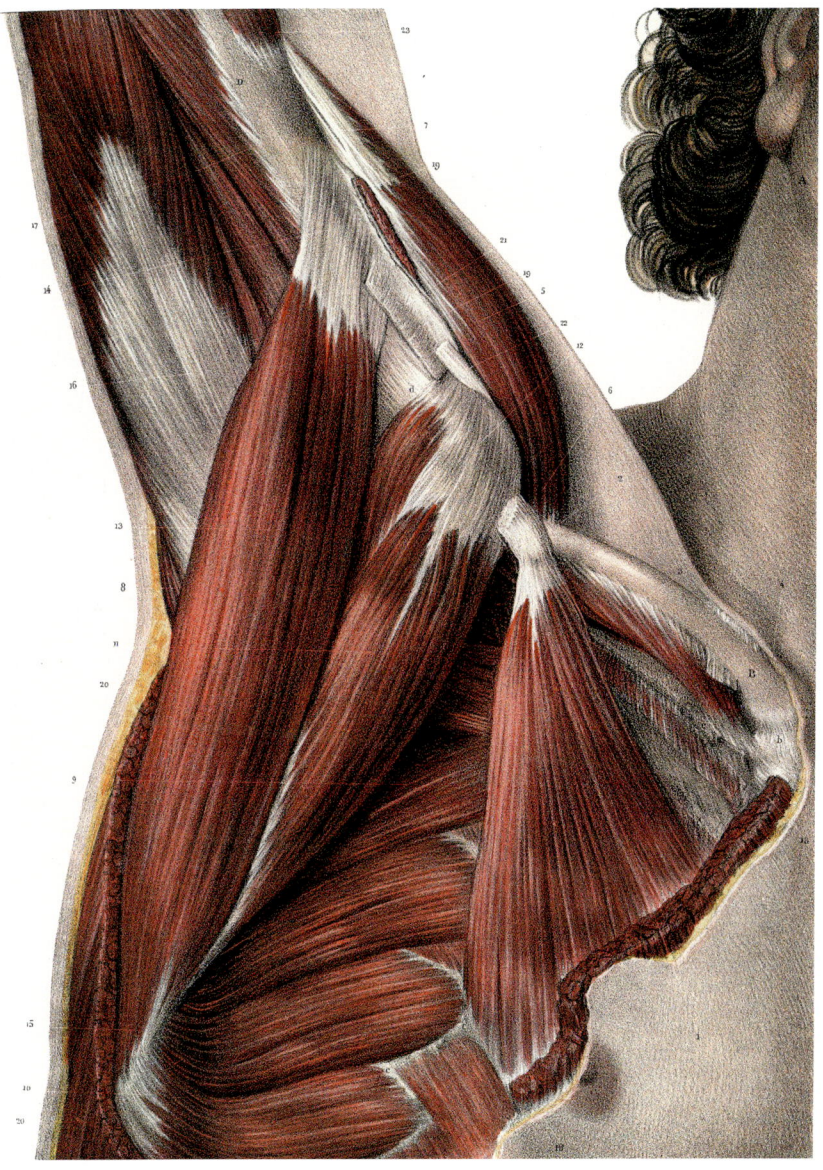

Muscles of the axillary region / Muscles de la région axillaire
Muskulatur der Achselregion

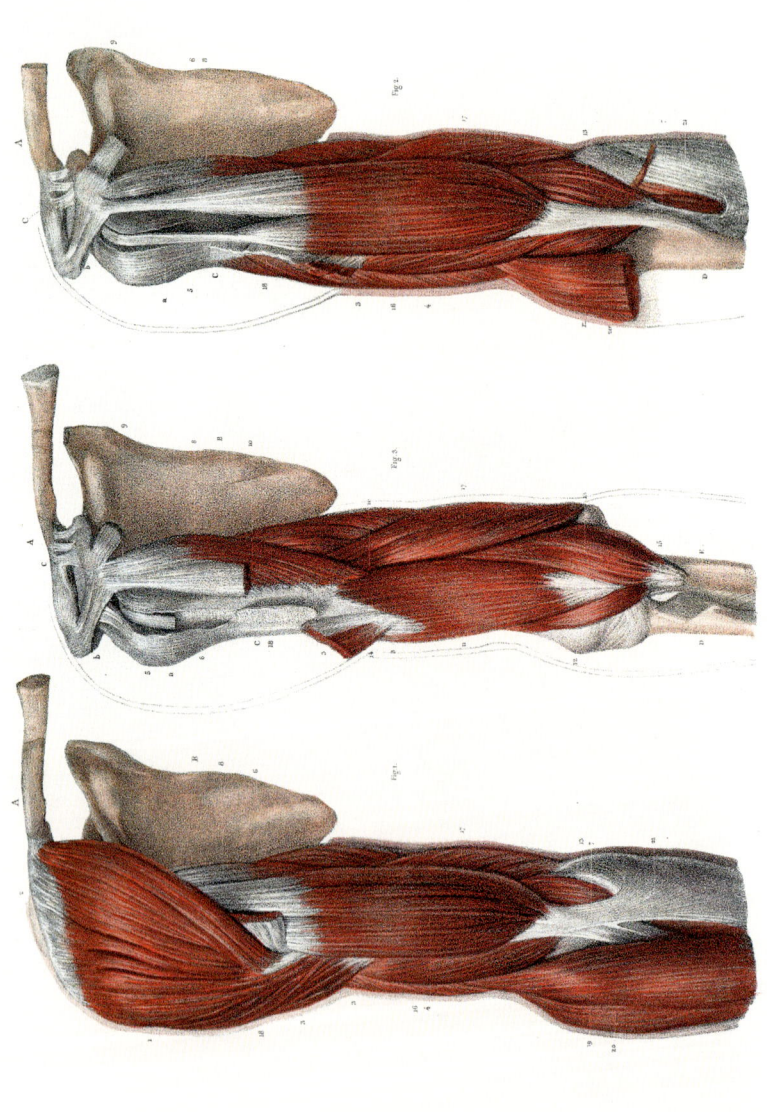

Muscles of the arm / Muscles du bras / Oberarmmuskulatur

MUSCULI BRACHII. MUSCULI REGIONIS CUBITI ANTERIOR

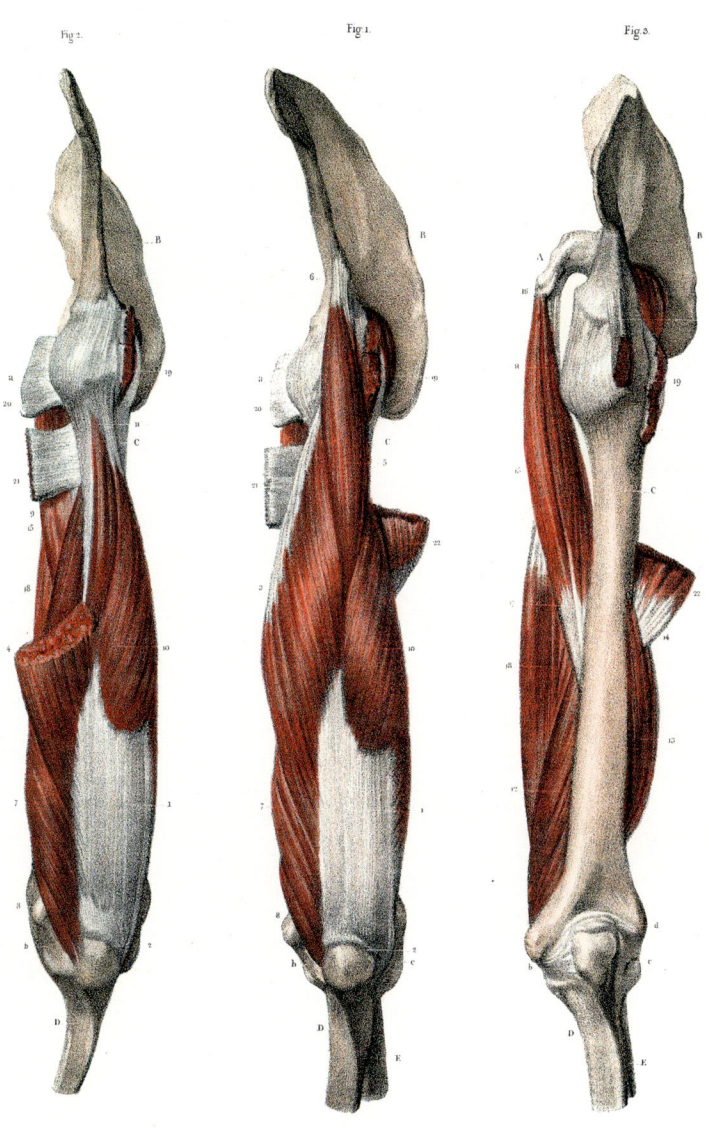

Muscles of the arm / Muscles du bras / Oberarmmuskulatur

MUSCULI BRACHII. MUSCULI REGIONIS CUBITI ANTERIOR

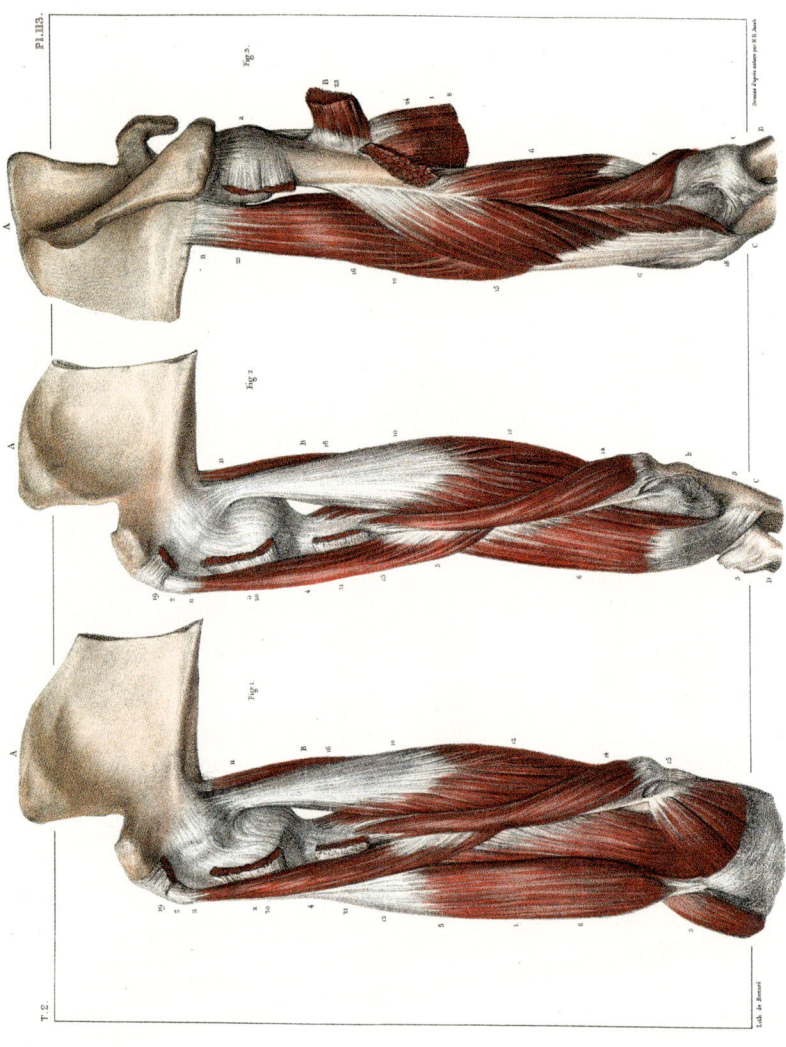

Muscles of the arm / Muscles du bras / Oberarmmuskulatur

MUSCULI BRACHII. MUSCULI REGIONIS CUBITI ANTERIOR

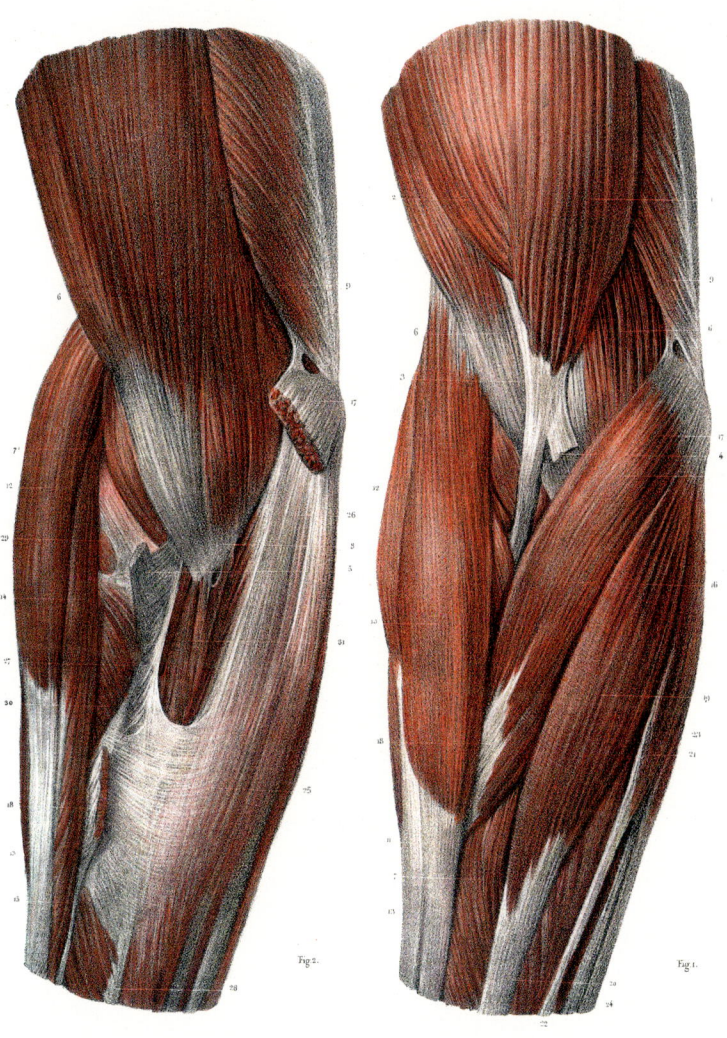

Muscles of the ventral side of the elbow / Muscles de la région du pli du coude
Muskulatur der Ellenbeuge

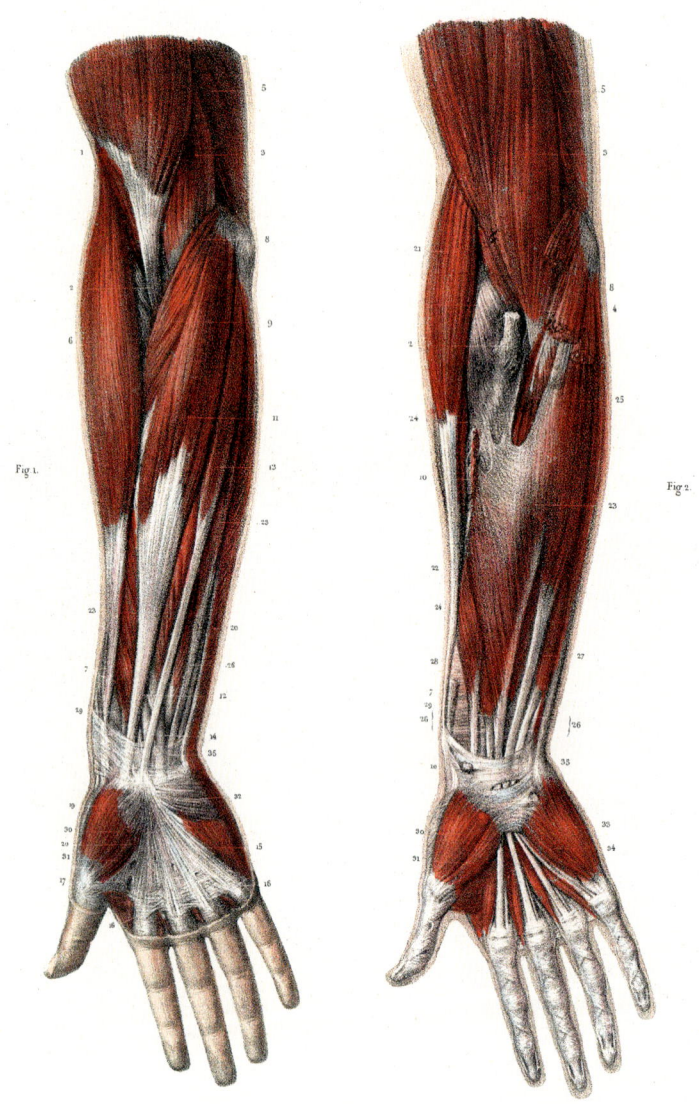

Muscles of the forearm and the hand / Muscles de l'avant-bras et de la main
Unterarm- und Handmuskulatur

MUSCULI ANTEBRACHII ET MANUS

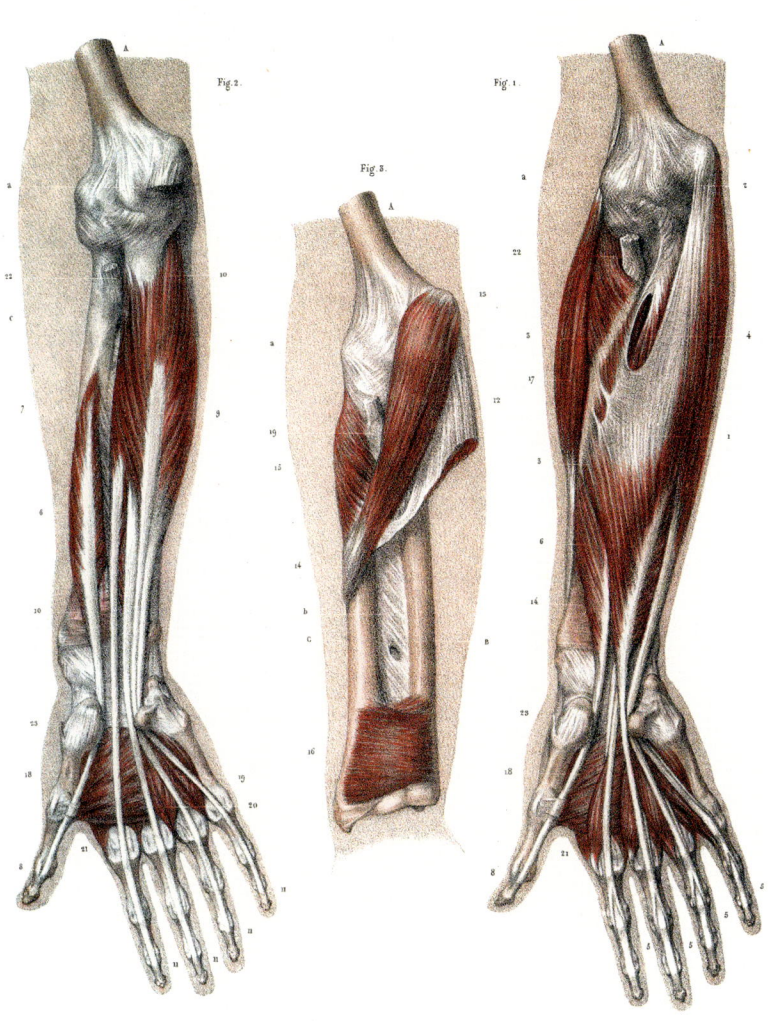

Muscles of the forearm and the hand / Muscles de l'avant-bras et de la main
Unterarm- und Handmuskulatur

MUSCULI ANTEBRACHII ET MANUS

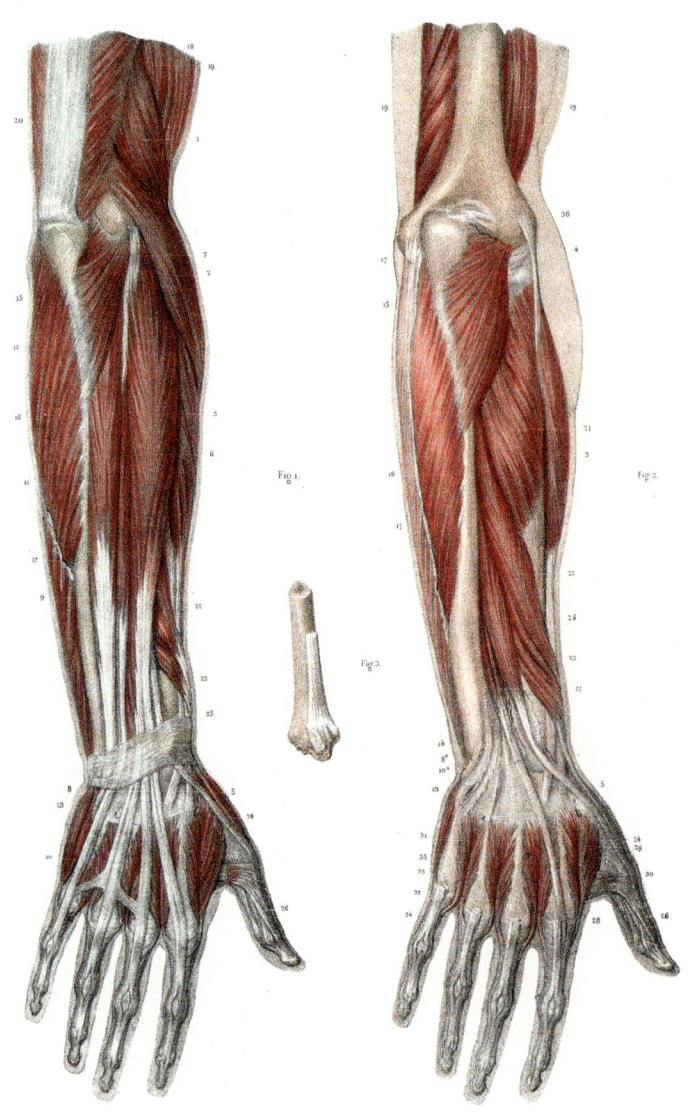

Muscles of the forearm and the hand / Muscles de l'avant-bras et de la main
Unterarm- und Handmuskulatur

MUSCULI ANTEBRACHII ET MANUS

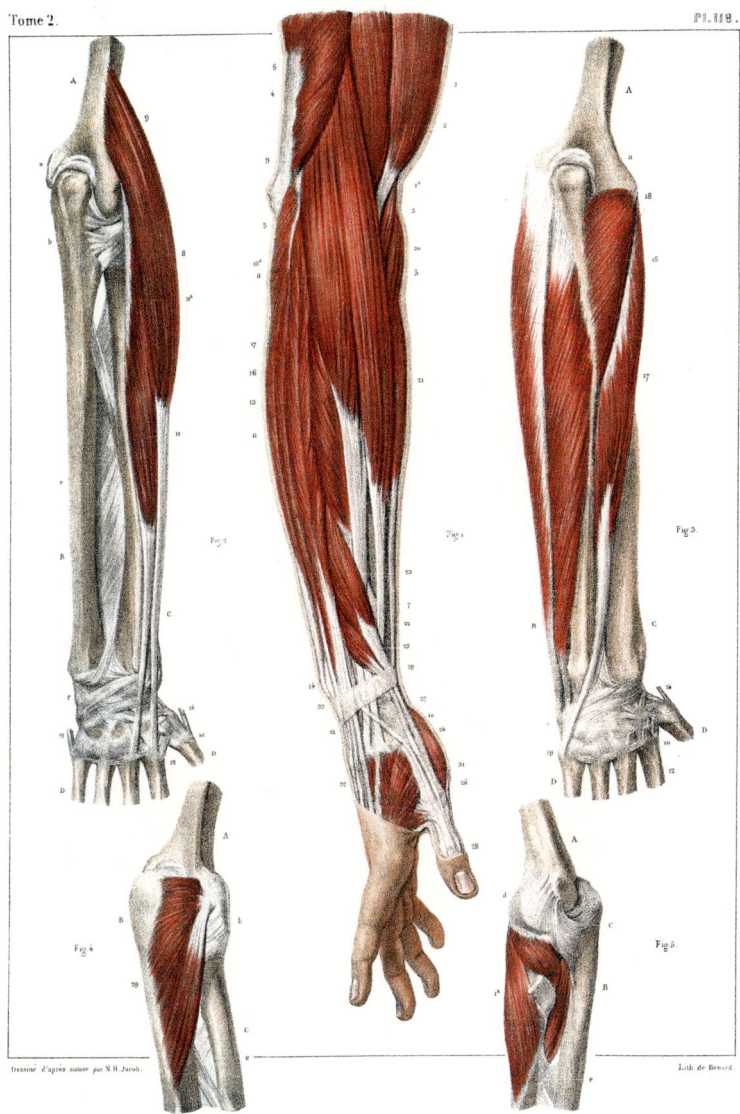

Muscles of the forearm and the hand / Muscles de l'avant-bras et de la main
Unterarm- und Handmuskulatur

MUSCULI ET TENDINES MANUS ET DIGITORUM

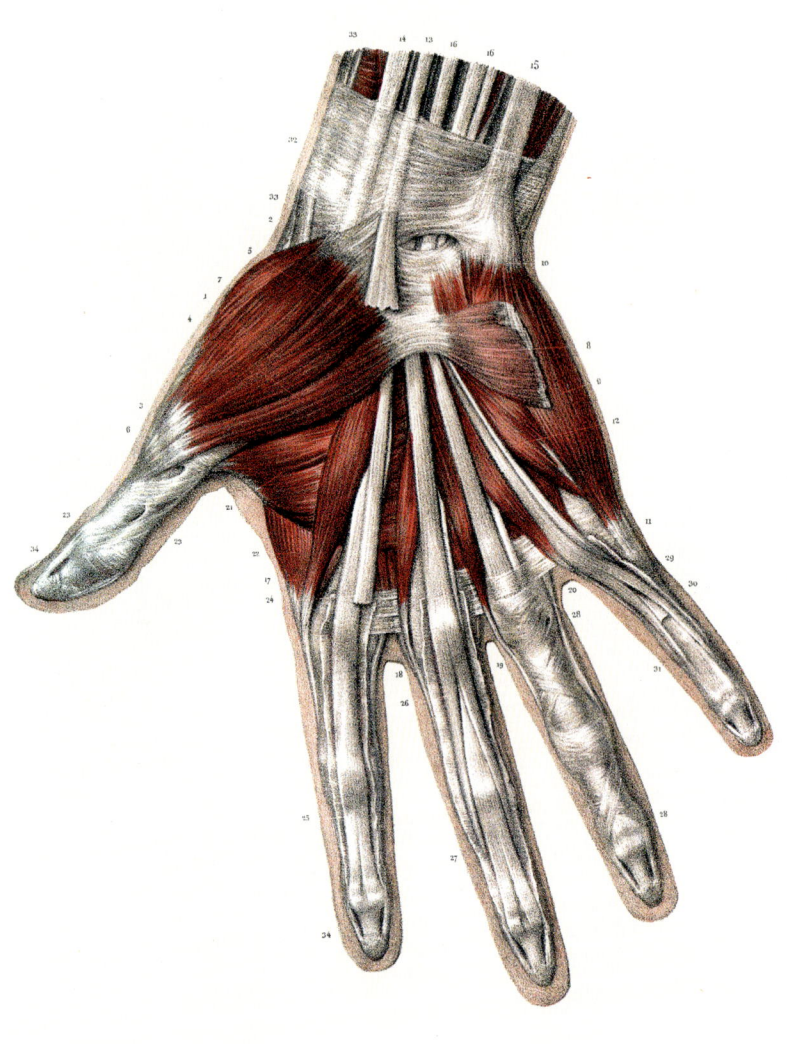

Muscles and tendons of the hand / Muscles et tendons de la main
Muskeln und Sehnen der Hand

MUSCULI ET TENDINES MANUS ET DIGITORUM

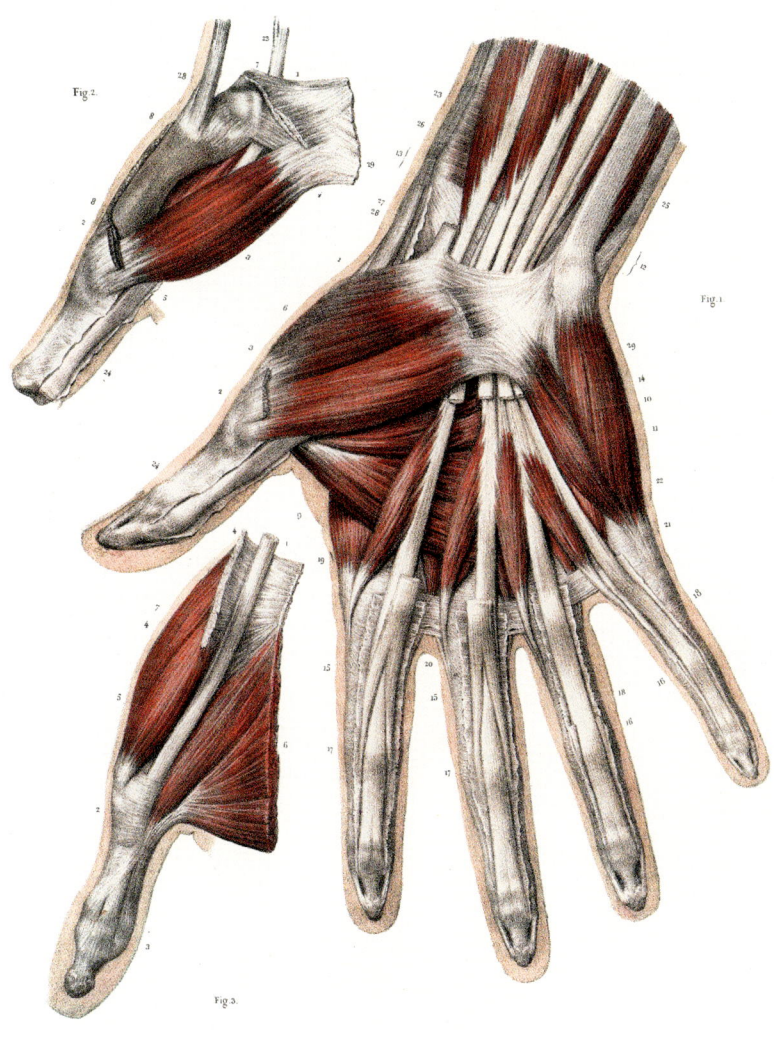

Muscles and tendons of the hand / Muscles et tendons de la main
Muskeln und Sehnen der Hand

MUSCULI ET TENDINES MANUS ET DIGITORUM

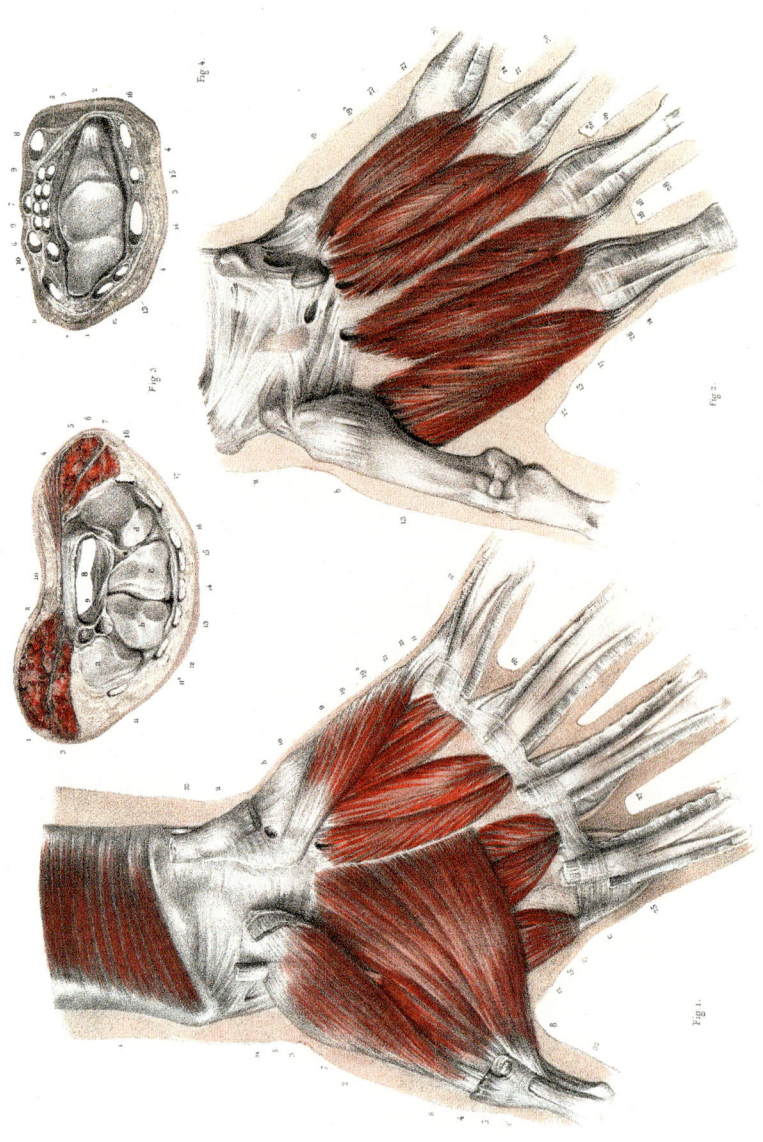

Muscles of the hand / Muscles de la main / Handmuskulatur

MUSCULI ET TENDINES MANUS ET DIGITORUM

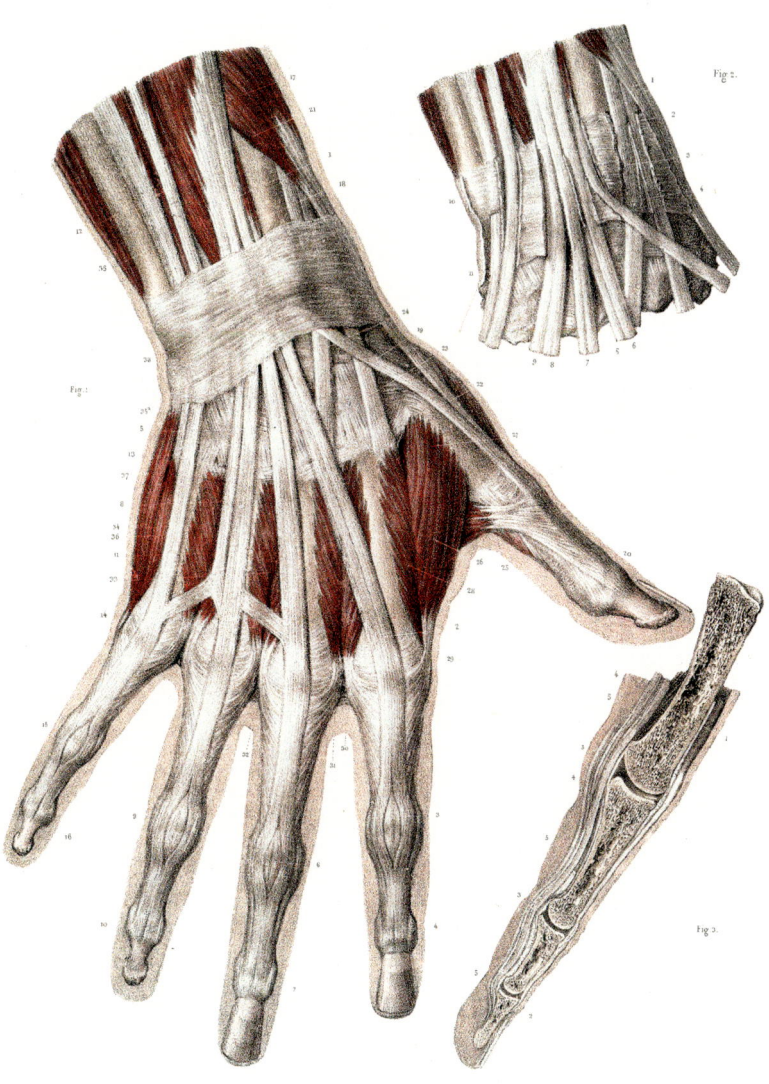

Muscles and tendons of the hand and the fingers
Muscles et tendons de la main et des doigts
Muskeln und Sehnen der Hand und der Finger

MUSCULI ET TENDINES MANUS ET DIGITORUM

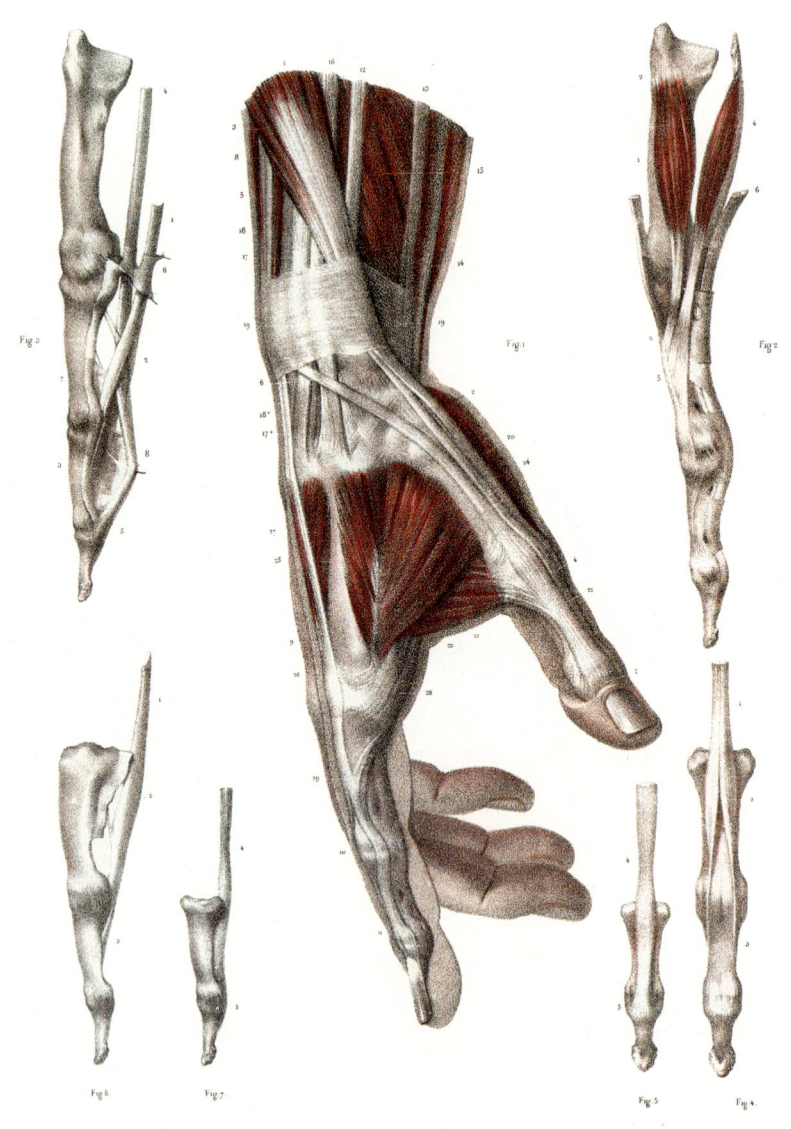

Muscles and tendons of the hand and the fingers
Muscles et tendons de la main et des doigts
Muskeln und Sehnen der Hand und der Finger

MUSCULI REGIONIS GLUTAEAE

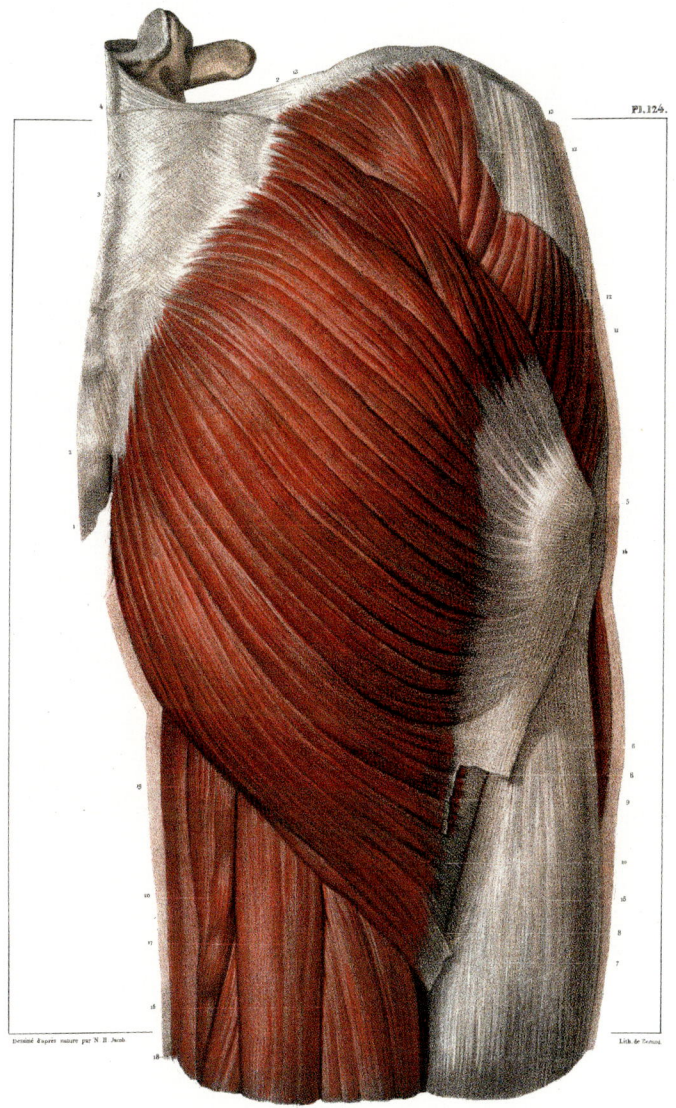

Buttock muscles / Muscles de la région fessière
Muskeln der Gesäßregion

MUSCULI REGIONIS GLUTAEAE

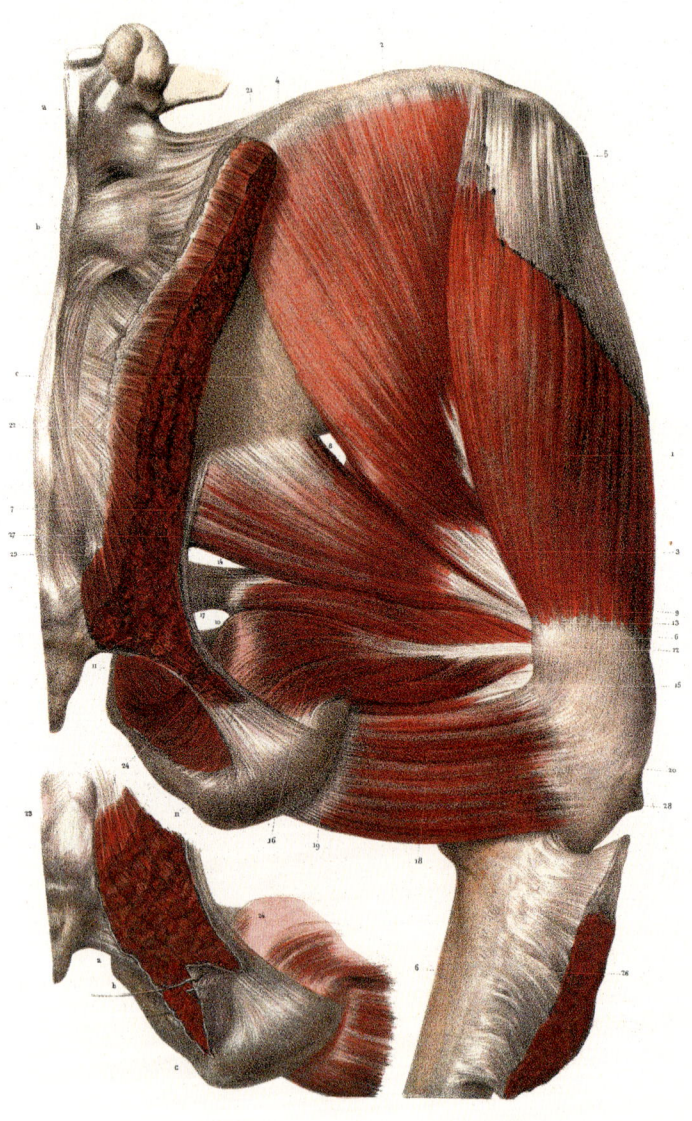

Buttock muscles / Muscles de la région fessière
Muskeln der Gesäßregion

MUSCULI COXAE ET FEMORIS

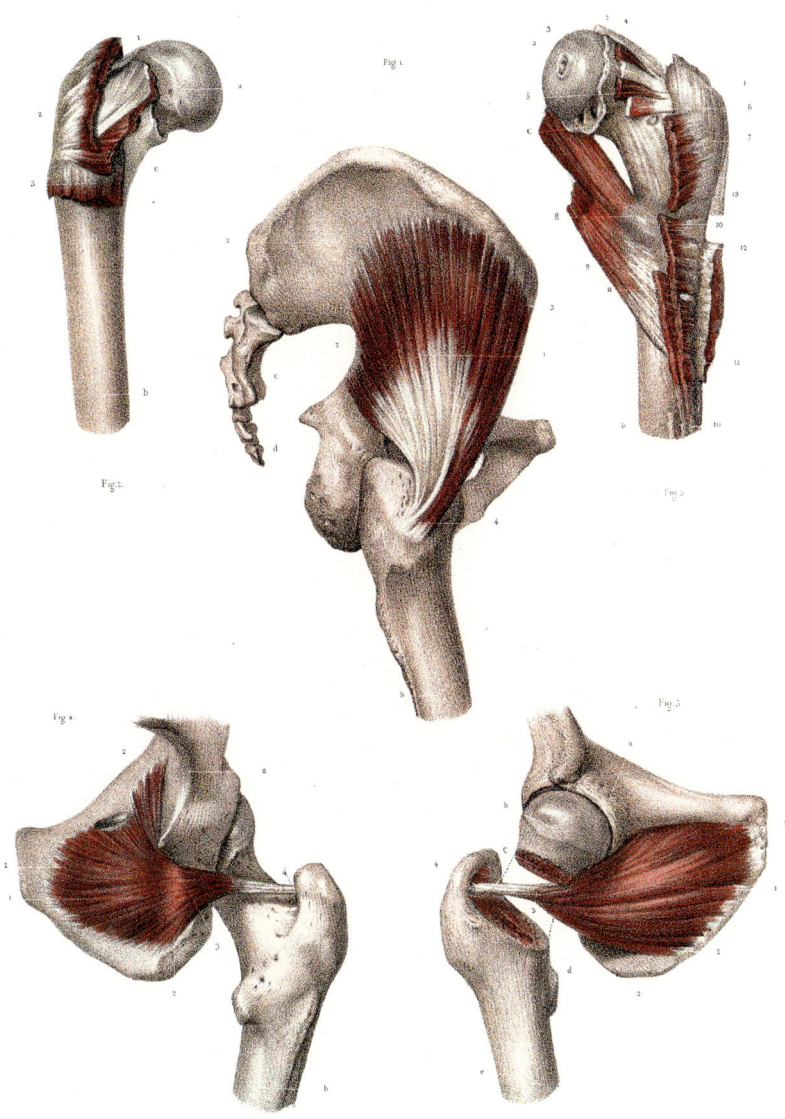

Muscles of the hip / Muscles de la hanche
Hüftmuskulatur

MUSCULI COXAE ET FEMORIS

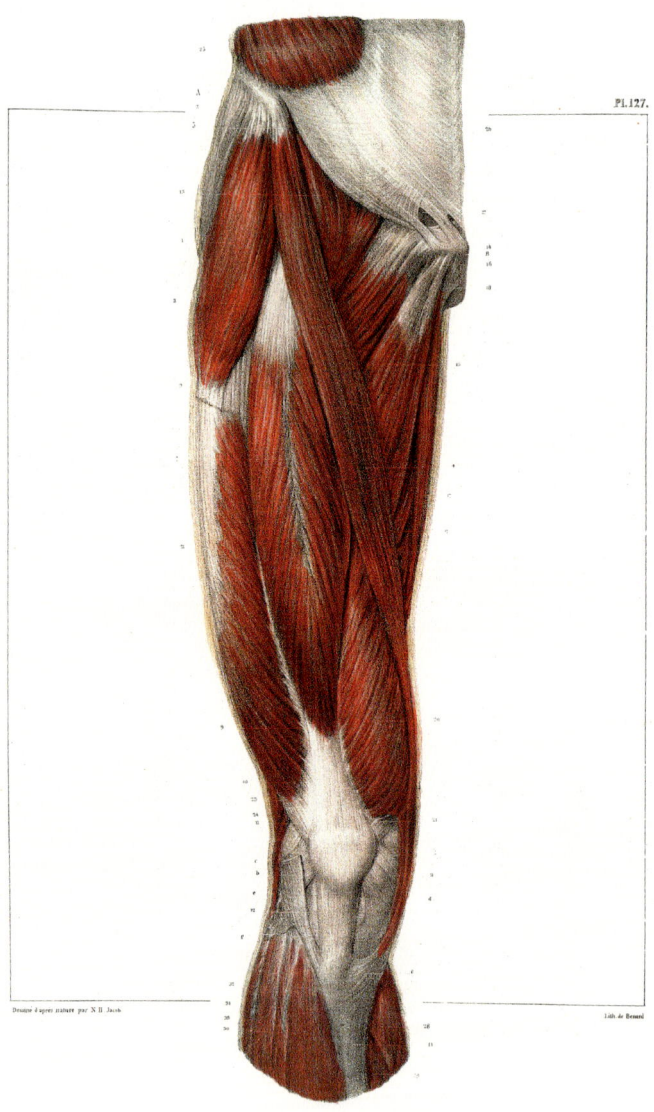

Thigh muscles / Muscles de la cuisse
Oberschenkelmuskulatur

MUSCULI COXAE ET FEMORIS

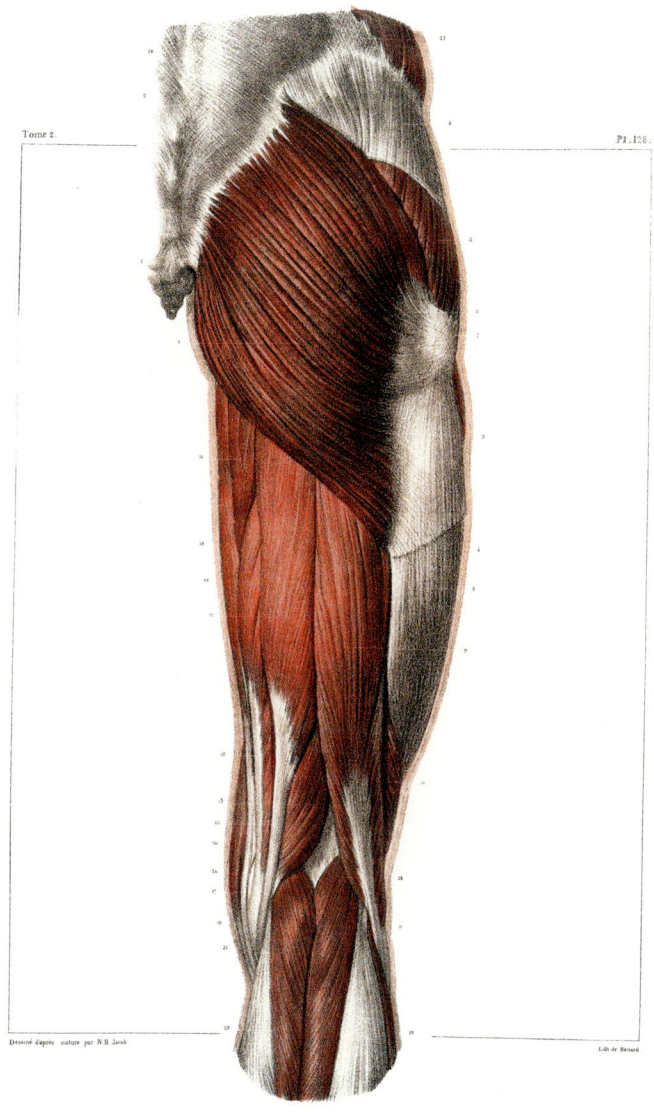

Thigh muscles / Muscles de la cuisse
Oberschenkelmuskulatur

MUSCULI COXAE ET FEMORIS

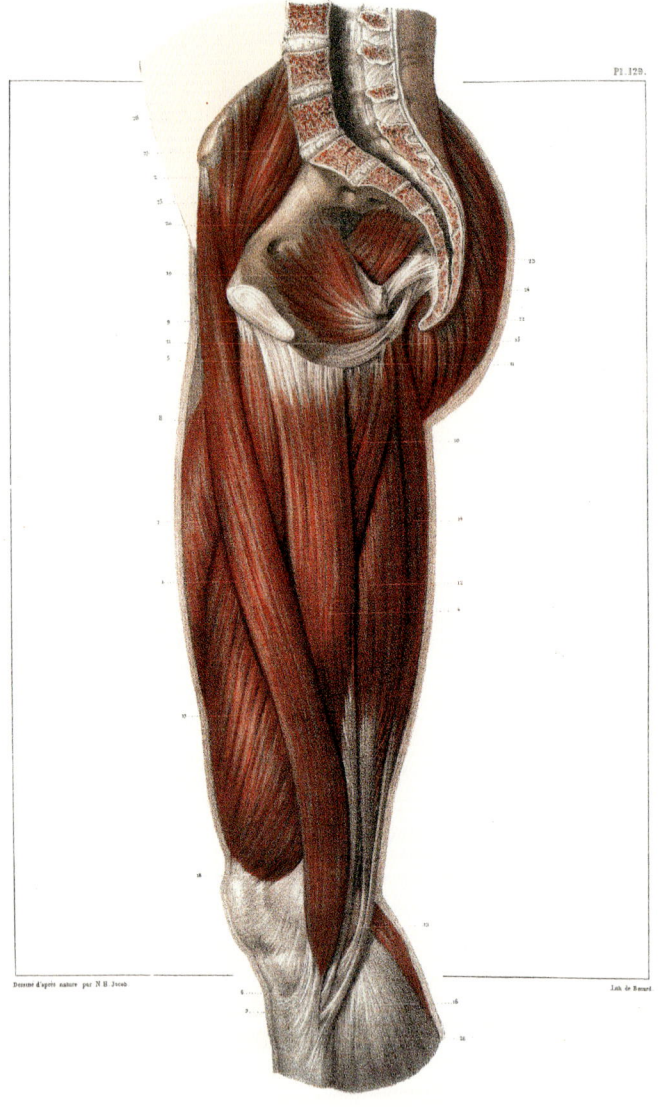

Thigh muscles / Muscles de la cuisse
Oberschenkelmuskulatur

MUSCULI FEMORIS

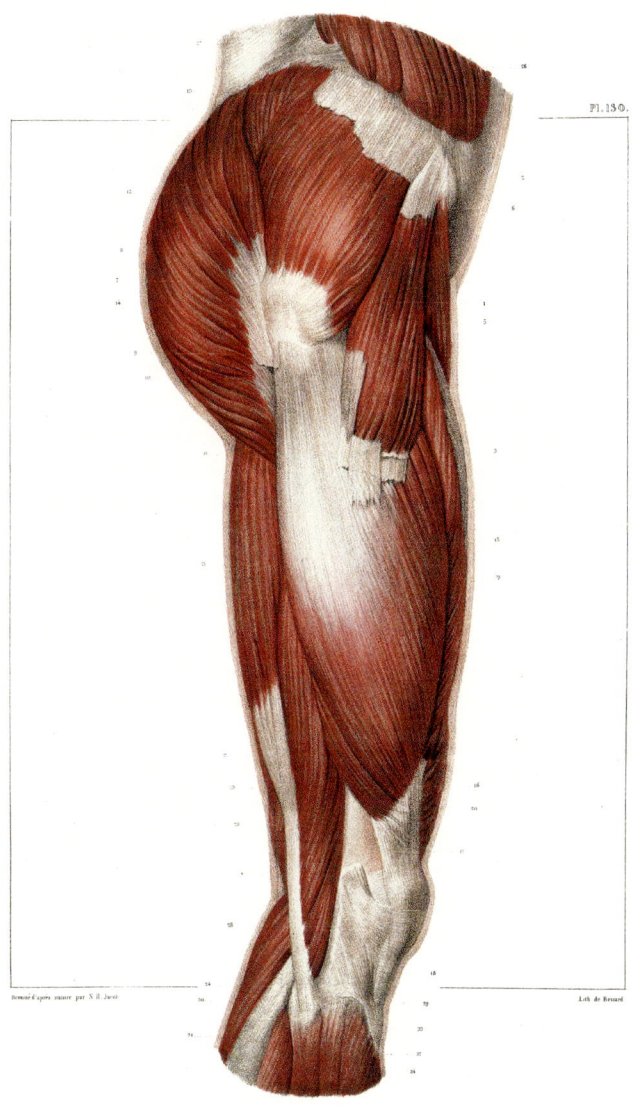

Thigh muscles / Muscles de la cuisse
Oberschenkelmuskulatur

MUSCULI FEMORIS

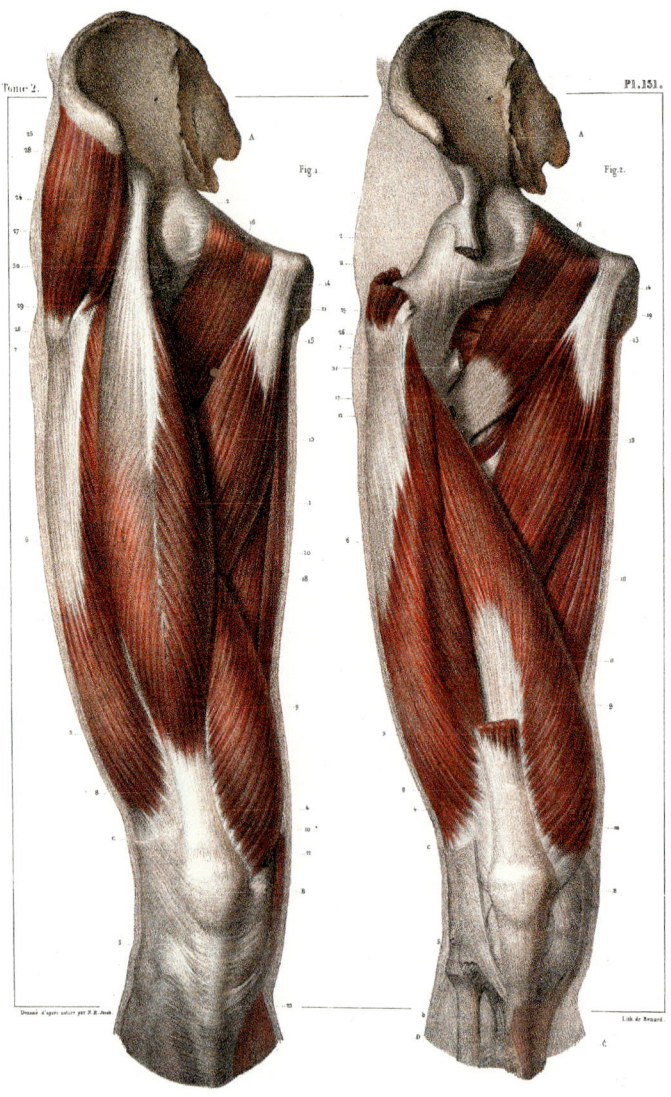

Thigh muscles / Muscles de la cuisse
Oberschenkelmuskulatur

MUSCULI FEMORIS

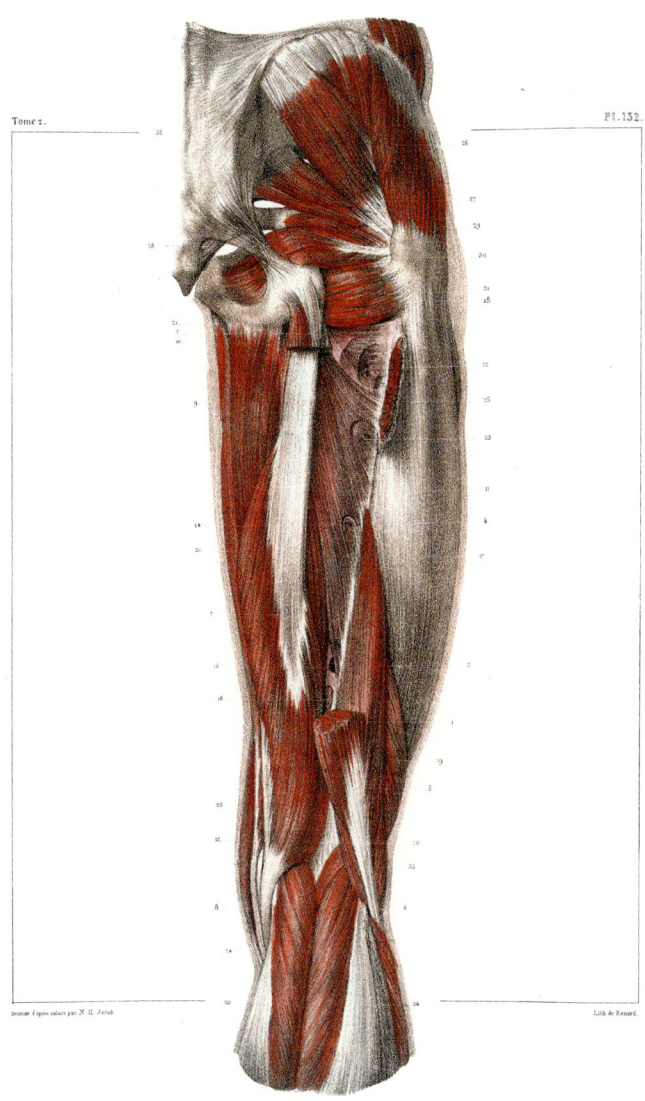

Thigh muscles / Muscles de la cuisse
Oberschenkelmuskulatur

MUSCULI FEMORIS

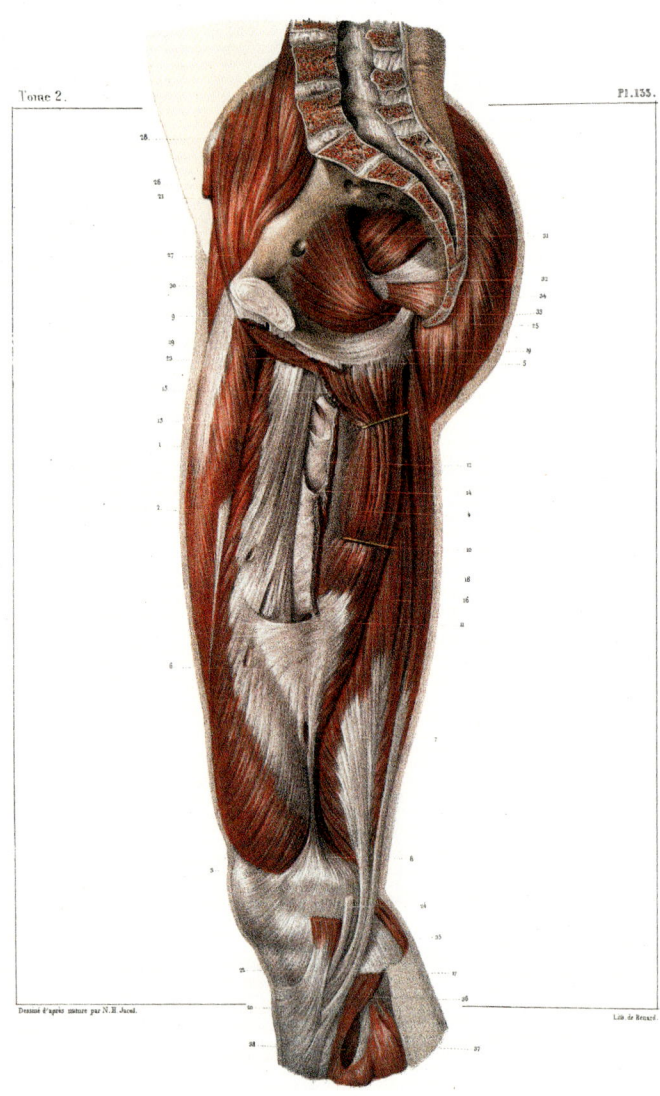

Thigh muscles / Muscles de la cuisse
Oberschenkelmuskulatur

MUSCULI FEMORIS. MUSCULI ET TENDINES REGIONIS GENUS POSTERIORIS

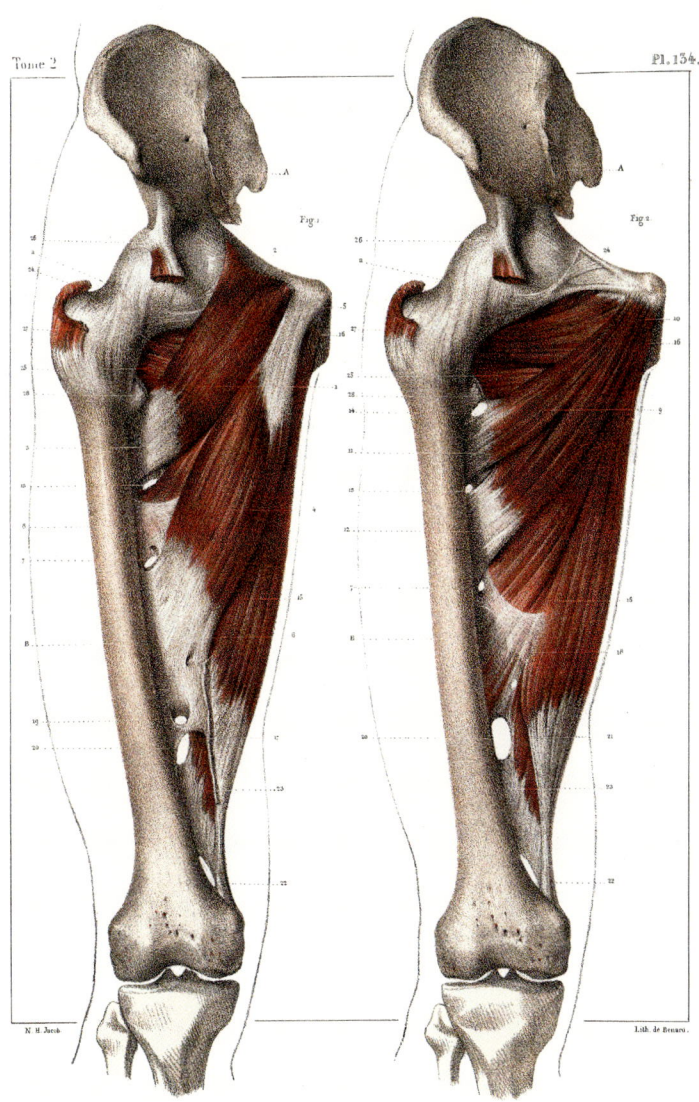

Thigh muscles / Muscles de la cuisse
Oberschenkelmuskulatur

MUSCULI FEMORIS. MUSCULI ET TENDINES REGIONIS GENUS POSTERIORIS

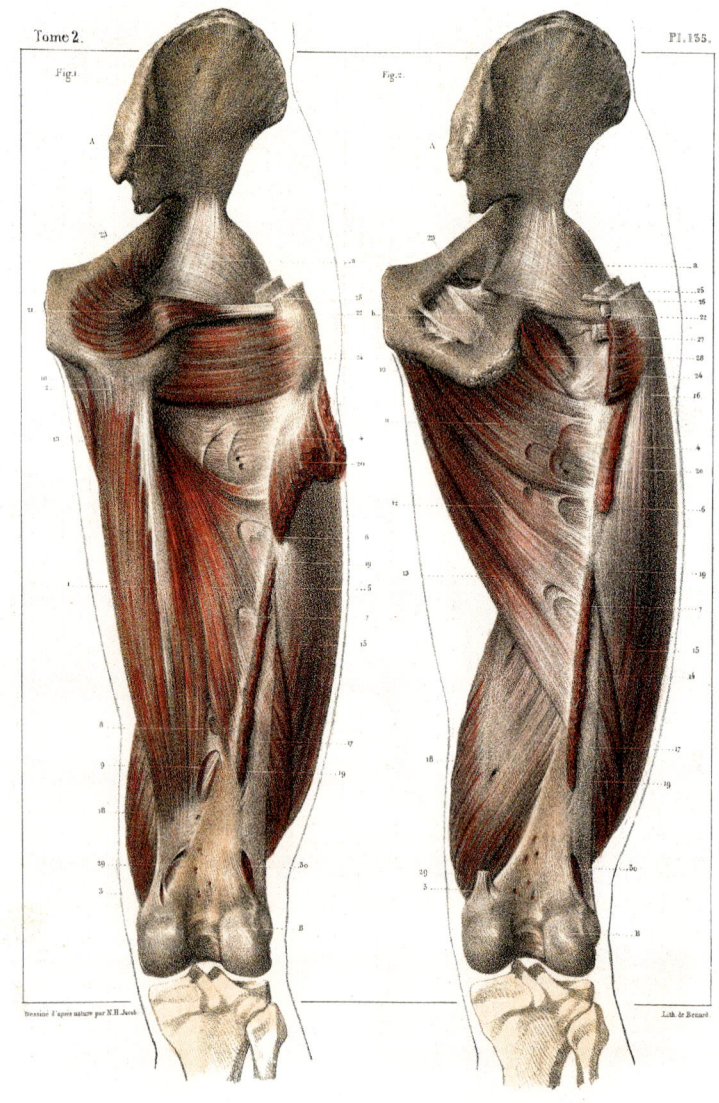

Thigh muscles / Muscles de la cuisse
Oberschenkelmuskulatur

MUSCULI FEMORIS. MUSCULI ET TENDINES REGIONIS GENUS POSTERIORIS

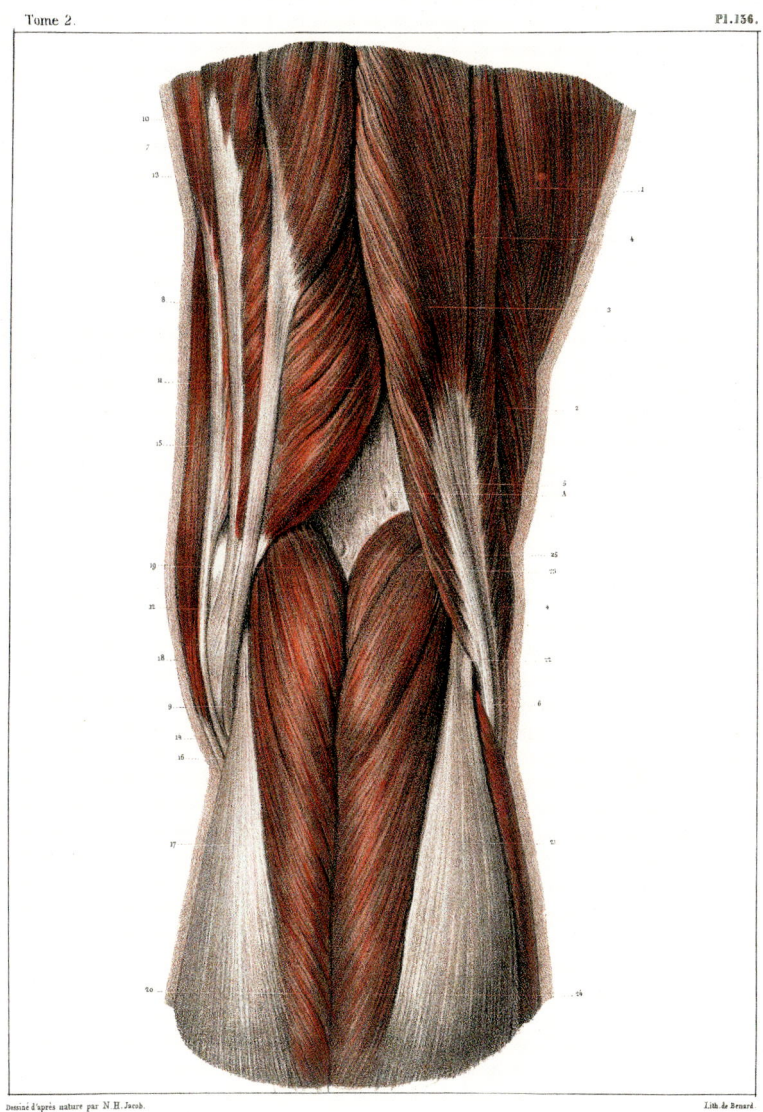

Muscles and tendons of the posterior aspect of the knee
Muscles et tendons de la région postérieure du genou
Muskeln und Sehnen der Kniekehle

MUSCULI FEMORIS. MUSCULI ET TENDINES REGIONIS GENUS POSTERIORIS

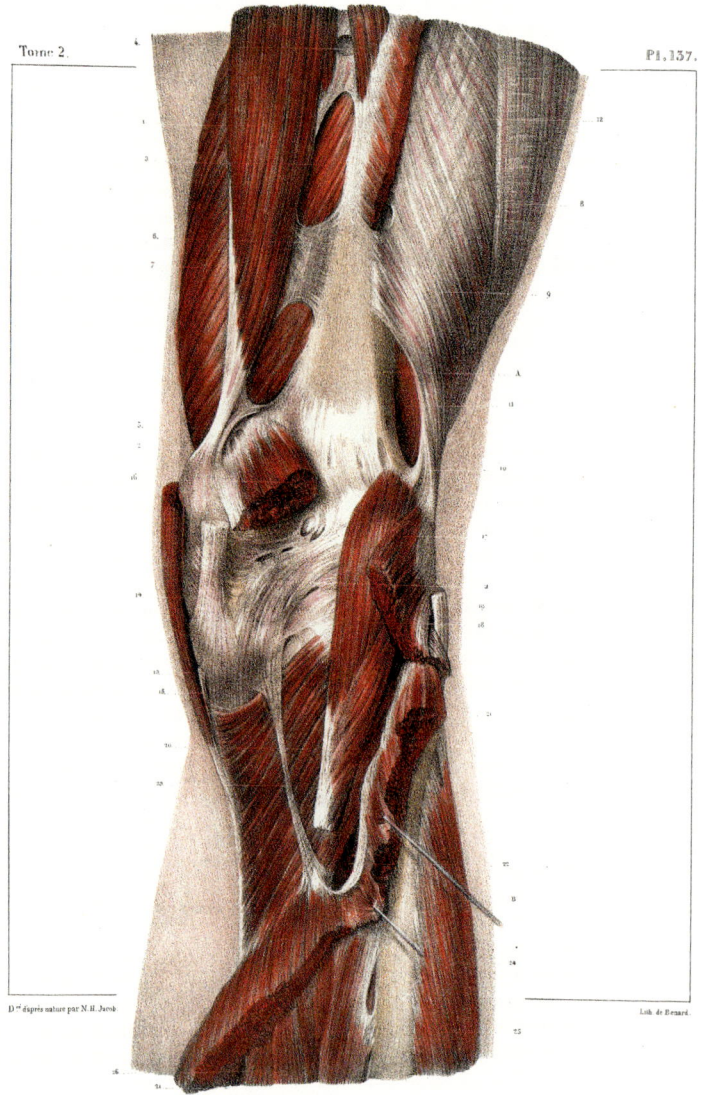

Muscles and tendons of the posterior aspect of the knee
Muscles et tendons de la région postérieure du genou
Muskeln und Sehnen der Kniekehle

MUSCULI CRURIS ET PEDIS

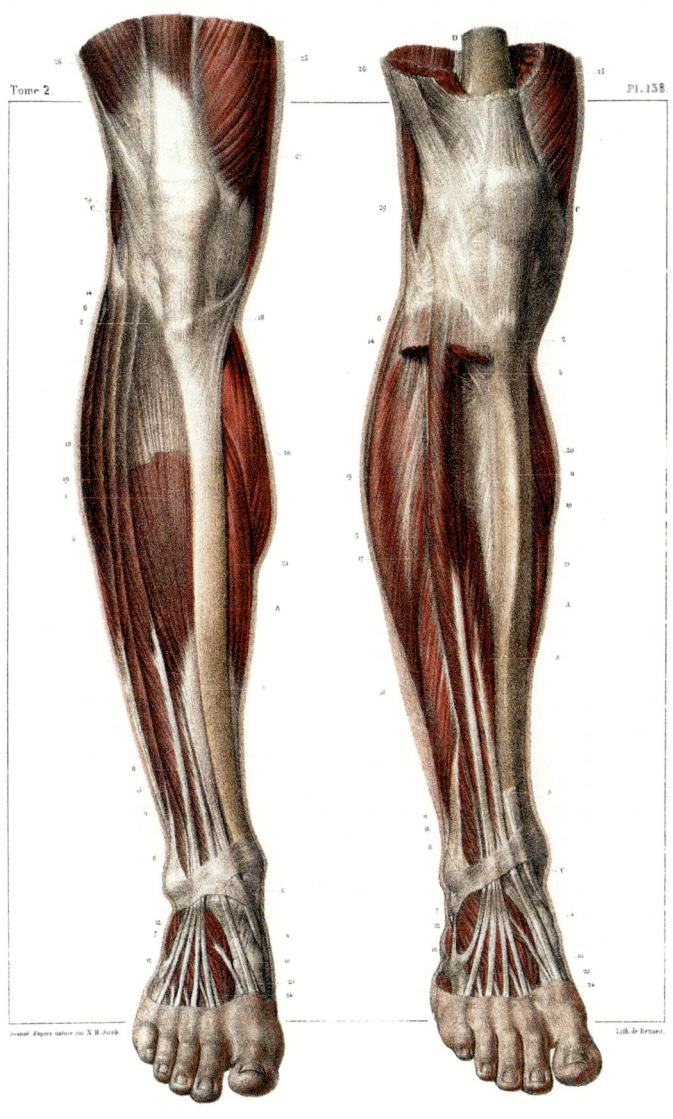

Muscles of the lower leg and the foot
Muscles de la jambe et du pied
Unterschenkel- und Fußmuskulatur

MUSCULI CRURIS ET PEDIS

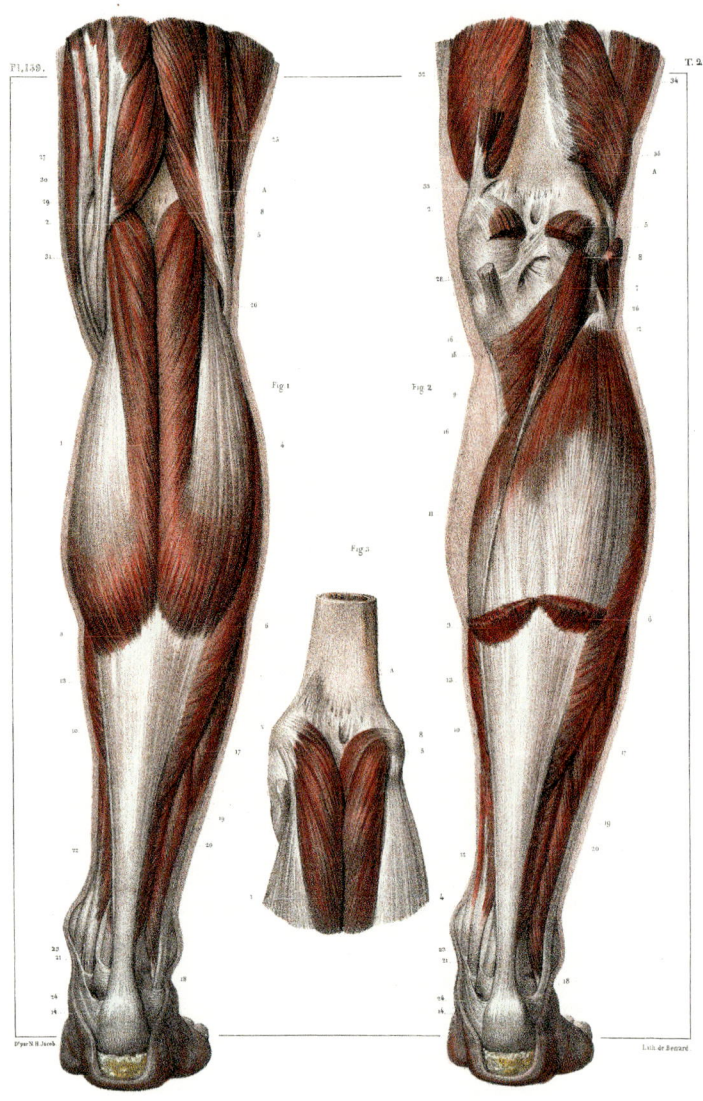

Muscles of the lower leg and the foot / Muscles de la jambe et du pied
Unterschenkel- und Fußmuskulatur

MUSCULI CRURIS ET PEDIS

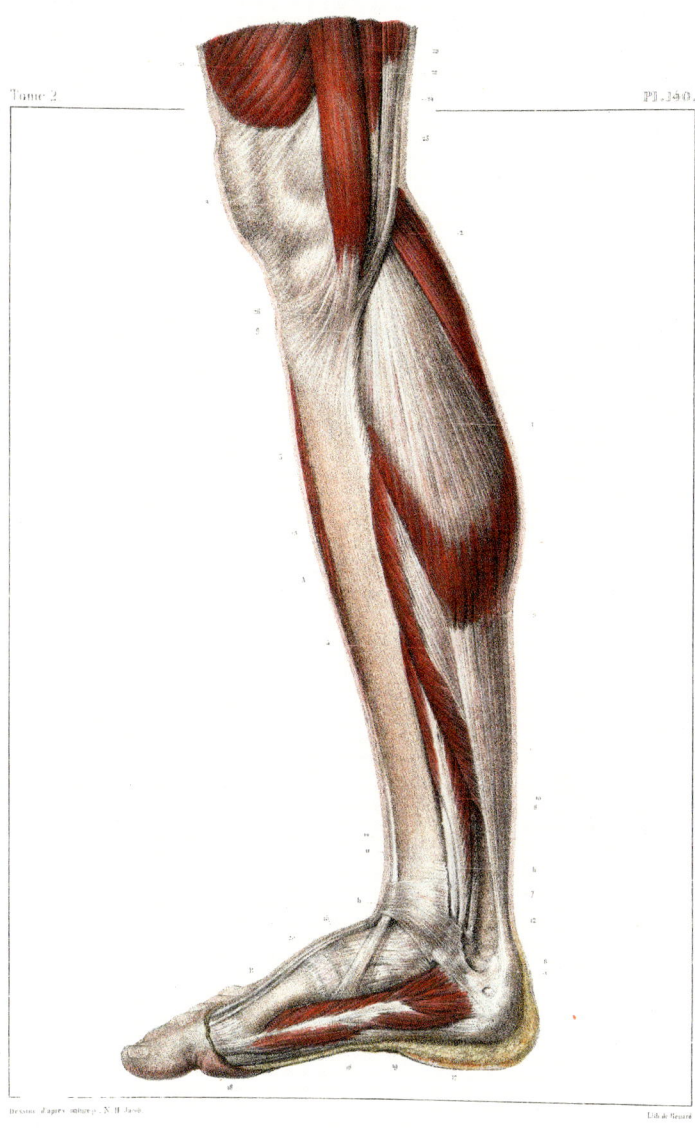

Muscles of the lower leg and the foot / Muscles de la jambe et du pied
Unterschenkel- und Fußmuskulatur

MUSCULI CRURIS ET PEDIS

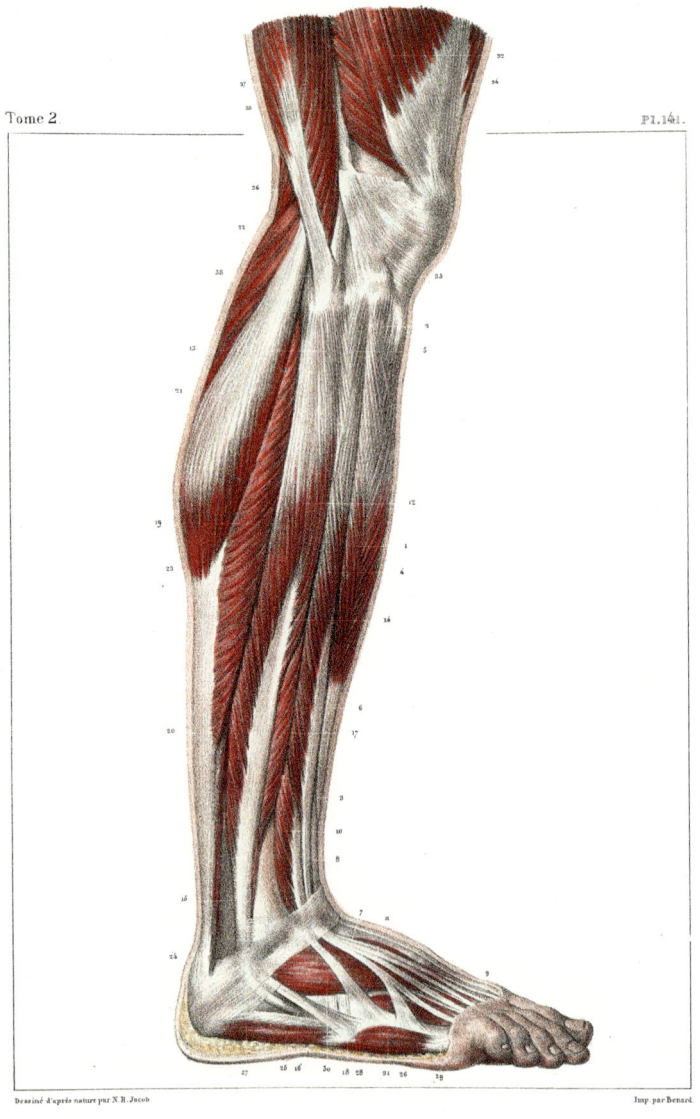

Muscles of the lower leg and the foot / Muscles de la jambe et du pied
Unterschenkel- und Fußmuskulatur

MUSCULI CRURIS. MUSCULI ET TENDINES PEDIS

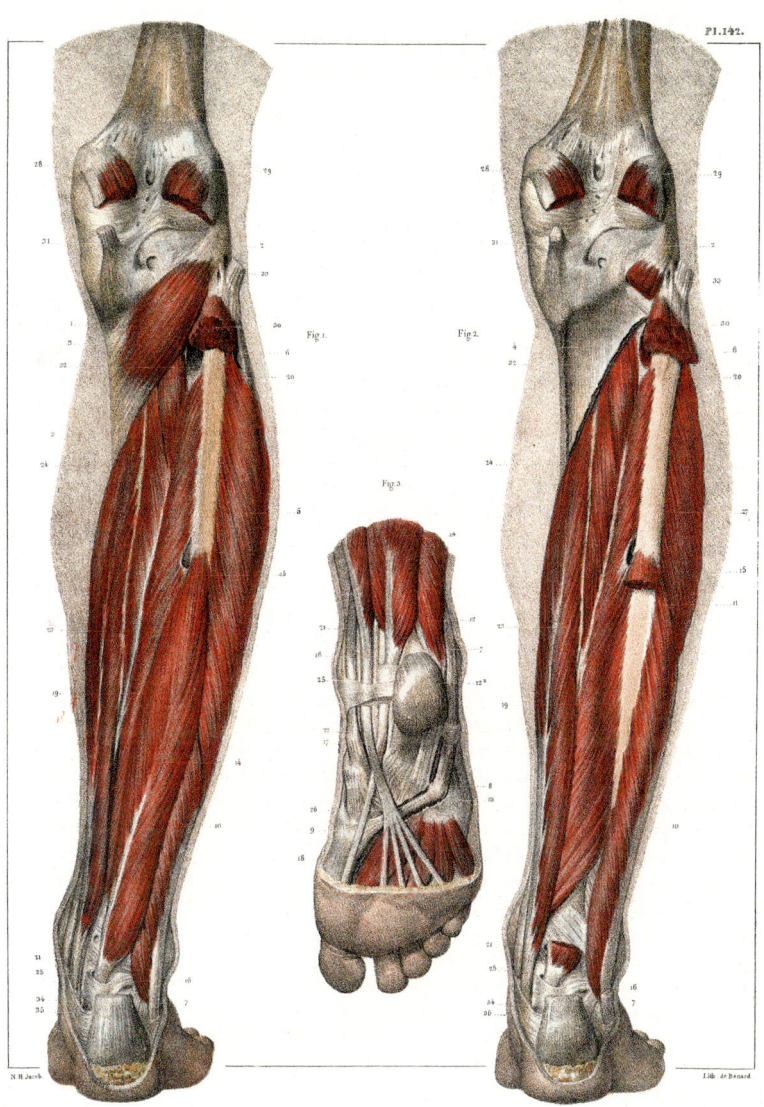

Muscles of the lower leg and the foot / Muscles de la jambe et du pied
Unterschenkel- und Fußmuskulatur

MUSCULI CRURIS. MUSCULI ET TENDINES PEDIS

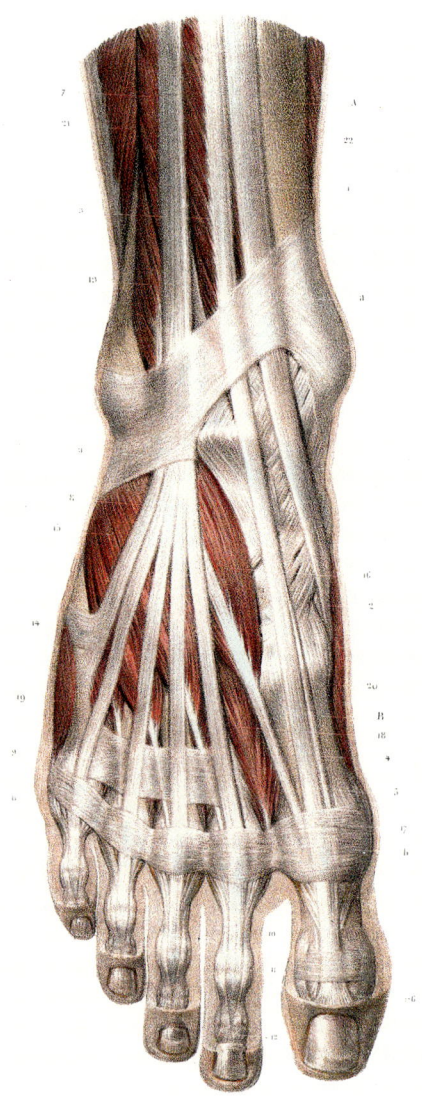

Muscles and tendons of the foot / Muscles et tendons du pied
Muskeln und Sehnen des Fußes

MUSCULI CRURIS. MUSCULI ET TENDINES PEDIS

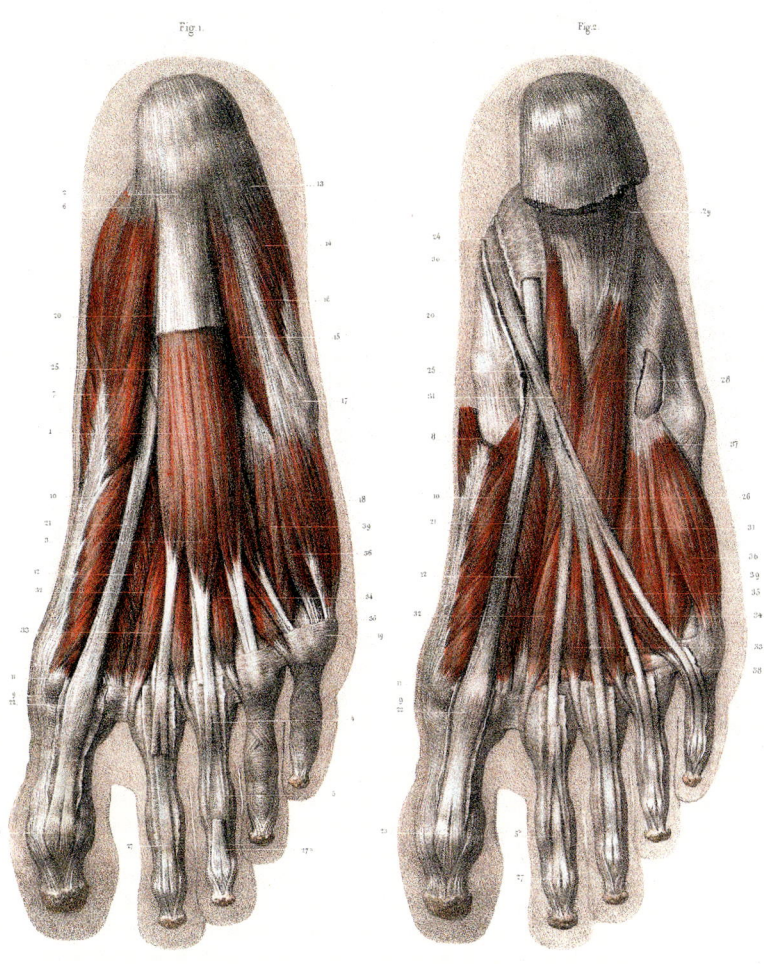

Muscles and tendons of the foot / Muscles et tendons du pied
Muskeln und Sehnen des Fußes

MUSCULI CRURIS. MUSCULI ET TENDINES PEDIS

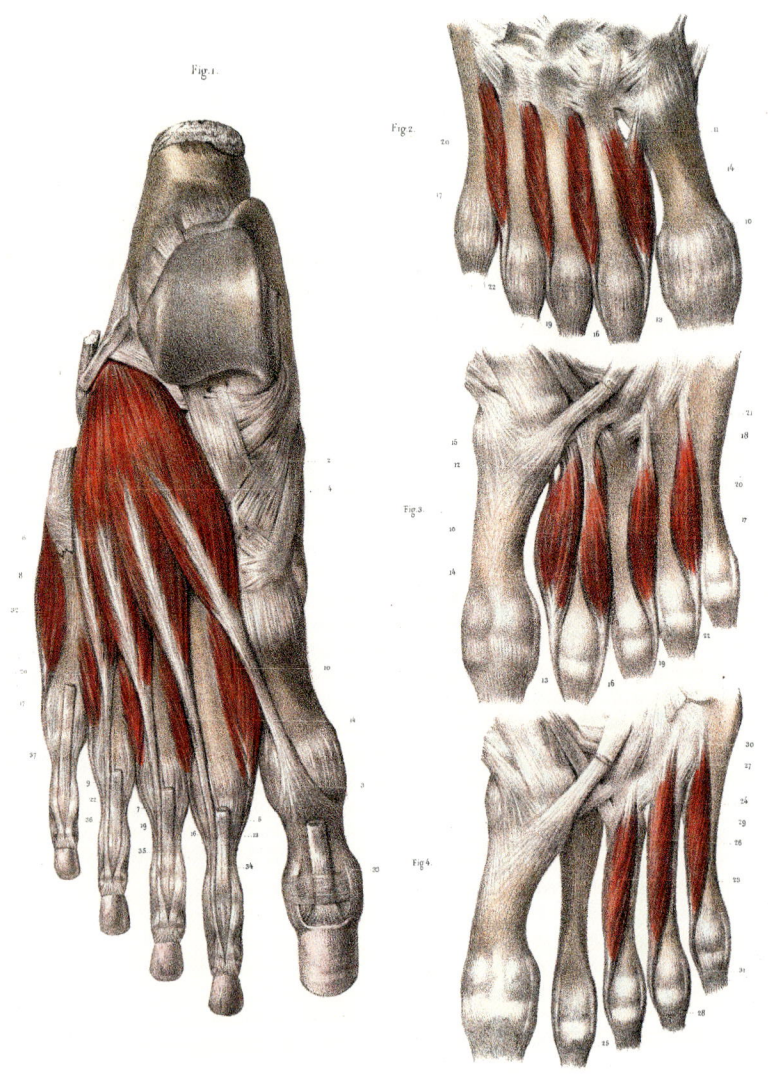

Muscles of the foot / Muscles du pied / Fußmuskulatur

MUSCULI PEDIS

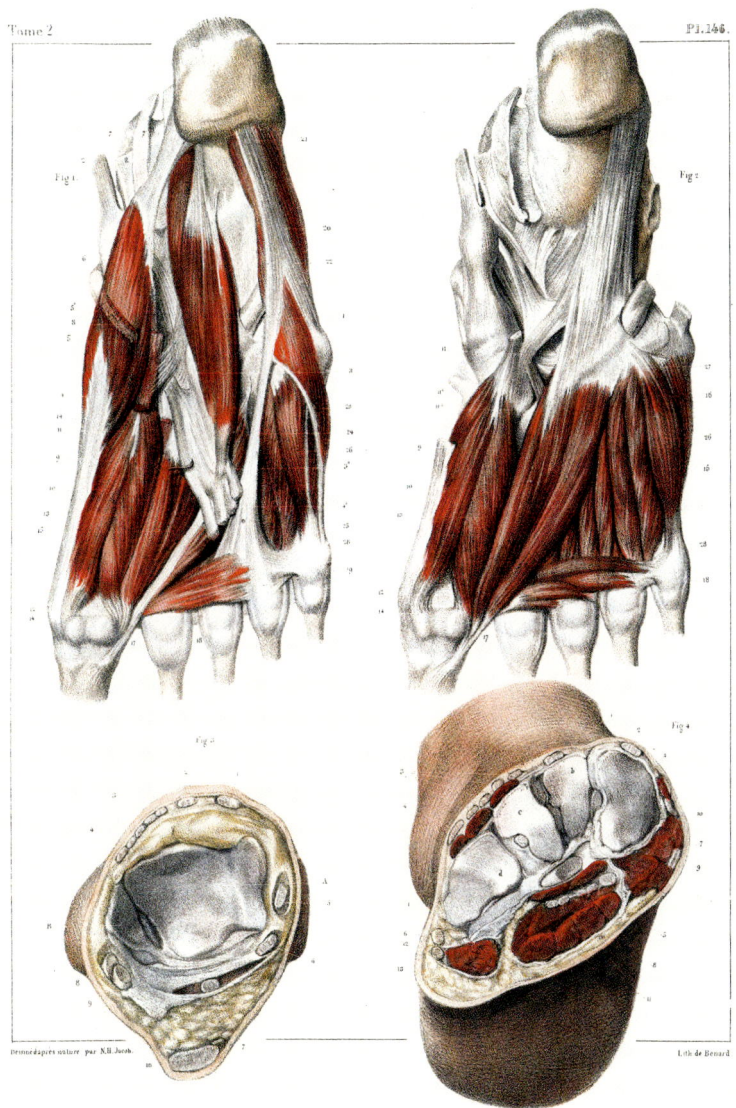

Muscles of the foot / Muscles du pied / Fußmuskulatur

FASCIAE COLLI

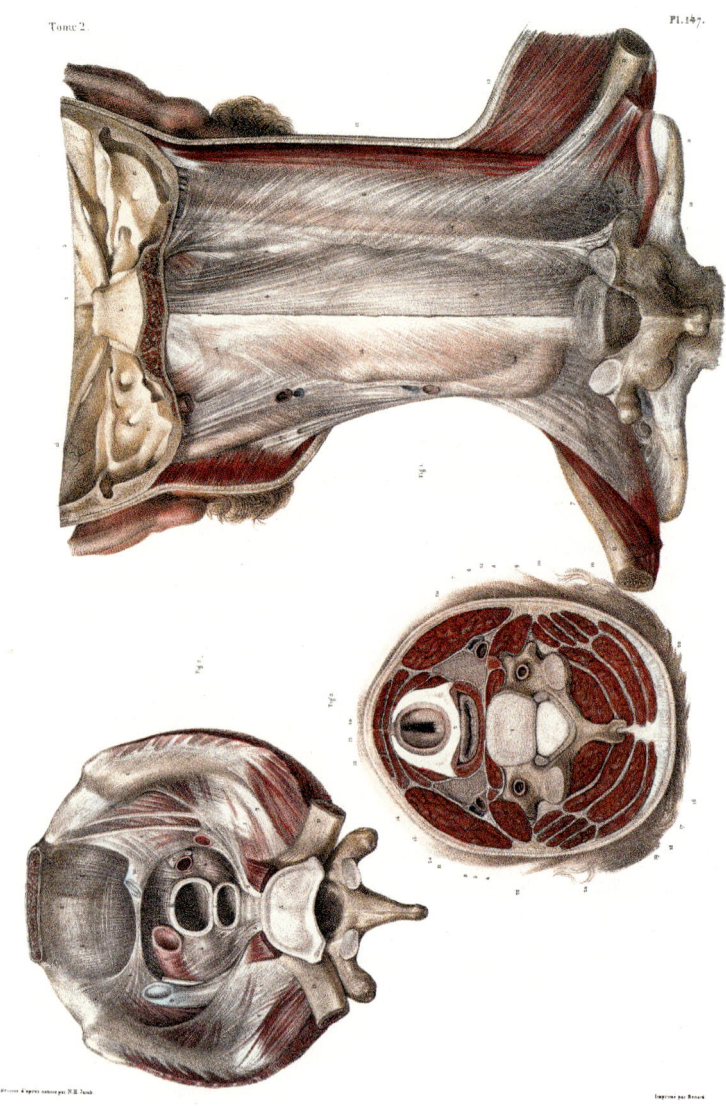

Fascias of the neck / Fascias du cou / Halsfaszien

FASCIAE PERINEI ET INGUINIS

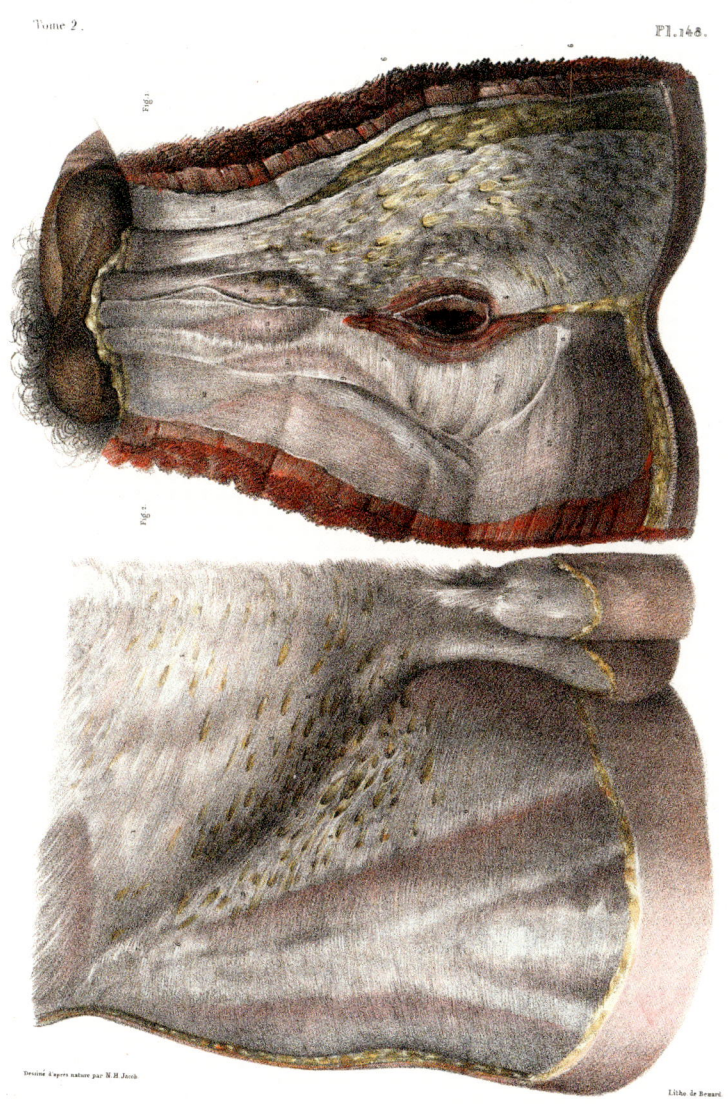

Fascias of the perineum and the groin / Fascias du périnée et de l'aine
Damm- und Leistenfaszien

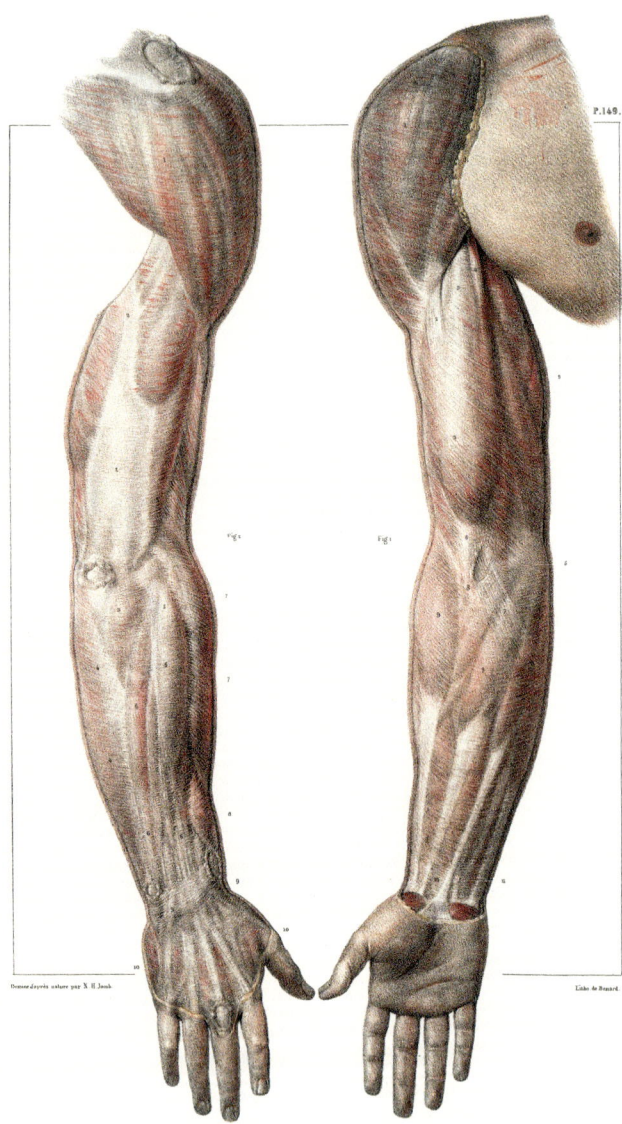

Fascias of the upper limb / Fascias du membre supérieur
Faszien der oberen Extremität

FASCIAE BRACHII, ANTEBRACHII, ET MANUS

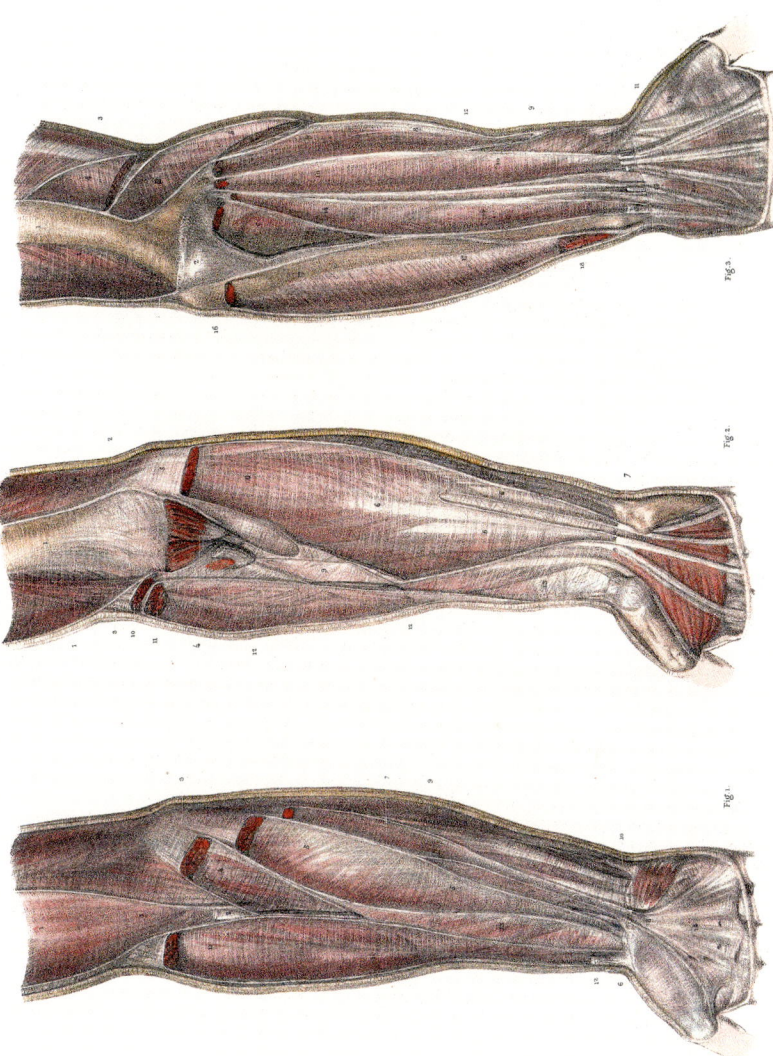

Fascias of the upper arm, forearm, and hand
Fascias du bras, de l'avant-bras et de la main
Oberarm-, Unterarm- und Handfaszien

FASCIAE PALMAE MANUS. FASCIAE ET SEPTA INTERMUSCALARIA BRACHII ET ANTEBRACHII

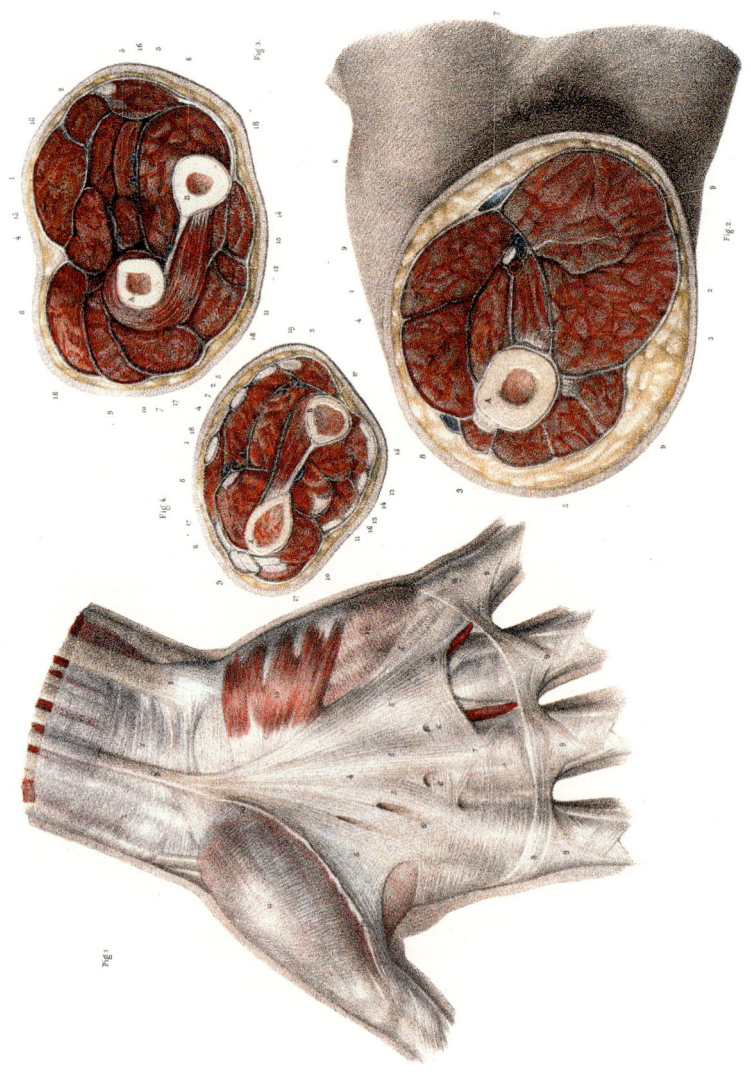

Fascias of the palm of the hand. Fascias and intermuscular septa of the upper arm and forearm
Fascias de la paume de la main. Fascias et septums intermusculaires du bras et de l'avant-bras
Hohlhandfaszie. Faszien und Muskelscheidewände des Ober- und Unterarms

FASCIAE GLUTAEAE ET FEMORIS. FASCIAE CRURIS ET PEDIS

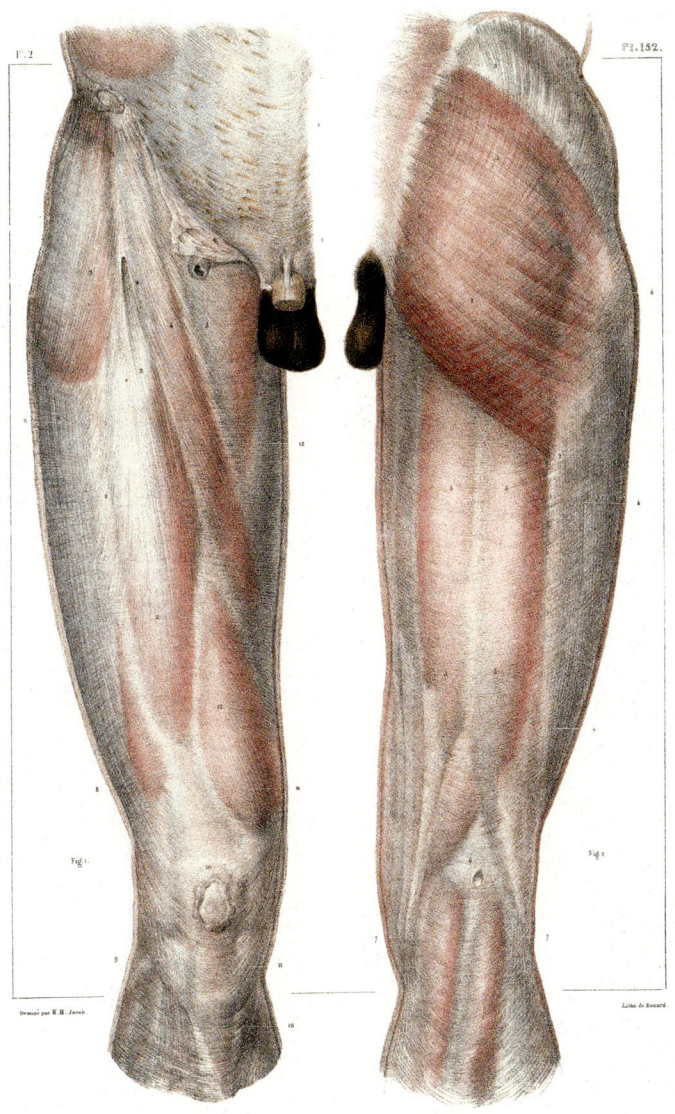

Fascias of the buttocks and the thigh
Fascias de la région fessière et de la cuisse
Gesäß- und Oberschenkelfaszien

FASCIAE GLUTAEAE ET FEMORIS. FASCIAE CRURIS ET PEDIS

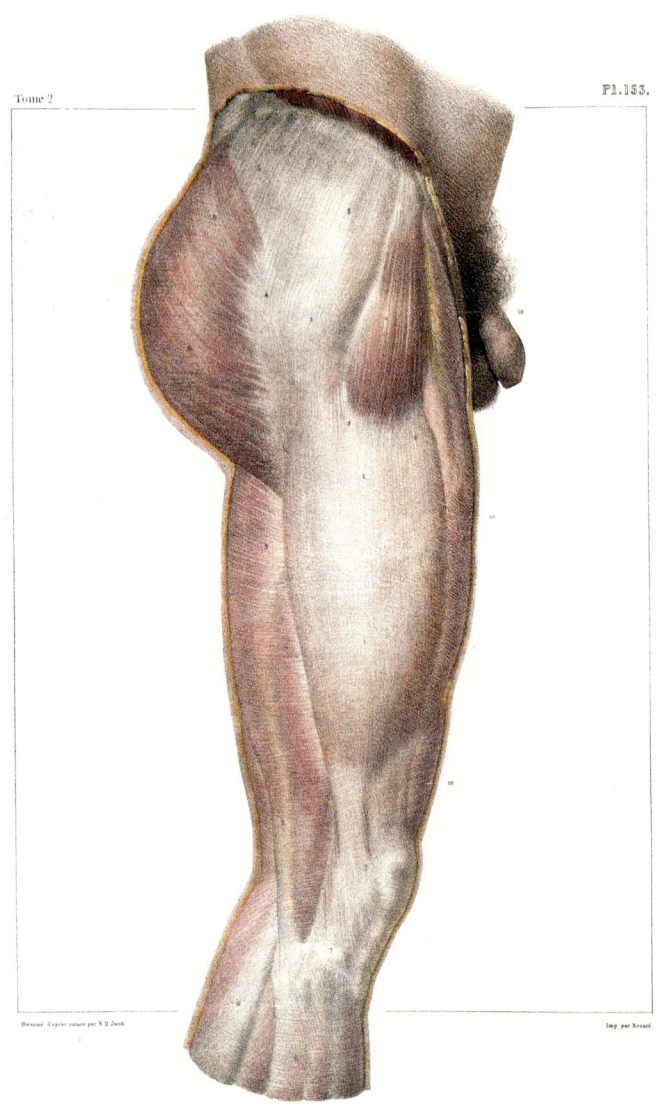

Fascias of the buttocks and the thigh / Fascias de la région fessière et de la cuisse
Gesäß- und Oberschenkelfaszien

FASCIAE GLUTAEAE ET FEMORIS. FASCIAE CRURIS ET PEDIS

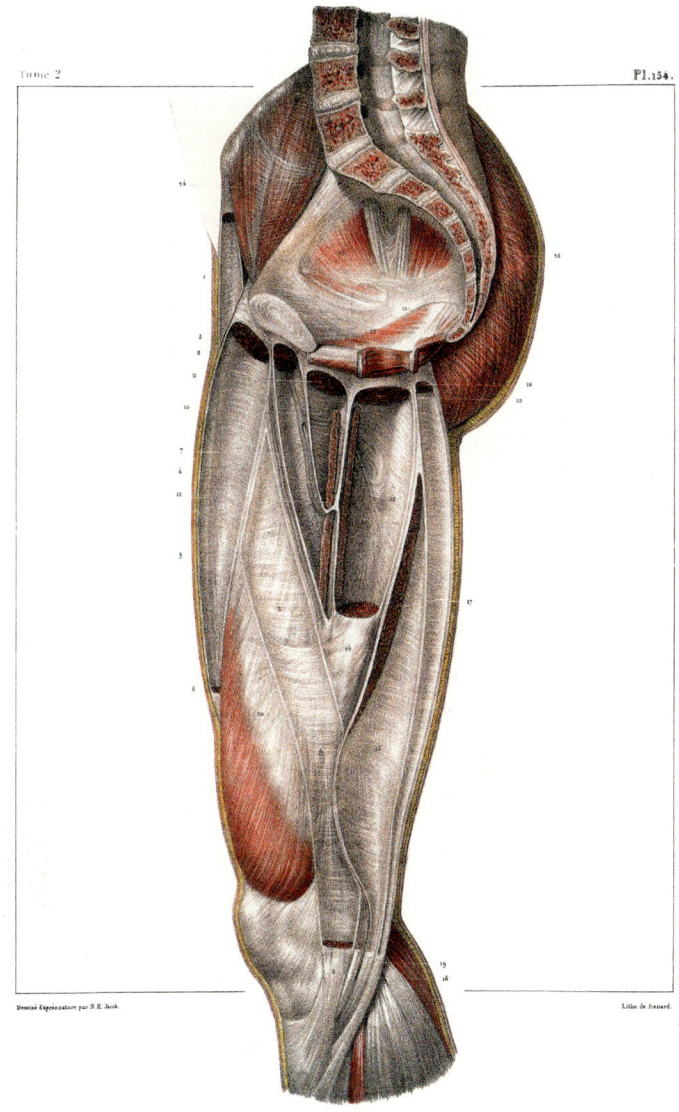

Fascias of the thigh / Fascias de la cuisse
Oberschenkelfaszien

FASCIAE GLUTAEAE ET FEMORIS. FASCIAE CRURIS ET PEDIS

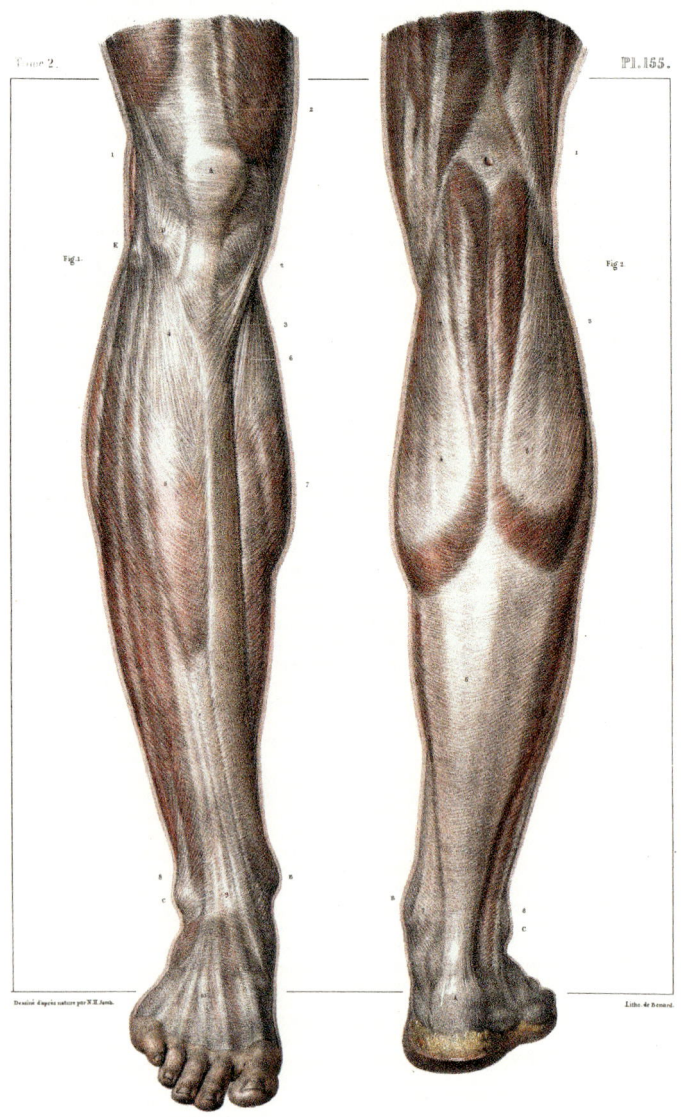

Fascias of the lower leg and the foot / Fascias de la jambe et du pied
Unterschenkel- und Fußfaszien

FASCIAE CRURIS ET PEDIS

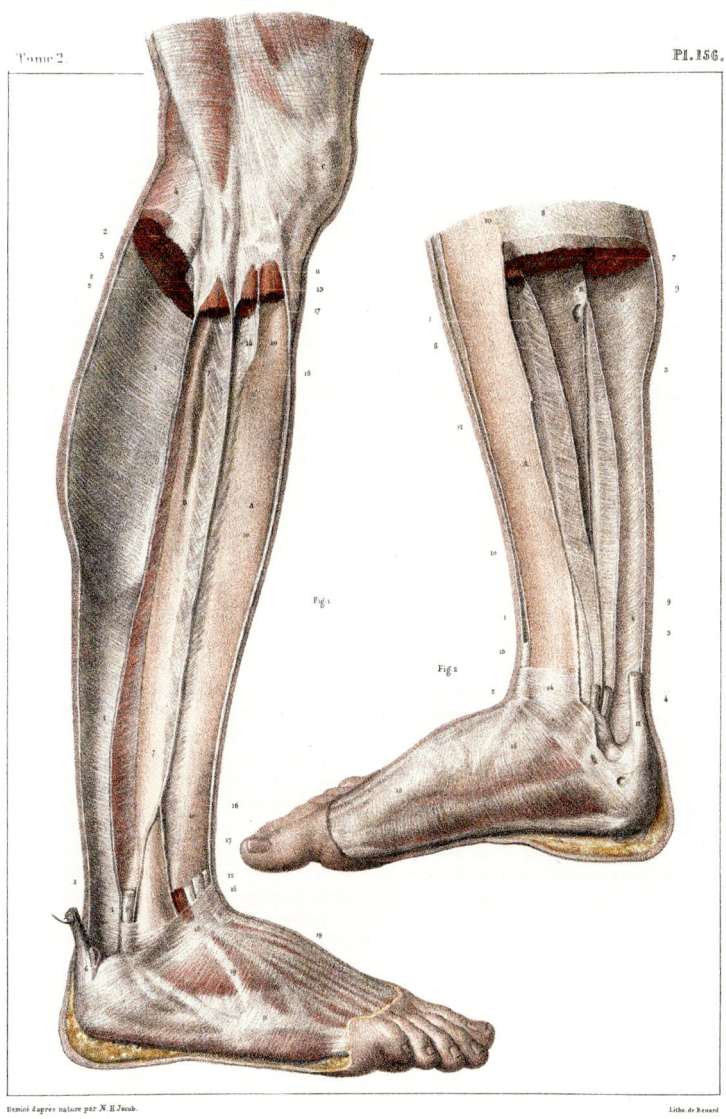

Fascias of the lower leg and the foot / Fascias de la jambe et du pied
Unterschenkel- und Fußfaszien

FASCIAE PLANTAE PEDIS. FASCIAE ET SEPTA INTERMUSCALARIA FEMORIS ET CRURIS

Fascias of the sole of the foot. Fascias and intermuscular septa of the thigh and the lower leg
Fascias de la plante du pied. Fascias et septums intermusculaires de la cuisse et de la jambe
Fußsohlenfaszien. Faszien und Muskelscheidewände des Ober- und Unterschenkels

BURSAE ET VAGINAE SYNOVIALES MEMBRI SUPERIORIS

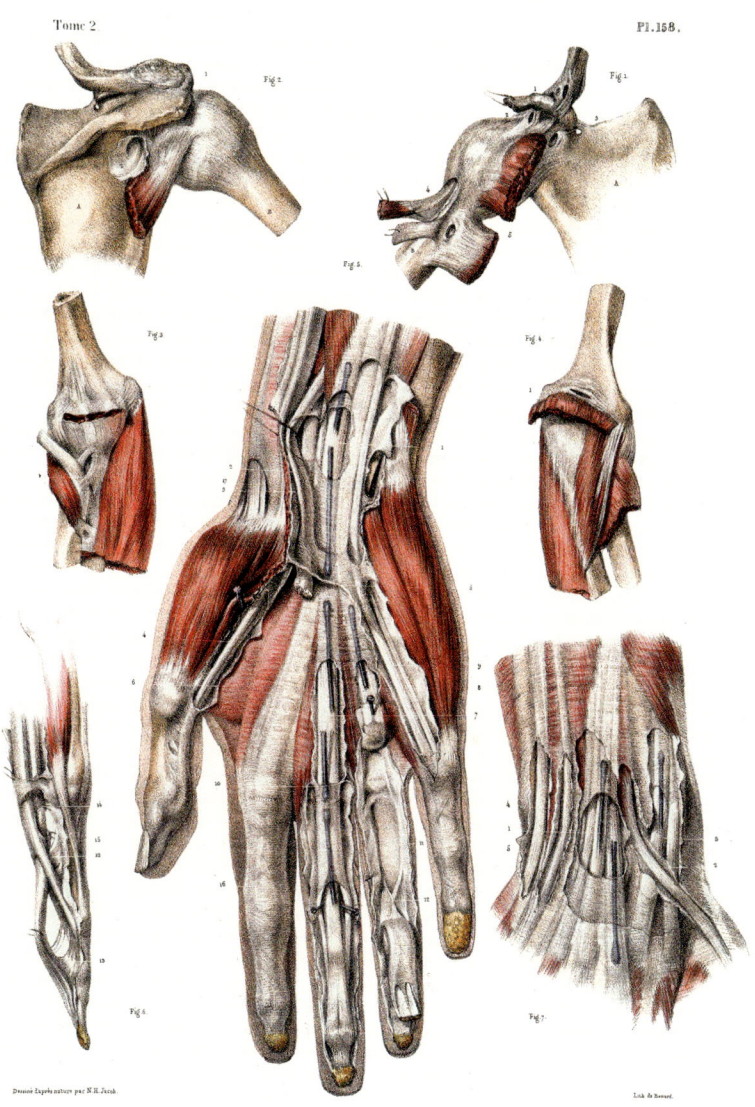

Bursae and synovial sheaths of the upper limb
Bourses et gaines synoviales du membre supérieur
Schleimbeutel und Sehnenscheiden der oberen Extremität

BURSAE ET VAGINAE SYNOVIALES MEMBRI INFERIORIS

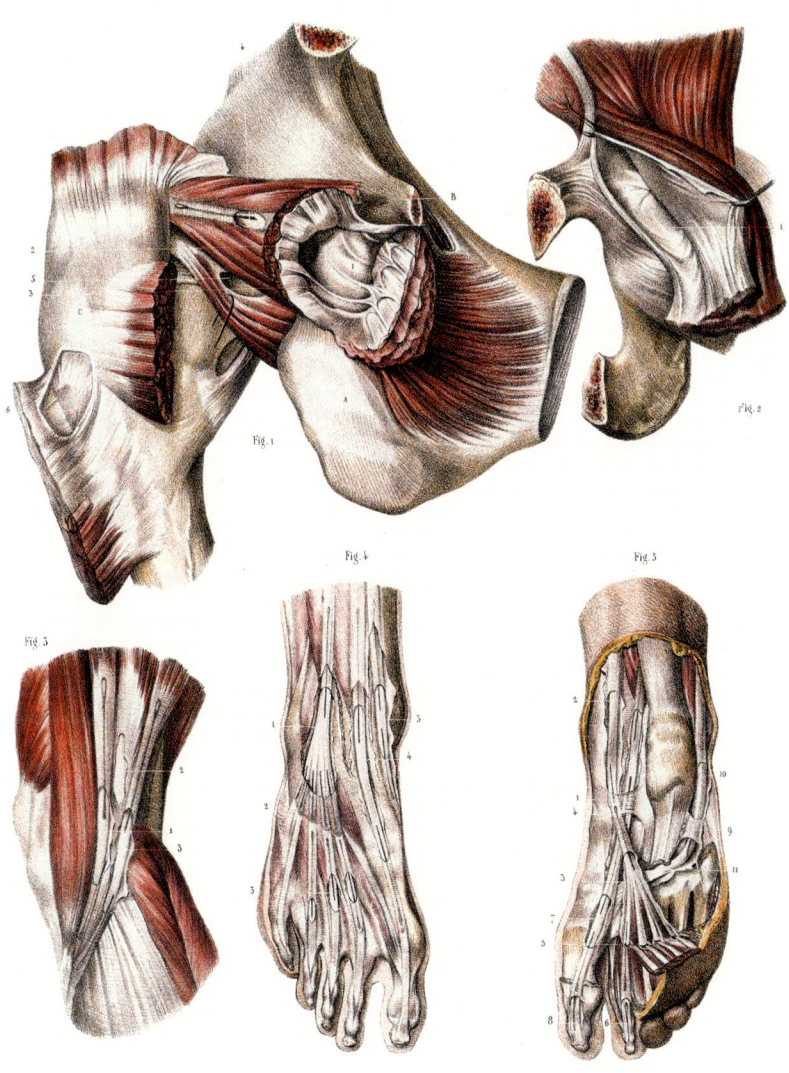

Bursae and synovial sheaths of the lower limb
Bourses et gaines synoviales du membre inférieur
Schleimbeutel und Sehnenscheiden der unteren Extremität

Tome 3.

VOL. 3

Nevrologia: Systema Nervosum Centrale, Periphericum, et Autonomicum. Organa Sensuum

NEUROLOGY:
CENTRAL, PERIPHERAL,
AND VEGETATIVE NERVOUS SYSTEM.
SENSORY ORGANS

NEVROLOGIE :
SYSTEME NERVEUX CENTRAL,
PERIPHERIQUE ET AUTONOME.
ORGANES DES SENS

NEUROLOGIE:
ZENTRALES, PERIPHERES
UND VEGETATIVES NERVENSYSTEM.
SINNESORGANE

Left page / Ci-contre / linke Seite:
Meninges / Méninges / Meningen

MENINGES

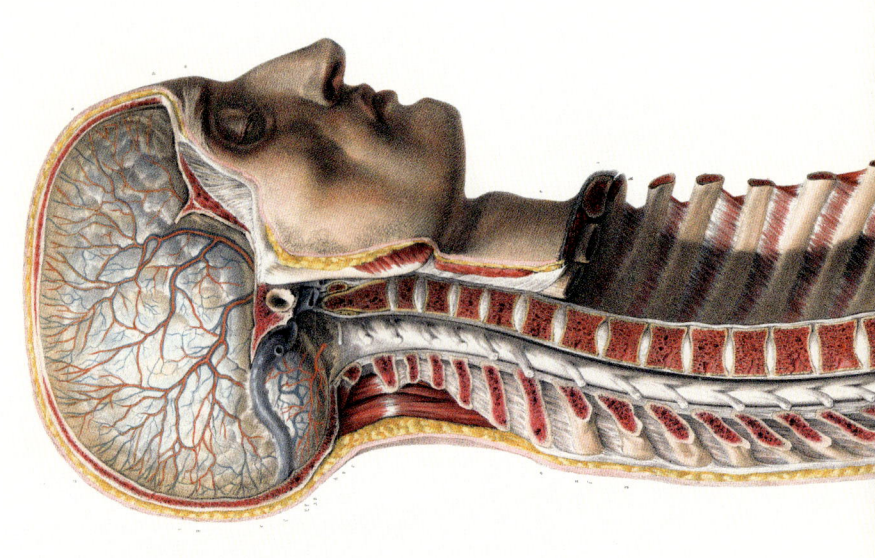

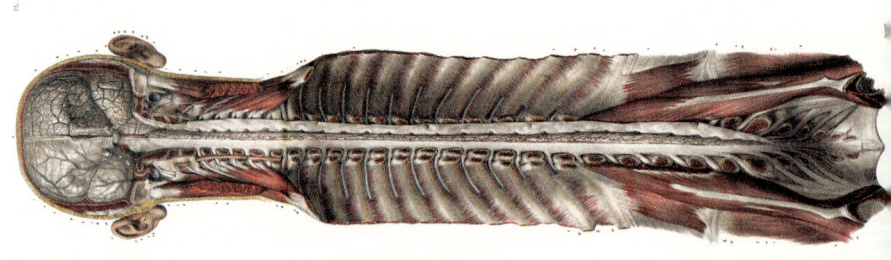

Meninges / Méninges / Meningen

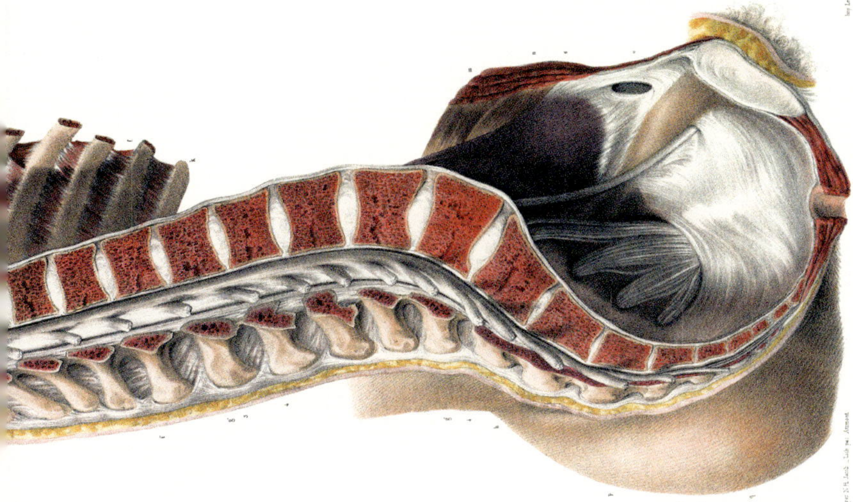

MENINGES

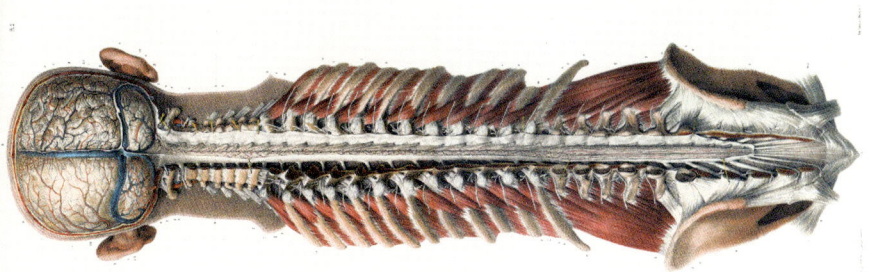

MENINGES ENCEPHALI

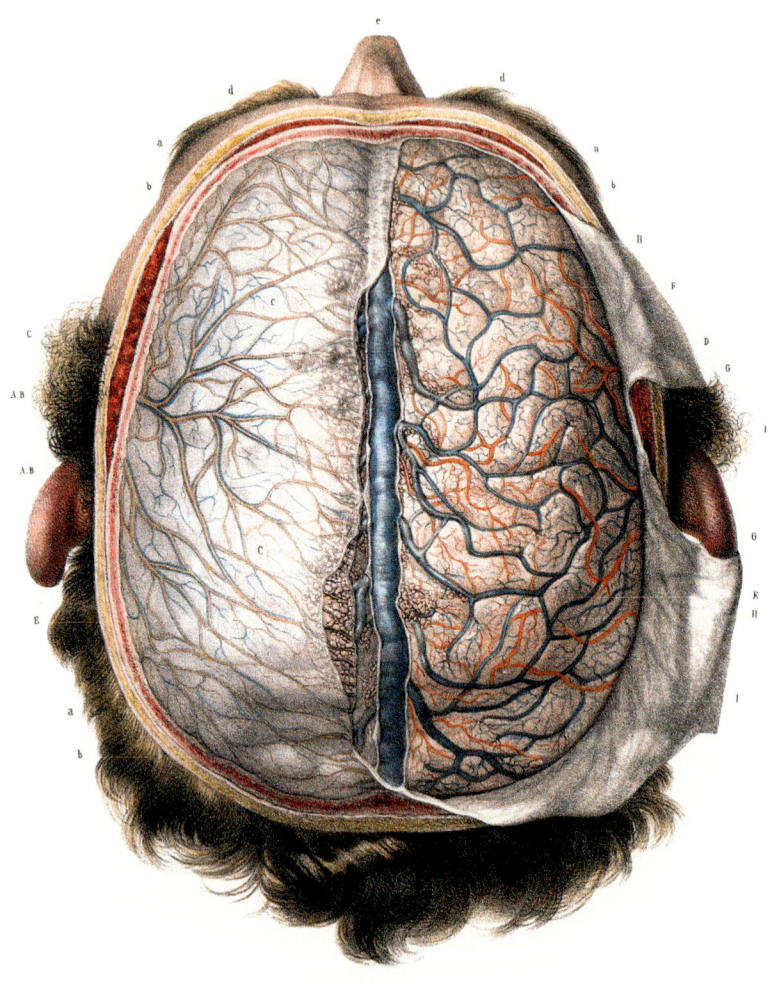

Meninges of the brain or cranial meninges
Méninges de l'encéphale ou crâniennes
Meningen des Schädels oder Hirnhäute

MENINGES ENCEPHALI

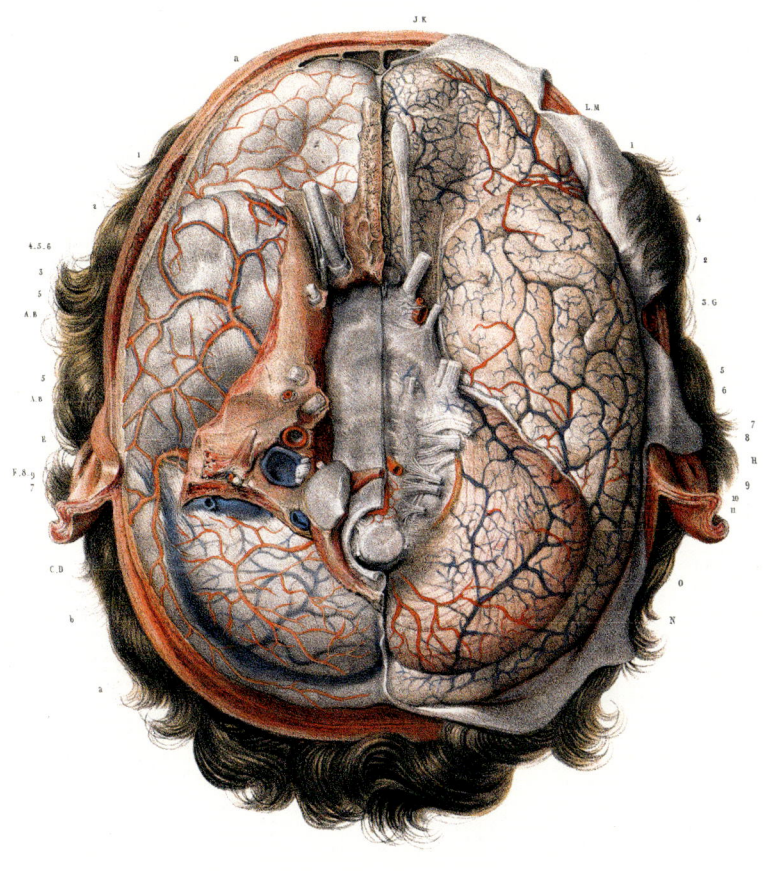

Meninges of the brain or cranial meninges
Méninges de l'encéphale ou crâniennes
Meningen des Schädels oder Hirnhäute

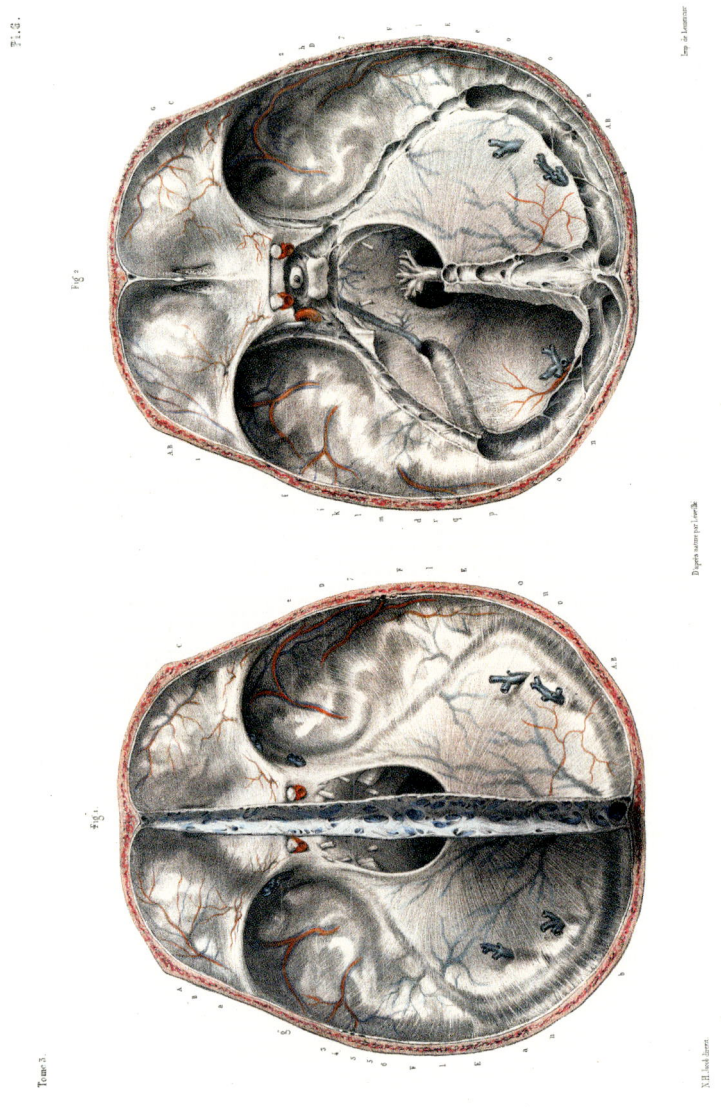

Meninges of the brain or cranial meninges
Méninges de l'encéphale ou crâniennes
Meningen des Schädels oder Hirnhäute

MENINGES ENCEPHALI. MENINGES SPINALES

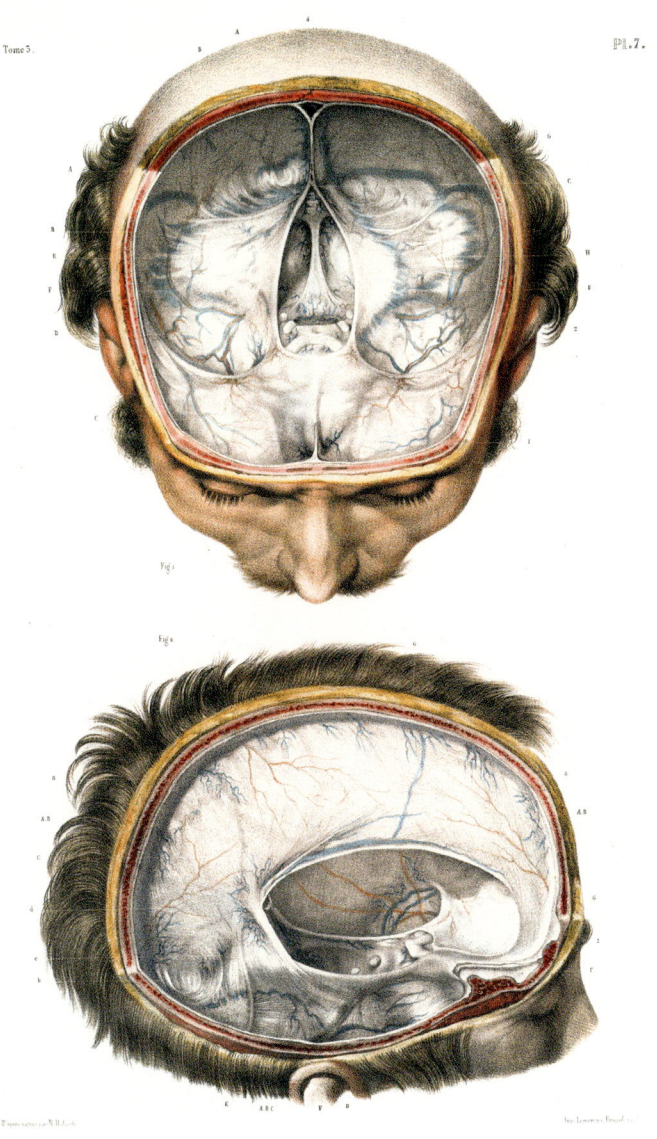

Meninges of the brain or cranial meninges
Méninges de l'encéphale ou crâniennes
Meningen des Schädels oder Hirnhäute

MENINGES ENCEPHALI. MENINGES SPINALES

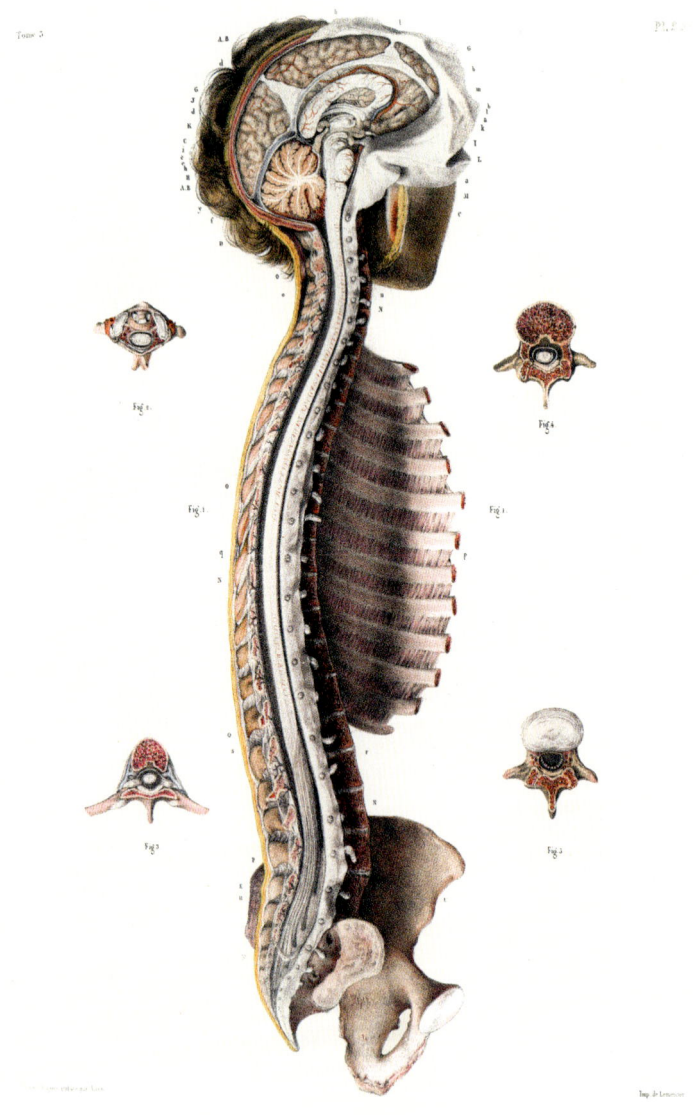

Meninges / Méninges / Meningen

MENINGES ENCEPHALI. MENINGES SPINALES

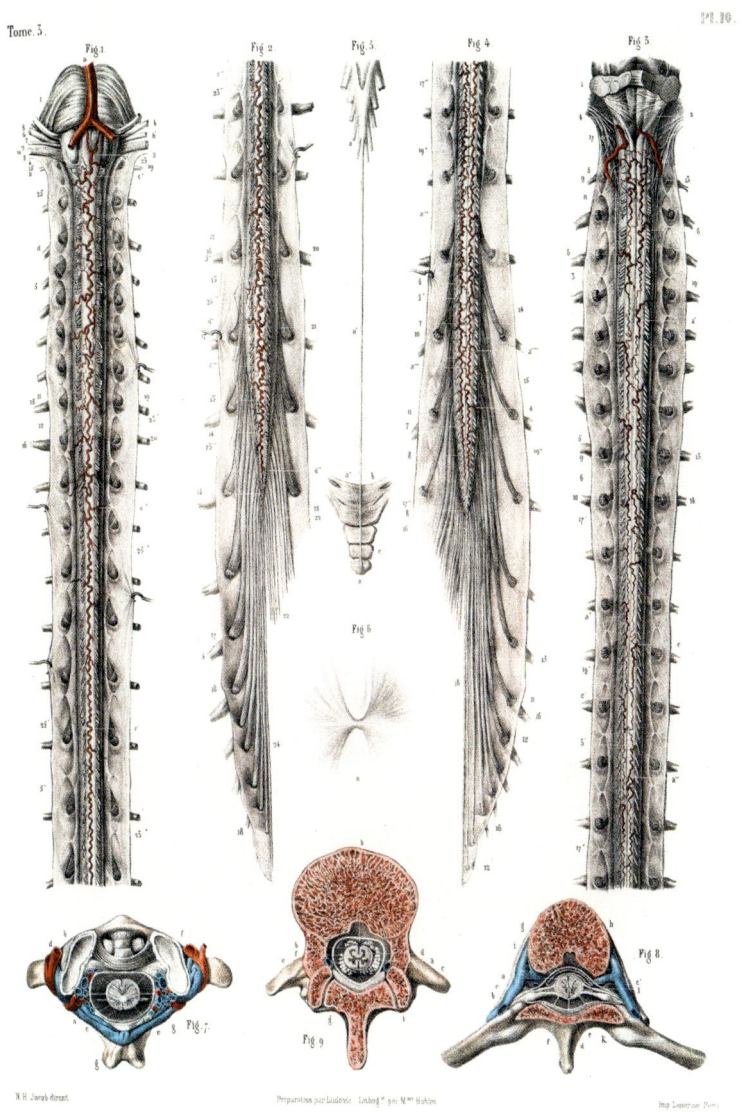

Spinal meninges / Méninges spinales / Rückenmarkhäute

ENCEPHALON ET CEREBRUM

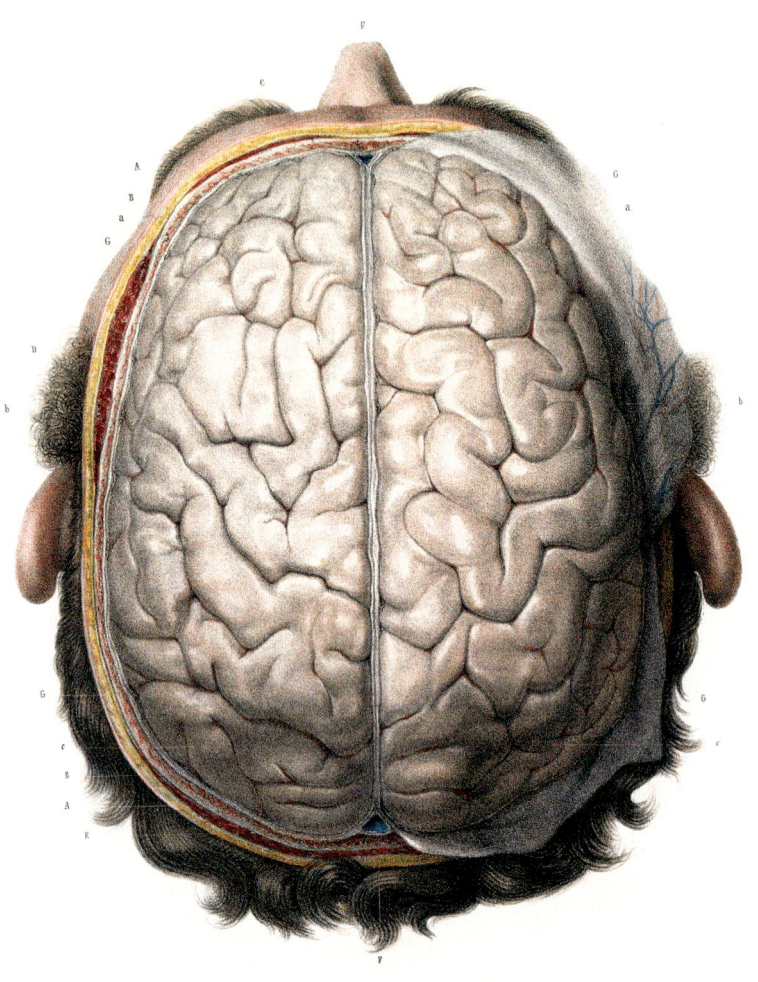

Encephalon / Encéphale / Gehirn

ENCEPHALON ET CEREBRUM

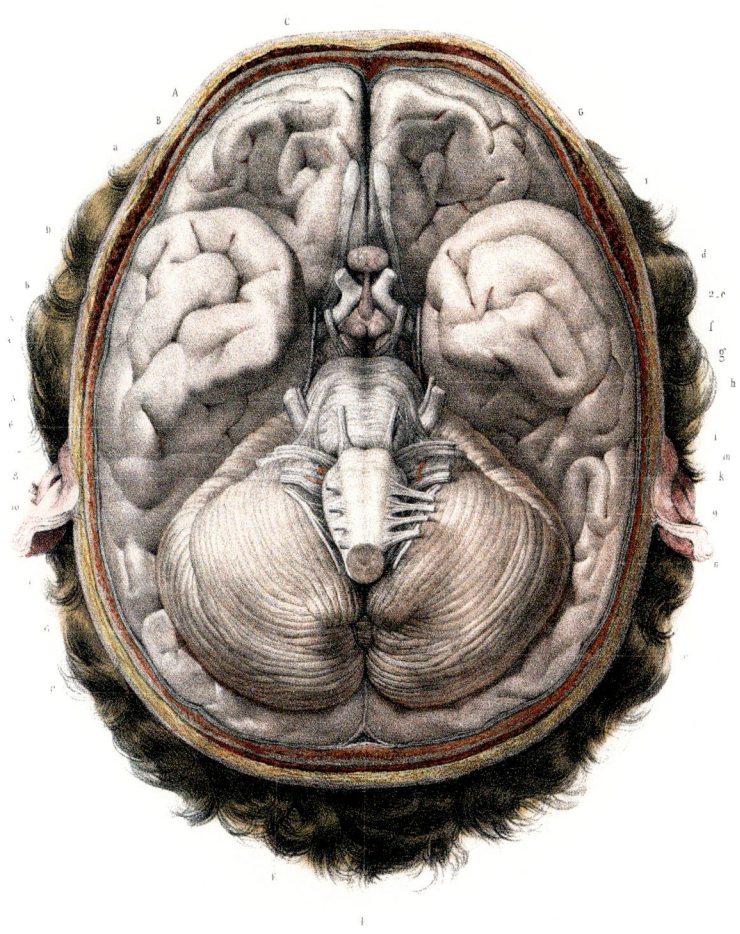

Encephalon / Encéphale / Gehirn

ENCEPHALON ET CEREBRUM

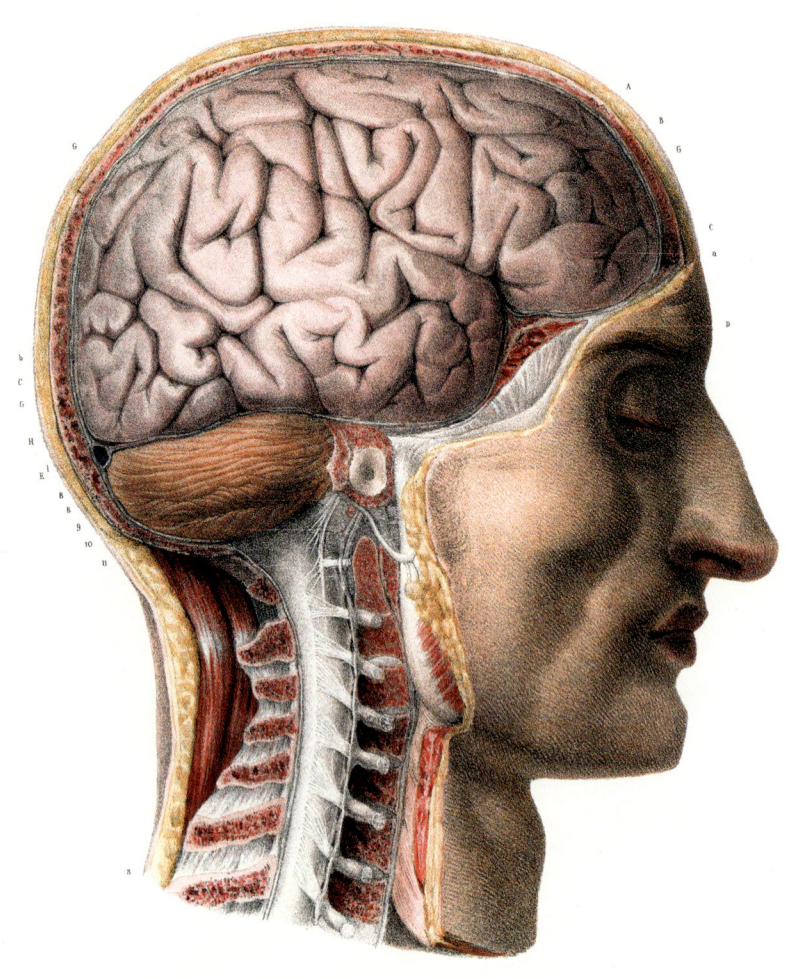

Encephalon / Encéphale / Gehirn

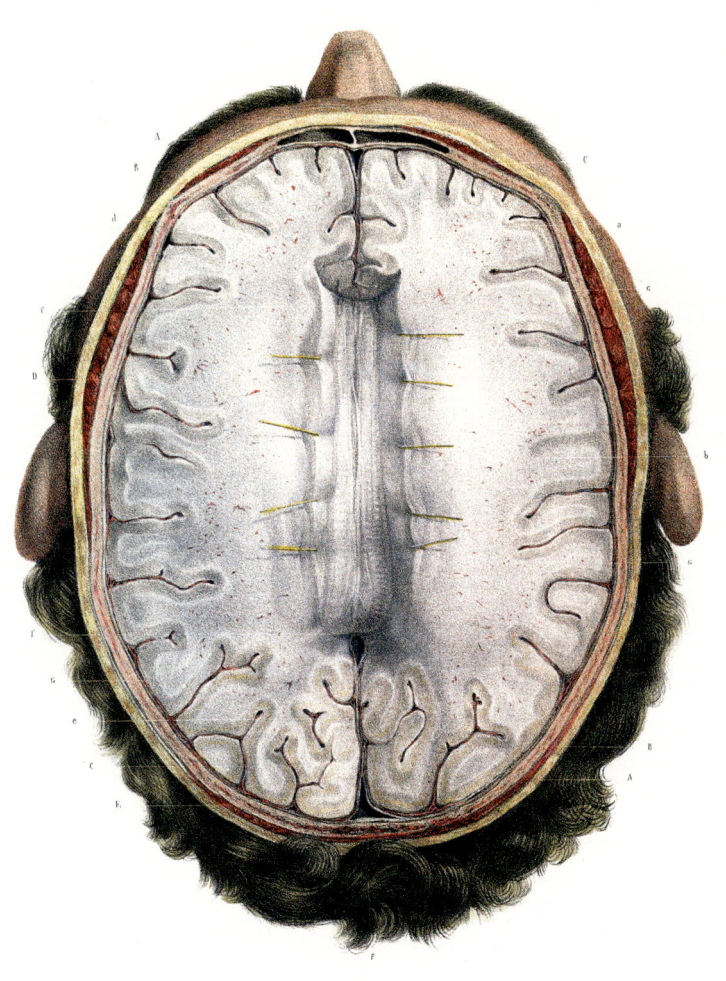

Brain / Cerveau / Großhirn

CANALIS VERTEBRALIS ET PLEXUS VENOSI VERTEBRALES. SYSTEMA NERVOSUM CENTRALE

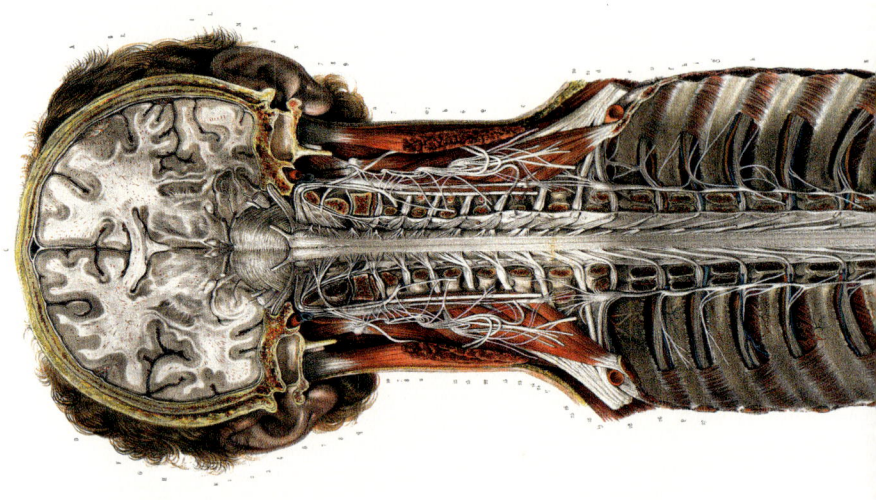

Central nervous system / Système nerveux central / Zentralnervensystem

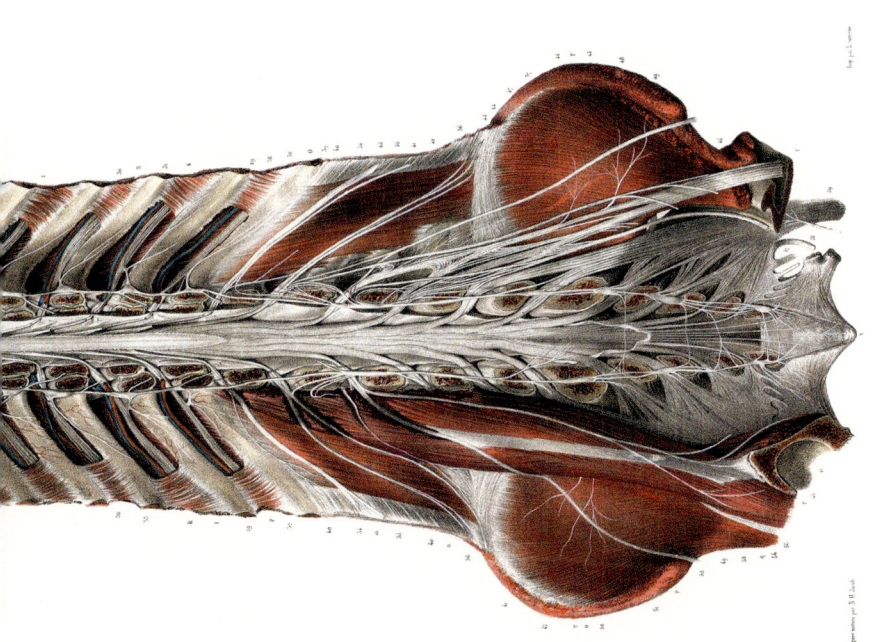

CANALIS VERTEBRALIS ET PLEXUS VENOSI VERTEBRALES. SYSTEMA NERVOSUM CENTRALE

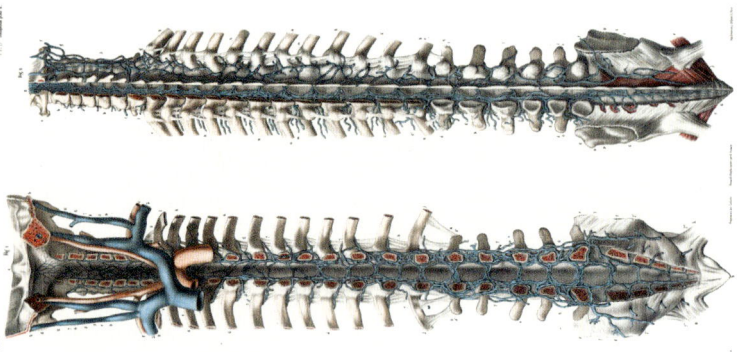

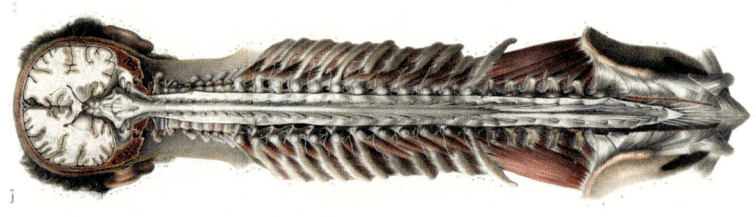

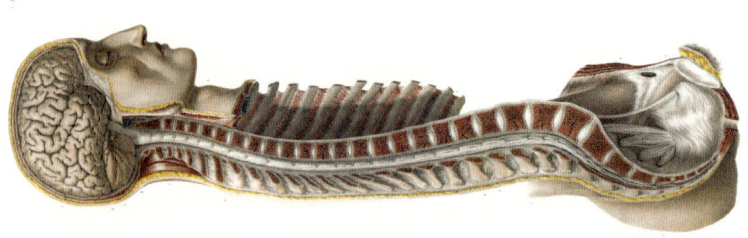

Vertebral canal and vertebral veinous plexuses / Central nervous system
Canal vertébral et plexus veineux vertébraux / Système nerveux central
Wirbelkanal und Venengeflechte der Wirbelsäule / Zentralnervensystem

CEREBRUM

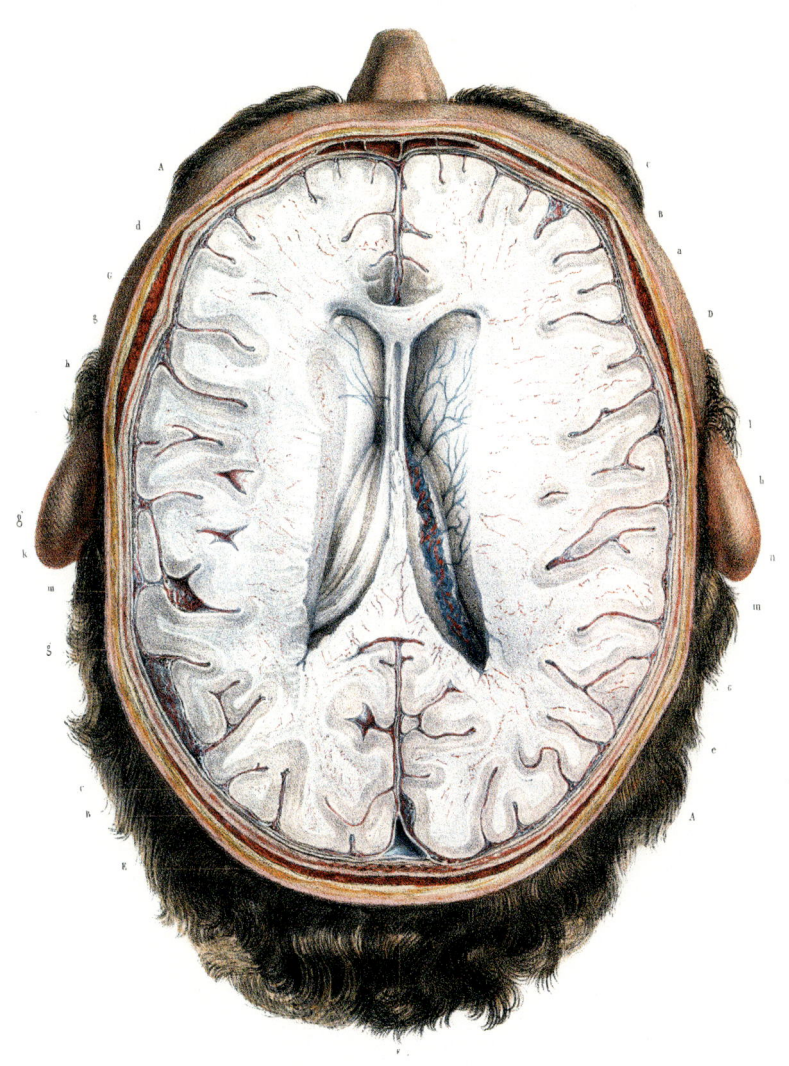

Brain / Cerveau / Großhirn

CEREBRUM

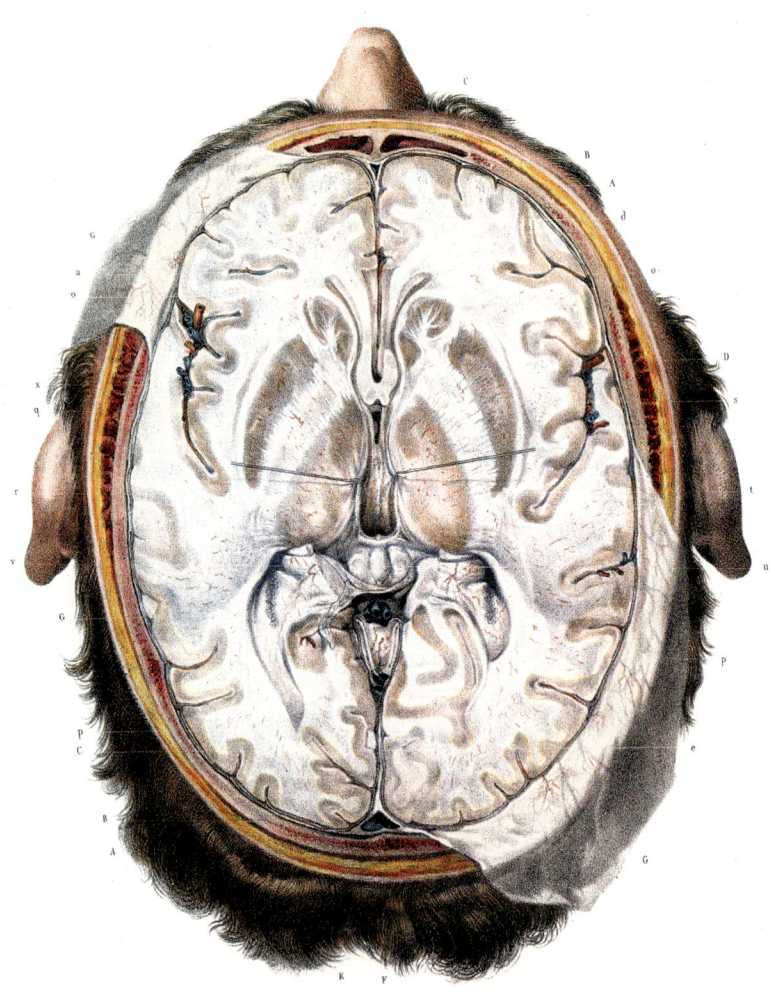

Brain / Cerveau / Großhirn

CEREBRUM

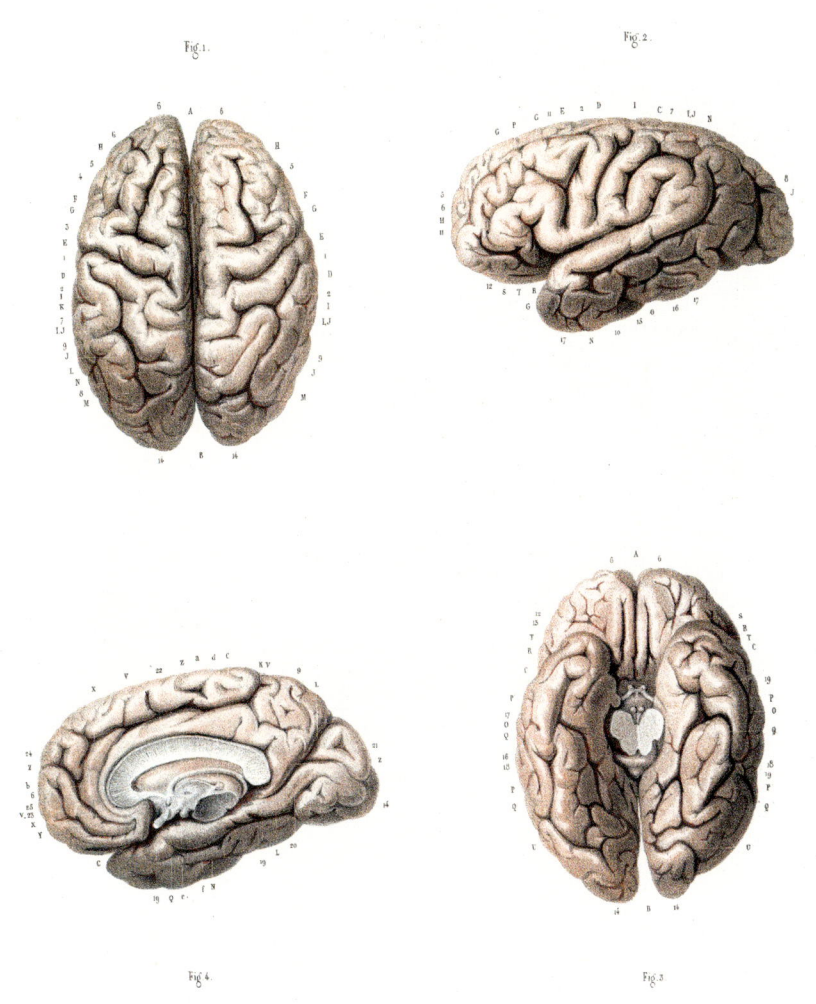

Brain / Cerveau / Großhirn

CEREBRUM

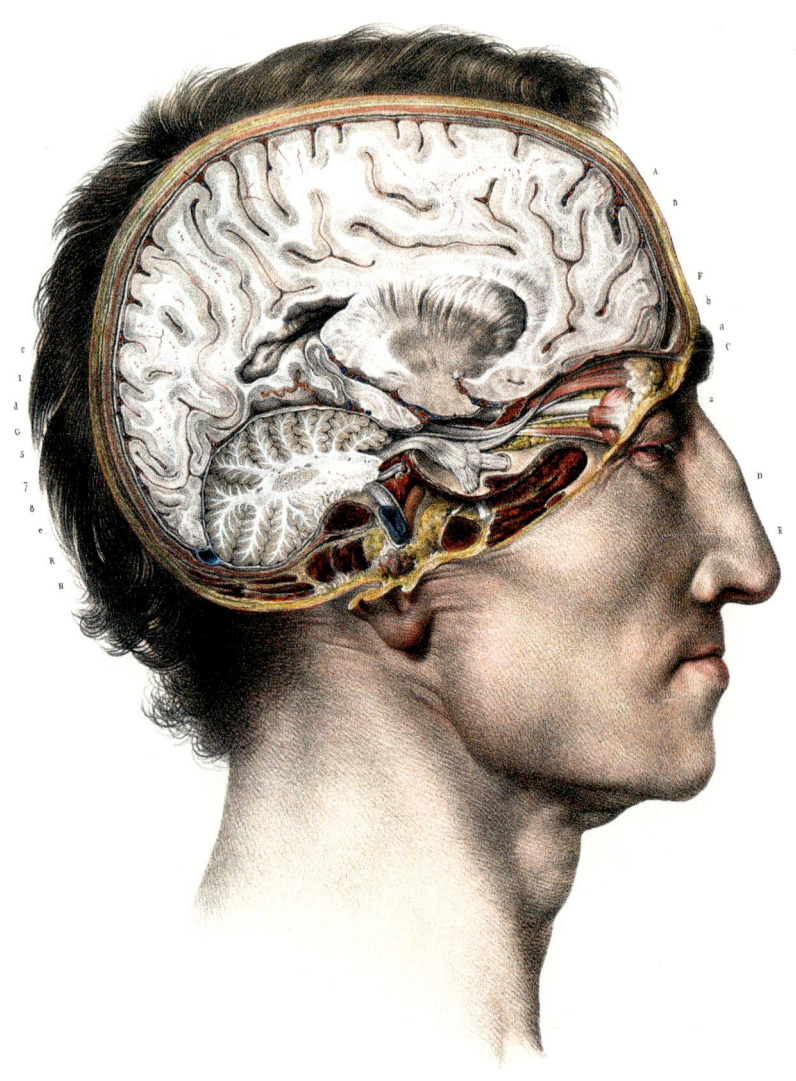

Brain / Cerveau / Großhirn

CEREBRUM

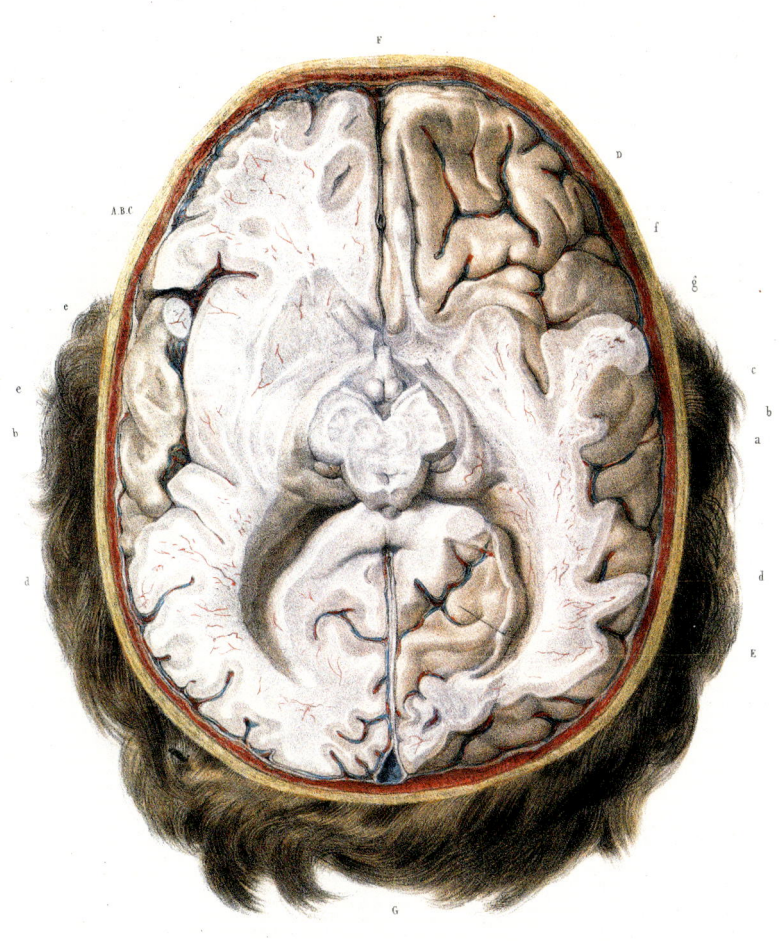

Brain / Cerveau / Großhirn

CEREBRUM

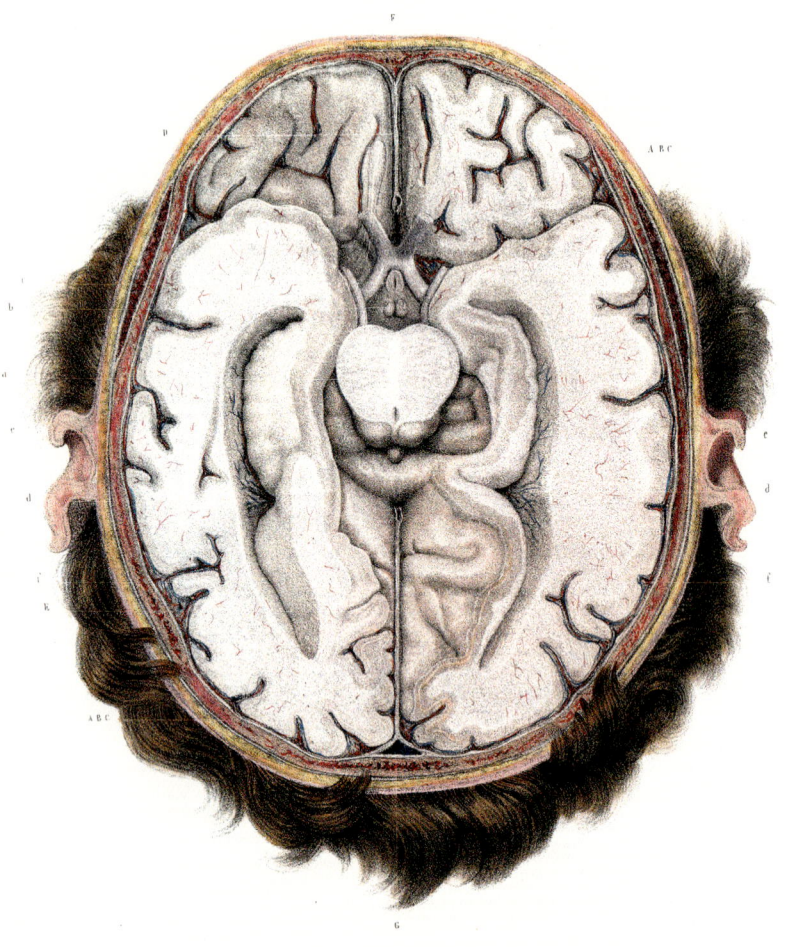

Brain / Cerveau / Großhirn

CEREBRUM

253

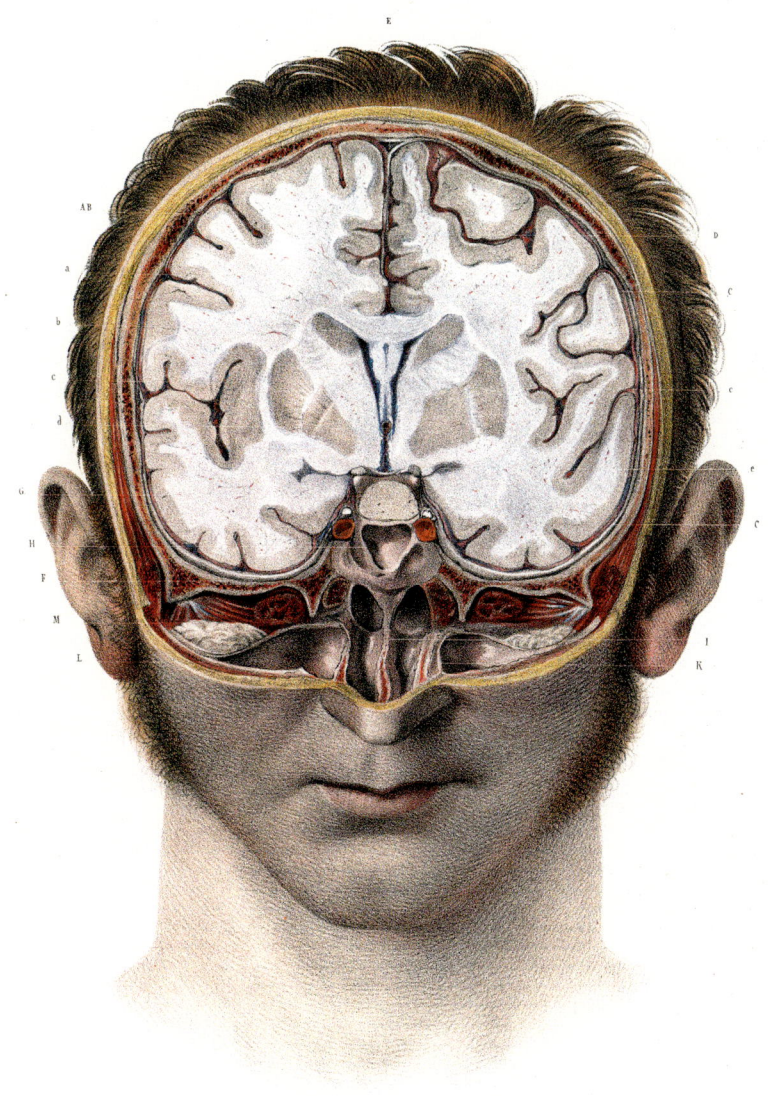

Brain / Cerveau / Großhirn

CEREBRUM

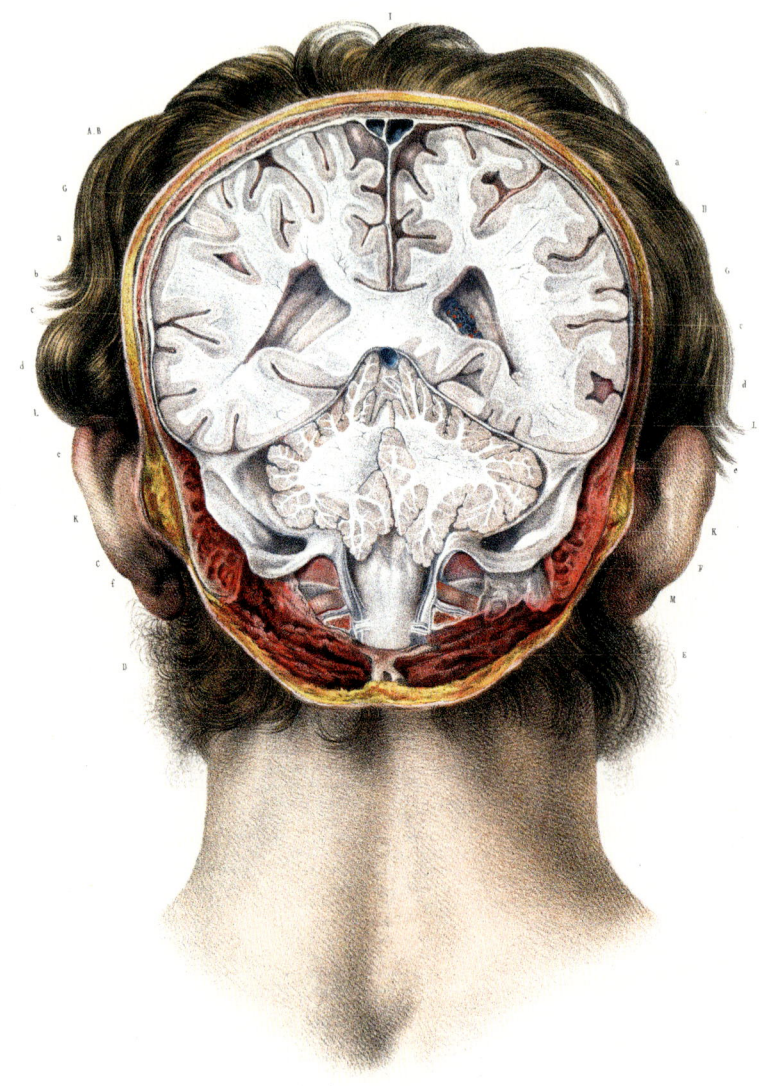

Brain / Cerveau / Großhirn

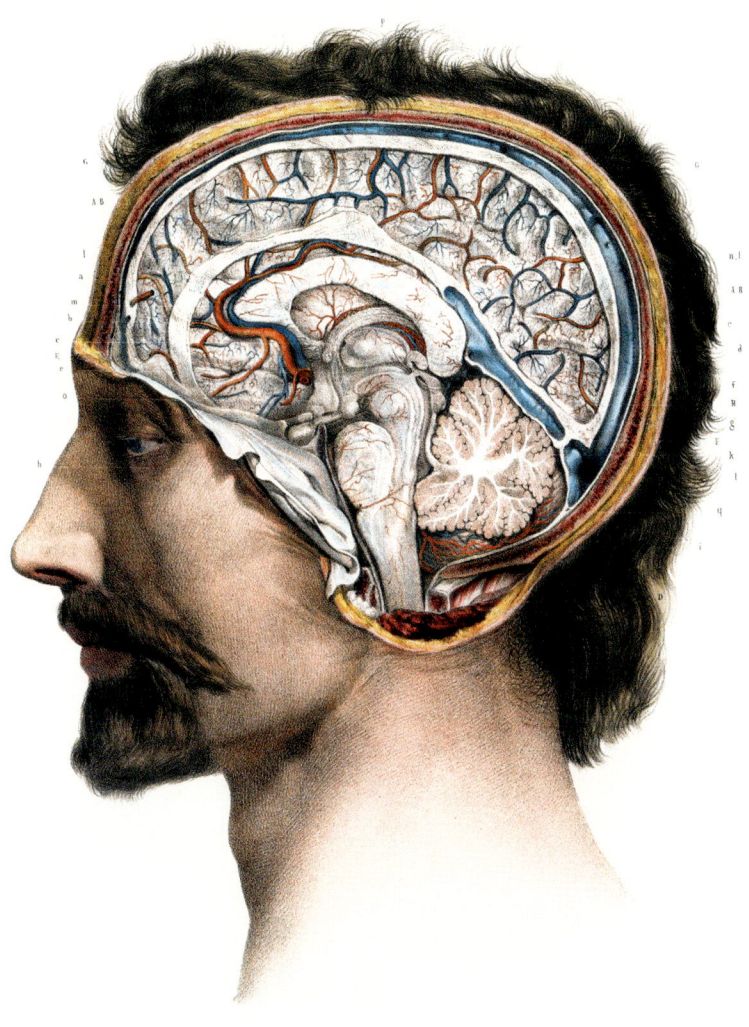

Encephalon / Encéphale / Gehirn

CEREBRUM: VENTRICULI CEREBRI

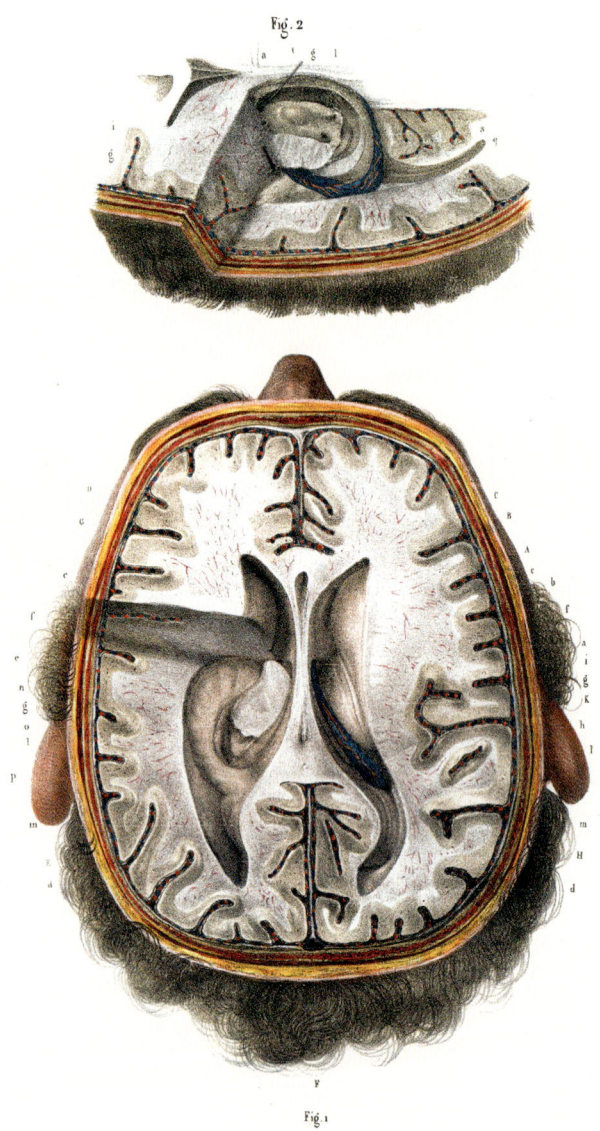

Brain: Cerebral ventricles / Cerveau : Ventricules cérébraux
Großhirn: Hirnventrikel

CEREBRUM: ARTERIAE CEREBRI

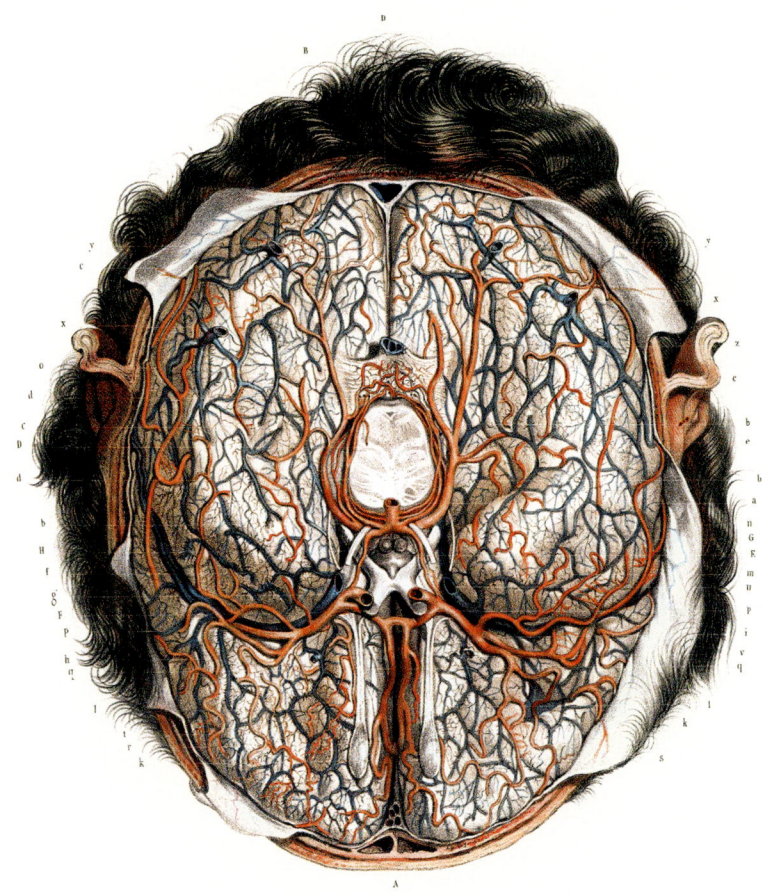

Brain: Cerebral arteries / Cerveau : Artères cérébrales
Großhirn: Arterien

CEREBRUM: ARTERIAE CEREBRI

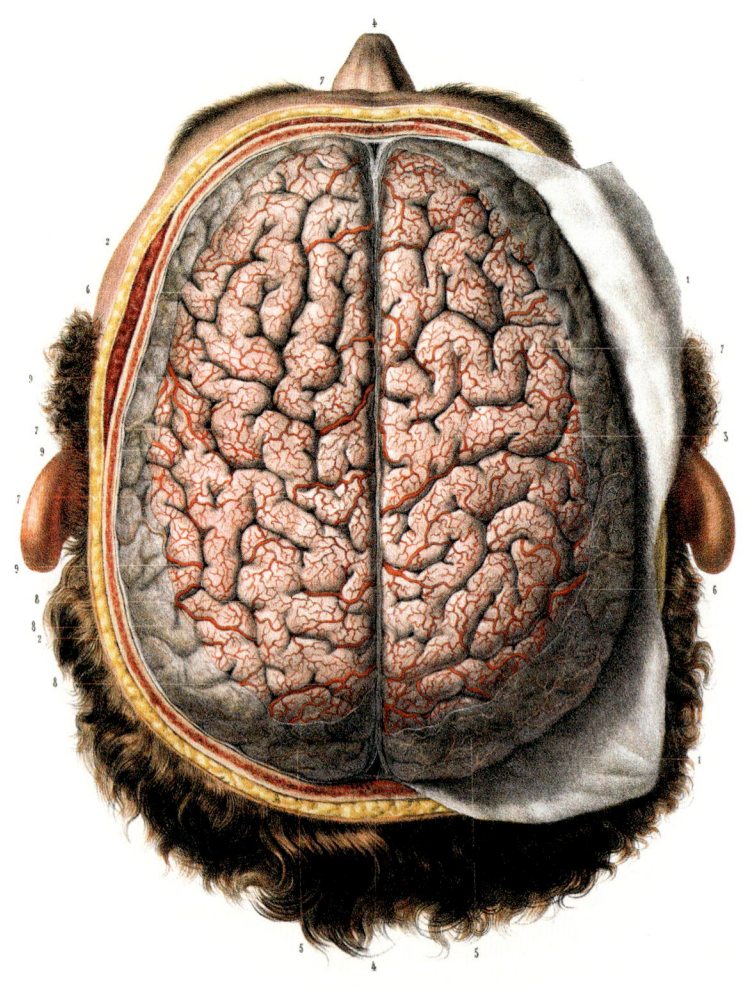

Brain: Cerebral arteries / Cerveau : Artères cérébrales
Großhirn: Arterien

CEREBRUM: CORPUS CALLOSUM

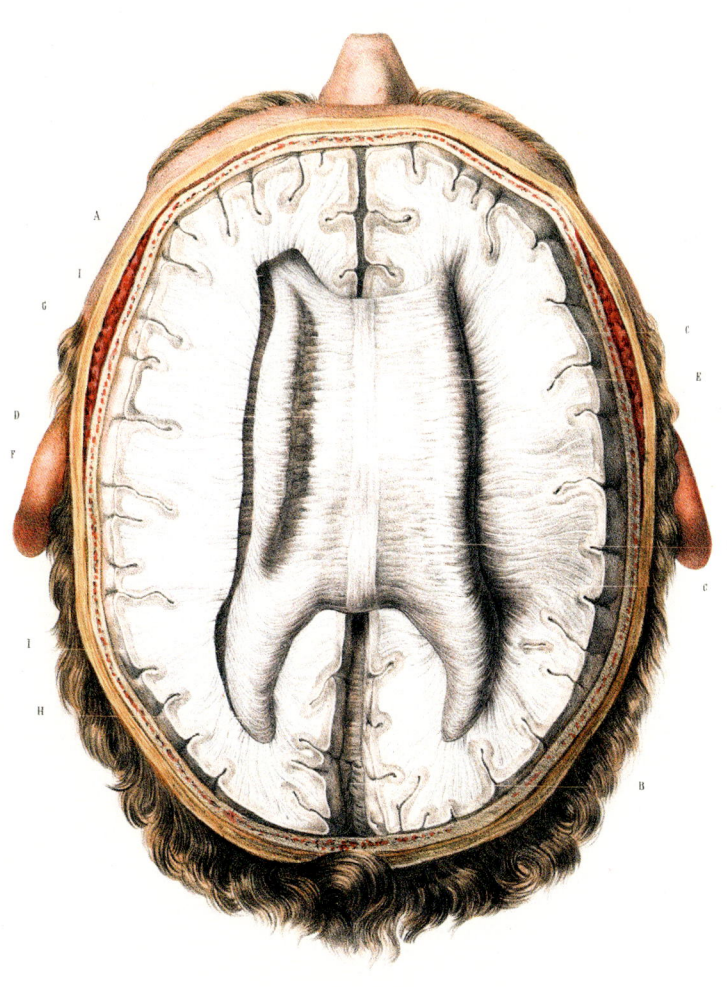

Brain: Corpus callosum / Cerveau : Corps calleux
Großhirn: Corpus callosum

CEREBRUM: COMMISSURAE ET FORNIX, TRACTUS ET FASCICULI. APLASIA TRACTUS OLFACTORII

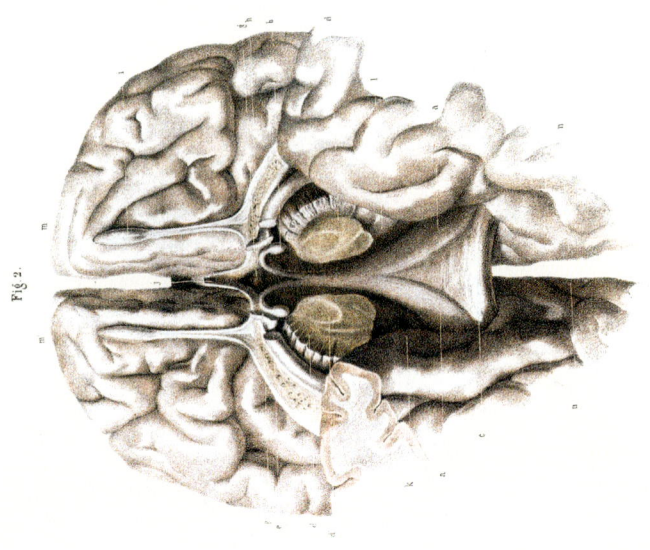

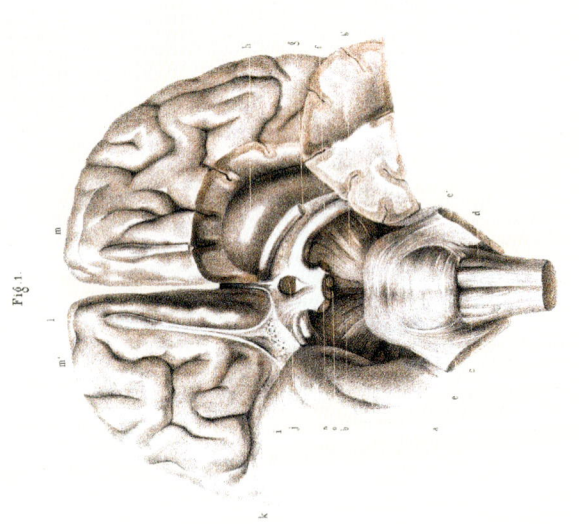

Brain: Commissures and fornix / Cerveau : Commissures et fornix
Großhirn: Kommissuren und Hirngewölbe

CEREBRUM: COMMISSURAE ET FORNIX, TRACTUS ET FASCICULI. APLASIA TRACTUS OLFACTORII

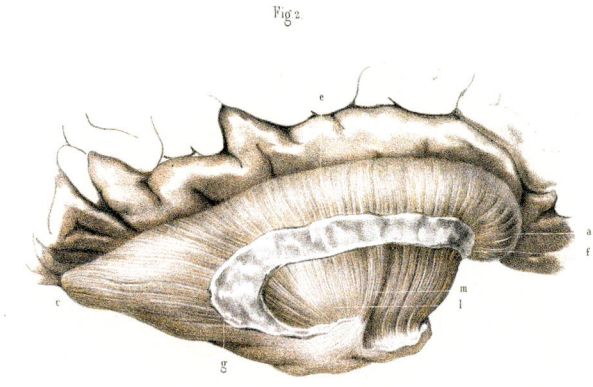

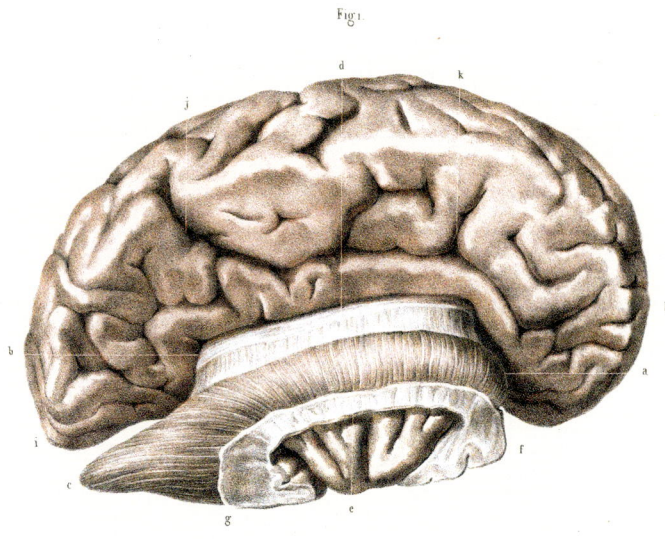

Brain: Tractus and fascicles / Cerveau : Tractus et faisceaux
Großhirn: Traktus und Nervenbündel

CEREBRUM: COMMISSURAE ET FORNIX, TRACTUS ET FASCICULI. APLASIA TRACTUS OLFACTORII

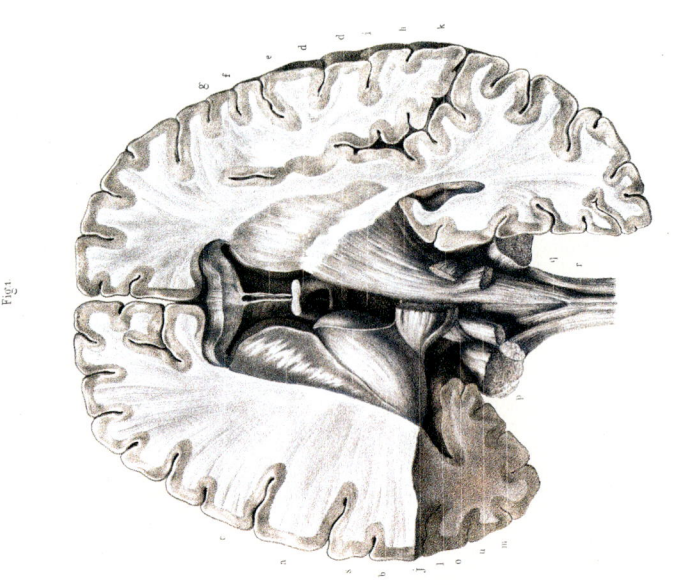

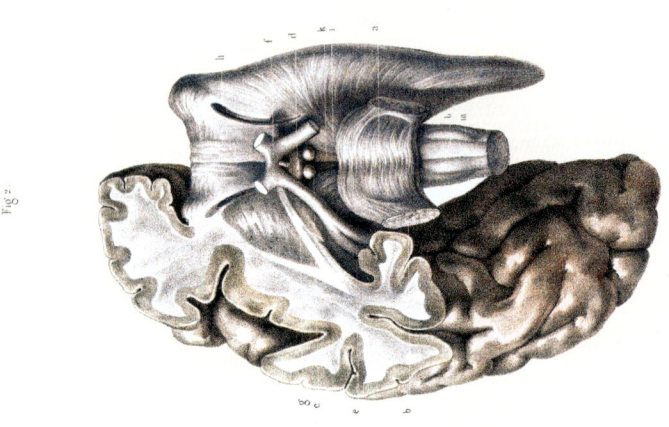

Brain: Tractus and fascicles / Cerveau : Tractus et faisceaux
Großhirn: Traktus und Nervenbündel

CEREBRUM: COMMISSURAE ET FORNIX, TRACTUS ET FASCICULI. APLASIA TRACTUS OLFACTORII

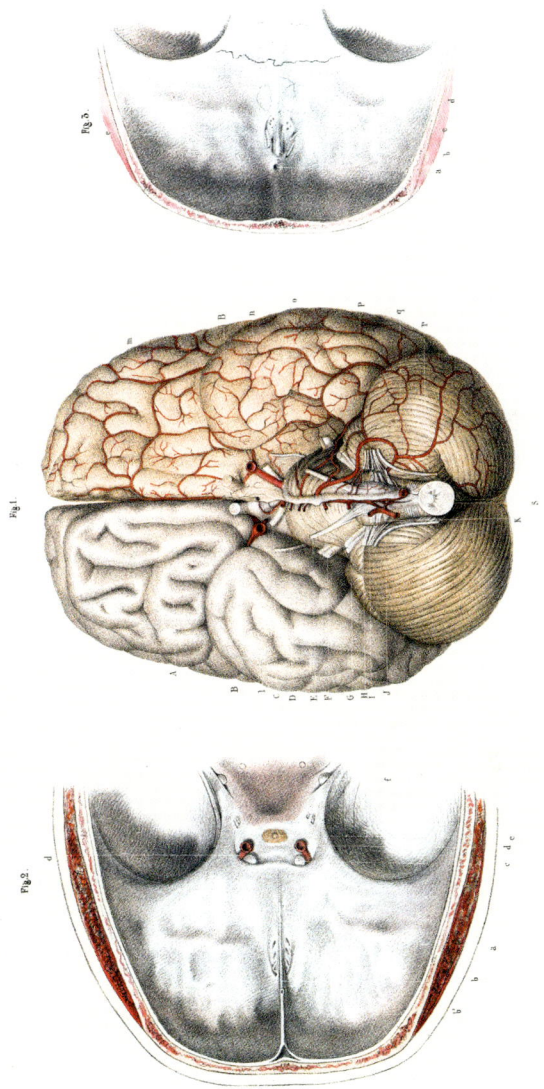

Brain: Aplasia of the olfactory tract / Cerveau : Aplasie du tractus olfactif
Großhirn: Aplasie der Riechbahnen

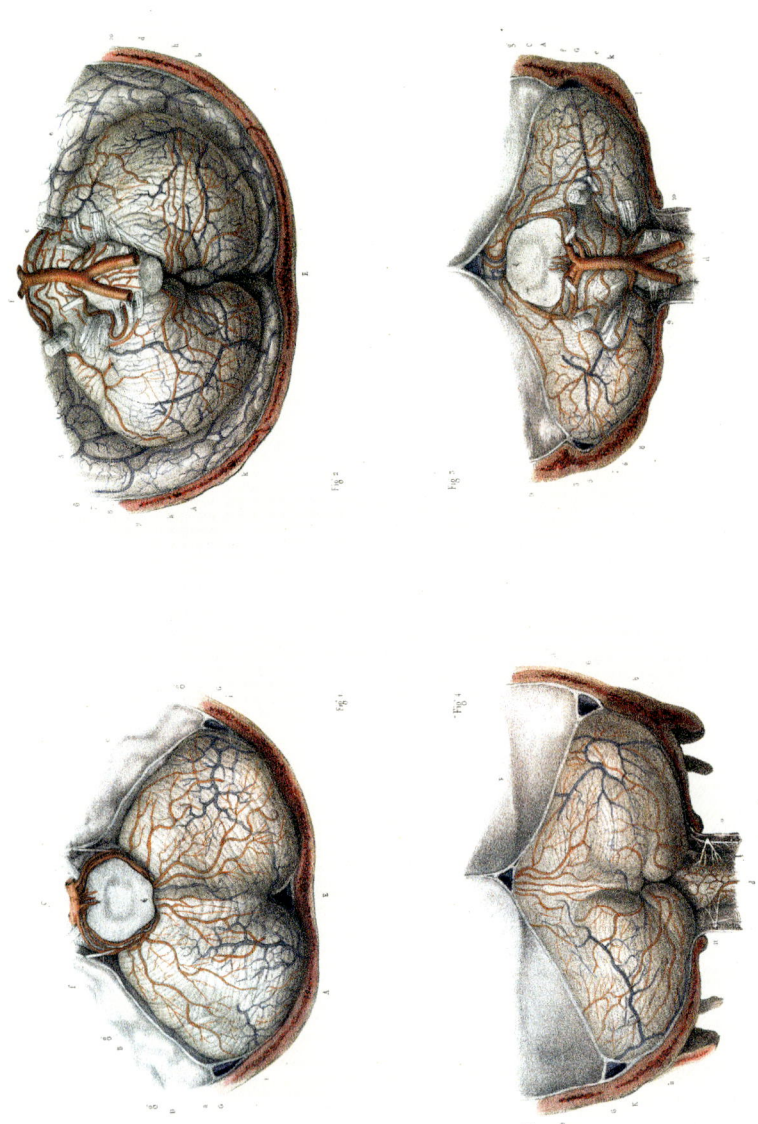

Cerebellum: Arteries and veins / Cervelet : Artères et veines
Kleinhirn: Arterien und Venen

CEREBELLUM ET TRUNCUS ENCEPHALICUS

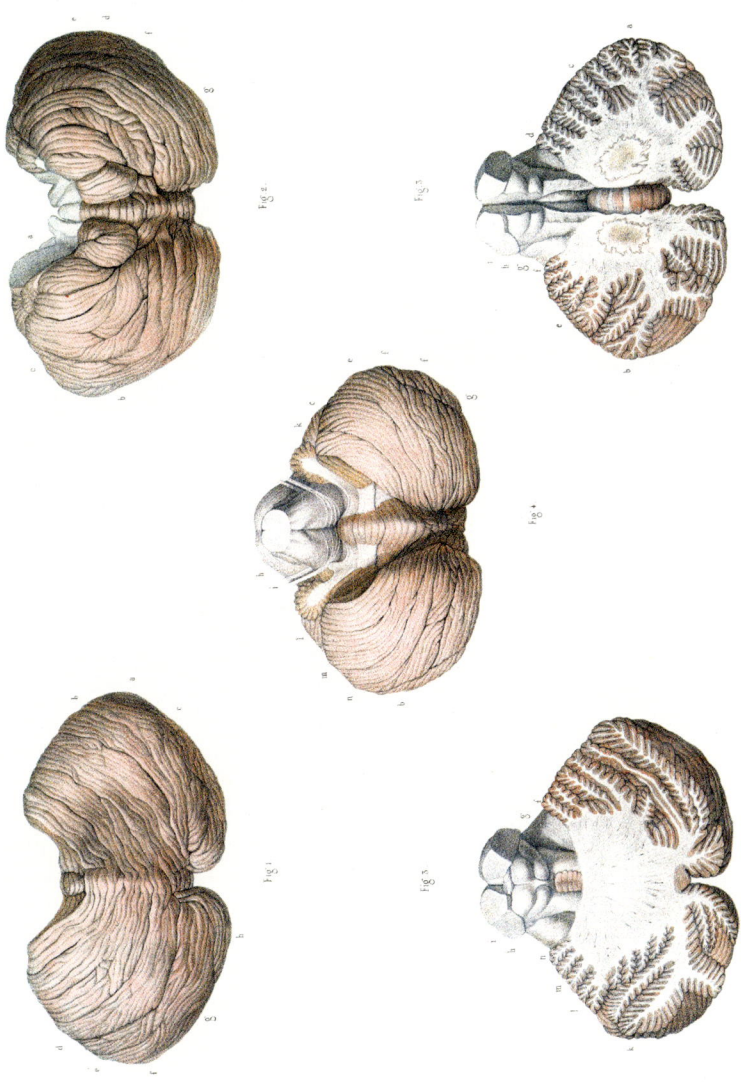

Cerebellum / Cervelet / Kleinhirn

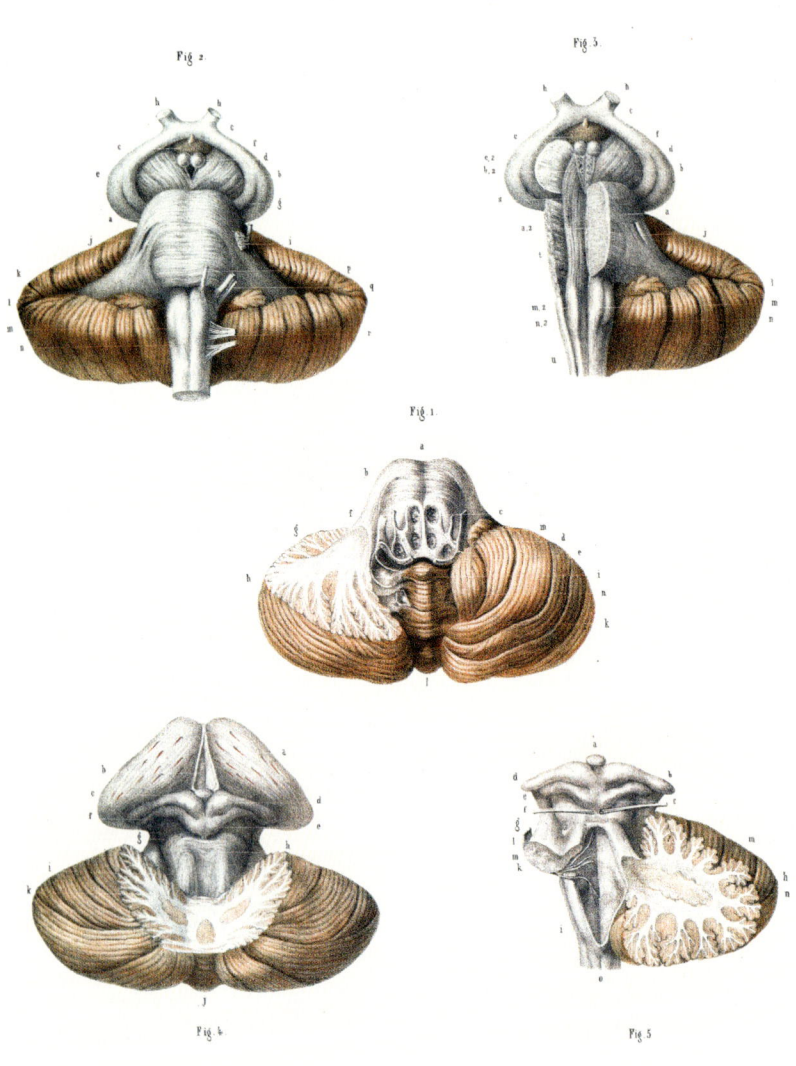

Cerebellum and brainstem / Cervelet et tronc cérébral
Kleinhirn und Hirnstamm

CEREBELLUM ET TRUNCUS ENCEPHALICUS

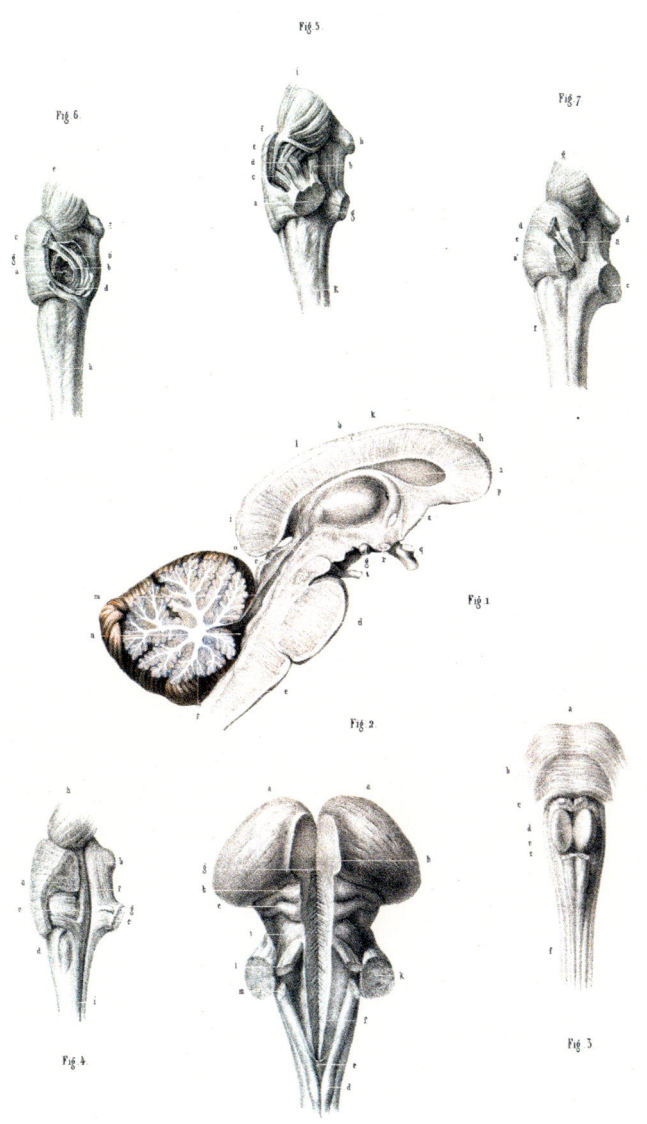

Brainstem / Tronc cérébral / Hirnstamm

MEDULLA SPINALIS: ARTERIAE

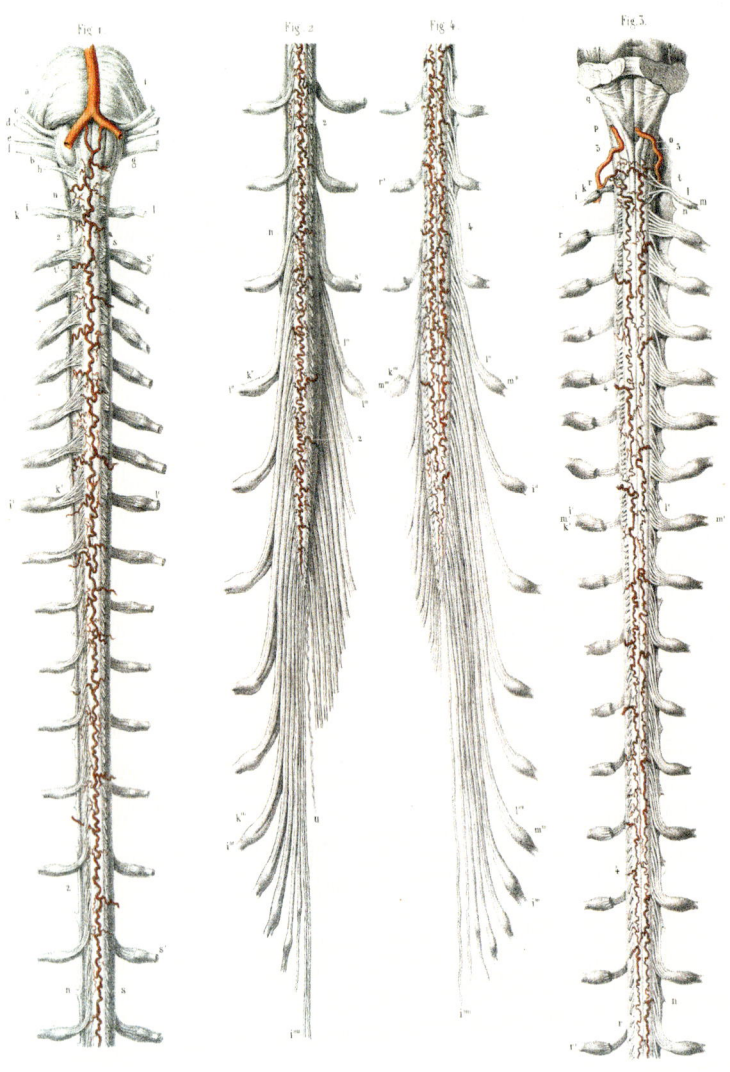

Spinal cord: Arteries / Moelle spinale : Artères / Rückenmark: Arterien

MEDULLA SPINALIS

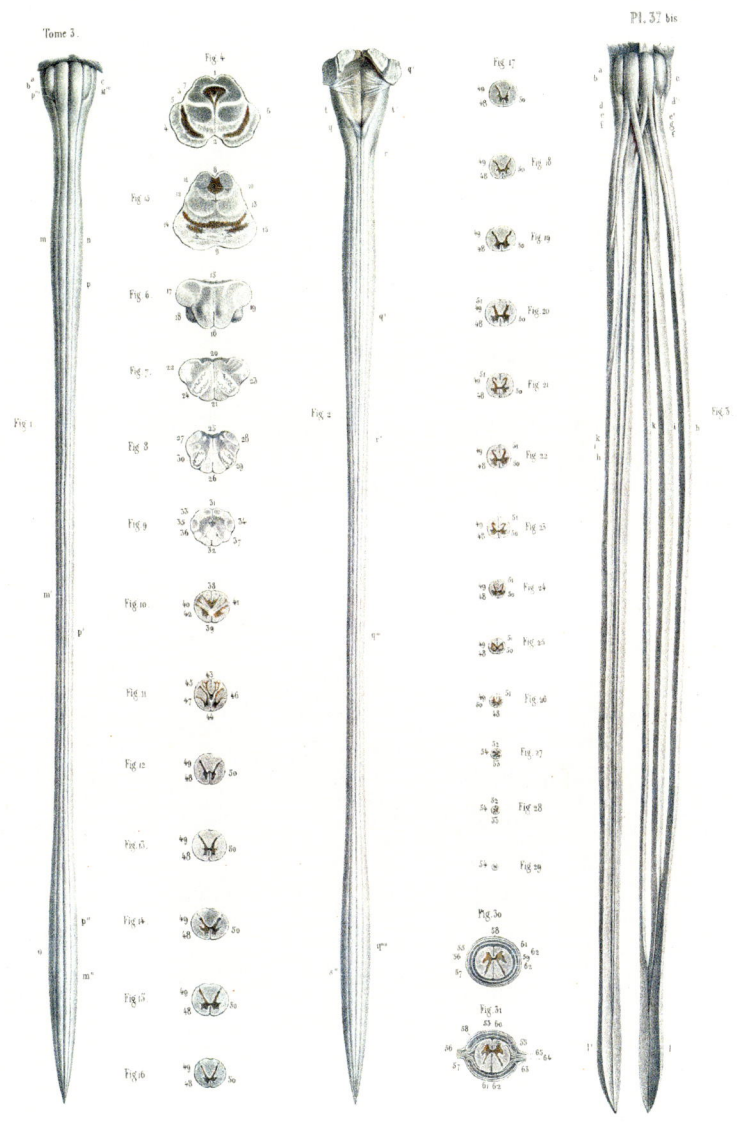

Spinal cord / Moelle spinale / Rückenmark

NERVI CRANII: NERVUS TRIGEMINUS

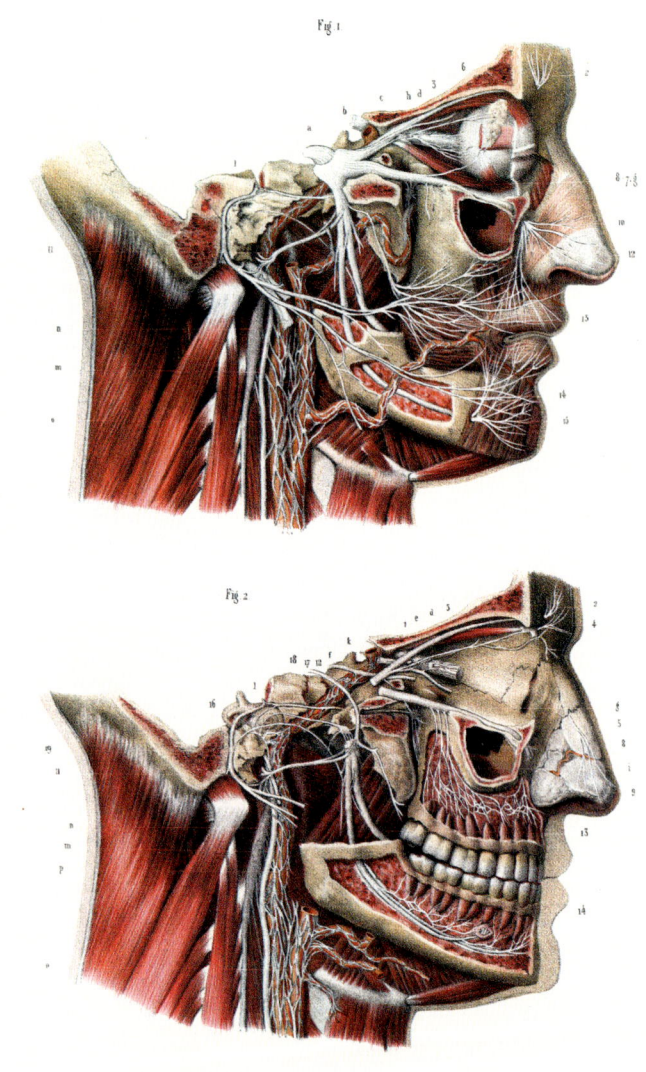

Cranial nerves: Trigeminal nerve / Nerfs crâniens : Nerf trijumeau
Hirnnerven: Nervus trigeminus

NERVI CRANII: NERVUS TRIGEMINUS

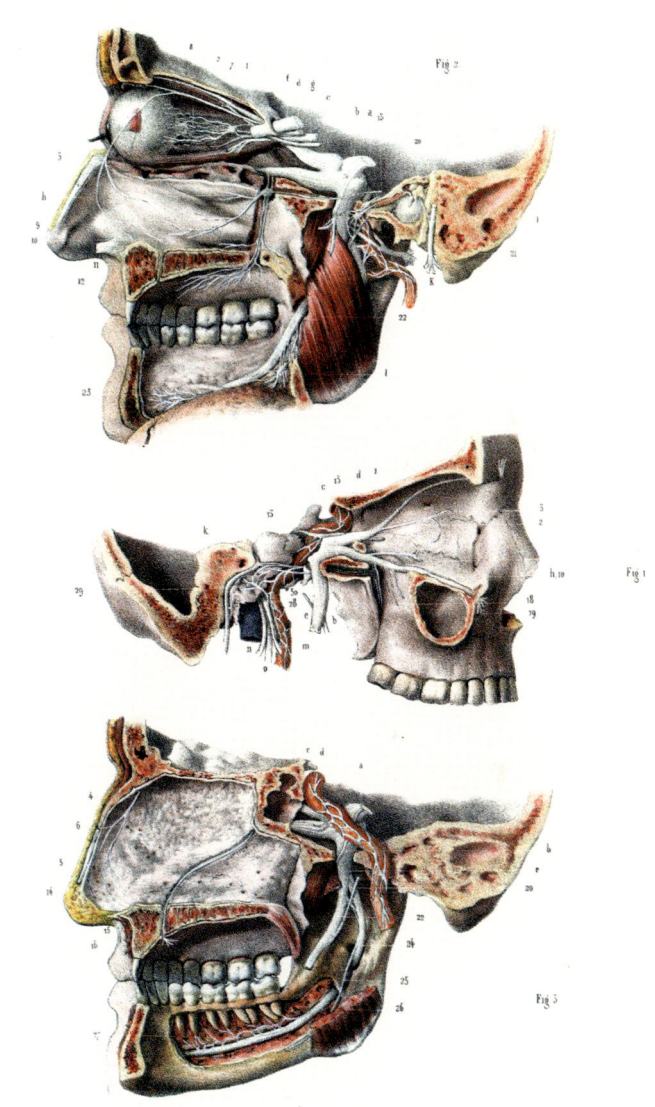

Cranial nerves: Trigeminal nerve / Nerfs crâniens : Nerf trijumeau
Hirnnerven: Nervus trigeminus

NERVI CRANII: NERVUS TRIGEMINUS

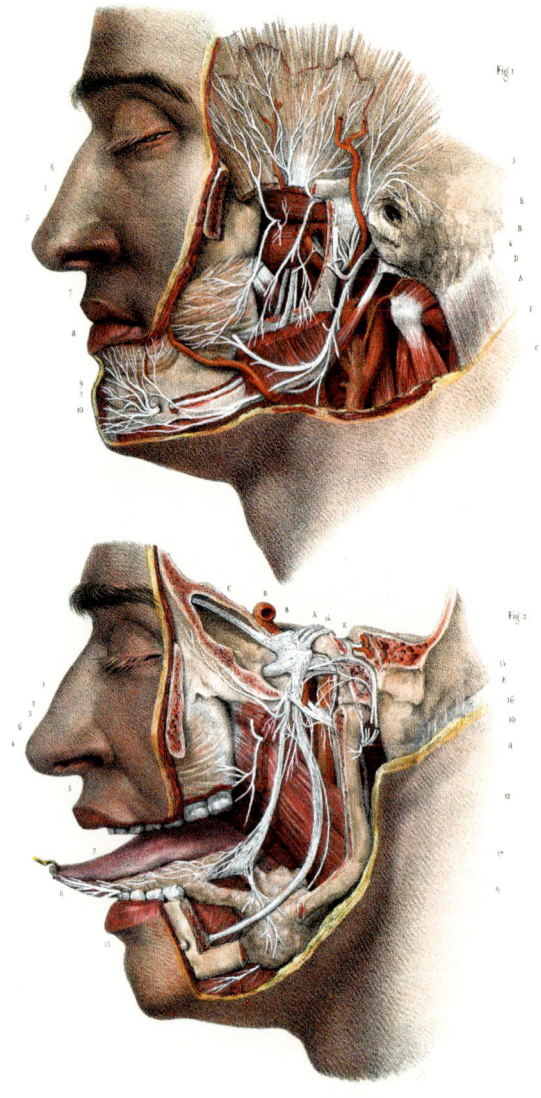

Cranial nerves: Trigeminal nerve / Nerfs crâniens : Nerf trijumeau
Hirnnerven: Nervus trigeminus

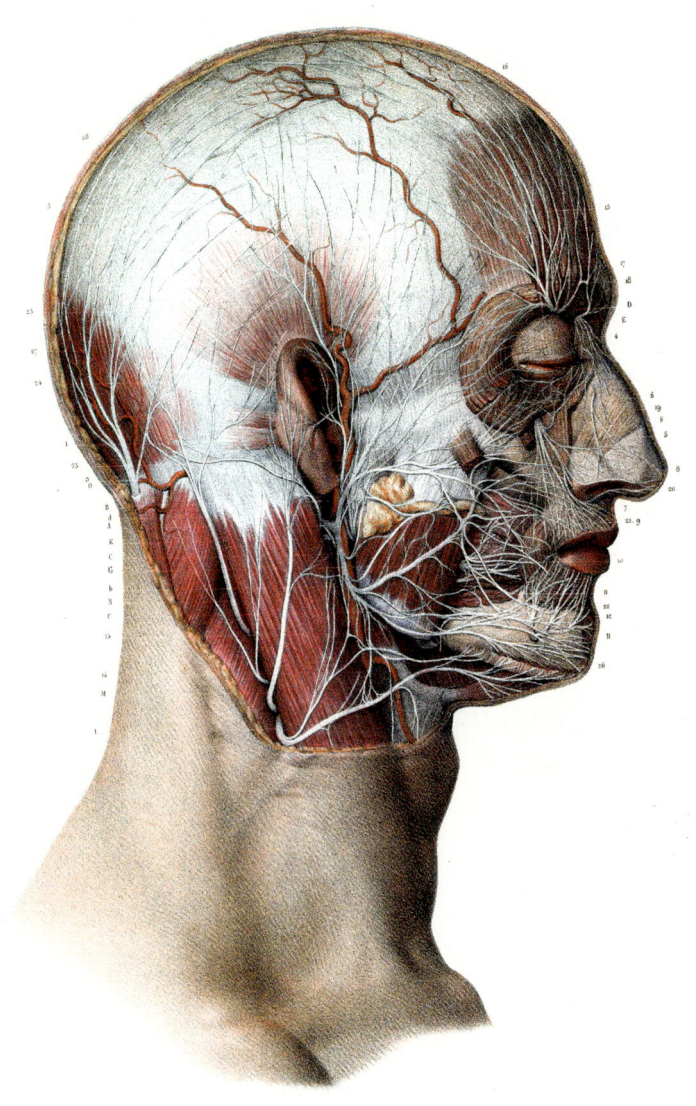

Cranial and cervical nerves / Nerfs crâniens et cervicaux
Hirnnerven und Halsnerven

NERVI CRANII: NERVUS FACIALIS

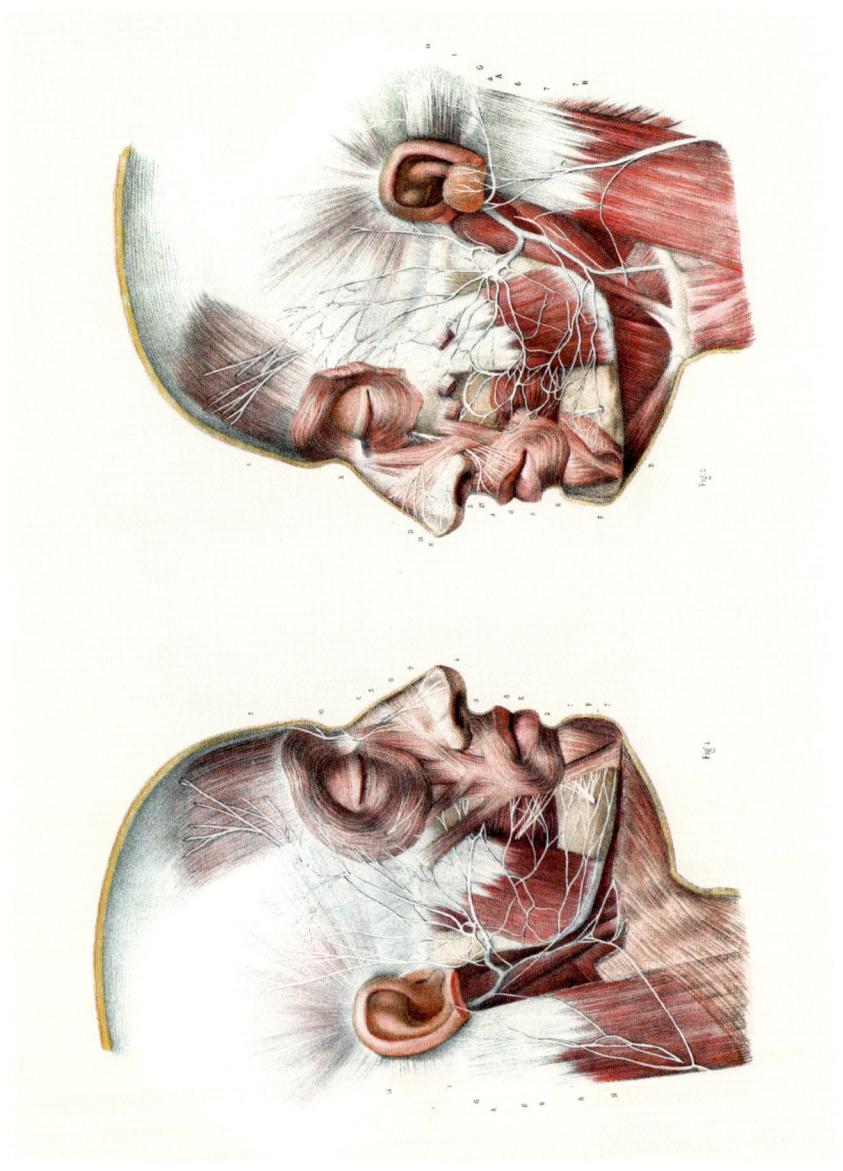

Cranial nerves: Facial nerve / Nerfs crâniens : Nerf facial
Hirnnerven: Nervus facialis

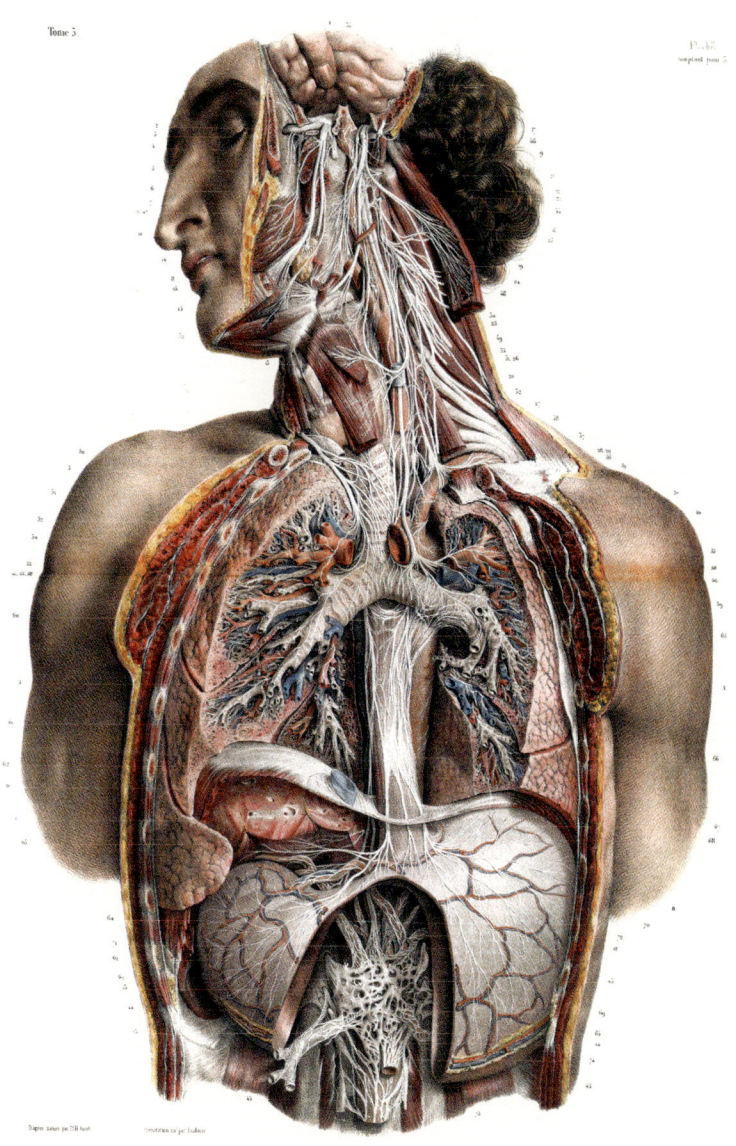

Cranial nerves: Vagus nerve / Nerfs crâniens : Nerf vague
Hirnnerven: Nervus vagus

NERVI CRANII: NERVUS VAGUS

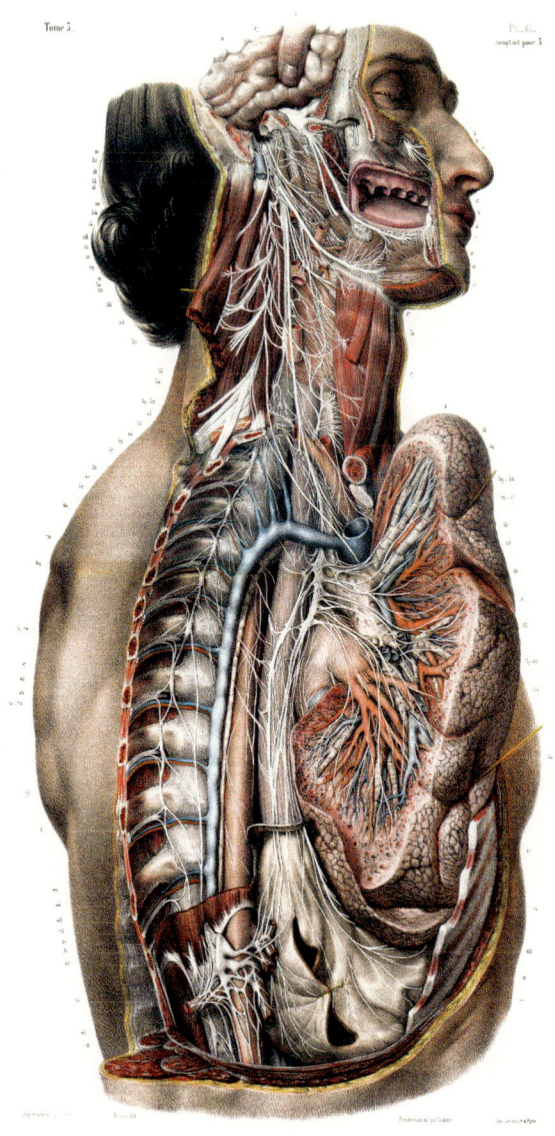

Cranial nerves: Vagus nerve / Nerfs crâniens : Nerf vague
Hirnnerven: Nervus vagus

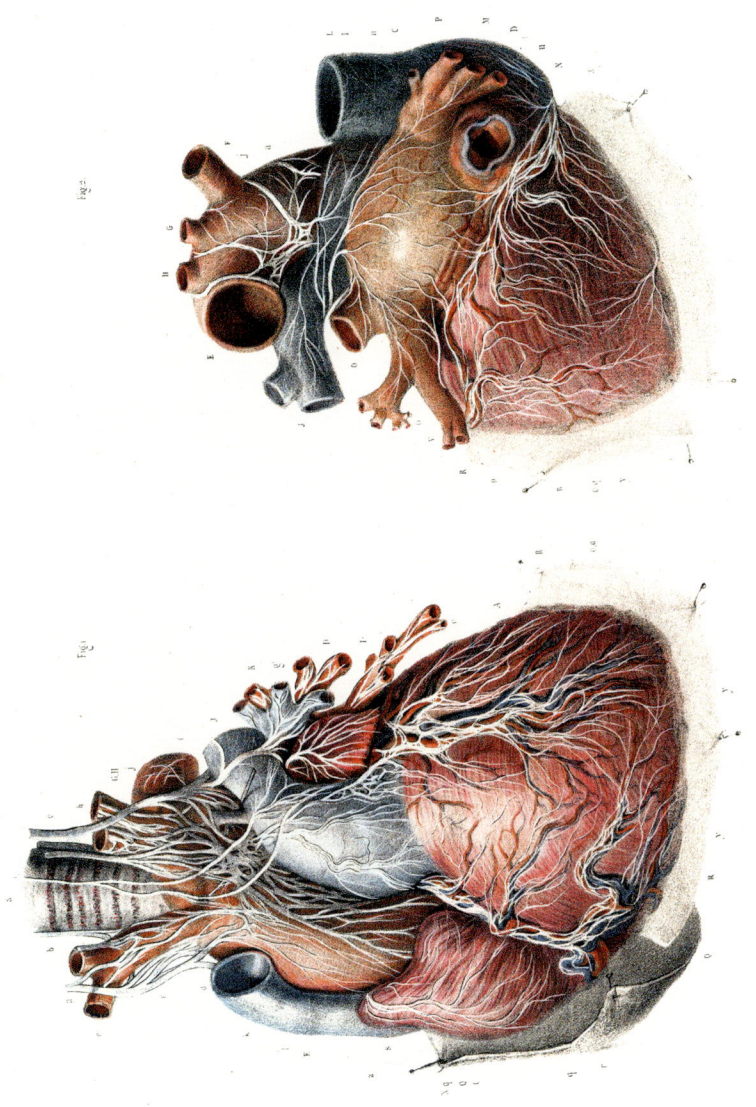

Cranial nerves: Vagus nerve – Cardiac plexus
Nerfs crâniens : Nerf vague – Plexus cardiaque
Hirnnerven: Nervus vagus – Plexus cardiacus

NERVI CRANII

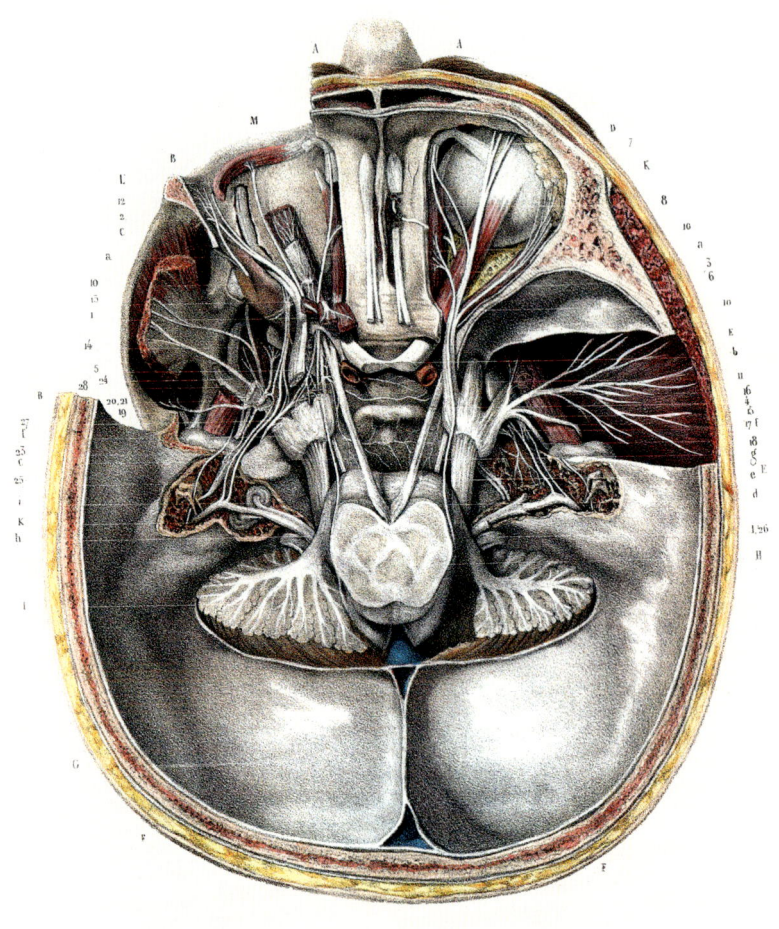

Cranial nerves / Nerfs crâniens / Hirnnerven

NERVUS PHRENICUS

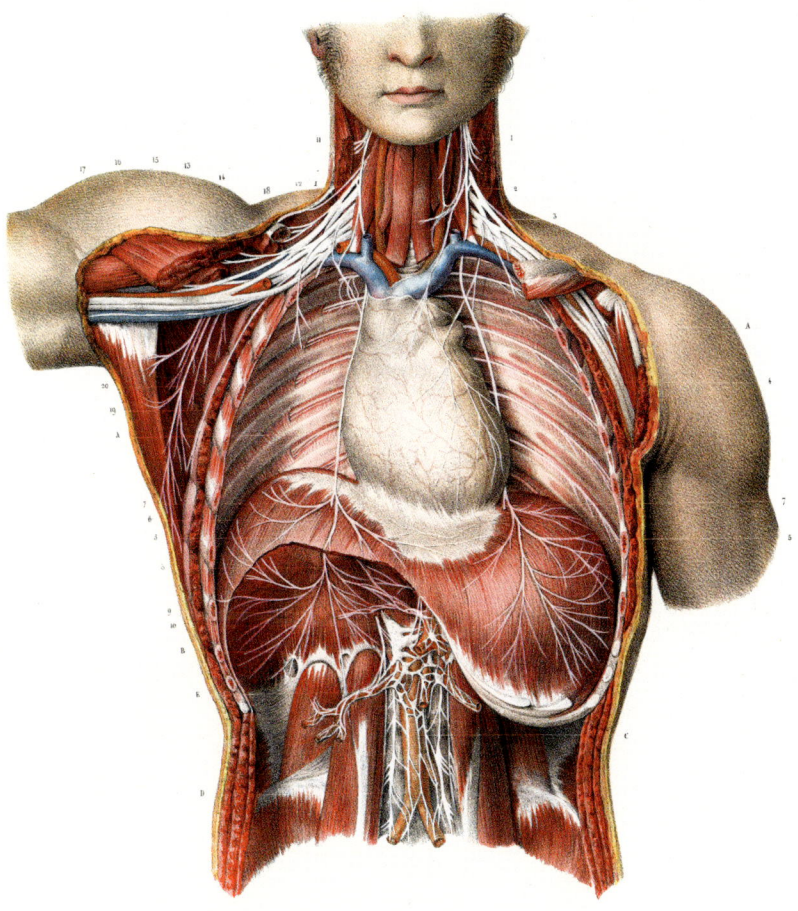

Phrenic nerve / Nerf phrénique / Nervus phrenicus

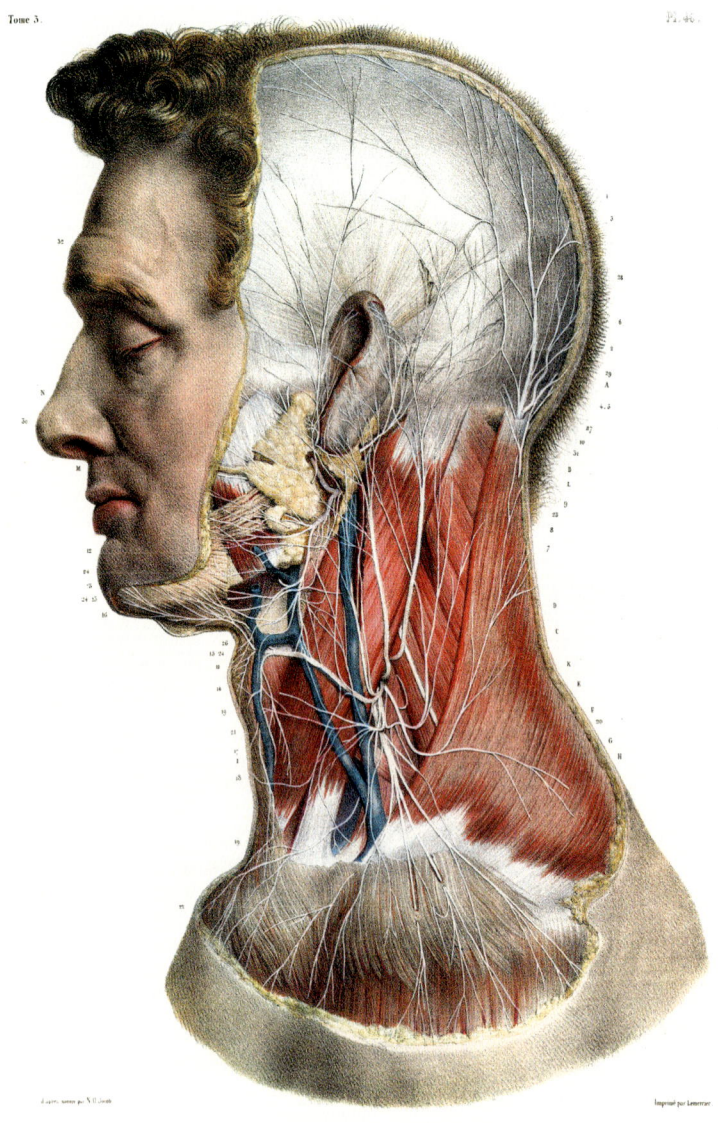

Nerves of the neck. Cervical plexus / Nerfs du cou. Plexus cervical
Halsnerven. Plexus cervicalis

NERVI COLLI – PLEXUS CERVICALIS. ANATOMIA MICROSCOPICA NERVI CRANII, PLEXUS COELIACI, ET PLEXI OESOPHAGEI

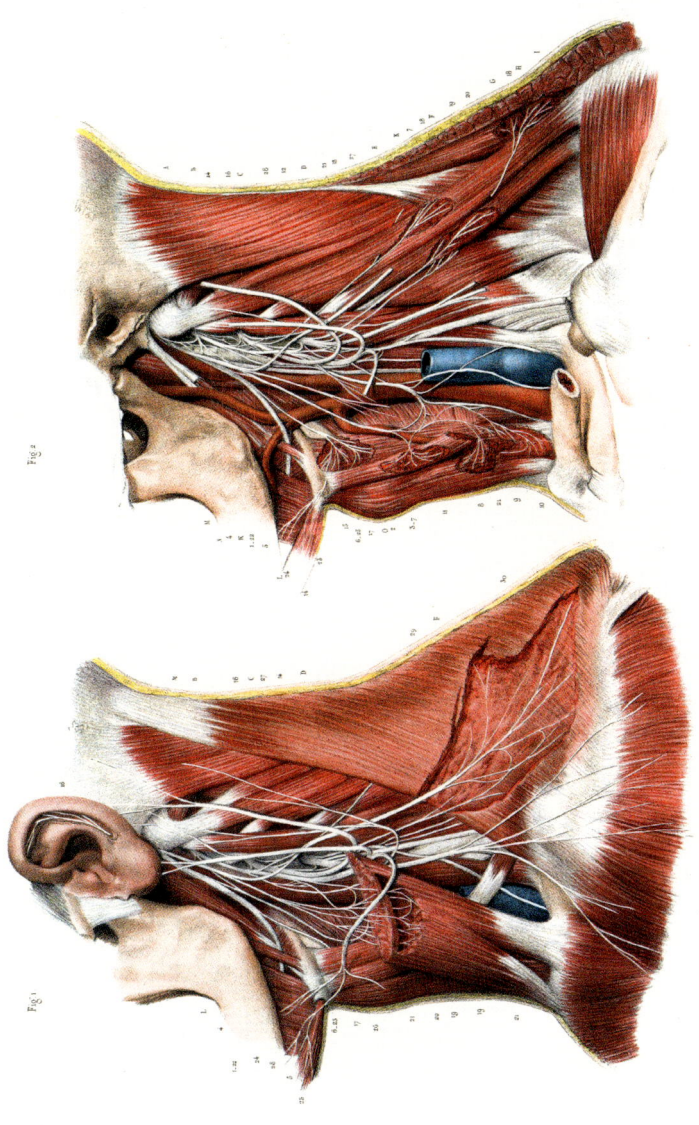

Nerves of the neck – cervical plexus / Nerfs du cou – Plexus cervical
Halsnerven – Plexus cervicalis

NERVI COLLI – PLEXUS CERVICALIS. ANATOMIA MICROSCOPICA NERVI CRANII, PLEXUS COELIACI, ET PLEXI OESOPHAGEI

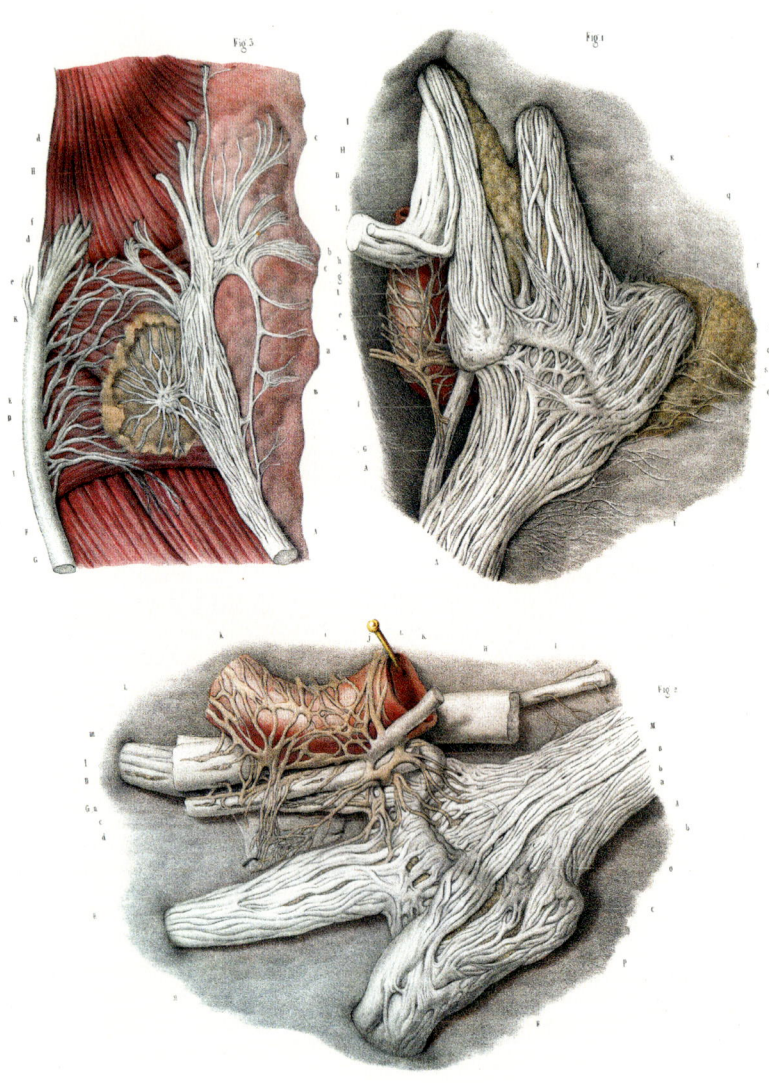

Microscopic anatomy of the trigeminal nerve
Anatomie microscopique du nerf trijumeau
Mikroskopische Anatomie des Nervus trigeminus

NERVI COLLI – PLEXUS CERVICALIS. ANATOMIA MICROSCOPICA NERVI CRANII, PLEXUS COELIACI, ET PLEXI OESOPHAGEI

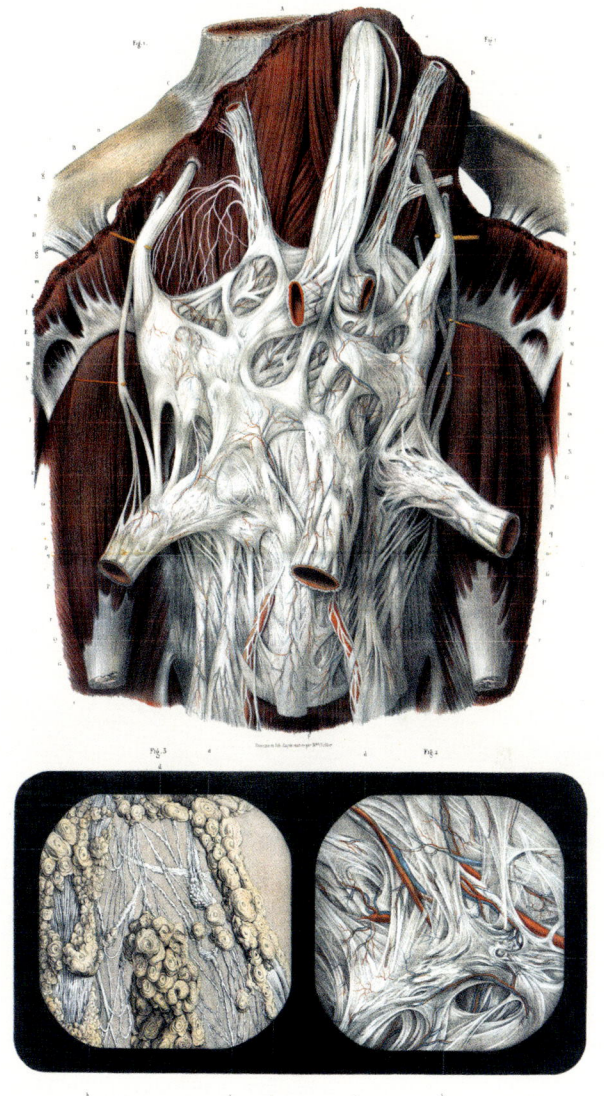

Microscopic anatomy of the cœliac plexus
Anatomie microscopique du plexus cœliaque
Mikroskopische Anatomie des Plexus cœliacus

NERVI COLLI – PLEXUS CERVICALIS. ANATOMIA MICROSCOPICA NERVI CRANII, PLEXUS COELIACI, ET PLEXI OESOPHAGEI

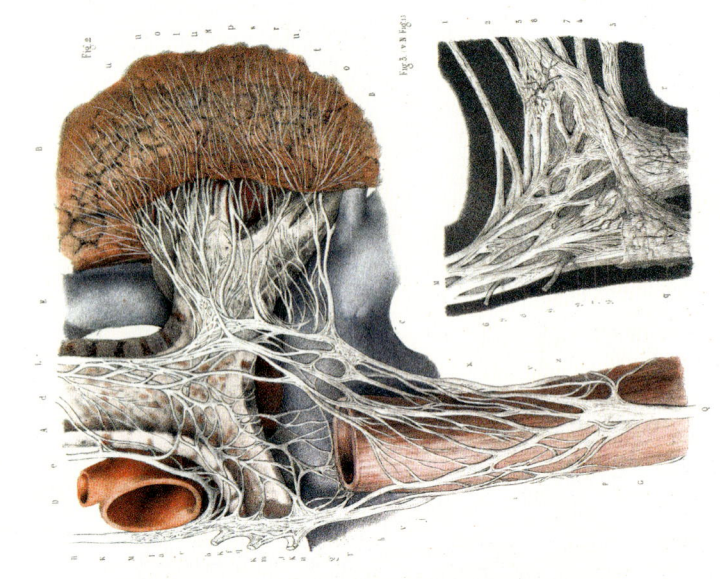

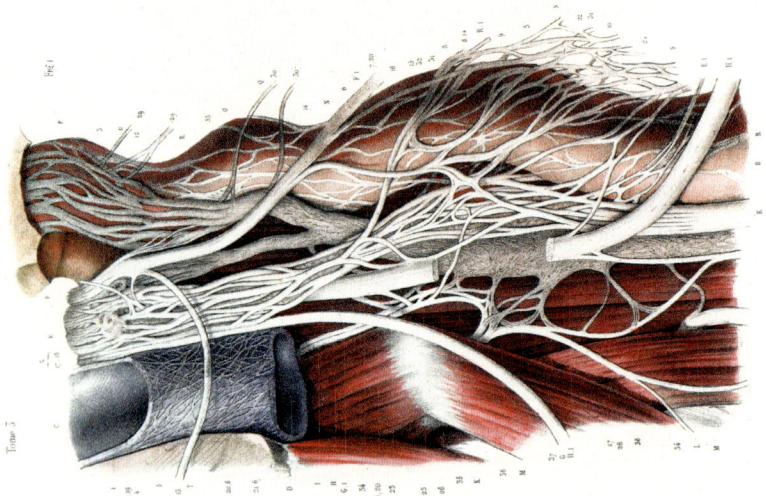

Microscopic anatomy of the vagus nerve and the œsophageal plexus
Anatomie microscopique du nerf vague et du plexus œsophagien
Mikroskopische Anatomie des Nervus vagus und des Plexus œsophageus

NERVI THORACIS ET ABDOMINIS

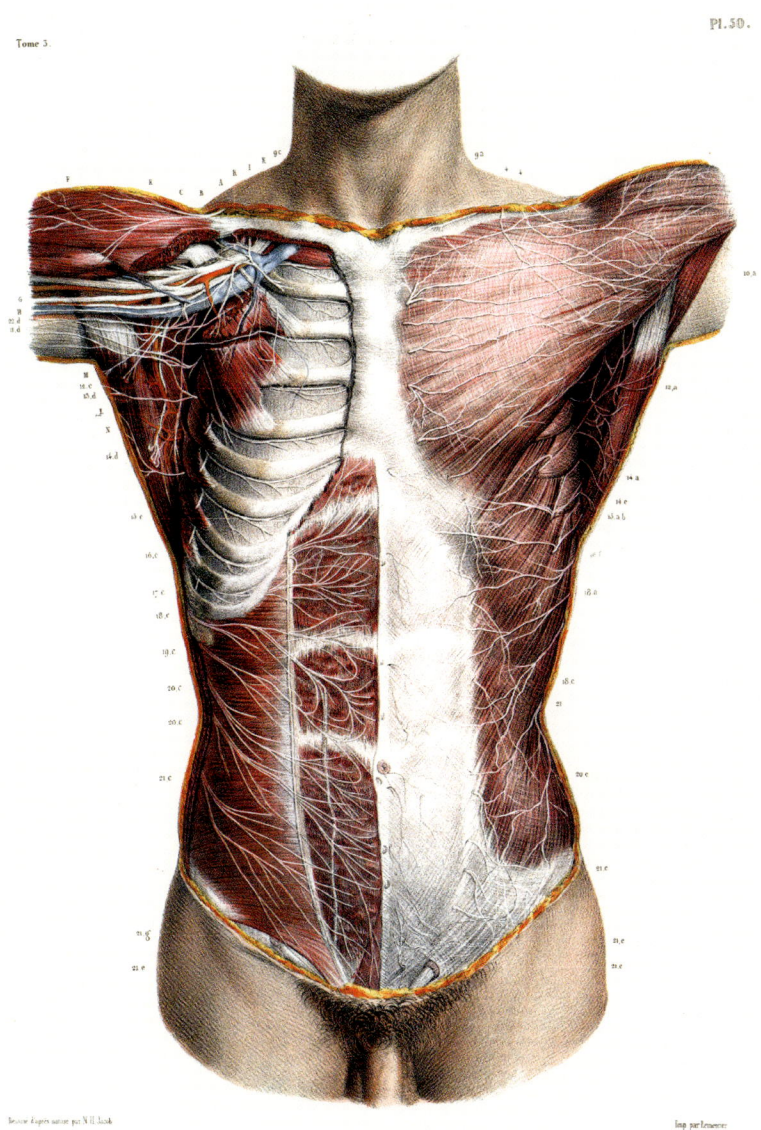

Thoracic and abdominal nerves / Nerfs du thorax et de l'abdomen
Thorax- und Bauchnerven

NERVI THORACIS ET ABDOMINIS

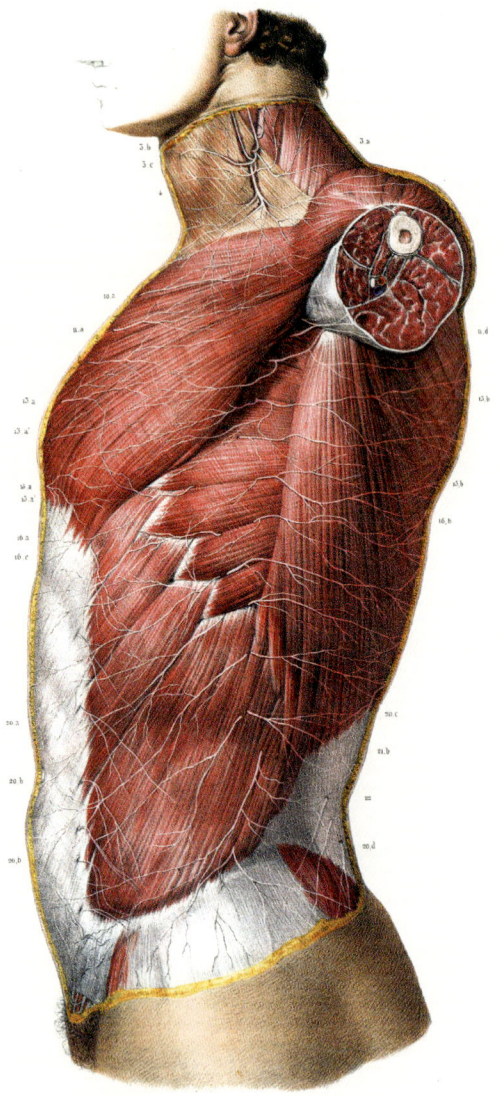

Thoracic and abdominal nerves / Nerfs du thorax et de l'abdomen
Thorax- und Bauchnerven

NERVI THORACIS ET ABDOMINIS

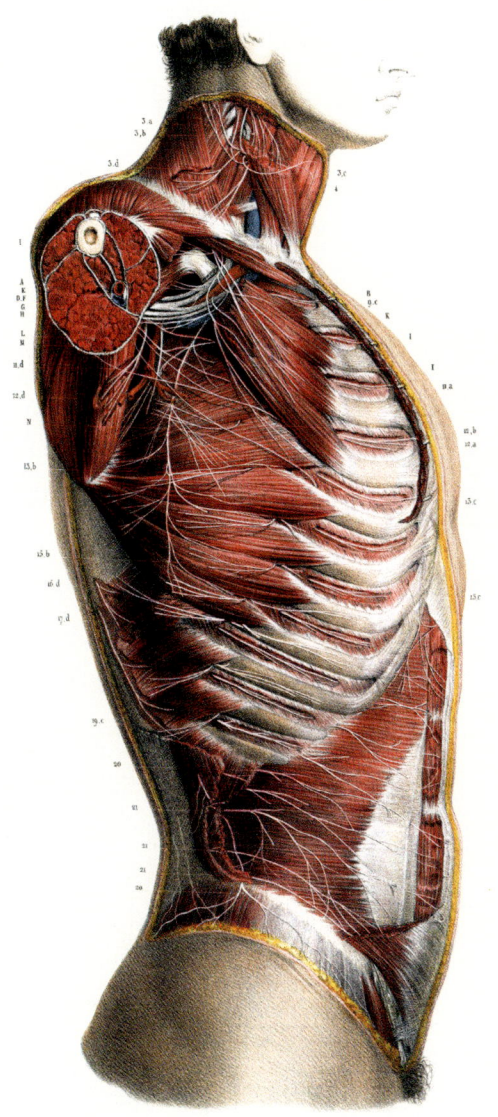

Thoracic and abdominal nerves / Nerfs du thorax et de l'abdomen
Thorax- und Bauchnerven

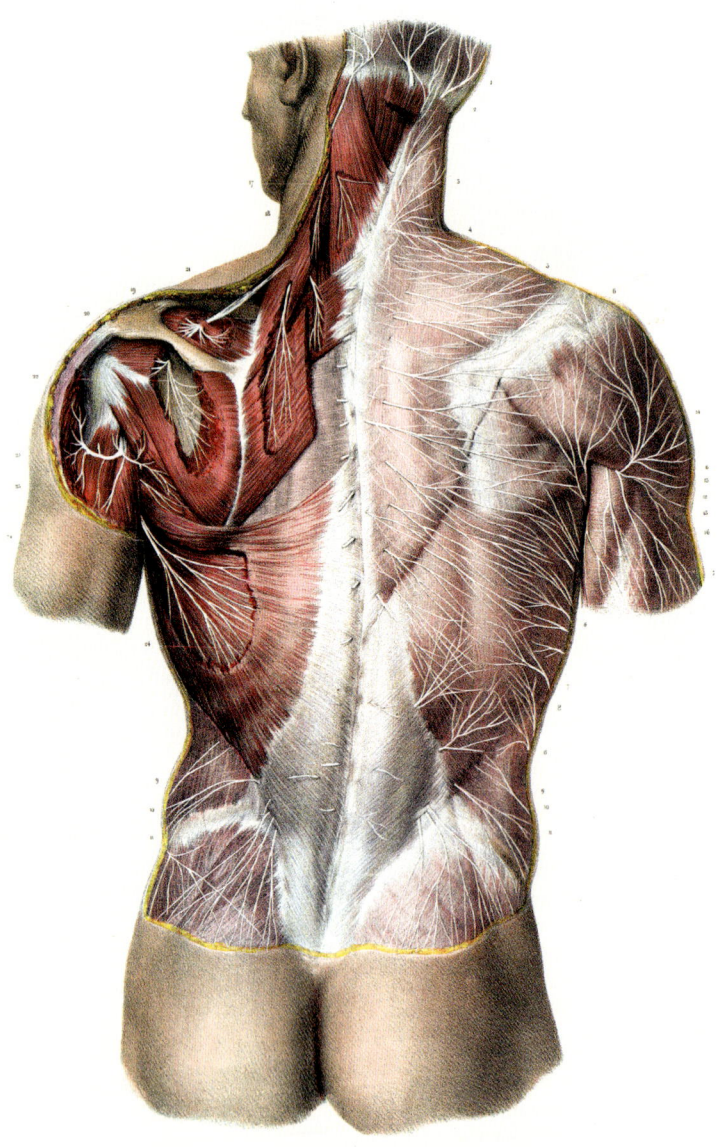

Thoracic and abdominal nerves / Nerfs du thorax et de l'abdomen
Thorax- und Bauchnerven

NERVI THORACIS ET ABDOMINIS

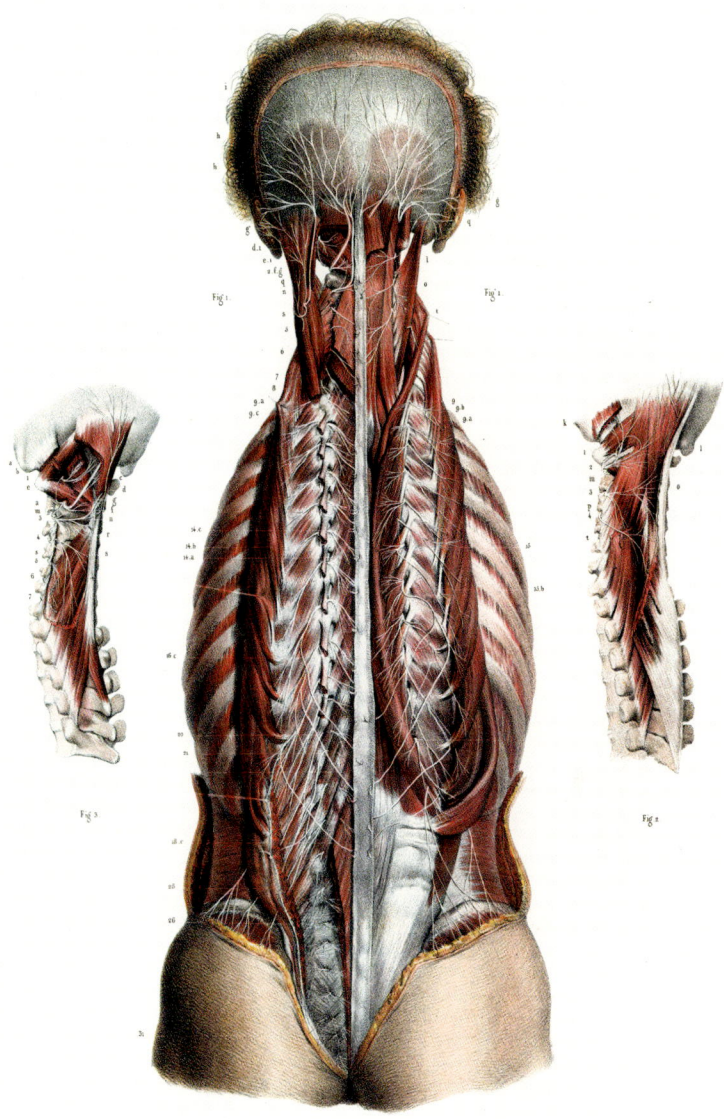

Thoracic and abdominal nerves / Nerfs du thorax et de l'abdomen
Thorax- und Bauchnerven

PLEXUS LUMBOSACRALIS. PLEXUS BRACHIALIS. NERVI PERINEI

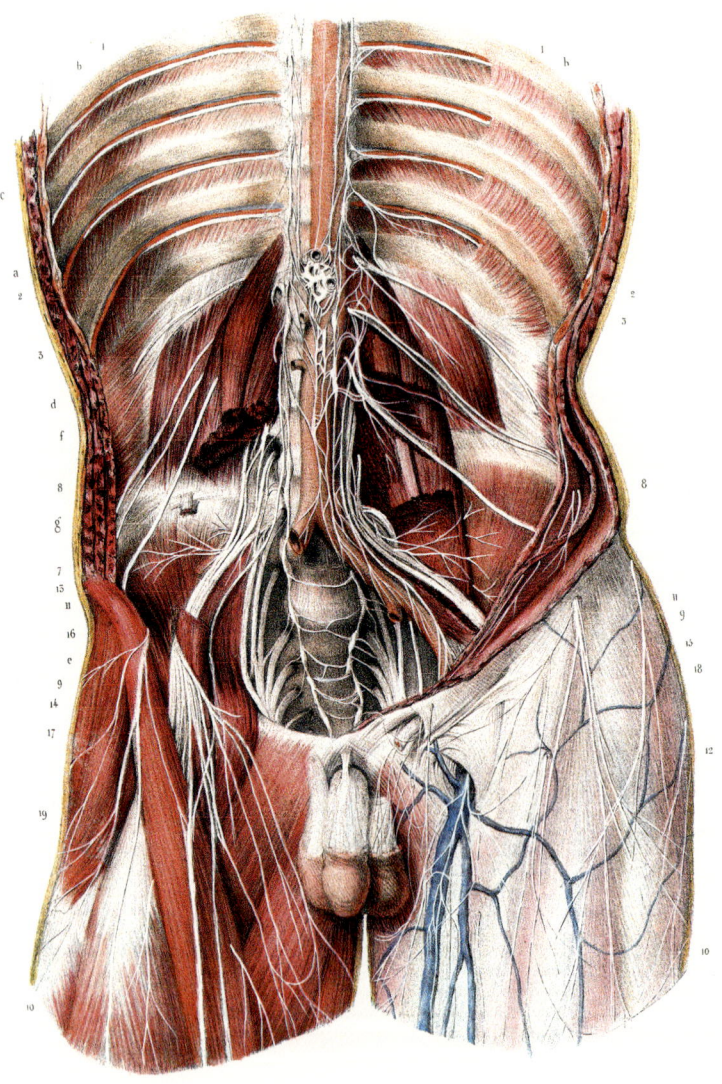

Lumbo-sacral plexus / Plexus lombo-sacré / Plexus lumbosacralis

PLEXUS LUMBOSACRALIS. PLEXUS BRACHIALIS. NERVI PERINEI

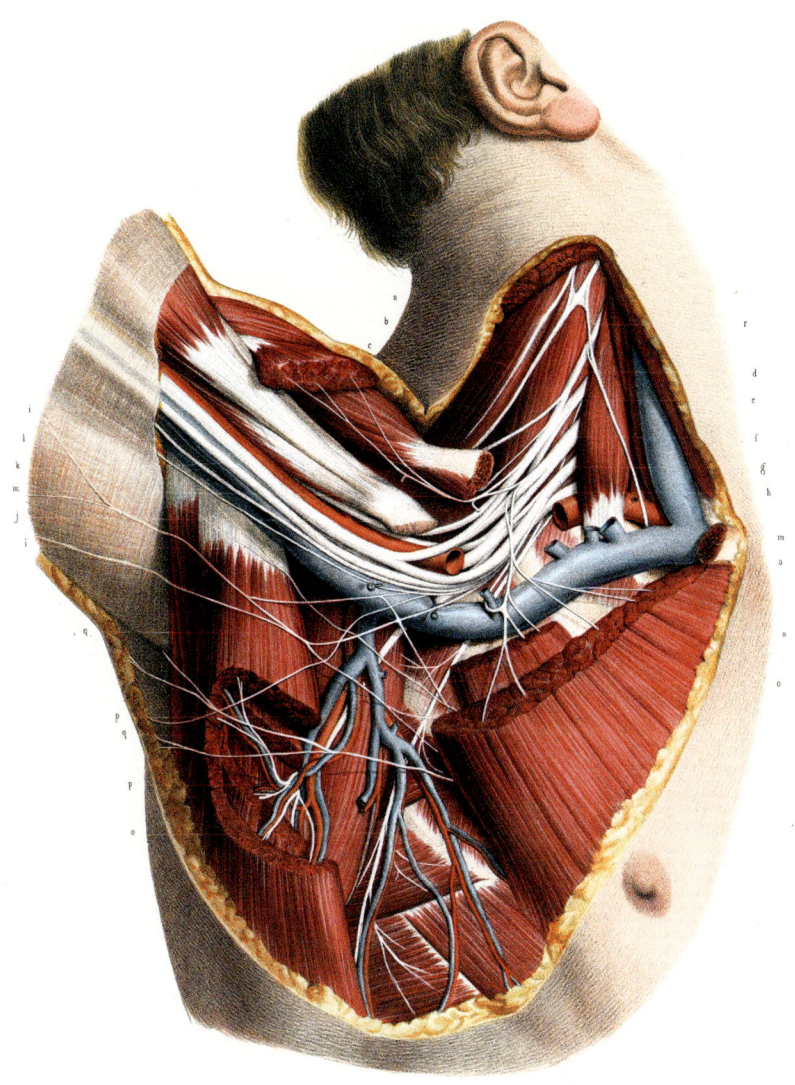

Brachial plexus / Plexus brachial / Plexus brachialis

PLEXUS LUMBOSACRALIS. PLEXUS BRACHIALIS. NERVI PERINEI

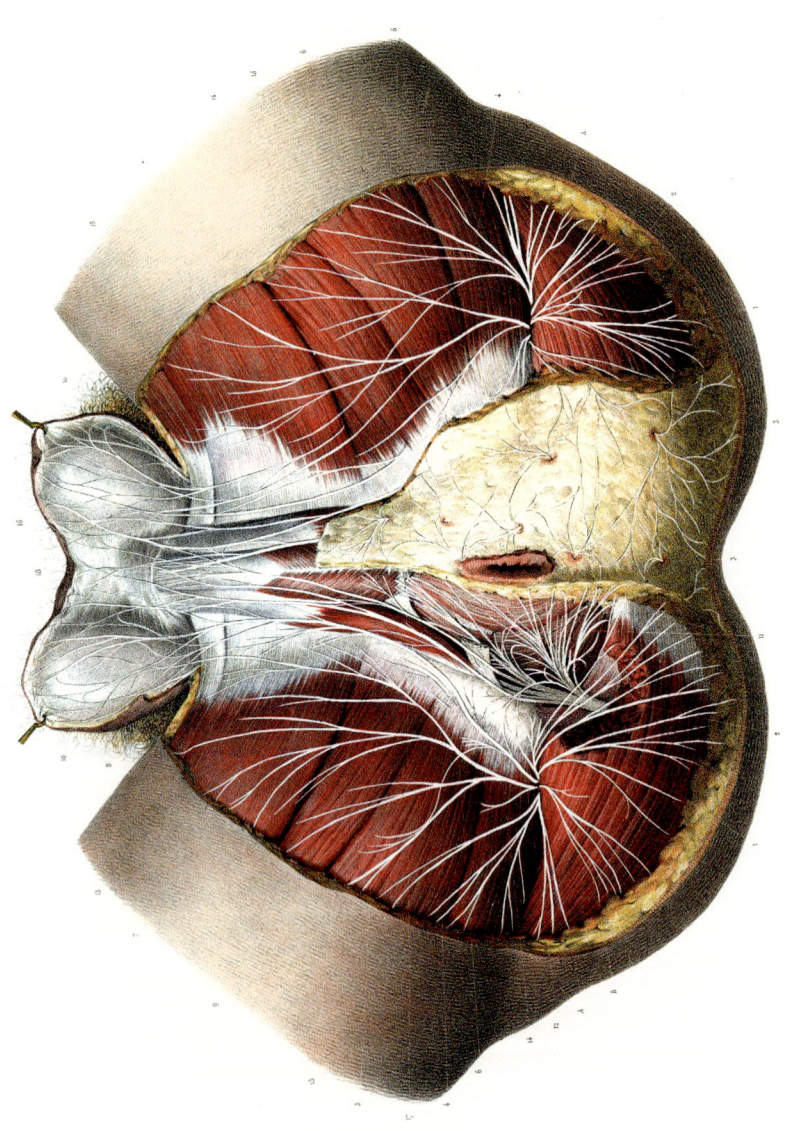

Perineal nerves / Nerfs du périnée / Dammnerven

PLEXUS LUMBOSACRALIS. PLEXUS BRACHIALIS. NERVI PERINEI

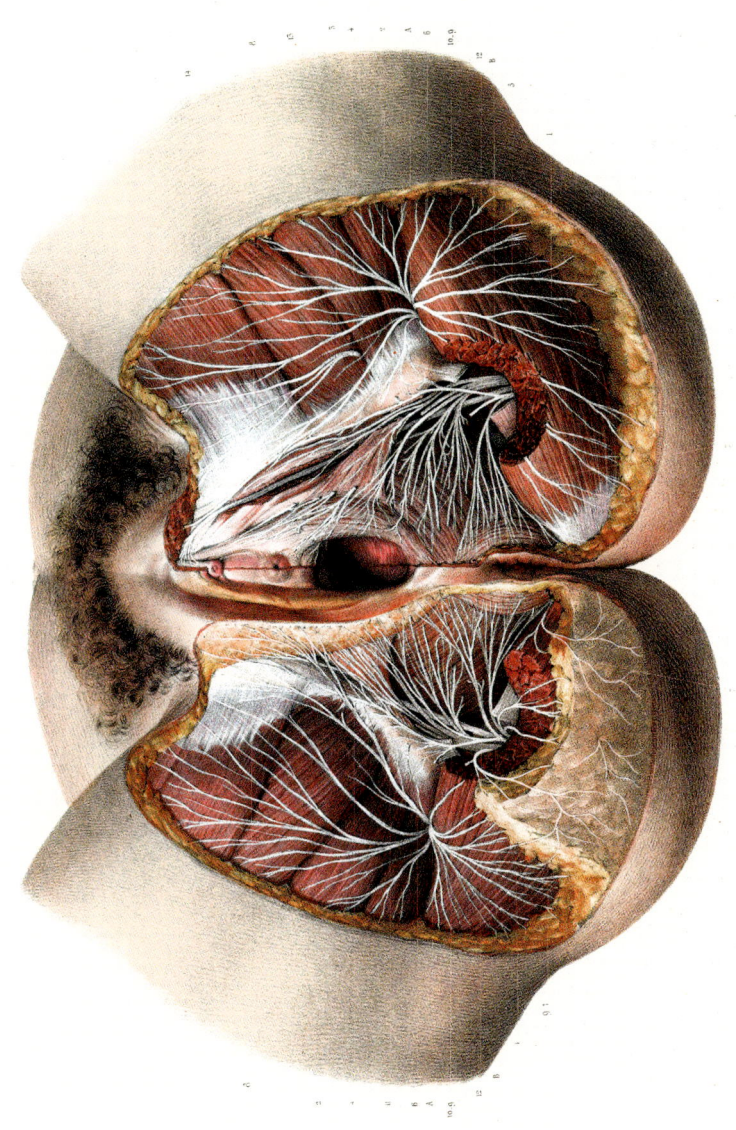

Perineal nerves / Nerfs du périnée / Dammnerven

NERVI MEMBRI SUPERIORIS. NERVI MANUS

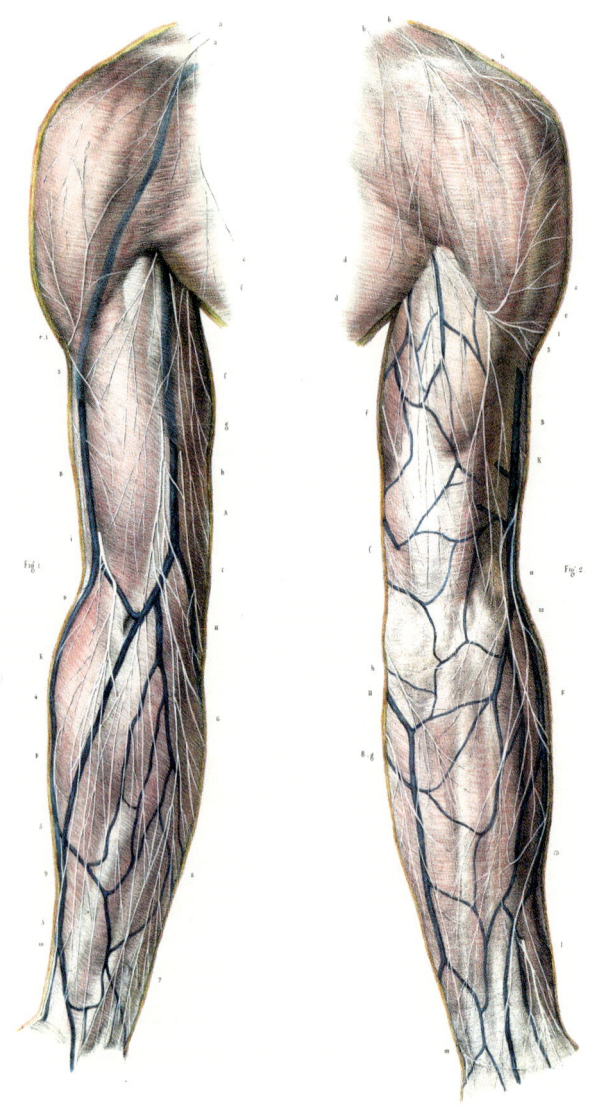

Cutaneous nerves of the upper limb / Nerfs cutanés du membre supérieur
Hautnerven der oberen Extremität

NERVI MEMBRI SUPERIORIS. NERVI MANUS

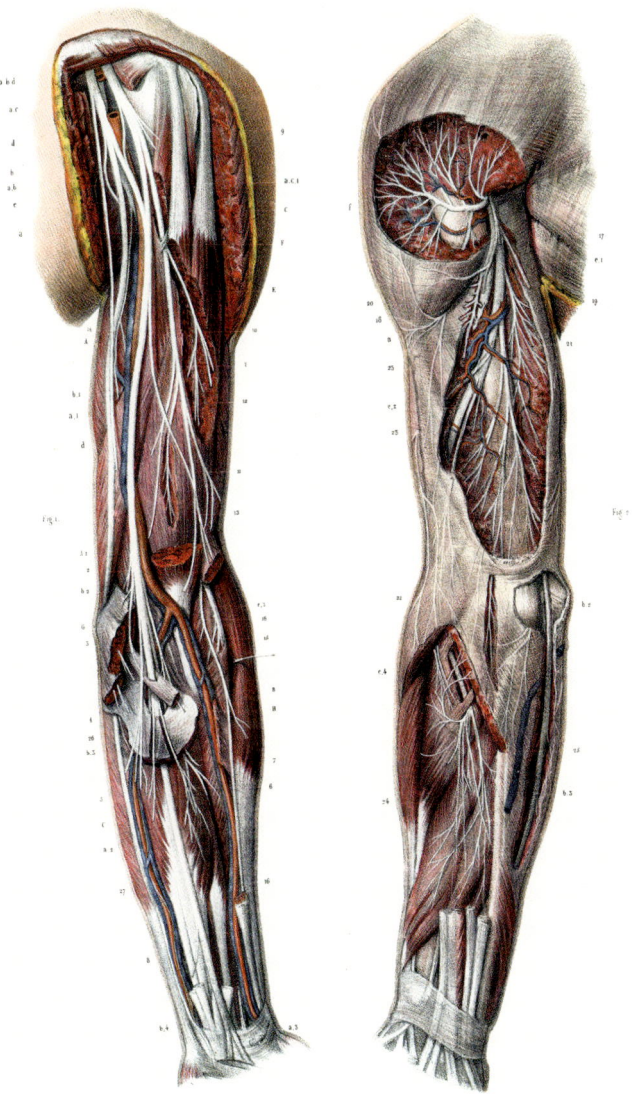

Nerves of the upper limb / Nerfs du membre supérieur
Nerven der oberen Extremität

NERVI MEMBRI SUPERIORIS. NERVI MANUS

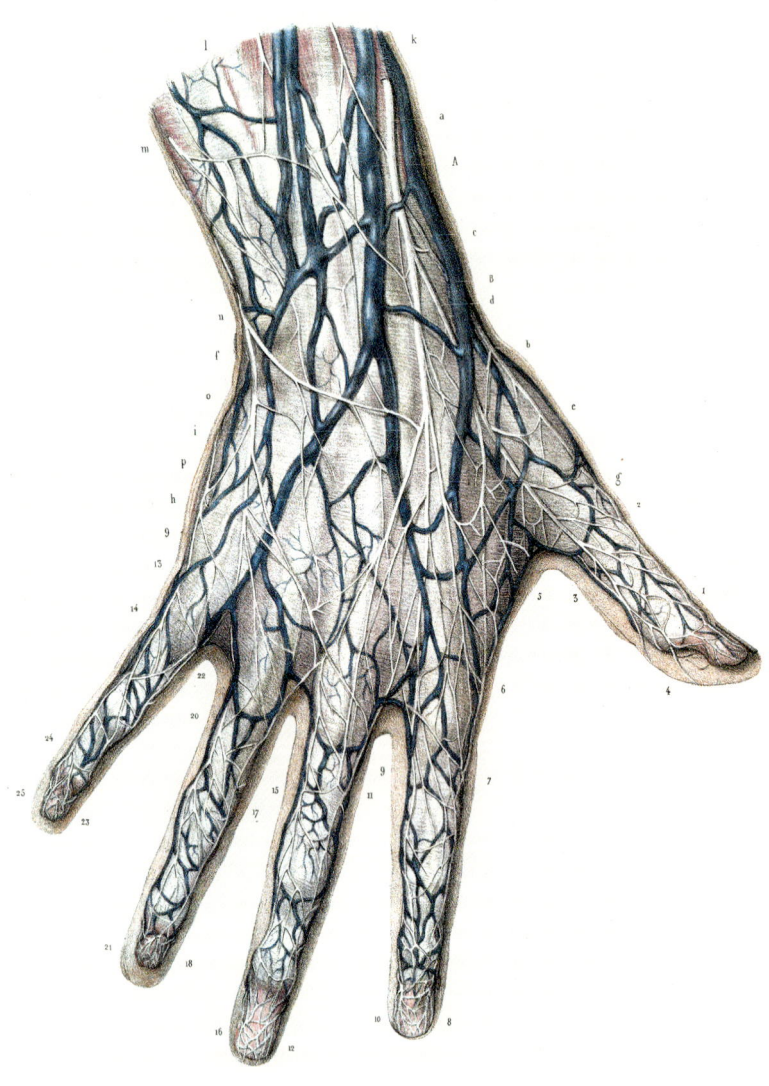

Nerves of the hand / Nerfs de la main / Handnerven

NERVI MEMBRI SUPERIORIS. NERVI MANUS

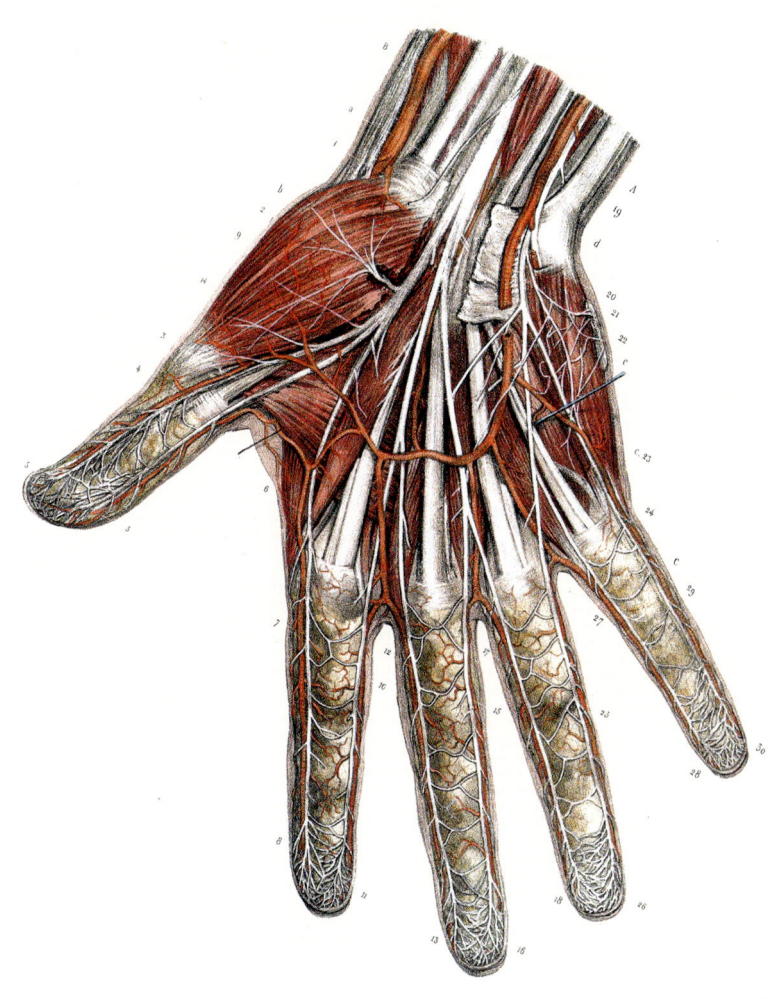

Nerves of the hand / Nerfs de la main / Handnerven

NERVI ANTEBRACHII ET MANUS. NERVI FEMORIS

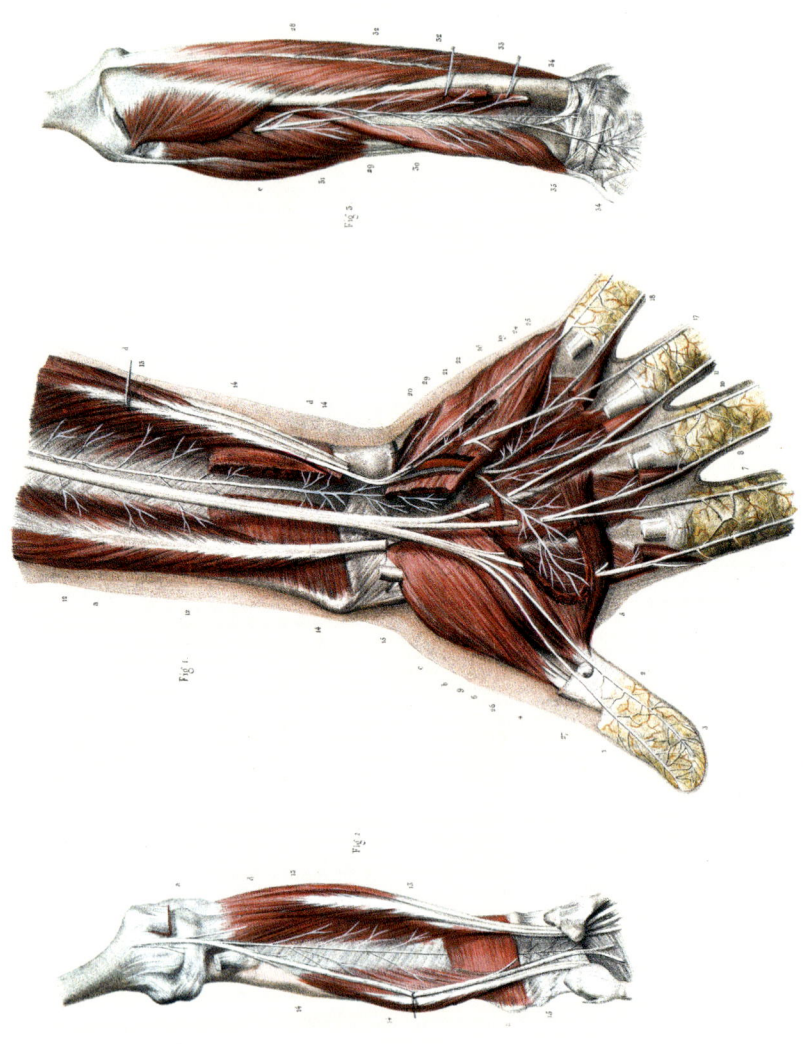

Nerves of the forearm and the hand / Nerfs de l'avant-bras et de la main
Unterarm- und Handnerven

NERVI ANTEBRACHII ET MANUS. NERVI FEMORIS

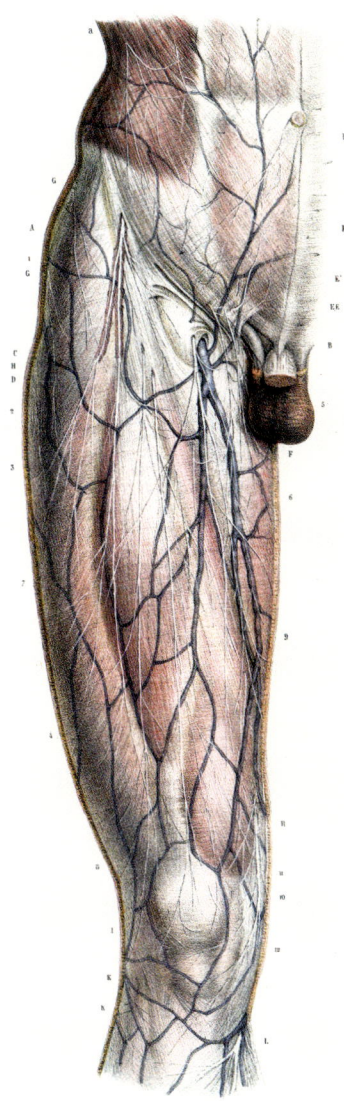

Cutaneous nerves of the thigh / Nerfs cutanés de la cuisse
Hautnerven des Oberschenkels

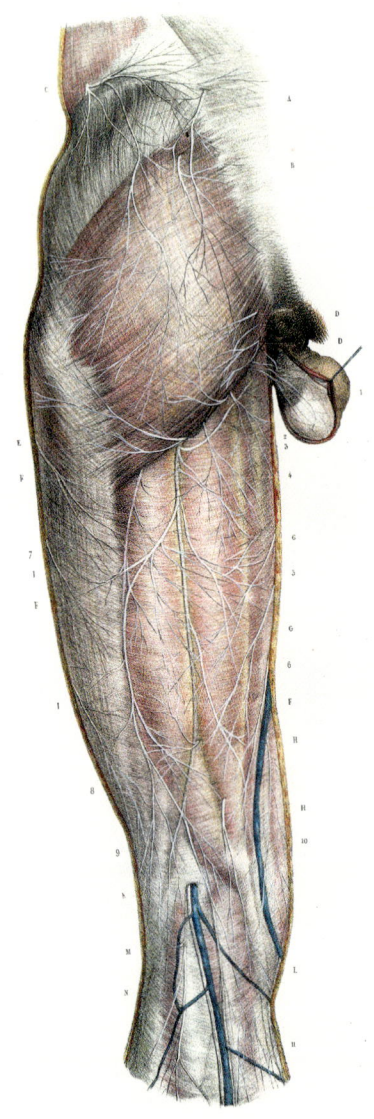

Cutaneous nerves of the thigh / Nerfs cutanés de la cuisse
Hautnerven des Oberschenkels

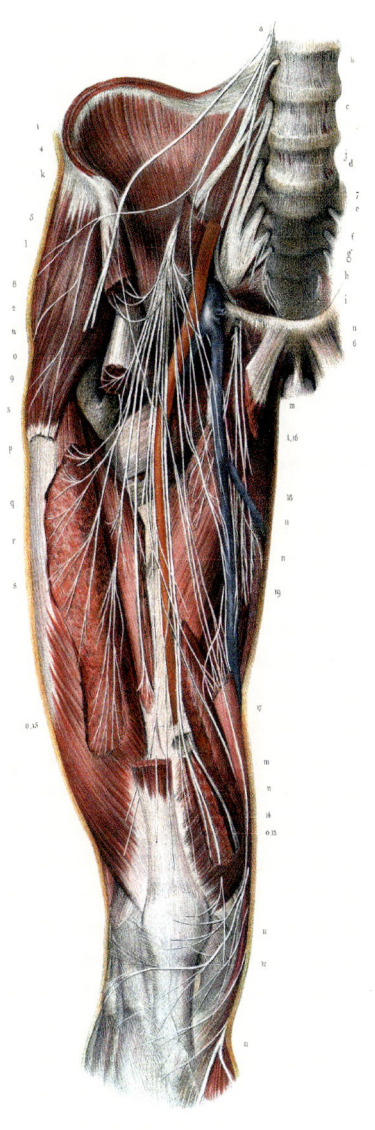

Nerves of the thigh / Nerfs de la cuisse
Oberschenkelnerven

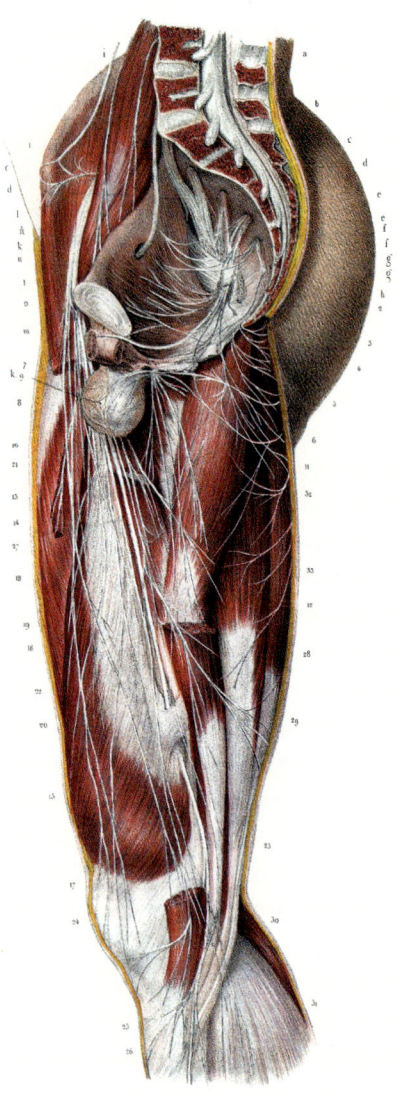

Nerves of the thigh / Nerfs de la cuisse / Oberschenkelnerven

NERVI MEMBRI INFERIORIS

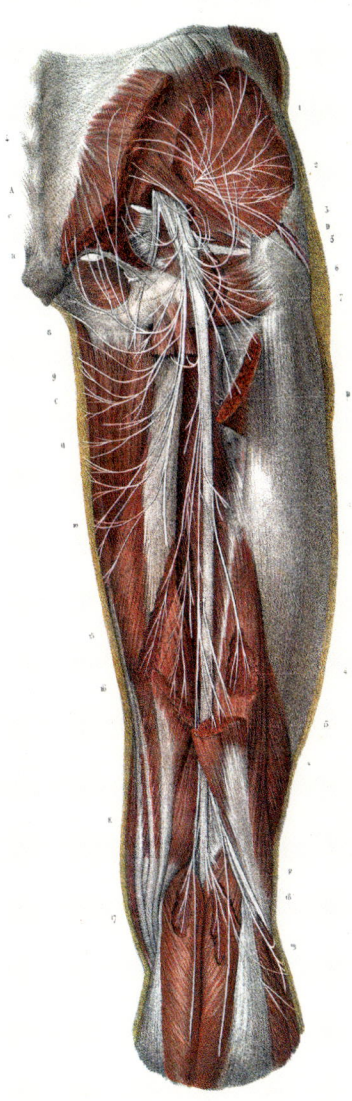

Nerves of the thigh / Nerfs de la cuisse / Oberschenkelnerven

NERVI MEMBRI INFERIORIS

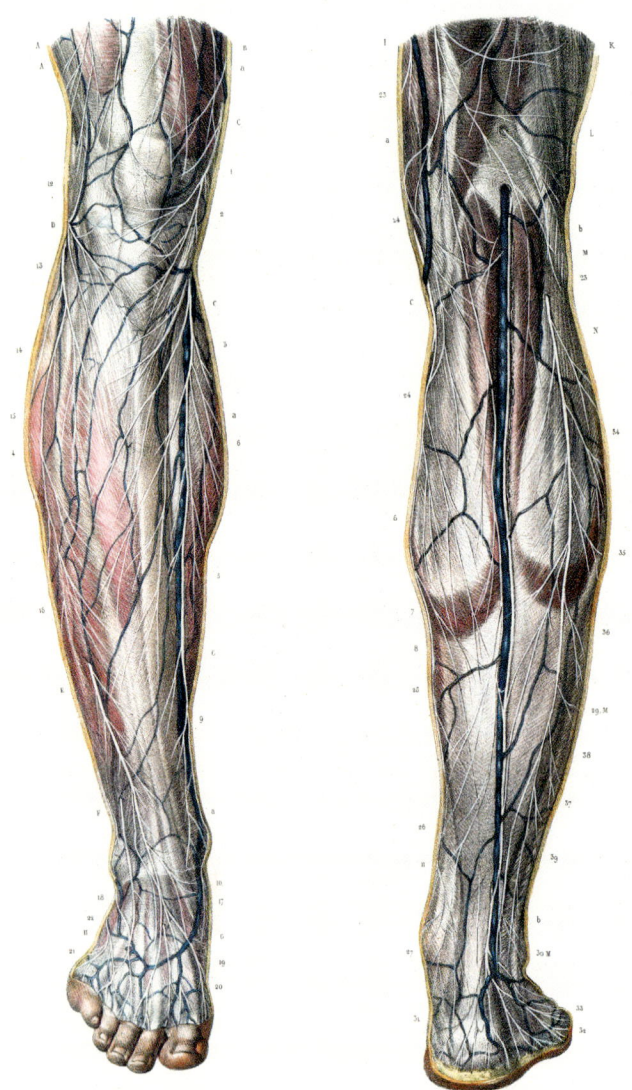

Cutaneous nerves of the leg and the foot / Nerfs cutanés de la jambe et du pied
Hautnerven des Unterschenkels und des Fußes

NERVI MEMBRI INFERIORIS

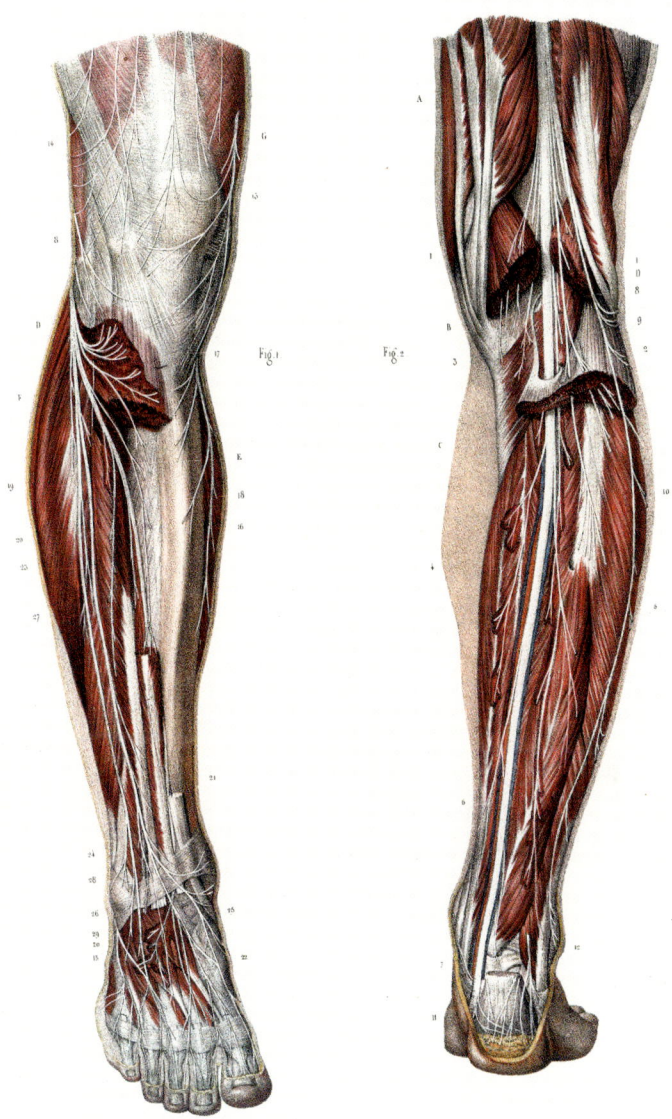

Nerves of the leg / Nerfs de la jambe / Unterschenkelnerven

NERVI CRURIS ET PEDIS. NERVI ARTICULARES ET MUSCULARES PROFUNDI

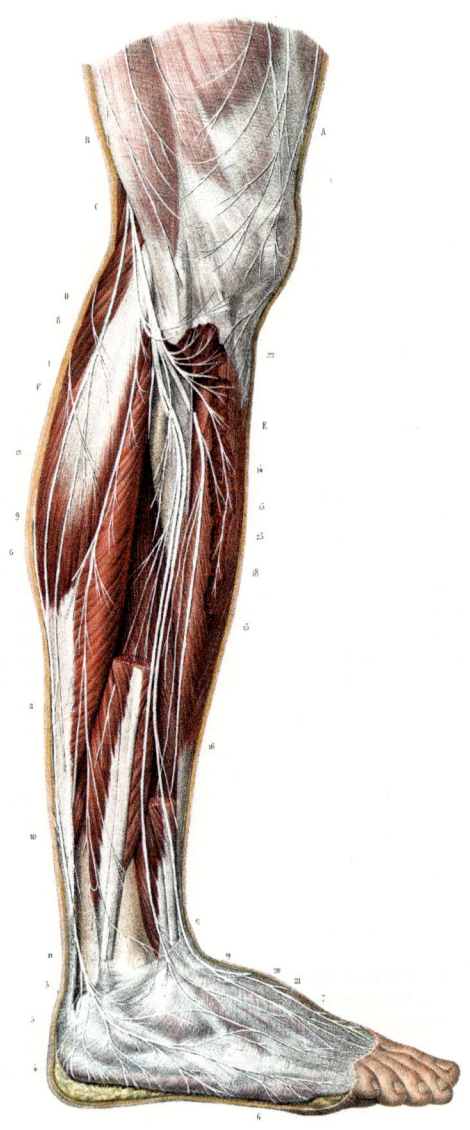

Nerves of the leg / Nerfs de la jambe / Unterschenkelnerven

NERVI CRURIS ET PEDIS. NERVI ARTICULARES ET MUSCULARES PROFUNDI

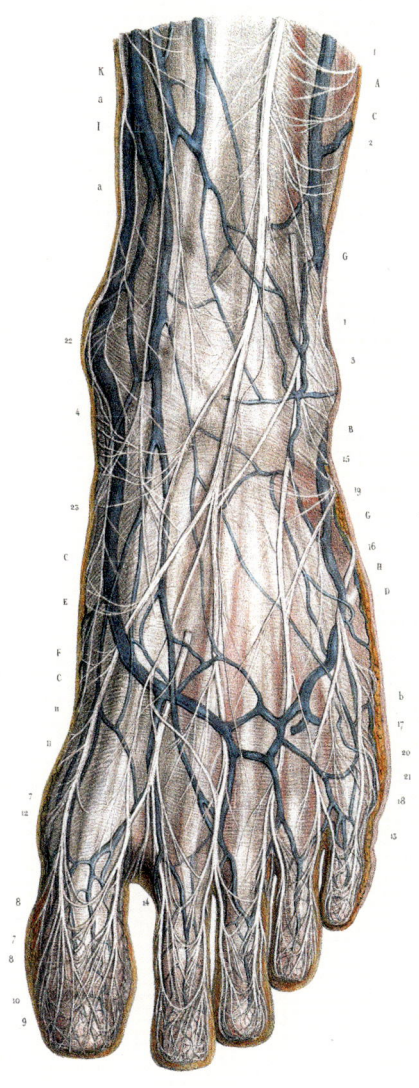

Cutaneous nerves of the foot / Nerfs cutanés du pied
Hautnerven des Fußes

NERVI CRURIS ET PEDIS. NERVI ARTICULARES ET MUSCULARES PROFUNDI

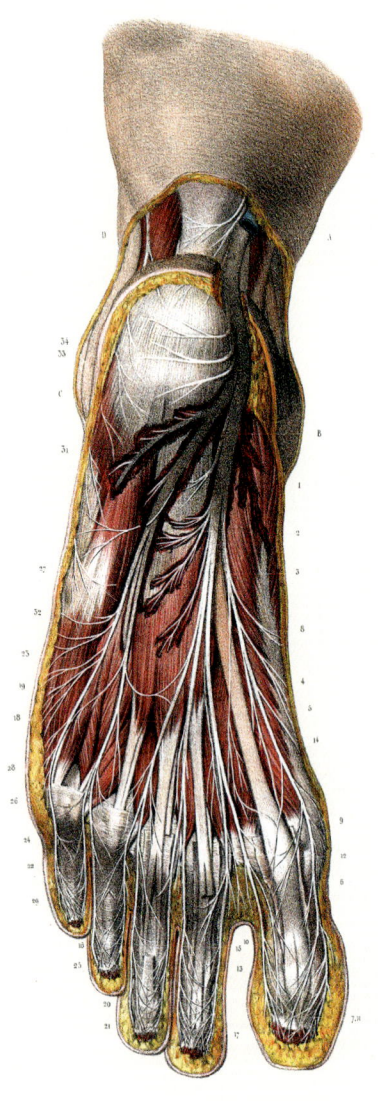

Nerves of the foot / Nerfs du pied / Fußnerven

NERVI CRURIS ET PEDIS. NERVI ARTICULARES ET MUSCULARES PROFUNDI

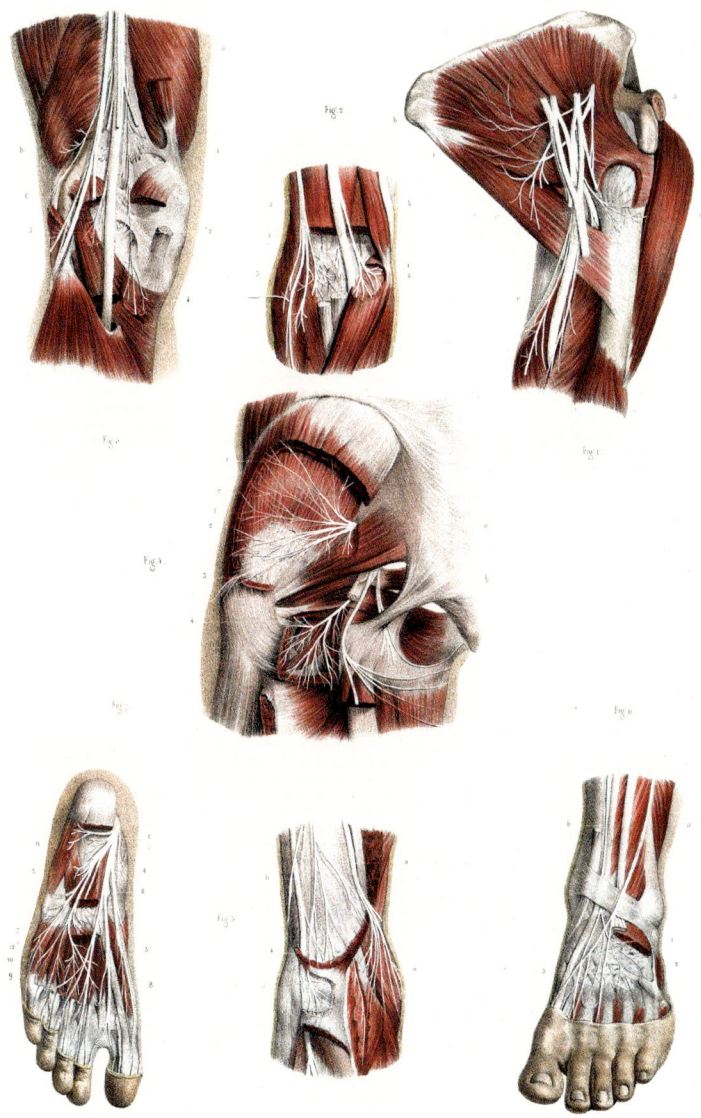

Articular and deep muscular nerves / Nerfs articulaires et musculaires profonds
Nerven der Gelenke und tiefen Muskeln

ORGANUM VISUS ET REGIO ORBITALIS: MUSCULI

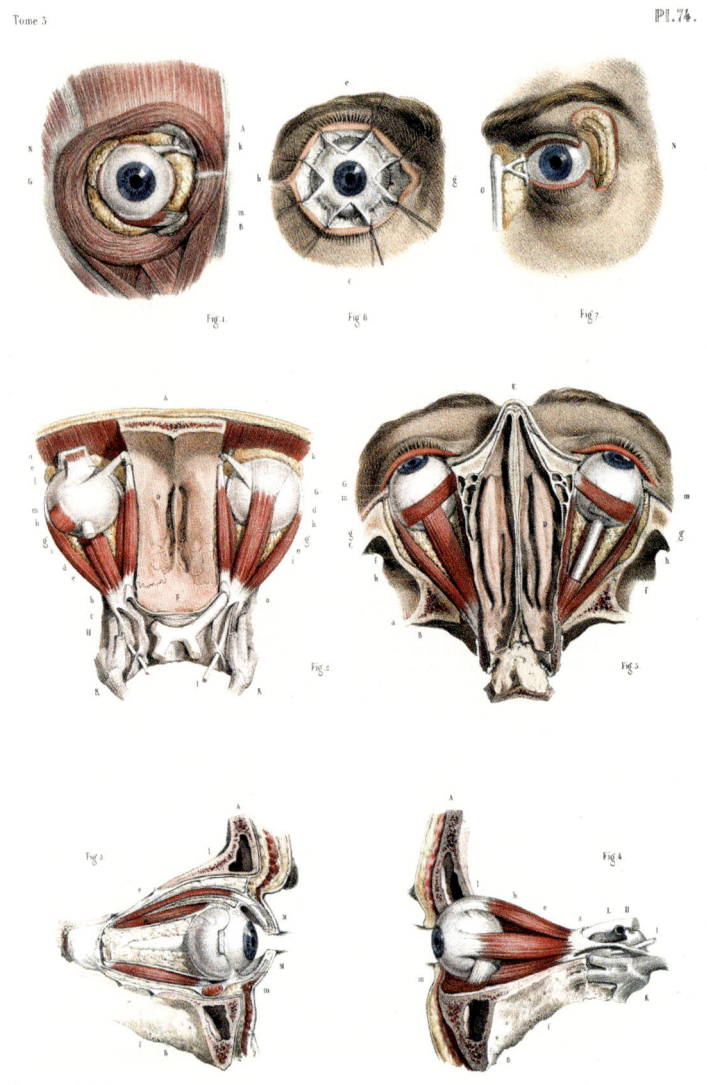

Organ of vision and orbital region: Muscles
Organe de la vision et région orbitaire : Muscles
Sehorgan und Orbitalregion: Muskeln

ORGANUM VISUS: APPARATUS LACRIMALIS ET VASA BULBI OCULI

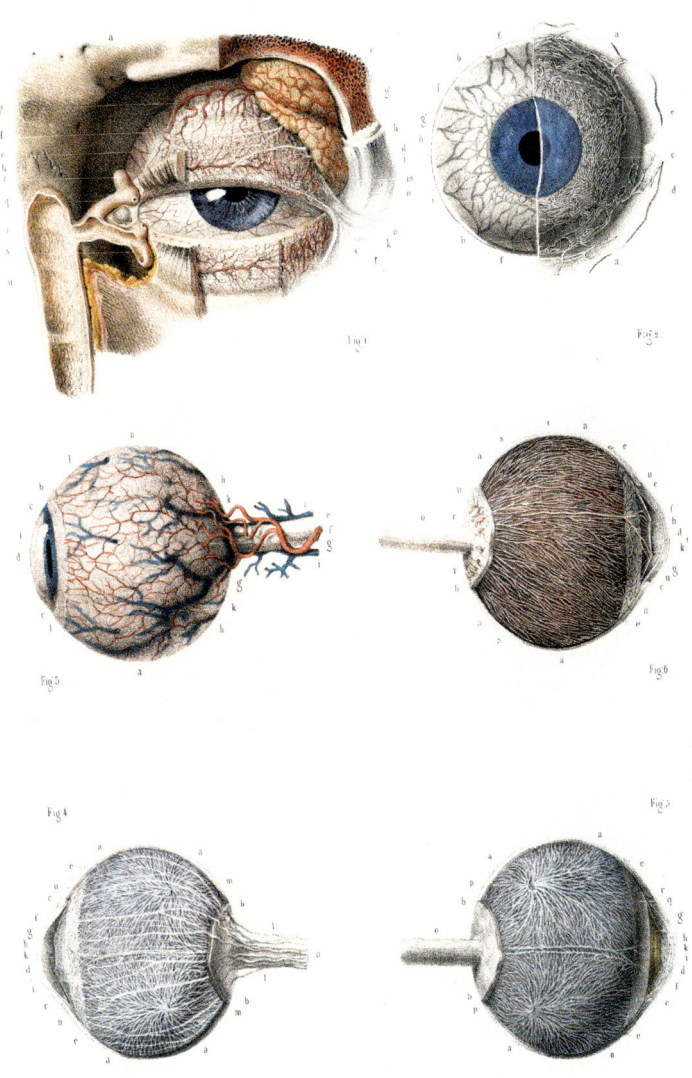

Organ of vision: Lacrimal apparatus and vessels of the ocular globe
Organe de la vision : Appareil lacrymal et vaisseaux du globe oculaire
Sehorgan: Tränenapparat und Gefäße des Augapfels

ORGANUM VISUS ET REGIO ORBITALIS: NERVI

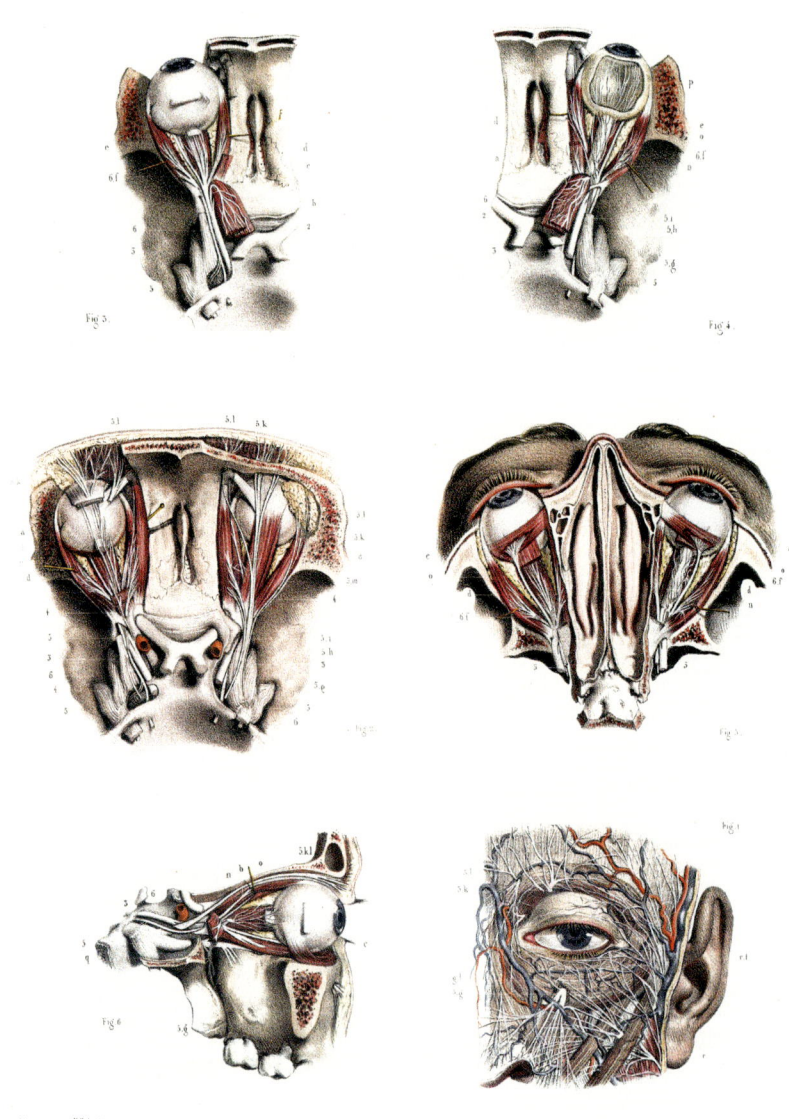

Organ of vision and orbital region: Nerves
Organe de la vision et région orbitaire : Nerfs
Sehorgan und Orbitalregion: Nerven

ORGANUM VISUS ET REGIO ORBITALIS: ARTERIAE ET VENAE

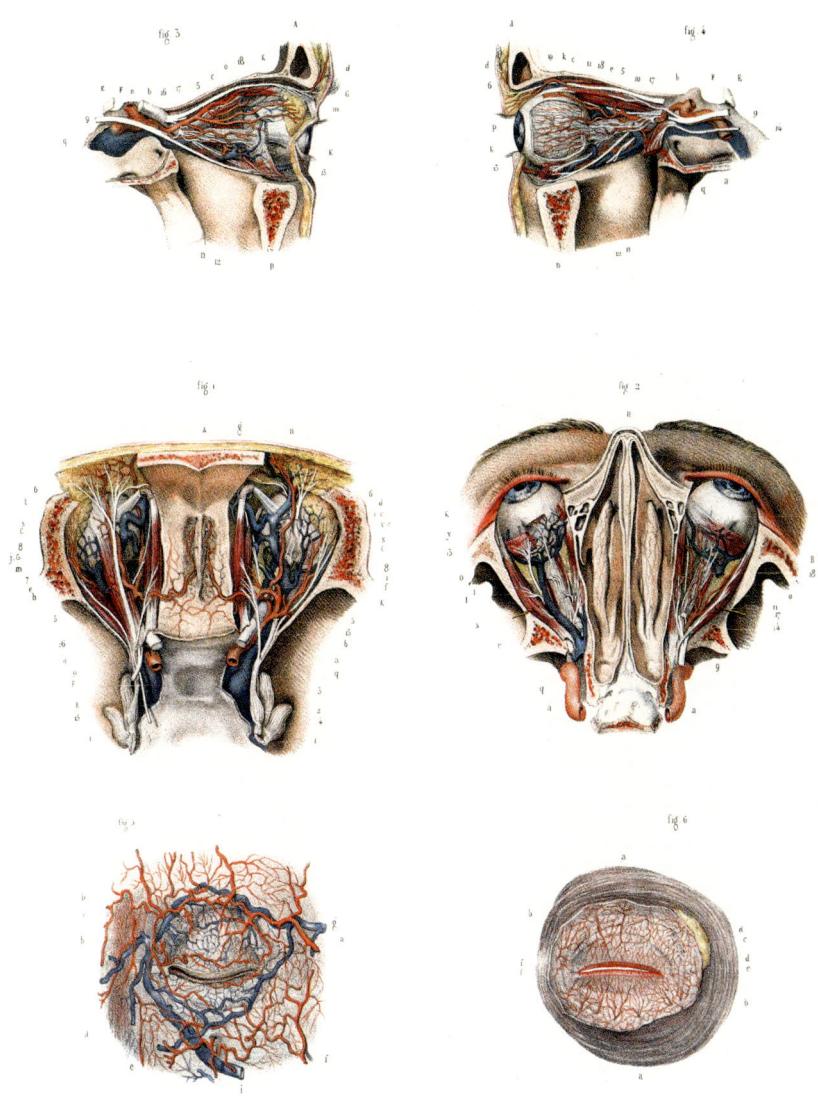

Organ of vision and orbital region: Arteries and veins
Organe de la vision et région orbitaire : Artères et veines
Sehorgan und Orbitalregion: Arterien und Venen

ORGANUM VISUS: STRUCTURA BULBI OCULI

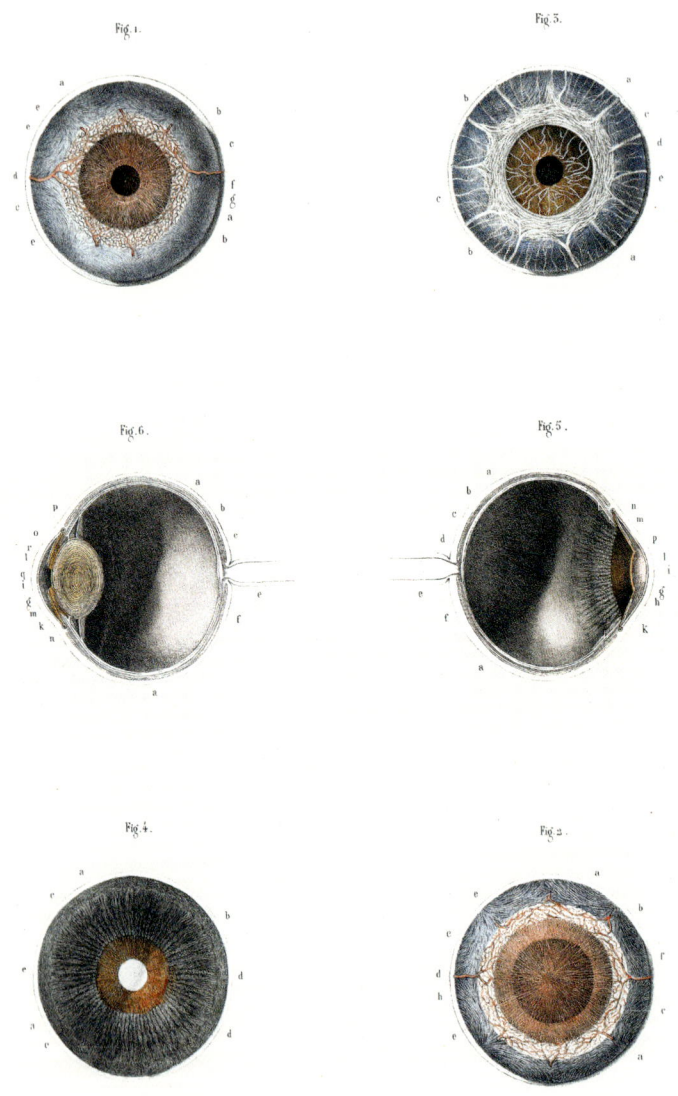

Organ of vision: Structure of the ocular globe
Organe de la vision : Structure du globe oculaire
Sehorgan: Struktur des Augapfels

ORGANUM VISUS: ANATOMIA MICROSCOPICA

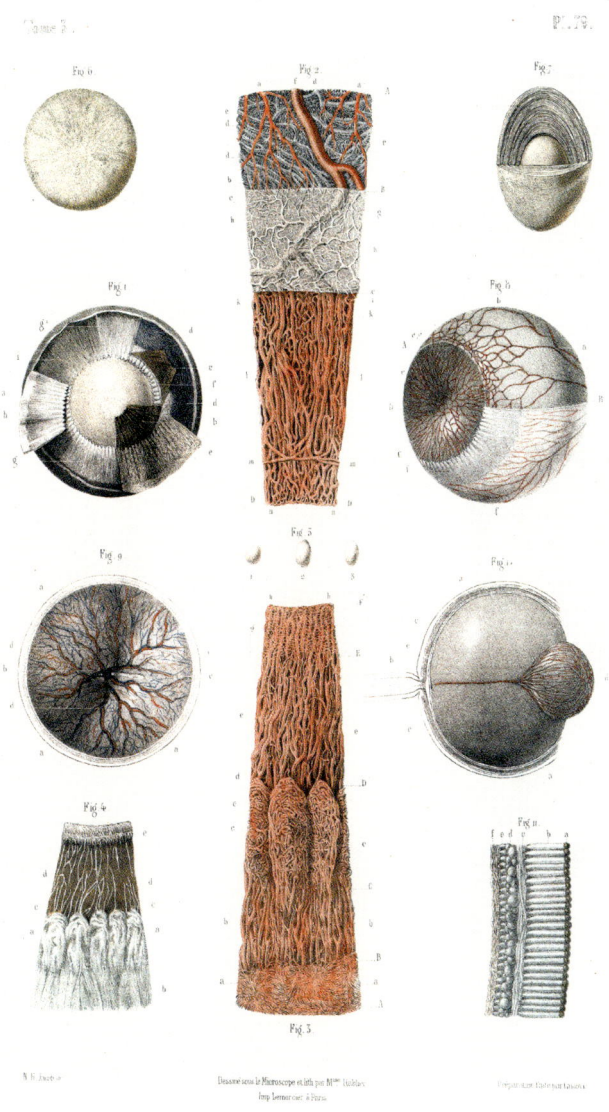

Organ of vision: Microscopic structure
Organe de la vision : Anatomie microscopique
Sehorgan: Mikroskopische Anatomie

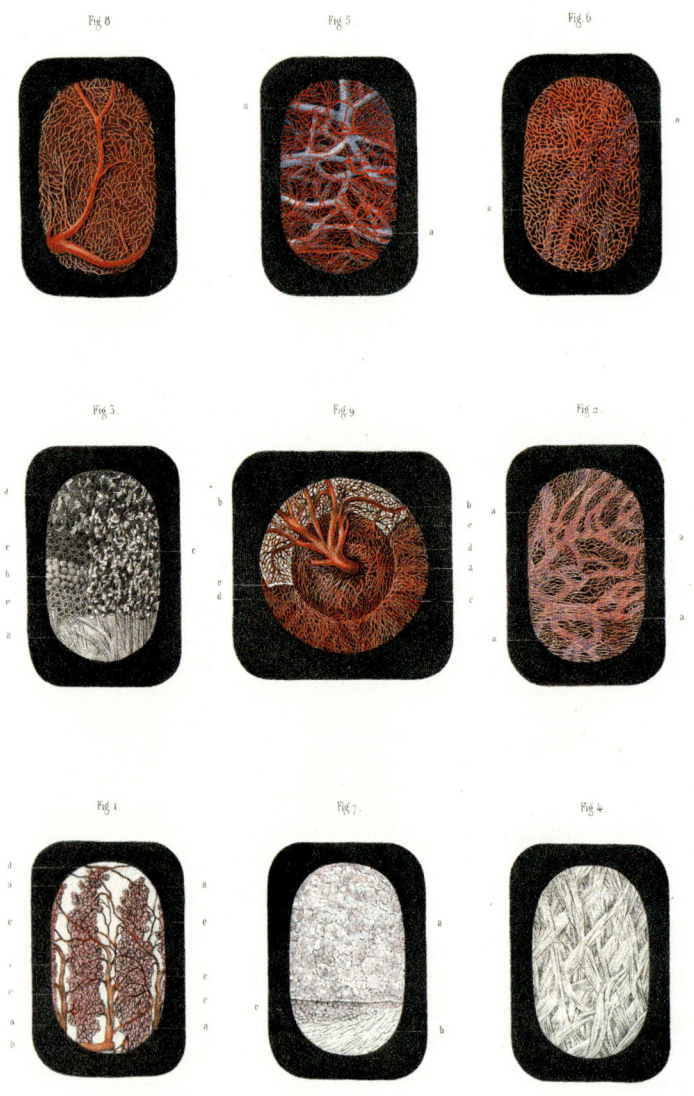

Organ of vision: Microscopic structure
Organe de la vision : Anatomie microscopique
Sehorgan: Mikroskopische Anatomie

ORGANUM AUDITUS: AURIS EXTERNA

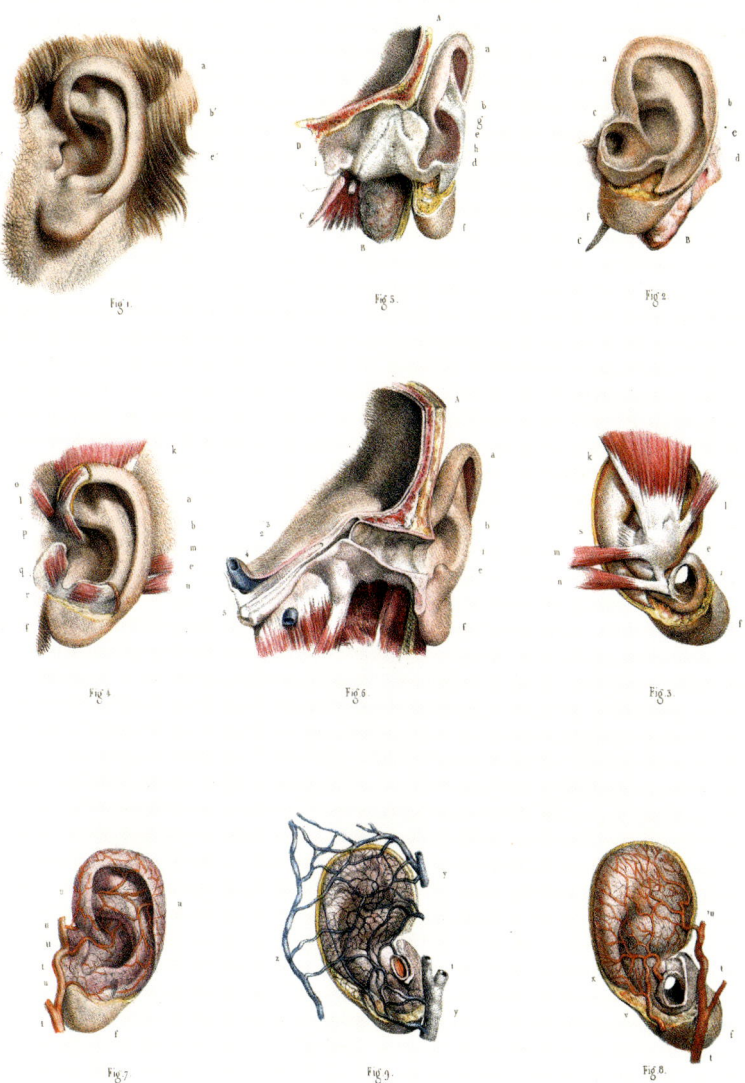

Organ of hearing: External ear / Organe de l'audition : Oreille externe
Hörorgan: Äußeres Ohr

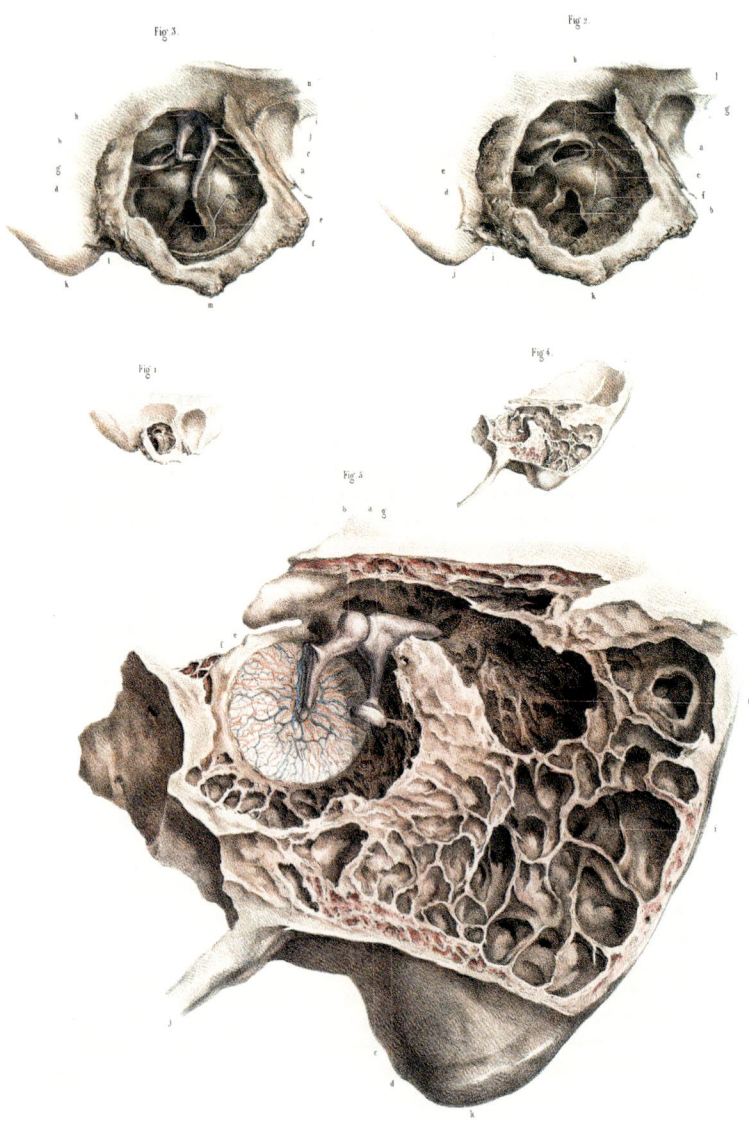

Organ of hearing: Middle ear / Organe de l'audition : Oreille moyenne
Hörorgan: Mittelohr

ORGANUM AUDITUS: AURIS MEDIA ET OSSICULA AUDITUS

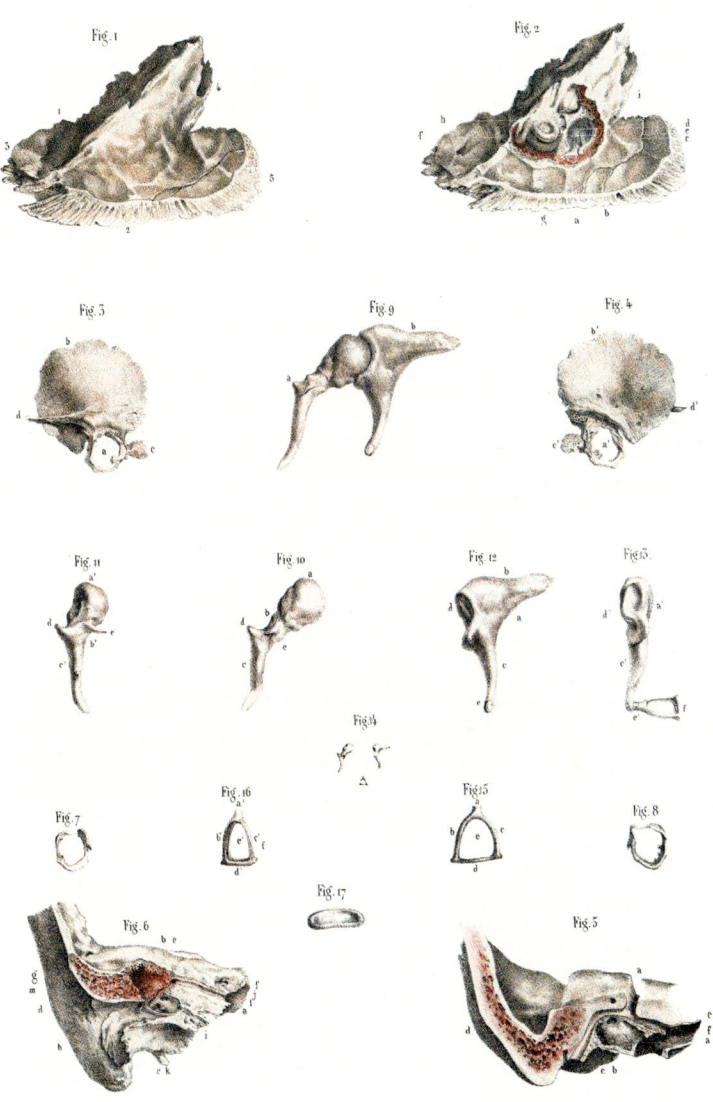

Organ of hearing: Middle ear and ossicles of the ear
Organe de l'audition : Oreille moyenne et osselets de l'ouïe
Hörorgan: Mittelohr und Gehörknöchelchen

ORGANUM AUDITUS: AURIS INTERNA.
ORGANUM VESTIBULOCOCHLEARE

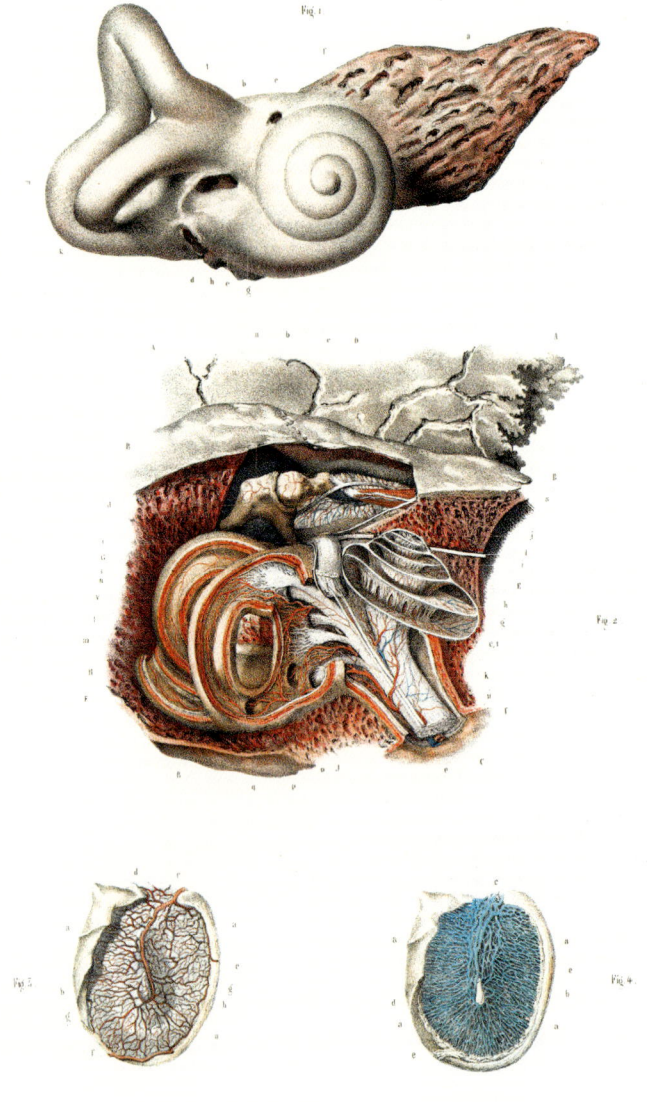

Organ of hearing: Inner ear. Vestibulocochlear organ
Organe de l'audition : Oreille interne. Organe vestibulo-cochléaire
Hörorgan: Innenohr. Organum vestibulocochleare

ORGANUM AUDITUS: AURIS INTERNA.
ORGANUM VESTIBULOCOCHLEARE

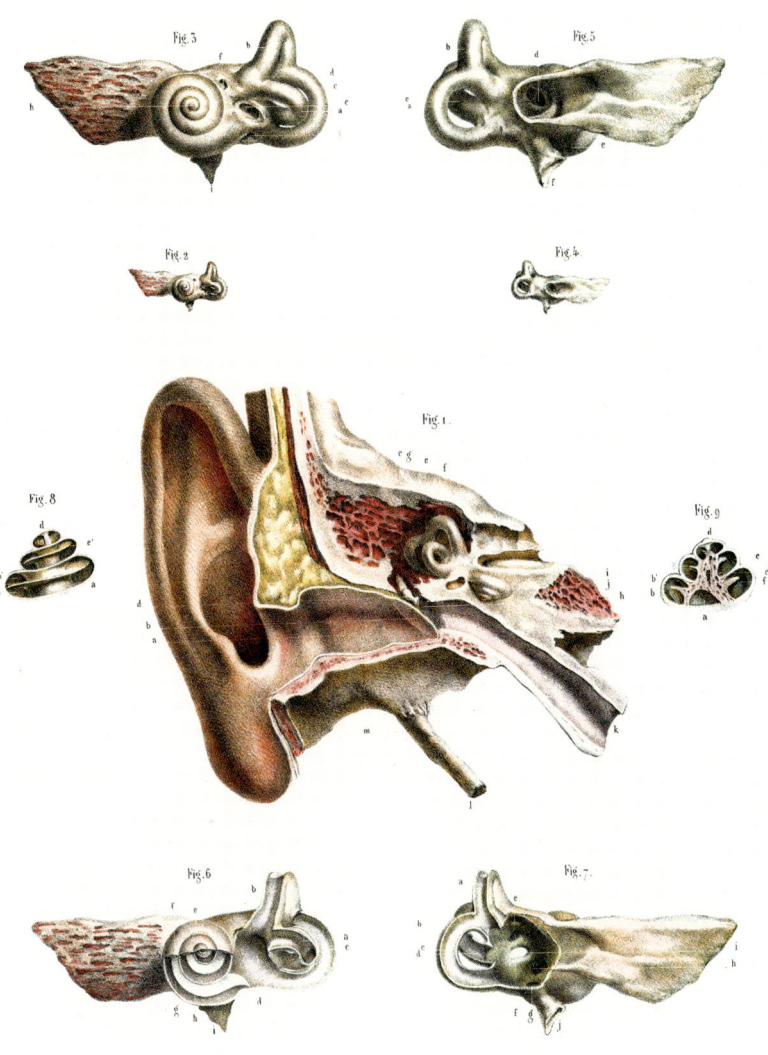

Organ of hearing: Inner ear. Vestibulocochlear organ
Organe de l'audition : Oreille interne. Organe vestibulo-cochléaire
Hörorgan: Innenohr. Organum vestibulocochleare

ORGANUM OLFACTUS:
NASUS EXTERNUS ET CAVITAS NASI

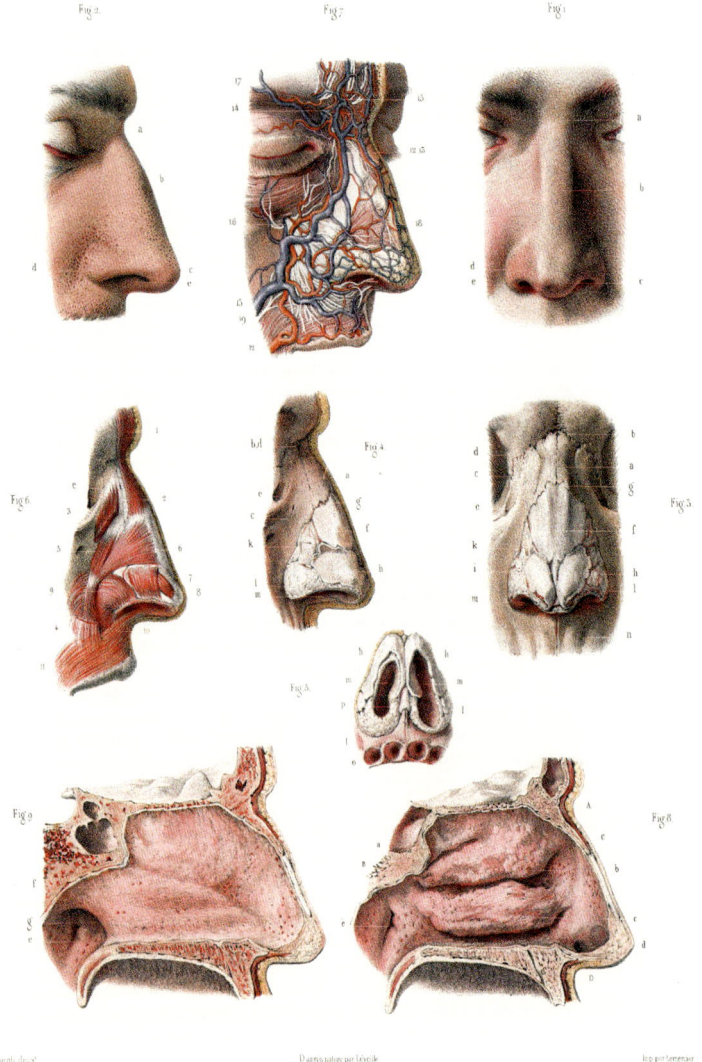

Organ of smell: Nose and nasal cavity
Organe de l'olfaction : Nez et cavité nasale
Riechorgan: Nase und Nasenhöhle

ORGANUM OLFACTUS: CAVITAS NASI ET VASA

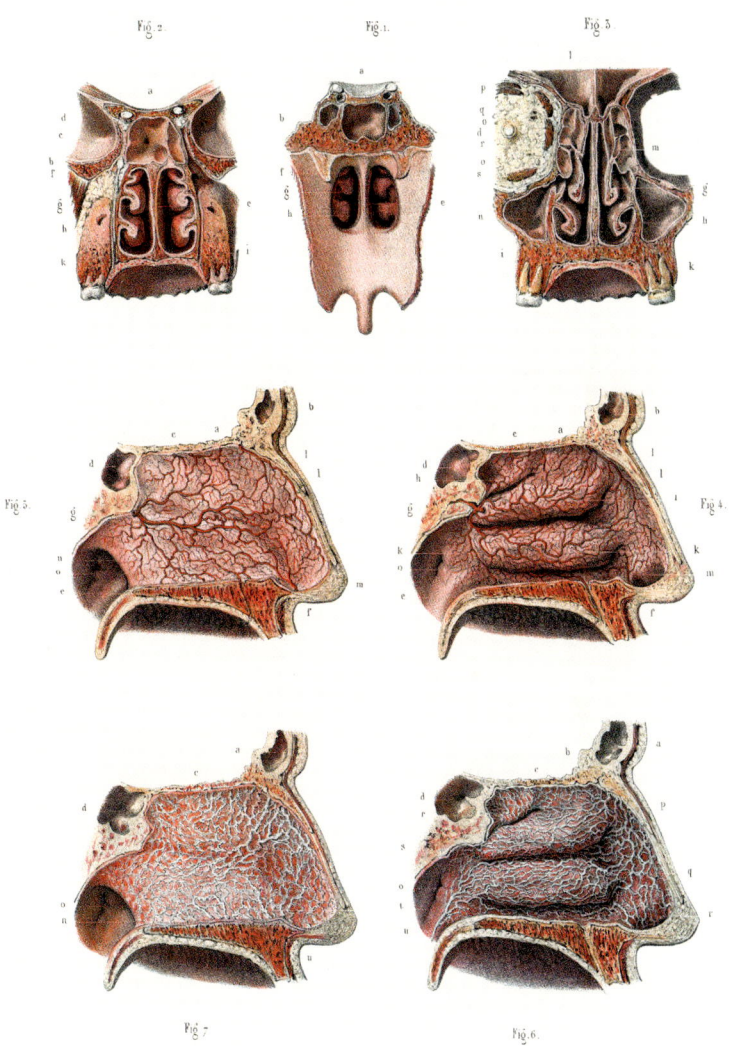

Organ of smell: Nasal cavity and vessels
Organe de l'olfaction : Cavité nasale et vaisseaux
Riechorgan: Nasenhöhle und Gefäße

ORGANUM OLFACTUS: NERVI ET STRUCTURA

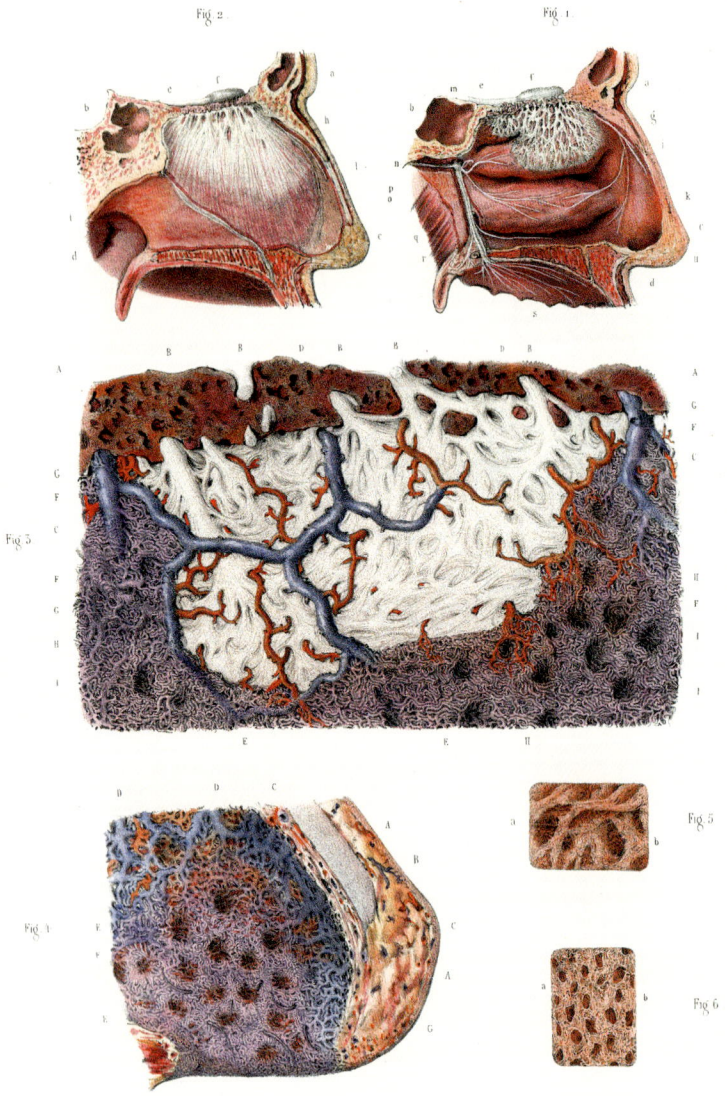

Organ of smell: Nerves and structure
Organe de l'olfaction : Nerfs et structure
Riechorgan: Nerven und Struktur

ORGANUM GUSTUS:
NERVI CAVITATIS ORIS ET LINGUAE

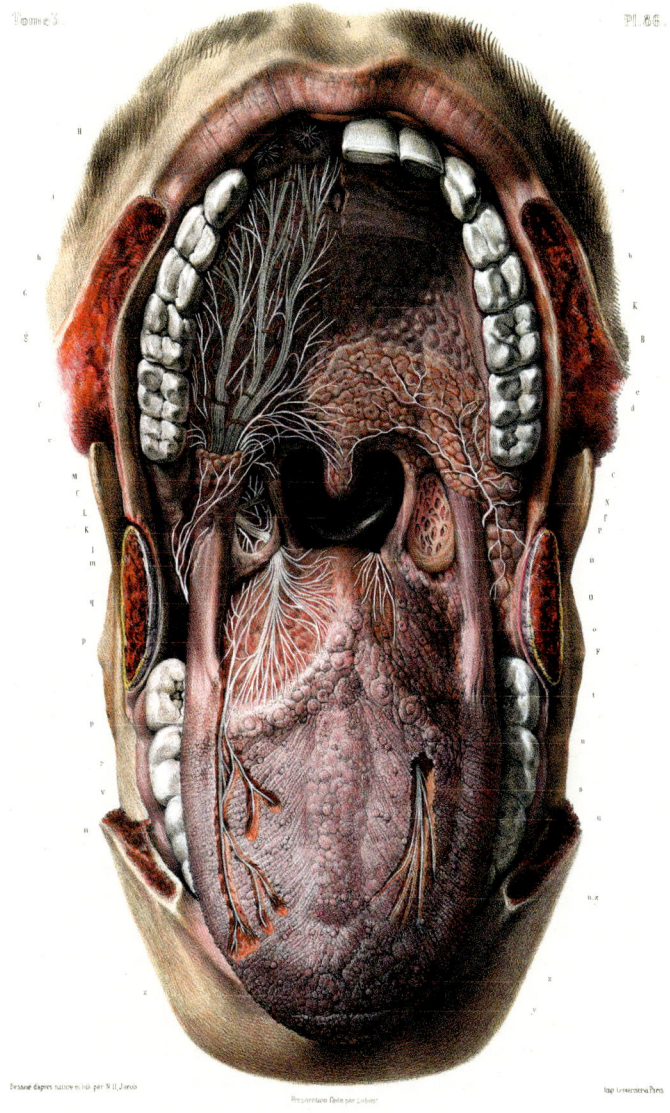

Organ of taste: Nerves of the oral cavity and the tongue
Organe du goût : Nerfs de la cavité orale et de la langue
Geschmacksorgan: Mundhöhlen- und Zungennerven

ORGANUM GUSTUS: ANATOMIA MICROSCOPICA PAPILLARUM LINGUALIUM. ORGANUM TACTUS: ANATOMIA MICROSCOPICA CUTIS ET PILORUM

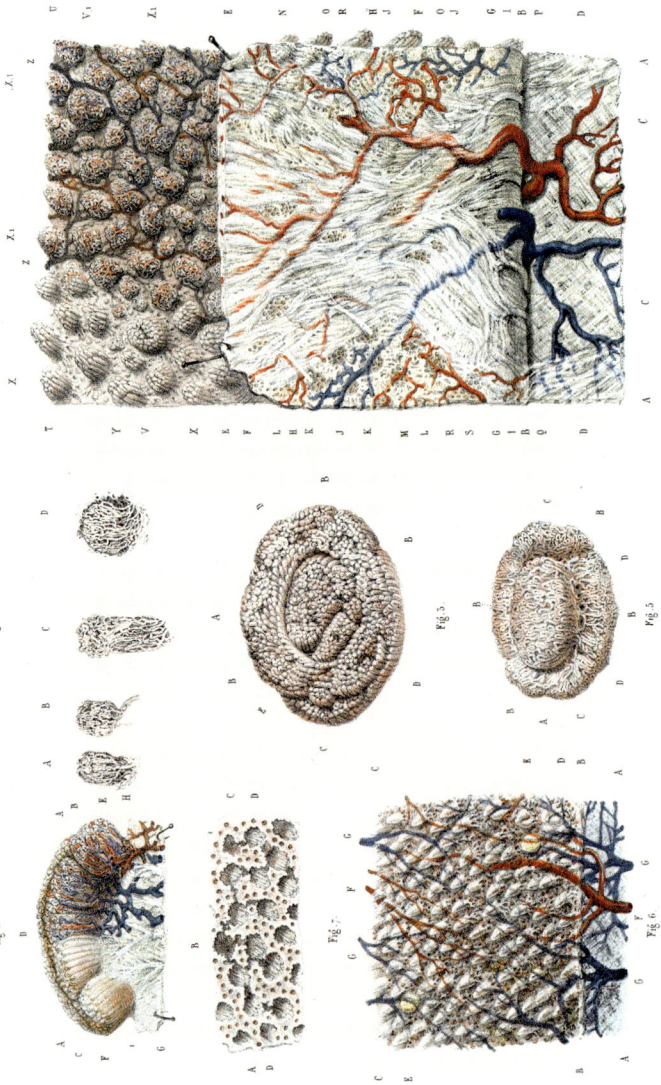

Organ of taste: Microscopic anatomy of the papillae of the tongue
Organe du goût : Anatomie microscopique des papilles linguales
Geschmacksorgan: Mikroskopische Anatomie der Zungenpapillen

ORGANUM GUSTUS: ANATOMIA MICROSCOPICA PAPILLARUM LINGUALIUM. ORGANUM TACTUS: ANATOMIA MICROSCOPICA CUTIS ET PILORUM

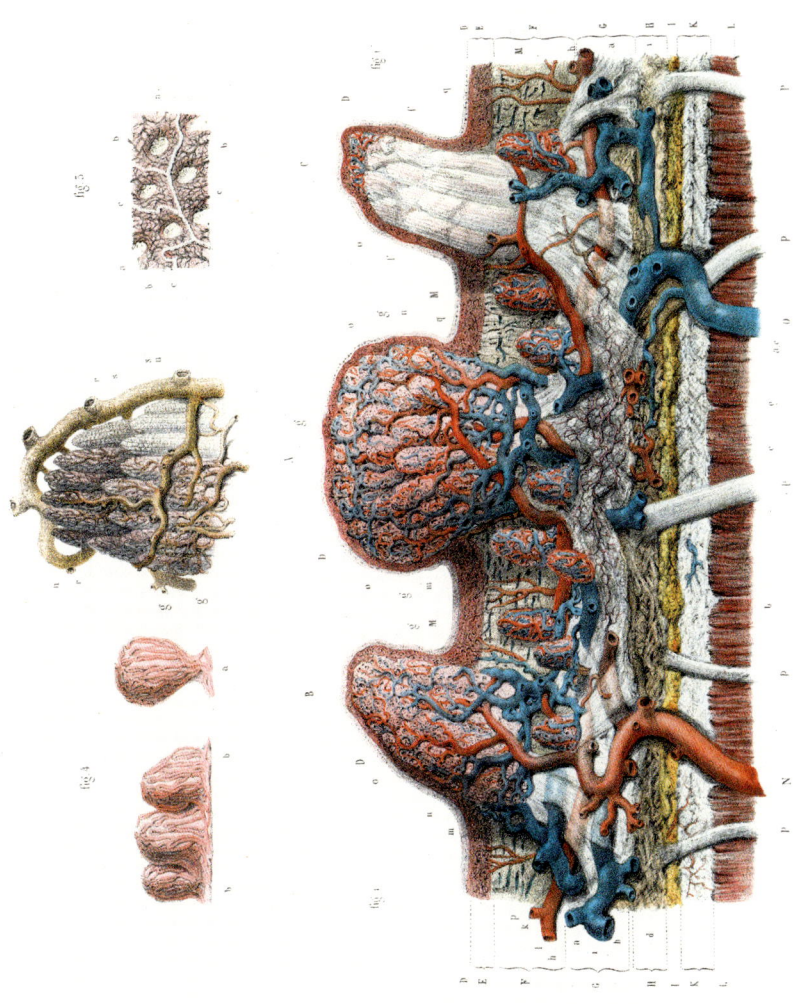

Organ of taste: Microscopic anatomy of the papillae of the tongue
Organe du goût : Anatomie microscopique des papilles linguales
Geschmacksorgan: Mikroskopische Anatomie der Zungenpapillen

ORGANUM GUSTUS: ANATOMIA MICROSCOPICA PAPILLARUM LINGUALIUM. ORGANUM TACTUS: ANATOMIA MICROSCOPICA CUTIS ET PILORUM

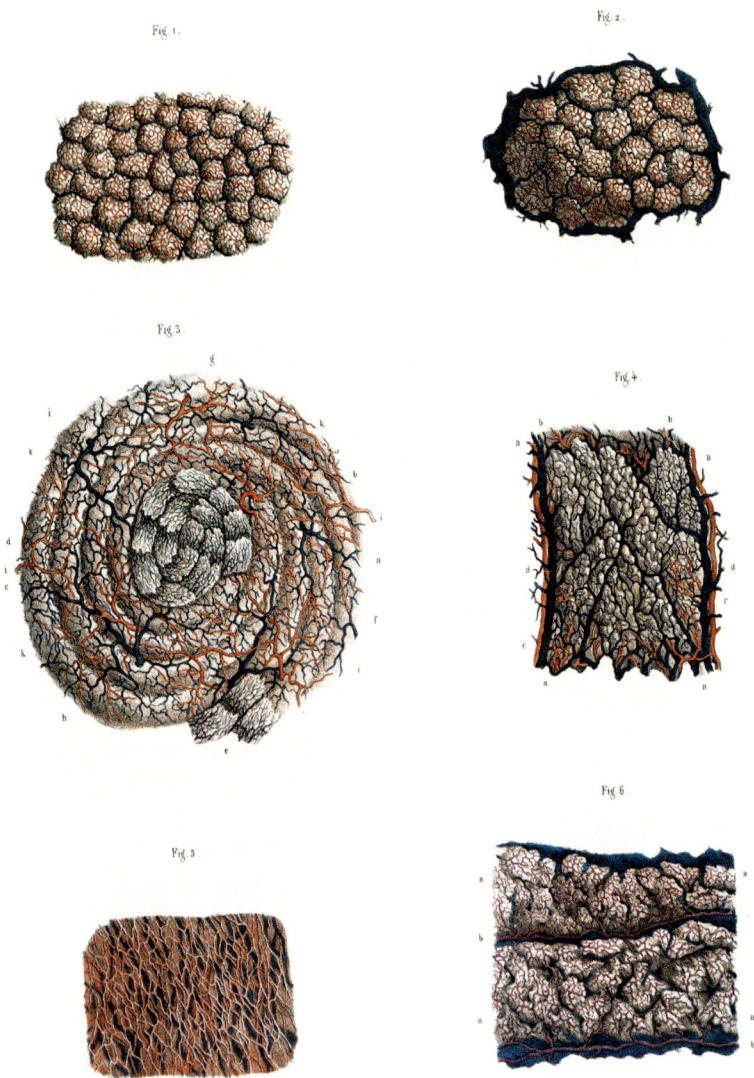

Organ of feeling: Microscopic anatomy of the skin
Organe du tact : Anatomie microscopique de la peau
Tastorgan: Mikroskopische Anatomie der Haut

ORGANUM GUSTUS: ANATOMIA MICROSCOPICA PAPILLARUM LINGUALIUM. ORGANUM TACTUS: ANATOMIA MICROSCOPICA CUTIS ET PILORUM

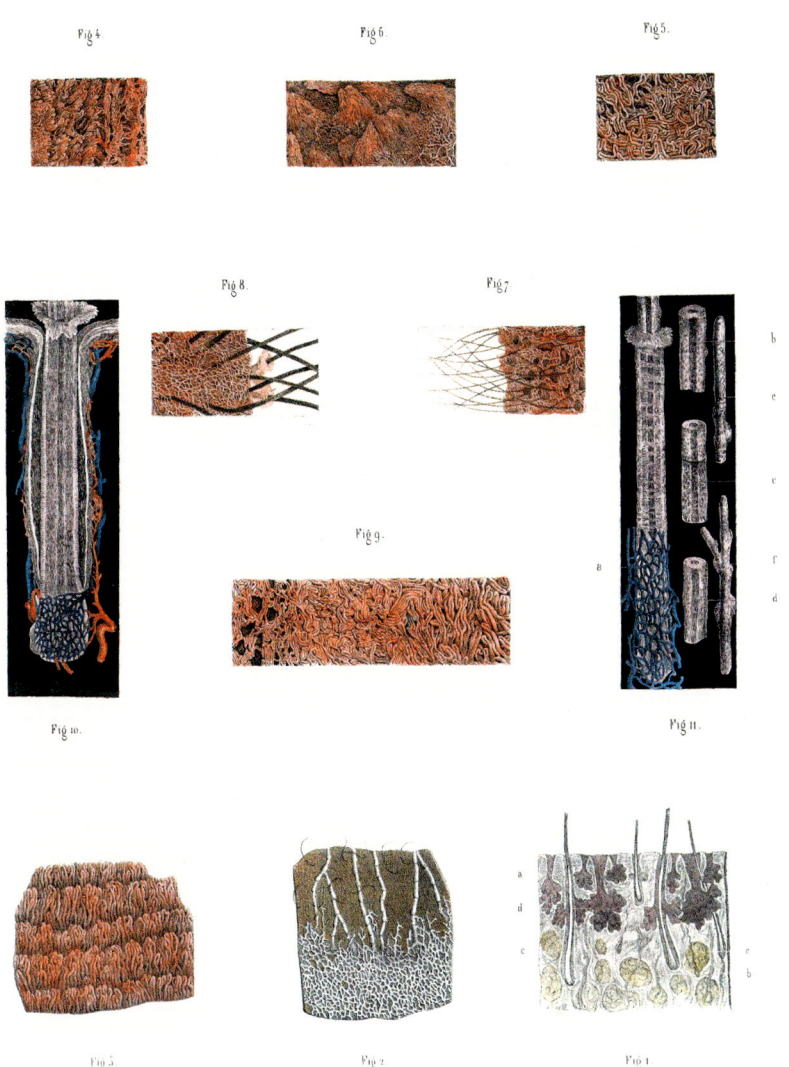

Organ of feeling: Microscopic anatomy of the skin and hair
Organe du tact : Anatomie microscopique de la peau et des poils
Tastorgan: Mikroskopische Anatomie der Haut und der Haare

ORGANUM VOCIS: LARYNX

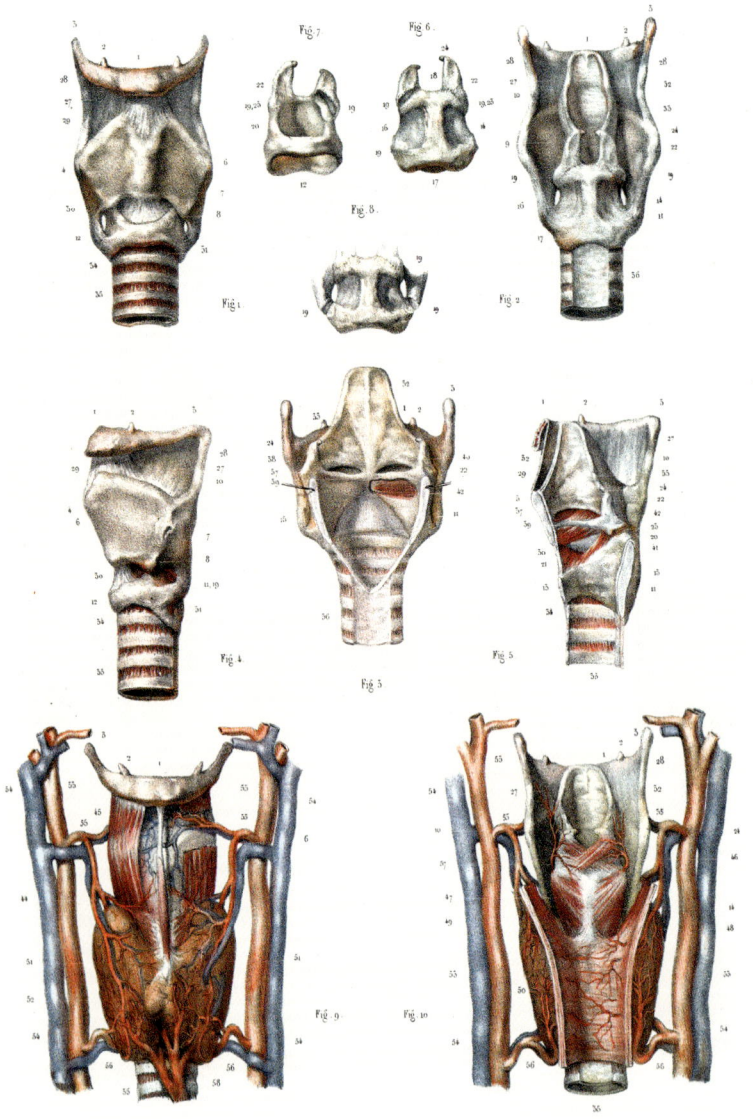

Organ of phonation: Larynx / Organe de la phonation : Larynx
Sprechorgan: Kehlkopf

ORGANUM VOCIS: LARYNX. SYSTEMA NERVOSUM AUTONOMICUM: PLEXUS CIRCULI ARTERIOSI CEREBRI ET PLEXUS CAROTICUS INTERNUS

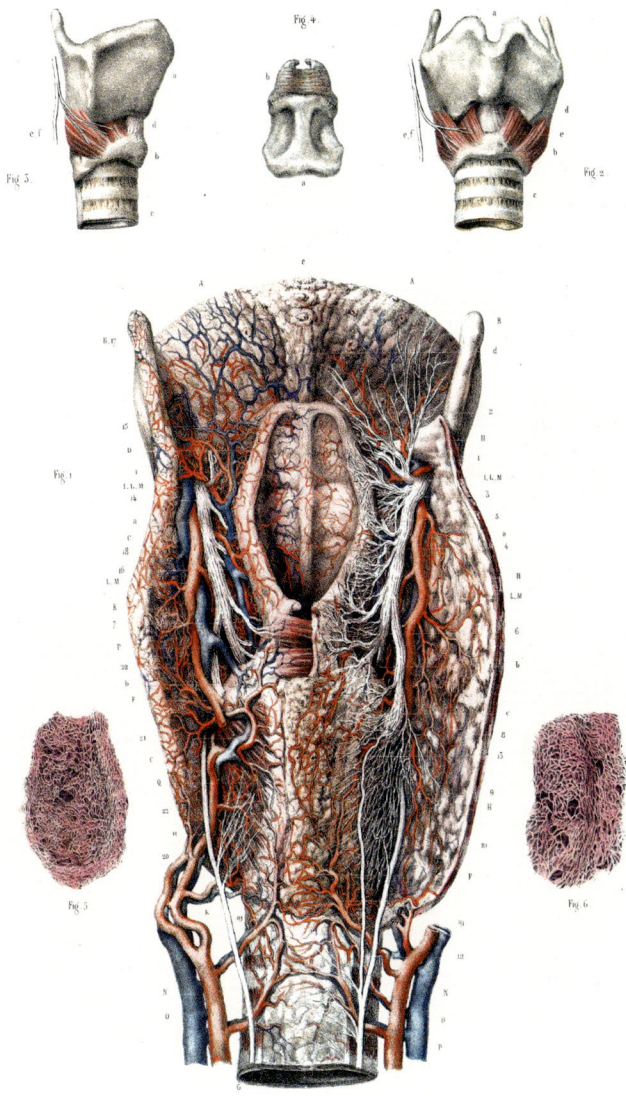

Organ of phonation: Larynx / Organe de la phonation : Larynx
Sprechorgan: Kehlkopf

ORGANUM VOCIS: LARYNX. SYSTEMA NERVOSUM AUTONOMICUM: PLEXUS CIRCULI ARTERIOSI CEREBRI ET PLEXUS CAROTICUS INTERNUS

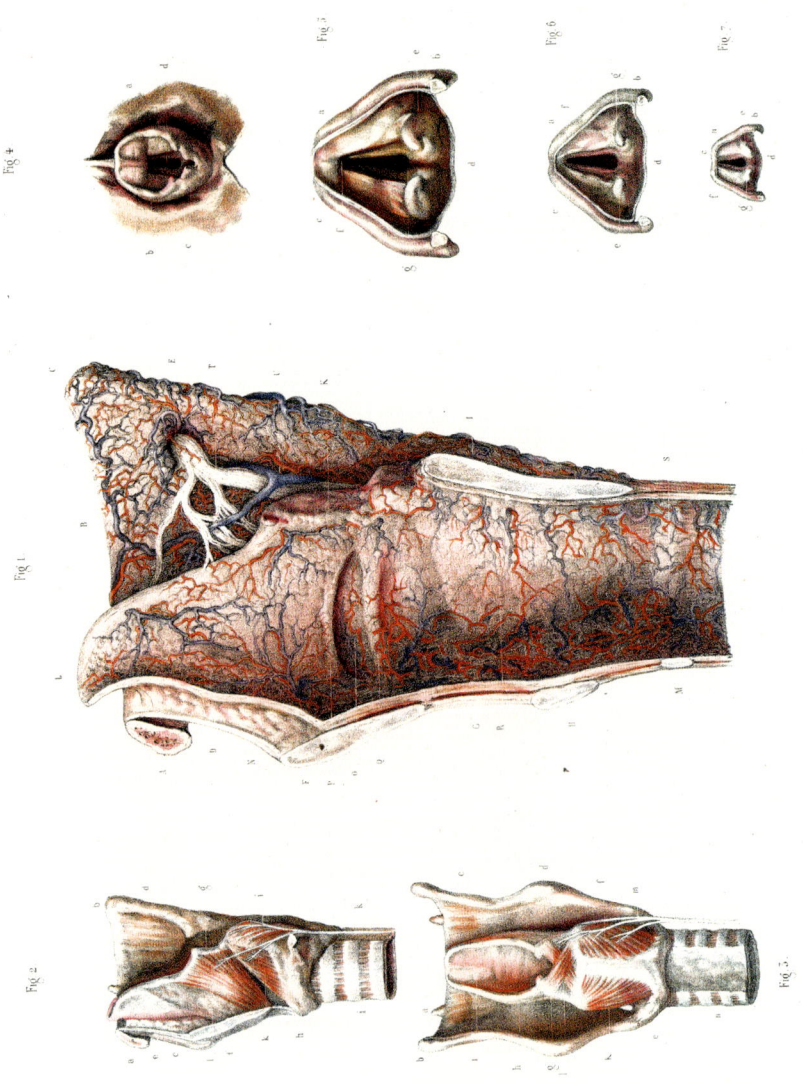

Organ of phonation: Larynx / Organe de la phonation : Larynx
Sprechorgan: Kehlkopf

ORGANUM VOCIS: LARYNX. SYSTEMA NERVOSUM AUTONOMICUM: PLEXUS CIRCULI ARTERIOSI CEREBRI ET PLEXUS CAROTICUS INTERNUS

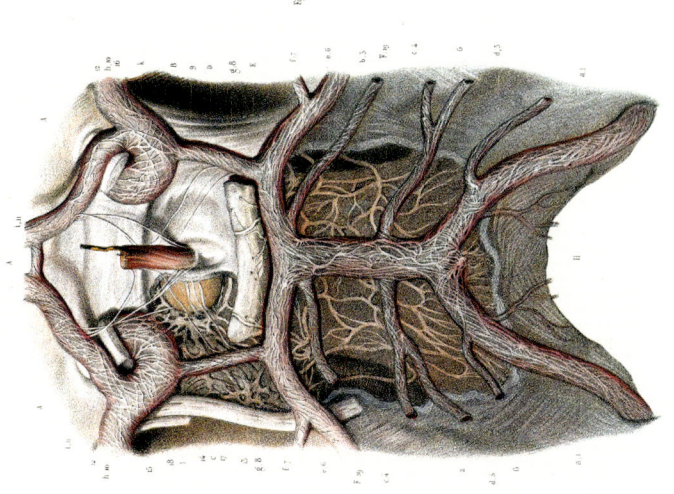

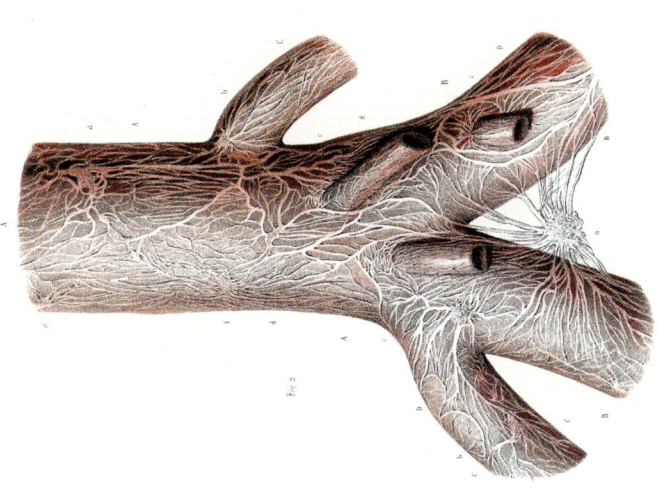

Autonomic nervous system: Plexus of the arterial circle of the brain
Système nerveux autonome : Plexus du cercle artériel du cerveau
Vegetatives Nervensystem: Plexus des Circulus arteriosus cerebri

ORGANUM VOCIS: LARYNX. SYSTEMA NERVOSUM AUTONOMICUM: PLEXUS CIRCULI ARTERIOSI CEREBRI ET PLEXUS CAROTICUS INTERNUS

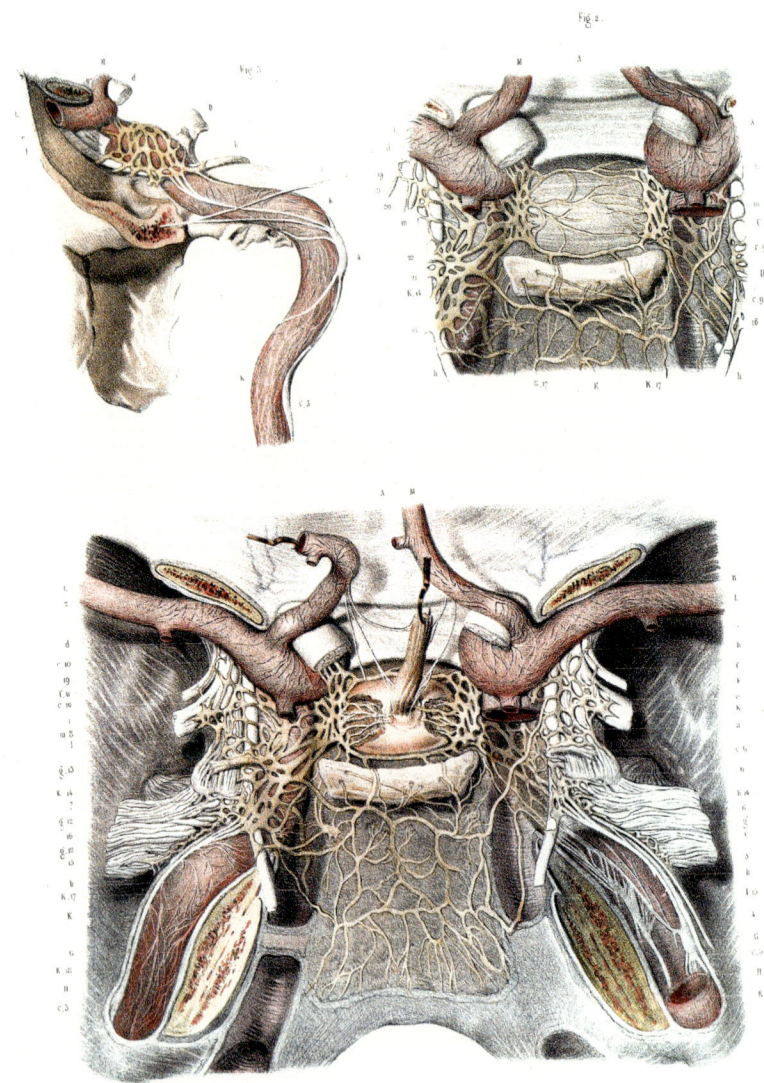

Autonomic nervous system: Plexus of the internal carotid artery
Système nerveux autonome : Plexus carotidien interne
Vegetatives Nervensystem: Plexus caroticus internus

SYSTEMA NERVOSUM AUTONOMICUM

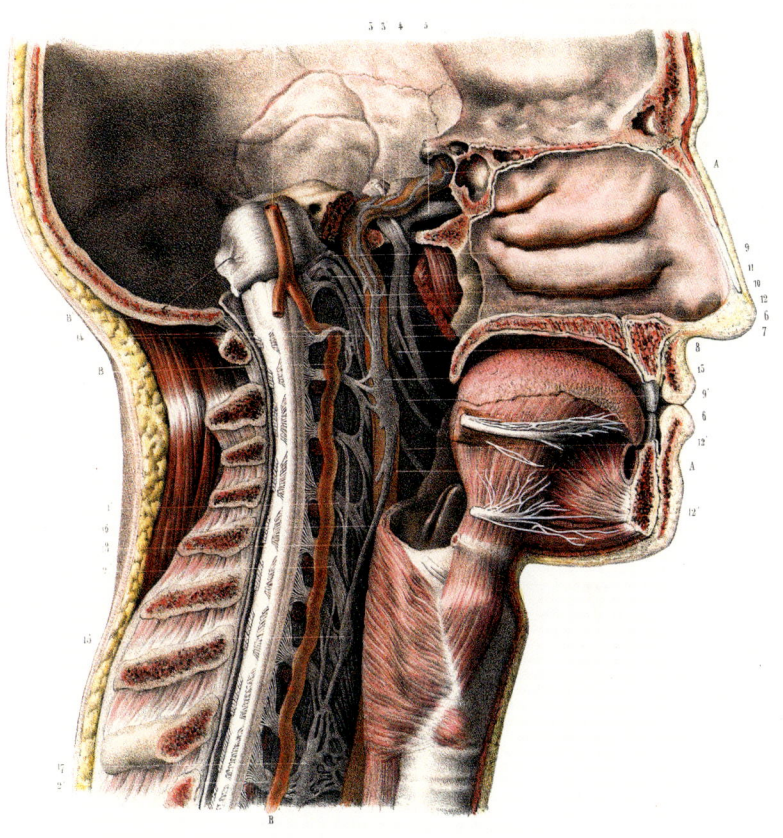

Autonomic nervous system: Cervical sympathetic trunk
Système nerveux autonome : Tronc sympathique cervical
Vegetatives Nervensystem: Zervikaler Grenzstrang

SYSTEMA NERVOSUM AUTONOMICUM

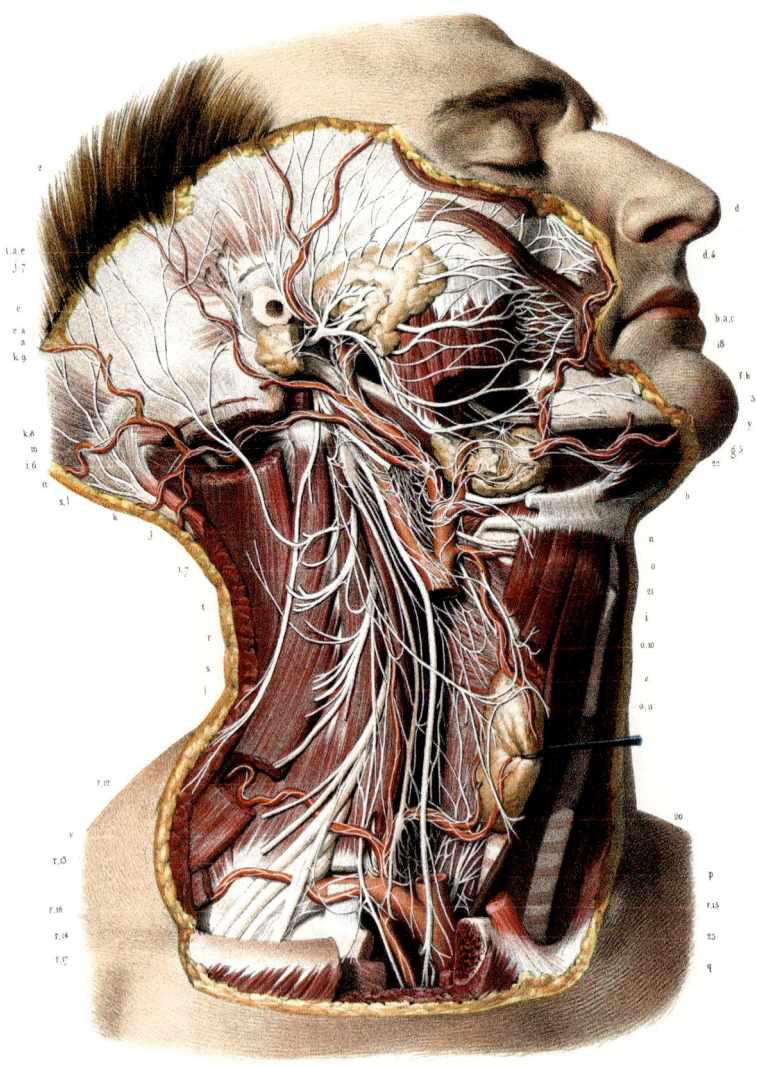

Autonomic nervous system of the head and neck
Système nerveux autonome de la tête et cou
Vegetatives Nervensystem des Kopfes und des Halses

SYSTEMA NERVOSUM AUTONOMICUM

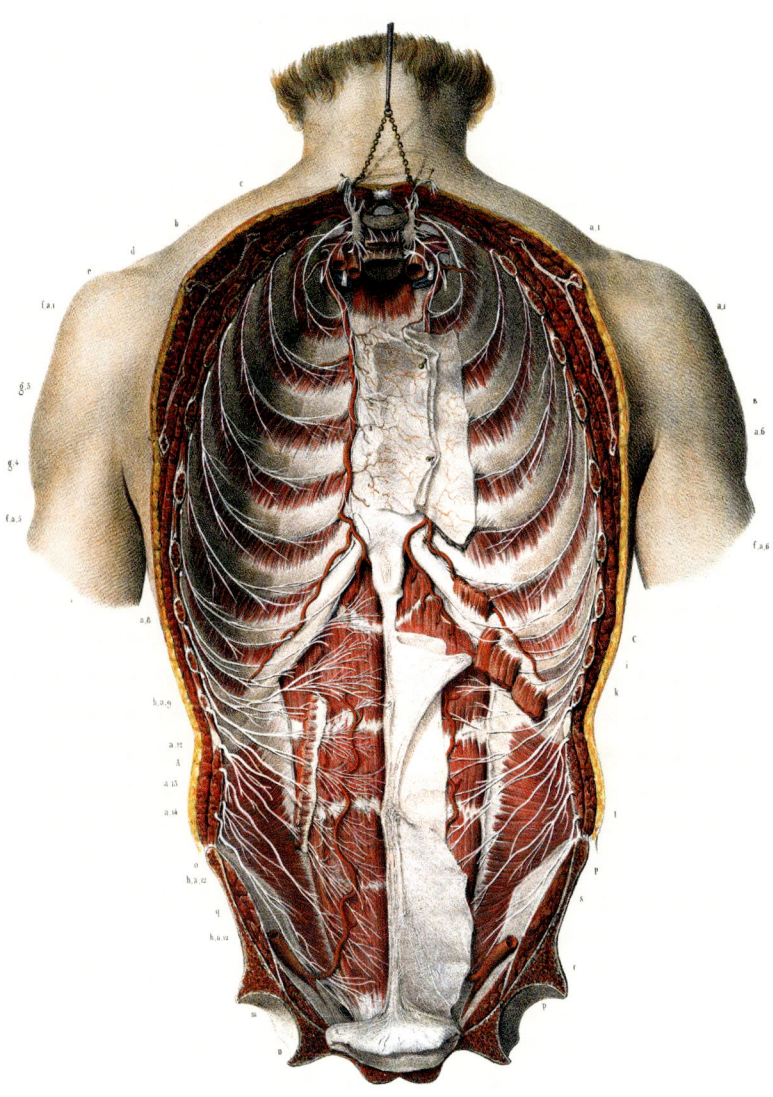

Autonomic nervous system of the thorax and abdomen
Système nerveux autonome du thorax et de l'abdomen
Vegetatives Nervensystem des Thorax und des Bauches

SYSTEMA NERVOSUM AUTONOMICUM

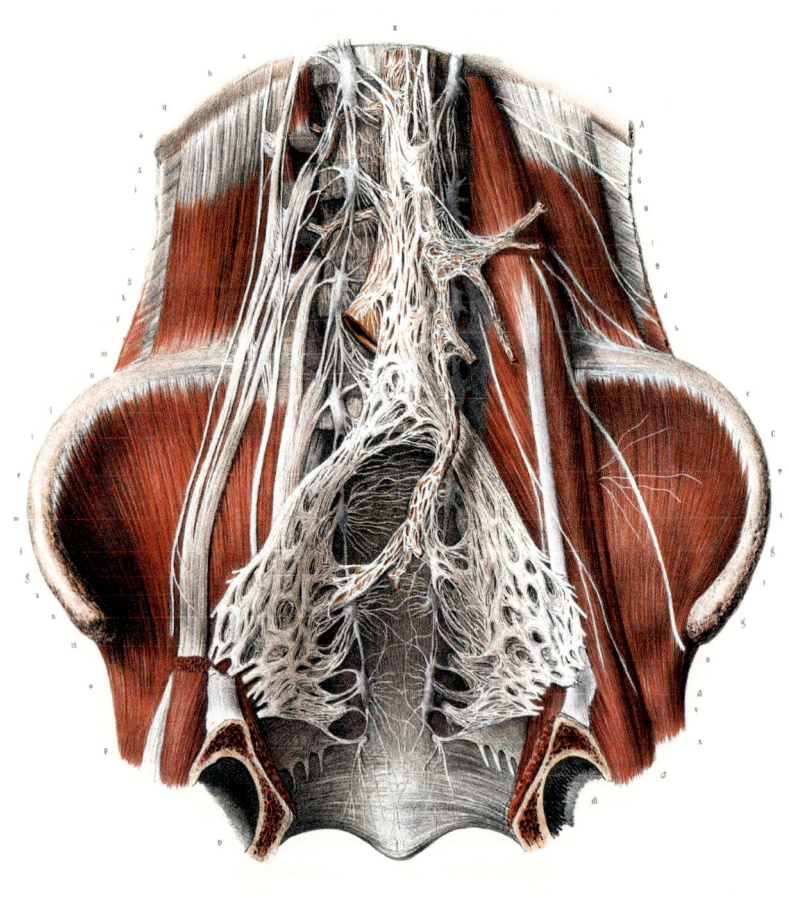

Autonomic nervous system of the abdomen and pelvis
Système nerveux autonome de l'abdomen et du pelvis
Vegetatives Nervensystem des Bauches und des Beckens

SYSTEMA NERVOSUM AUTONOMICUM: NERVI VASORUM, PLEXUS CARDIACUS, TRUNCUS SYMPATHICUS THORACIS

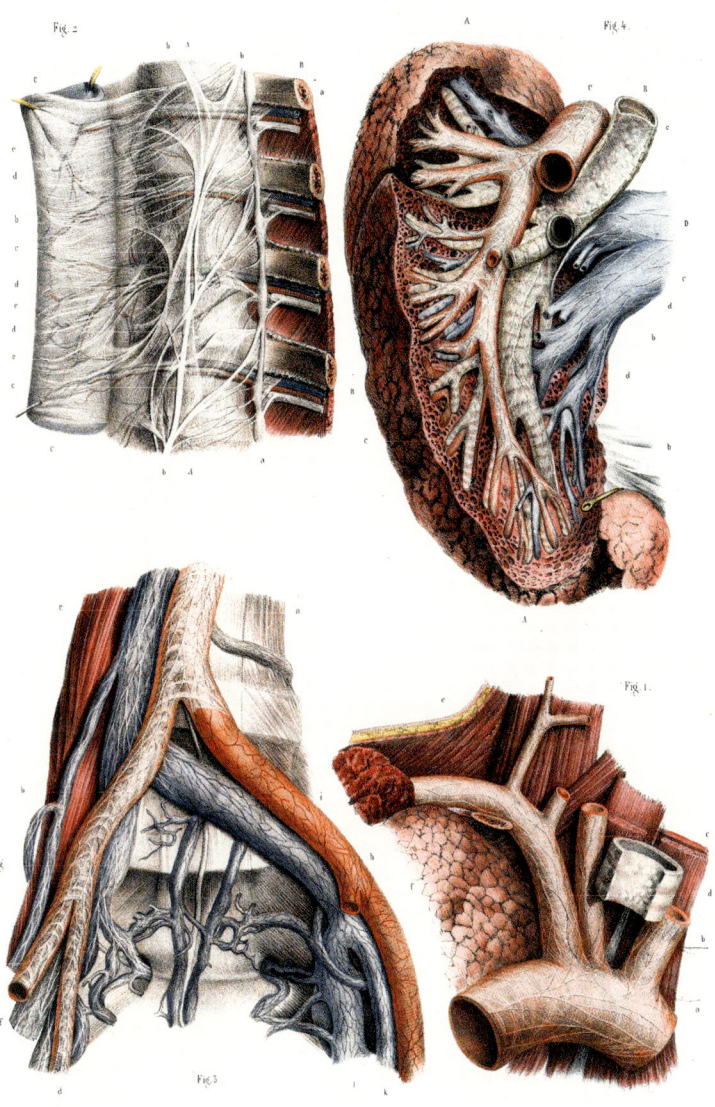

Autonomic nervous system: Nerves of the vessels
Système nerveux autonome : Nerfs des vaisseaux
Vegetatives Nervensystem: Gefäßnerven

SYSTEMA NERVOSUM AUTONOMICUM: NERVI VASORUM, PLEXUS CARDIACUS, TRUNCUS SYMPATHICUS THORACIS

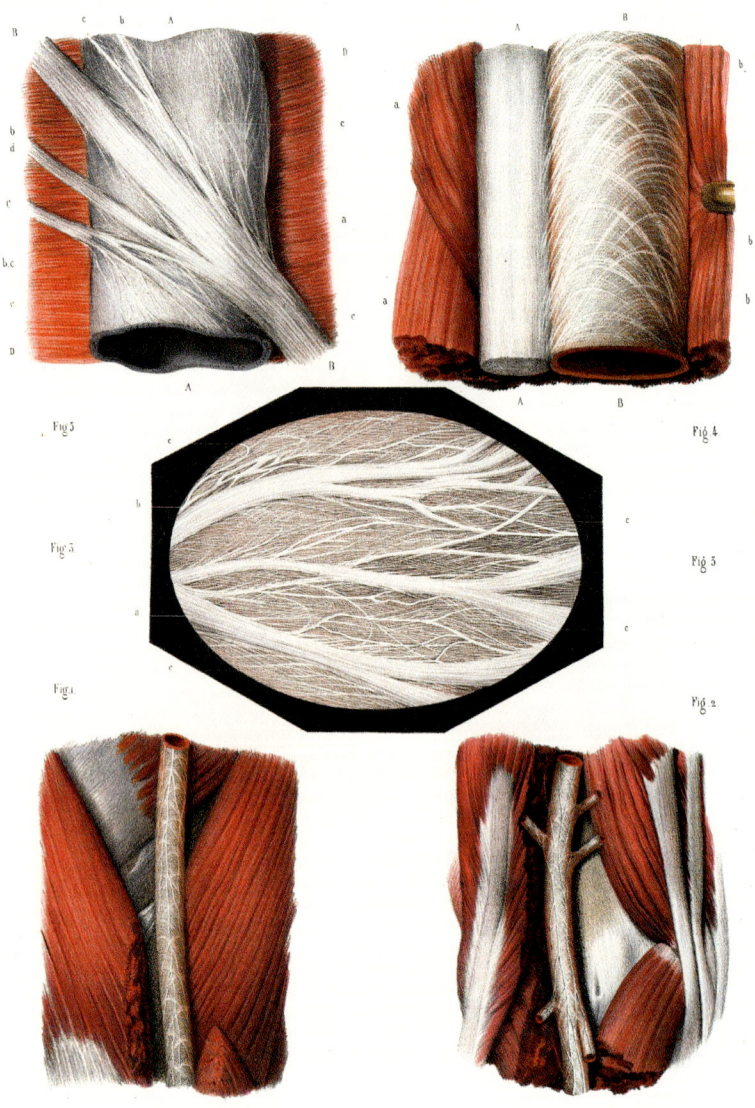

Autonomic nervous system: Nerves of the vessels
Système nerveux autonome : Nerfs des vaisseaux
Vegetatives Nervensystem: Gefäßnerven

SYSTEMA NERVOSUM AUTONOMICUM: NERVI VASORUM, PLEXUS CARDIACUS, TRUNCUS SYMPATHICUS THORACIS

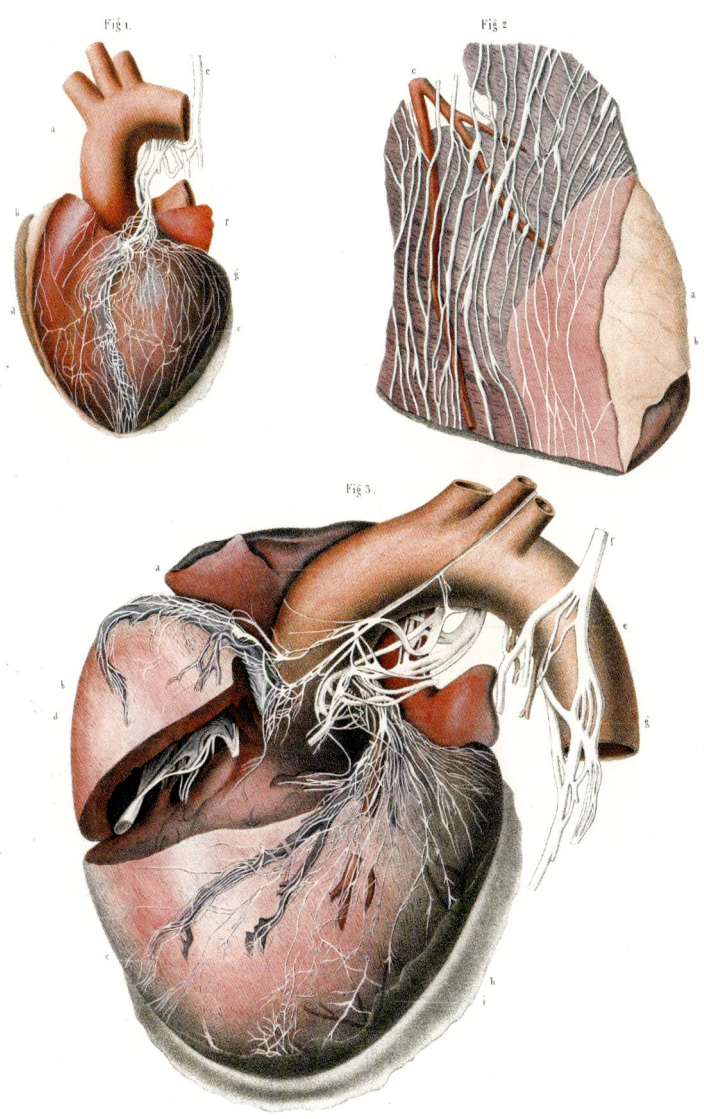

Autonomic nervous system: Cardiac plexus
Système nerveux autonome : Plexus cardiaque
Vegetatives Nervensystem: Plexus cardiacus

SYSTEMA NERVOSUM AUTONOMICUM: NERVI VASORUM, PLEXUS CARDIACUS, TRUNCUS SYMPATHICUS THORACIS

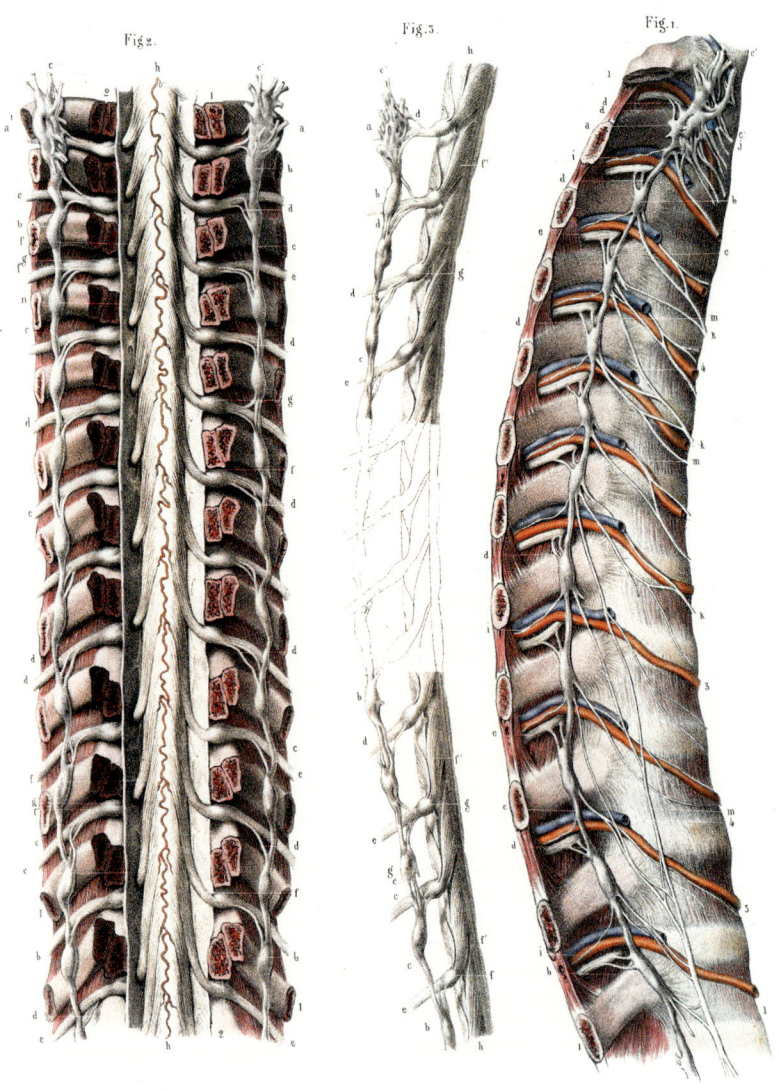

Autonomic nervous system: Thoracic sympathetic trunk
Système nerveux autonome : Tronc sympathique thoracique
Vegetatives Nervensystem: Thorakaler Grenzstrang

SYSTEMA NERVOSUM AUTONOMICUM

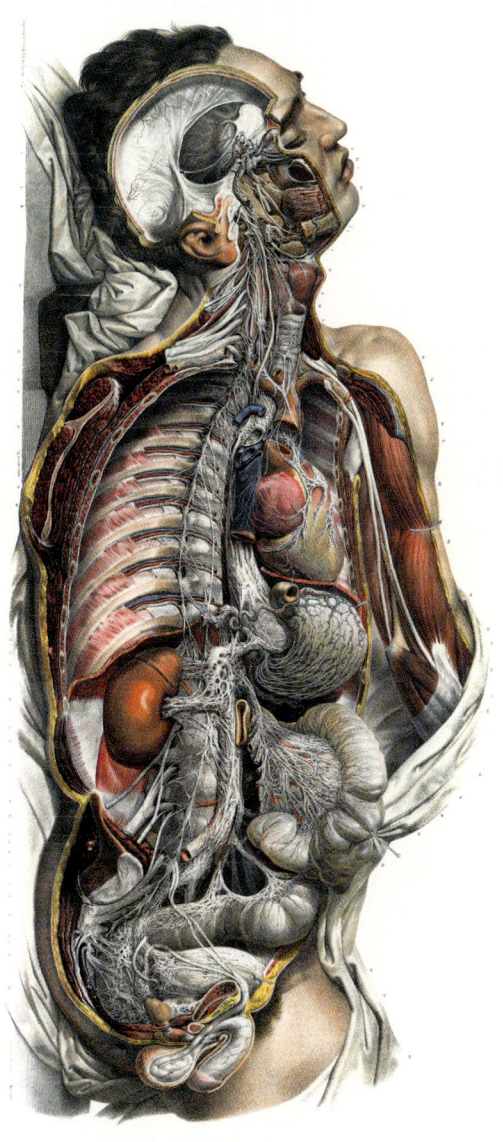

Autonomic nervous system / Système nerveux autonome
Vegetatives Nervensystem

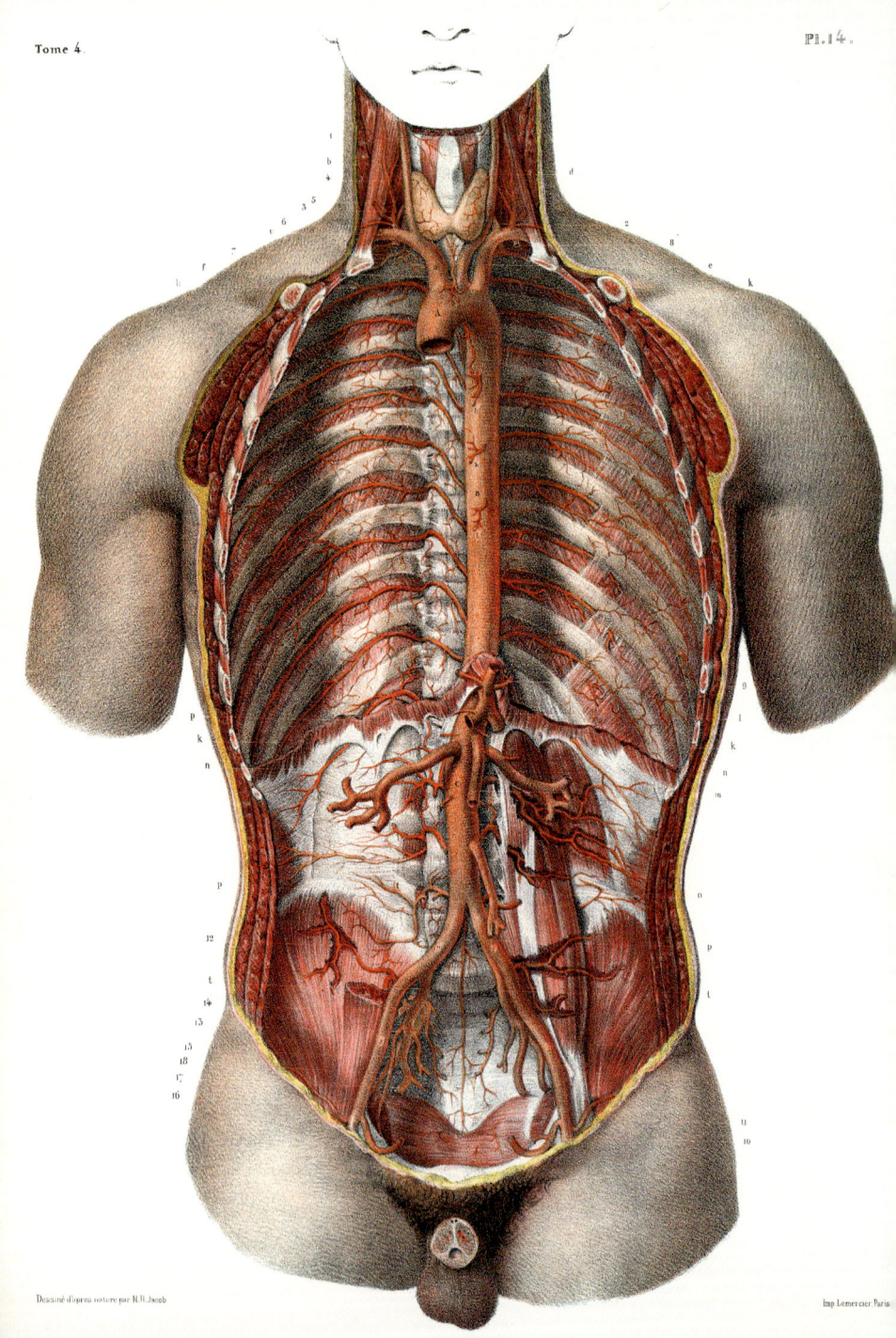

VOL. 4

Angiologia: Cor, Arteriae, Venae, Systema Lymphaticum

Splanchnologia: Viscera Thoracis (Apparatus Respiratorius)

Angiology:
Heart, Arteries, Veins, Lymphatic System

Splanchnology:
Thoracic Organs (Respiratory Tract)

Angiologie :
Cœur, Arteres, Veines, Systeme Lymphatique

Splanchnologie :
Visceres Thoraciques (Appareil Respiratoire)

Angiologie:
Herz, Arterien, Venen, Lymphsystem

Splanchnologie:
Brustorgane (Respirationsapparat)

VISCERA THORACIS

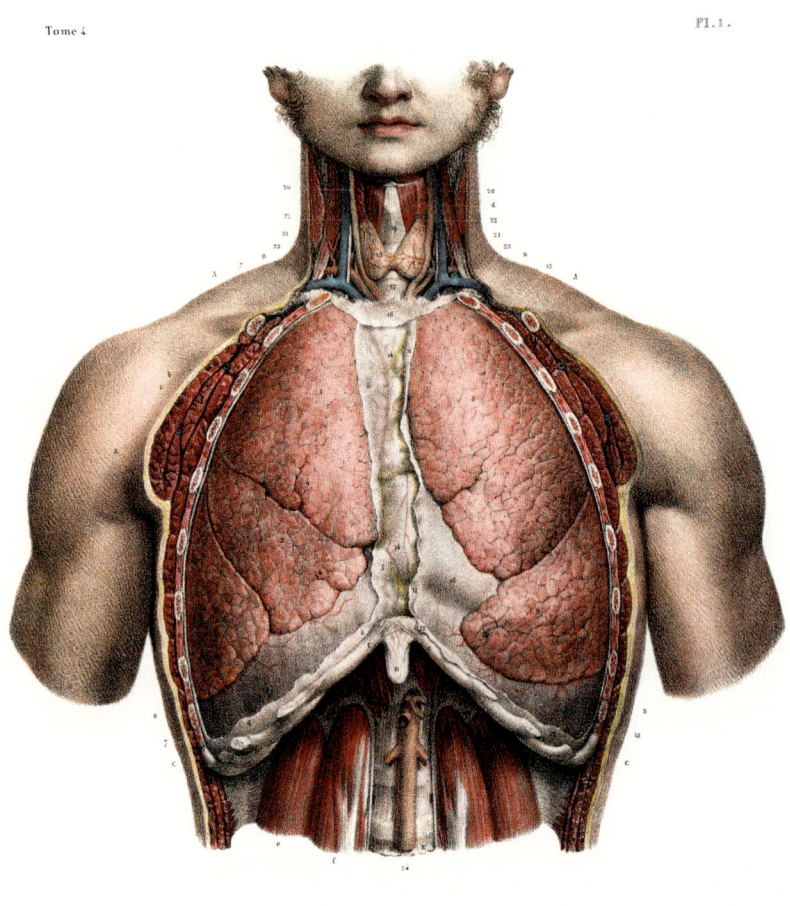

Thoracic organs / Viscères thoraciques / Thoraxorgane

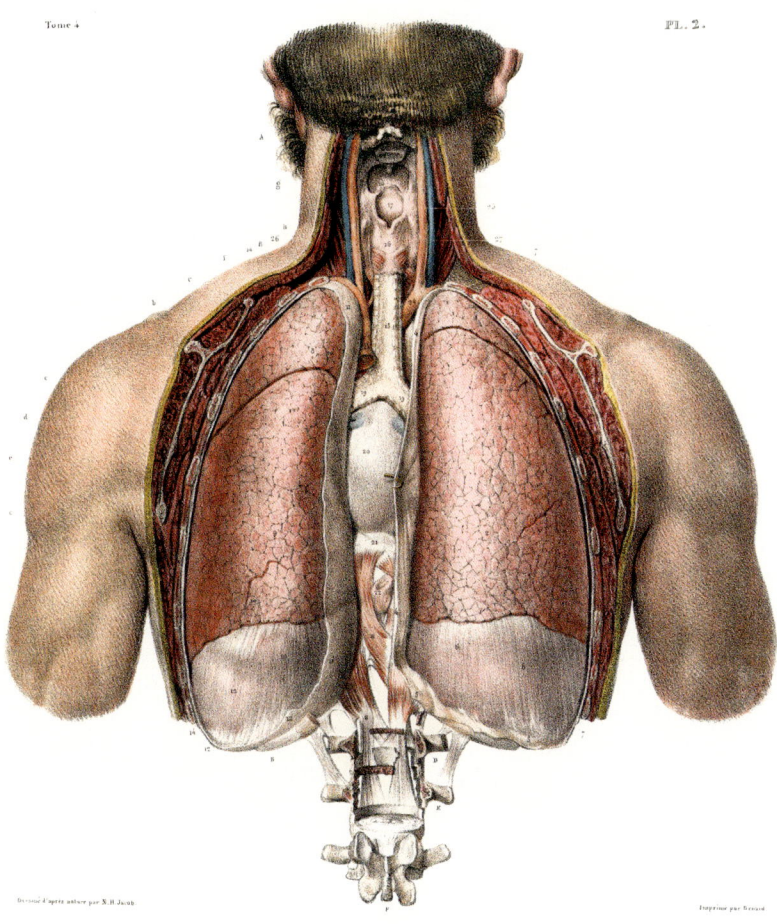

Thoracic organs / Viscères thoraciques / Thoraxorgane

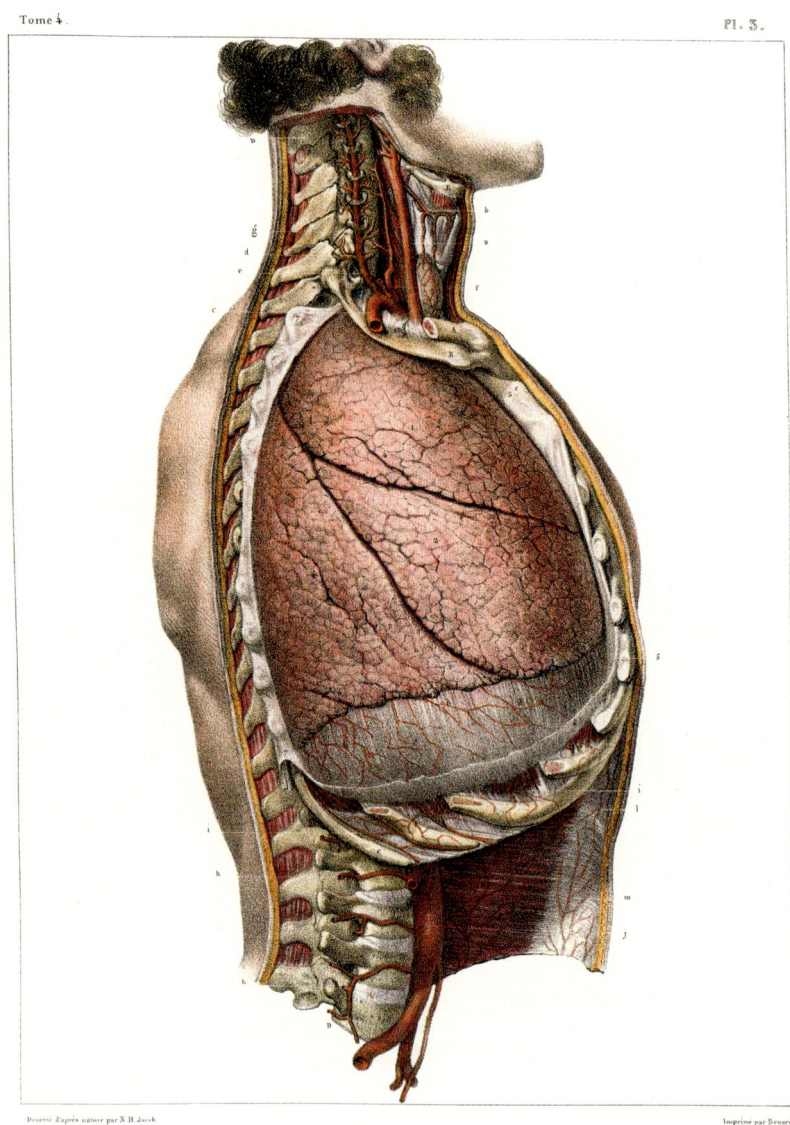

Thoracic organs / Viscères thoraciques / Thoraxorgane

PULMONES ET COR. ARTERIAE ET VENAE PULMONALES

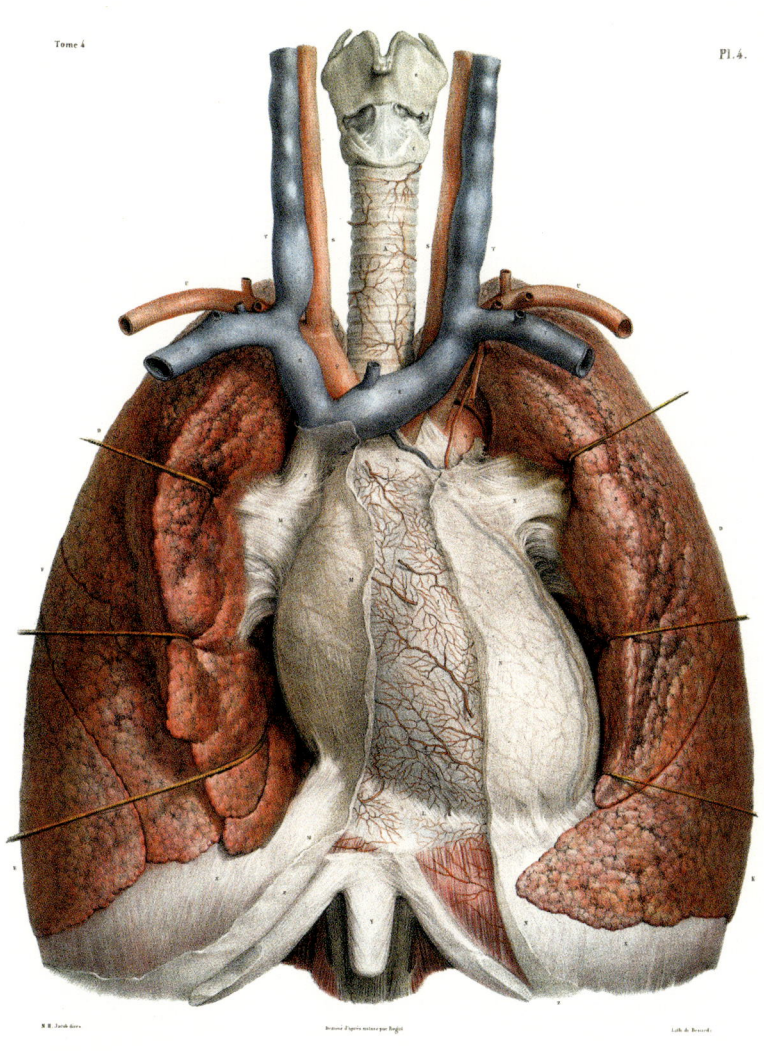

Lungs and heart / Poumons et cœur / Lunge und Herz

PULMONES ET COR. ARTERIAE ET VENAE PULMONALES

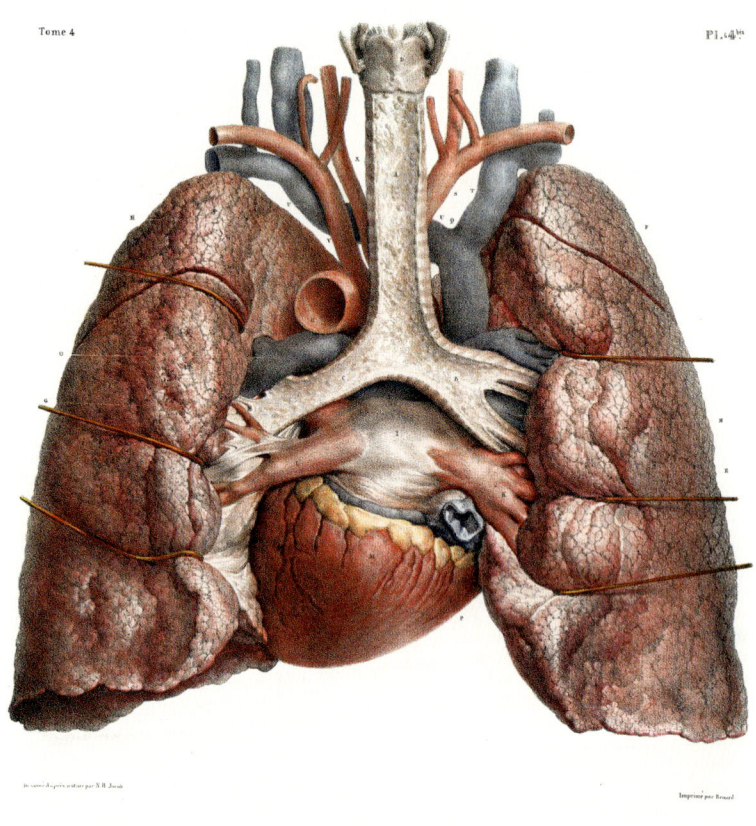

Lungs and heart / Poumons et cœur / Lunge und Herz

PULMONES ET COR. ARTERIAE ET VENAE PULMONALES

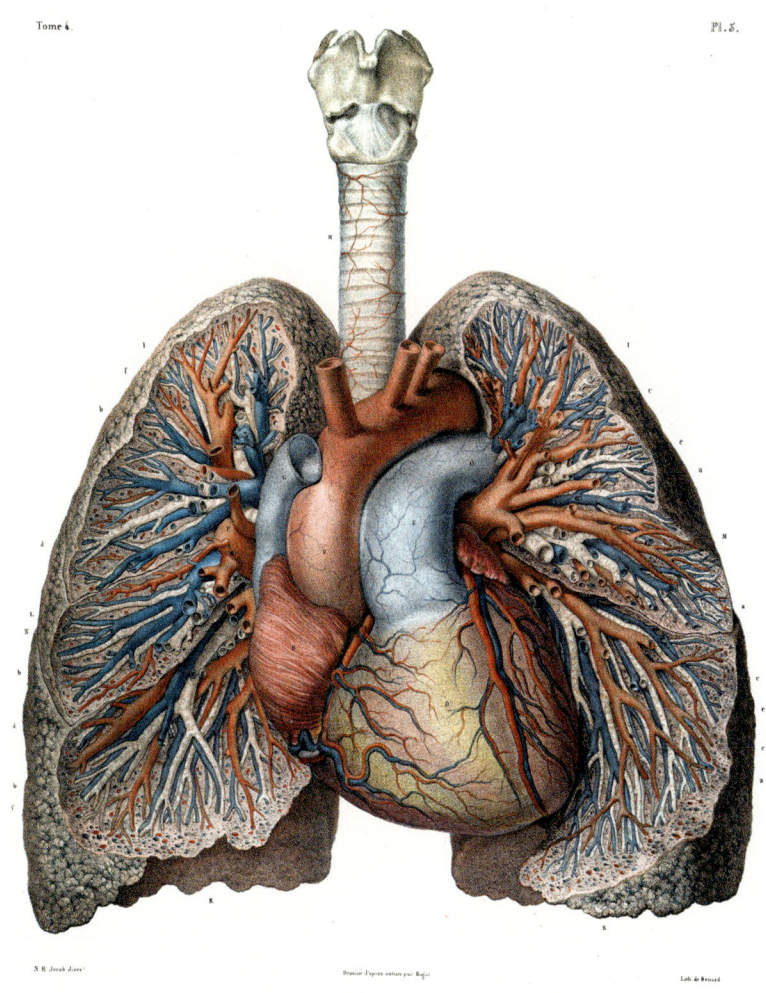

Lungs and heart: Pulmonary arteries and veins
Poumons et cœur : Artères et veines pulmonaires
Lunge und Herz: Lungenarterien und Lungenvenen

PULMONES ET COR. ARTERIAE ET VENAE PULMONALES

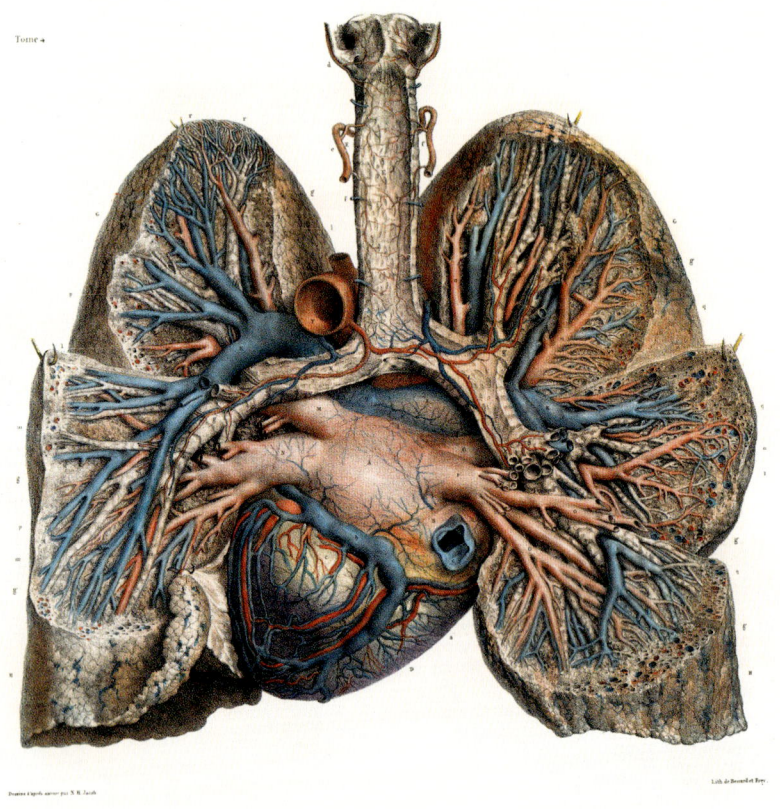

Lungs and heart: Pulmonary arteries and veins
Poumons et cœur : Artères et veines pulmonaires
Lunge und Herz: Lungenarterien und Lungenvenen

TRACHEA ET BRONCHI. PULMONES: ANATOMIA MICROSCOPICA. PULMONES ET COR: NERVI. PLEURAE ET PERICARDIUM

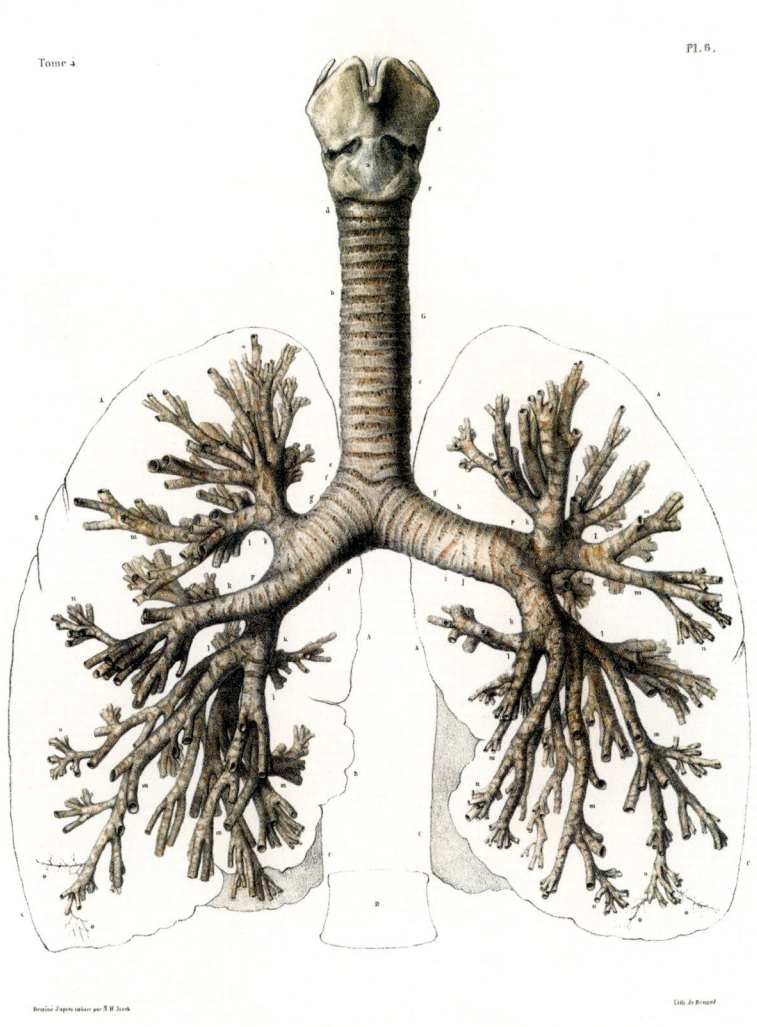

Trachea and bronchi / Trachée et bronches / Luftröhre und Bronchien

TRACHEA ET BRONCHI. PULMONES: ANATOMIA MICROSCOPICA. PULMONES ET COR: NERVI. PLEURAE ET PERICARDIUM

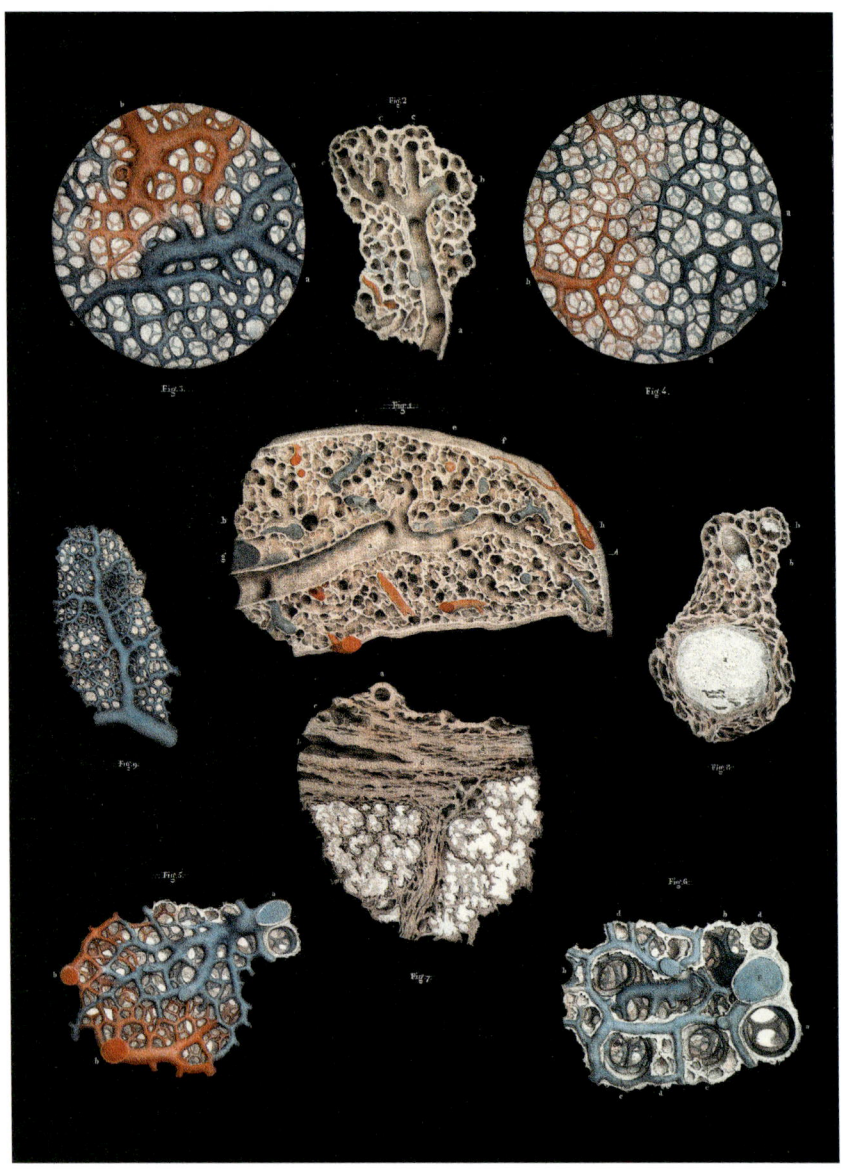

Lungs: Microscopic Anatomy / Poumons : Anatomie microscopique
Lunge: Mikroskopische Anatomie

TRACHEA ET BRONCHI. PULMONES: ANATOMIA MICROSCOPICA. PULMONES ET COR: NERVI. PLEURAE ET PERICARDIUM

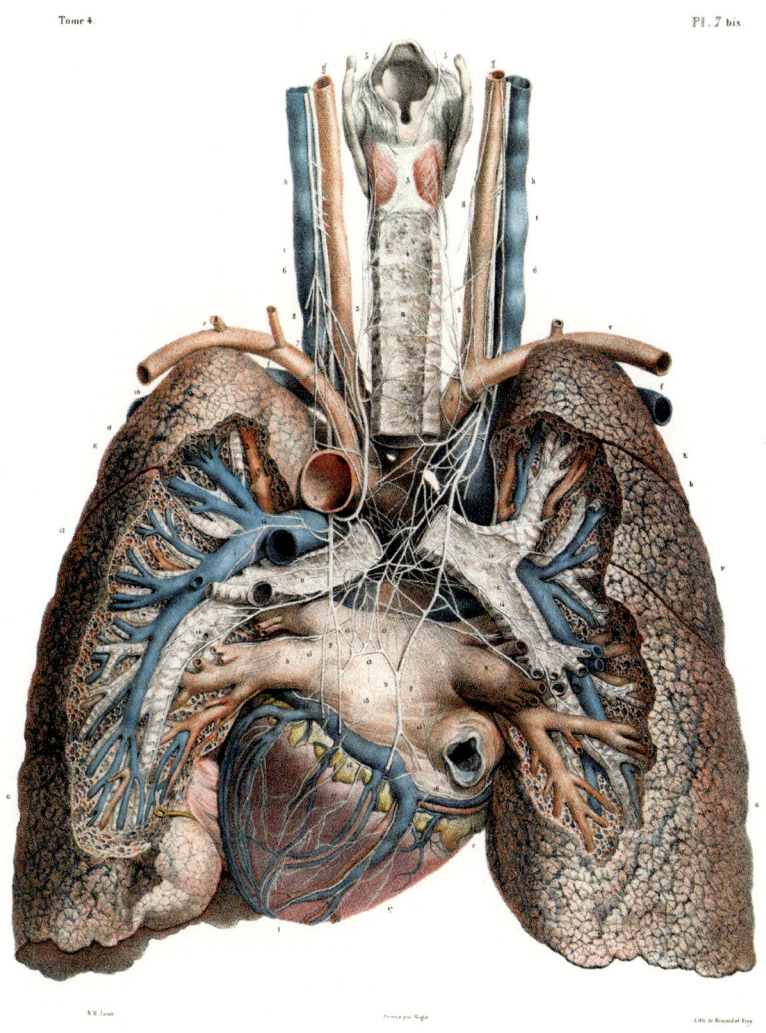

Lungs and heart: Nerves / Poumons et cœur : Nerfs
Lunge und Herz: Nerven

TRACHEA ET BRONCHI. PULMONES: ANATOMIA MICROSCOPICA. PULMONES ET COR: NERVI. PLEURAE ET PERICARDIUM

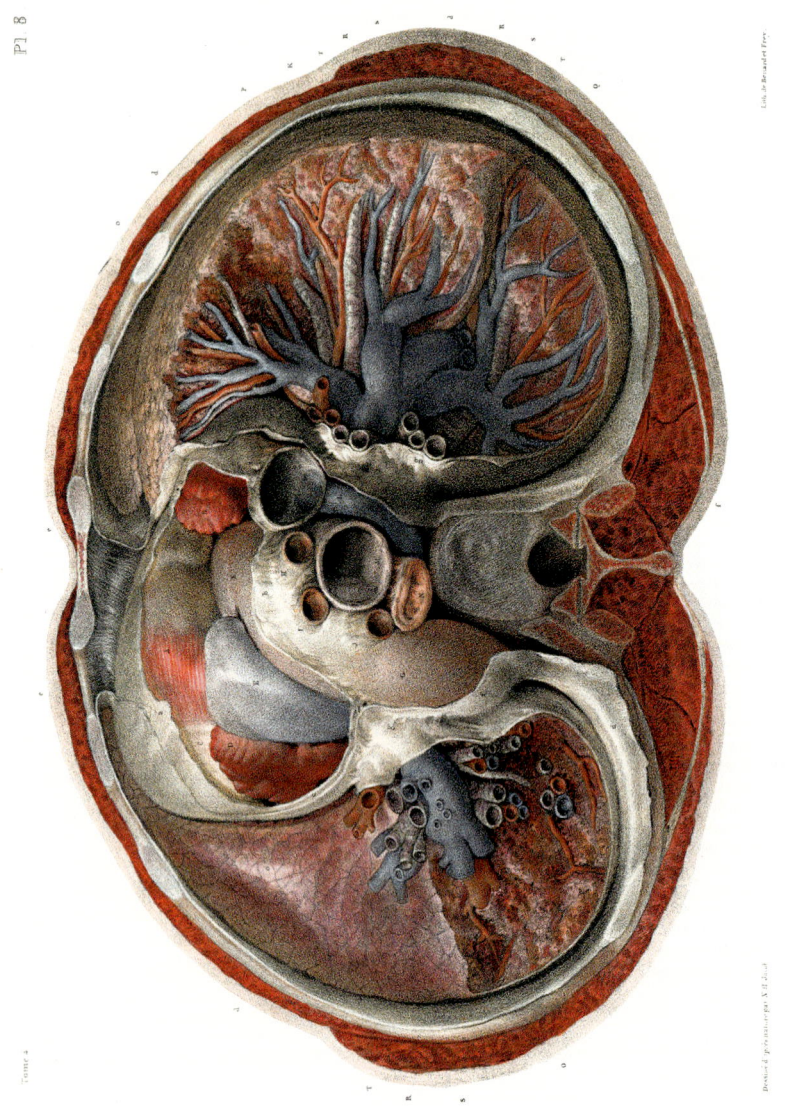

Lungs and heart: Pleuræ and pericardium / Poumons et cœur : Plèvres et péricarde
Lunge und Herz: Pleuren und Perikard

COR ET PERICARDIUM

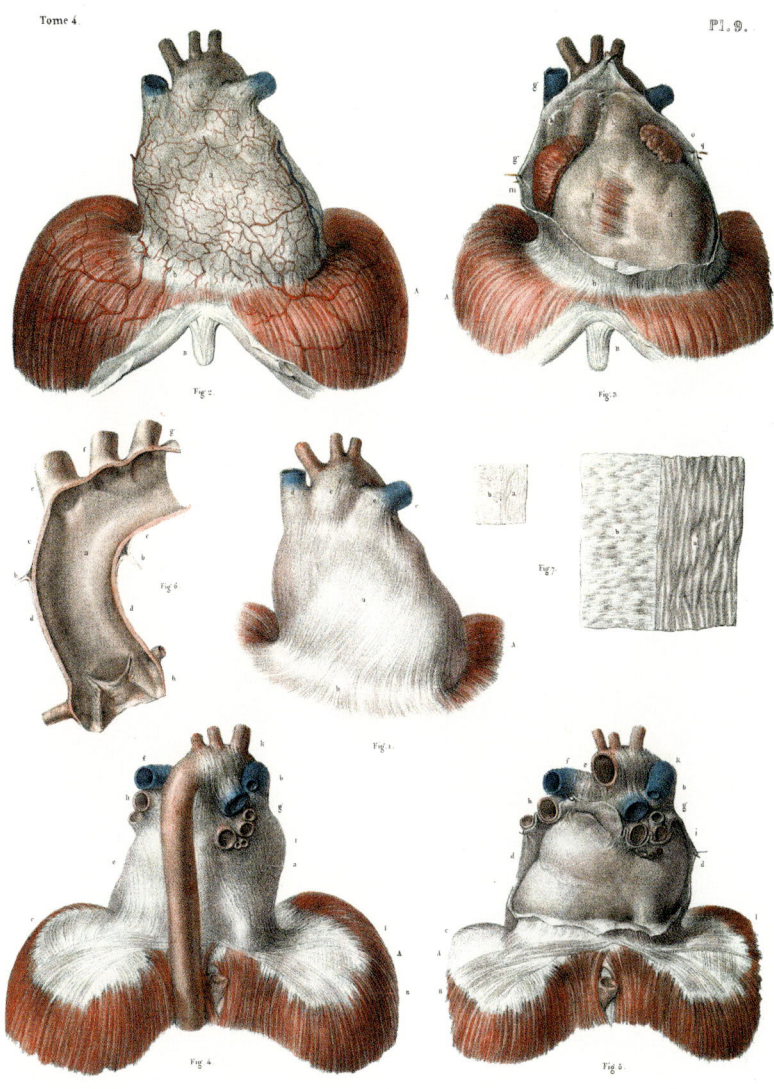

Heart and pericardium / Cœur et péricarde / Herz und Perikard

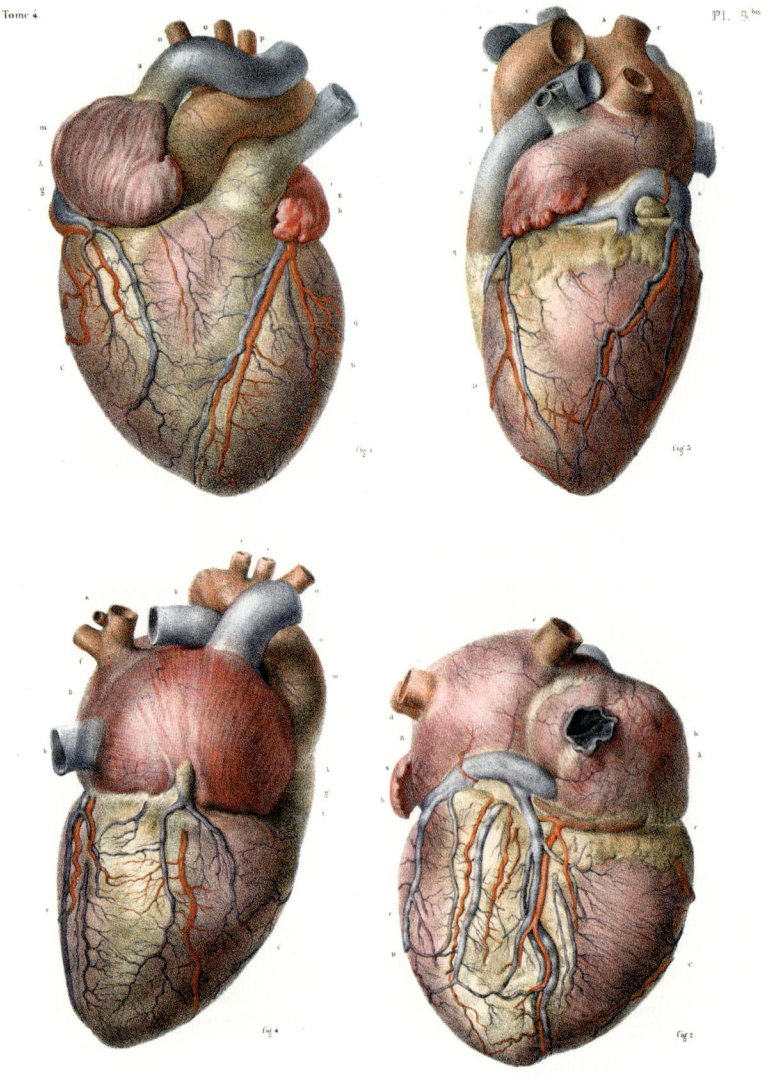

Heart / Cœur / Herz

COR: MYOCARDIUM

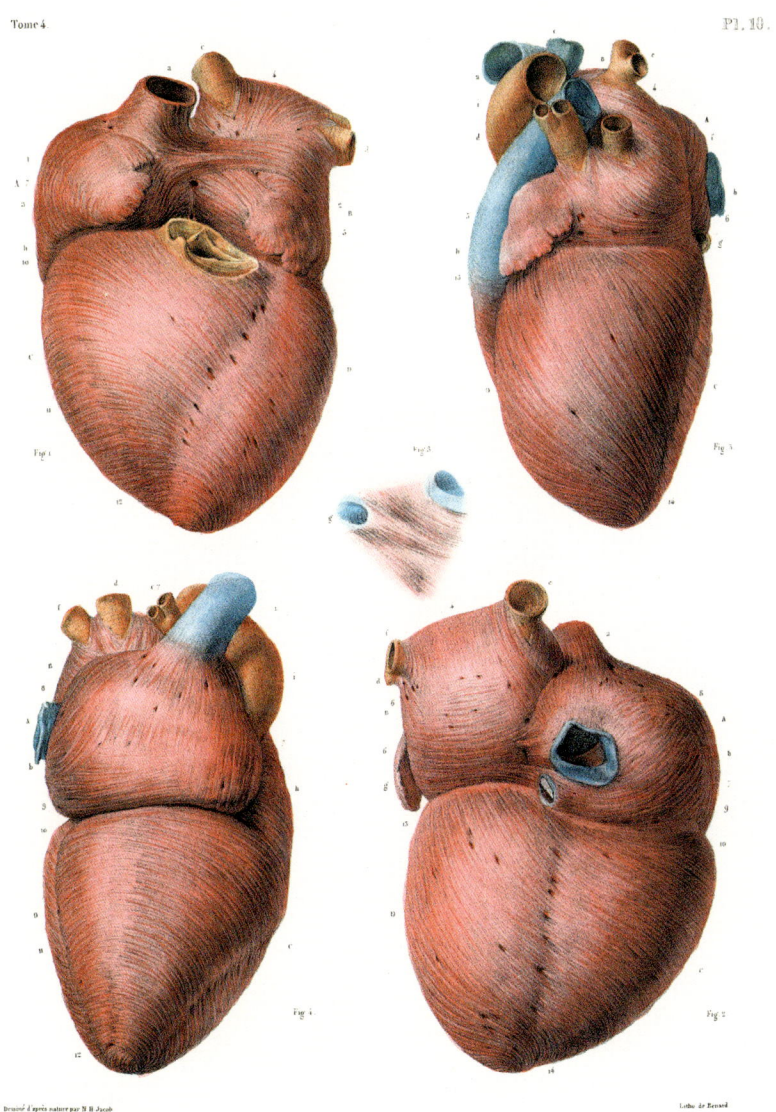

Heart: Myocardium / Cœur : Myocarde / Herz: Myokard

COR: STRUCTURA MYOCARDII

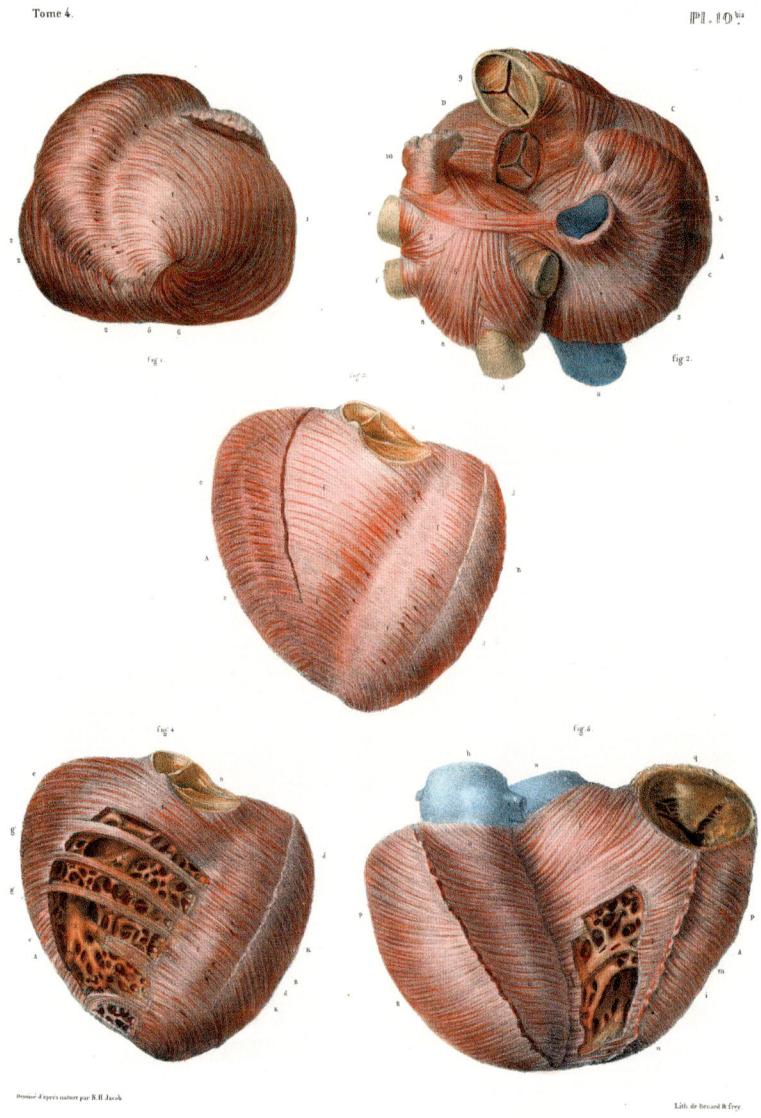

Heart: Structure of the myocardium / Cœur : Structure du myocarde
Herz: Struktur des Myokards

COR: STRUCTURA MYOCARDII, CAVITATES CORDIS, VASA ET NERVI

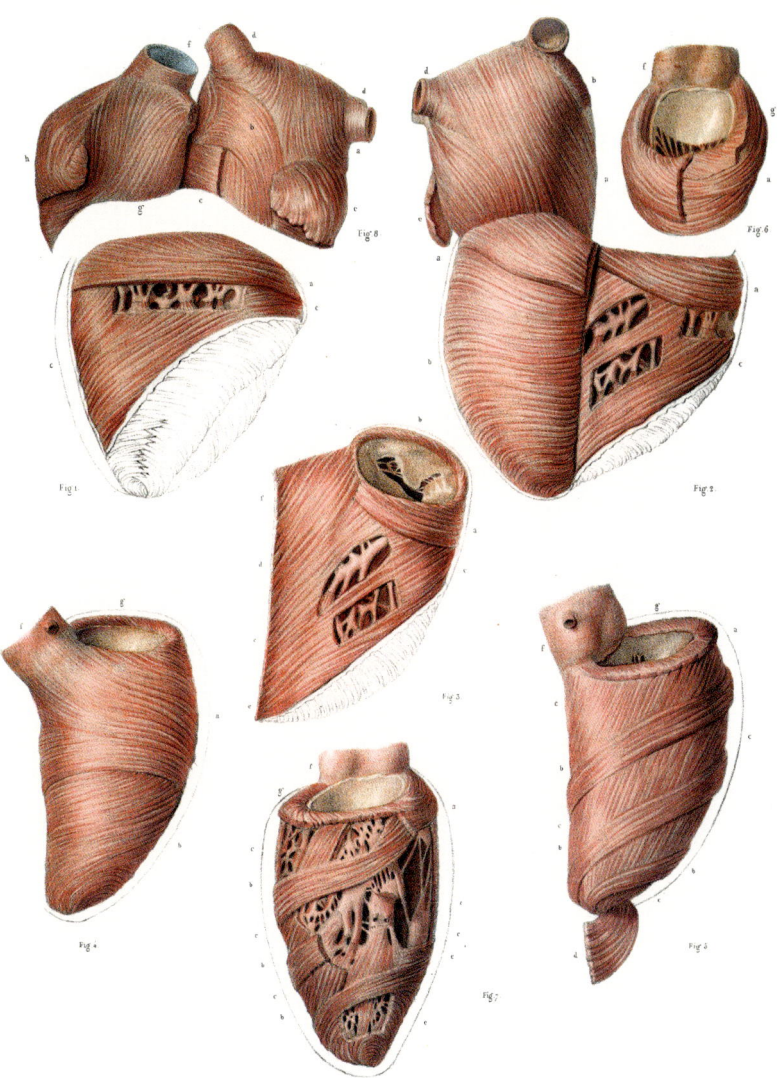

Heart: Structure of the myocardium / Cœur : Structure du myocarde
Herz: Struktur des Myokards

COR: STRUCTURA MYOCARDII, CAVITATES CORDIS, VASA ET NERVI

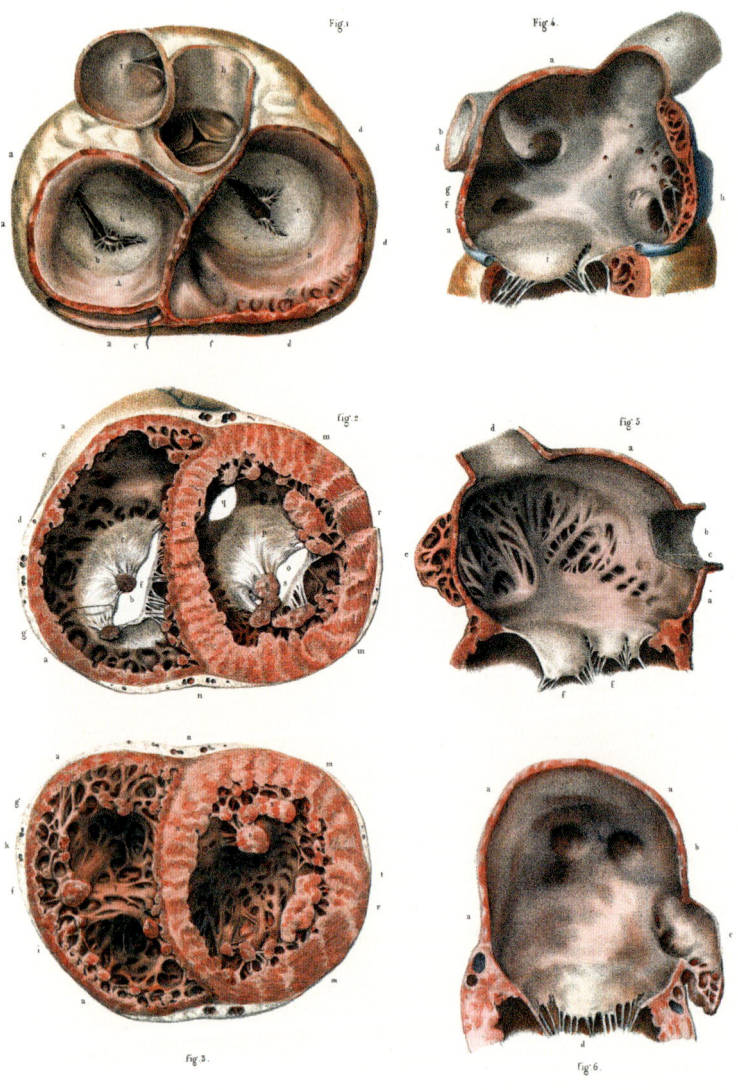

Heart: Cardiac cavities / Cœur : Cavités cardiaques
Herz: Herzhöhlen

COR: STRUCTURA MYOCARDII, CAVITATES CORDIS, VASA ET NERVI

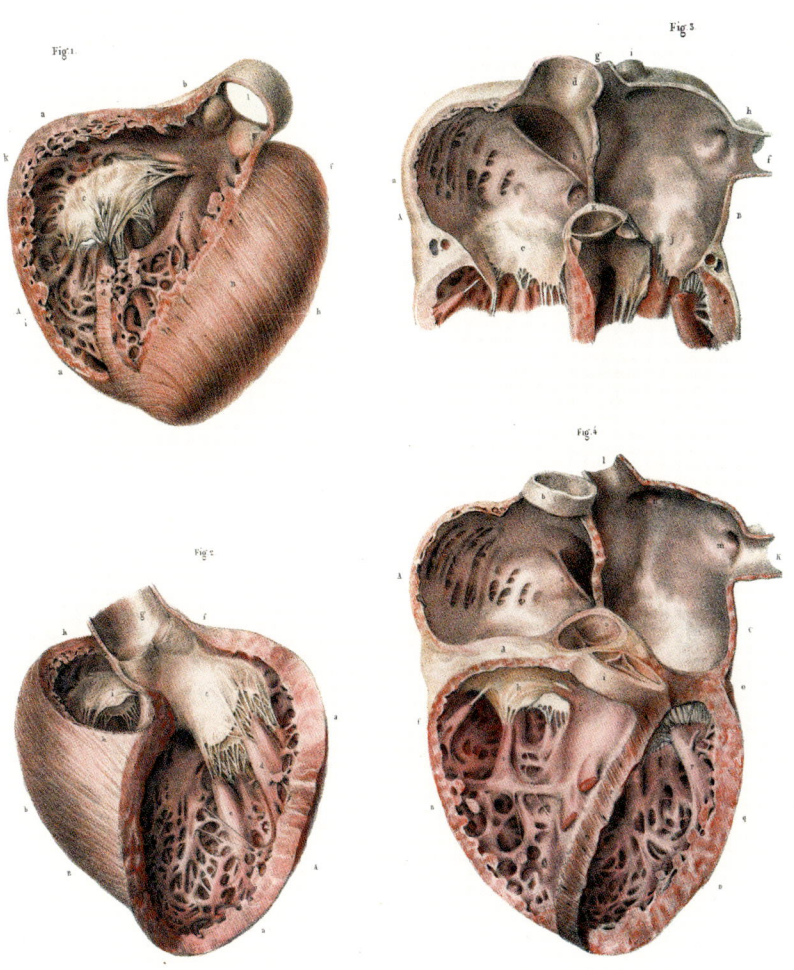

Heart: Cardiac cavities / Cœur : Cavités cardiaques
Herz: Herzhöhlen

COR: STRUCTURA MYOCARDII, CAVITATES CORDIS, VASA ET NERVI

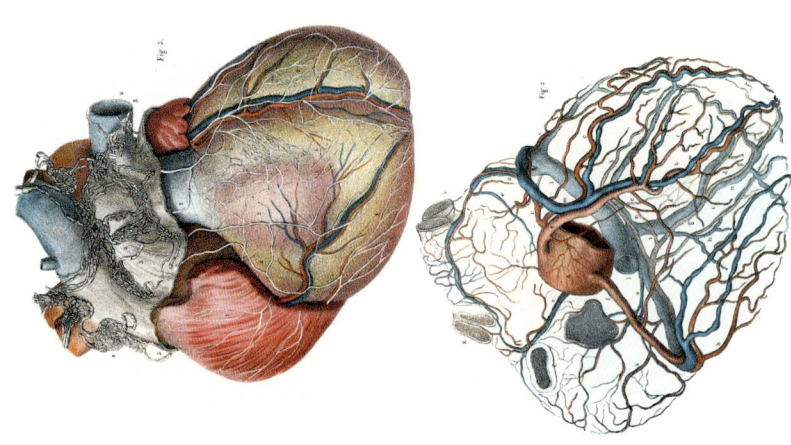

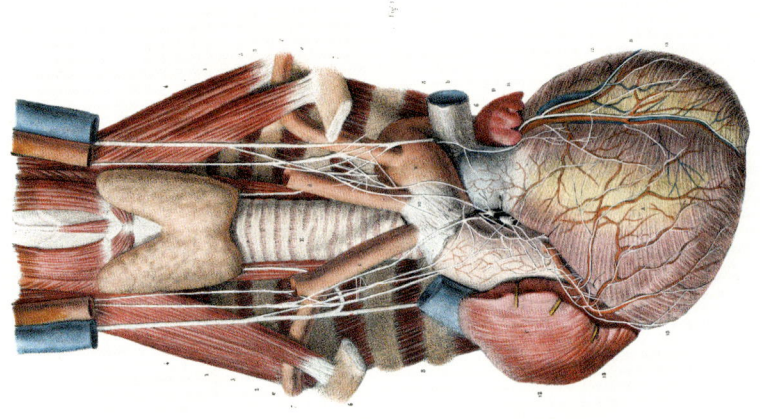

Heart: Vessels and nerves / Cœur : Vaisseaux et nerfs
Herz: Gefäße und Nerven

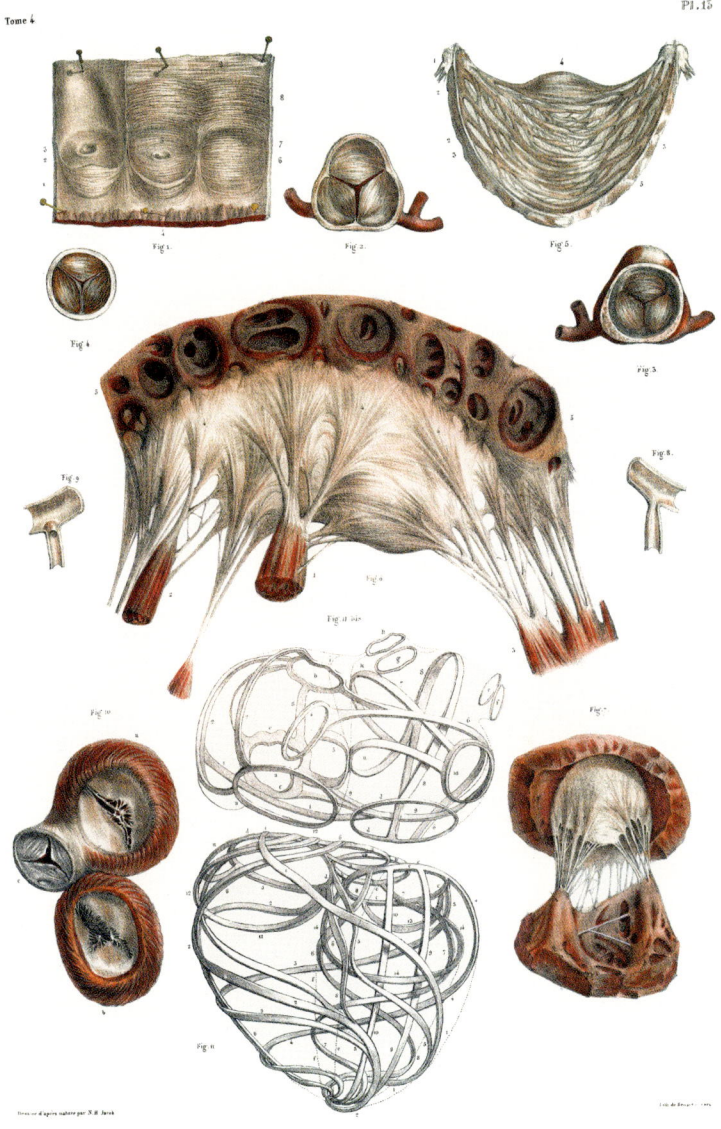

Heart: Valves and fibrous rings / Cœur : Valves et anneaux fibreux
Herz: Klappen und Annuli fibrosi

ARCUS AORTAE ET AORTA THORACICA

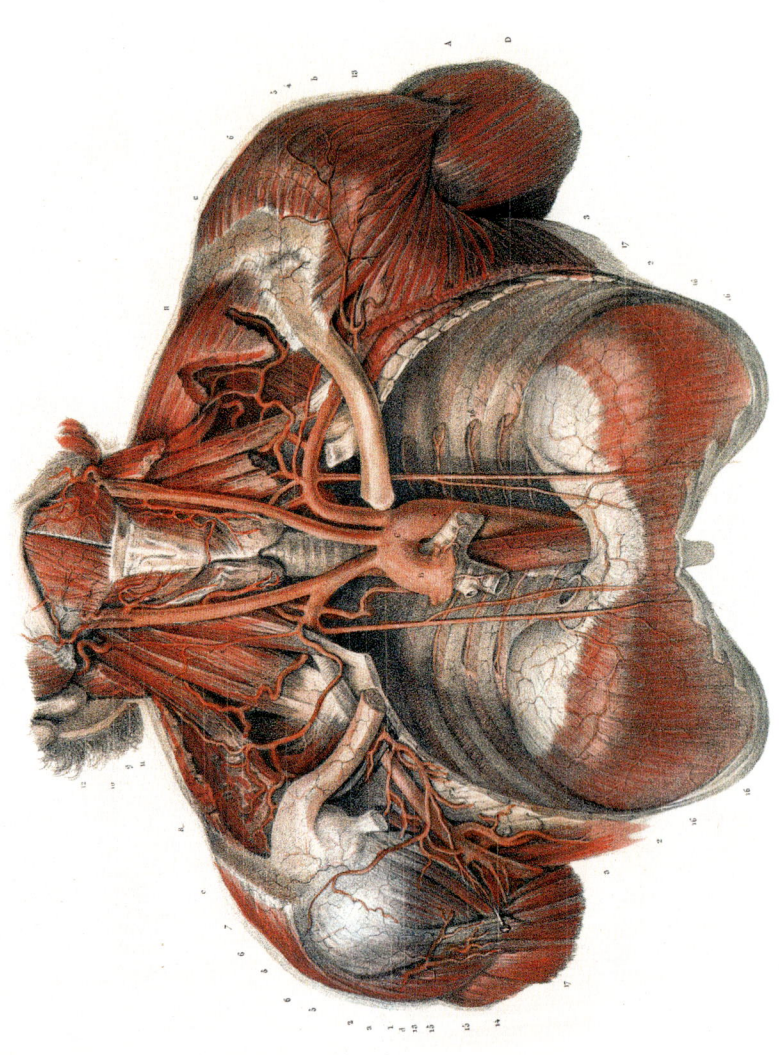

Aortic arch and thoracic aorta / Arc aortique et aorte thoracique
Aortenbogen und Brustaorta

AORTA ABDOMINALIS

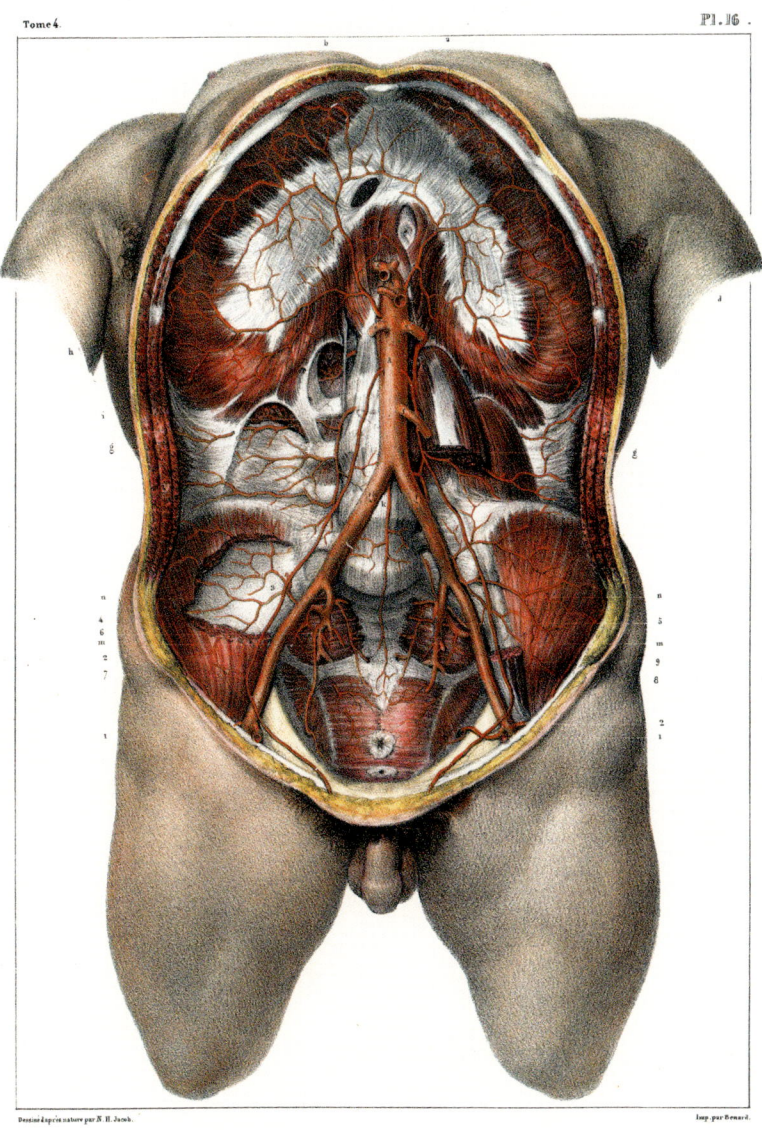

Abdominal aorta / Aorte abdominale
Bauchaorta

ARTERIAE PARIETUM THORACIS ET ABDOMINIS

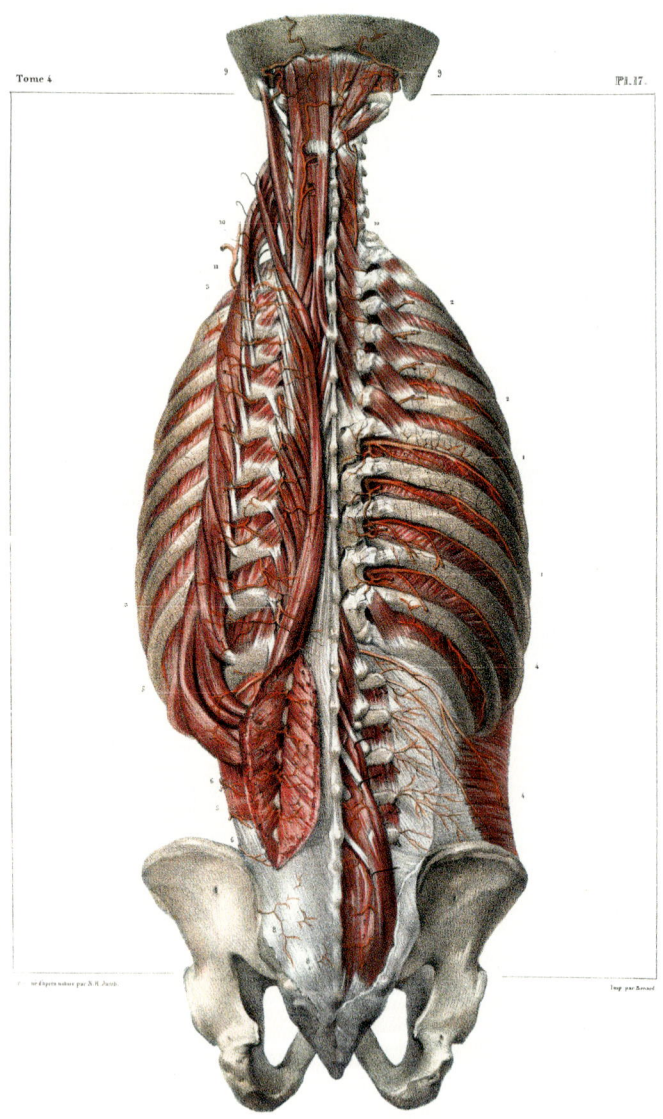

Arteries of the walls of thorax and abdomen
Artères des parois du thorax et de l'abdomen
Arterien der Thorax- und Bauchwand

ARTERIAE PARIETUM THORACIS ET ABDOMINIS

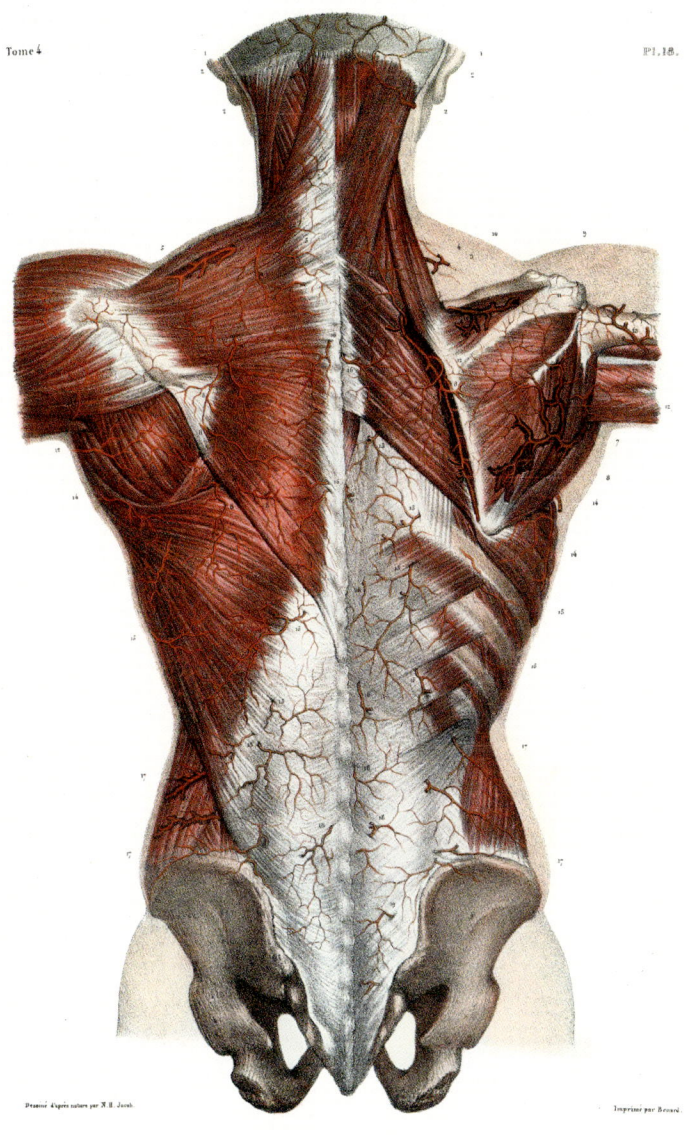

Arteries of the walls of thorax and abdomen
Artères des parois du thorax et de l'abdomen
Arterien der Thorax- und Bauchwand

ARTERIAE PARIETUM THORACIS ET ABDOMINIS

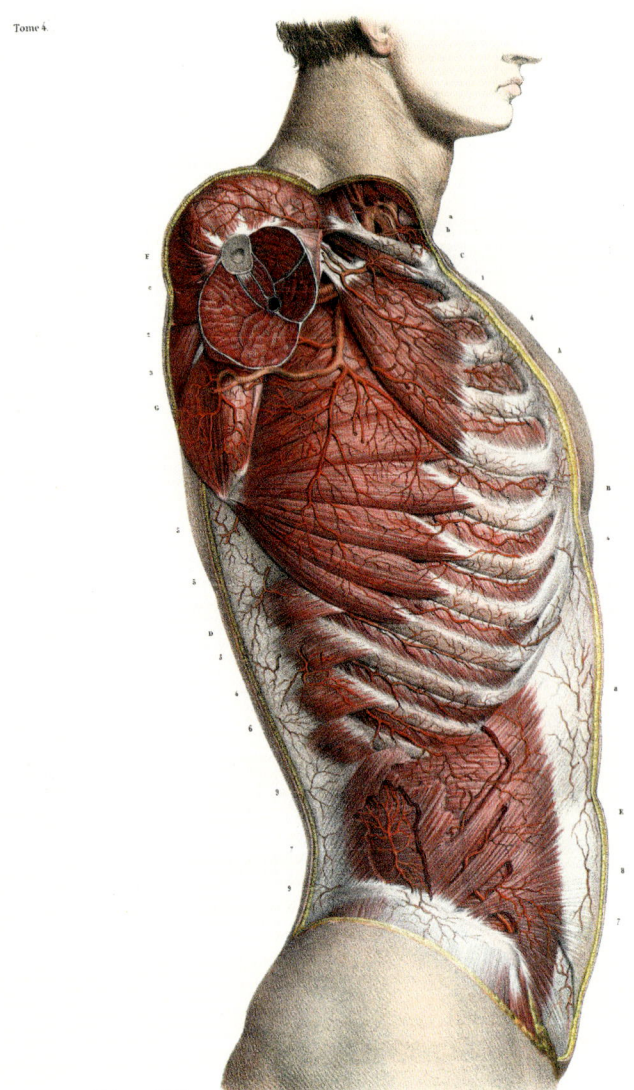

Arteries of the walls of thorax and abdomen
Artères des parois du thorax et de l'abdomen
Arterien der Thorax- und Bauchwand

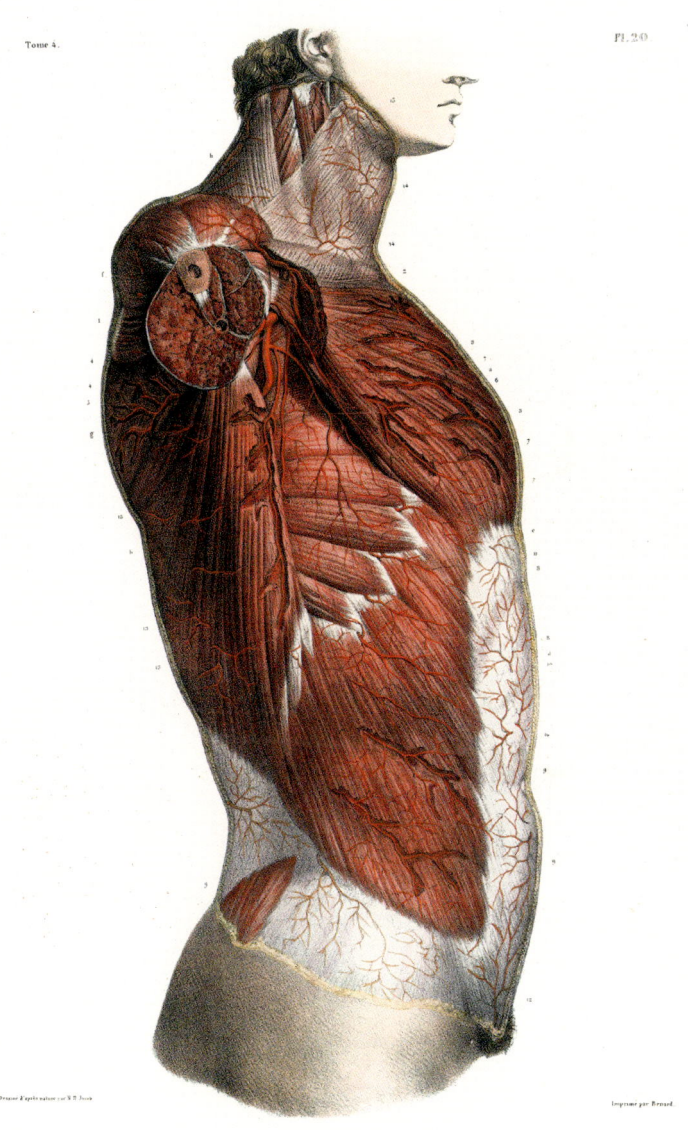

Arteries of the walls of thorax and abdomen
Artères des parois du thorax et de l'abdomen
Arterien der Thorax- und Bauchwand

ARTERIAE PARIETUM THORACIS ET ABDOMINIS. AORTA

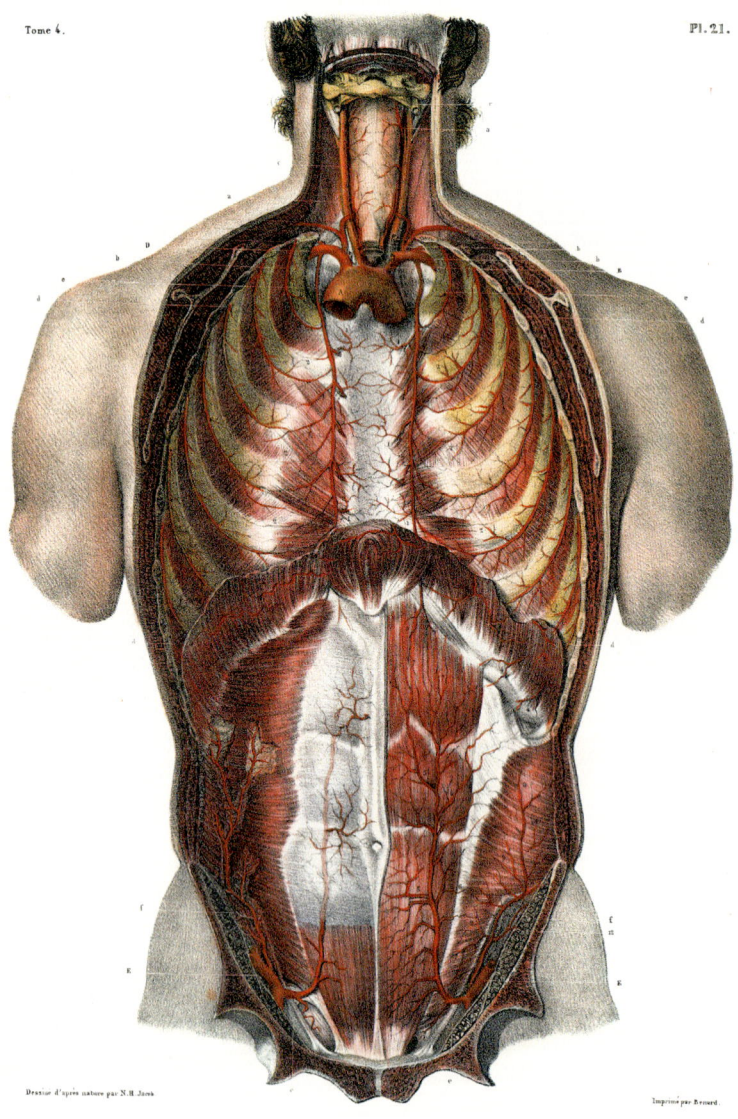

Arteries of the walls of thorax and abdomen
Artères des parois du thorax et de l'abdomen
Arterien der Thorax- und Bauchwand

ARTERIAE PARIETUM THORACIS ET ABDOMINIS. AORTA

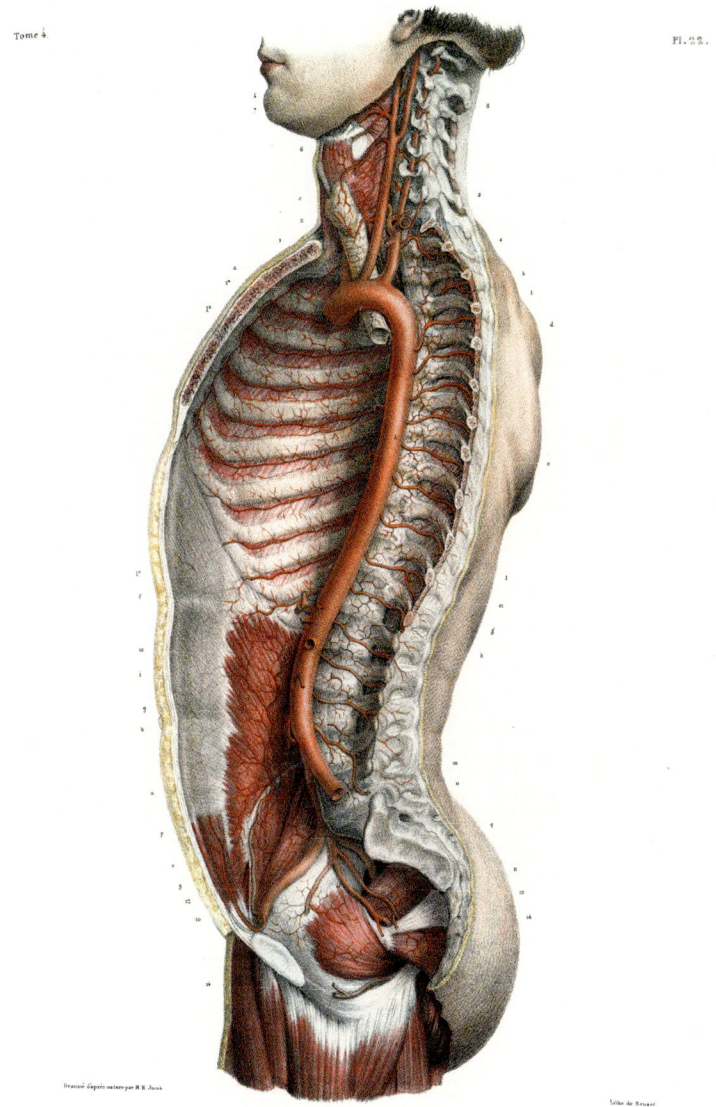

Arteries of the walls of thorax and abdomen
Artères des parois du thorax et de l'abdomen
Arterien der Thorax- und Bauchwand

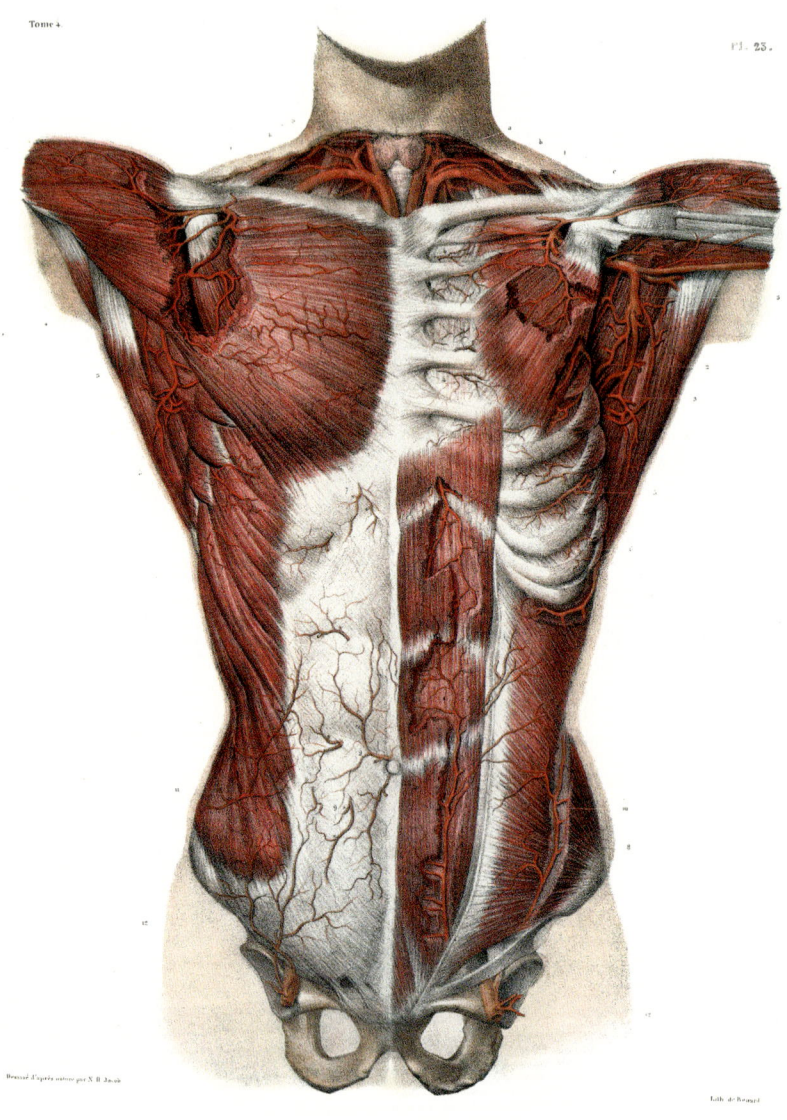

Arteries of the walls of thorax and abdomen
Artères des parois du thorax et de l'abdomen
Arterien der Thorax- und Bauchwand

ARTERIAE PARIETUM THORACIS ET ABDOMINIS. AORTA

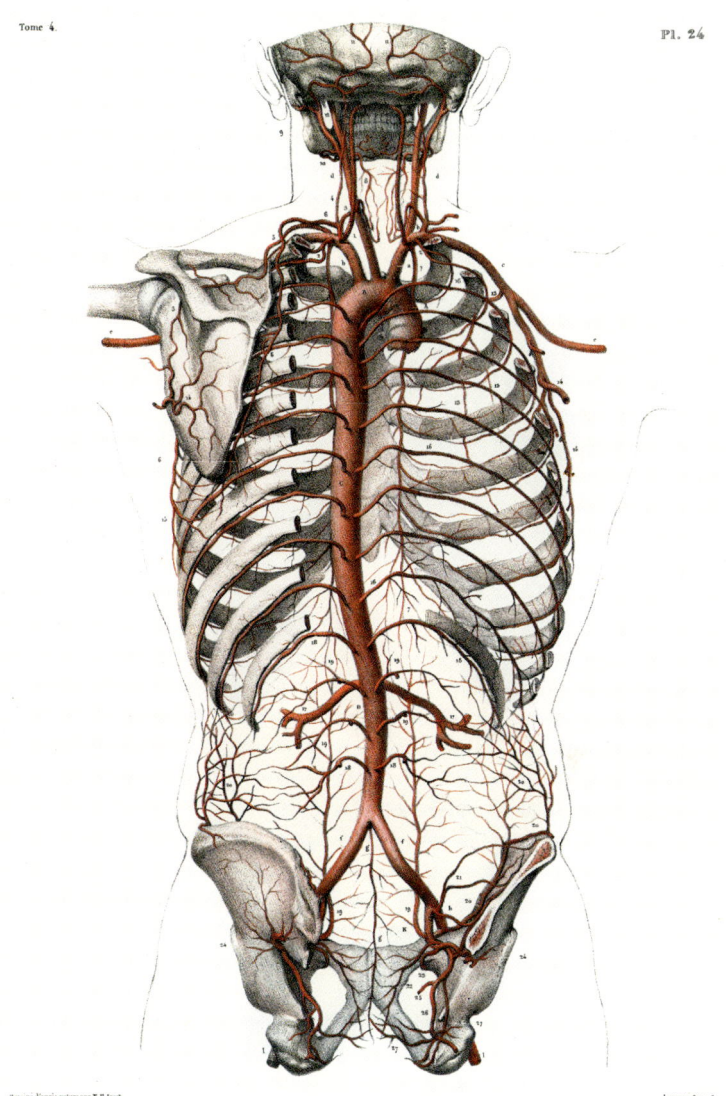

Aorta / Aorte / Aorta

ARTERIAE PERINEI

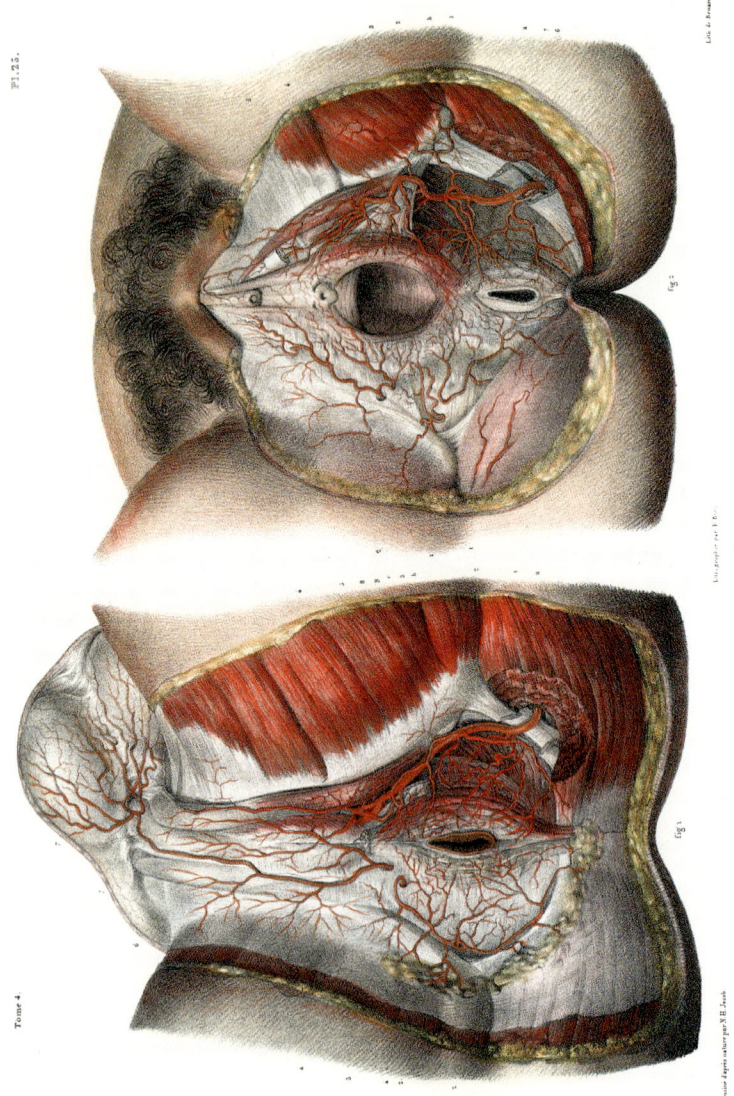

Arteries of the perineum / Artères du périnée
Arterien des Dammes

ARTERIAE REGIONIS INGUINALIS

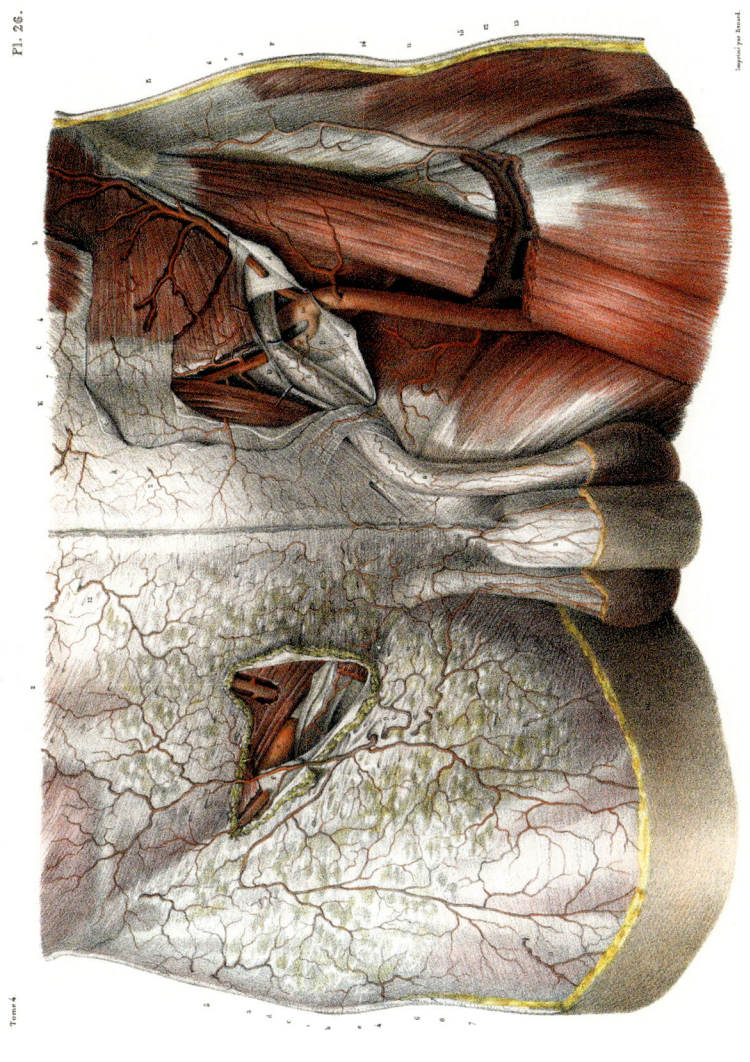

Arteries of the inguinal region / Artères de la région inguinale
Arterien der Leistenregion

ARTERIAE COLLI

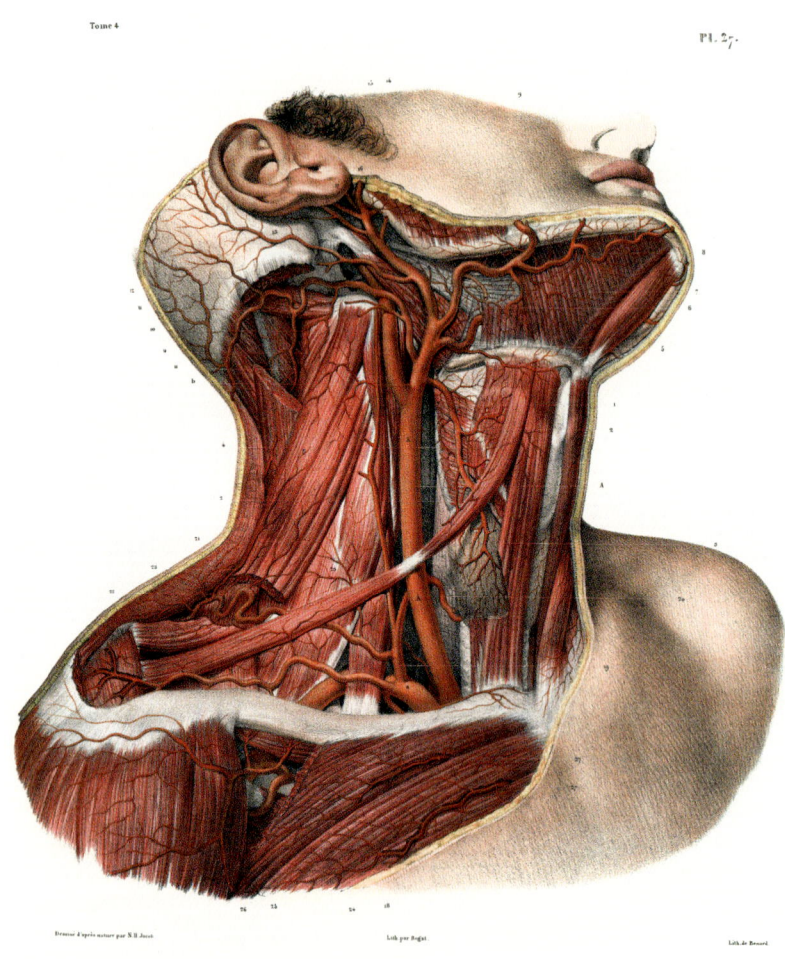

Arteries of the neck / Artères du cou / Halsarterien

ARTERIAE CAPITIS ET COLLI

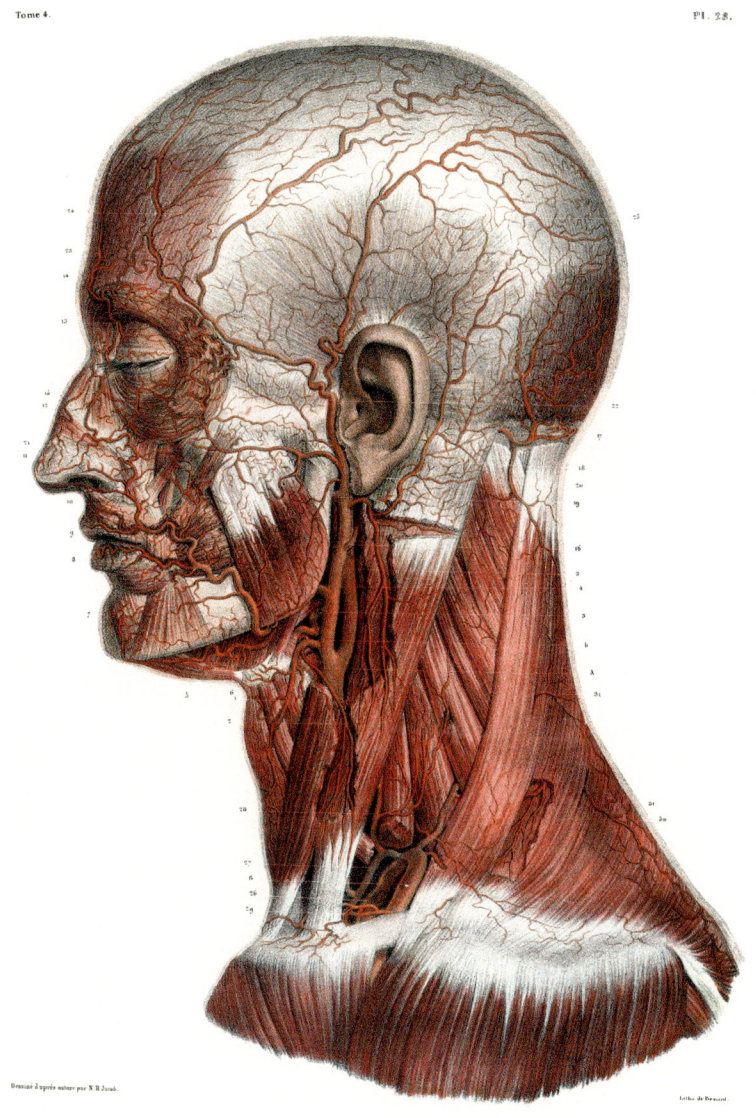

Arteries of the head and neck / Artères de la tête et du cou
Kopf- und Halsarterien

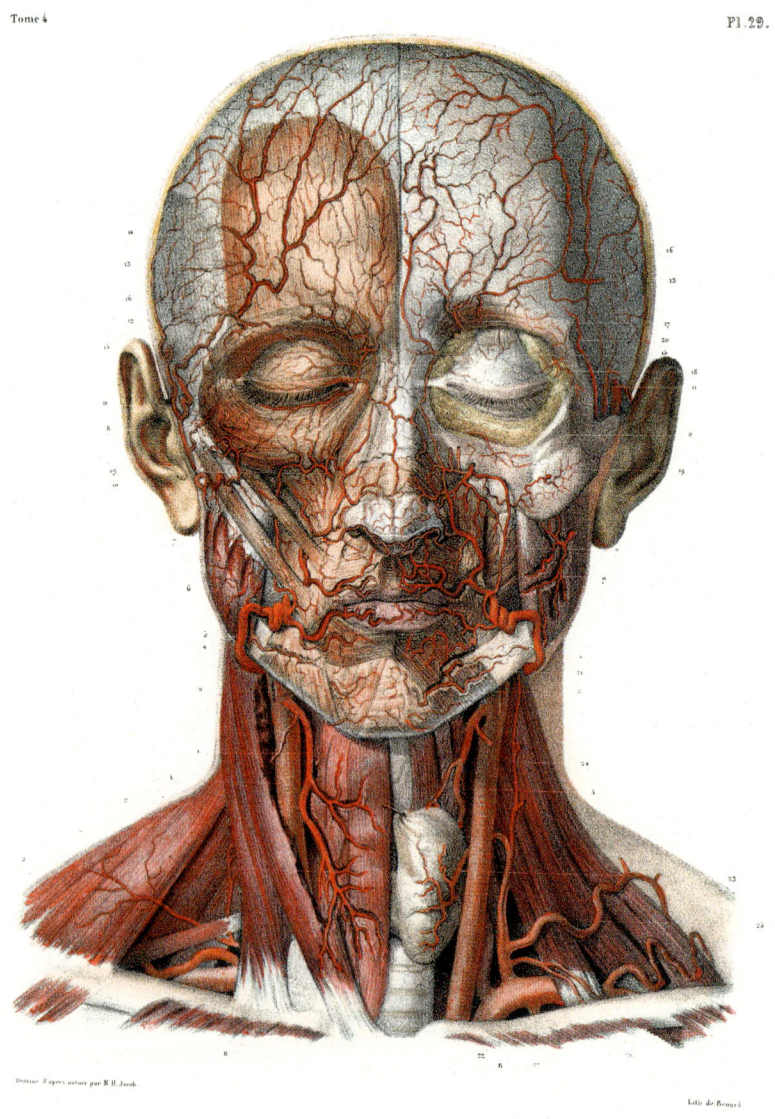

Arteries of the head and neck / Artères de la tête et du cou
Kopf- und Halsarterien

ARTERIAE CAPITIS ET COLLI

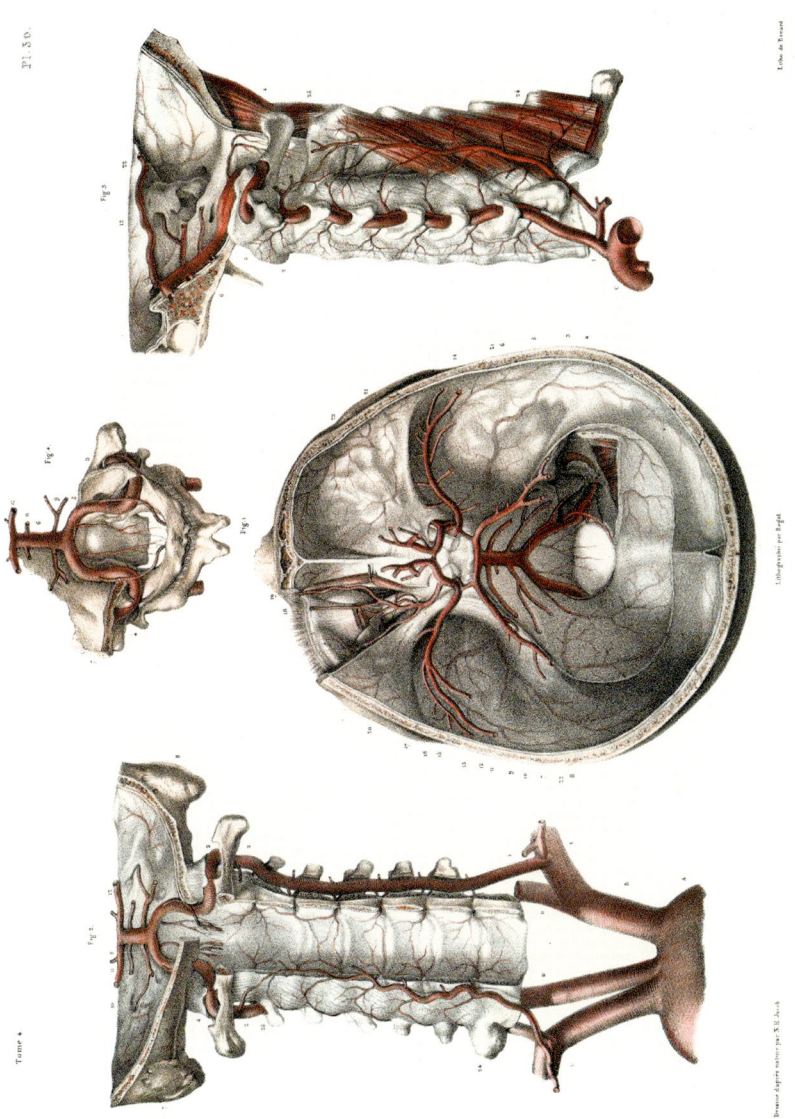

Arteries of the head and neck / Artères de la tête et du cou
Kopf- und Halsarterien

ARTERIAE CAPITIS ET COLLI

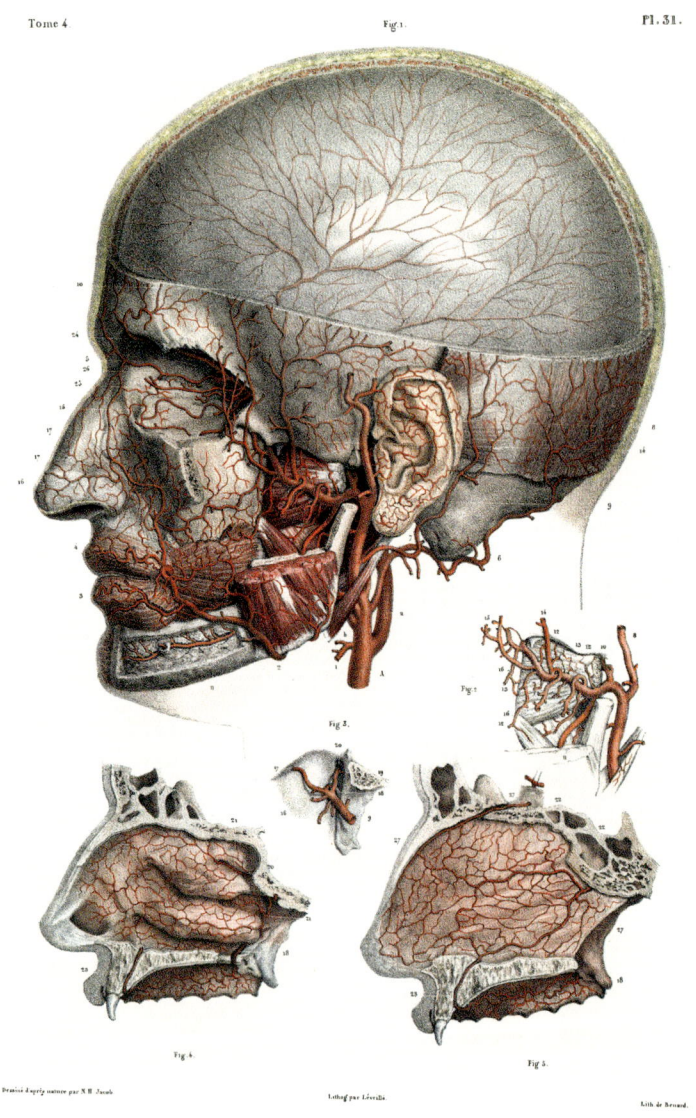

Arteries of the head / Artères de la tête / Kopfarterien

ARTERIAE REGIONIS AXILLARIS

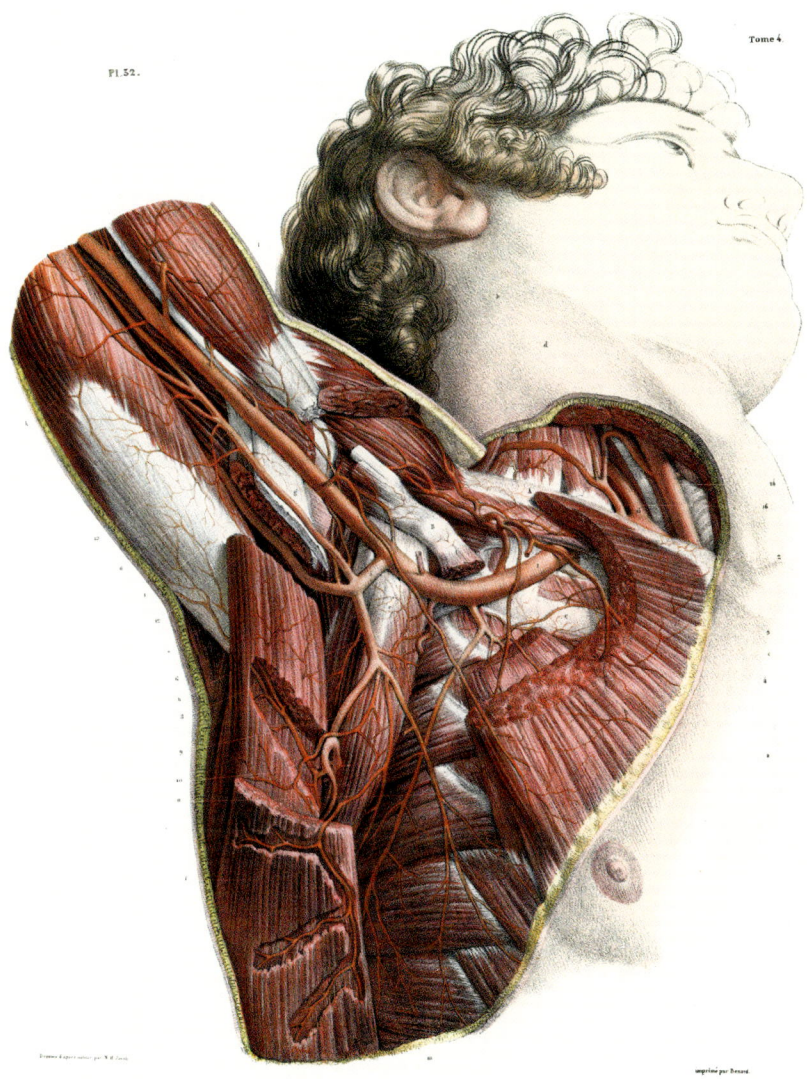

Arteries of the axillary region / Artères de la région axillaire
Arterien der Achselregion

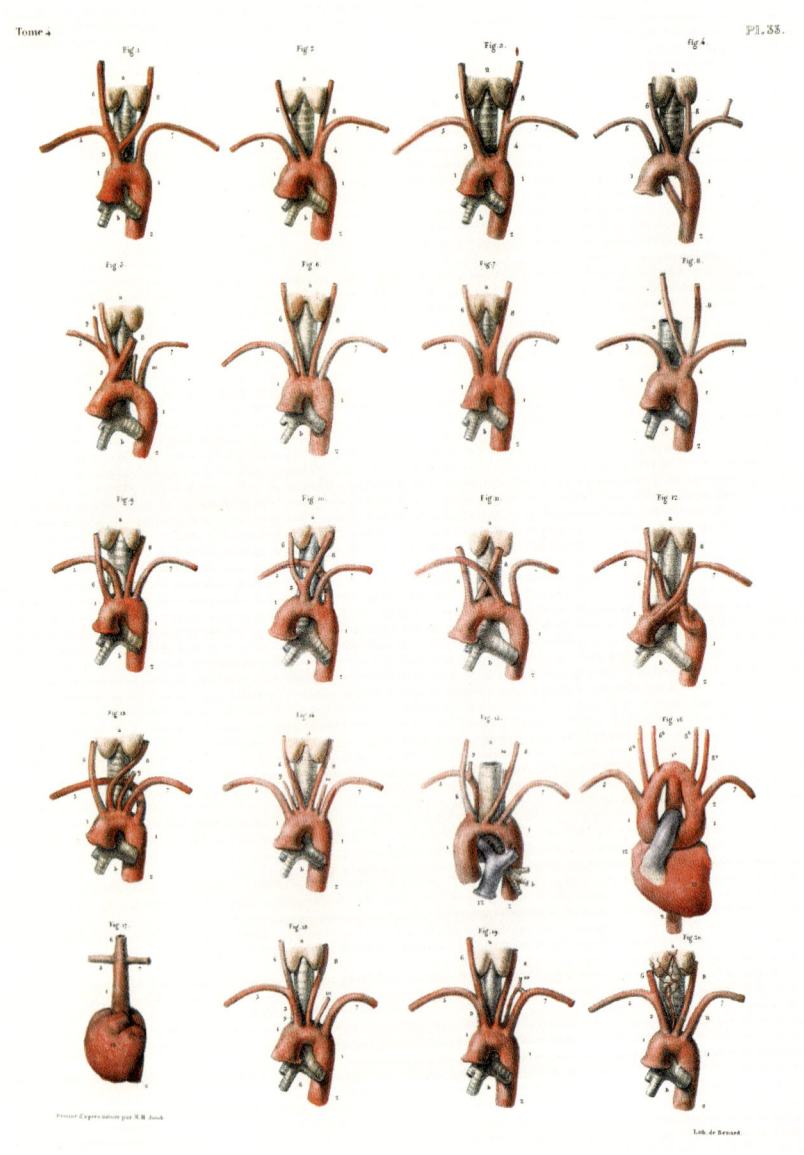

Branches of the aortic arch: Variants / Branches de l'arc aortique : Variantes
Aortenbogenäste: Varianten

ARTERIAE CUTANEAE MEMBRI SUPERIORIS

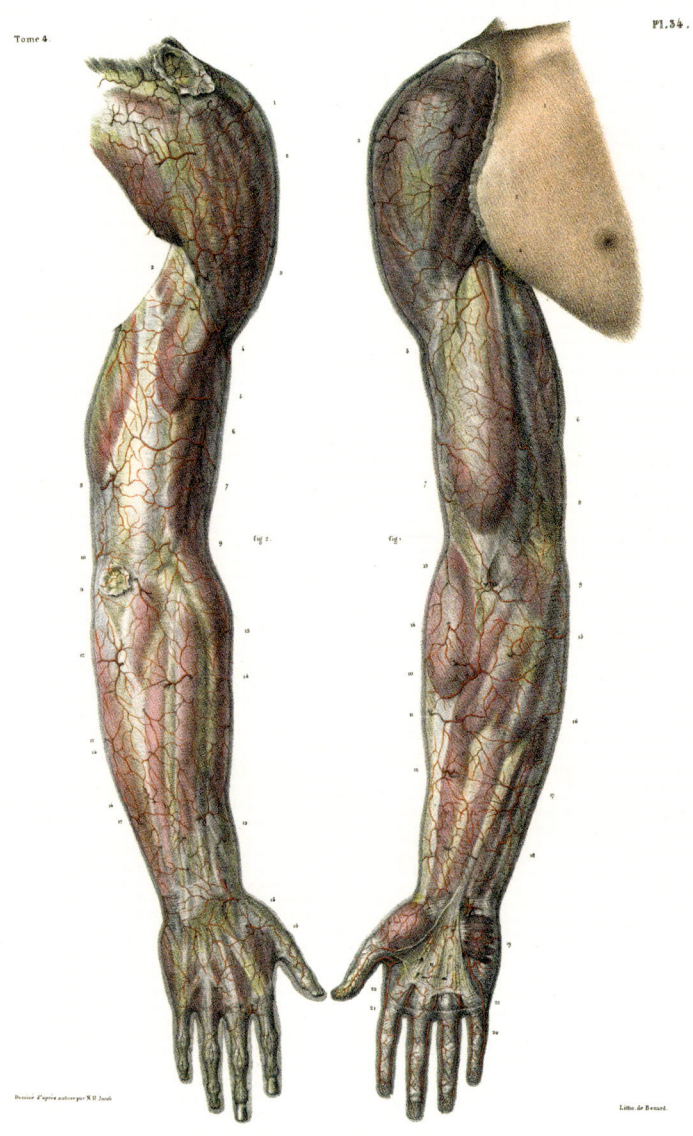

Cutaneous arteries of the upper limb / Artères cutanées du membre supérieur
Hautarterien der oberen Extremität

ARTERIAE MEMBRI SUPERIORIS ET VARIETATES

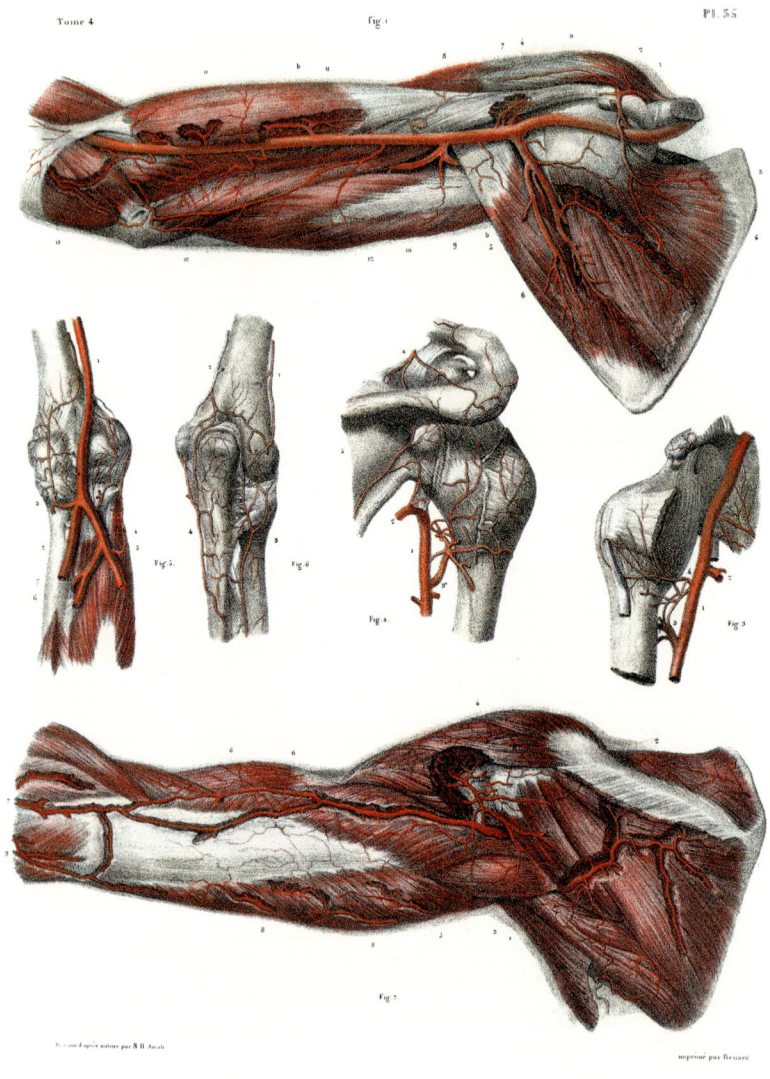

Arteries of the axillary region and arm / Artères de la région axillaire et du bras
Arterien der Achselregion und des Oberarms

ARTERIAE MEMBRI SUPERIORIS ET VARIETATES

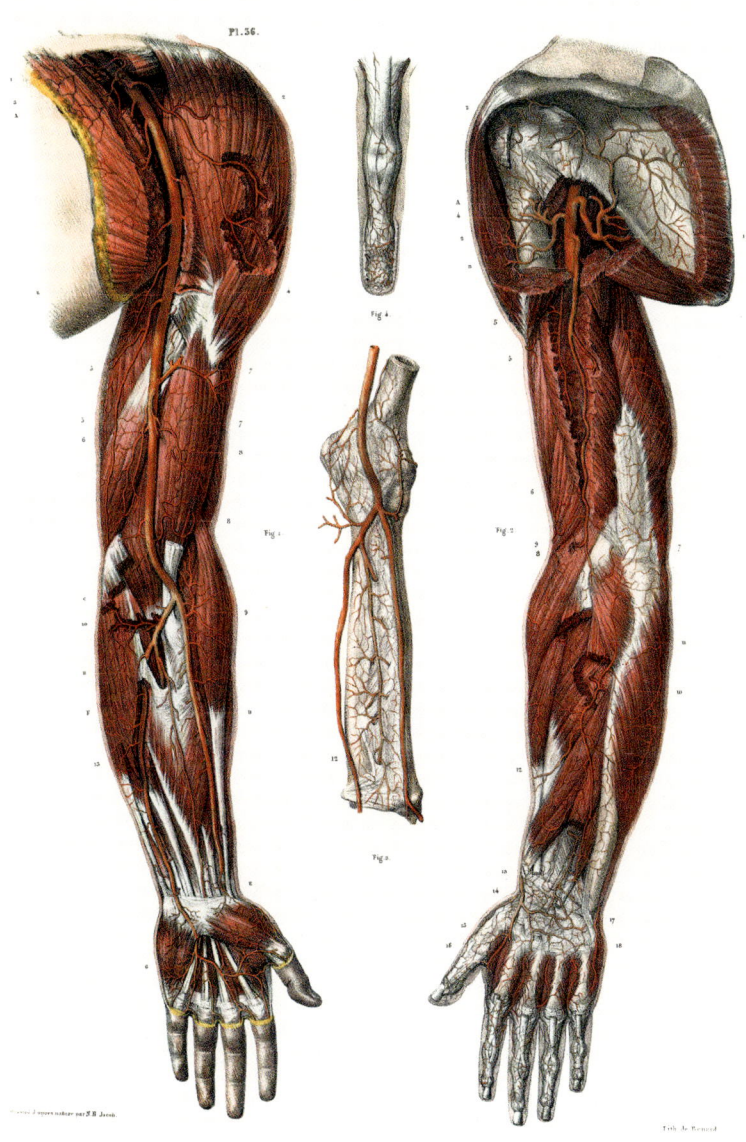

Arteries of the upper limb / Artères du membre supérieur
Arterien der oberen Extremität

ARTERIAE MEMBRI SUPERIORIS ET VARIETATES

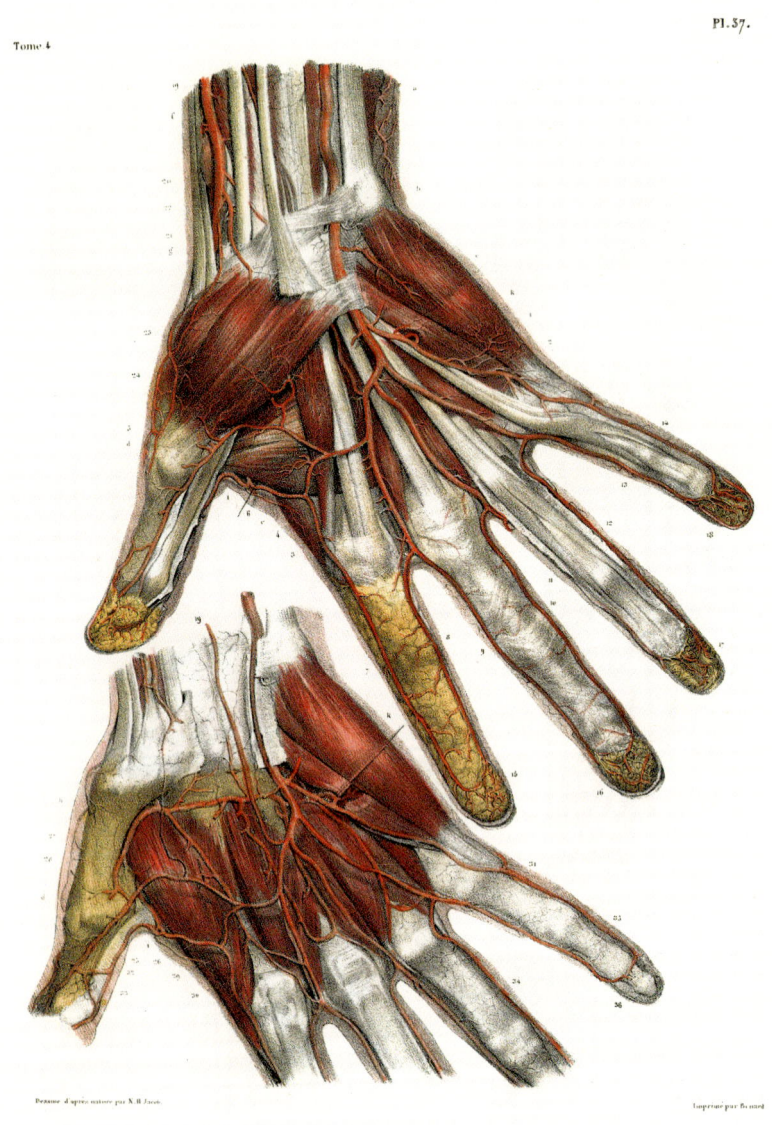

Arteries of the hand / Artères de la main / Handarterien

ARTERIAE MEMBRI SUPERIORIS ET VARIETATES

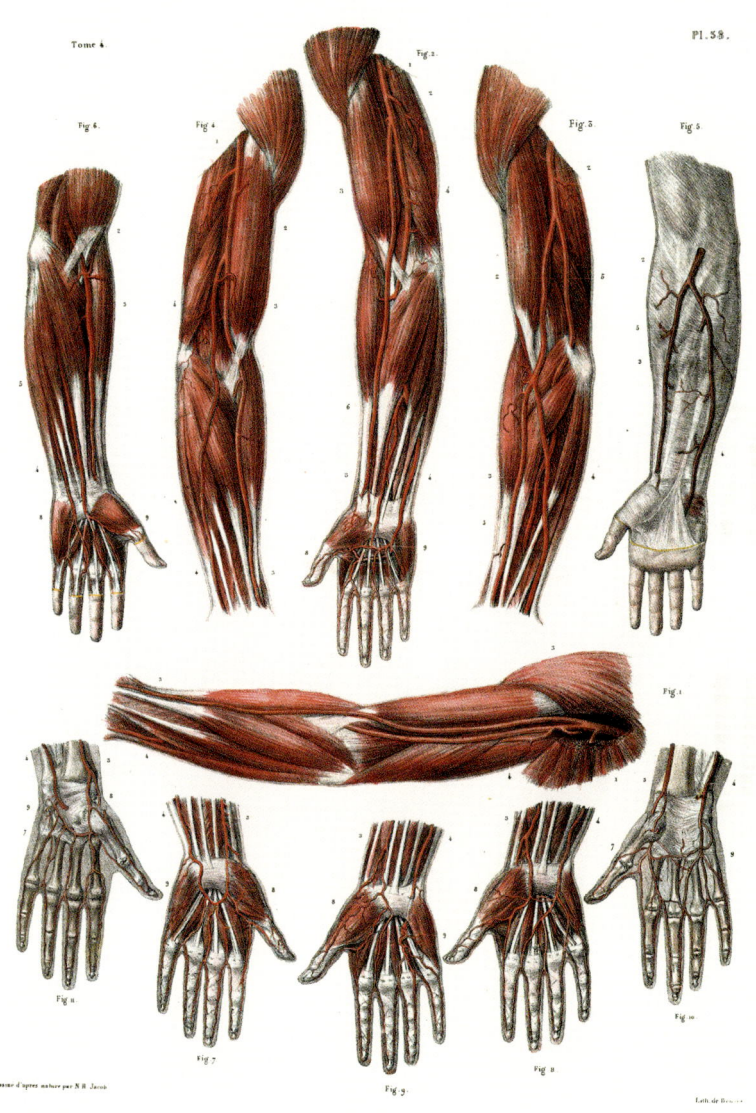

Arteries of the upper limb: Variants / Artères du membre supérieur : Variantes
Arterien der oberen Extremität: Varianten

ARTERIAE CUTANEAE REGIONIS GLUTAEAE ET FEMORIS

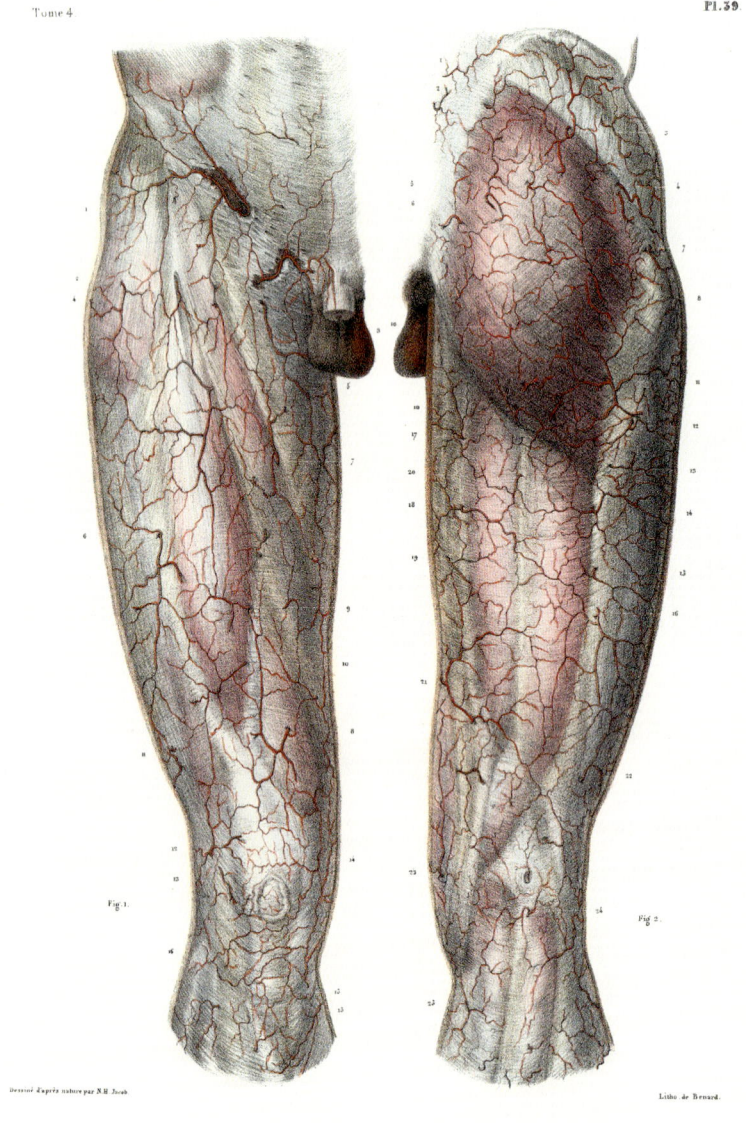

Cutaneous arteries of the gluteal region and thigh
Artères cutanées de la région glutéale et de la cuisse
Hautarterien der Gesäß- und Hüftregion und des Oberschenkels

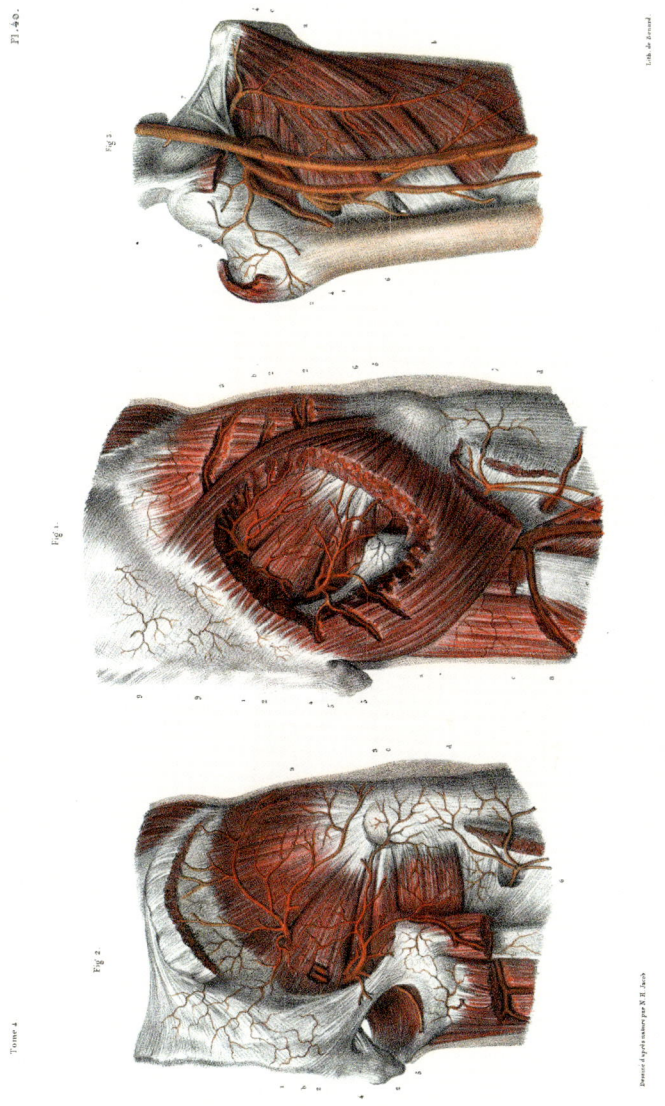

Arteries of the gluteal region and hip / Artères de la région glutéale et de la hanche
Gesäß- und Hüftgelenksarterien

ARTERIAE REGIONIS GLUTAEAE ET COXAE. ARTERIAE FEMORIS

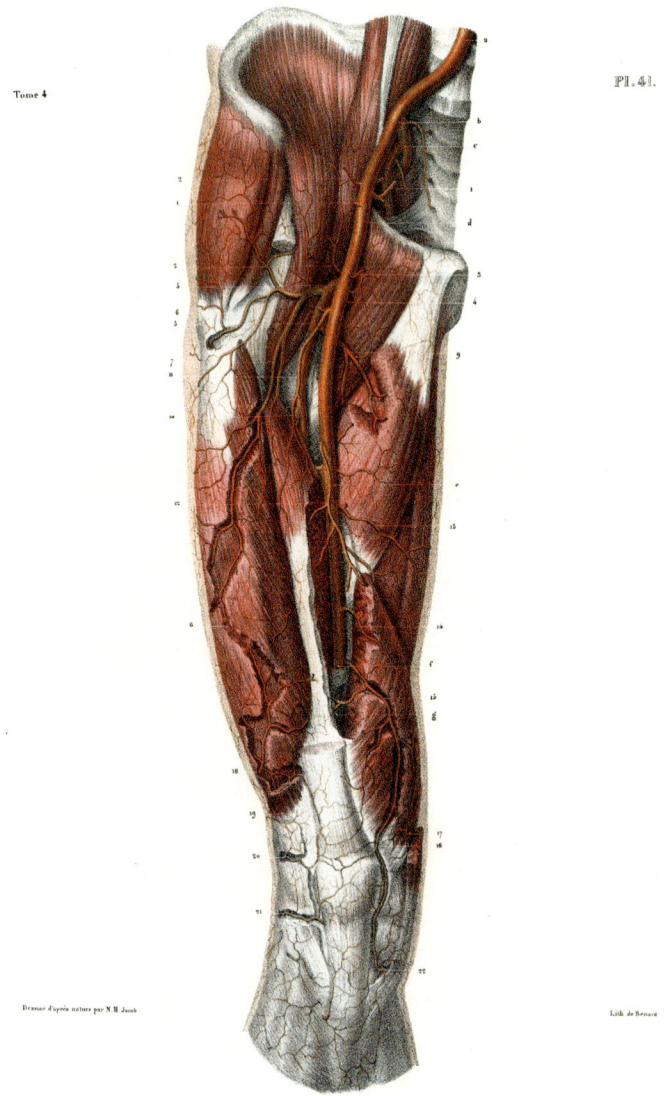

Arteries of the thigh / Artères de la cuisse / Oberschenkelarterien

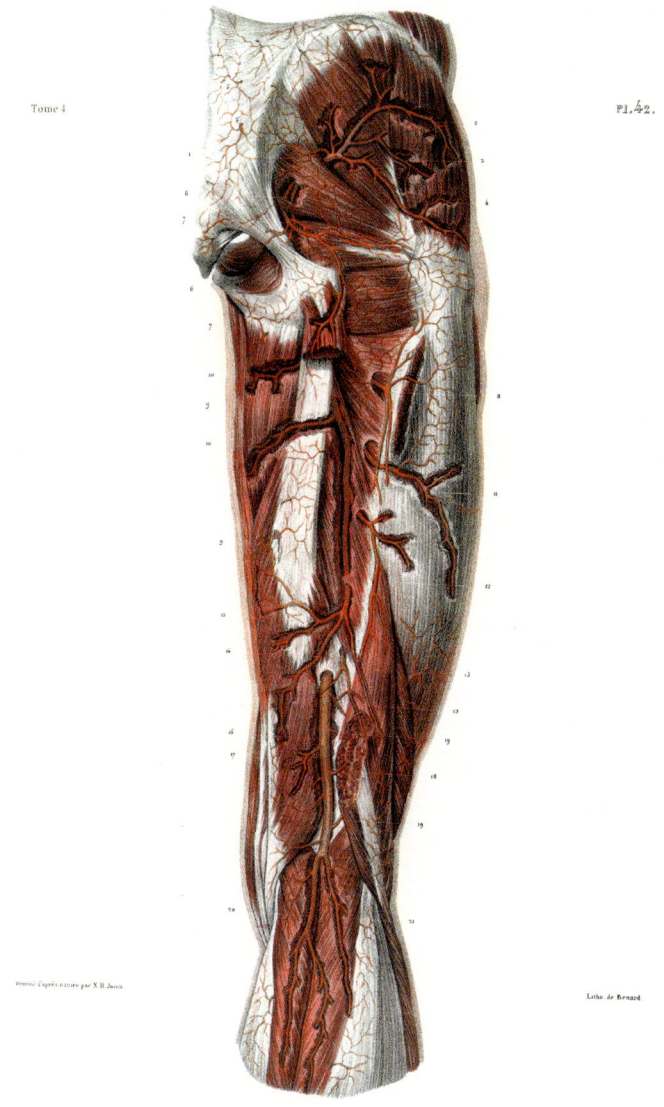

Arteries of the thigh / Artères de la cuisse / Oberschenkelarterien

ARTERIAE REGIONIS GLUTAEAE ET COXAE. ARTERIAE FEMORIS

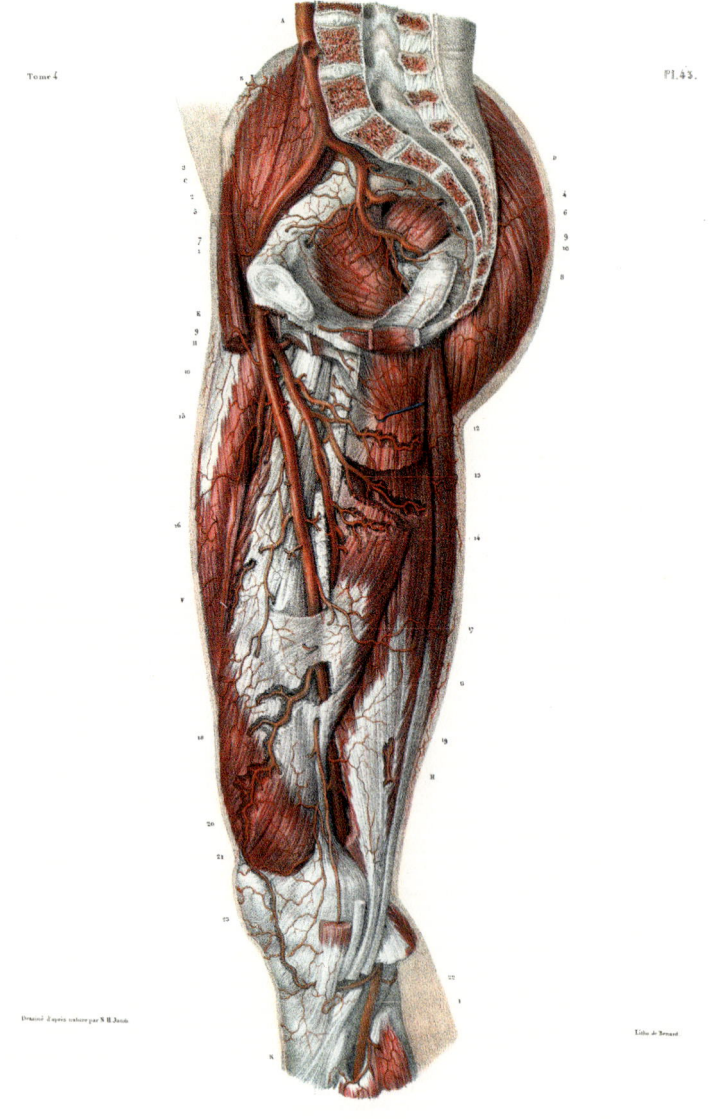

Arteries of the thigh / Artères de la cuisse / Oberschenkelarterien

ARTERIAE CRURIS ET PEDIS

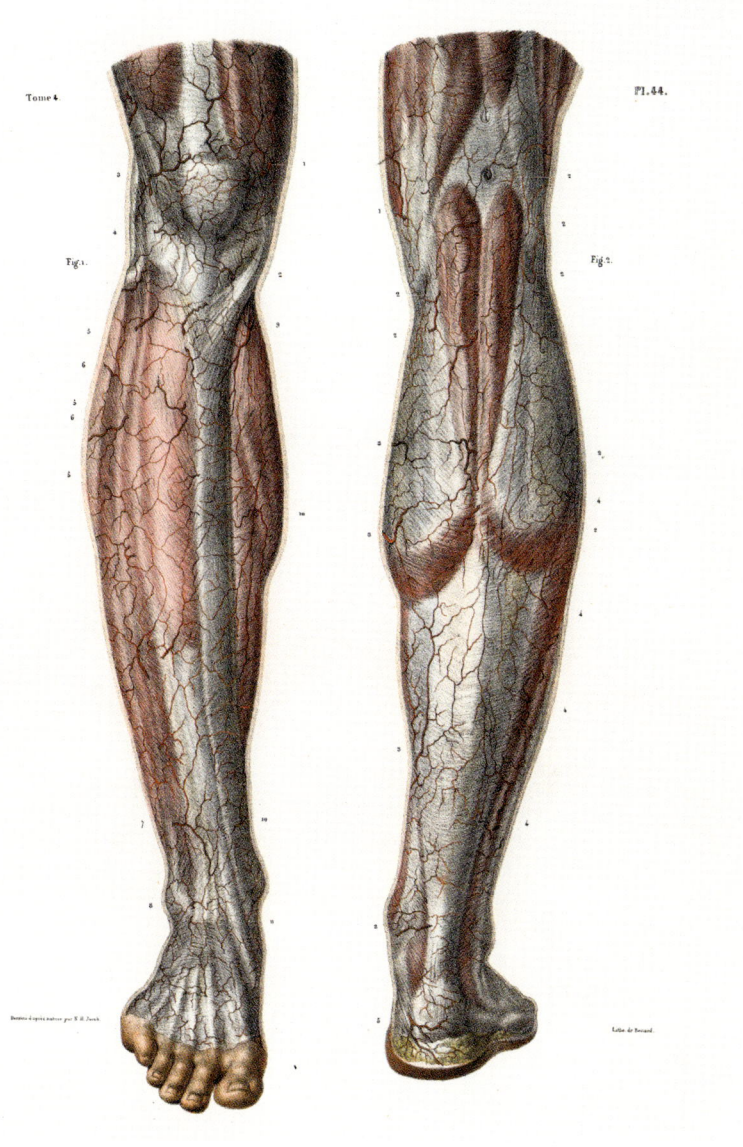

Cutaneous arteries of the lower leg and foot / Artères cutanées de la jambe et du pied
Hautarterien des Unterschenkels und des Fußes

ARTERIAE CRURIS ET PEDIS

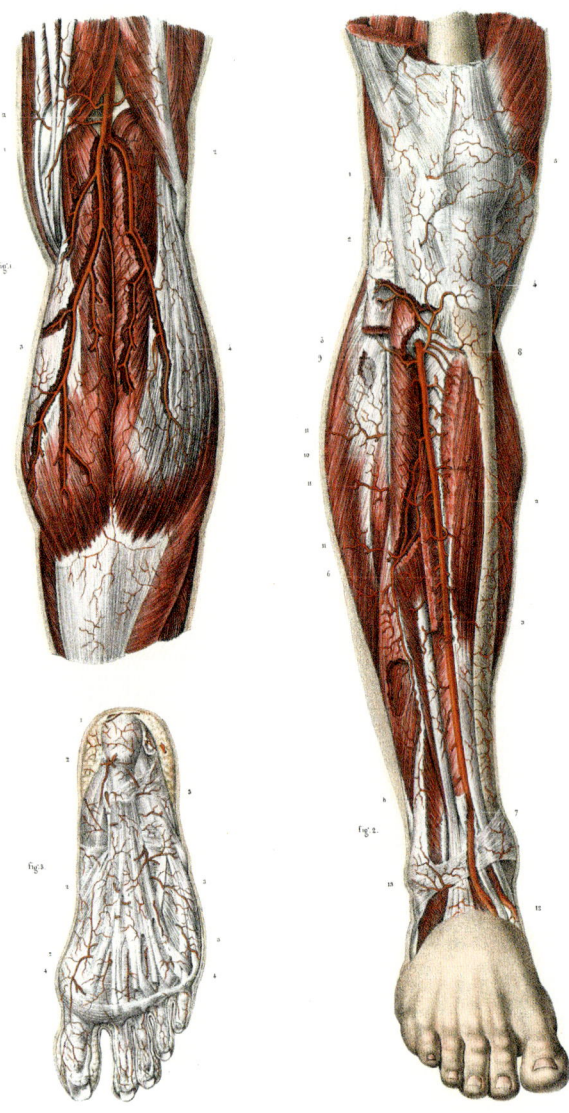

Arteries of the lower leg and foot / Artères de la jambe et du pied
Unterschenkel- und Fußarterien

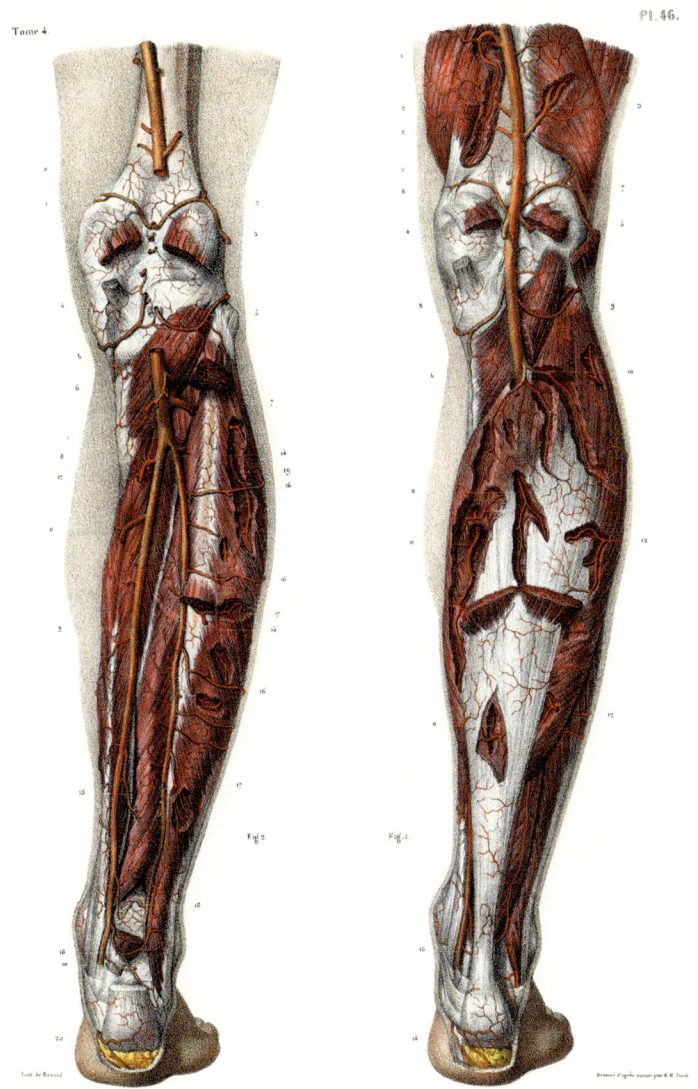

Arteries of the lower leg / Artères de la jambe
Unterschenkelarterien

ARTERIAE CRURIS ET PEDIS

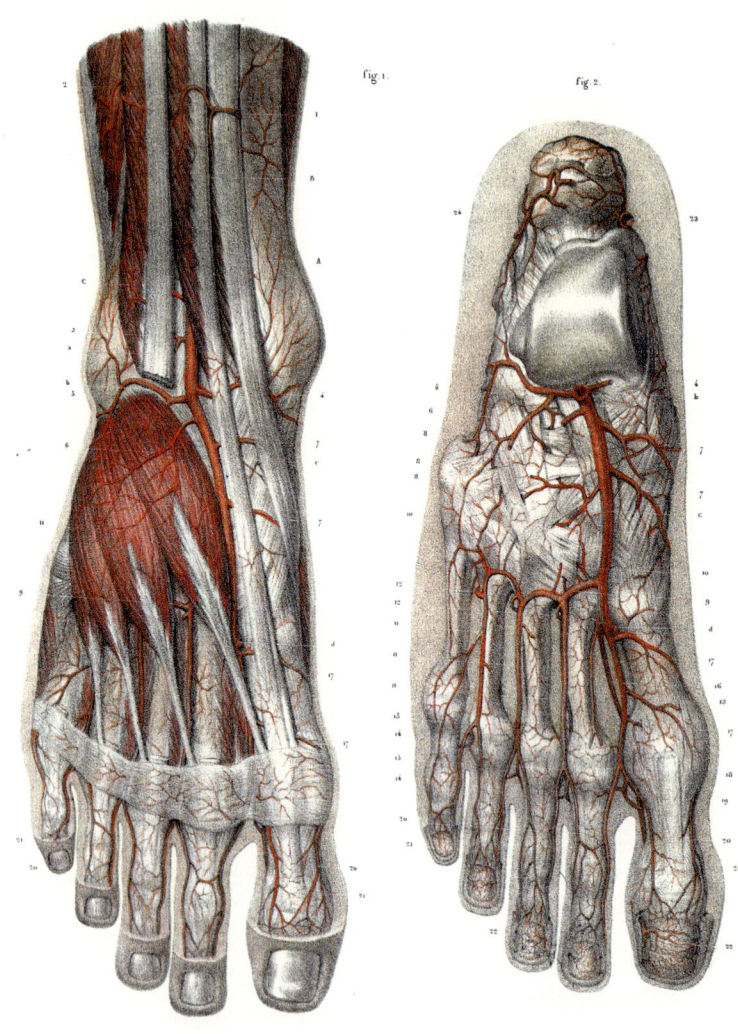

Arteries of the foot / Artères du pied / Fußarterien

ARTERIAE PEDIS

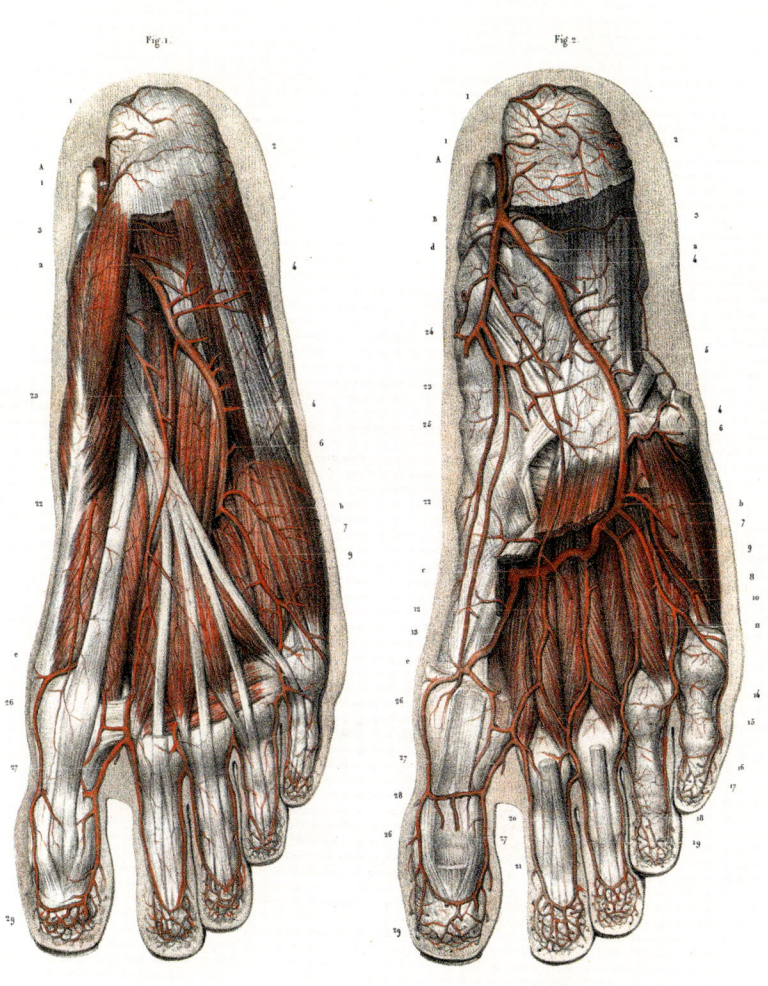

Arteries of the foot / Artères du pied / Fußarterien

ARTERIAE CRURIS ET PEDIS

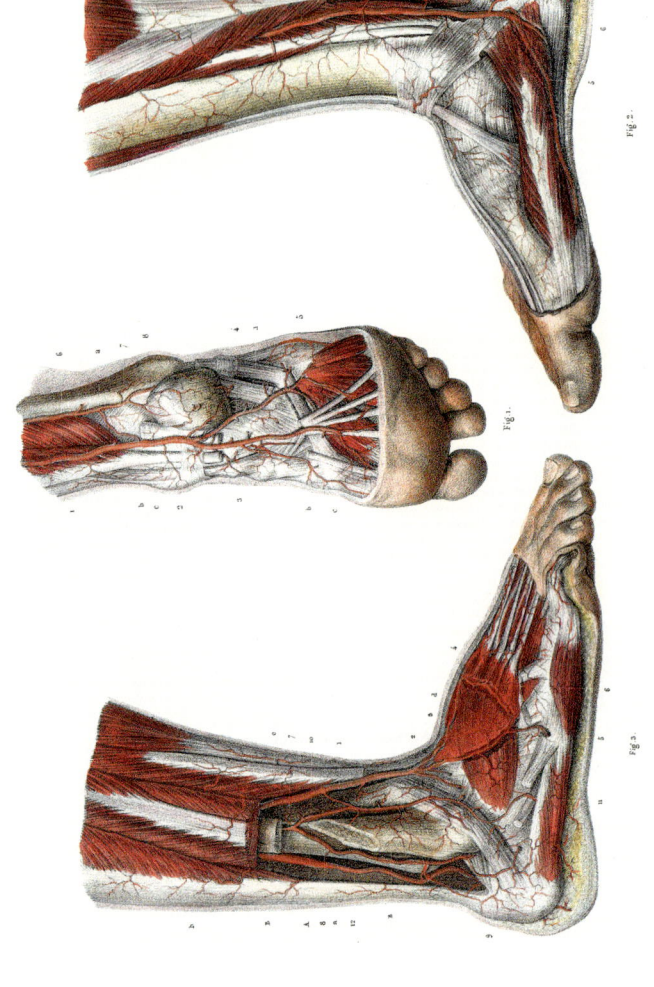

Arteries of the lower leg and foot / Artères de la jambe et du pied
Unterschenkel- und Fußarterien

ARTERIAE CRURIS ET PEDIS: VARIETATES

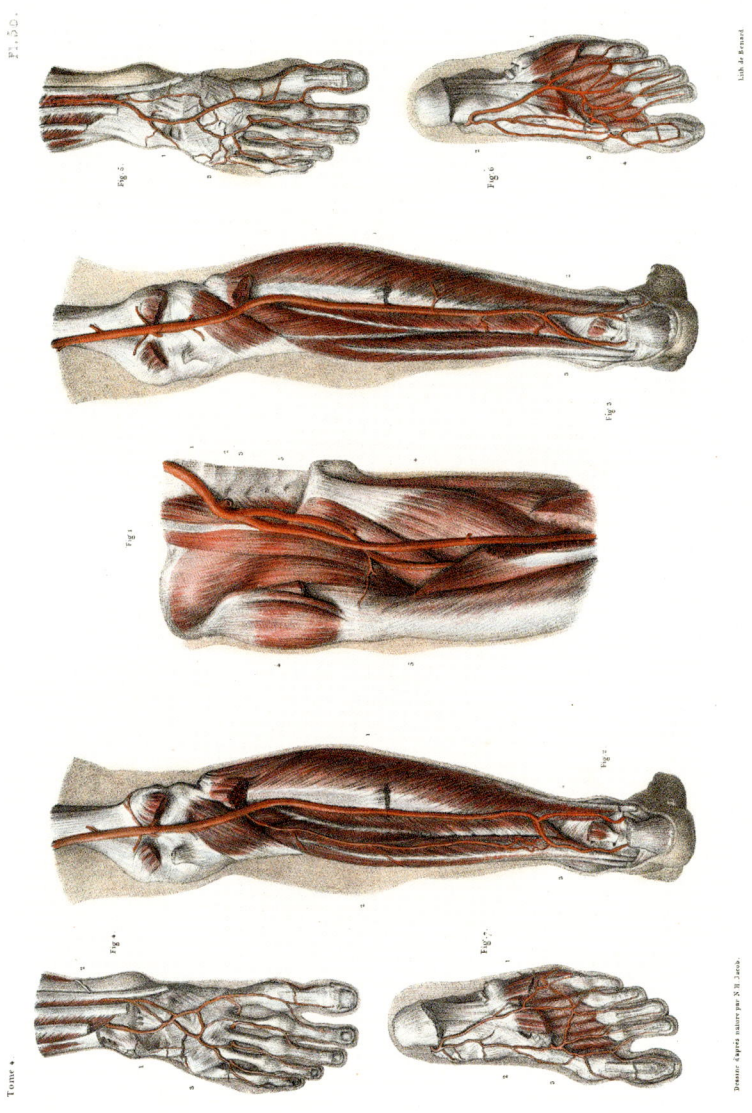

Arteries of the lower leg and foot: Variants / Artères de la jambe et du pied : Variantes
Unterschenkel- und Fußarterien: Varianten

ARTERIAE ET VENAE OSSARUM

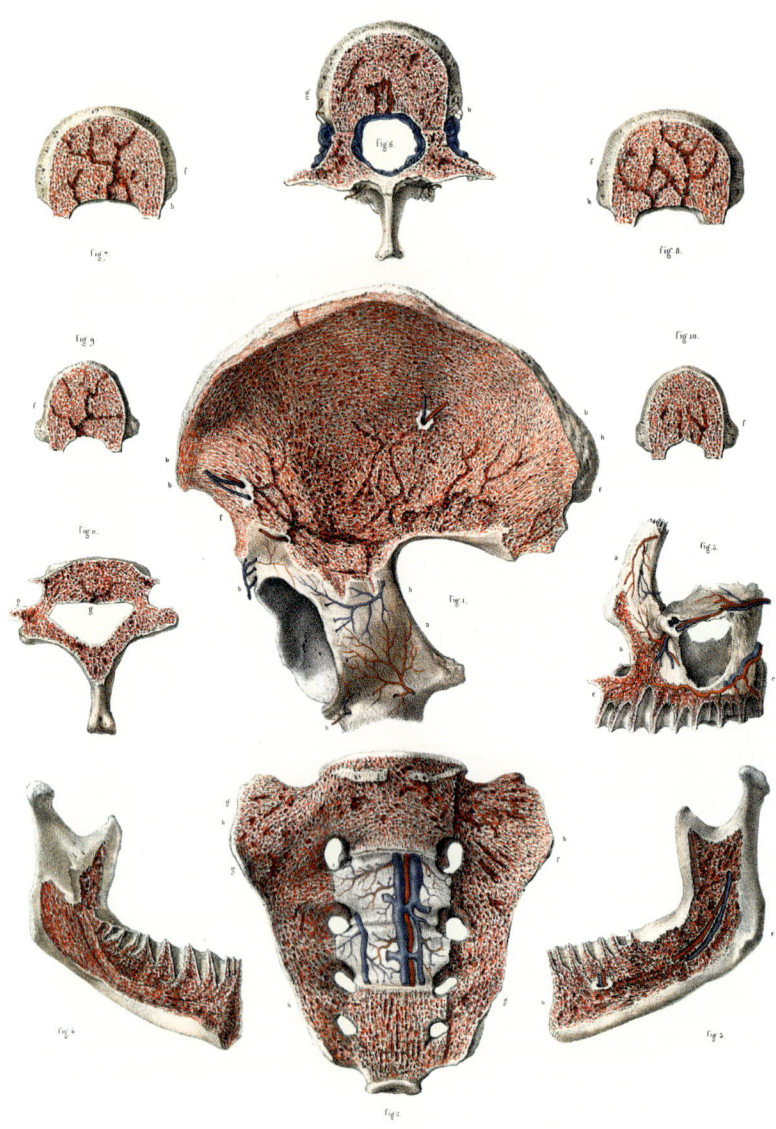

Arteries and veins of the bones / Artères et veines des os
Knochenarterien und Knochenvenen

ARTERIAE ET VENAE OSSARUM

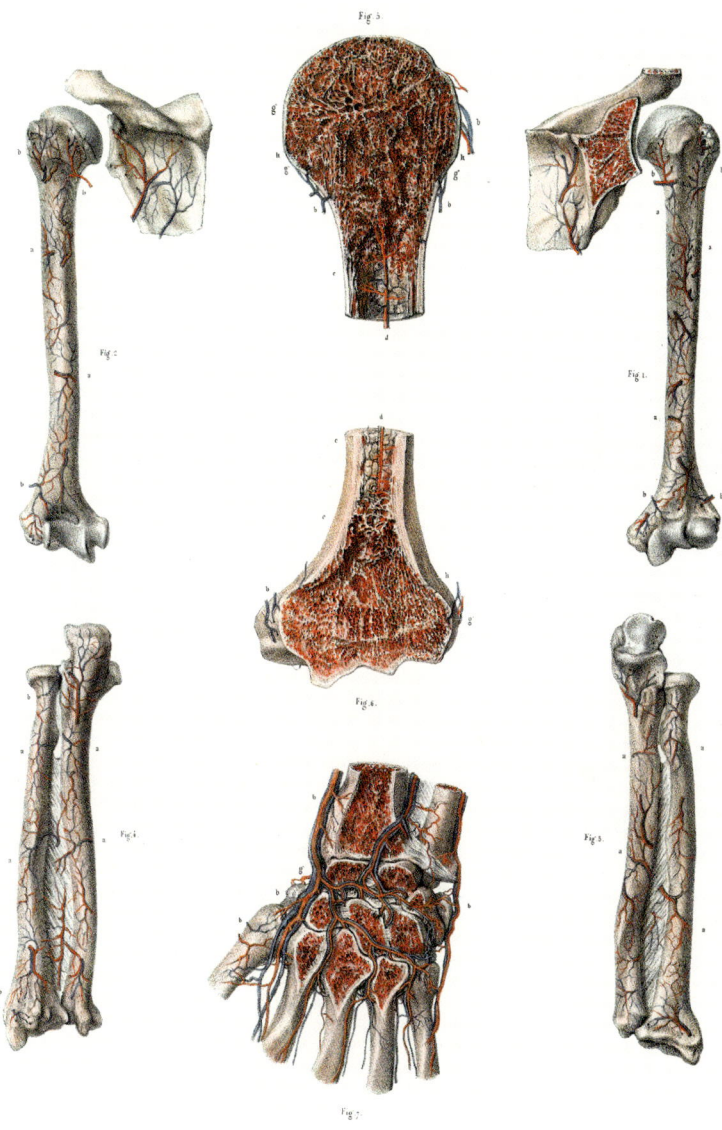

Arteries and veins of the bones of the upper limb
Artères et veines des os du membre supérieur
Knochenarterien und Knochenvenen der oberen Extremität

ARTERIAE ET VENAE OSSARUM

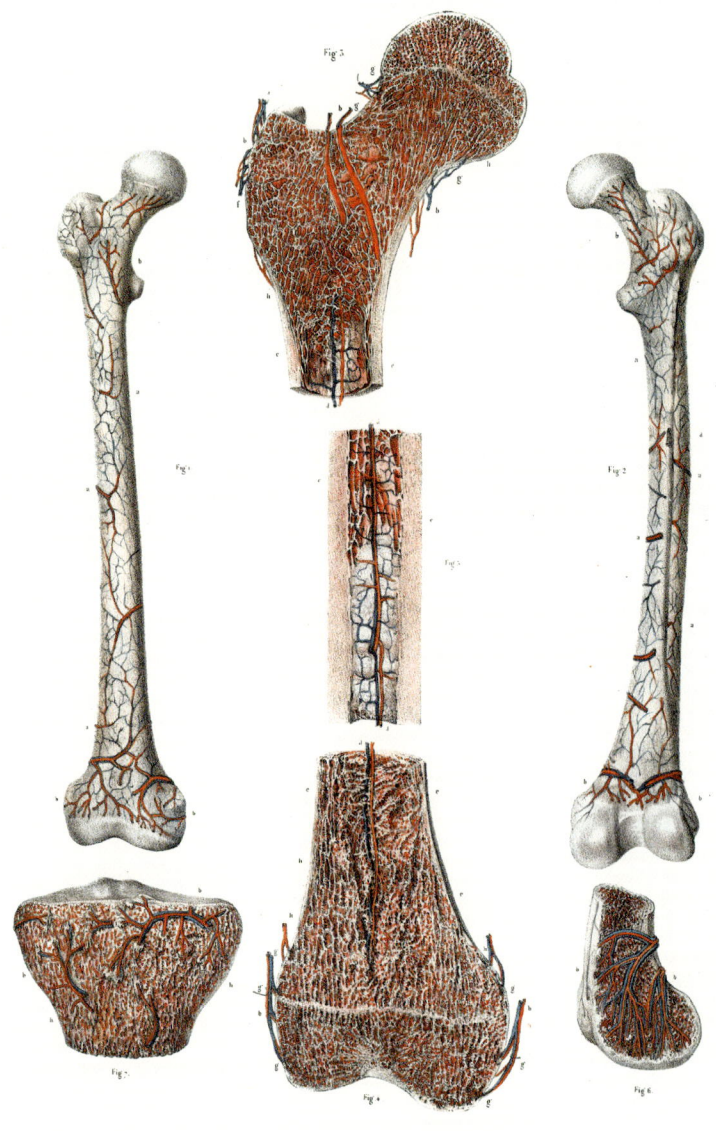

Arteries and veins of the bones of the lower limb
Artères et veines des os du membre inférieur
Knochenarterien und Knochenvenen der unteren Extremität

ARTERIAE ET VENAE OSSARUM

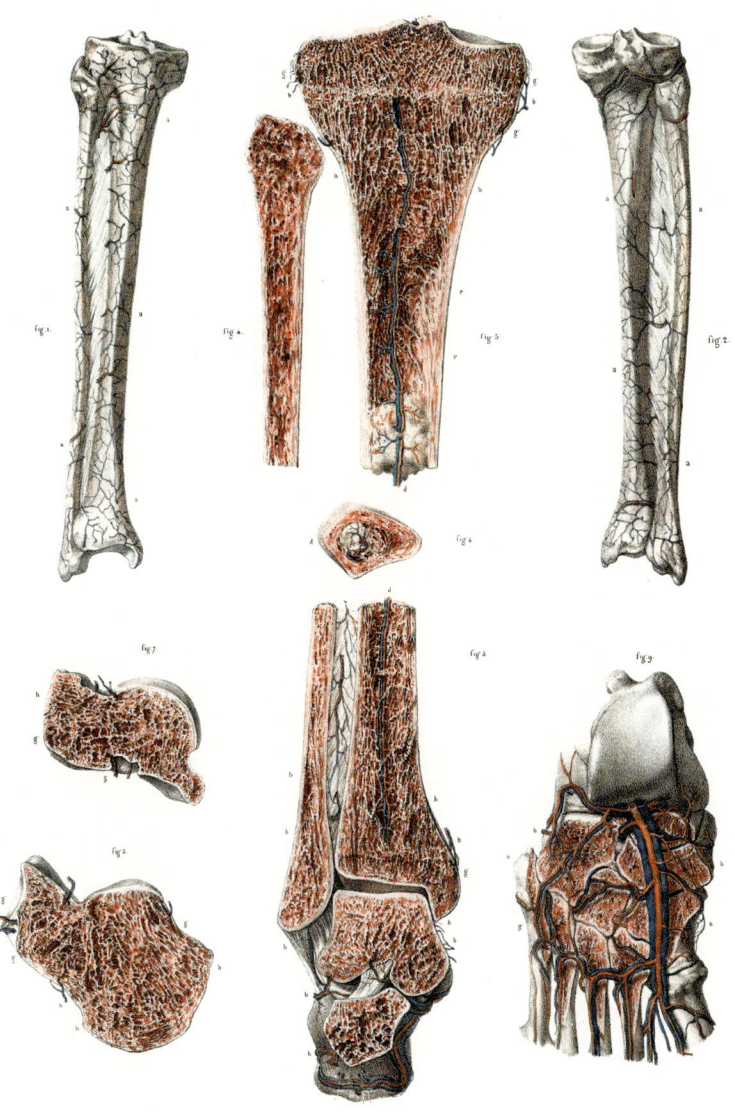

Arteries and veins of the bones of the lower limb
Artères et veines des os du membre inférieur
Knochenarterien und Knochenvenen der unteren Extremität

VENAE SUPERFICIALES MEMBRI INFERIORIS.
VENAE PEDIS ET CRURIS

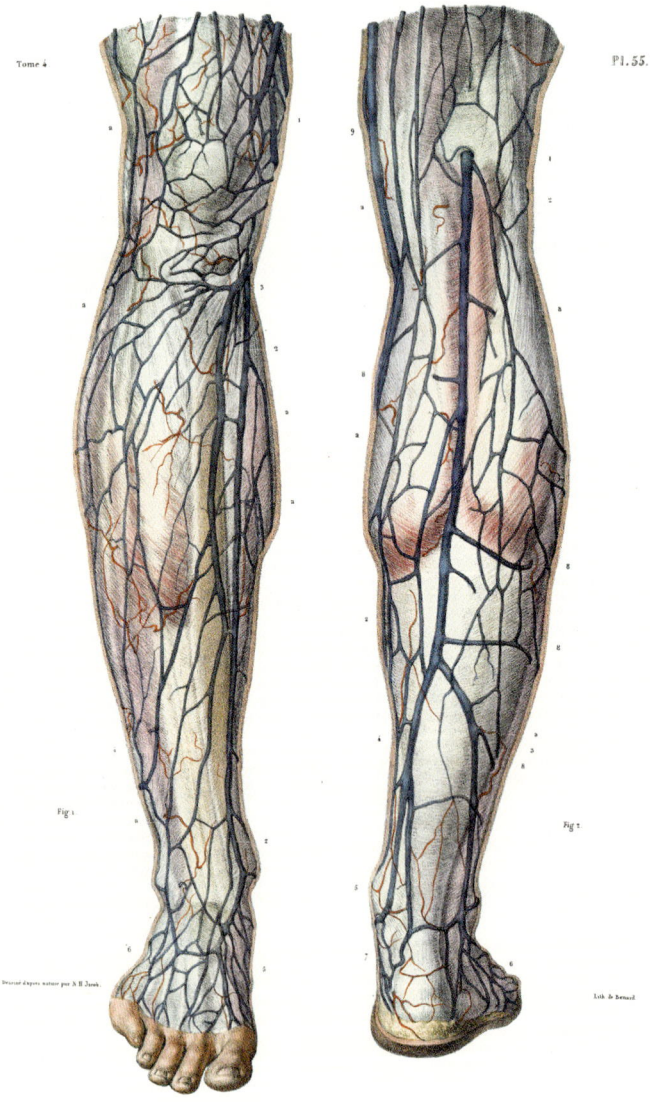

Superficial veins of the lower leg and foot
Veines superficielles de la jambe et du pied
Oberflächenvenen des Unterschenkels und des Fußes

VENAE SUPERFICIALES MEMBRI INFERIORIS.
VENAE PEDIS ET CRURIS

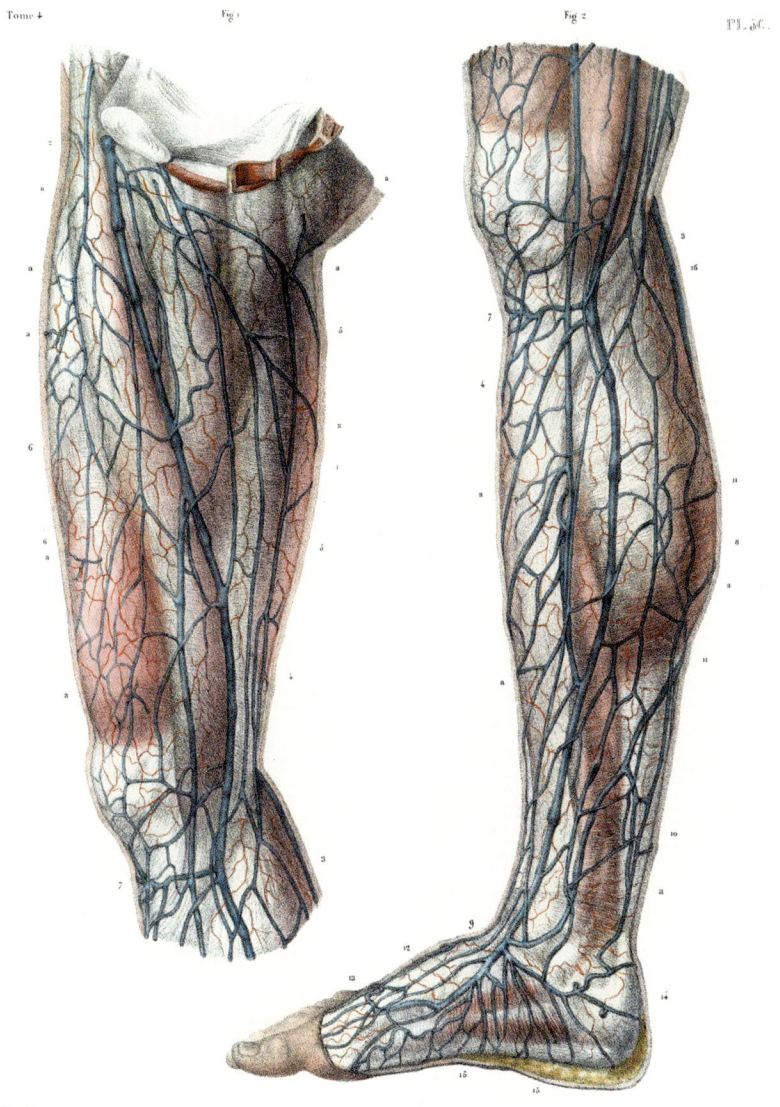

Superficial veins of the lower limb
Veines superficielles du membre inférieur
Oberflächenvenen der unteren Extremität

VENAE SUPERFICIALES MEMBRI INFERIORIS.
VENAE PEDIS ET CRURIS

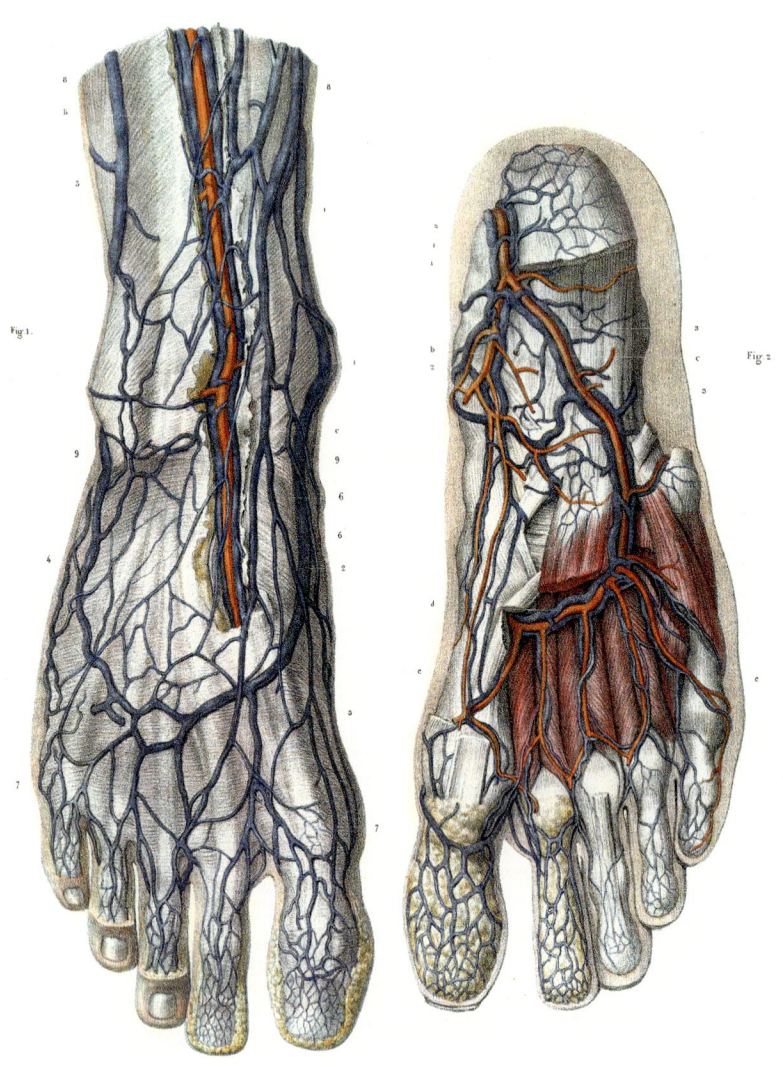

Veins of the foot / Veines du pied / Fußvenen

VENAE SUPERFICIALES MEMBRI INFERIORIS.
VENAE PEDIS ET CRURIS

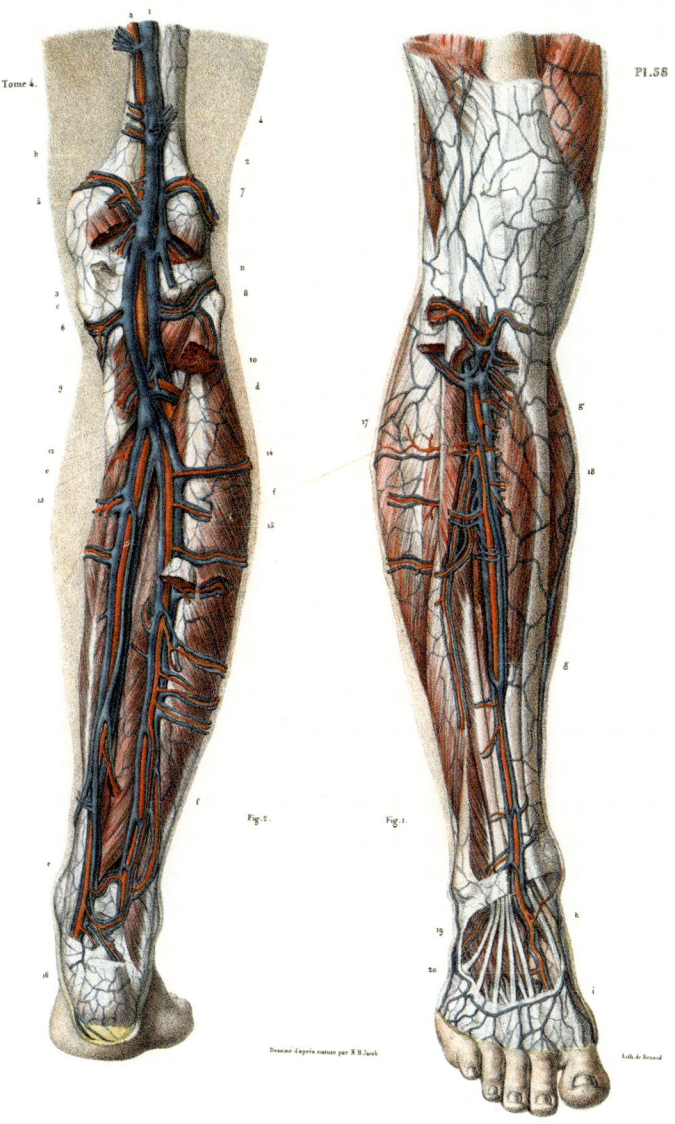

Veins of the lower leg / Veines de la jambe / Unterschenkelvenen

VENAE FEMORIS. VENAE SUPERFICIALES MEMBRI SUPERIORIS. VENAE MANUS

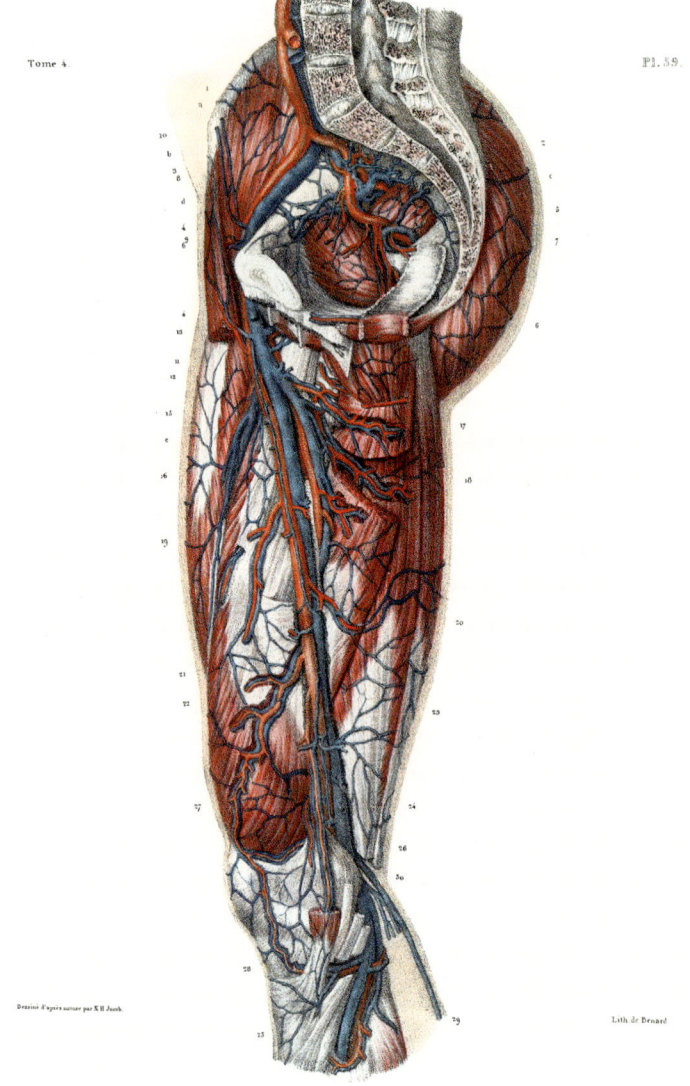

Veins of the thigh / Veines de la cuisse / Oberschenkelvenen

VENAE FEMORIS. VENAE SUPERFICIALES MEMBRI SUPERIORIS. VENAE MANUS

Tome 4

Pl. 60.

Veins of the thigh / Veines de la cuisse / Oberschenkelvenen

VENAE FEMORIS. VENAE SUPERFICIALES MEMBRI SUPERIORIS. VENAE MANUS

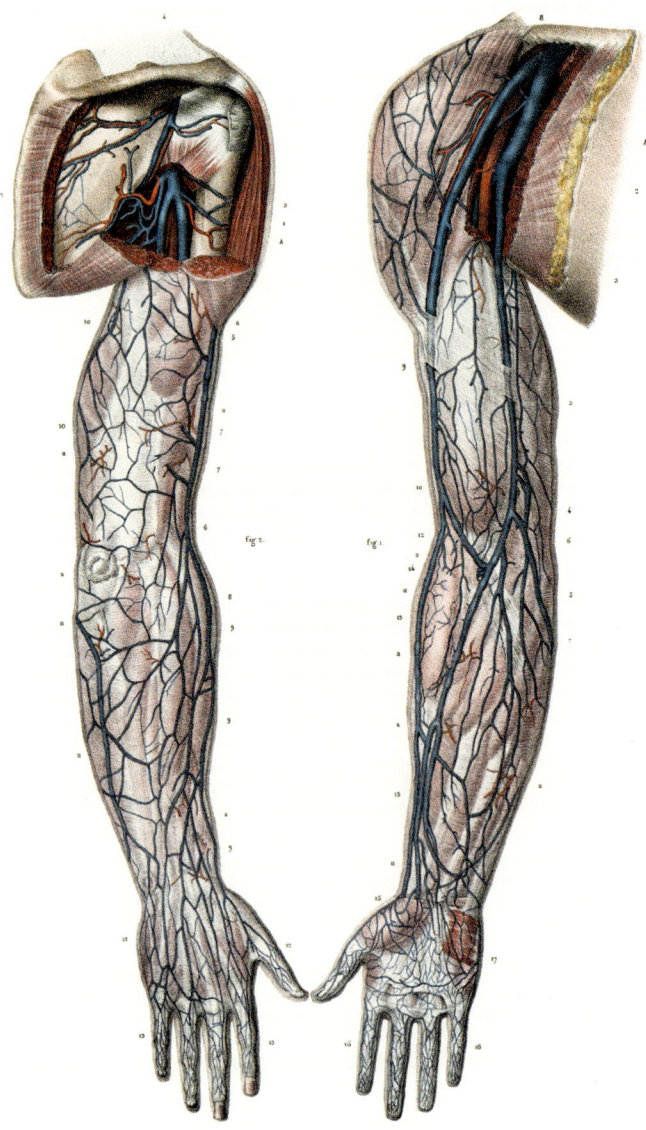

Superficial veins of the upper limb / Veines superficielles du membre supérieur
Oberflächenvenen der oberen Extremität

VENAE FEMORIS. VENAE SUPERFICIALES MEMBRI SUPERIORIS. VENAE MANUS

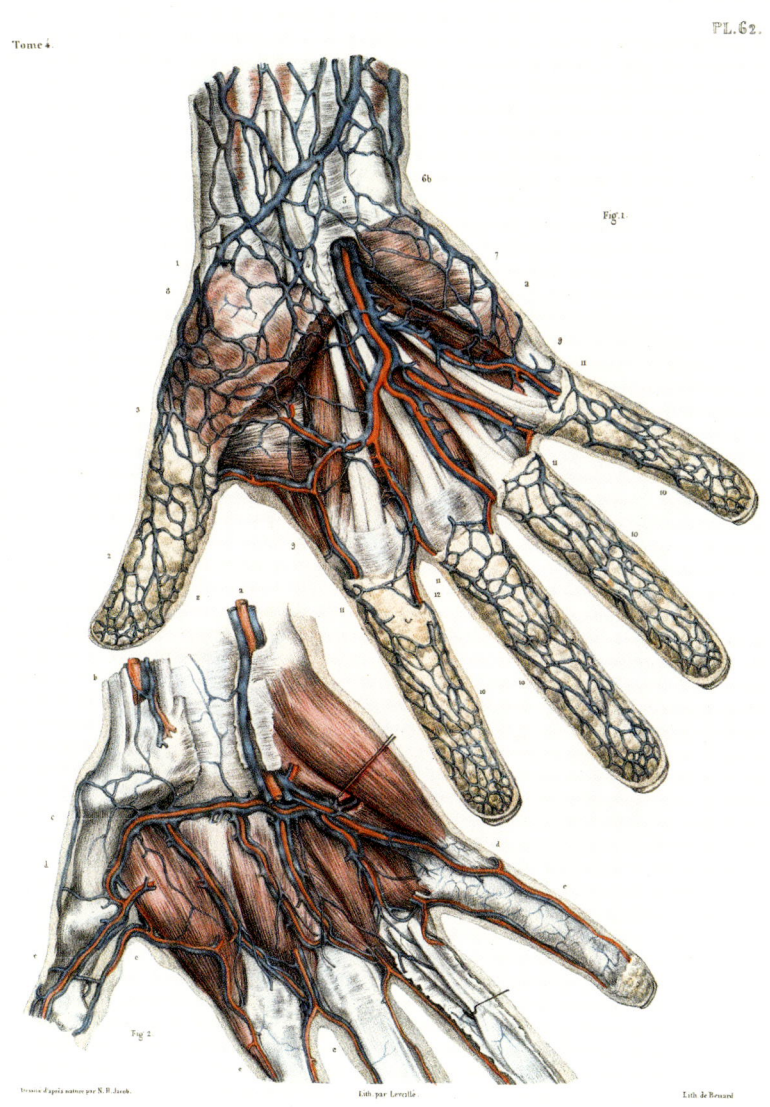

Veins of the hand / Veines de la main / Handvenen

VENAE MEMBRI SUPERIORIS

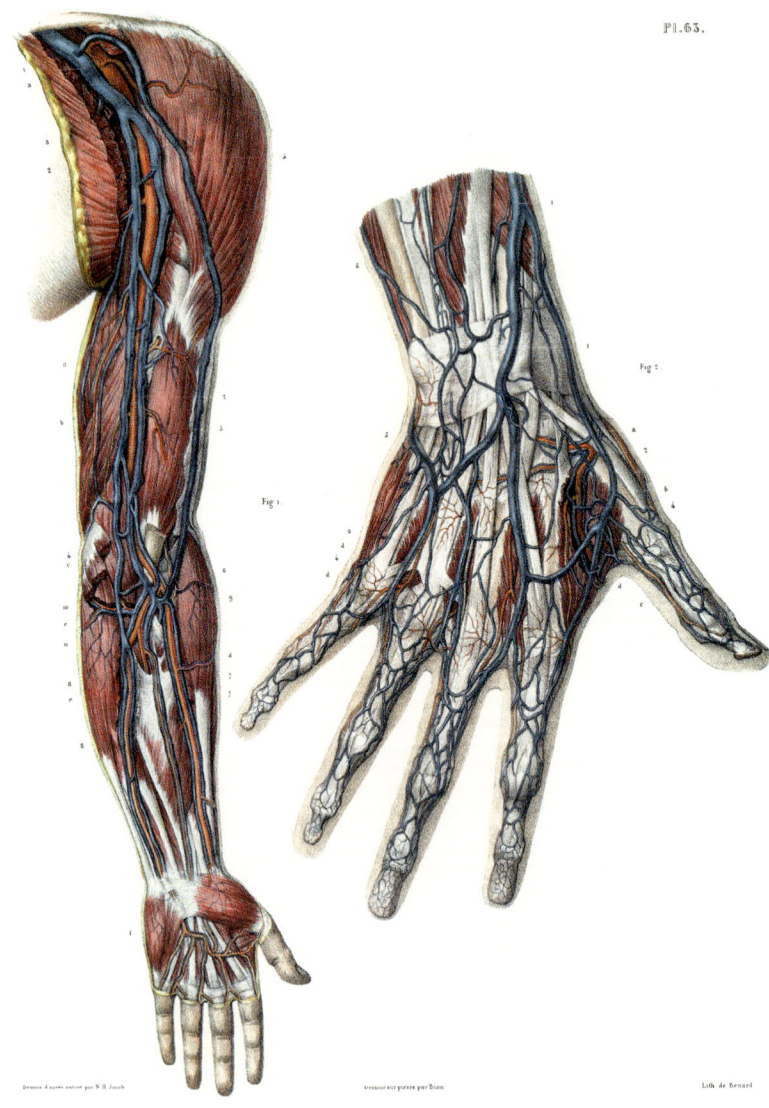

Veins of the upper limb / Veines du membre supérieur
Venen der oberen Extremität

VENAE CAPITIS ET COLLI

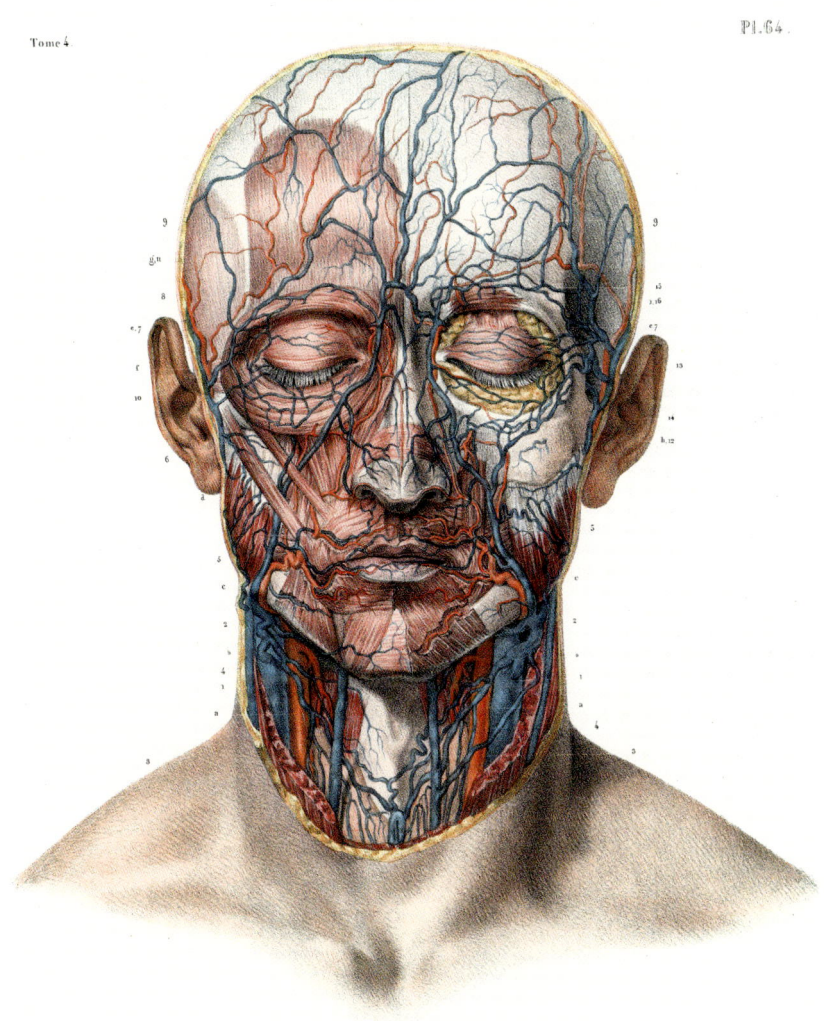

Veins of the head and neck / Veines de la tête et du cou
Kopf- und Halsvenen

VENAE CAPITIS ET COLLI

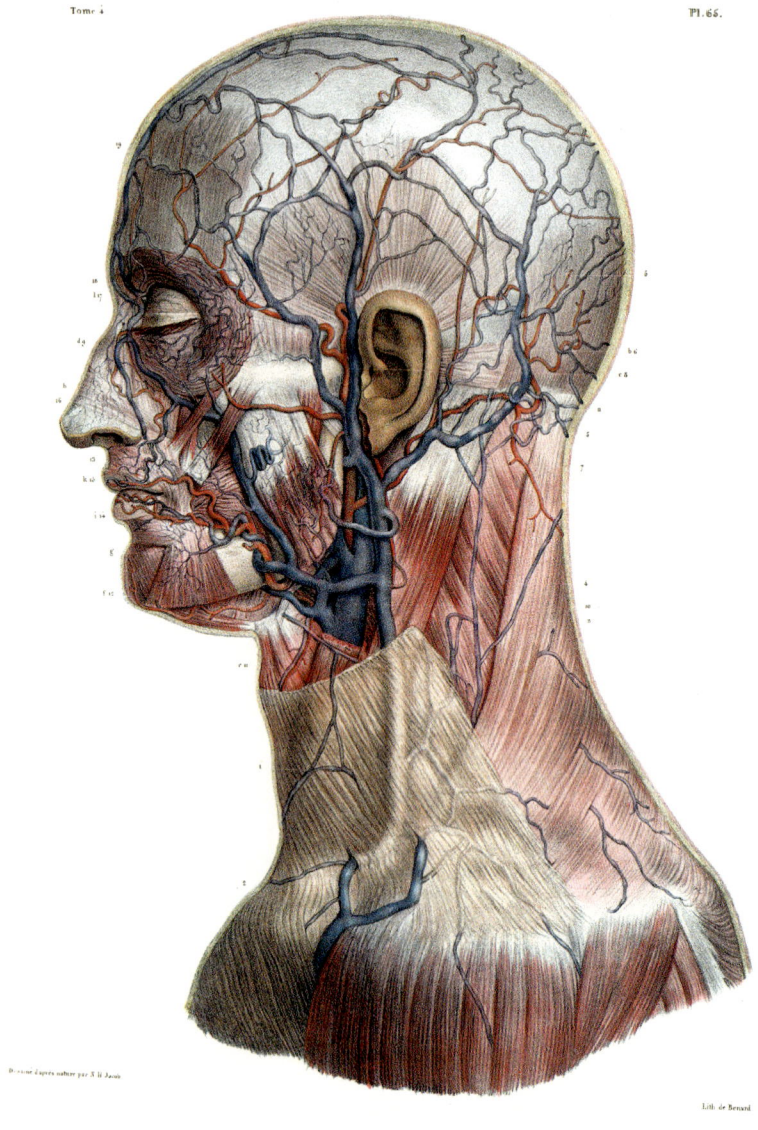

Veins of the head and neck / Veines de la tête et du cou
Kopf- und Halsvenen

VENAE CAPITIS ET COLLI

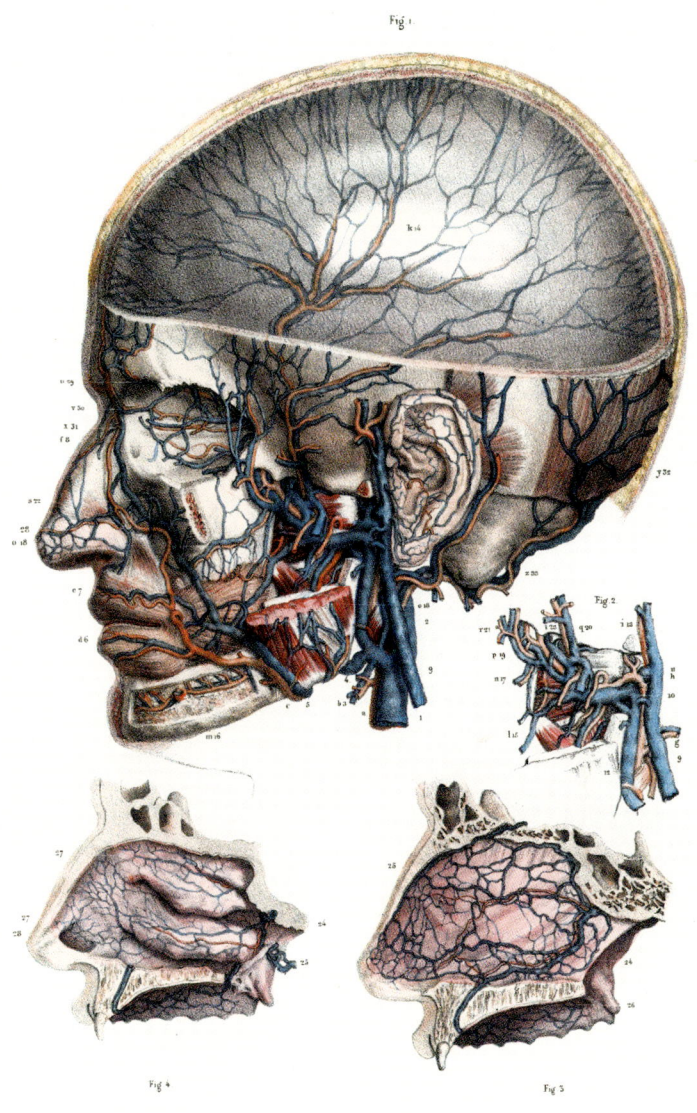

Veins of the head / Veines de la tête / Kopfvenen

VENAE CAPITIS ET COLLI

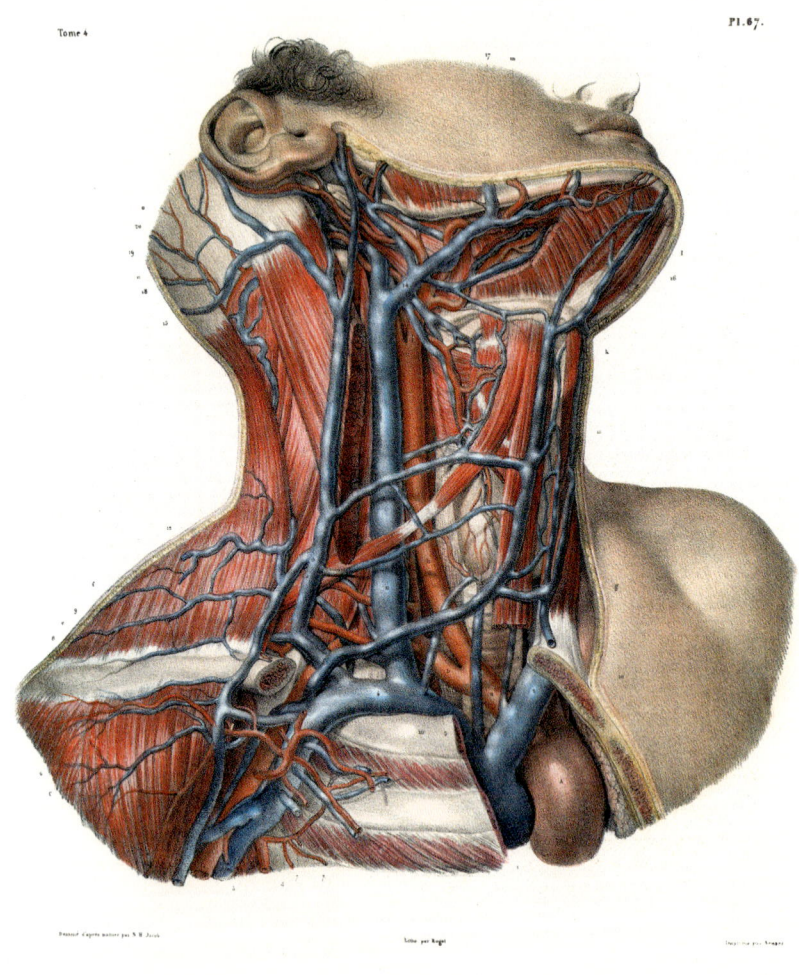

Veins of the neck / Veines du cou / Halsvenen

VENAE COLLI. VENAE REGIONIS AXILLARIS. VENAE PELVIS. VENAE REGIONIS INGUINALIS ET PERINEI

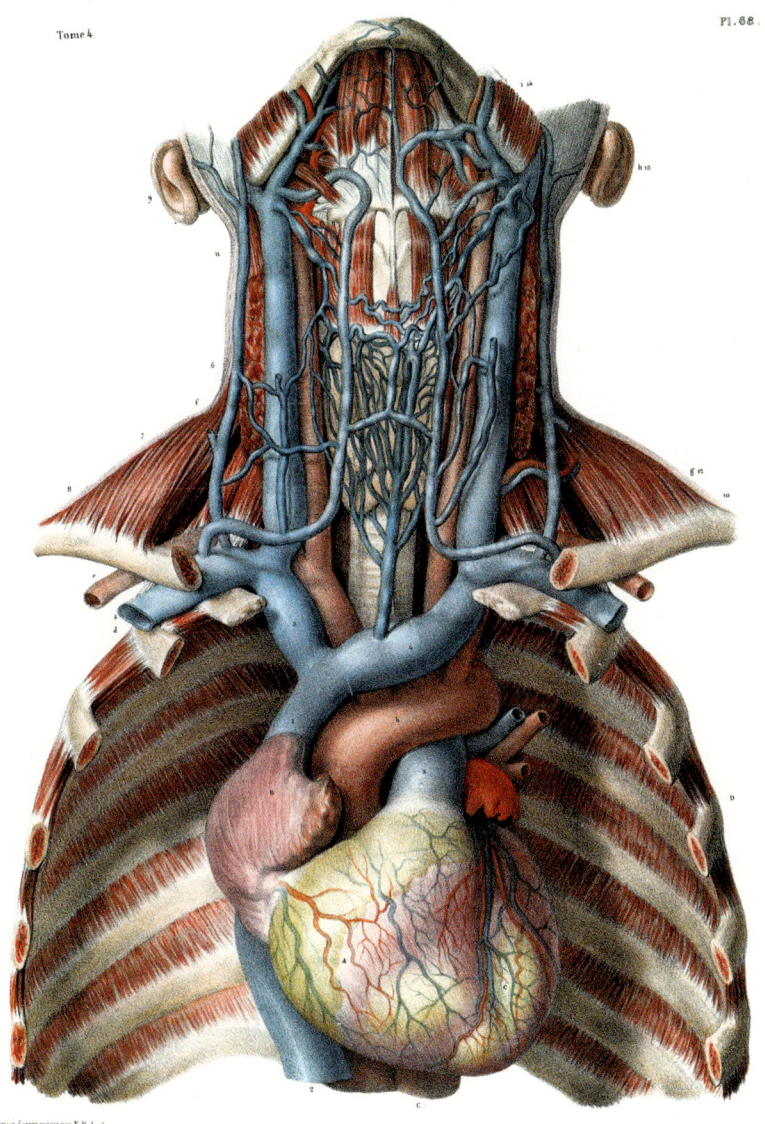

Veins of the neck / Veines du cou / Halsvenen

VENAE COLLI. VENAE REGIONIS AXILLARIS. VENAE PELVIS. VENAE REGIONIS INGUINALIS ET PERINEI

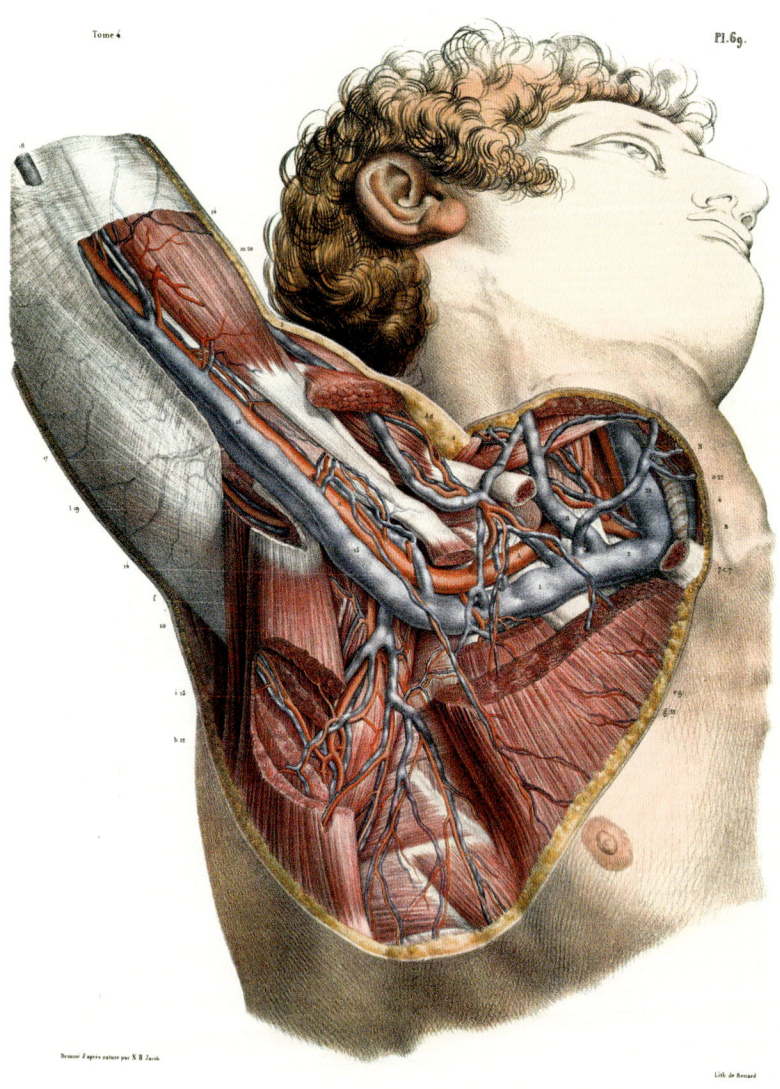

Veins of the axillary region / Veines de la région axillaire
Achselhöhlenvenen

VENAE COLLI. VENAE REGIONIS AXILLARIS.
VENAE PELVIS. VENAE REGIONIS INGUINALIS ET PERINEI

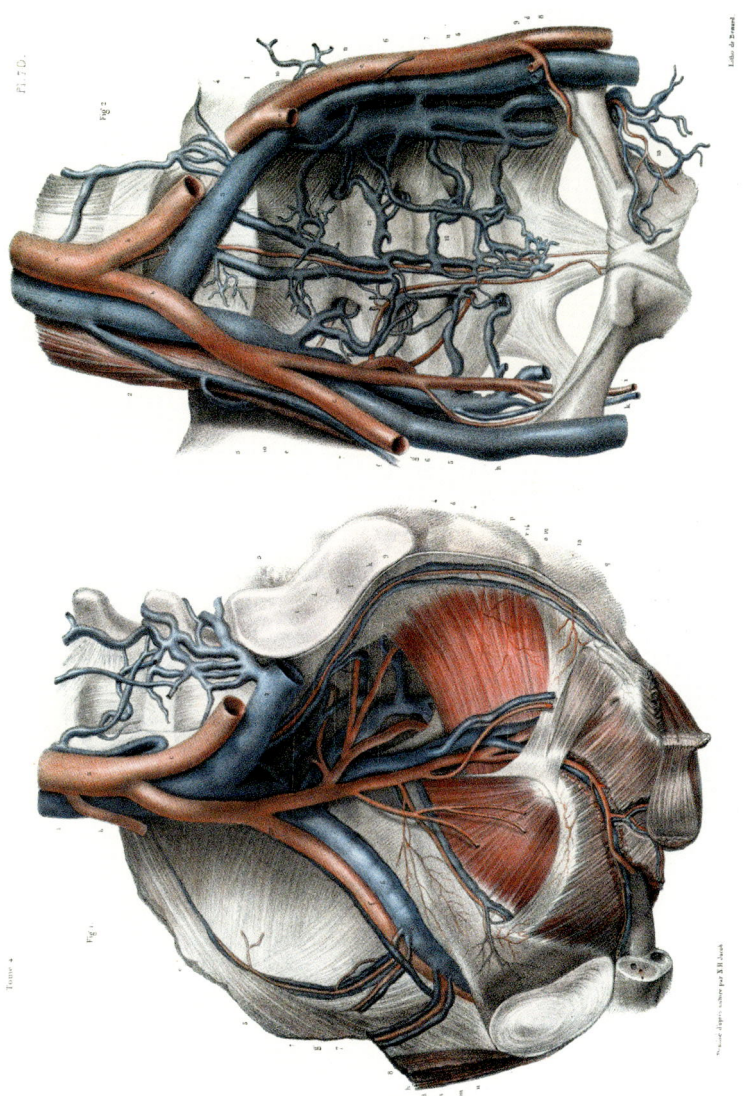

Veins of the pelvis / Veines du bassin / Beckenvenen

VENAE COLLI. VENAE REGIONIS AXILLARIS. VENAE PELVIS. VENAE REGIONIS INGUINALIS ET PERINEI

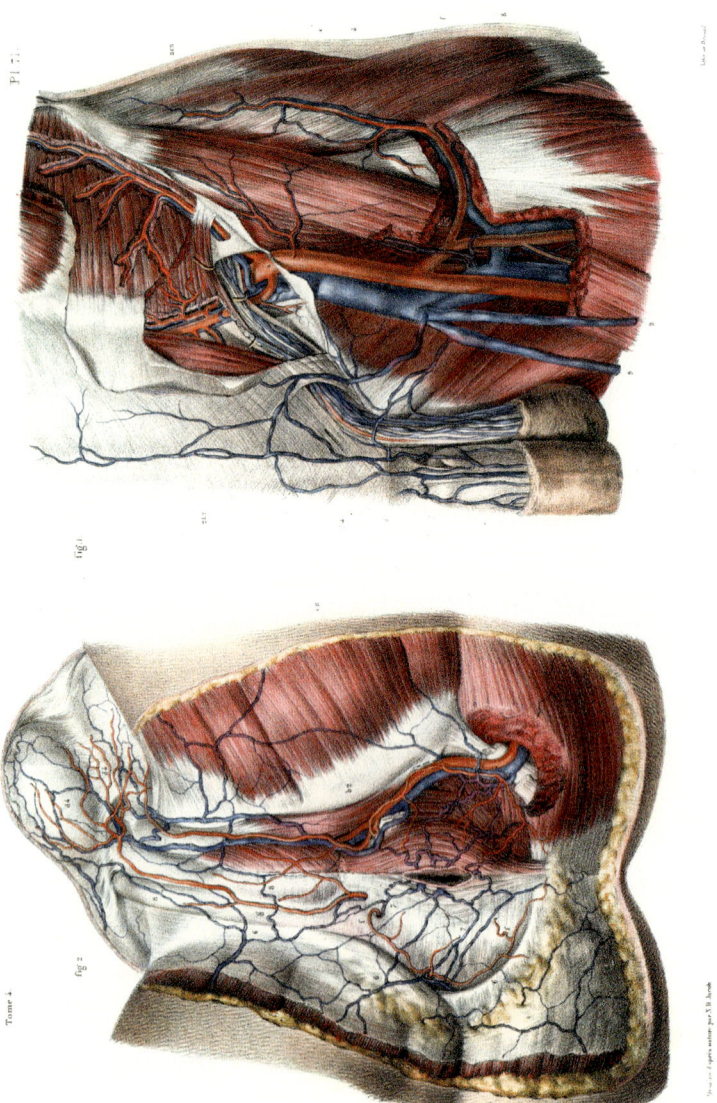

Veins of the inguinal region and the perineum
Veines de la région inguinale et du périnée
Venen der Damm- und Leistenregion

VENAE CRANII ET SINUS DURAE MATRIS

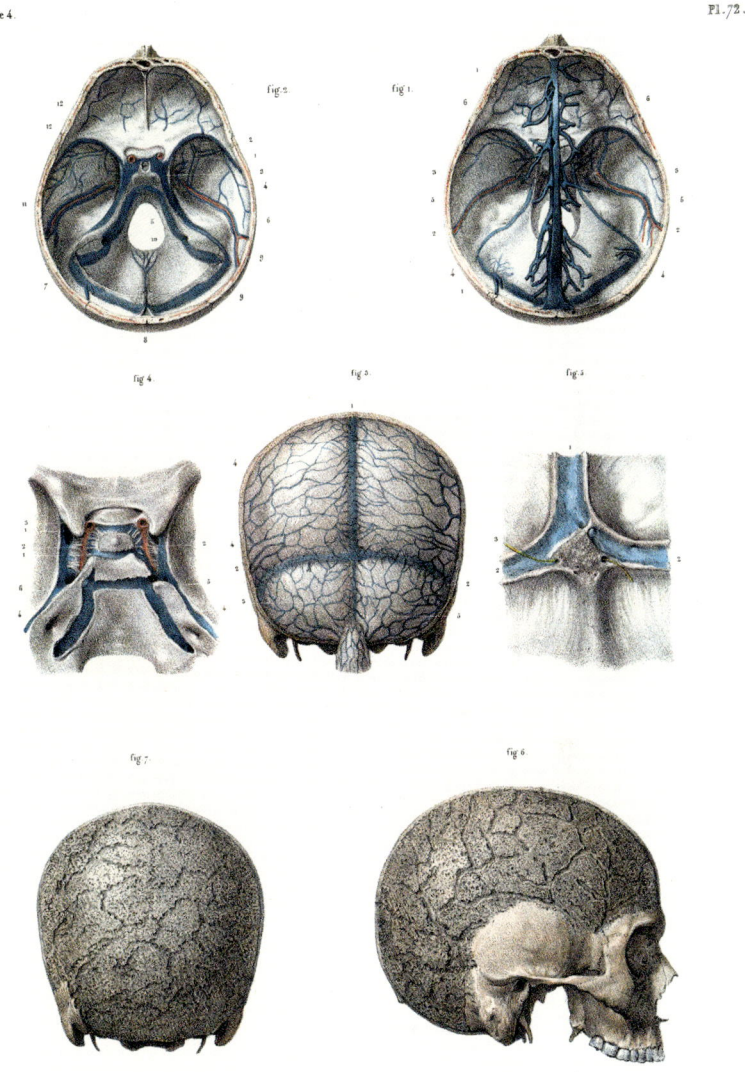

Veins of the skull and sinuses of the dura mater
Veines du crâne et sinus de la dure-mère
Schädelvenen und Sinus der Dura mater

SINUS DURAE MATRIS ET PLEXUS VENOSI VERTEBRALES

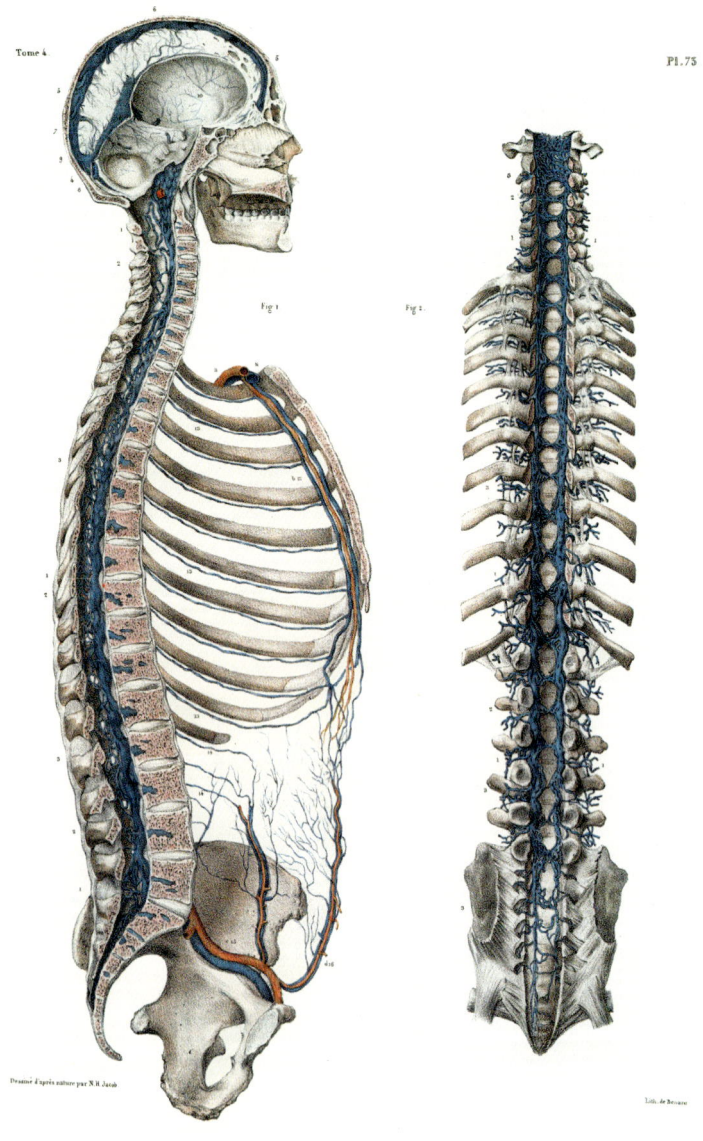

Sinuses of the dura mater and vertebral venous plexuses
Sinus de la dure-mère et plexus veineux vertébraux
Sinus der Dura mater und Venenplexus der Wirbelsäule

PLEXUS VENOSI VERTEBRALES

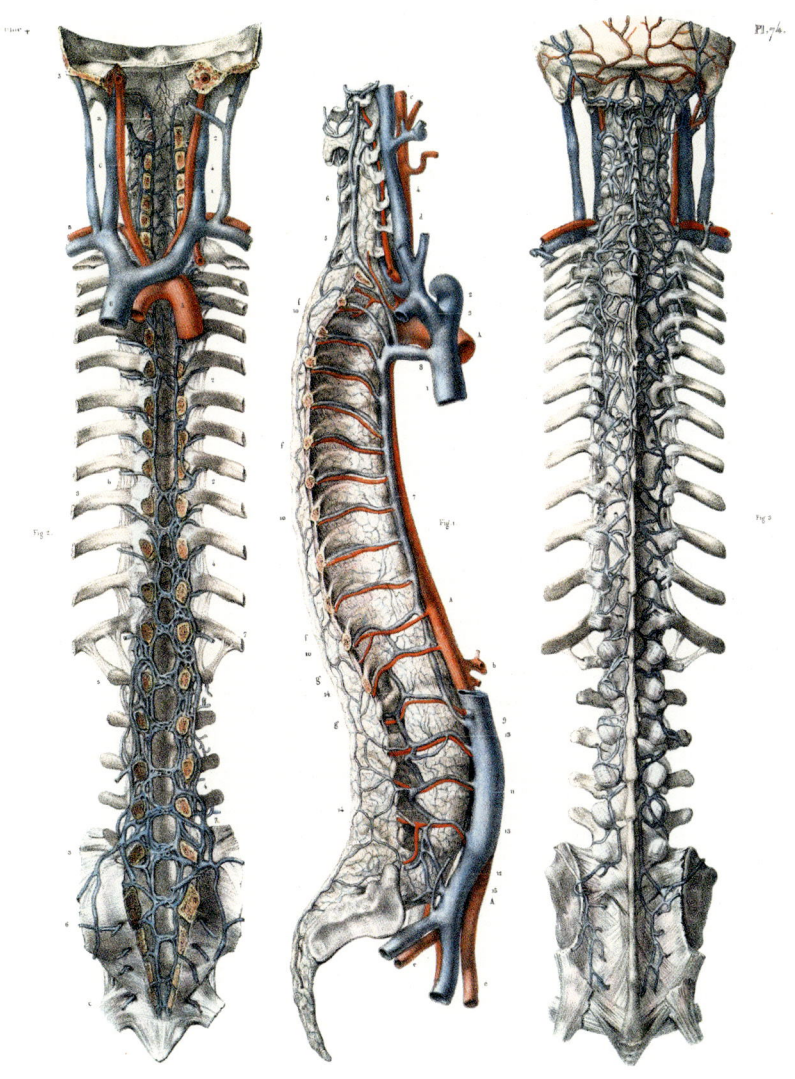

Vertebral venous plexuses / Plexus veineux vertébraux
Venenplexus der Wirbelsäule

426 VENAE THORACIS ET ABDOMINIS. VENAE PARIETUM THORACIS ET ABDOMINIS. VASA LYMPHATICA ET LYMPHONODI MEMBRI INFERIORIS

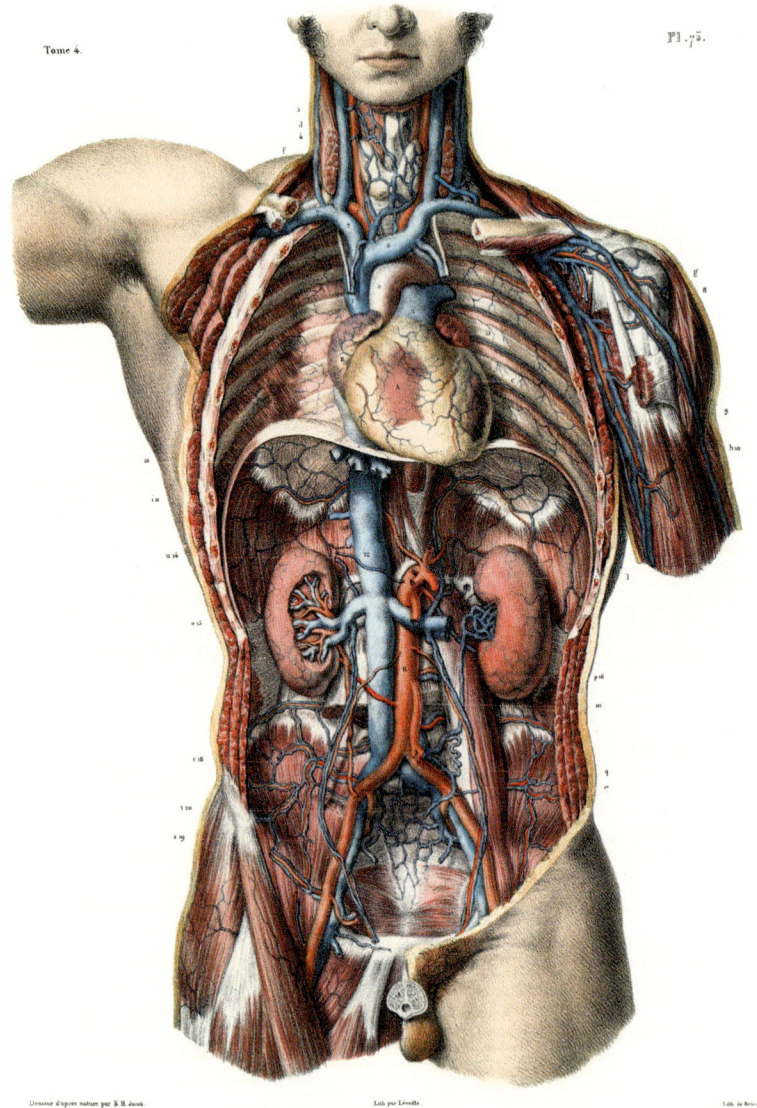

Veins of thorax and abdomen / Veines du thorax et de l'abdomen
Thorax- und Bauchvenen

VENAE THORACIS ET ABDOMINIS. VENAE PARIETUM THORACIS ET ABDOMINIS. VASA LYMPHATICA ET LYMPHONODI MEMBRI INFERIORIS

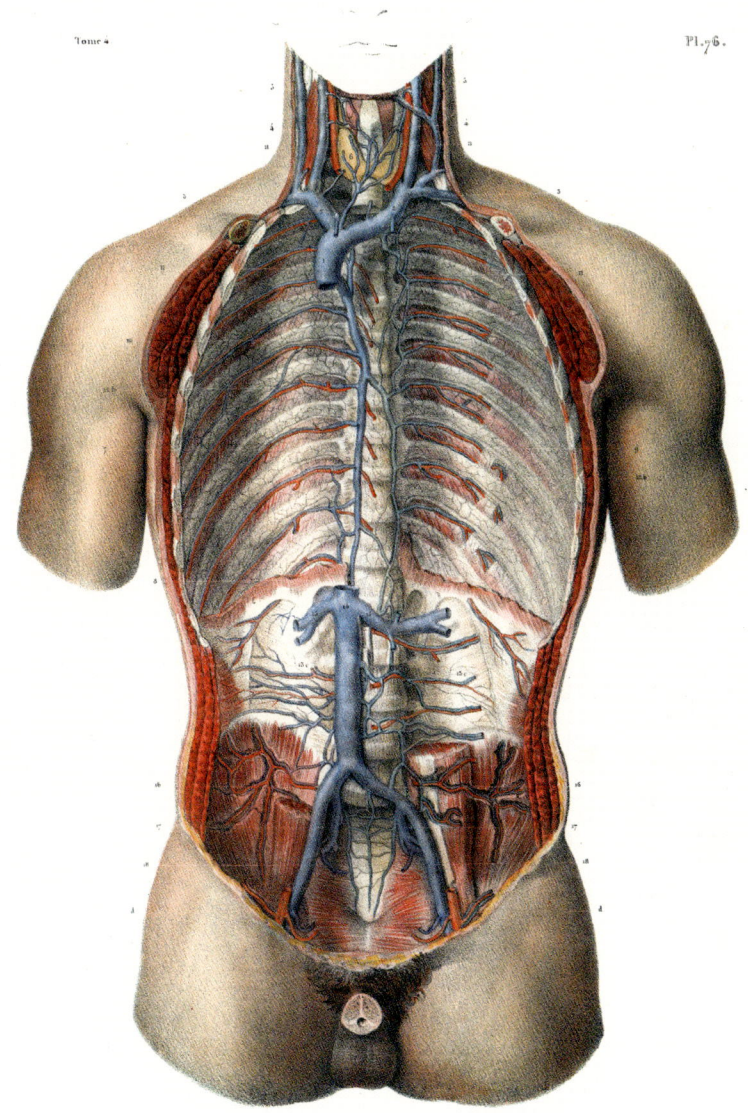

Veins of the walls of thorax and abdomen
Veines des parois du thorax et de l'abdomen
Venen der Thorax- und Bauchwand

VENAE THORACIS ET ABDOMINIS. VENAE PARIETUM THORACIS ET ABDOMINIS. VASA LYMPHATICA ET LYMPHONODI MEMBRI INFERIORIS

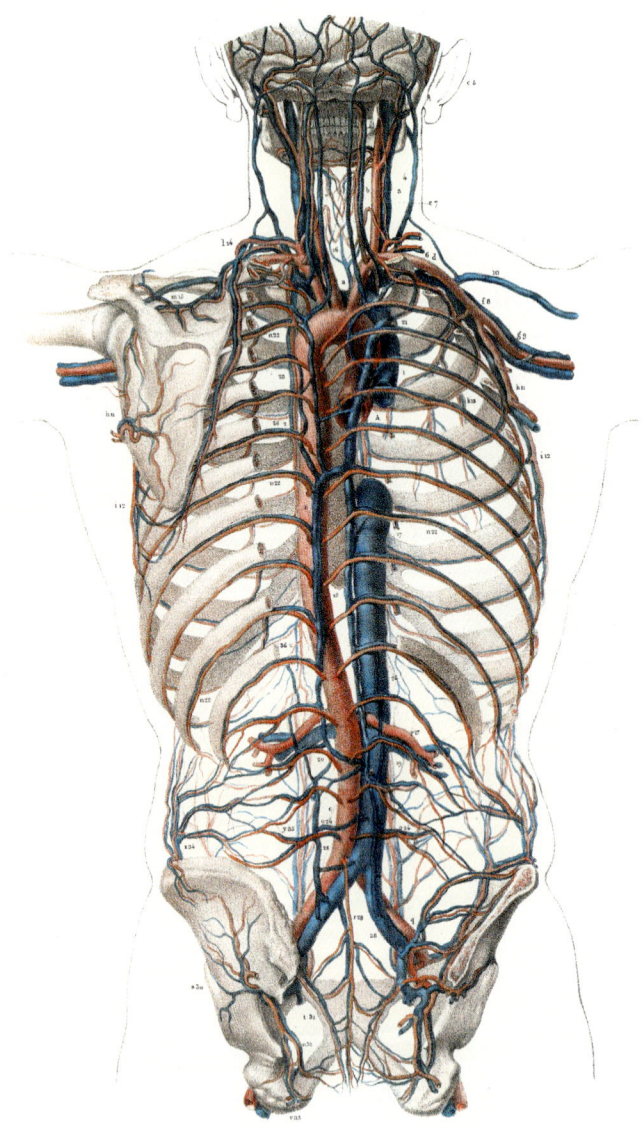

Veins of the walls of thorax and abdomen
Veines des parois du thorax et de l'abdomen
Venen der Thorax- und Bauchwand

VENAE THORACIS ET ABDOMINIS. VENAE PARIETUM THORACIS ET ABDOMINIS. VASA LYMPHATICA ET LYMPHONODI MEMBRI INFERIORIS

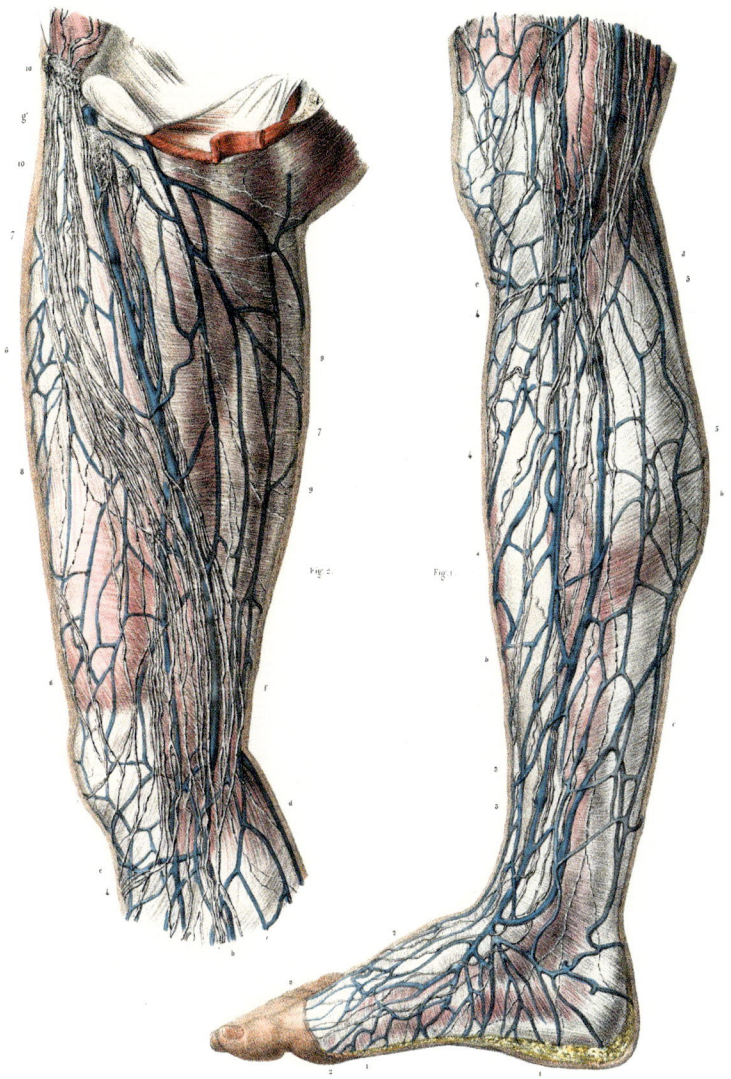

Lymph vessels and nodes of the lower limb
Vaisseaux et nœuds lymphatiques du membre inférieur
Lymphgefäße und Lymphknoten der unteren Extremität

VASA LYMPHATICA ET LYMPHONODI MEMBRI INFERIORIS ET REGIONIS INGUINALIS

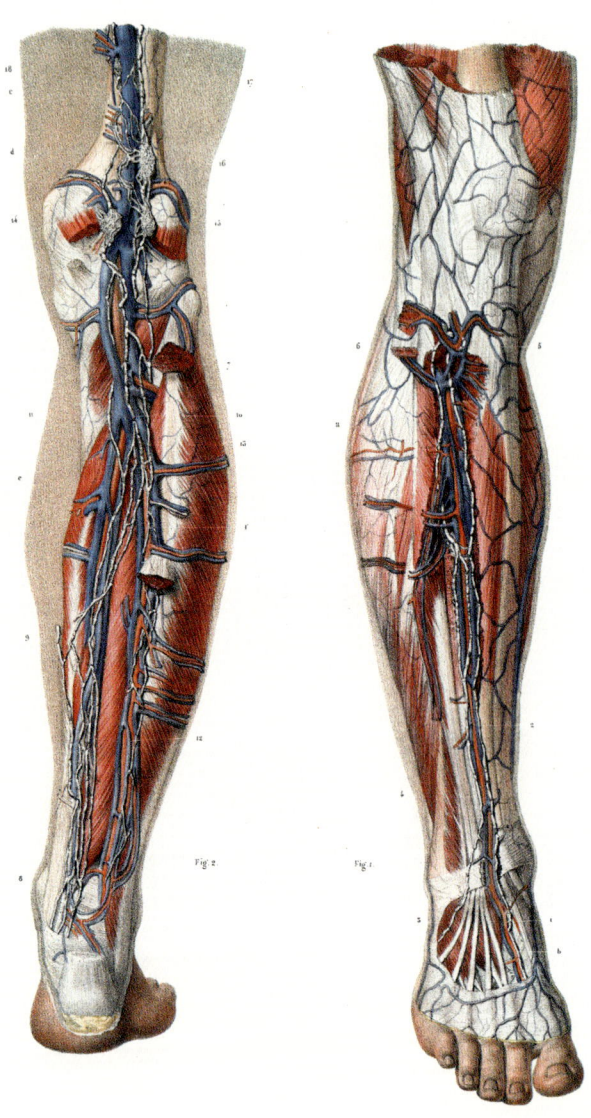

Lymph vessels and nodes of the lower leg
Vaisseaux et nœuds lymphatiques de la jambe
Lymphgefäße und Lymphknoten des Unterschenkels

VASA LYMPHATICA ET LYMPHONODI MEMBRI INFERIORIS ET REGIONIS INGUINALIS

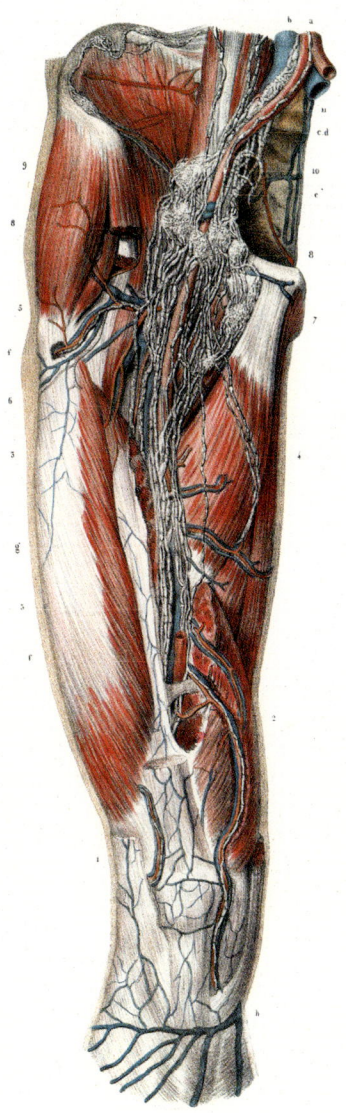

Lymph vessels and nodes of the thigh
Vaisseaux et nœuds lymphatiques de la cuisse
Lymphgefäße und Lymphknoten des Oberschenkels

VASA LYMPHATICA ET LYMPHONODI MEMBRI INFERIORIS ET REGIONIS INGUINALIS

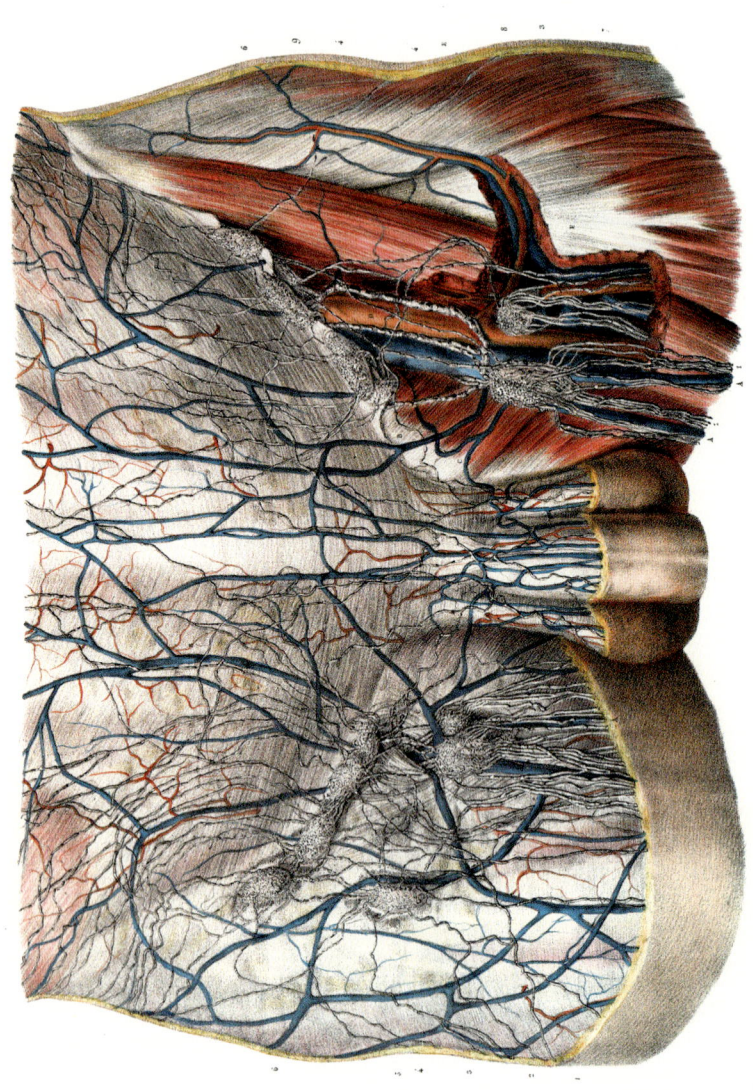

Lymph vessels and nodes of the inguinal region
Vaisseaux et nœuds lymphatiques de la région inguinale
Lymphgefäße und Lymphknoten der Leistenregion

VASA LYMPHATICA ET LYMPHONODI MEMBRI INFERIORIS ET REGIONIS INGUINALIS

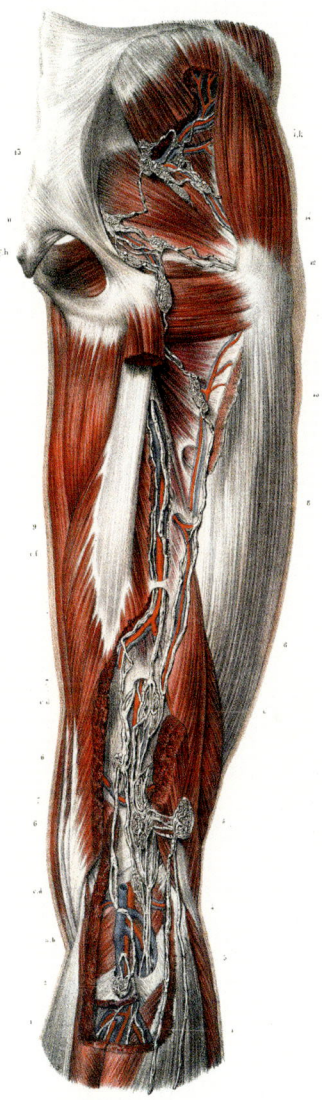

Lymph vessels and nodes of the thigh
Vaisseaux et nœuds lymphatiques de la cuisse
Lymphgefäße und Lymphknoten des Oberschenkels

VASA LYMPHATICA ET LYMPHONODI MEMBRI SUPERIORIS, THORACIS ET ABDOMINIS, CAPITIS ET COLLI

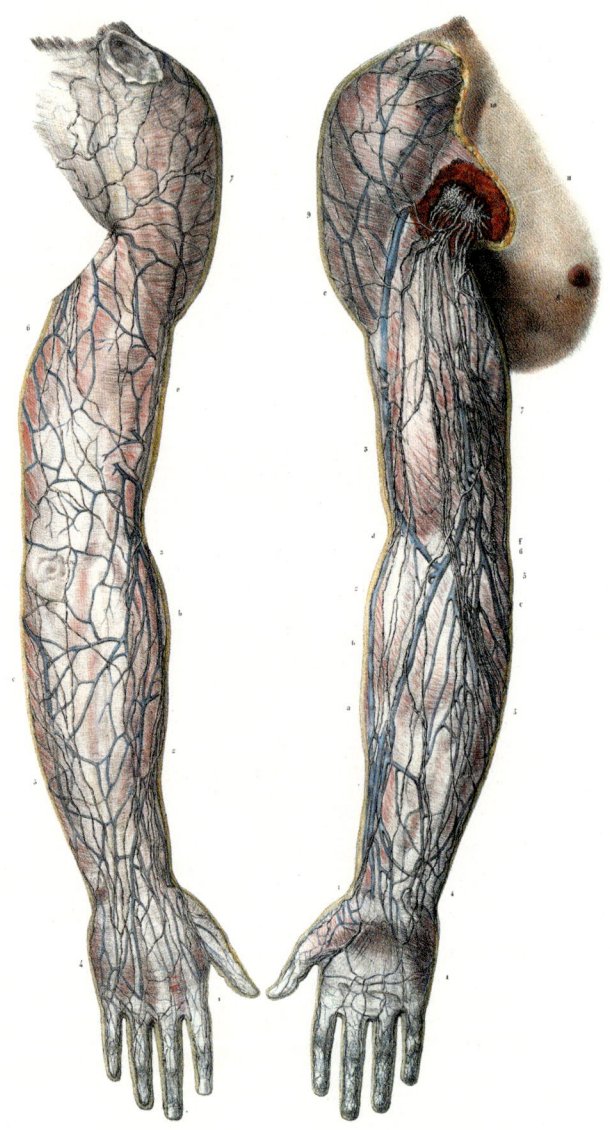

Lymph vessels and nodes of the upper limb
Vaisseaux et nœuds lymphatiques du membre supérieur
Lymphgefäße und Lymphknoten der oberen Extremität

VASA LYMPHATICA ET LYMPHONODI MEMBRI SUPERIORIS, THORACIS ET ABDOMINIS, CAPITIS ET COLLI

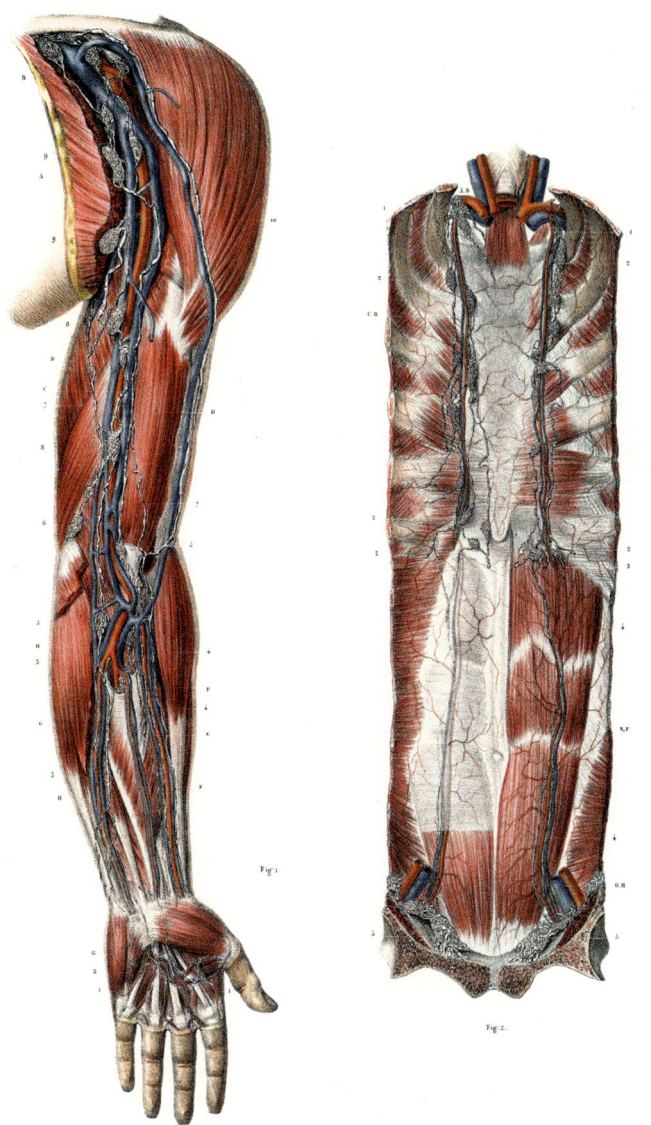

Lymph vessels and nodes of upper limb, thorax, and abdomen
Vaisseaux et nœuds lymphatiques du membre supérieur, du thorax et de l'abdomen
Lymphgefäße und Lymphknoten der oberen Extremität, des Thorax und des Bauches

VASA LYMPHATICA ET LYMPHONODI MEMBRI SUPERIORIS, THORACIS ET ABDOMINIS, CAPITIS ET COLLI

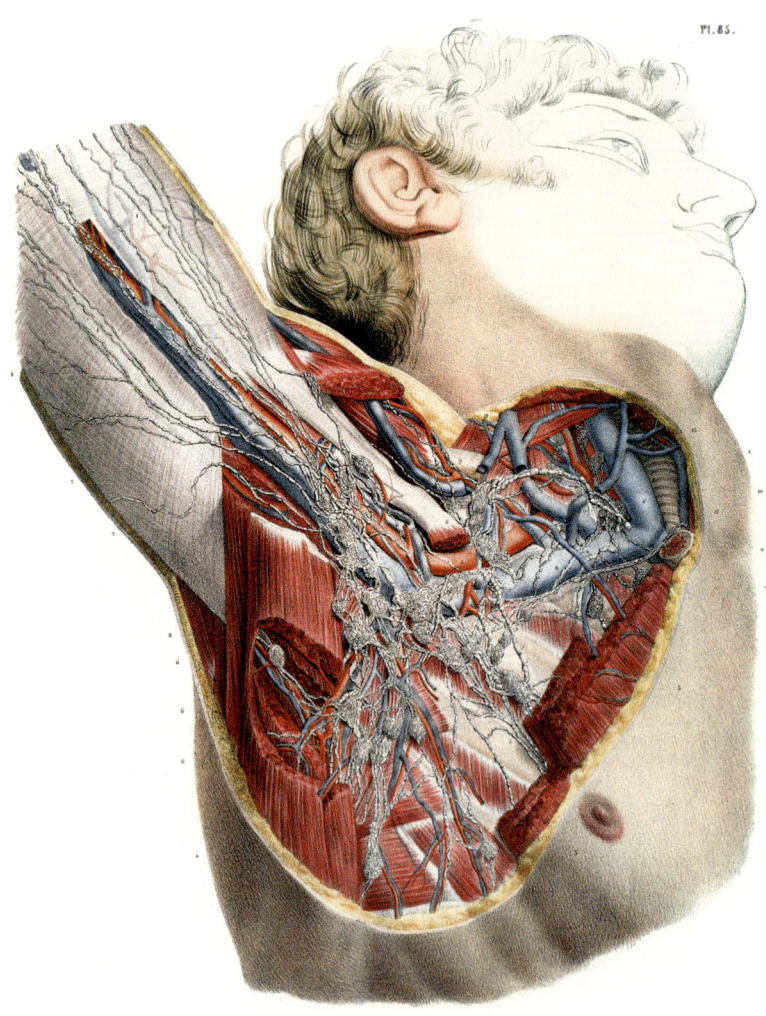

Lymph vessels and nodes of the axillary region
Vaisseaux et nœuds lymphatiques de la région axillaire
Lymphgefäße und Lymphknoten der Achselregion

VASA LYMPHATICA ET LYMPHONODI MEMBRI SUPERIORIS, THORACIS ET ABDOMINIS, CAPITIS ET COLLI

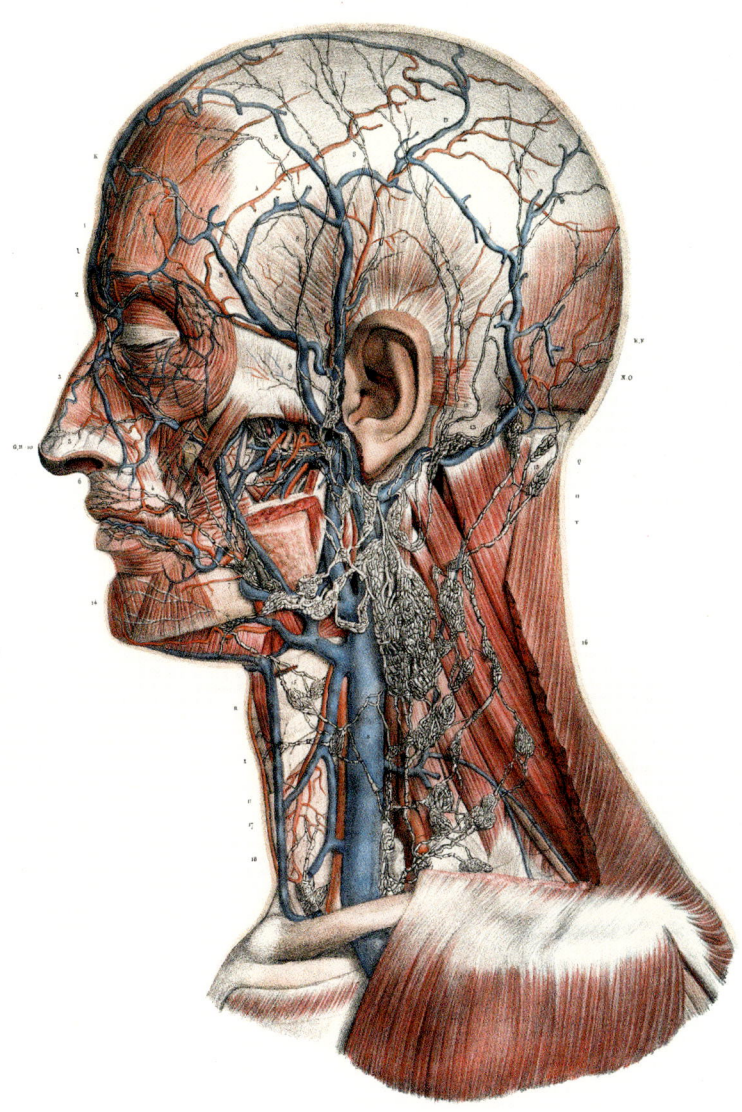

Lymph vessels and nodes of the head and neck
Vaisseaux et nœuds lymphatiques de la tête et du cou
Lymphgefäße und Lymphknoten des Kopfes und des Halses

VASA LYMPHATICA ET LYMPHONODI COLLI

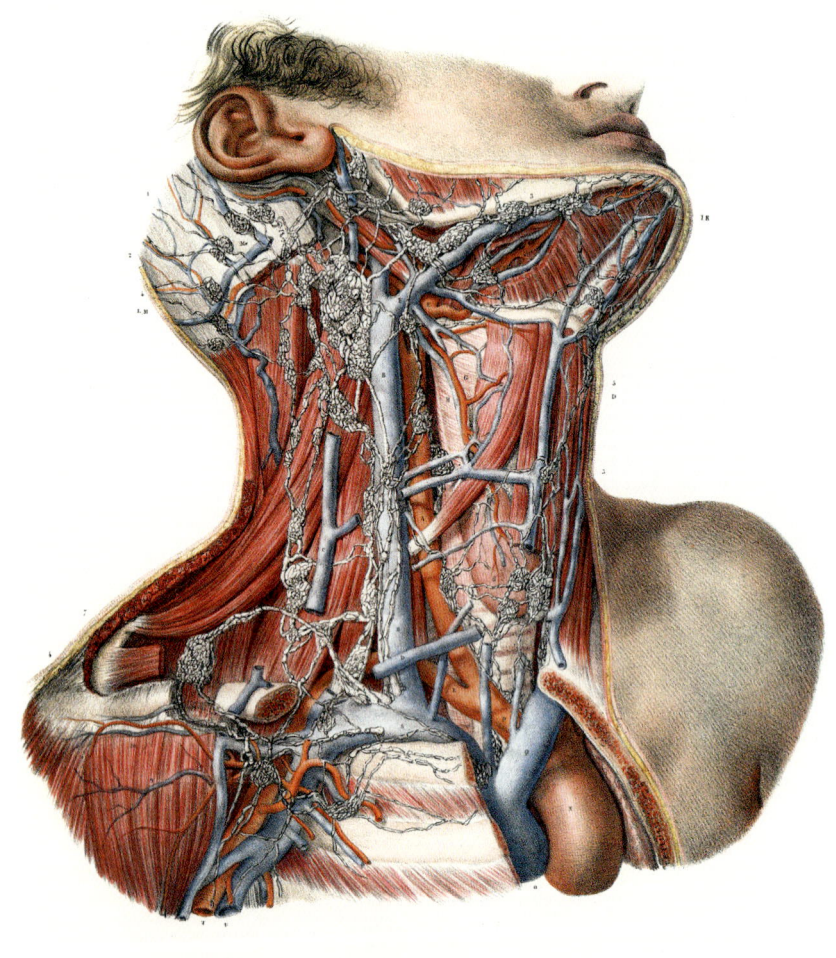

Lymph vessels and nodes of the neck
Vaisseaux et nœuds lymphatiques du cou
Lymphgefäße und Lymphknoten des Halses

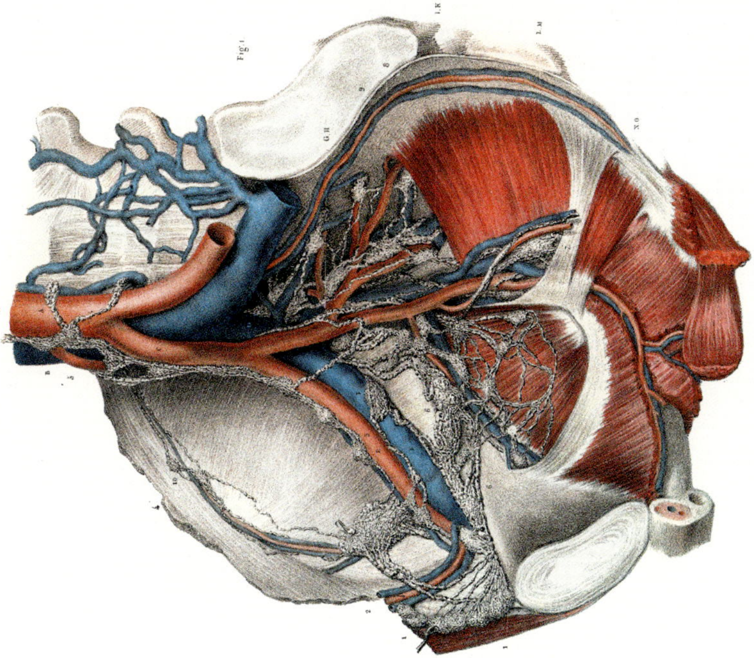

VASA LYMPHATICA ET LYMPHONODI PELVIS. DUCTUS THORACICUS

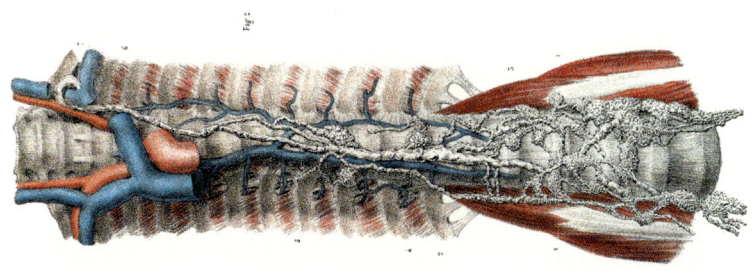

Lymph vessels and nodes of the pelvis. Thoracic duct
Vaisseaux et nœuds lymphatiques du bassin. Conduit thoracique
Lymphgefäße und Lymphknoten des Beckens. Ductus thoracicus (Milch-Brustgang)

VASA LYMPHATICA ET LYMPHONODI PELVIS ET ABDOMINIS

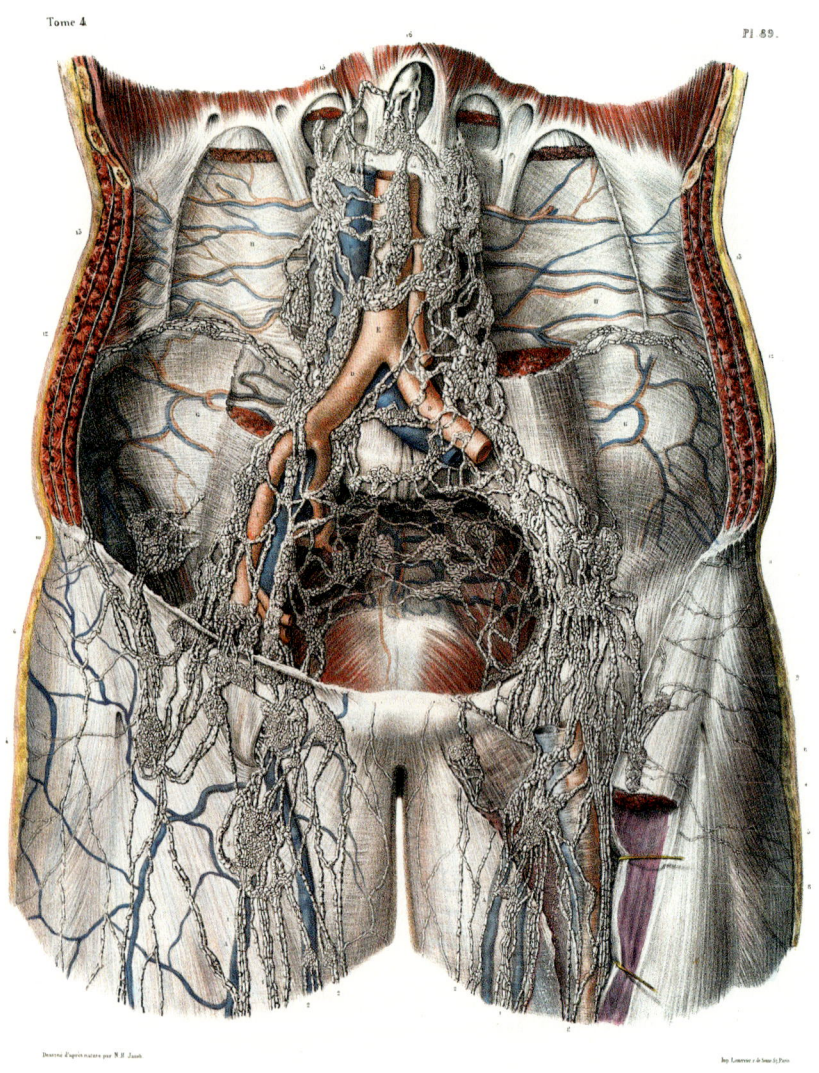

Lymph vessels and nodes of the pelvis and abdomen
Vaisseaux et nœuds lymphatiques du pelvis et de l'abdomen
Lymphgefäße und Lymphknoten des Beckens und des Bauches

VASA LYMPHATICA ET LYMPHONODI ABDOMINIS ET THORACIS. DUCTUS THORACICUS

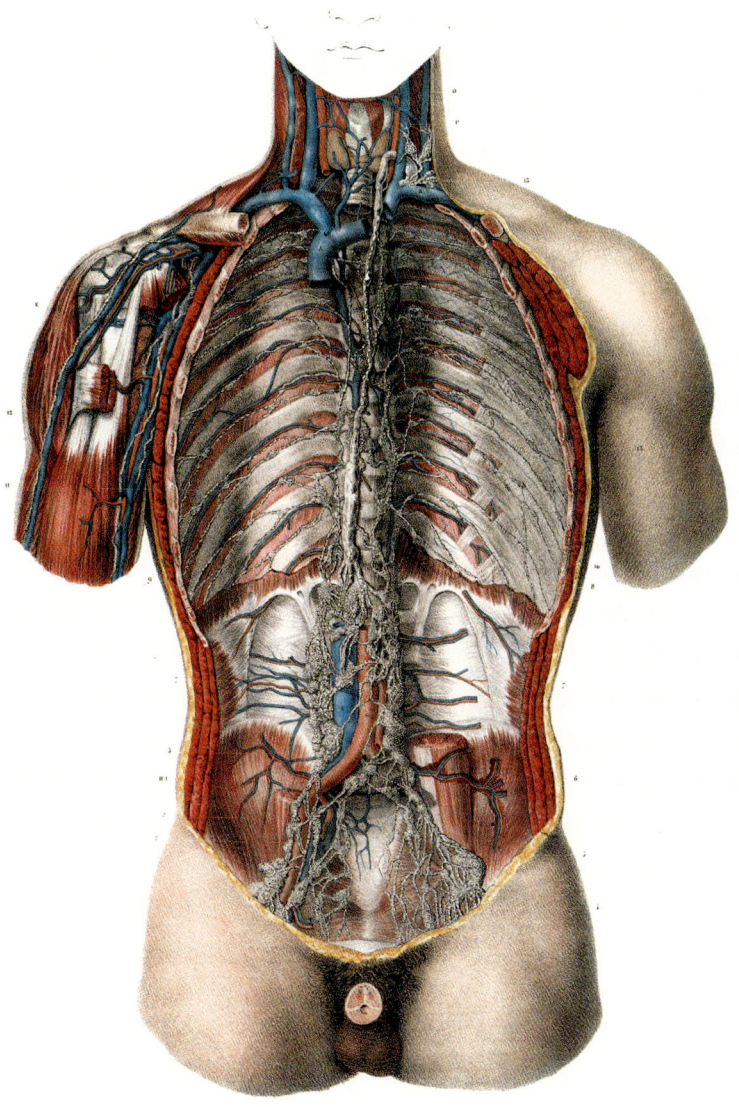

Lymph vessels and nodes of the abdomen and thorax. Thoracic duct
Vaisseaux et nœuds lymphatiques de l'abdomen et du thorax. Conduit thoracique
Lymphgefäße und Lymphknoten des Bauches und des Thorax. Ductus thoracicus

VASA LYMPHATICA ET LYMPHONODI THORACIS ET COLLI. DUCTUS THORACICUS

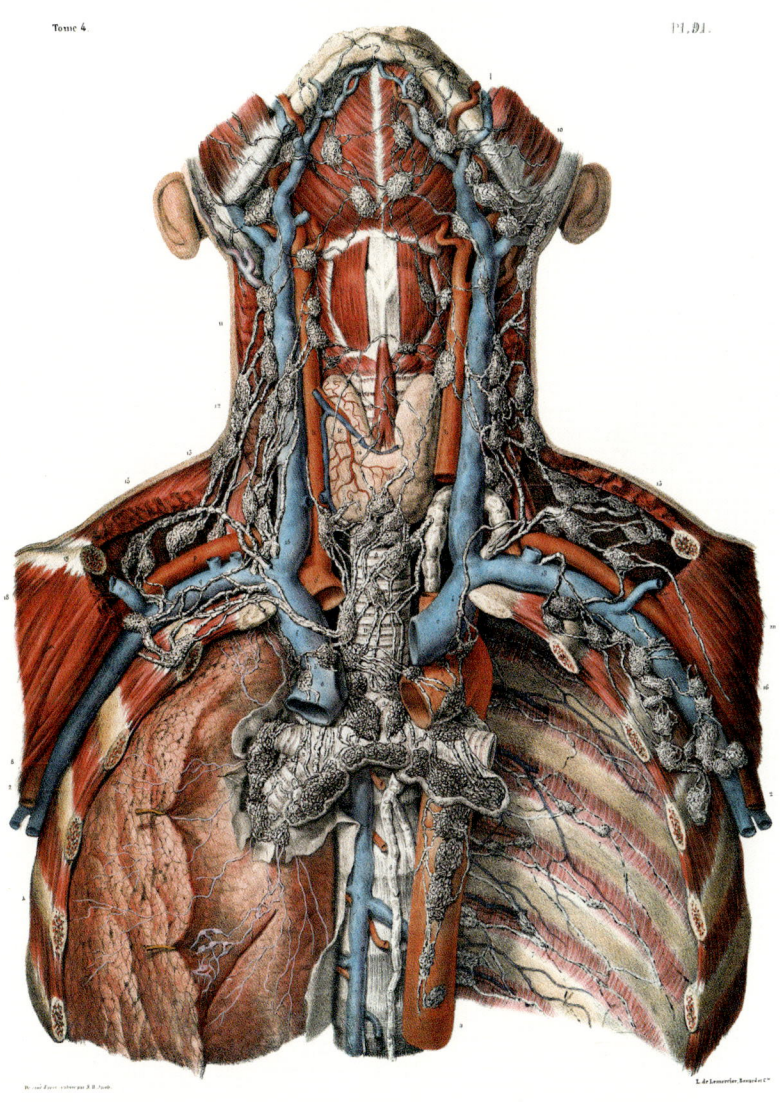

Lymph vessels and nodes of the thorax and neck. Thoracic duct
Vaisseaux et nœuds lymphatiques du thorax et du cou. Conduit thoracique
Lymphgefäße und Lymphknoten des Thorax und des Halses. Ductus thoracicus

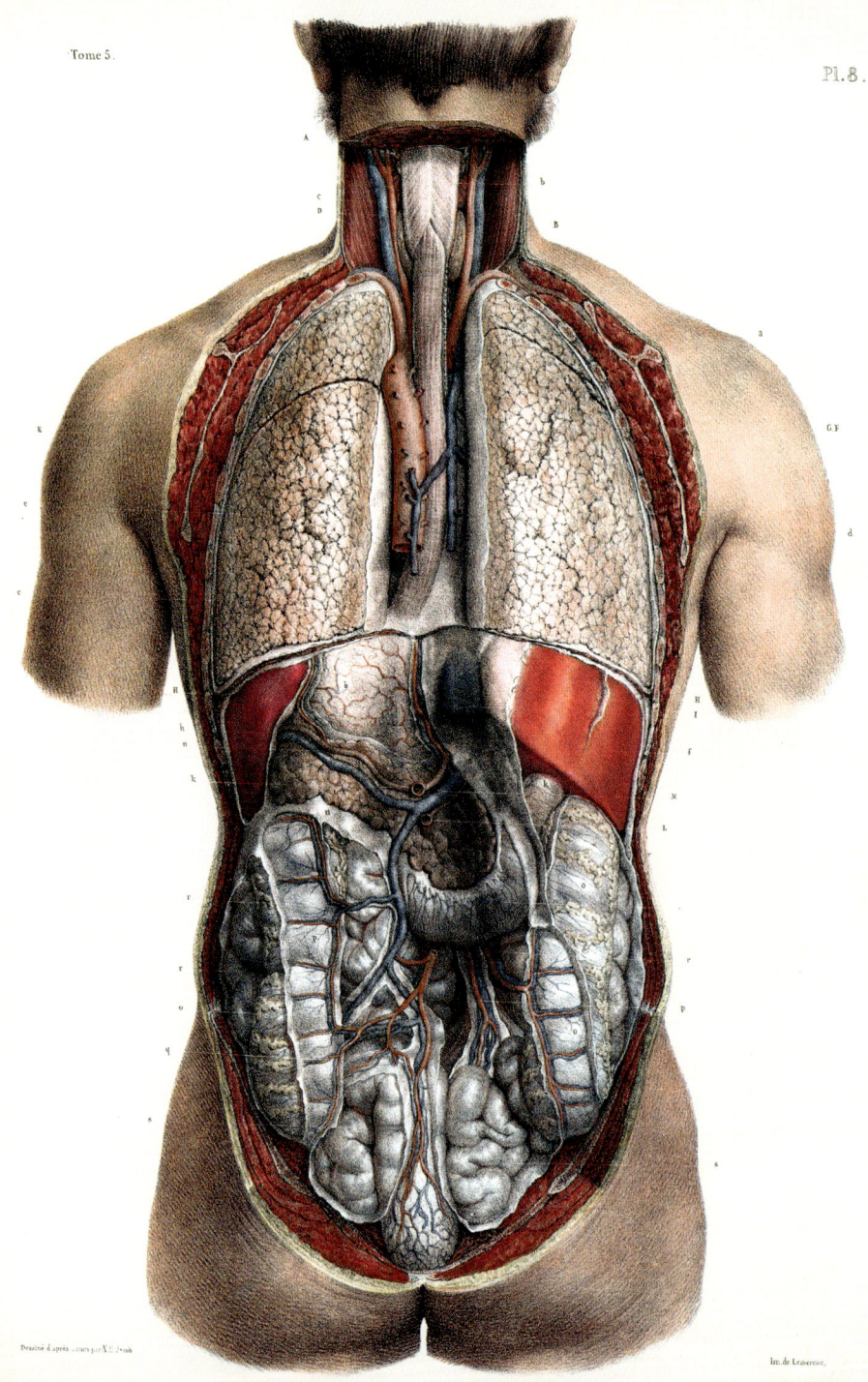

VOL. 5

Splanchnologia:
Viscera Abdominis
(Apparatus Digestorius
et Apparatus Urogenitalis)

**SPLANCHNOLOGY:
ABDOMINAL ORGANS
(GASTROINTESTINAL AND UROGENITAL TRACTS)**

**SPLANCHNOLOGIE :
VISCERES DE L'ABDOMEN
(APPAREIL DIGESTIF ET APPAREIL UROGENITAL)**

**SPLANCHNOLOGIE:
BAUCHEINGEWEIDE
(VERDAUUNGSAPPARAT UND UROGENITALAPPARAT)**

Left page / Ci-contre / linke Seite:
Thoracic and abdominal organs / Viscères thoraciques et abdominaux
Brust- und Baucheingeweide

VISCERA THORACIS ET ABDOMINIS

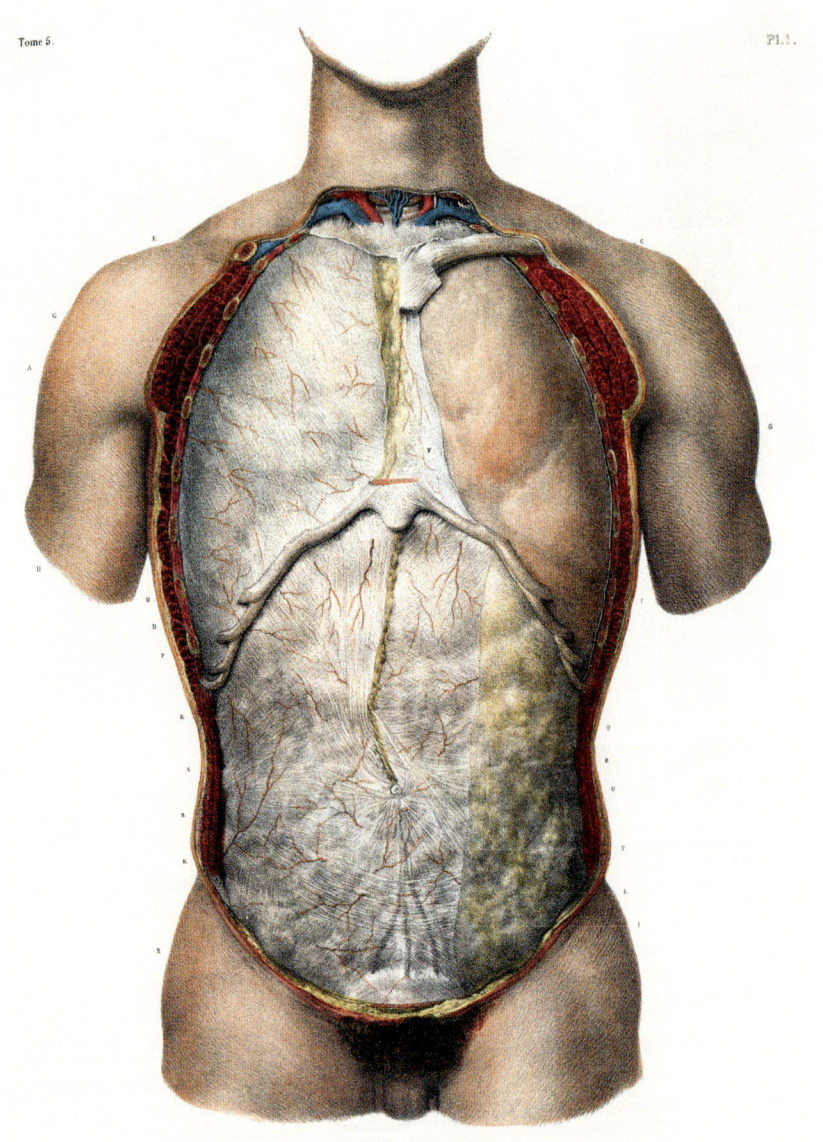

Thoracic and abdominal organs / Viscères thoraciques et abdominaux
Brust- und Baucheingeweide

VISCERA ABDOMINIS

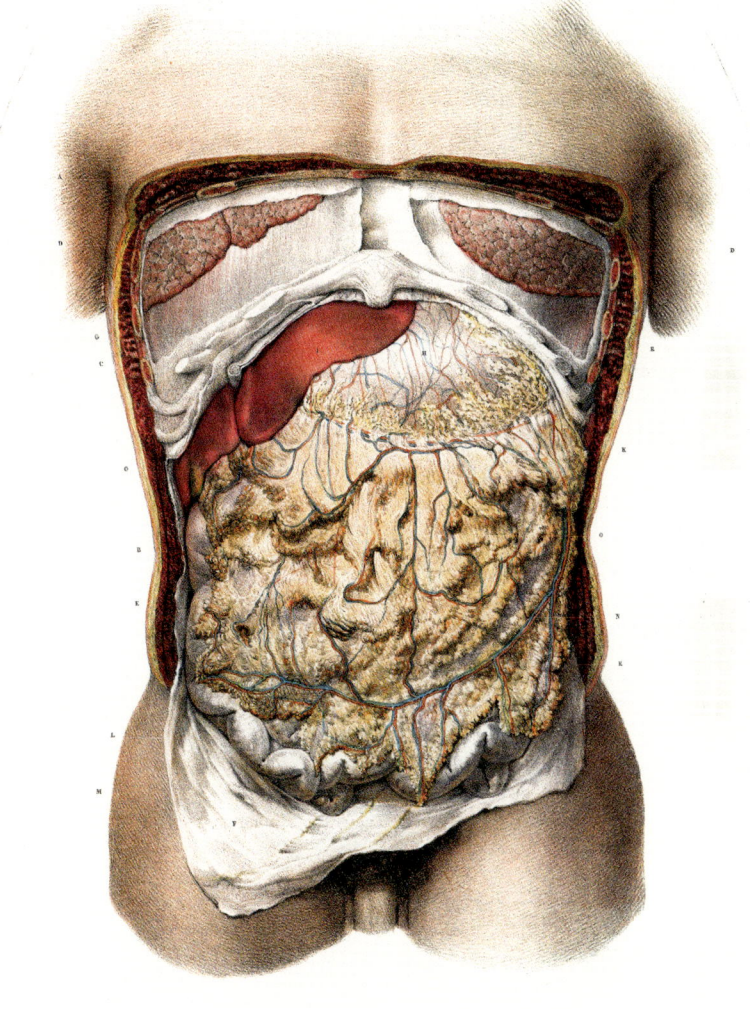

Abdominal organs / Viscères abdominaux / Baucheingeweide

VISCERA THORACIS ET ABDOMINIS

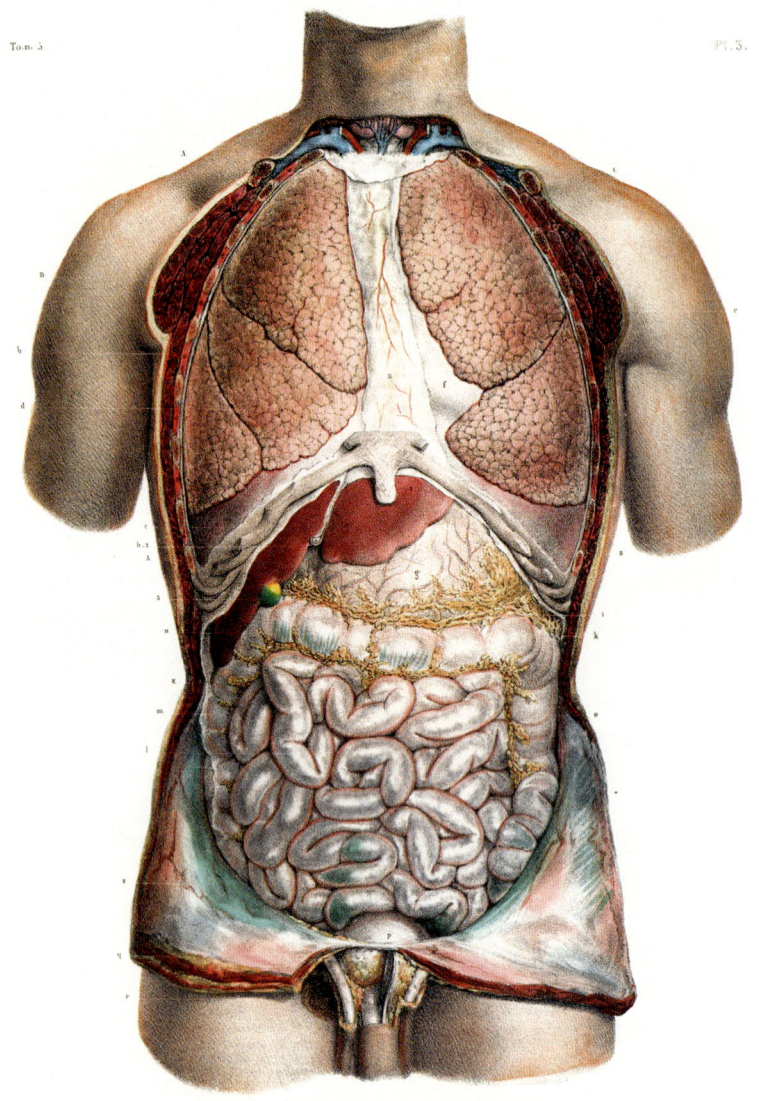

Thoracic and abdominal organs / Viscères thoraciques et abdominaux
Brust- und Baucheingeweide

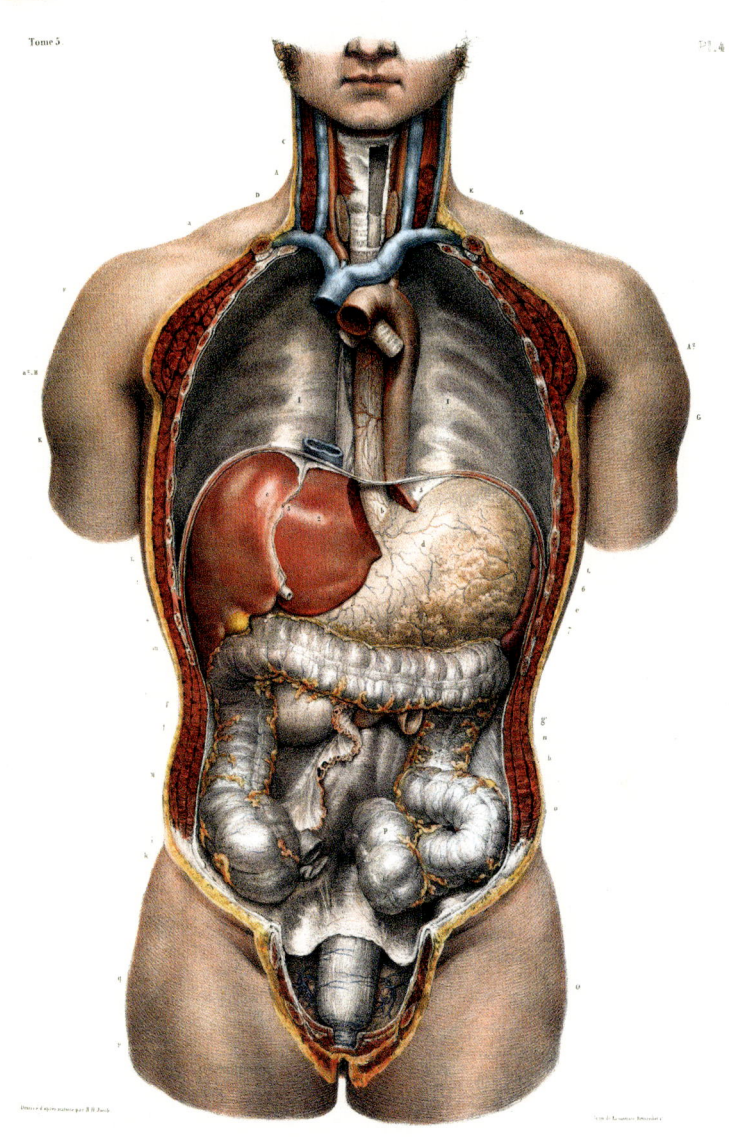

Abdominal organs / Viscères abdominaux / Baucheingeweide

VISCERA THORACIS ET ABDOMINIS

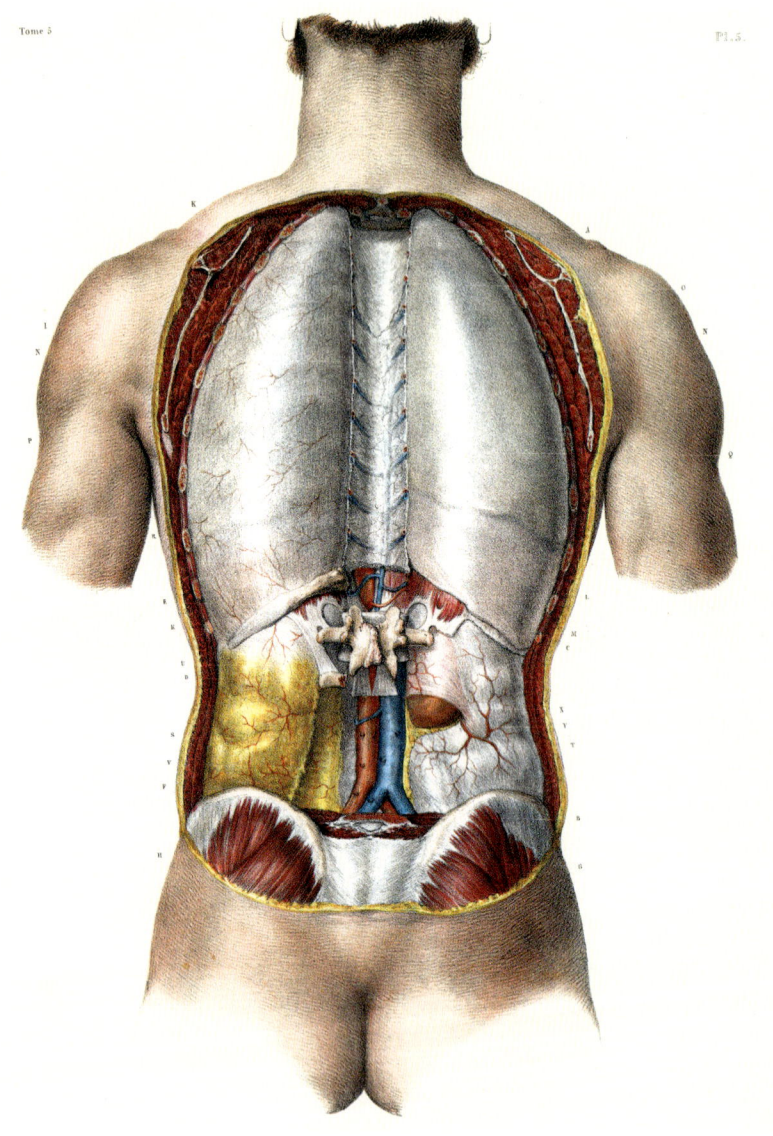

Thoracic and abdominal organs / Viscères thoraciques et abdominaux
Brust- und Baucheingeweide

VISCERA THORACIS ET ABDOMINIS

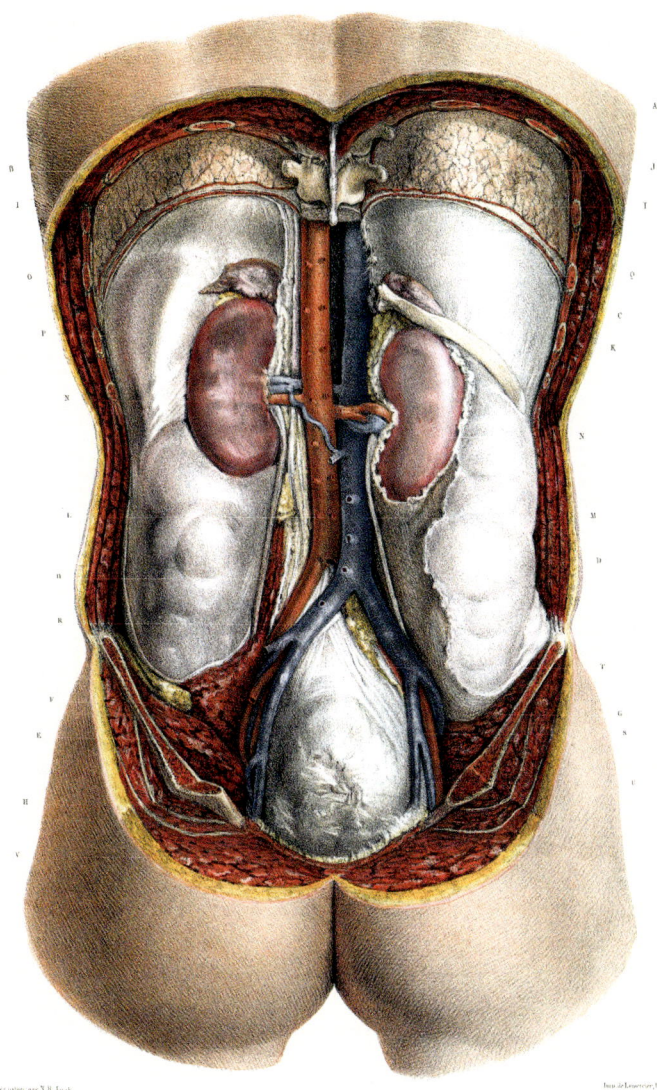

Abdominal organs / Viscères abdominaux
Baucheingeweide

VISCERA ABDOMINIS

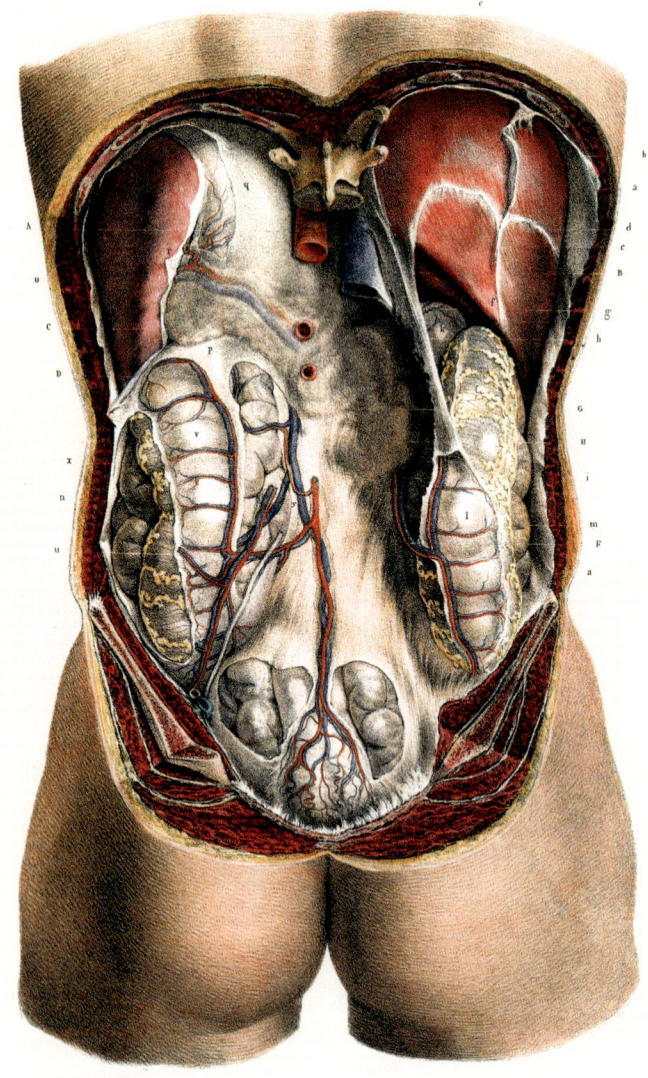

Abdominal organs / Viscères abdominaux / Baucheingeweide

VISCERA THORACIS ET ABDOMINIS

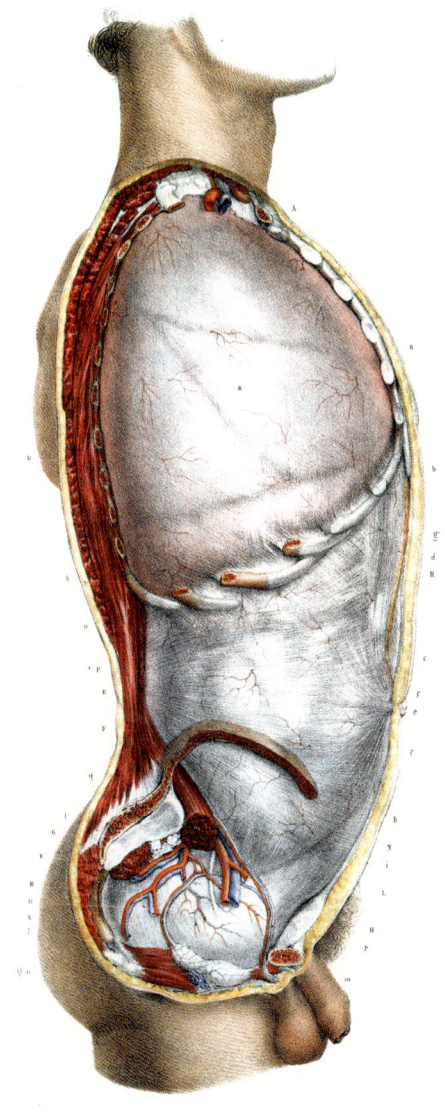

Thoracic and abdominal organs / Viscères thoraciques et abdominaux
Brust- und Baucheingeweide

VISCERA THORACIS ET ABDOMINIS

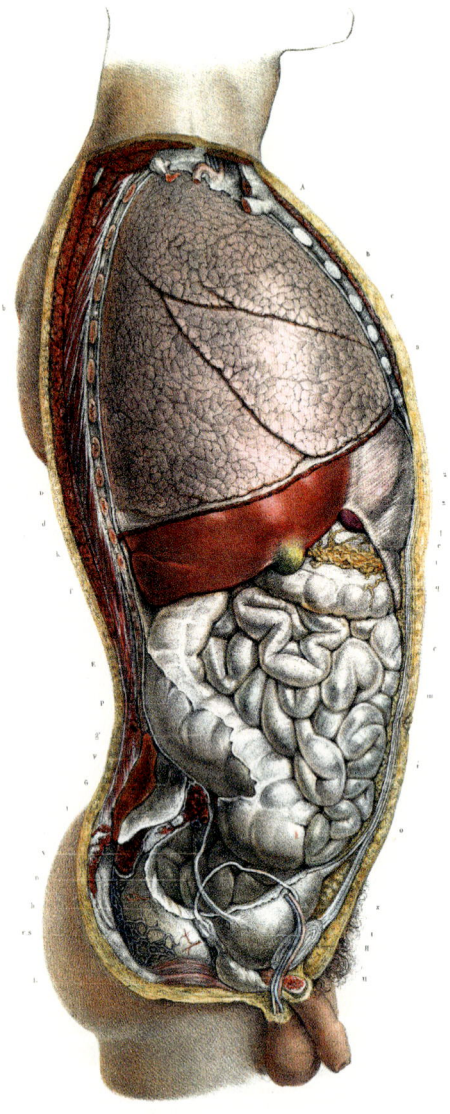

Thoracic and abdominal organs / Viscères thoraciques et abdominaux
Brust- und Baucheingeweide

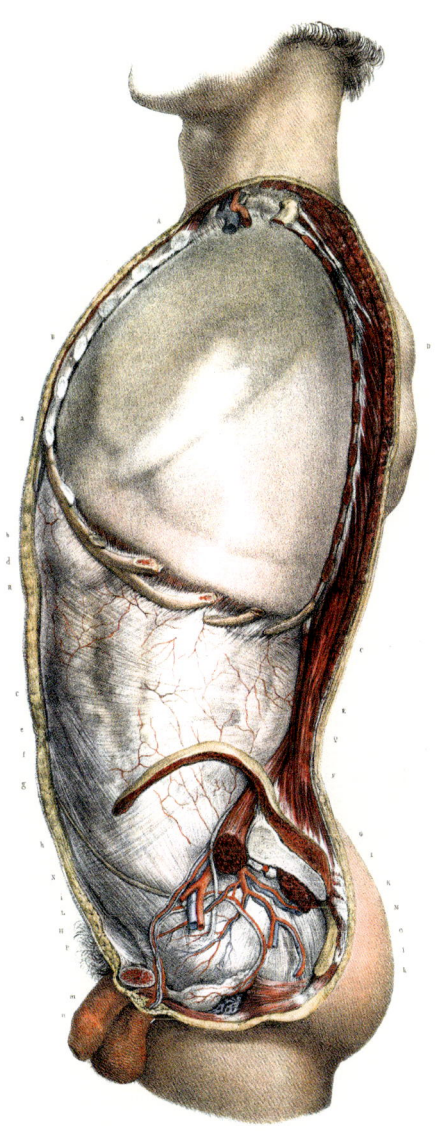

Thoracic and abdominal organs / Viscères thoraciques et abdominaux
Brust- und Baucheingeweide

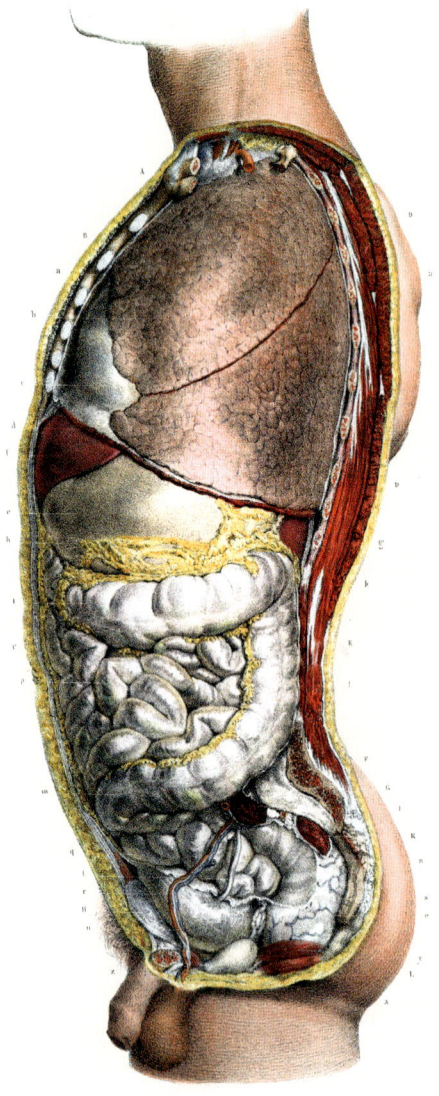

Thoracic and abdominal organs / Viscères thoraciques et abdominaux
Brust- und Baucheingeweide

VISCERA ABDOMINIS

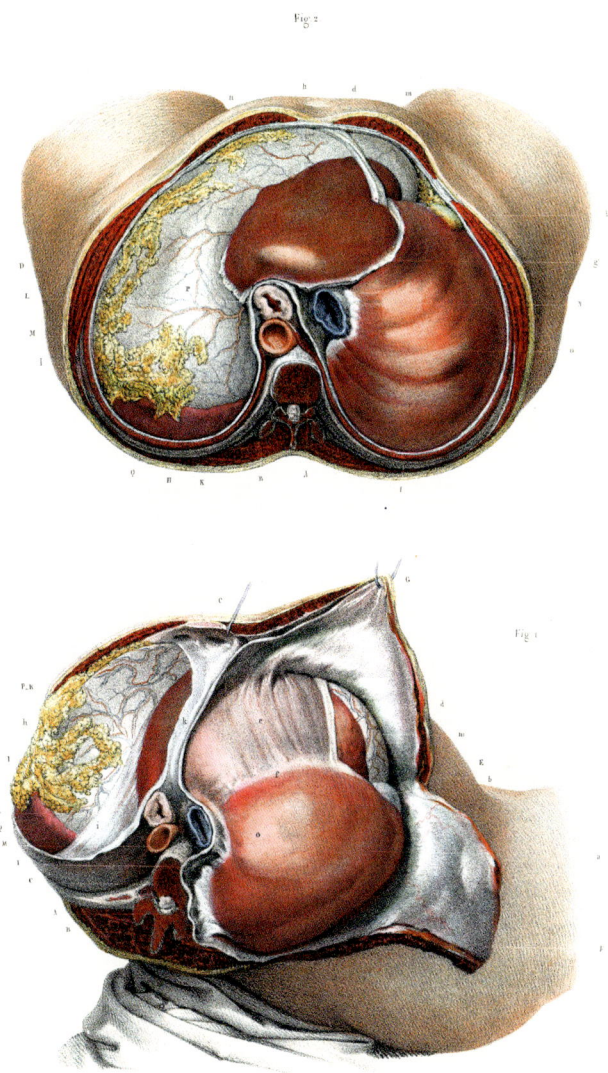

Abdominal organs / Viscères abdominaux / Baucheingeweide

GLANDULAE SALIVARIAE

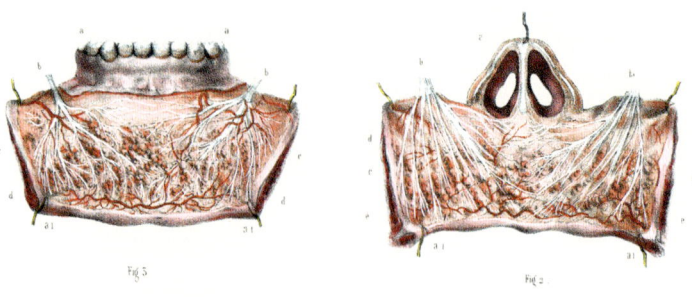

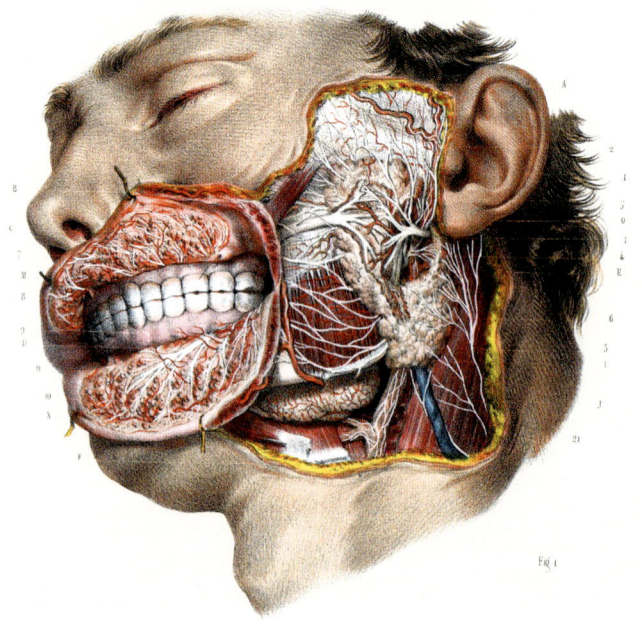

Salivary glands / Glandes salivaires / Speicheldrüsen

CAVUM ORIS

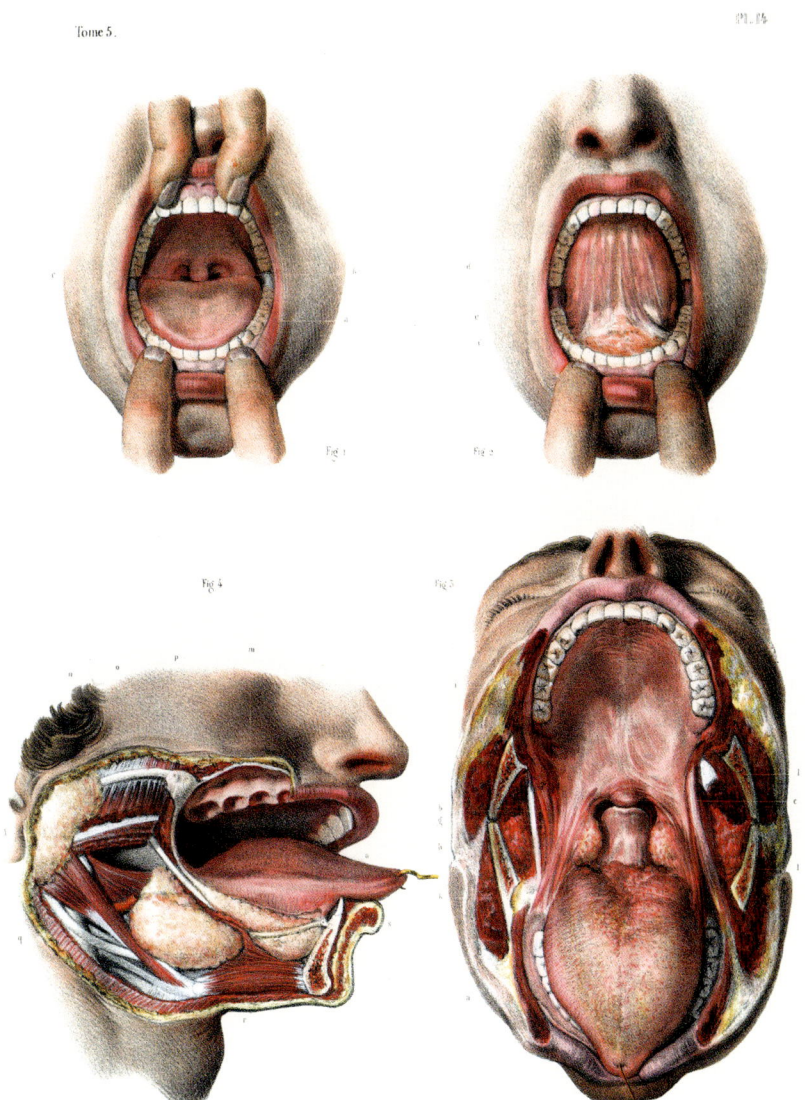

Oral cavity / Cavité orale / Mundhöhle

GLANDULAE SALIVARIAE

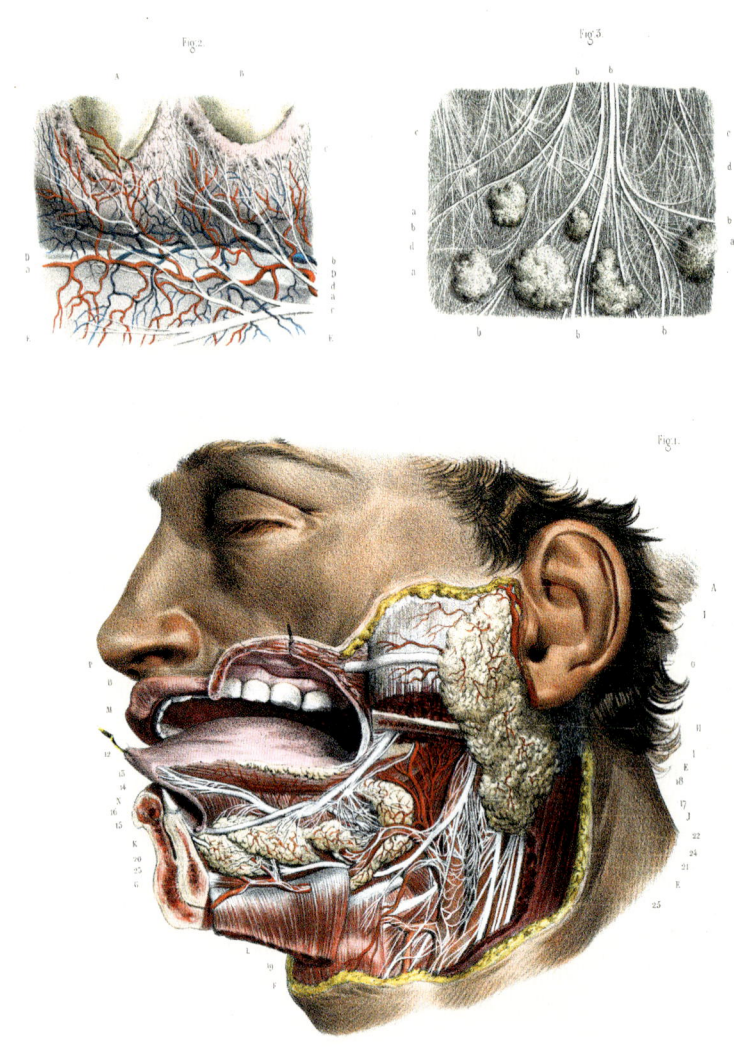

Salivary glands / Glandes salivaires / Speicheldrüsen

GLANDULAE SALIVARIAE

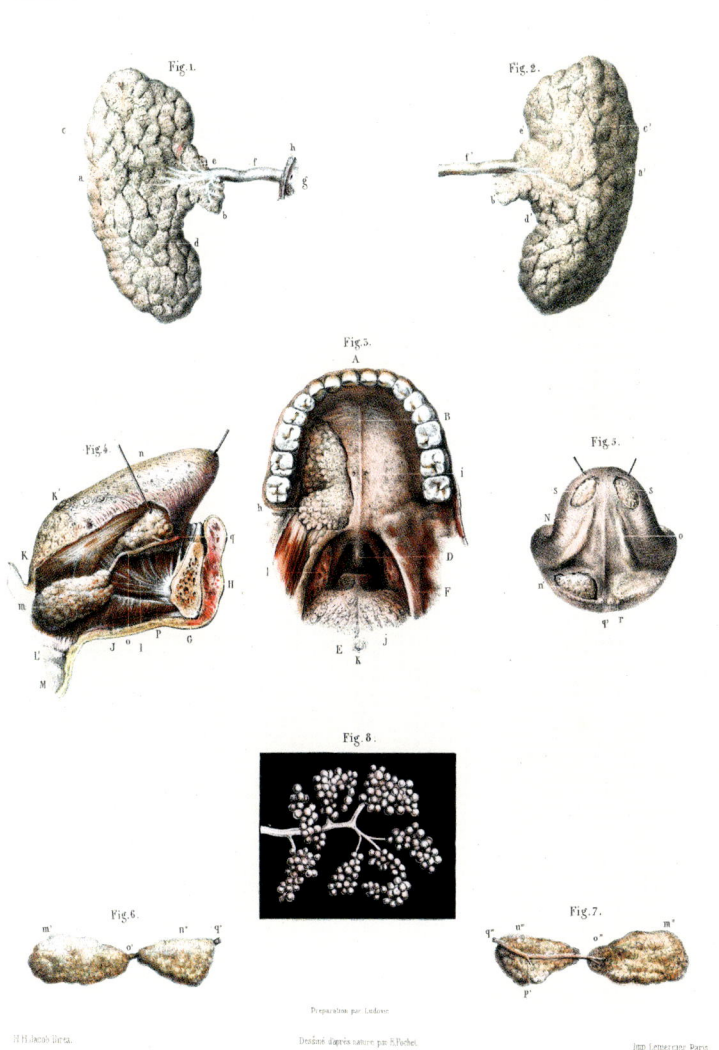

Salivary glands / Glandes salivaires / Speicheldrüsen

LINGUA: MUSCULI, VASA ET NERVI, ET ANATOMIA MICROSCOPICA. PHARYNX ET OESOPHAGUS

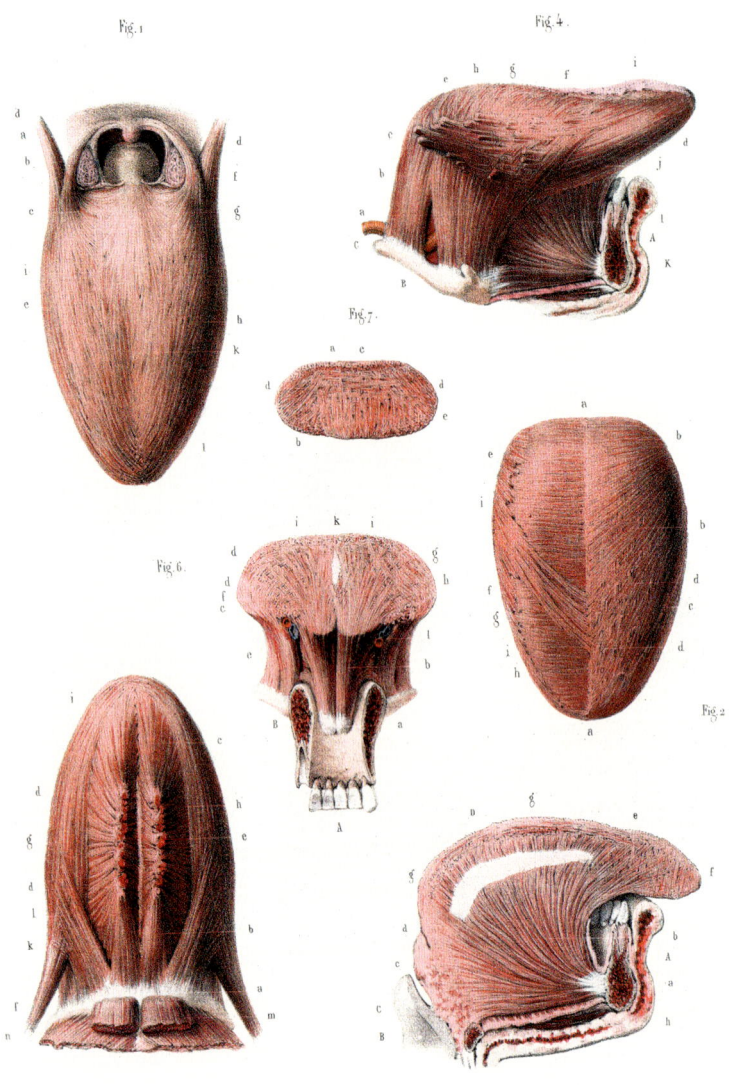

Tongue: Muscles / Langue : Muscles / Zunge: Muskulatur

LINGUA: MUSCULI, VASA ET NERVI, ET ANATOMIA MICROSCOPICA. PHARYNX ET OESOPHAGUS

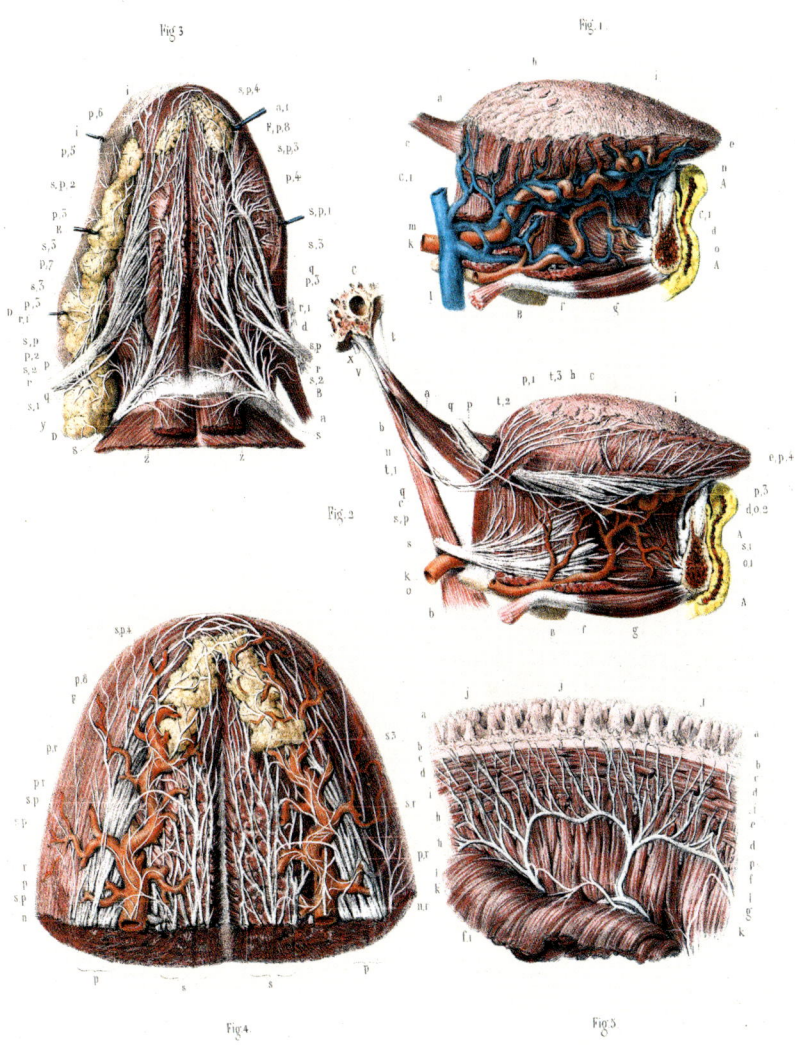

Tongue: Vessels and nerves / Langue : Vaisseaux et nerfs
Zunge: Gefäße und Nerven

LINGUA: MUSCULI, VASA ET NERVI, ET ANATOMIA MICROSCOPICA. PHARYNX ET OESOPHAGUS

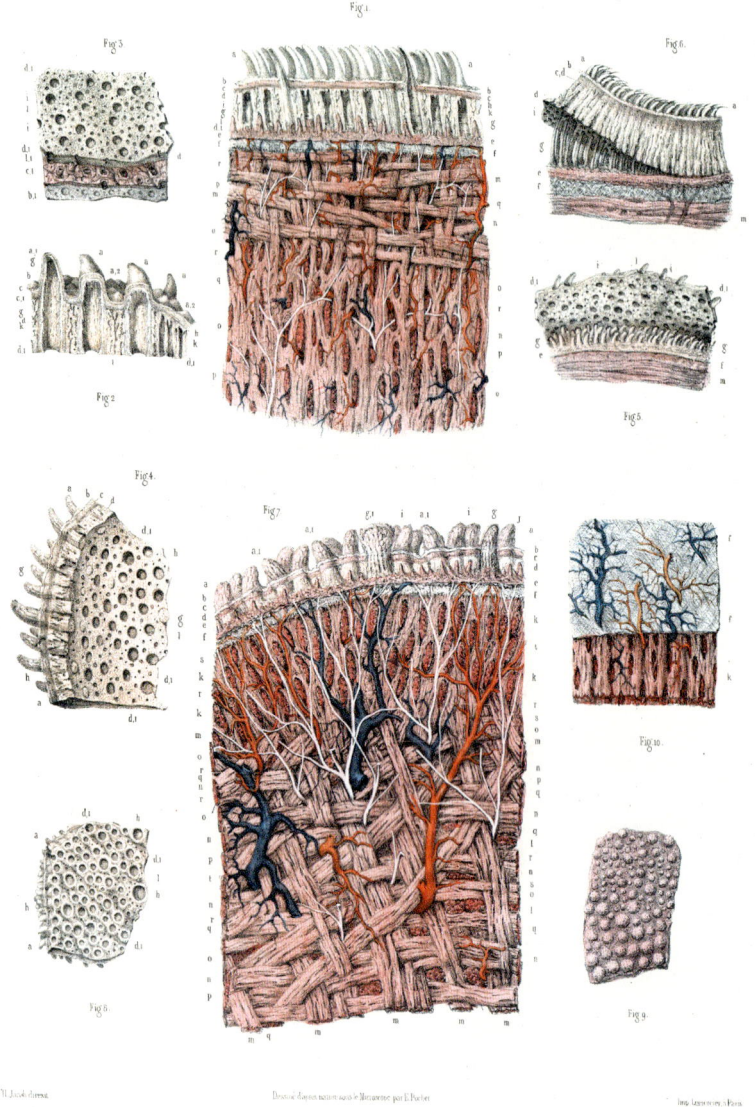

Tongue: Microscopic anatomy / Langue : Anatomie microscopique
Zunge: Mikroskopische Anatomie

LINGUA: MUSCULI, VASA ET NERVI, ET ANATOMIA MICROSCOPICA. PHARYNX ET OESOPHAGUS

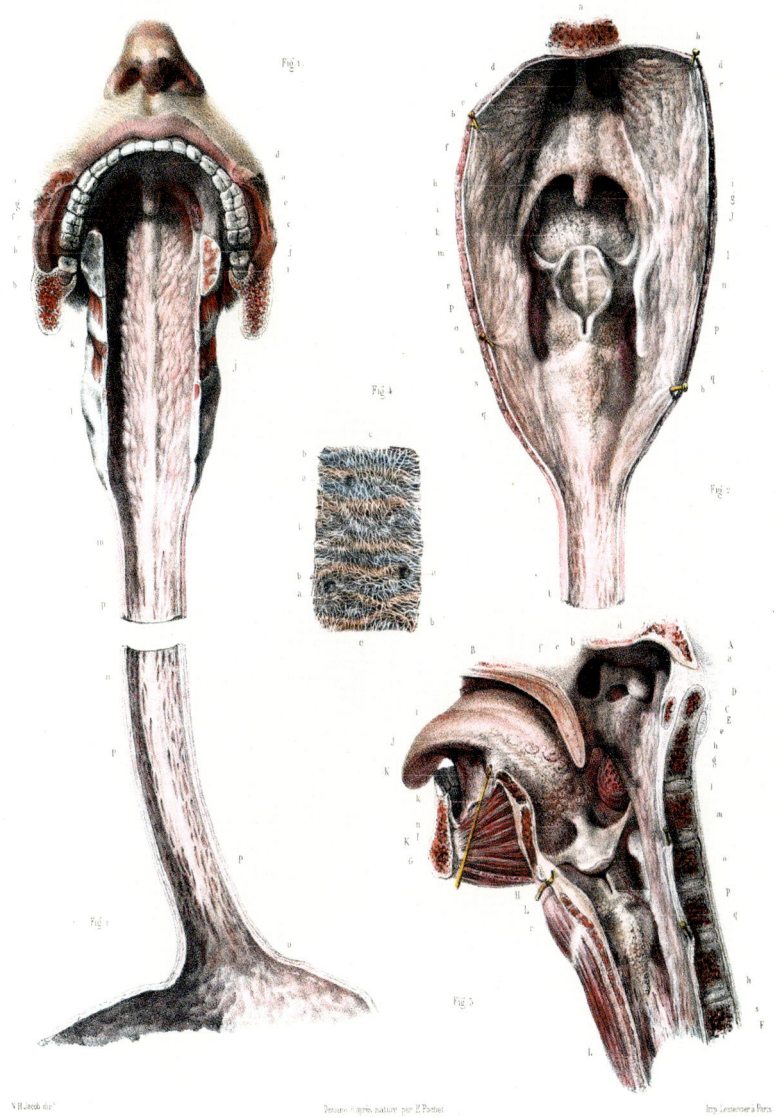

Pharynx and oesophagus / Pharynx et œsophage
Rachen und Speiseröhre

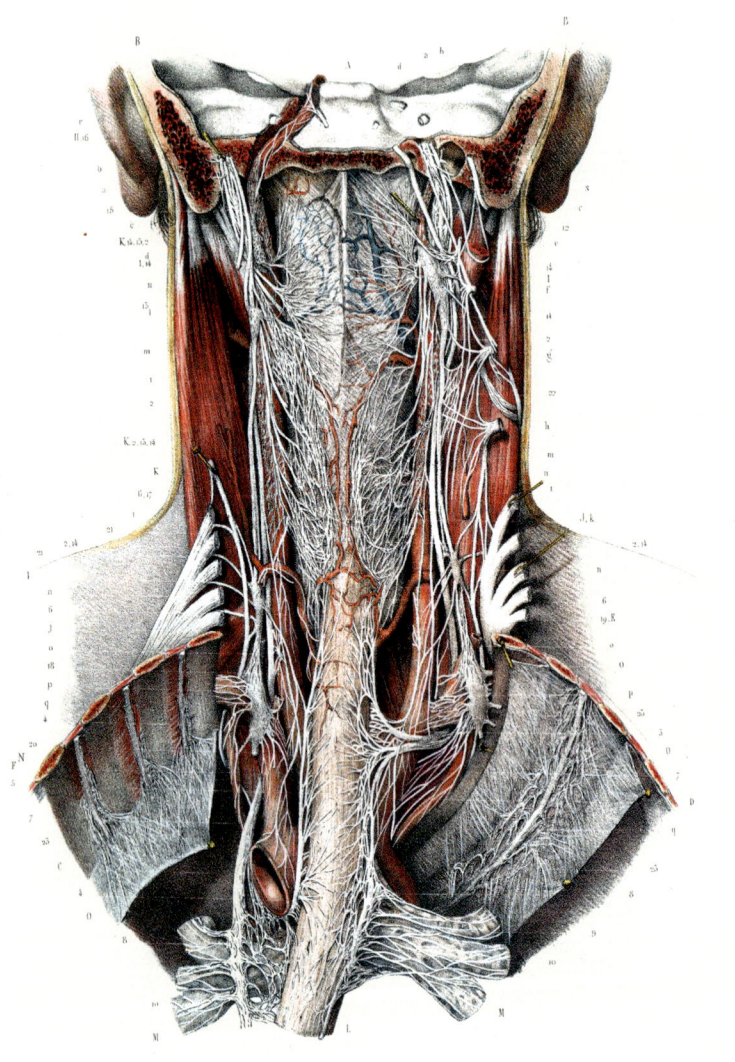

Pharynx and oesophagus: Nerves / Pharynx et œsophage : Nerfs
Rachen und Speiseröhre: Nerven

CAVUM ORIS ET PHARYNX: ANATOMIA MICROSCOPICA

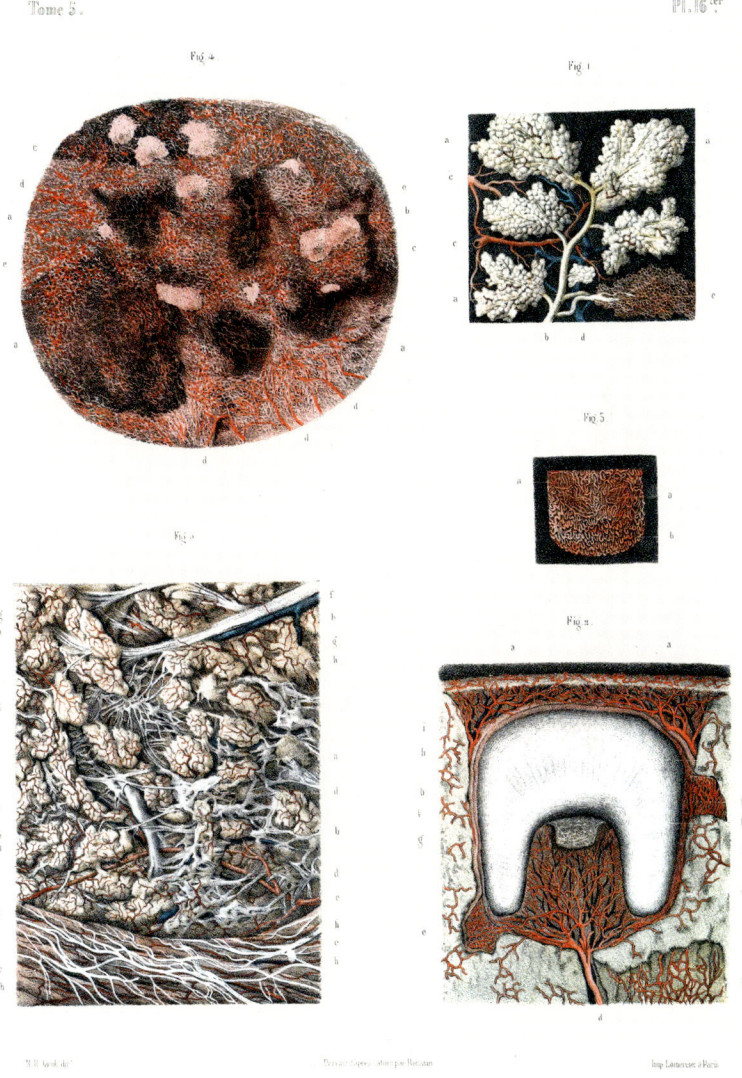

Oral cavity and pharynx: Microscopic anatomy
Cavité orale et pharynx : Aanatomie microscopique
Mundhöhle und Rachen: Mikroskopische Anatomie

VENTRICULUS (GASTER)

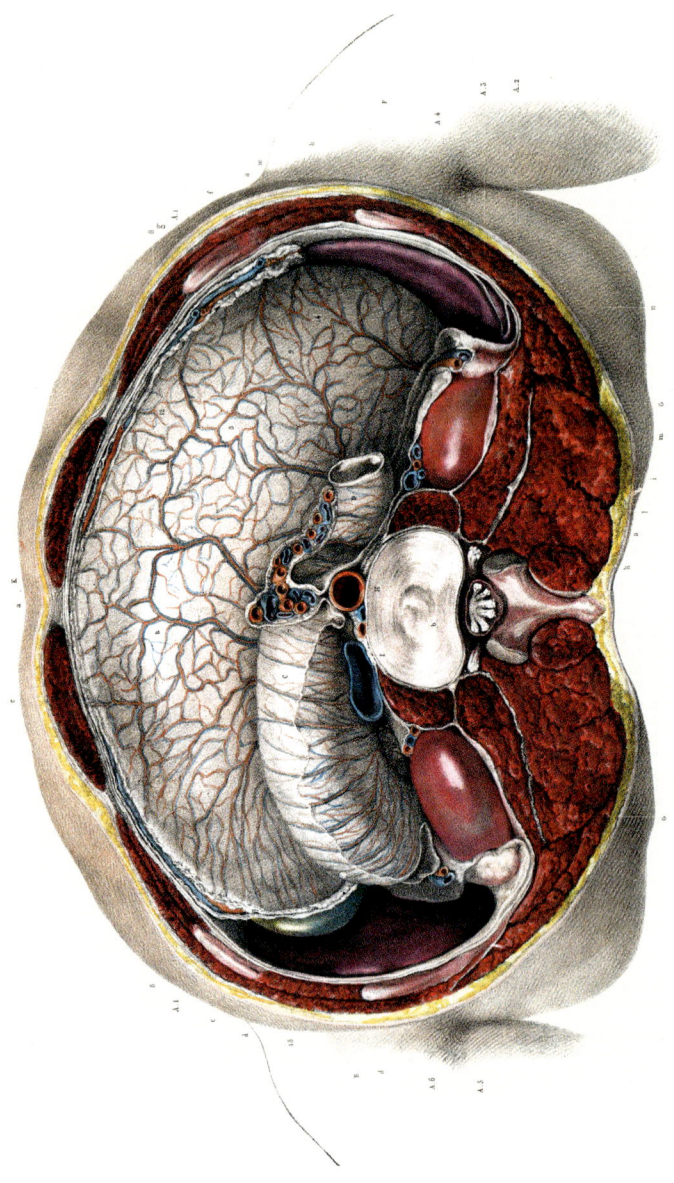

Stomach / Estomac / Magen

VENTRICULUS (GASTER)

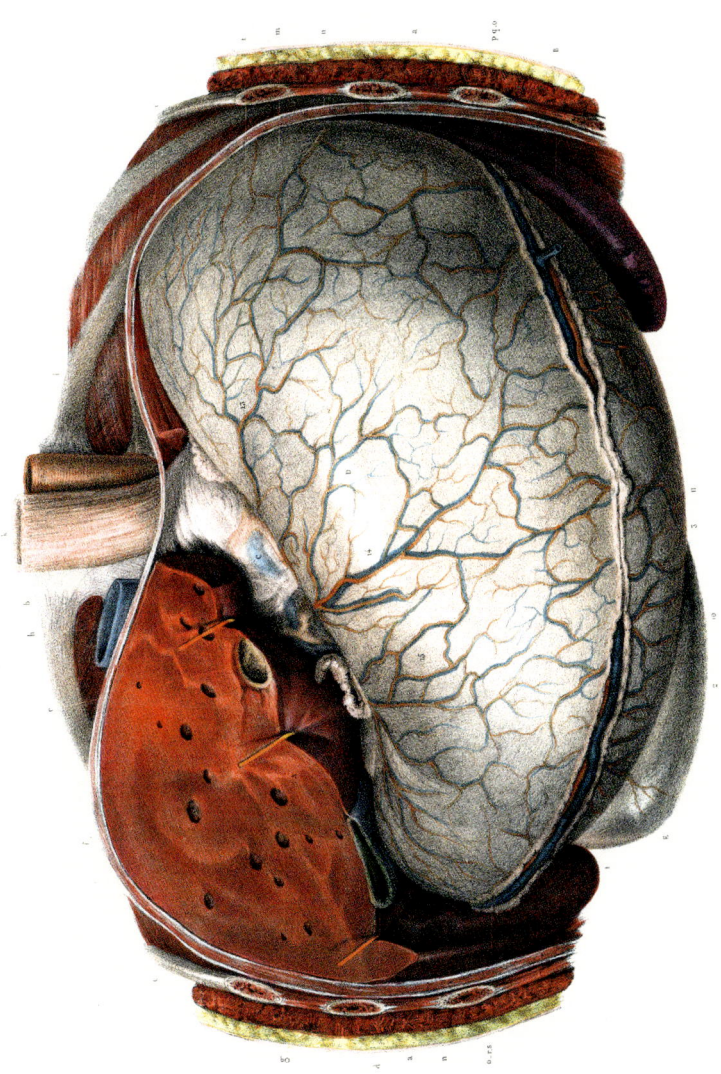

Stomach / Estomac / Magen

VENTRICULUS (GASTER)

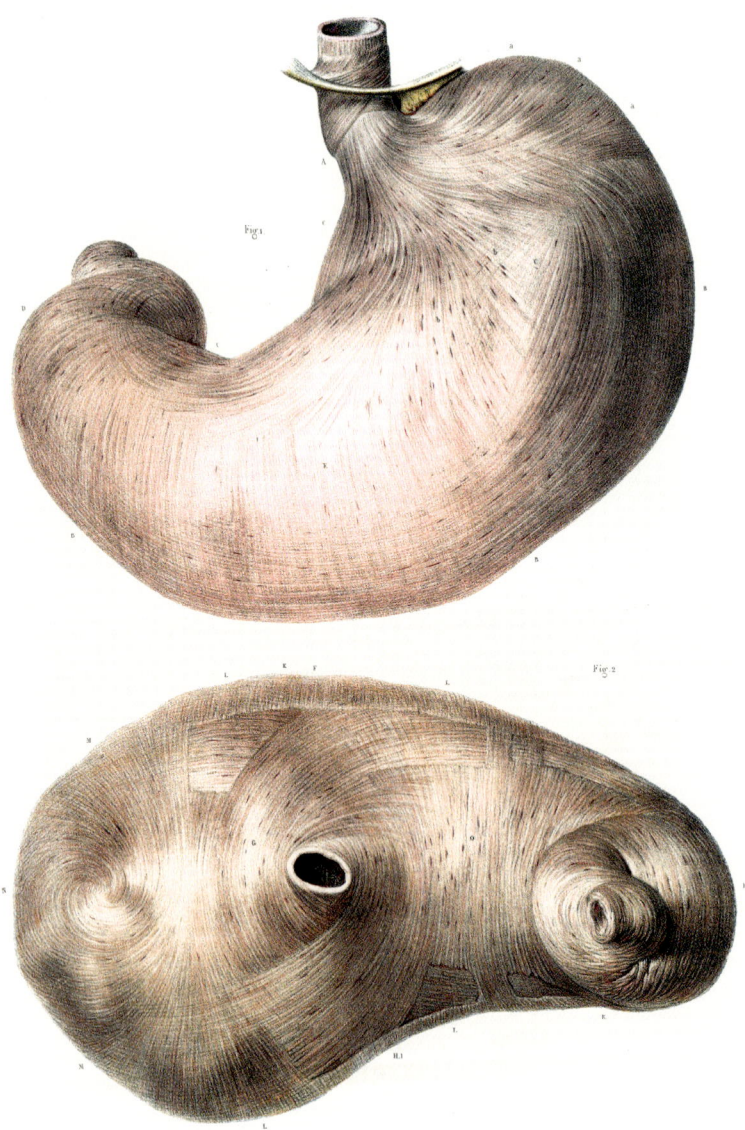

Stomach: Muscle layer / Estomac : Musculeuse / Magen: Muskelschicht

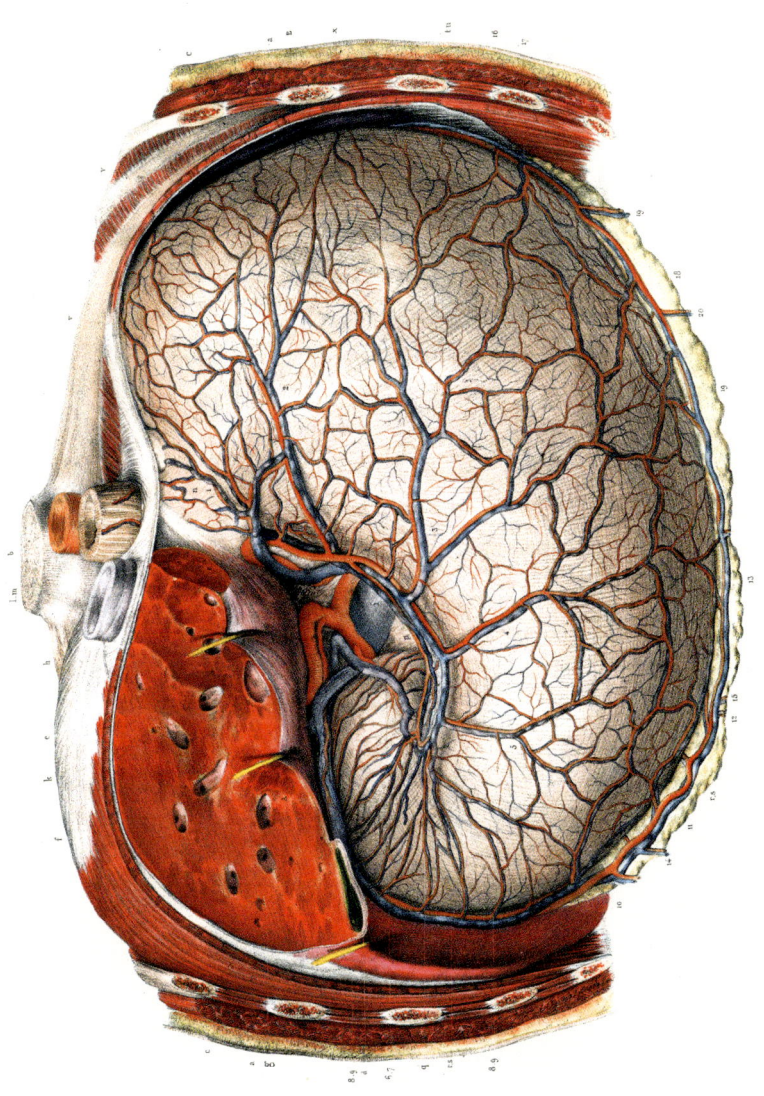

Stomach: Arteries and veins / Estomac : Artères et veines / Magen: Arterien und Venen

VENTRICULUS (GASTER): ARTERIAE ET VENAE, VASA LYMPHATICA, ANATOMIA MICROSCOPICA, ET NERVI

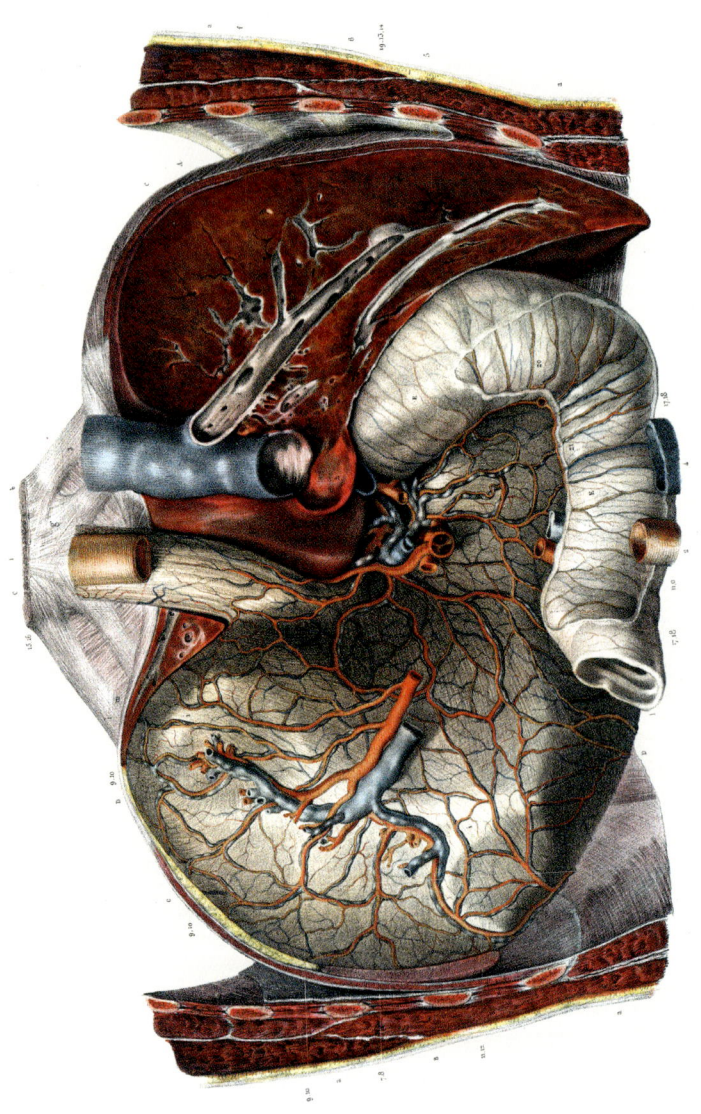

Stomach: Arteries and veins / Estomac : Artères et veines
Magen: Arterien und Venen

VENTRICULUS (GASTER): ARTERIAE ET VENAE, VASA LYMPHATICA, ANATOMIA MICROSCOPICA, ET NERVI

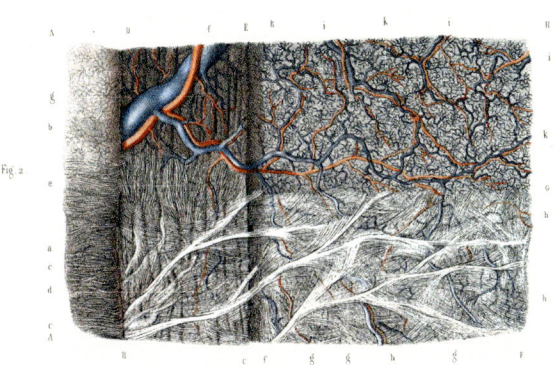

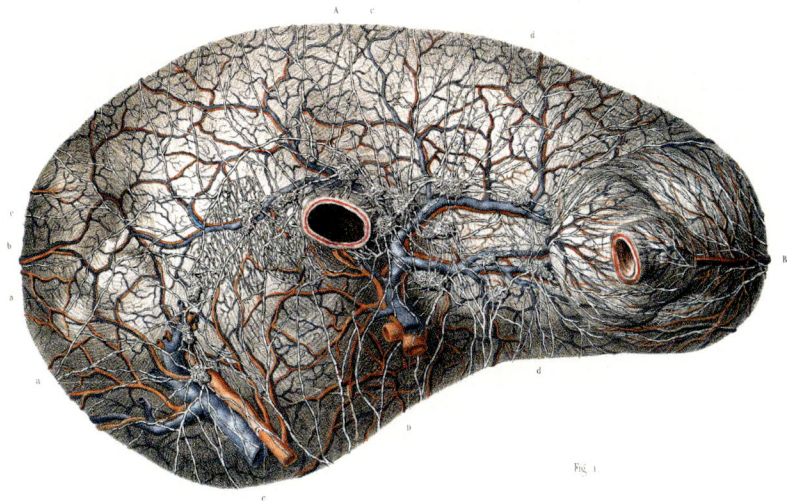

Stomach: Lymph vessels and microscopic anatomy
Estomac : Vaisseaux lymphatiques et anatomie microscopique
Magen: Lymphgefäße und mikroskopische Anatomie

VENTRICULUS (GASTER): ARTERIAE ET VENAE, VASA LYMPHATICA, ANATOMIA MICROSCOPICA, ET NERVI

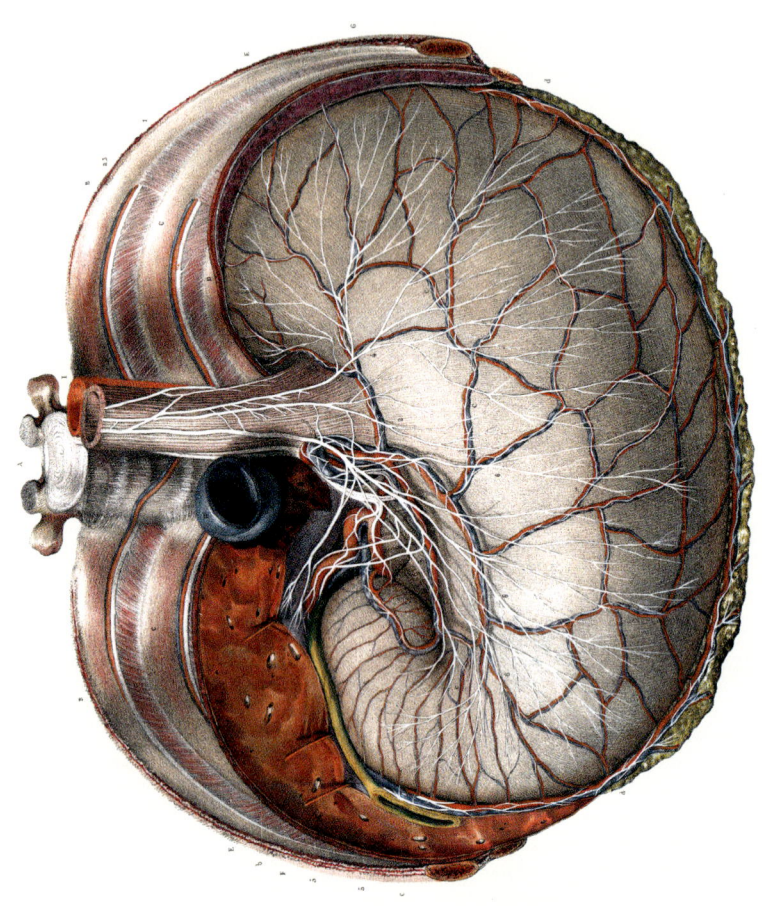

Stomach: Nerves / Estomac : Nerfs / Magen: Nerven

VENTRICULUS (GASTER): ARTERIAE ET VENAE, VASA LYMPHATICA, ANATOMIA MICROSCOPICA, ET NERVI

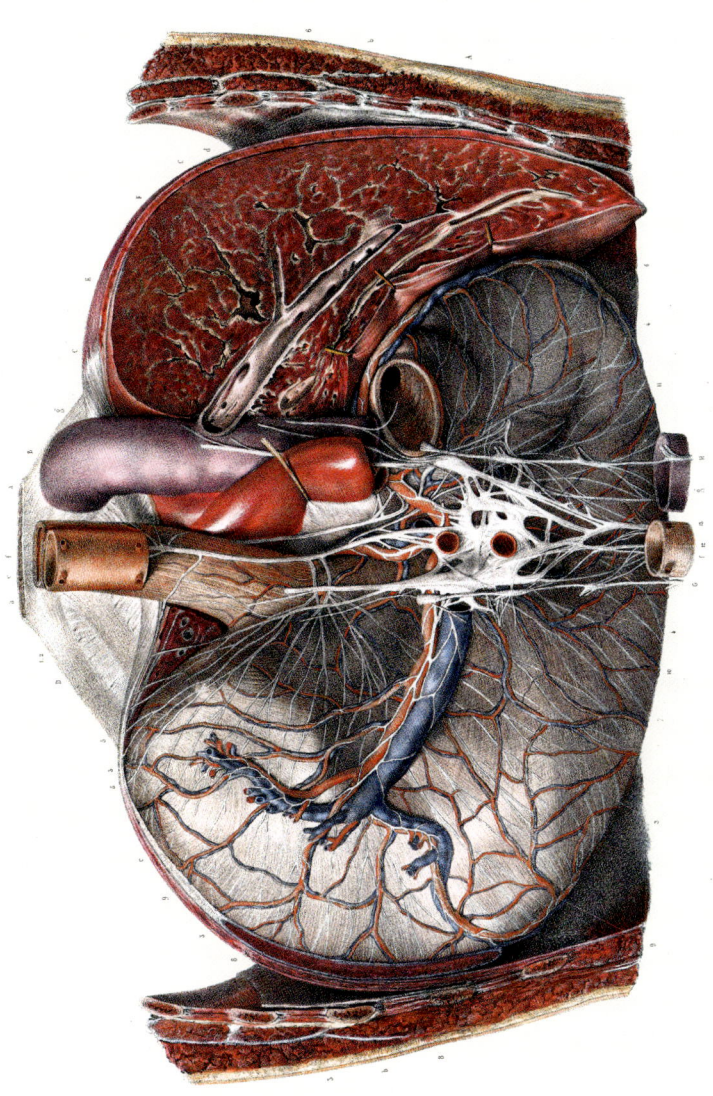

Stomach: Nerves / Estomac : Nerfs / Magen: Nerven

VENTRICULUS (GASTER): CAVITAS

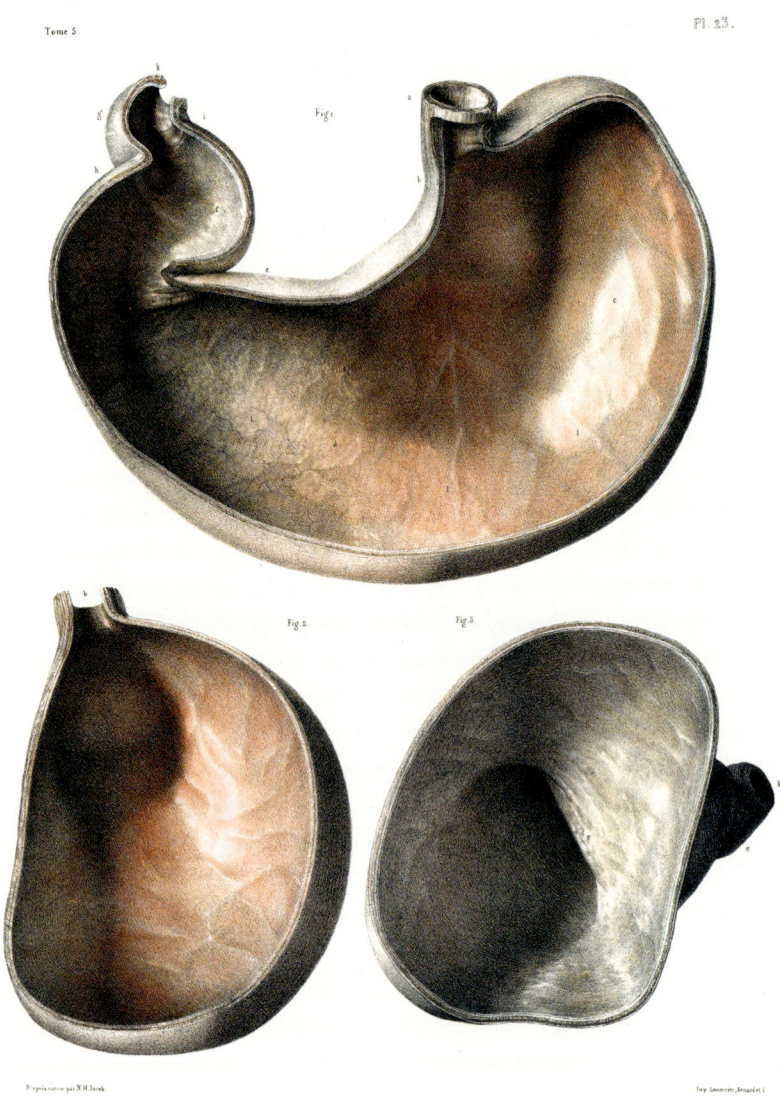

Stomach: Cavity / Estomac : Cavité
Magen: Magenhöhle

VENTRICULUS (GASTER): ANATOMIA MICROSCOPICA.
DUODENUM: VASA. DUCTUS CHOLEDOCUS

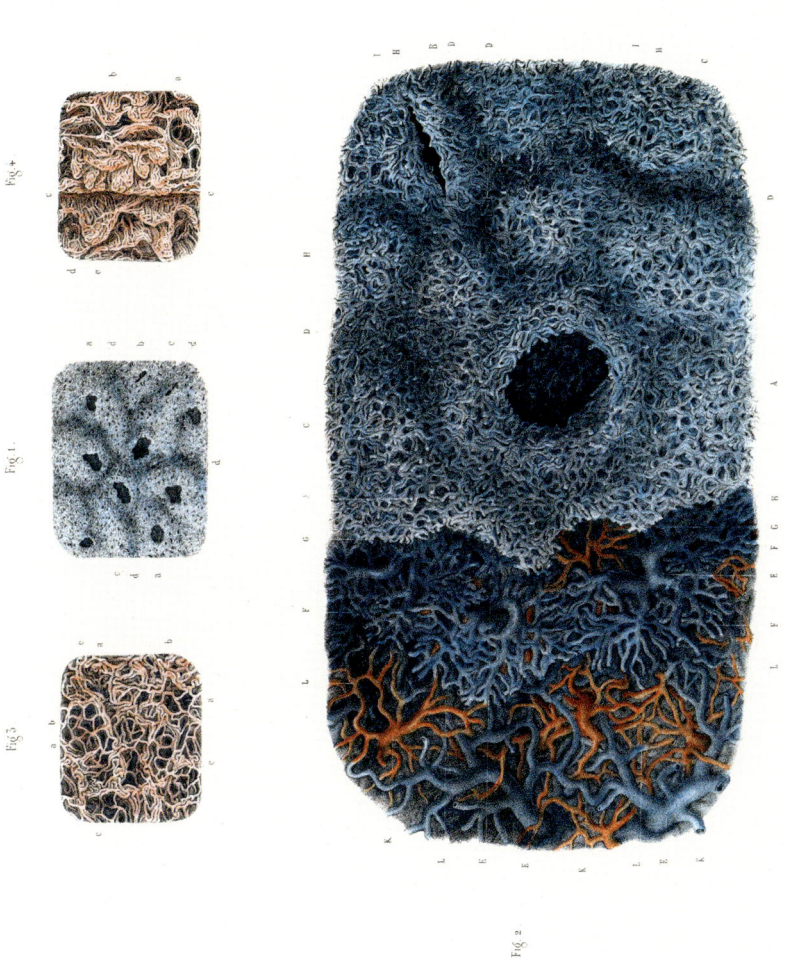

Stomach: Microscopic anatomy / Estomac : Anatomie microscopique
Magen: Mikroskopische Anatomie

VENTRICULUS (GASTER): ANATOMIA MICROSCOPICA. DUODENUM: VASA. DUCTUS CHOLEDOCUS

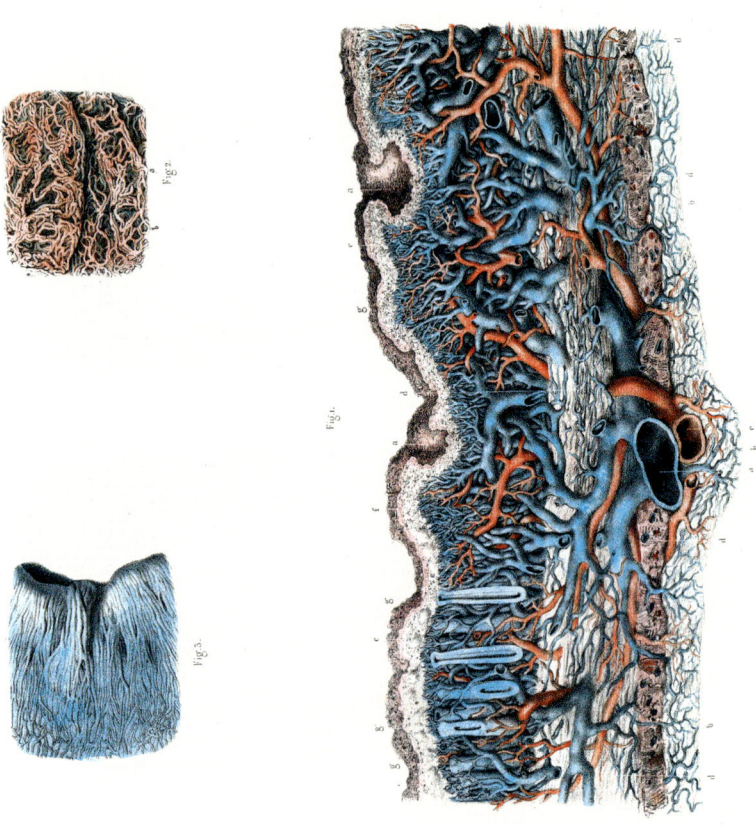

Stomach: Microscopic anatomy / Estomac : Anatomie microscopique
Magen: Mikroskopische Anatomie

VENTRICULUS (GASTER): ANATOMIA MICROSCOPICA.
DUODENUM: VASA. DUCTUS CHOLEDOCUS

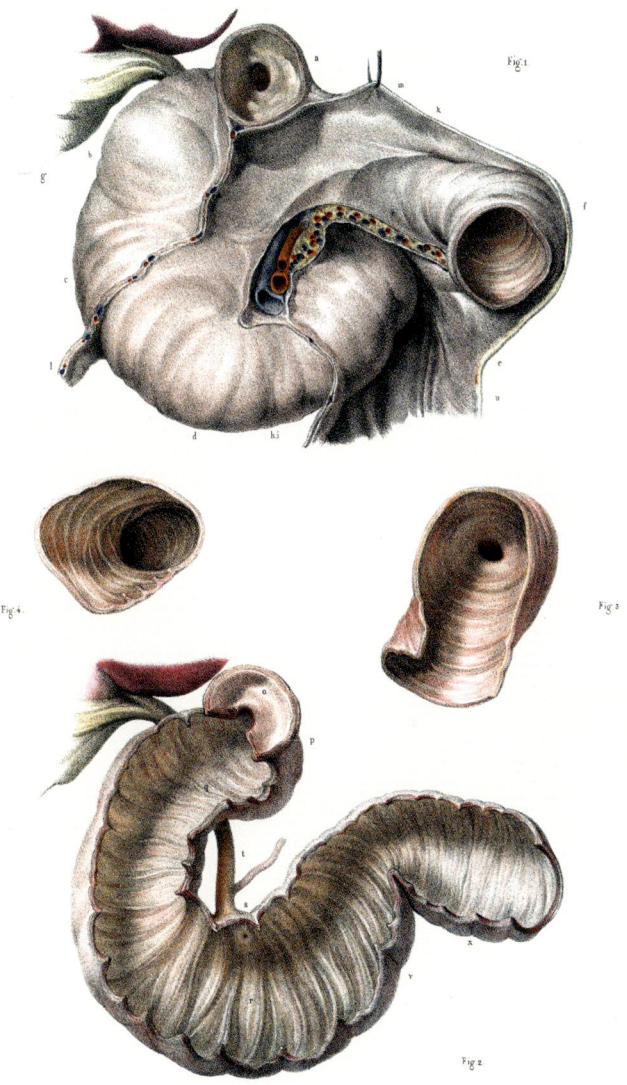

Duodenum / Duodénum / Zwölffingerdarm

VENTRICULUS (GASTER): ANATOMIA MICROSCOPICA.
DUODENUM: VASA. DUCTUS CHOLEDOCUS

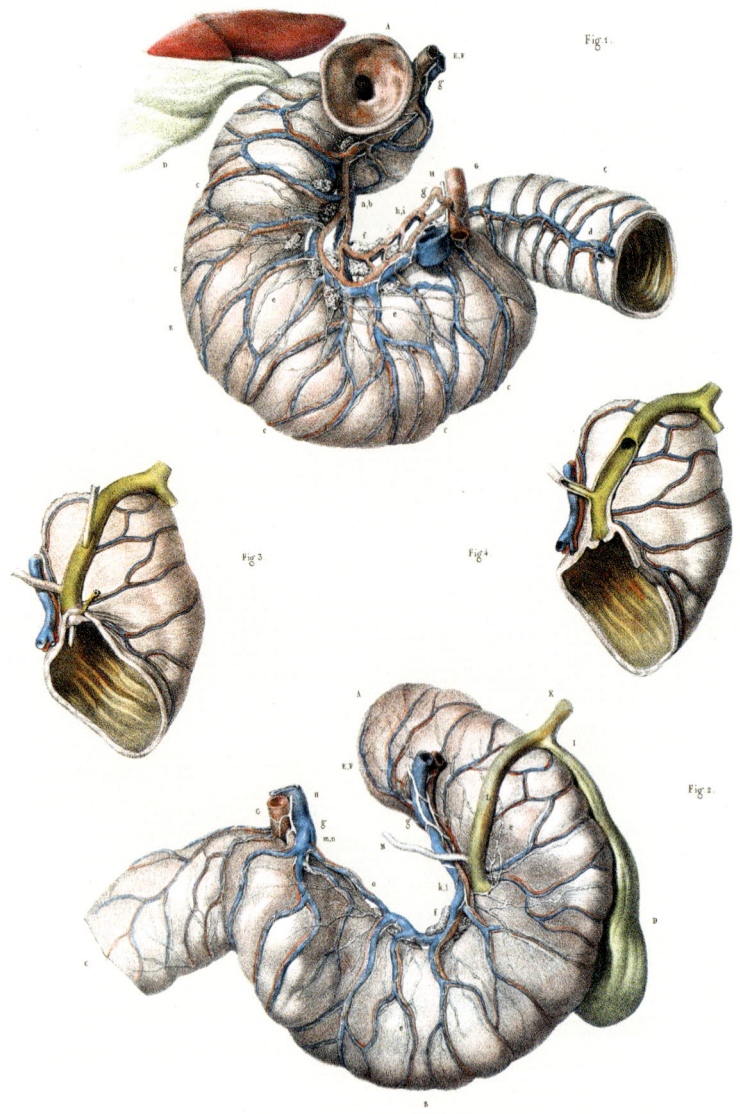

Duodenum: Vessels. Bile duct / Duodénum : Vaisseaux. Conduit cholédoque
Zwölffingerdarm: Gefäße. Gallengang

INTESTINUM TENUE: MESENTERIUM

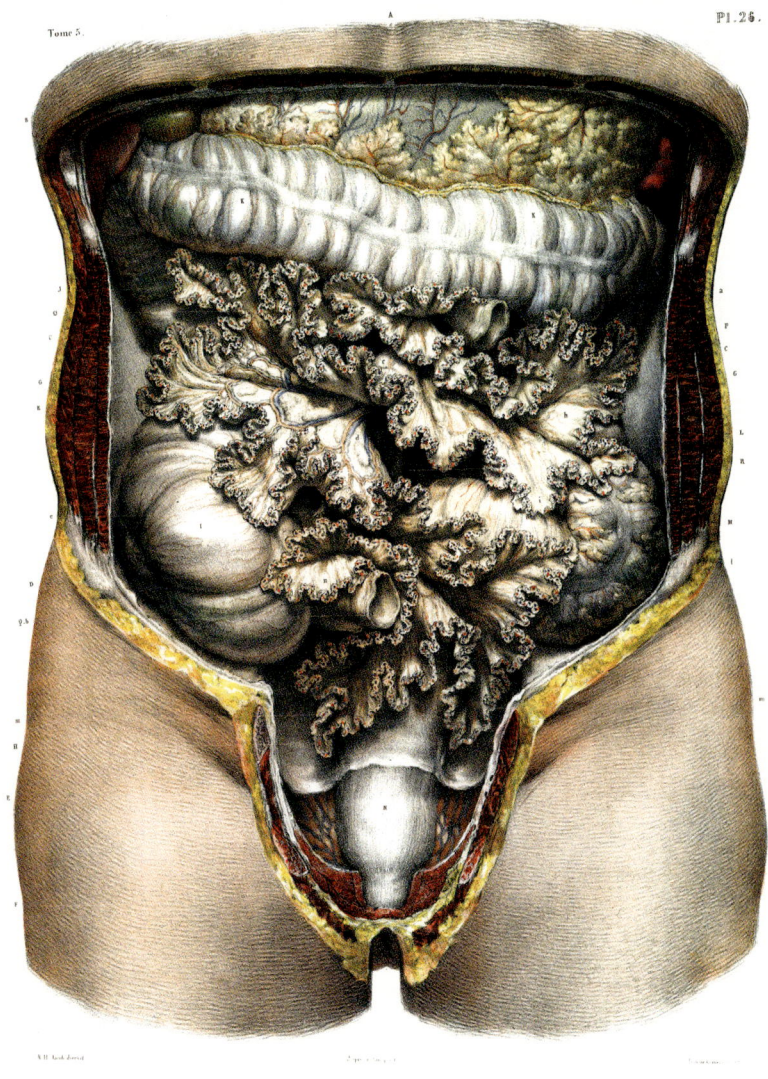

Small intestine: Mesentery / Intestin grêle : Mésentère
Dünndarm: Dünndarmgekröse

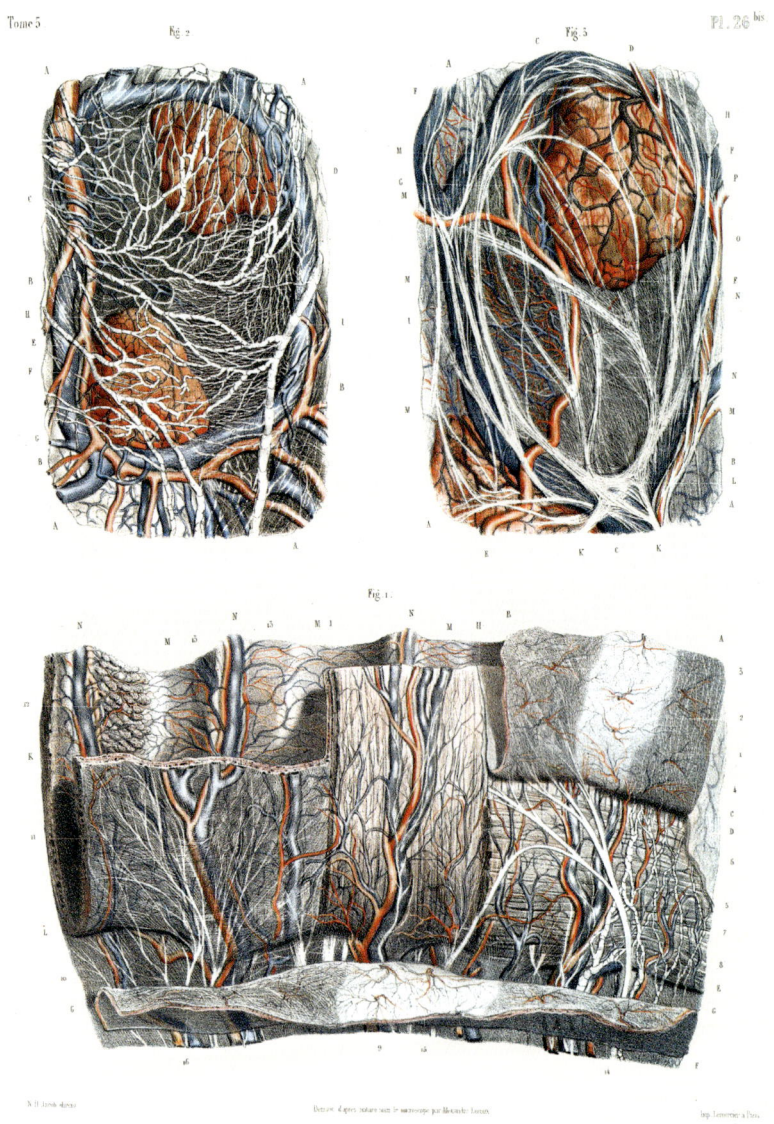

Small intestine: Microscopic anatomy / Intestin grêle : Anatomie microscopique
Dünndarm: Mikroskopische Anatomie

INTESTINUM TENUE: ANATOMIA MICROSCOPICA, ARTERIAE ET VENAE, VASA LYMPHATICA, ET NERVI

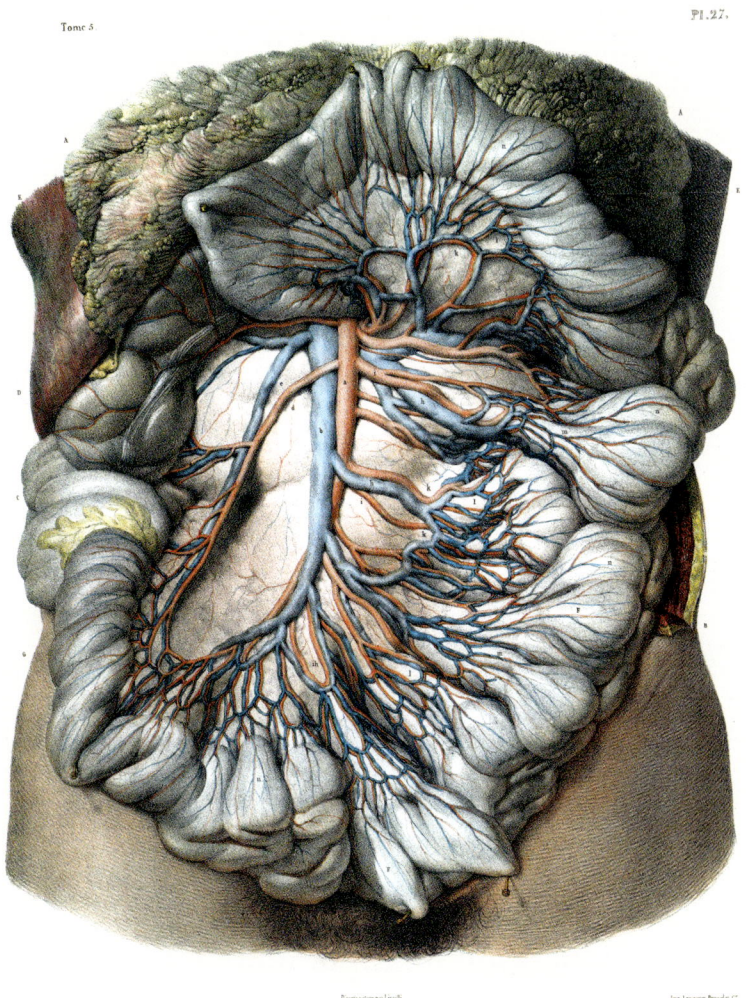

Small intestine: Arteries and veins / Intestin grêle : Artères et veines
Dünndarm: Arterien und Venen

INTESTINUM TENUE: ANATOMIA MICROSCOPICA, ARTERIAE ET VENAE, VASA LYMPHATICA, ET NERVI

Small intestine: Lymph vessels / Intestin grêle : Vaisseaux lymphatiques
Dünndarm: Lymphgefäße

INTESTINUM TENUE: ANATOMIA MICROSCOPICA, ARTERIAE ET VENAE, VASA LYMPHATICA, ET NERVI

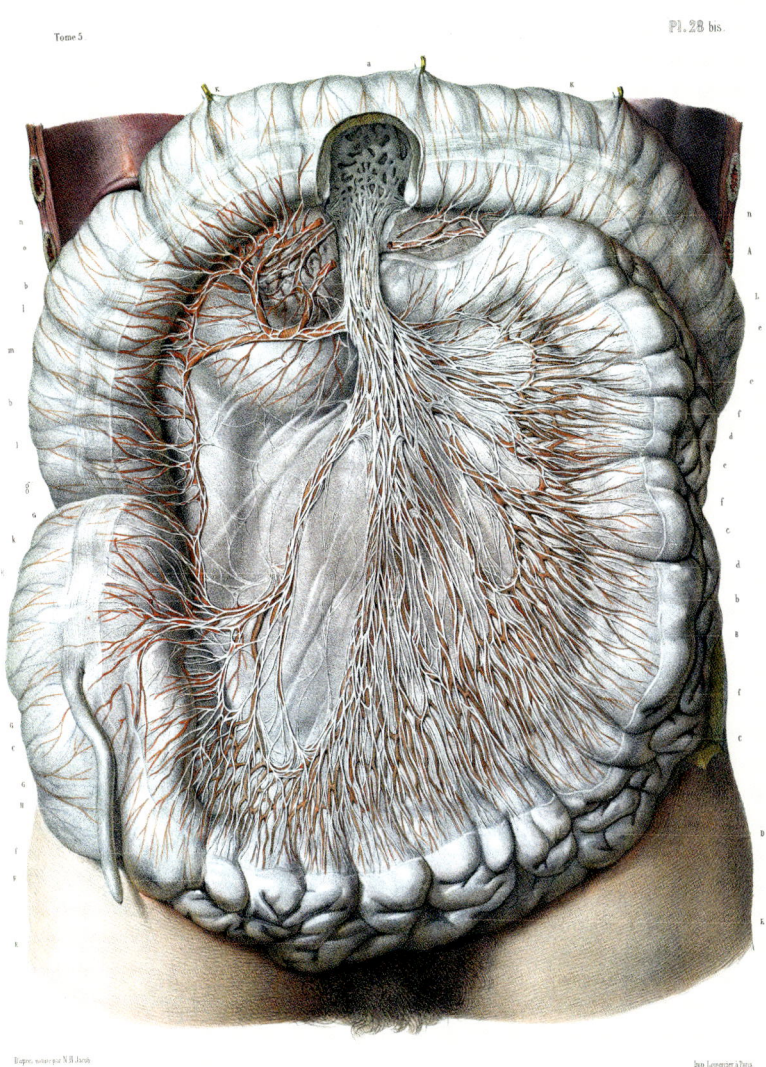

Small intestine: Nerves / Intestin grêle : Nerfs
Dünndarm: Nerven

INTESTINUM TENUE

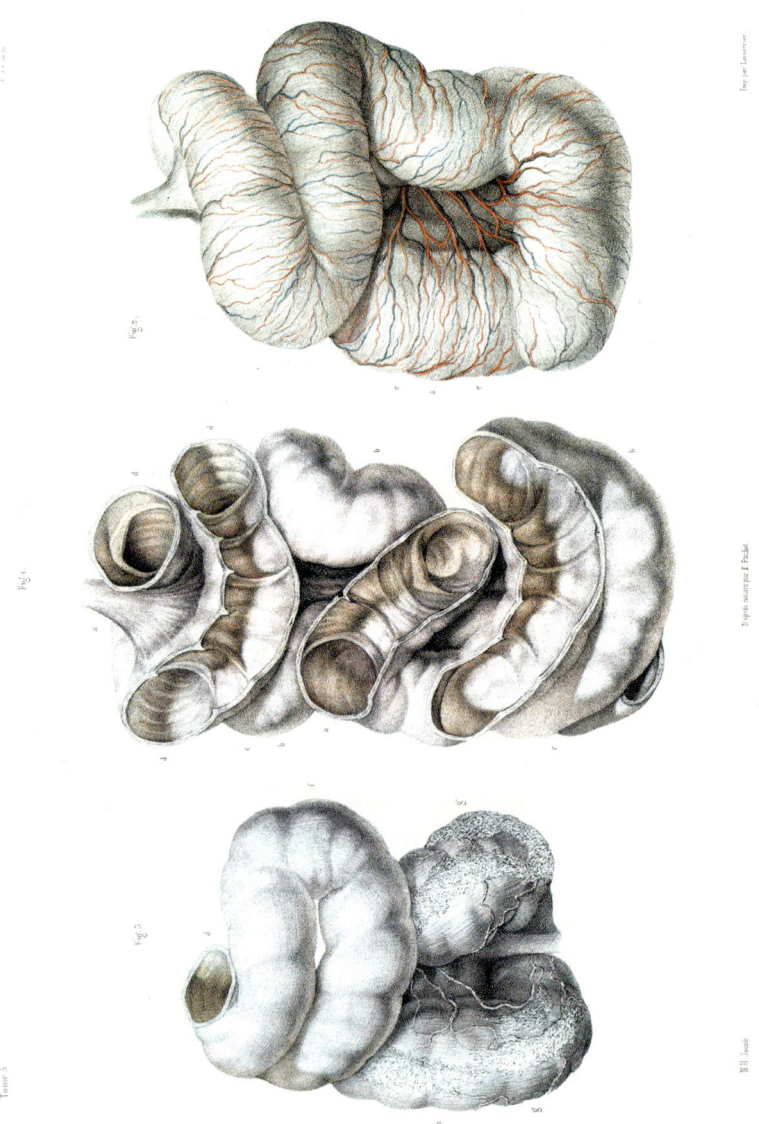

Small intestine / Intestin grêle / Dünndarm

VENTRICULUS (GASTER) ET INTESTINUM TENUE: ANATOMIA MICROSCOPICA

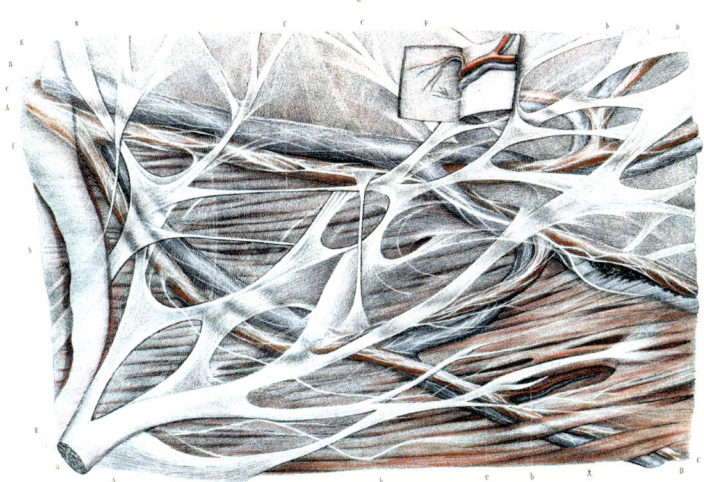

Stomach and small intestine: Microscopic anatomy
Estomac et intestin grêle : Anatomie microscopique
Magen und Dünndarm: Mikroskopische Anatomie

INTESTINUM CRASSUM: ARTERIAE, VENAE, VASA LYMPHATICA, ET NERVI

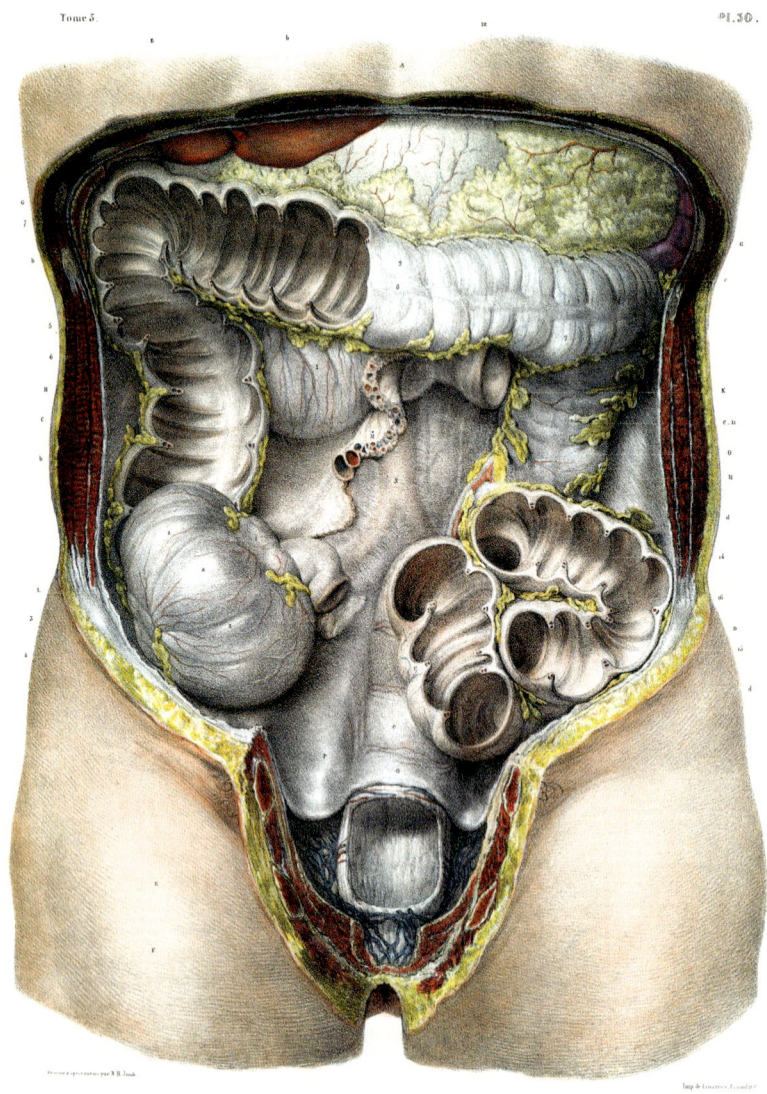

Large intestine / Gros intestin / Dickdarm

INTESTINUM CRASSUM: ARTERIAE, VENAE, VASA LYMPHATICA, ET NERVI

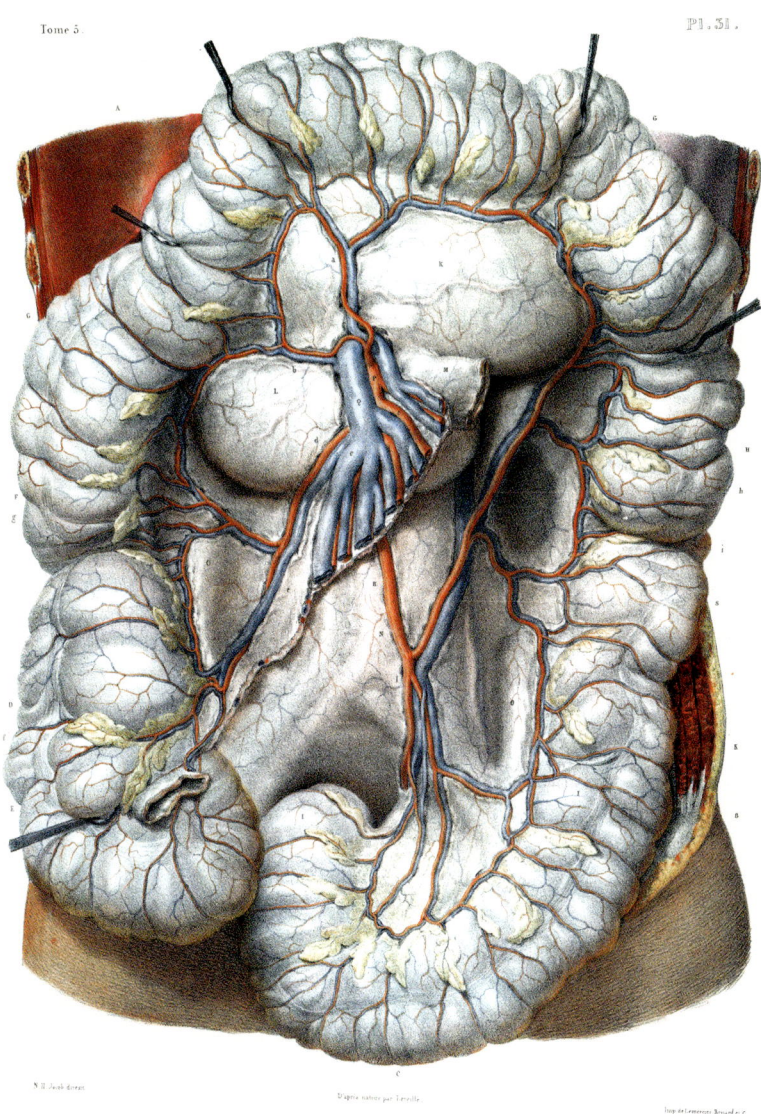

Large intestine: Arteries and veins / Gros intestin : Artères et veines
Dickdarm: Arterien und Venen

INTESTINUM CRASSUM: ARTERIAE, VENAE, VASA LYMPHATICA, ET NERVI

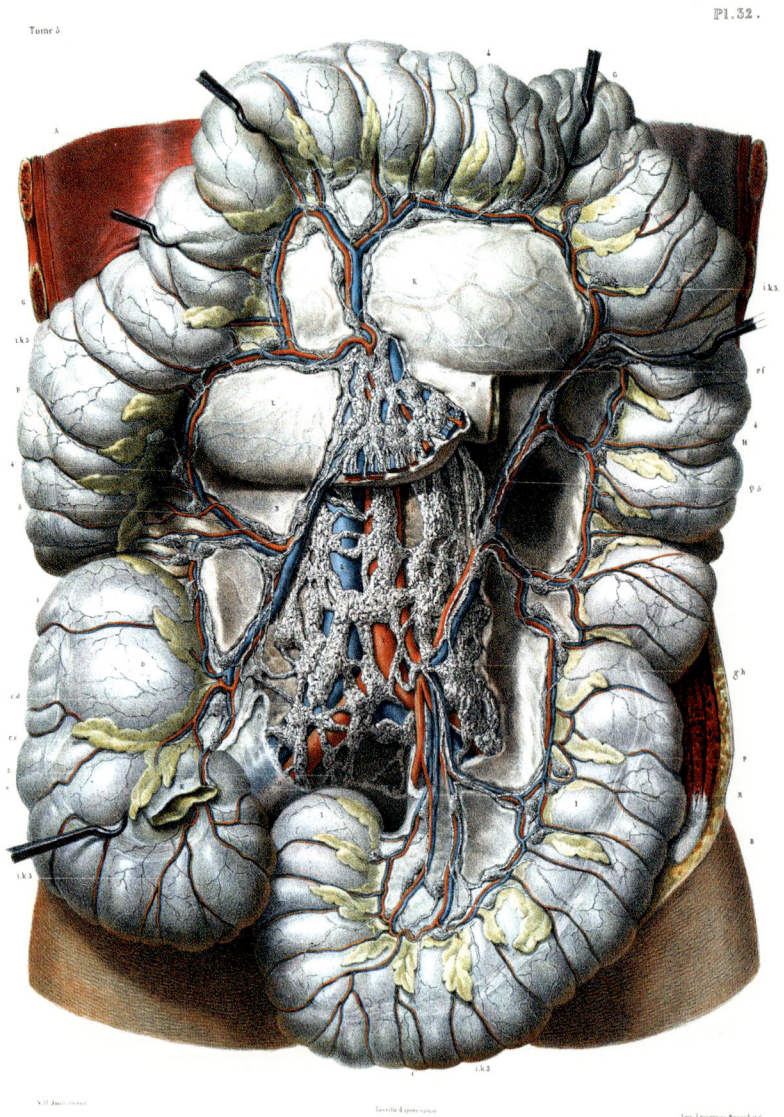

Large intestine: Lymph vessels / Gros intestin : Vaisseaux lymphatiques
Dickdarm: Lymphgefäße

INTESTINUM CRASSUM: ARTERIAE, VENAE, VASA LYMPHATICA, ET NERVI

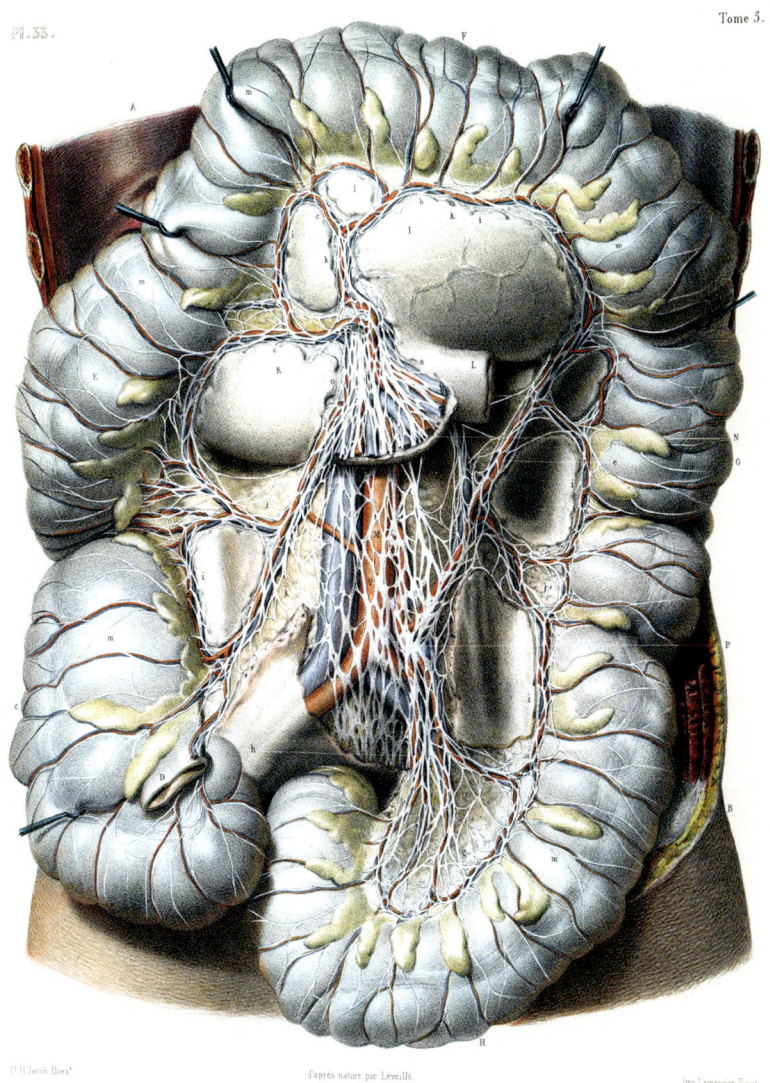

Large intestine: Nerves / Gros intestin : Nerfs
Dickdarm: Nerven

INTESTINUM CRASSUM, RECTUM, CANALIS ANALIS, ET ANUS.
APPARATUS DIGESTORIUS: ANATOMIA MICROSCOPICA

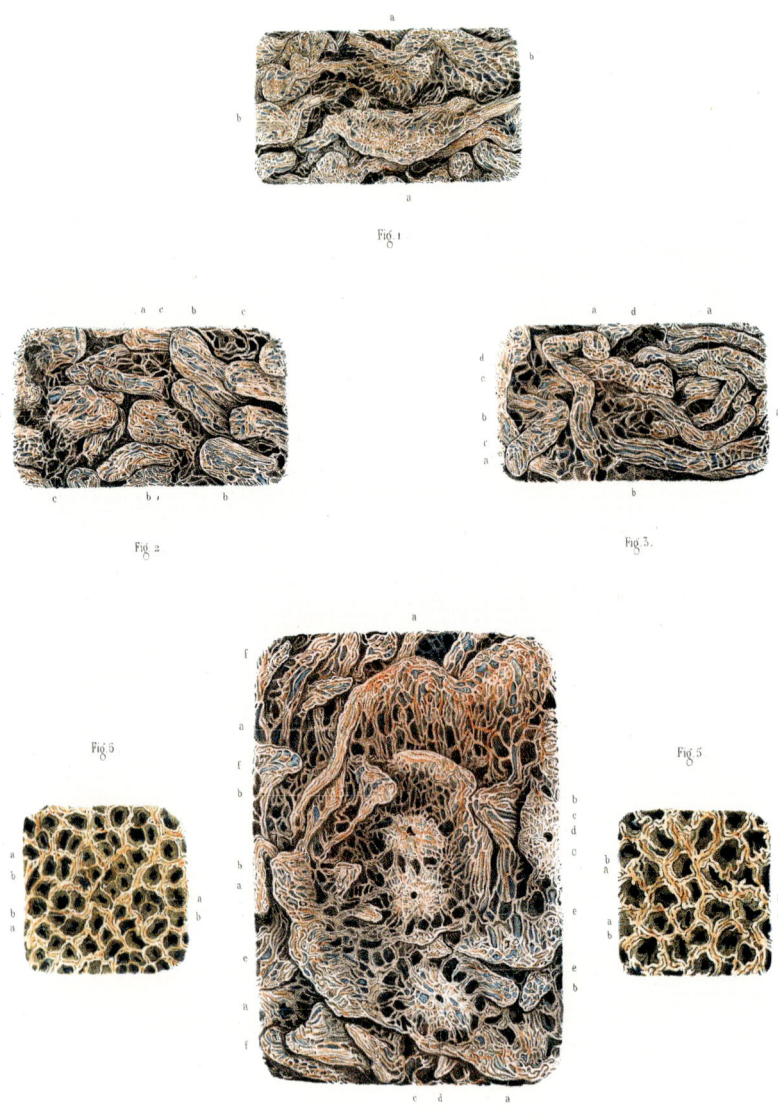

Small intestine and large intestine: Microscopic anatomy
Intestin grêle et gros intestin : Anatomie microscopique
Dünndarm und Dickdarm: Mikroskopische Anatomie

INTESTINUM CRASSUM, RECTUM, CANALIS ANALIS, ET ANUS.
APPARATUS DIGESTORIUS: ANATOMIA MICROSCOPICA

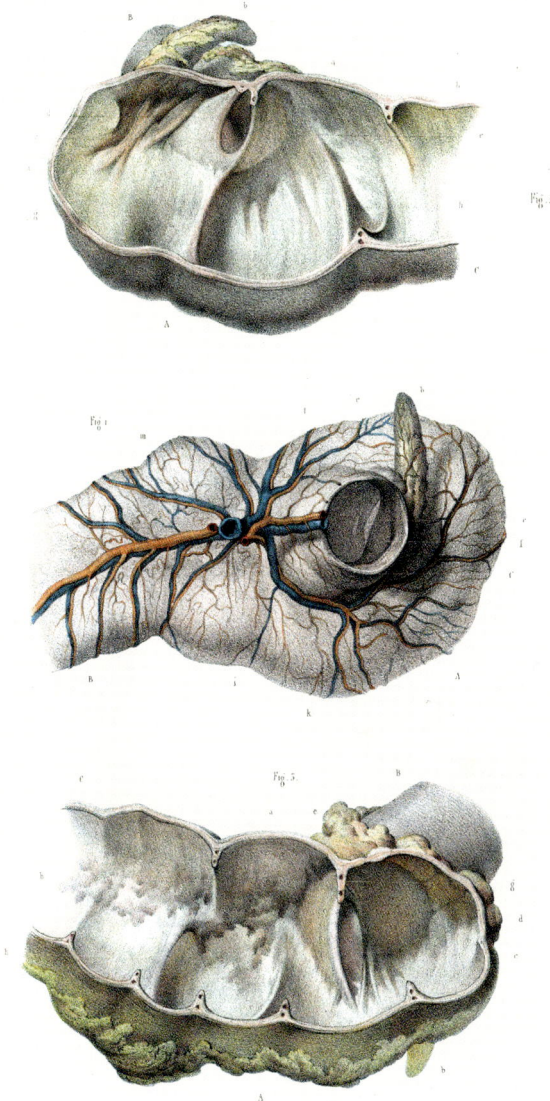

Large intestine / Gros intestin / Dickdarm

INTESTINUM CRASSUM, RECTUM, CANALIS ANALIS, ET ANUS.
APPARATUS DIGESTORIUS: ANATOMIA MICROSCOPICA

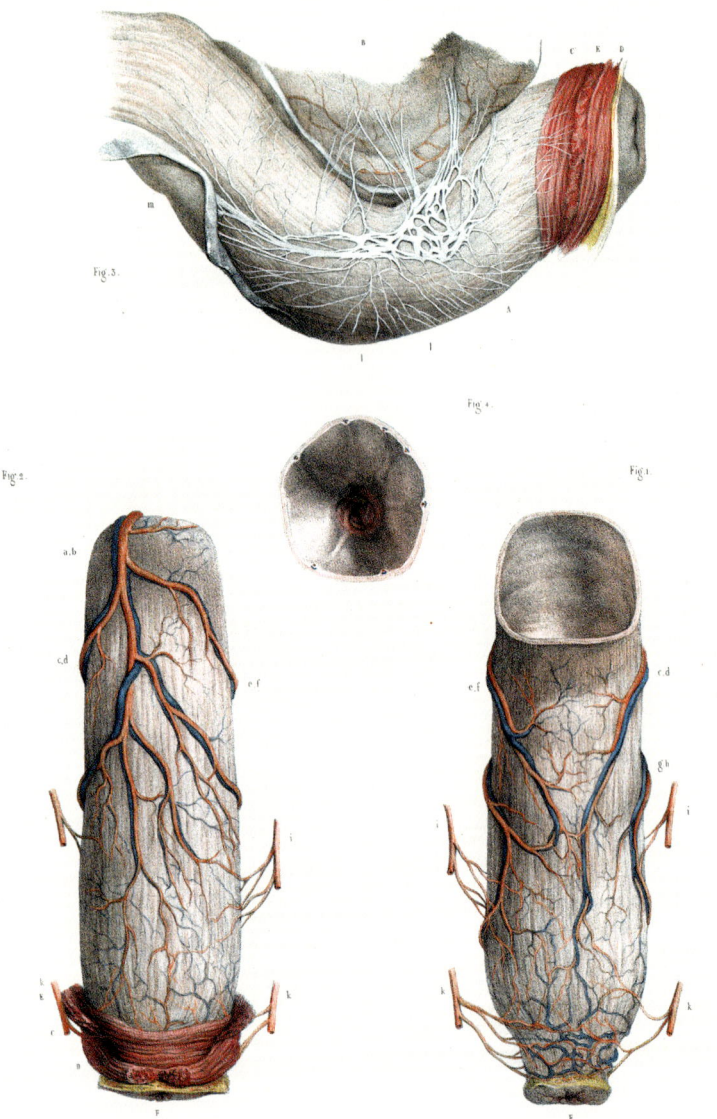

Rectum, anal canal, and anus / Rectum, canal anal et anus
Mastdarm, Analkanal und After

INTESTINUM CRASSUM, RECTUM, CANALIS ANALIS, ET ANUS.
APPARATUS DIGESTORIUS: ANATOMIA MICROSCOPICA

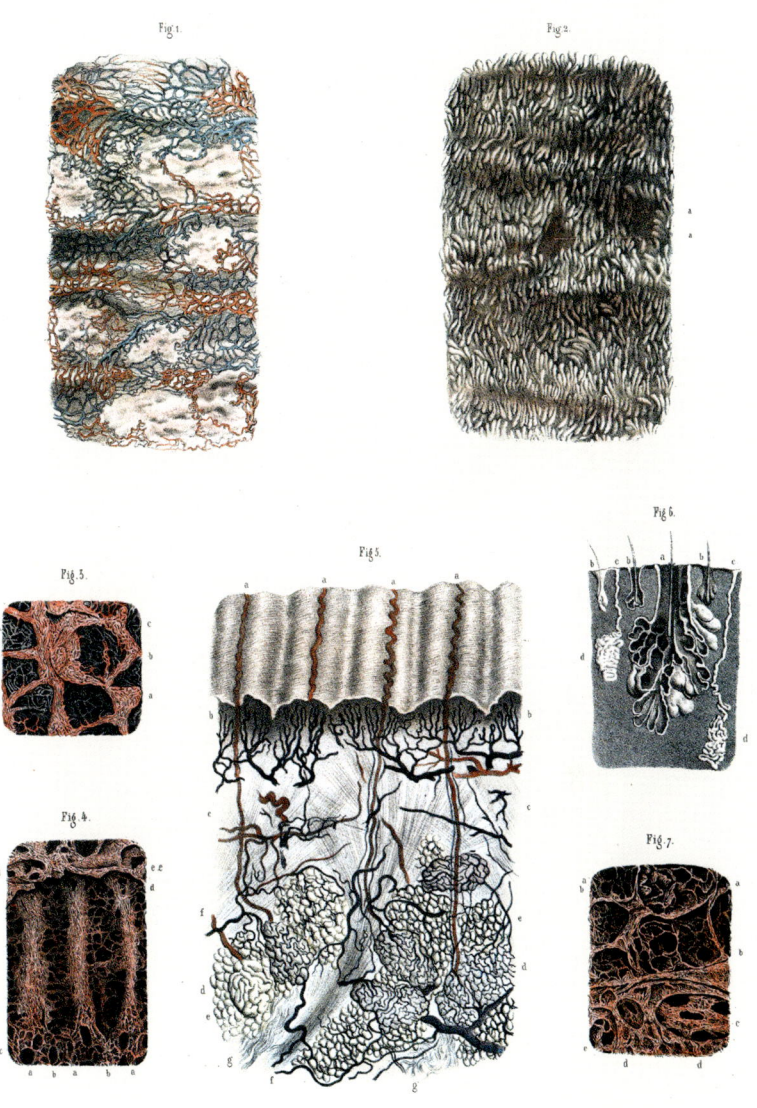

Gastrointestinal tract: Microscopic anatomy
Appareil digestif : Anatomie microscopique
Verdauungsapparat: Mikroskopische Anatomie

HEPAR ET VESICA FELLEA. HEPAR: ARTERIAE, VENAE, ET DUCTULI BILIFERI

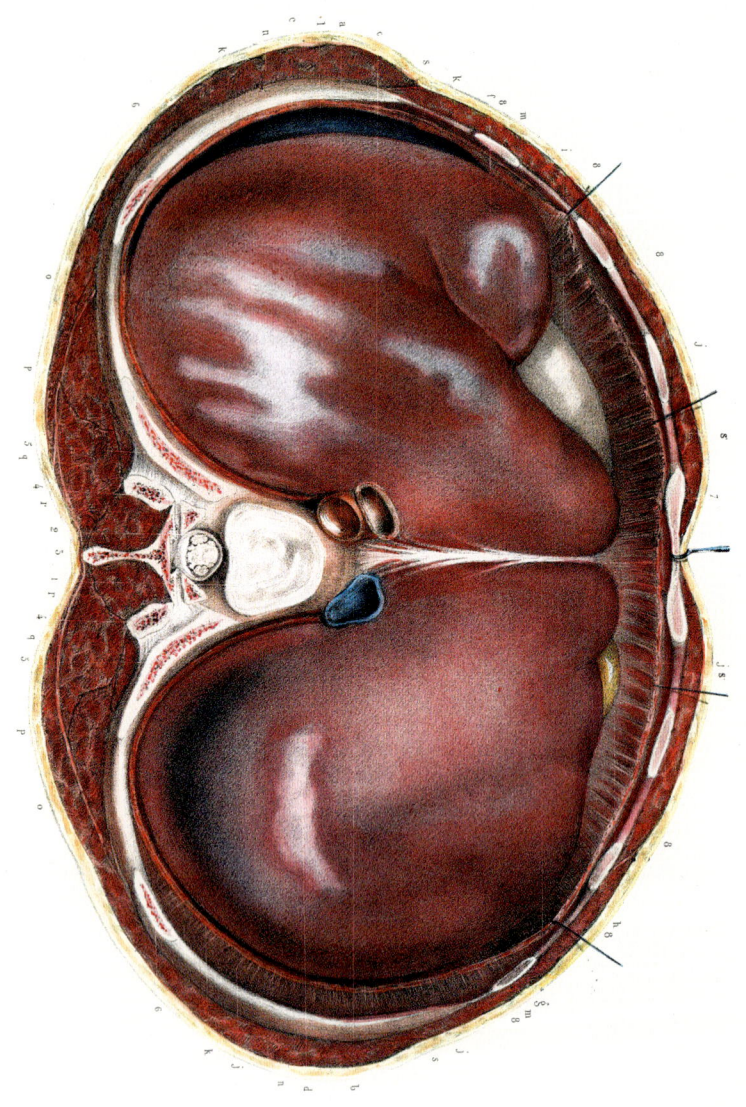

Liver / Foie / Leber

HEPAR ET VESICA FELLEA. HEPAR: ARTERIAE, VENAE, ET DUCTULI BILIFERI

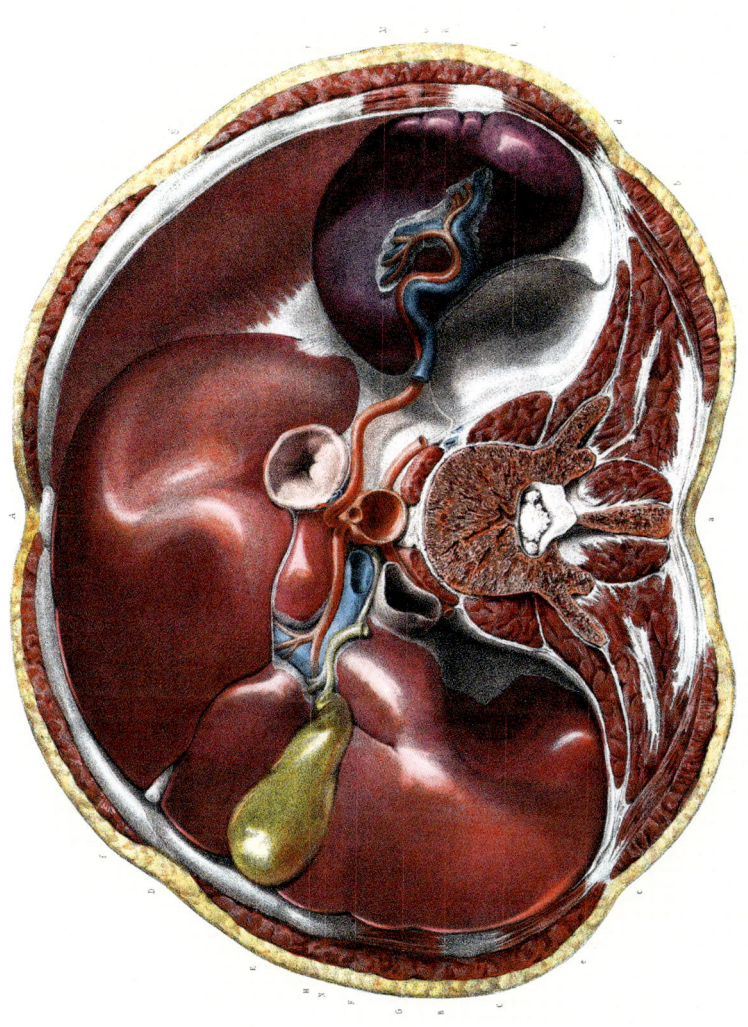

Liver and gallbladder / Foie et vésicule biliaire / Leber und Gallenblase

HEPAR ET VESICA FELLEA. HEPAR: ARTERIAE, VENAE, ET DUCTULI BILIFERI

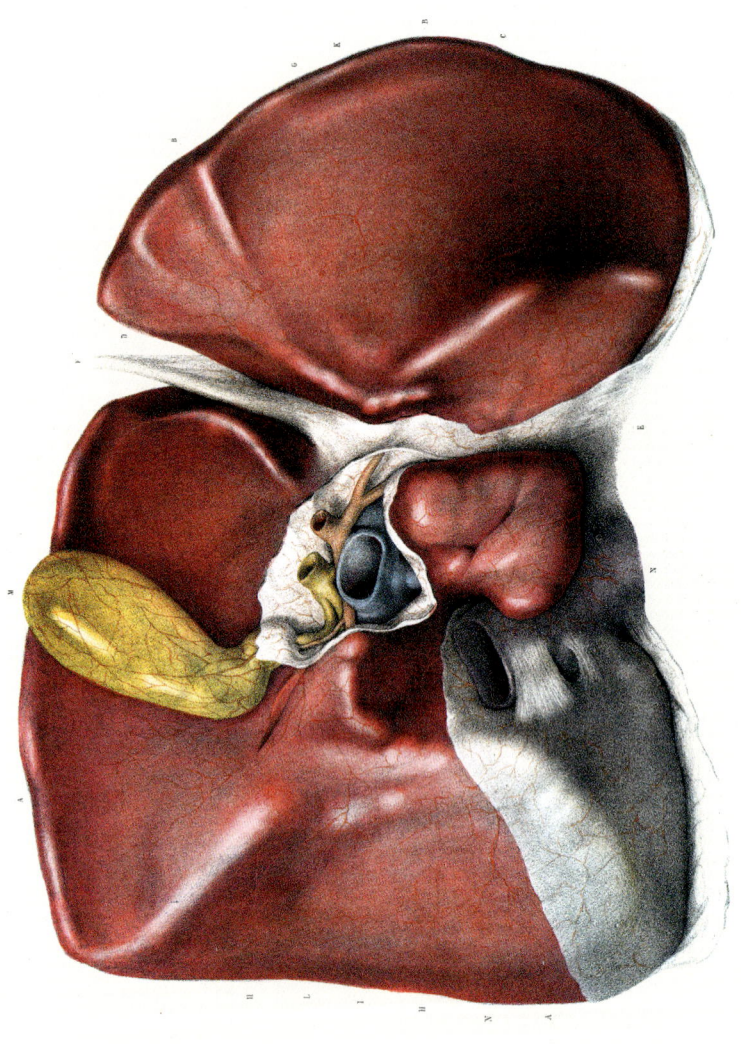

Liver and gallbladder / Foie et vésicule biliaire / Leber und Gallenblase

HEPAR ET VESICA FELLEA. HEPAR: ARTERIAE, VENAE, ET DUCTULI BILIFERI

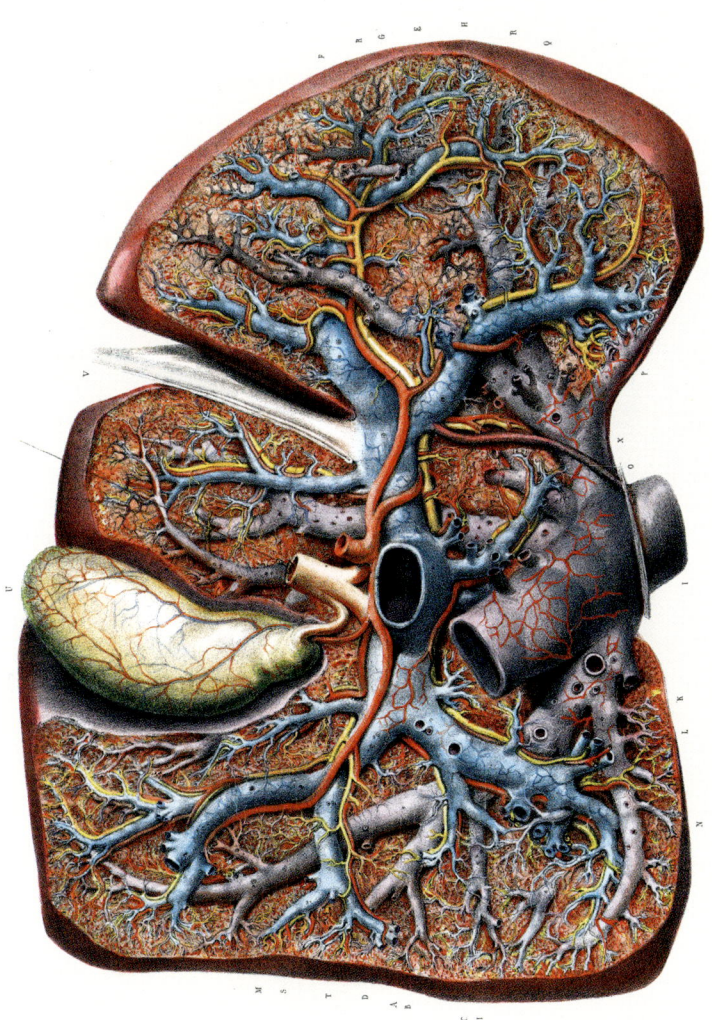

Liver: Arteries, veins, and bile canaliculi
Foie : Artères, veines et canalicules biliaires
Leber: Arterien, Venen und Gallenkanälchen

HEPAR: ARTERIAE, VENAE, DUCTULI BILIFERI, VASA LYMPHATICA, ET ANATOMIA MICROSCOPICA. VESICA FELLEA, ET DUCTUS CHOLEDOCUS

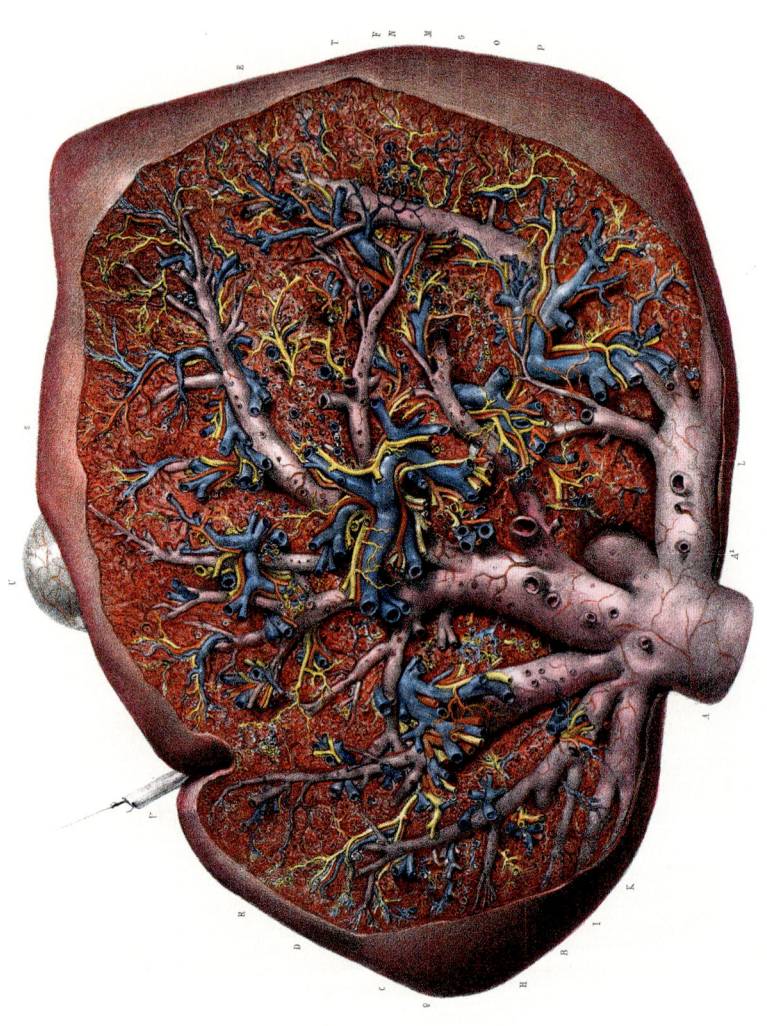

Liver: Arteries, veins, and bile canaliculi
Foie : Artères, veines et canalicules biliaires
Leber: Arterien, Venen und Gallenkanälchen

HEPAR: ARTERIAE, VENAE, DUCTULI BILIFERI, VASA LYMPHATICA, ET ANATOMIA MICROSCOPICA. VESICA FELLEA, ET DUCTUS CHOLEDOCUS

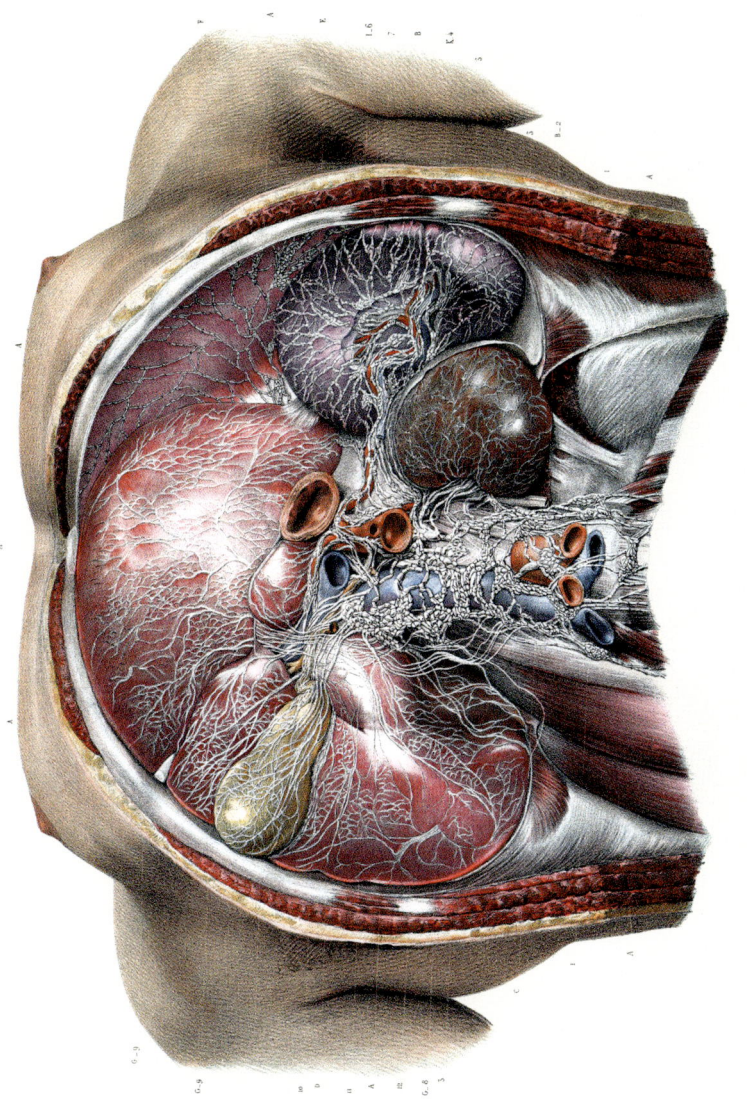

Liver: Lymph vessels / Foie : Vaisseaux lymphatiques
Leber: Lymphgefäße

HEPAR: ARTERIAE, VENAE, DUCTULI BILIFERI, VASA LYMPHATICA, ET ANATOMIA MICROSCOPICA. VESICA FELLEA, ET DUCTUS CHOLEDOCUS

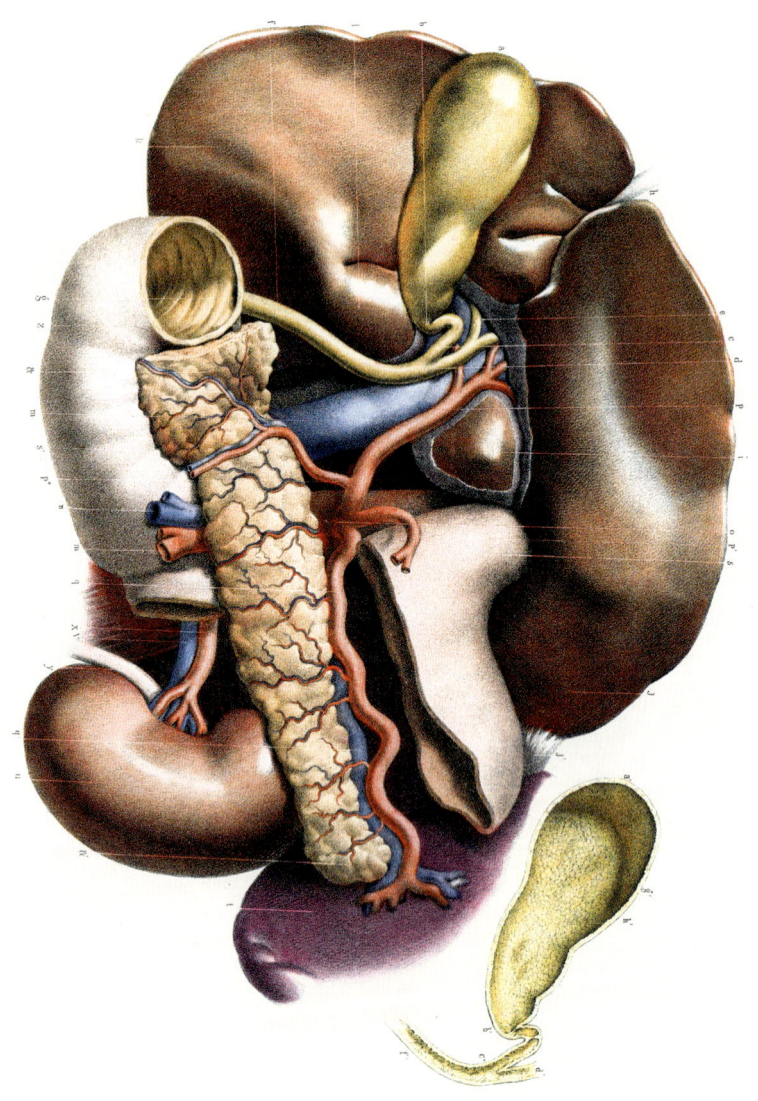

Liver: Gallbladder and bile duct / Foie : Vésicule biliaire et conduit cholédoque
Leber: Gallenblase und Gallengang

HEPAR: ARTERIAE, VENAE, DUCTULI BILIFERI, VASA LYMPHATICA, ET ANATOMIA MICROSCOPICA. VESICA FELLEA, ET DUCTUS CHOLEDOCUS

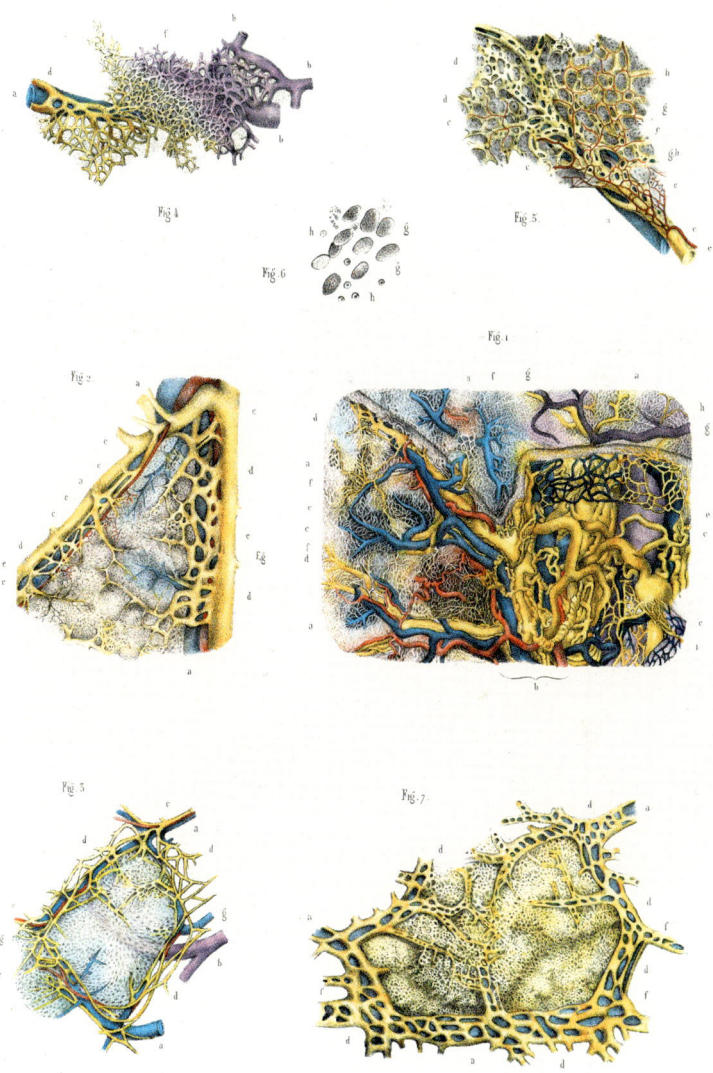

Liver: Microscopic Anatomy / Foie : Anatomie microscopique
Leber: Mikroskopische Anatomie

HEPAR: NERVI

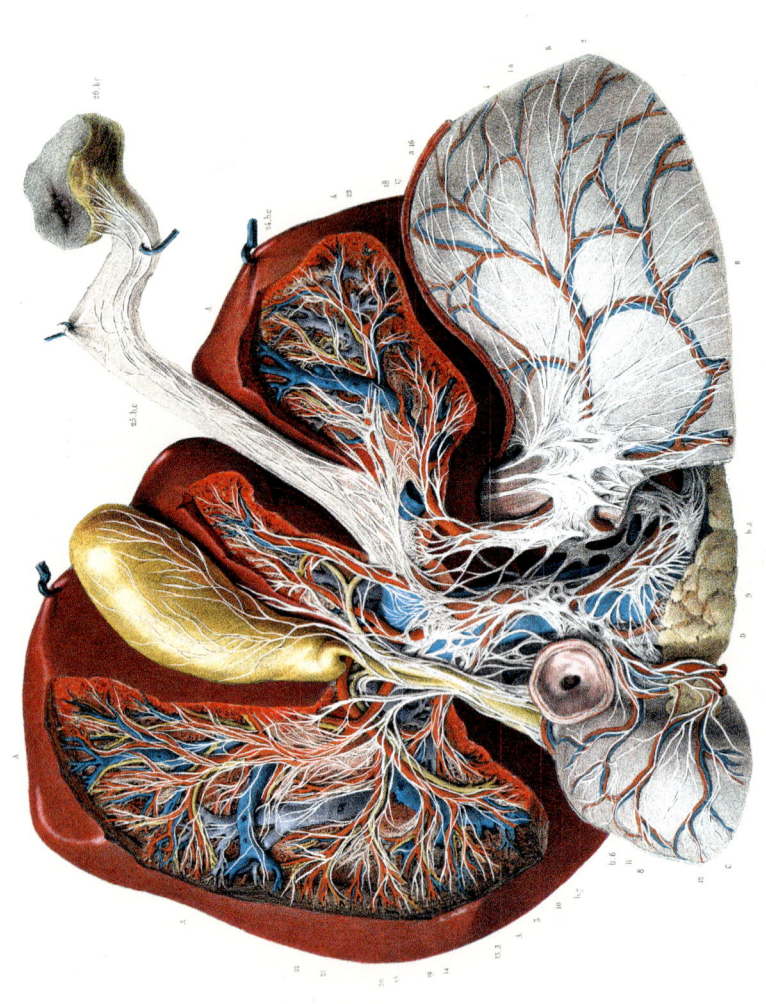

Liver: Nerves / Foie : Nerfs / Leber: Nerven

HEPAR, LIEN, PANCREAS, ET RENES: NERVI

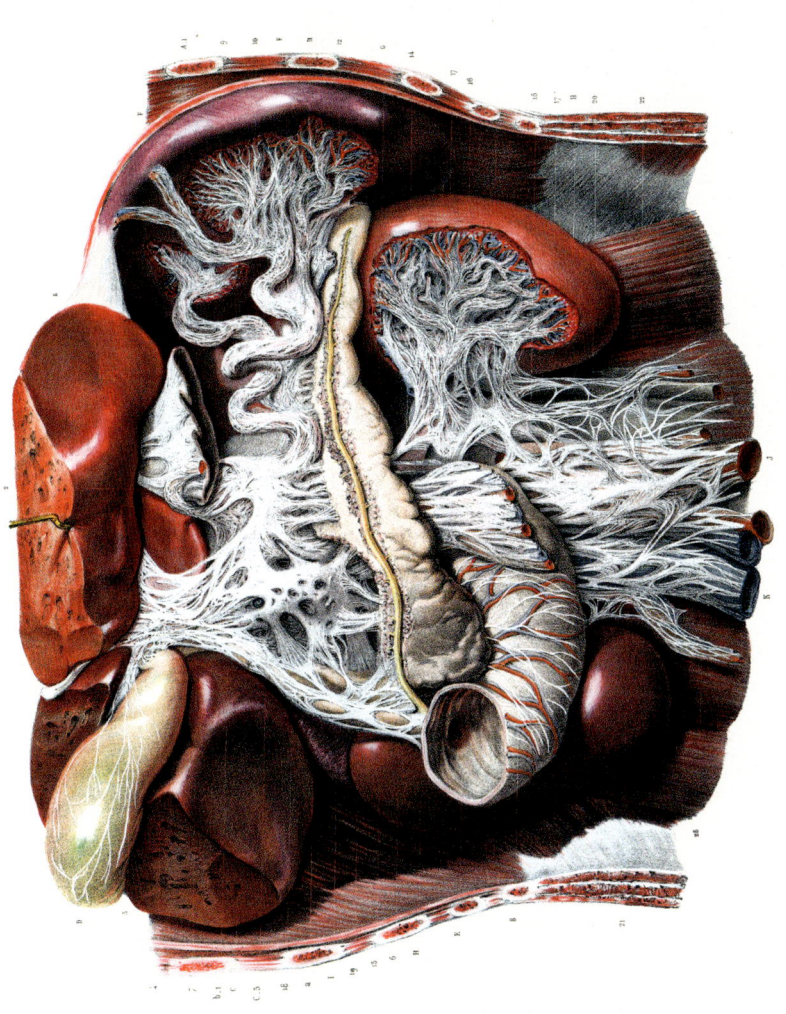

Liver, spleen, pancreas, and kidneys: Nerves / Foie, rate, pancréas et reins : Nerfs
Leber, Milz, Bauchspeicheldrüse und Nieren: Nerven

LIEN. LIEN: ANATOMIA MICROSCOPICA. PANCREAS. GLANDULA SUPRARENALIS

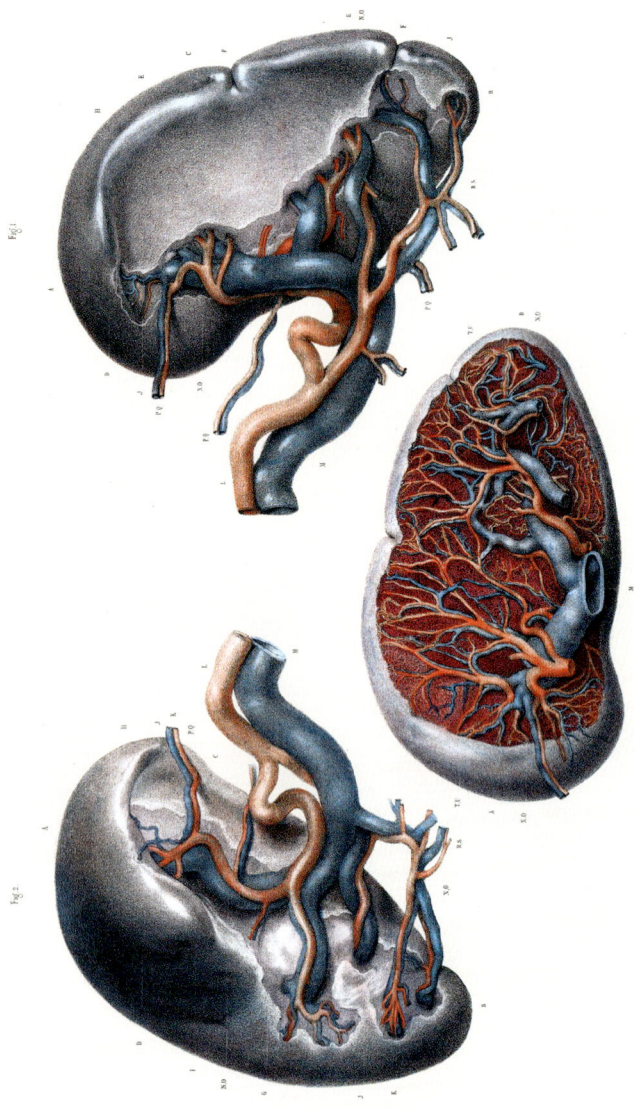

Spleen / Rate / Milz

LIEN. LIEN: ANATOMIA MICROSCOPICA.
PANCREAS. GLANDULA SUPRARENALIS

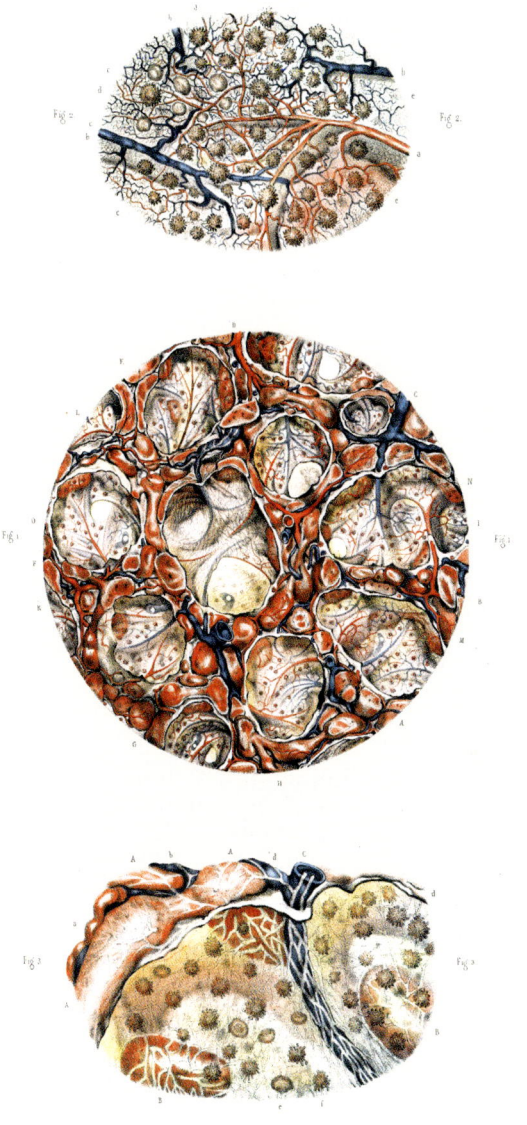

Spleen: Microscopic anatomy / Rate : Anatomie microscopique
Milz: Mikroskopische Anatomie

LIEN. LIEN: ANATOMIA MICROSCOPICA. PANCREAS. GLANDULA SUPRARENALIS

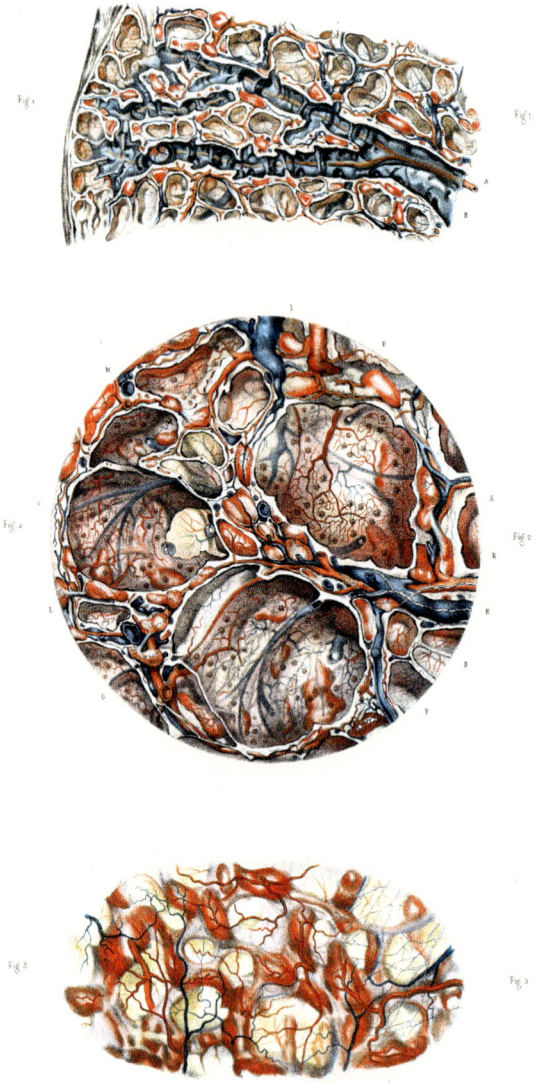

Spleen: Microscopic anatomy / Rate : Anatomie microscopique
Milz: Mikroskopische Anatomie

LIEN. LIEN: ANATOMIA MICROSCOPICA. PANCREAS. GLANDULA SUPRARENALIS

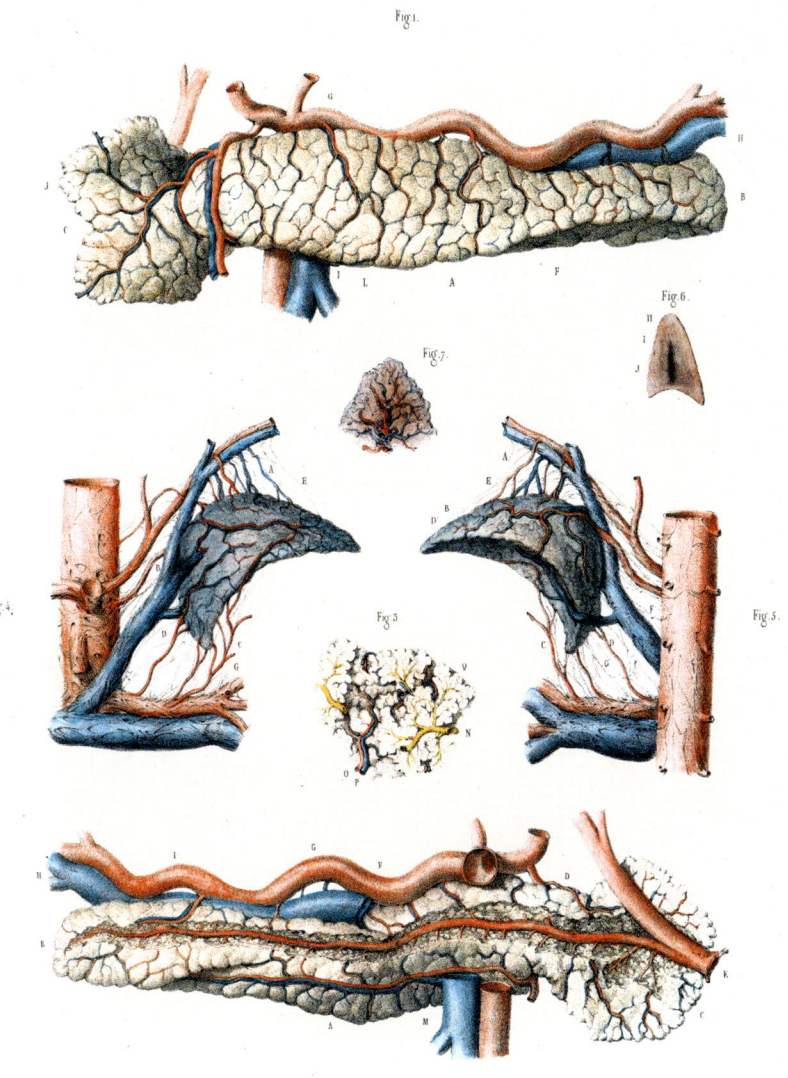

Pancreas. Adrenal gland / Pancréas. Glande surrénale
Bauchspeicheldrüse. Nebenniere

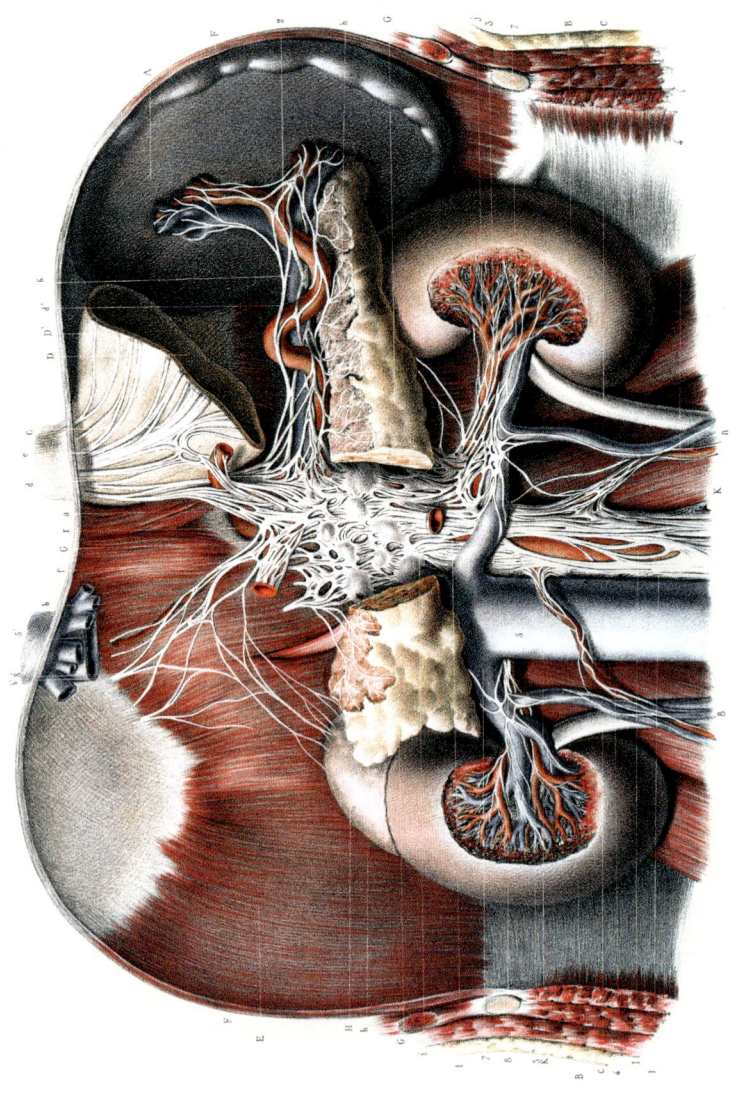

Pancreas, spleen, and kidneys: Nerves / Pancréas, rate et reins : Nerfs
Bauchspeicheldrüse, Milz und Nieren: Nerven

VISCERA RETROPERITONEALES: NERVI

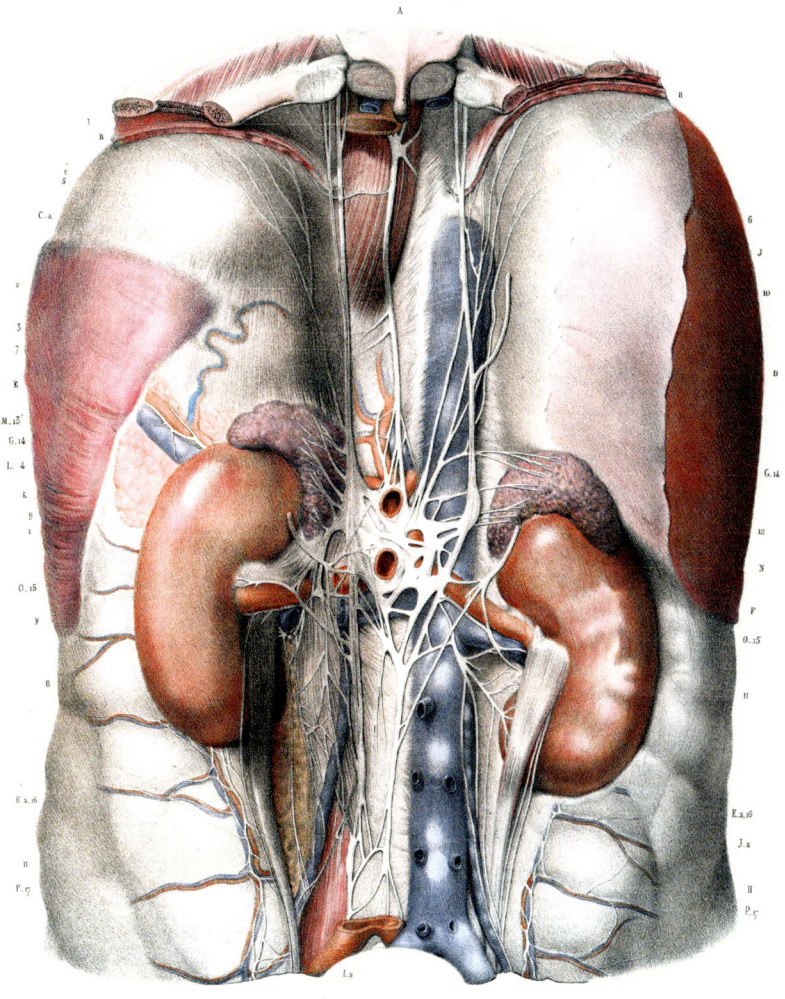

Retroperitoneal organs: Nerves / Viscères rétropéritonéaux : Nerfs
Eingeweide des Retroperitonealraums: Nerven

PERITONEUM

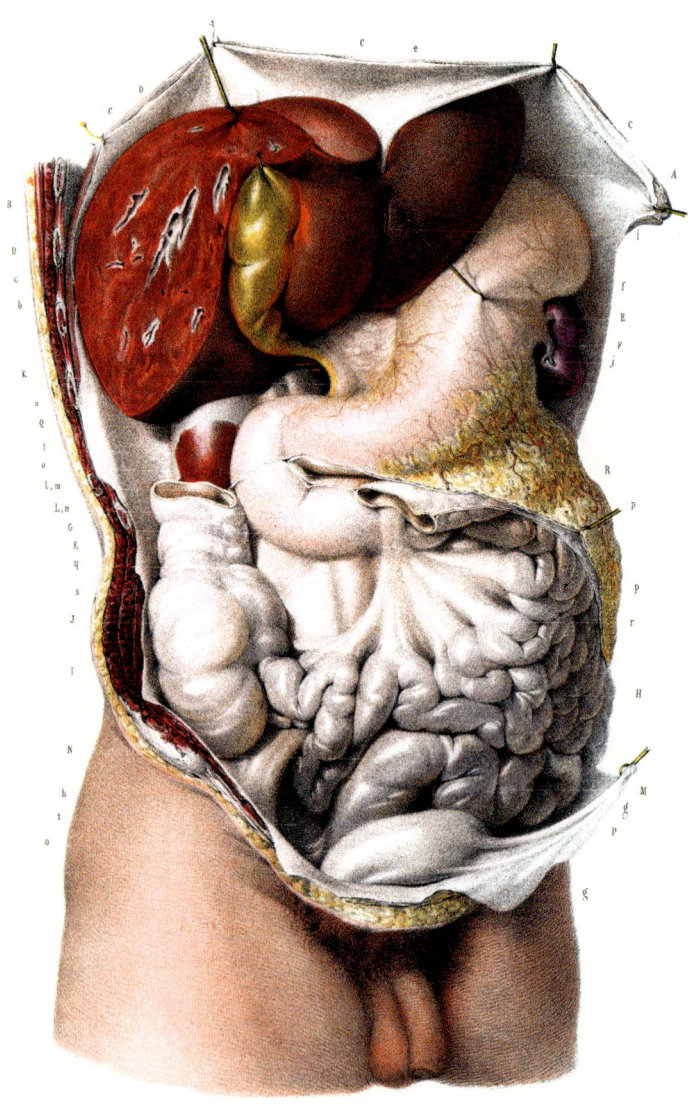

Peritoneum / Péritoine / Bauchfell

PERITONEUM: ANATOMIA MICROSCOPICA NERVORUM.
ORGANA URINARIA: RENES, URETERES, ET VESICA URINARIA.
REN: ANATOMIA MICROSCOPICA

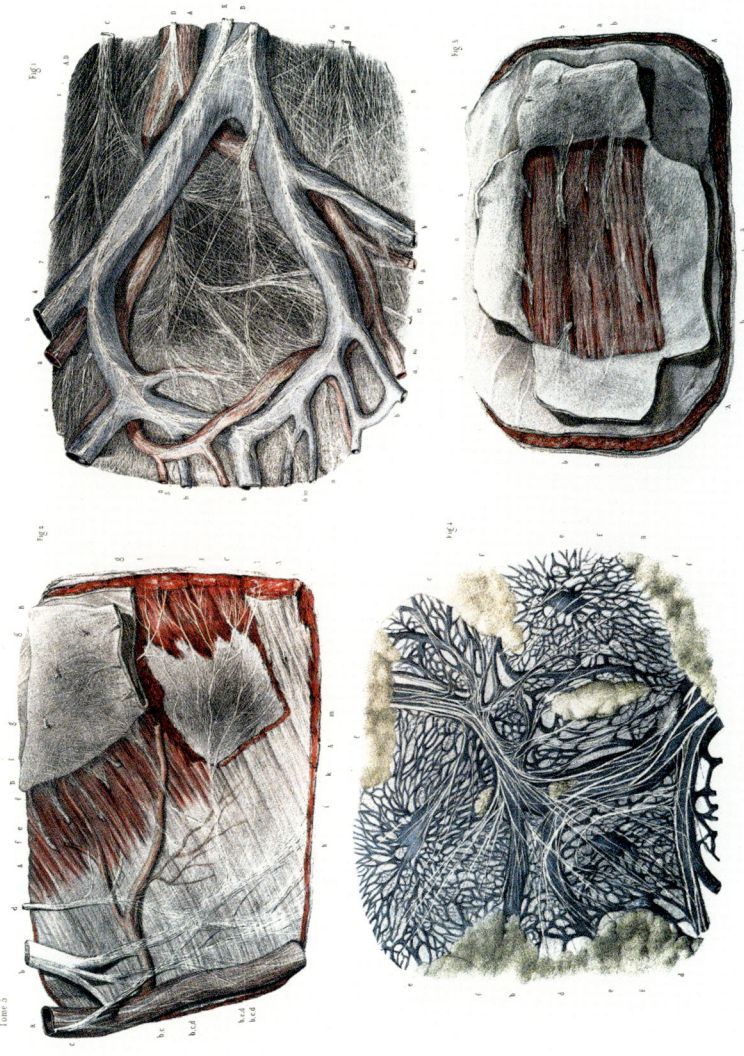

Peritoneum: Microscopic anatomy of the nerves
Péritoine : Anatomie microscopique des nerfs
Bauchfell: Mikroskopische Anatomie der Nerven

PERITONEUM: ANATOMIA MICROSCOPICA NERVORUM.
ORGANA URINARIA: RENES, URETERES, ET VESICA URINARIA.
REN: ANATOMIA MICROSCOPICA

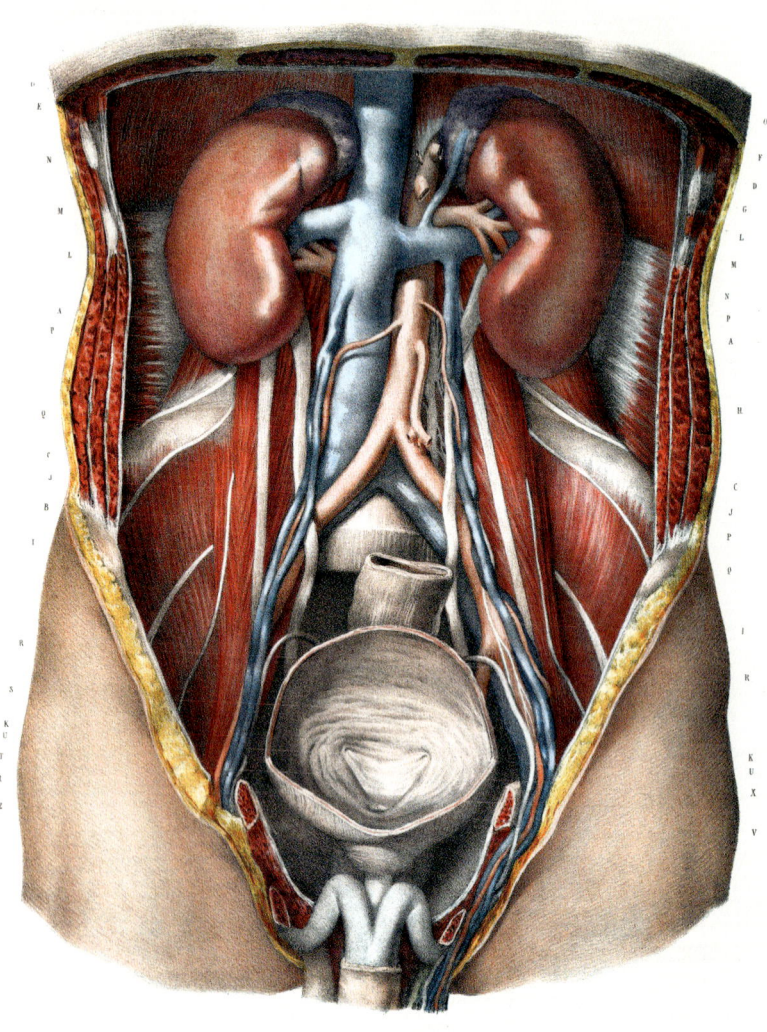

Urinary organs: Kidneys, ureters and bladder
Organes urinaires : Reins, uretères et vessie
Harnorgane: Nieren, Harnleiter und Harnblase

PERITONEUM: ANATOMIA MICROSCOPICA NERVORUM.
ORGANA URINARIA: RENES, URETERES, ET VESICA URINARIA.
REN: ANATOMIA MICROSCOPICA

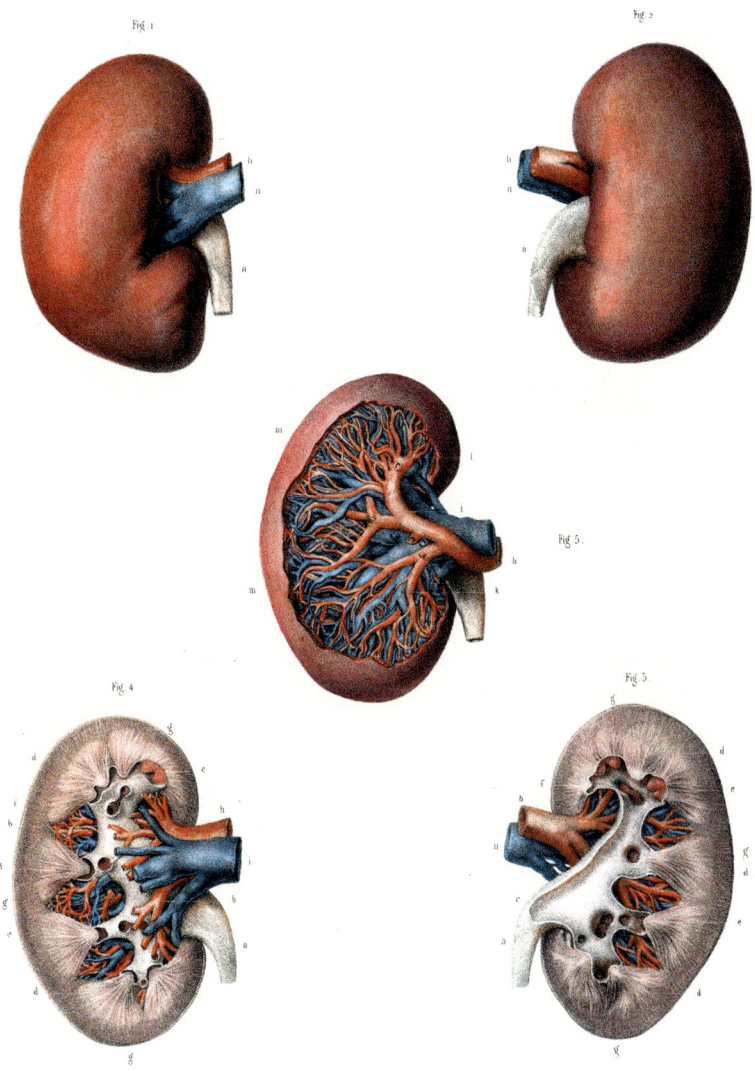

Kidney / Rein / Niere

PERITONEUM: ANATOMIA MICROSCOPICA NERVORUM.
ORGANA URINARIA: RENES, URETERES, ET VESICA URINARIA.
REN: ANATOMIA MICROSCOPICA

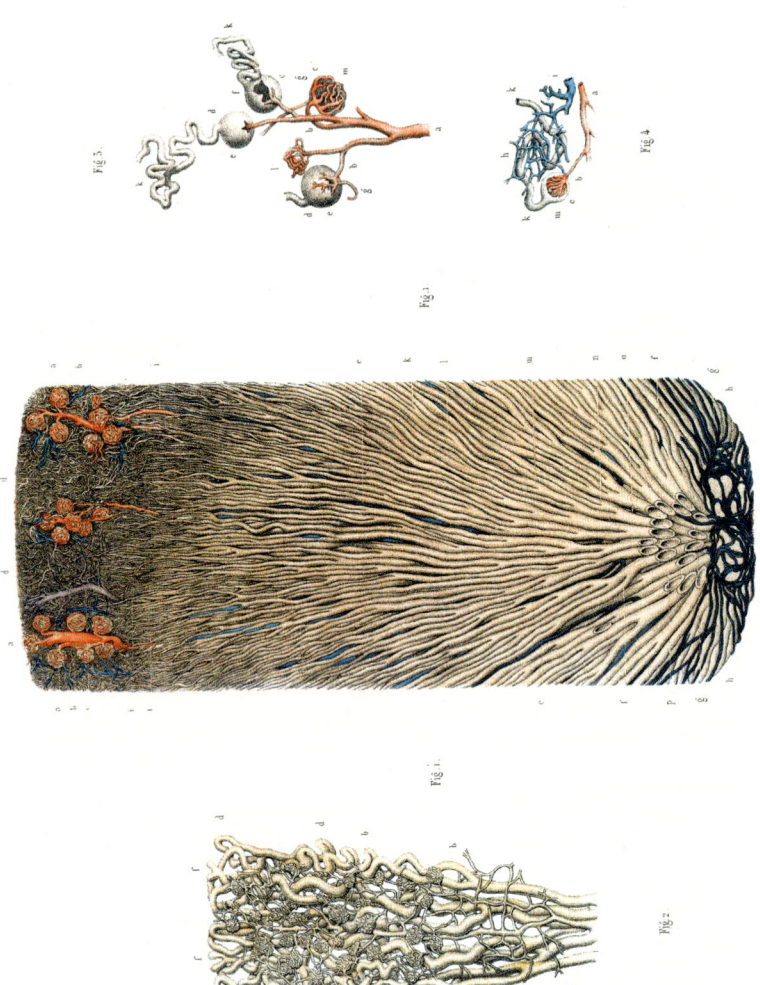

Kidney: Microscopic anatomy / Rein : Anatomie microscopique
Niere: Mikroskopische Anatomie

VESICA URINARIA ET ORGANA GENITALIA MASCULINA.
VISCERA PELVIS MASCULINIS

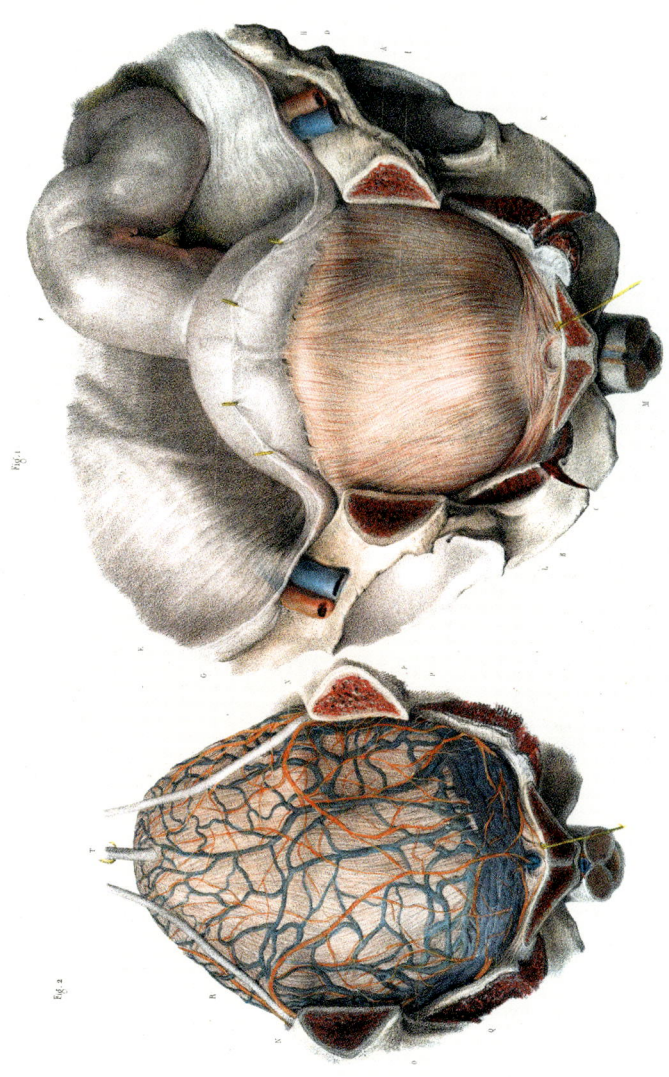

Bladder / Vessie / Harnblase

VESICA URINARIA ET ORGANA GENITALIA MASCULINA.
VISCERA PELVIS MASCULINIS

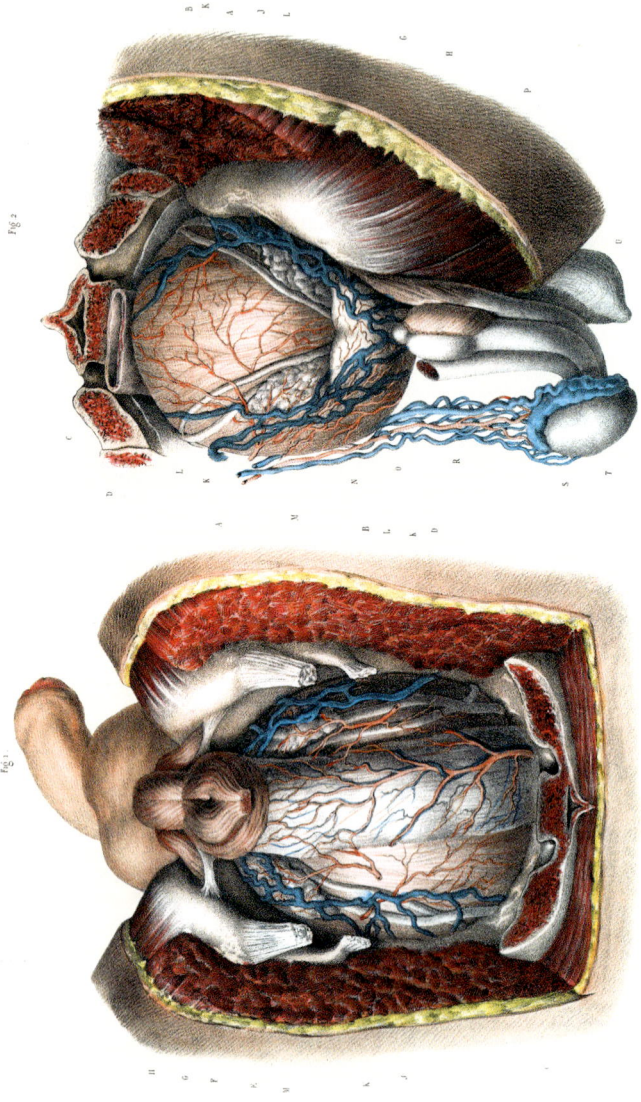

Bladder and male genital organs / Vessie et organes génitaux masculins
Harnblase und männliche Geschlechtsorgane

VESICA URINARIA ET ORGANA GENITALIA MASCULINA.
VISCERA PELVIS MASCULINIS

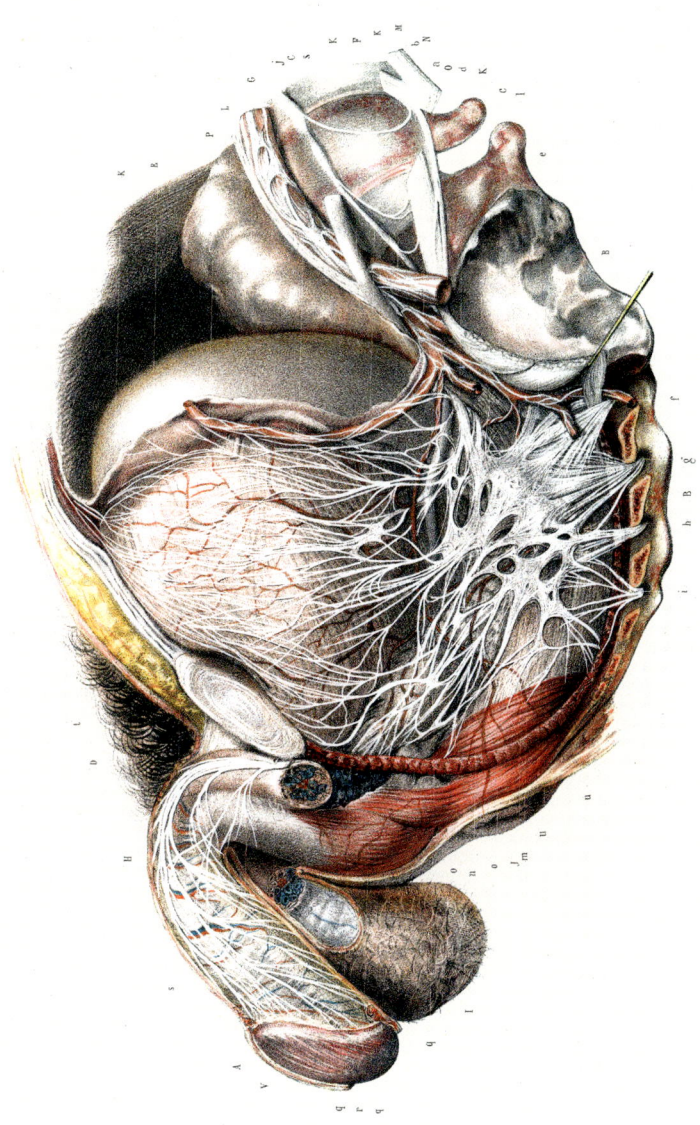

Organs of the male pelvis: Nerves / Viscères du bassin masculin : Nerfs
Eingeweide des männlichen Beckens: Nerven

VESICA URINARIA ET ORGANA GENITALIA MASCULINA.
VISCERA PELVIS MASCULINIS

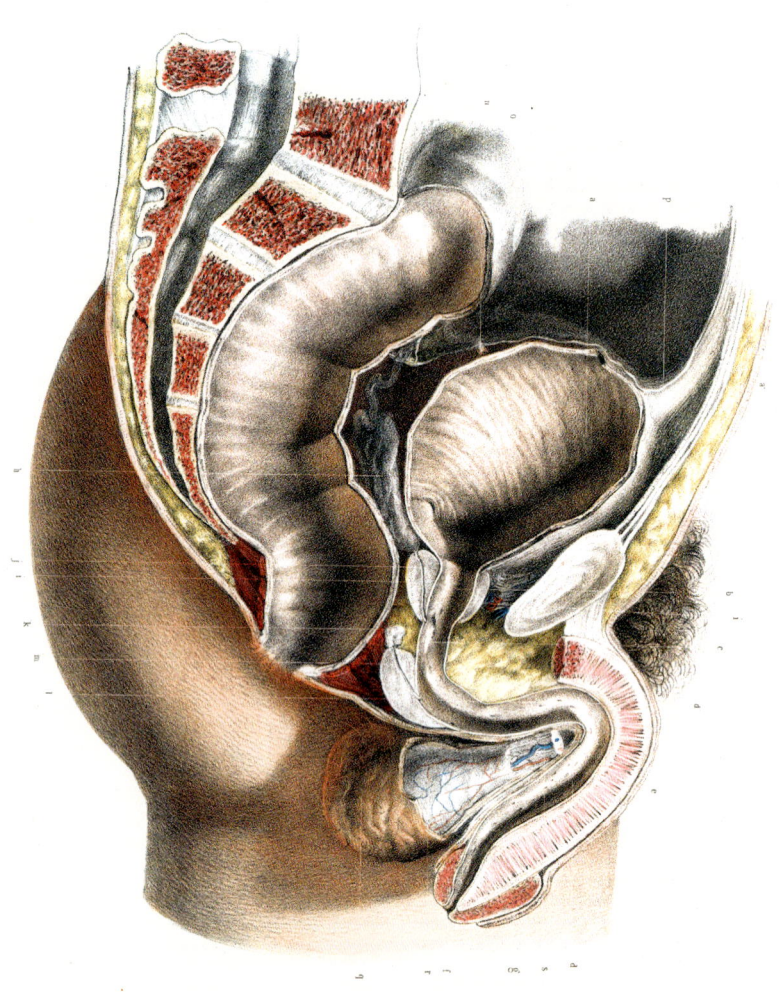

Organs of the male pelvis / Viscères du bassin masculin
Eingeweide des männlichen Beckens

ORGANA GENITALIA MASCULINA EXTERNA ET FEMININA EXTERNA

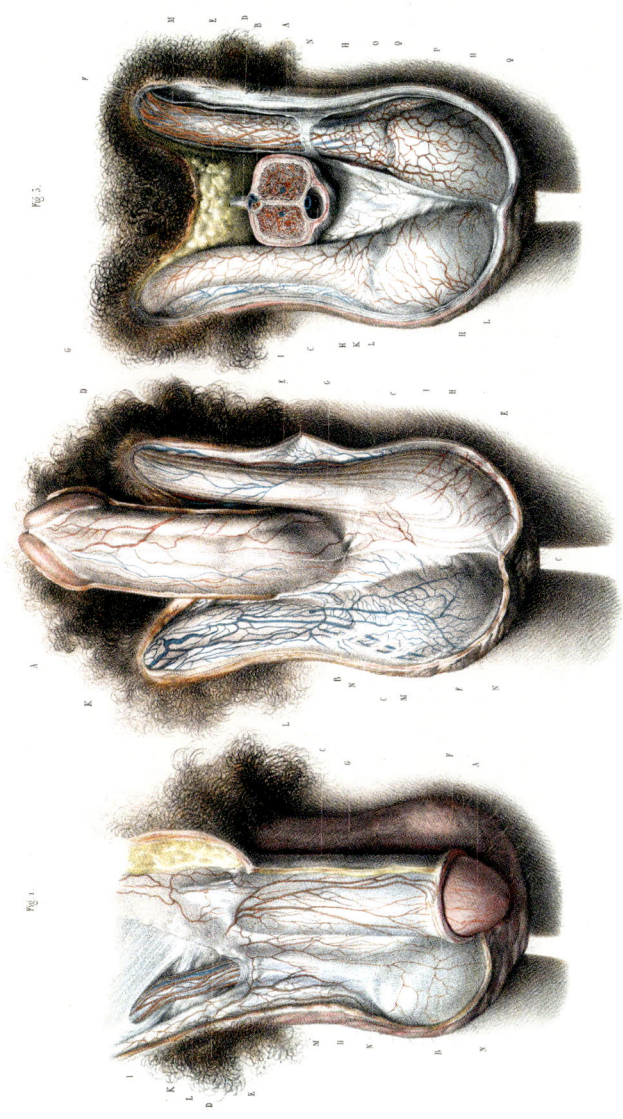

Male external genital organs / Organes génitaux externes masculins
Äußere männliche Geschlechtsorgane

ORGANA GENITALIA MASCULINA EXTERNA ET FEMININA EXTERNA

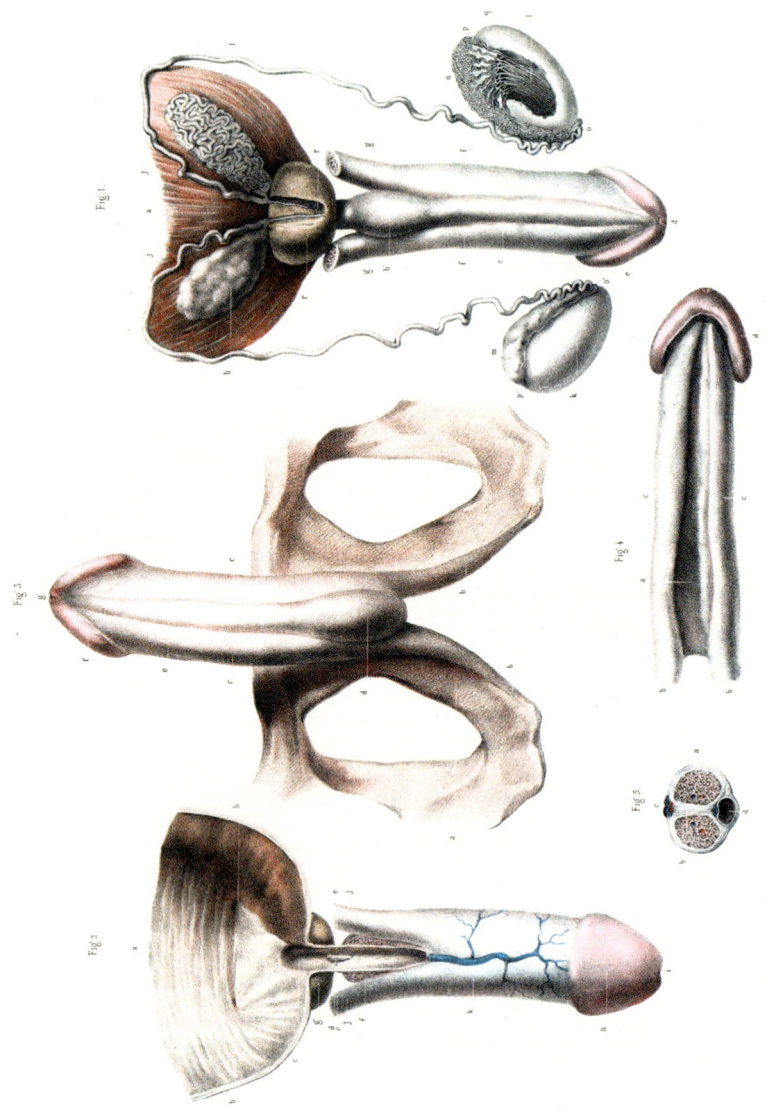

Male external genital organs / Organes génitaux externes masculins
Äußere männliche Geschlechtsorgane

ORGANA GENITALIA MASCULINA EXTERNA ET FEMININA EXTERNA

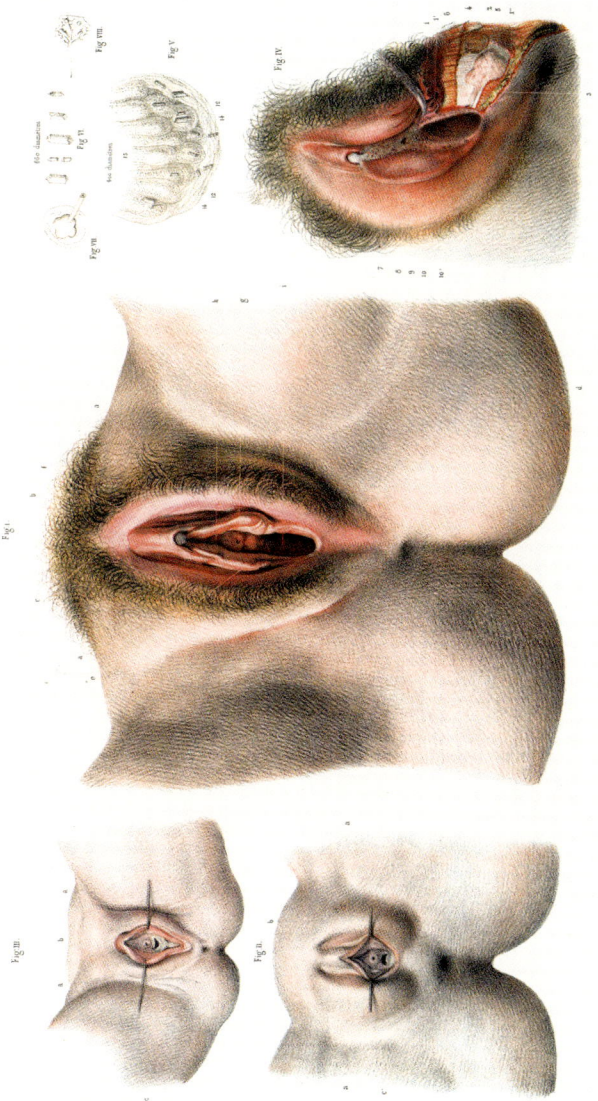

Female external genital organs / Organes génitaux externes féminins
Äußere weibliche Geschlechtsorgane

ORGANA GENITALIA MASCULINA EXTERNA ET FEMININA EXTERNA

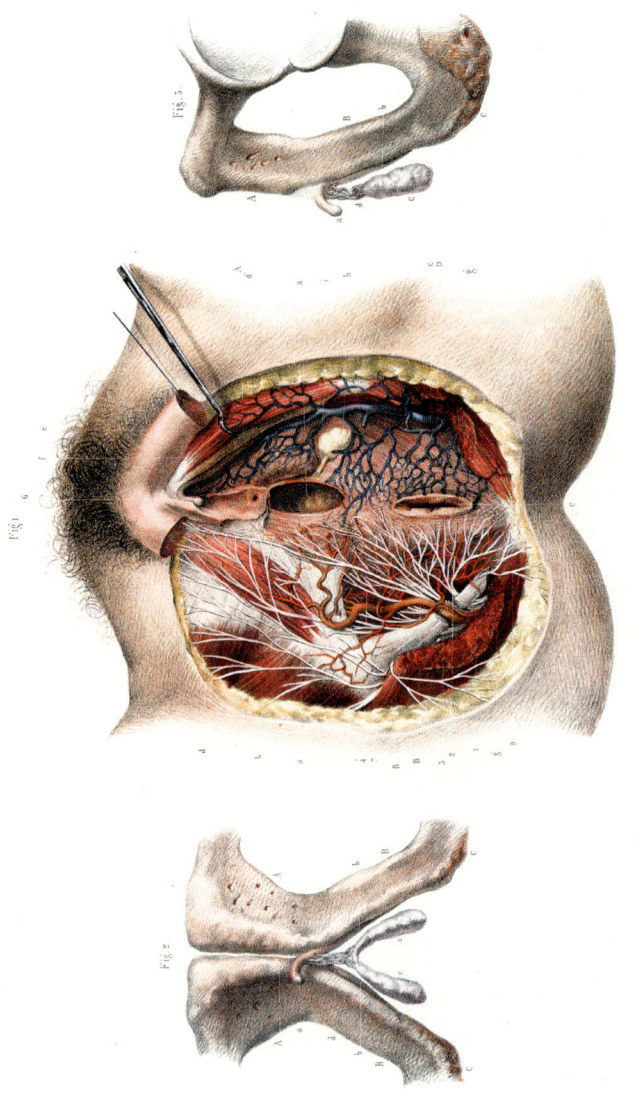

Female external genital organs / Organes génitaux externes féminins
Äußere weibliche Geschlechtsorgane

VISCERA ABDOMINIS ET PELVIS: NERVI.
VISCERA PELVIS FEMININIS

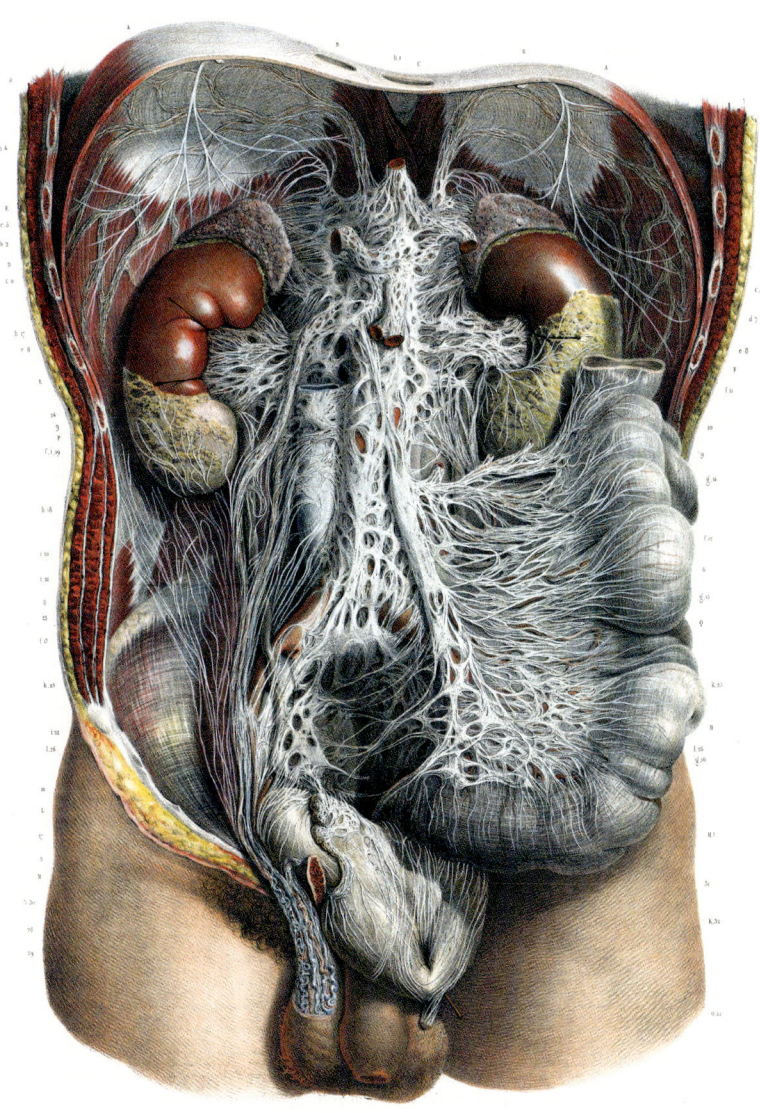

Abdominal and pelvic organs: Nerves / Viscères abdominaux et pelviens : Nerfs
Bauch- und Beckeneingeweide: Nerven

VISCERA ABDOMINIS ET PELVIS: NERVI.
VISCERA PELVIS FEMININIS

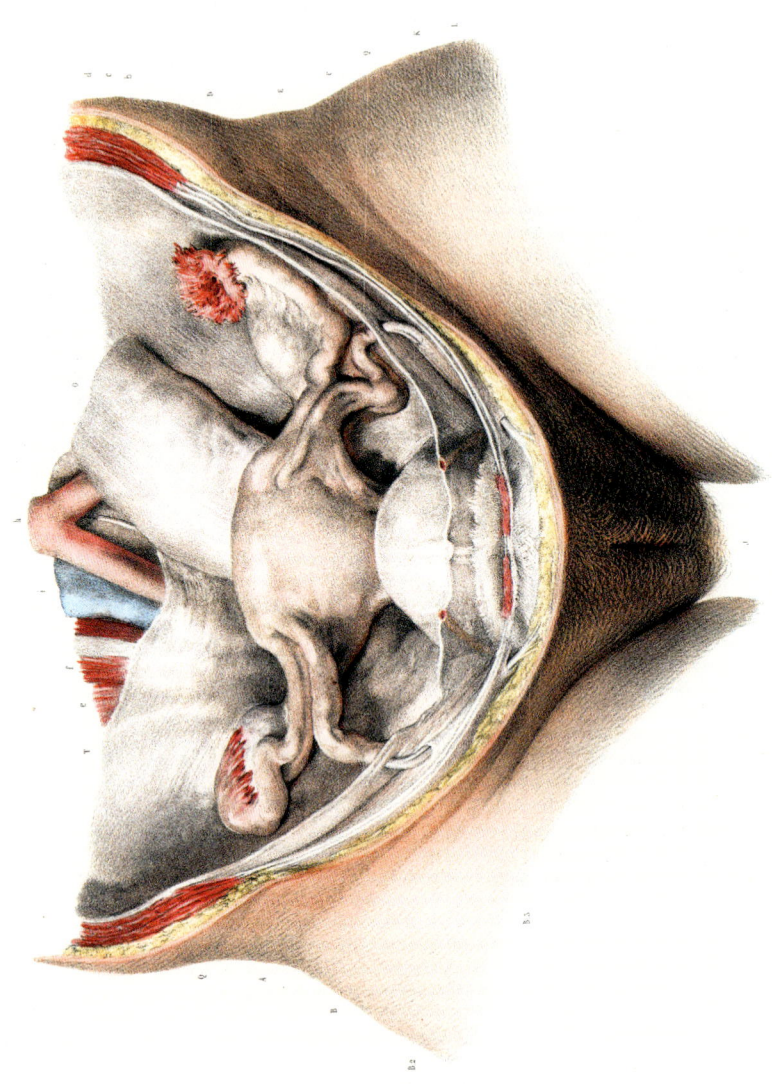

Organs of the female pelvis / Viscères du bassin féminin
Eingeweide des weiblichen Beckens

VISCERA PELVIS FEMININIS

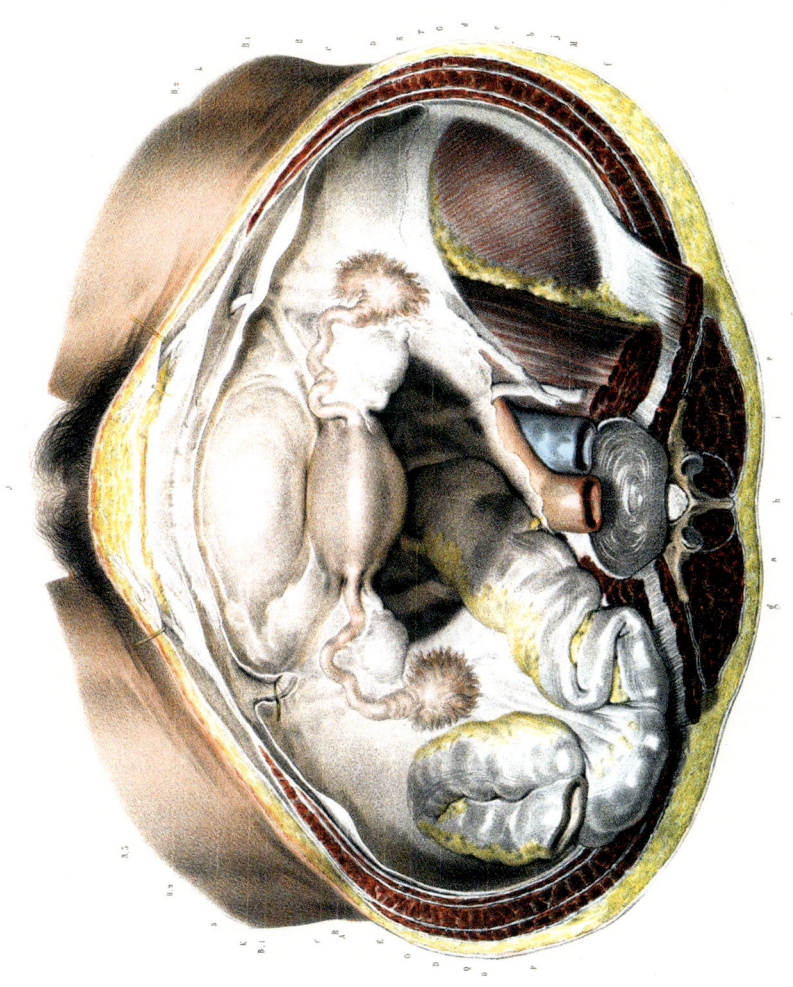

Organs of the female pelvis / Viscères du bassin féminin
Eingeweide des weiblichen Beckens

VISCERA PELVIS FEMININIS

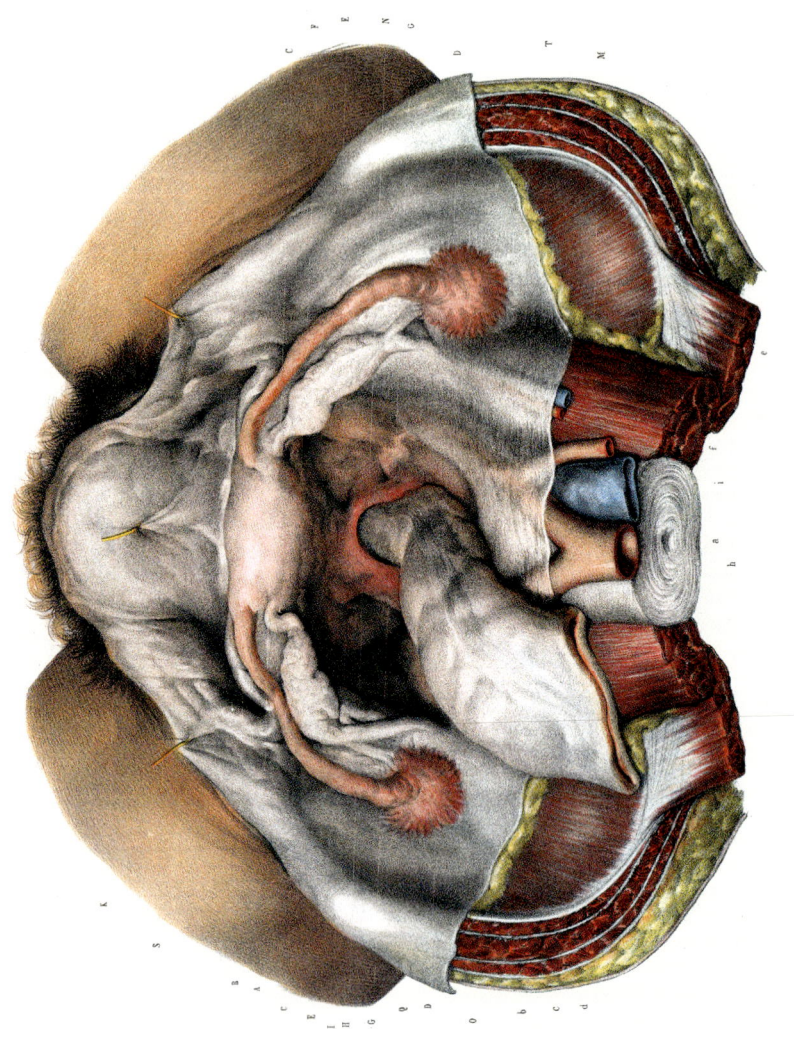

Organs of the female pelvis / Viscères du bassin féminin
Eingeweide des weiblichen Beckens

VISCERA PELVIS FEMININIS

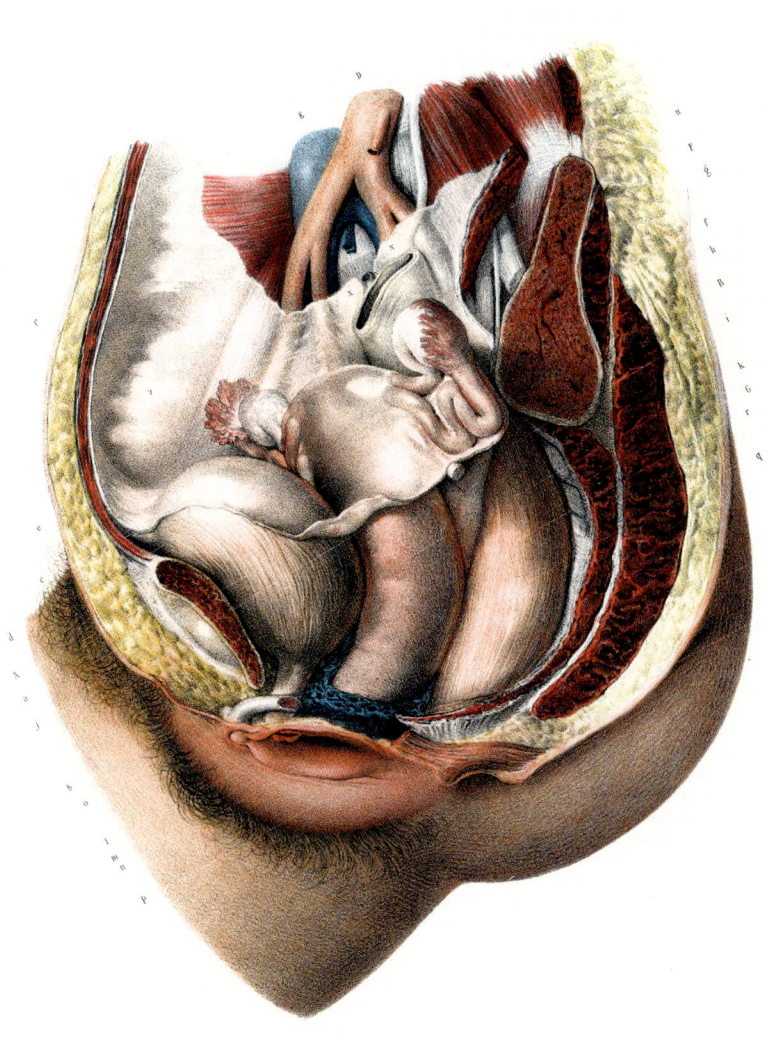

Organs of the female pelvis / Viscères du bassin féminin
Eingeweide des weiblichen Beckens

VISCERA PELVIS FEMININIS

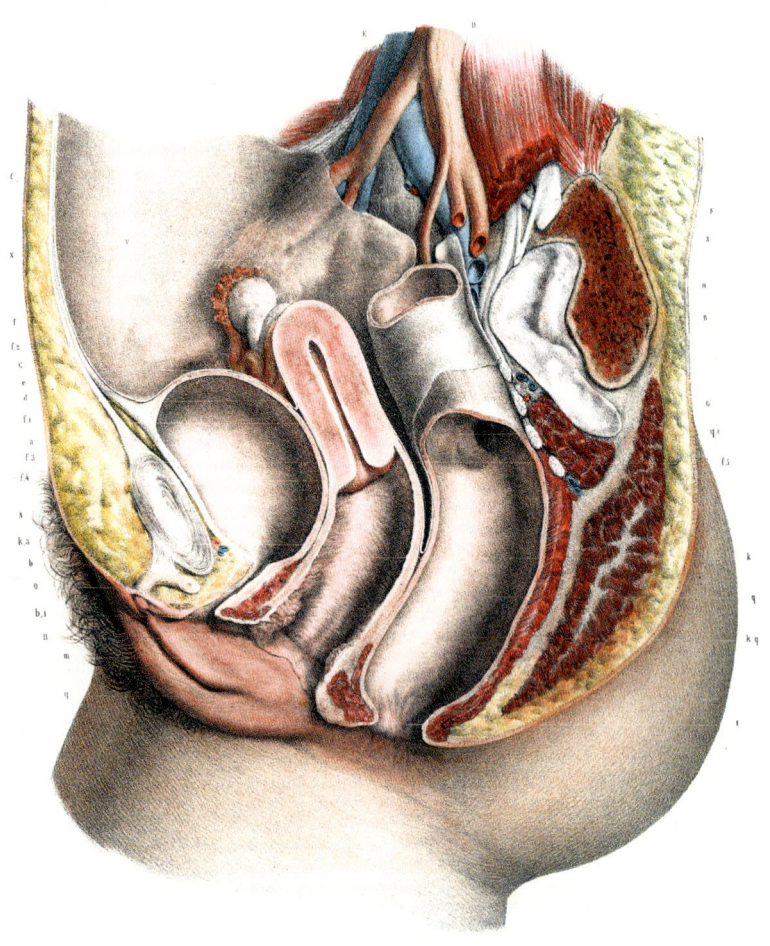

Organs of the female pelvis / Viscères du bassin féminin
Eingeweide des weiblichen Beckens

VISCERA PELVIS FEMININIS: ARTERIAE, VENAE, ET NERVI. ORGANA GENITALIA FEMININA

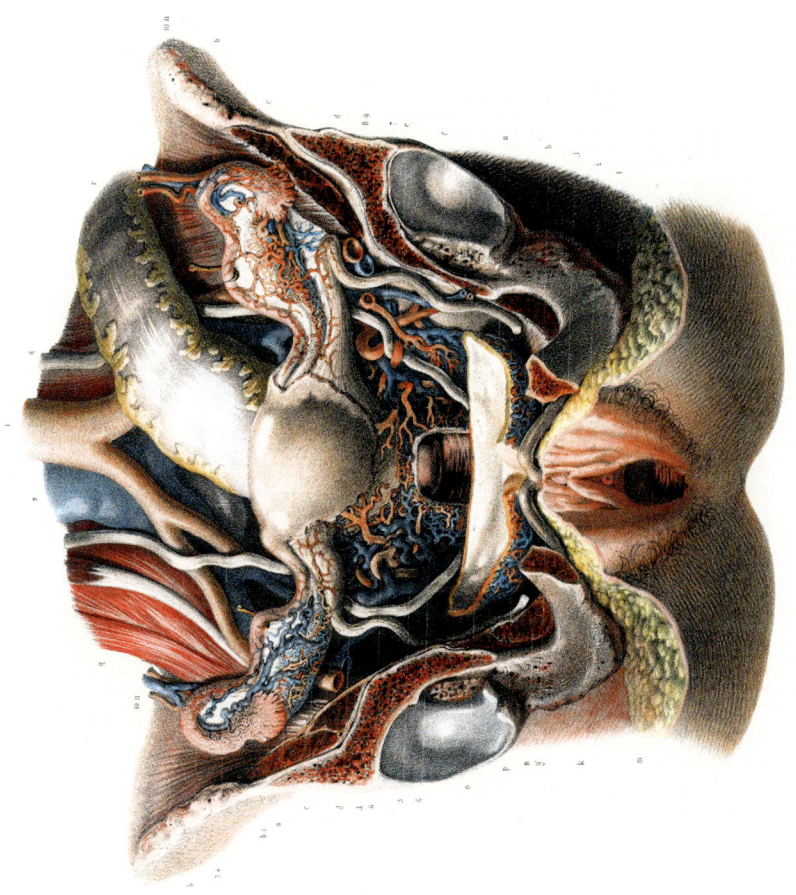

Organs of the female pelvis: Arteries and veins
Viscères du bassin féminin : Artères et veines
Eingeweide des weiblichen Beckens: Arterien und Venen

VISCERA PELVIS FEMININIS: ARTERIAE, VENAE, ET NERVI. ORGANA GENITALIA FEMININA

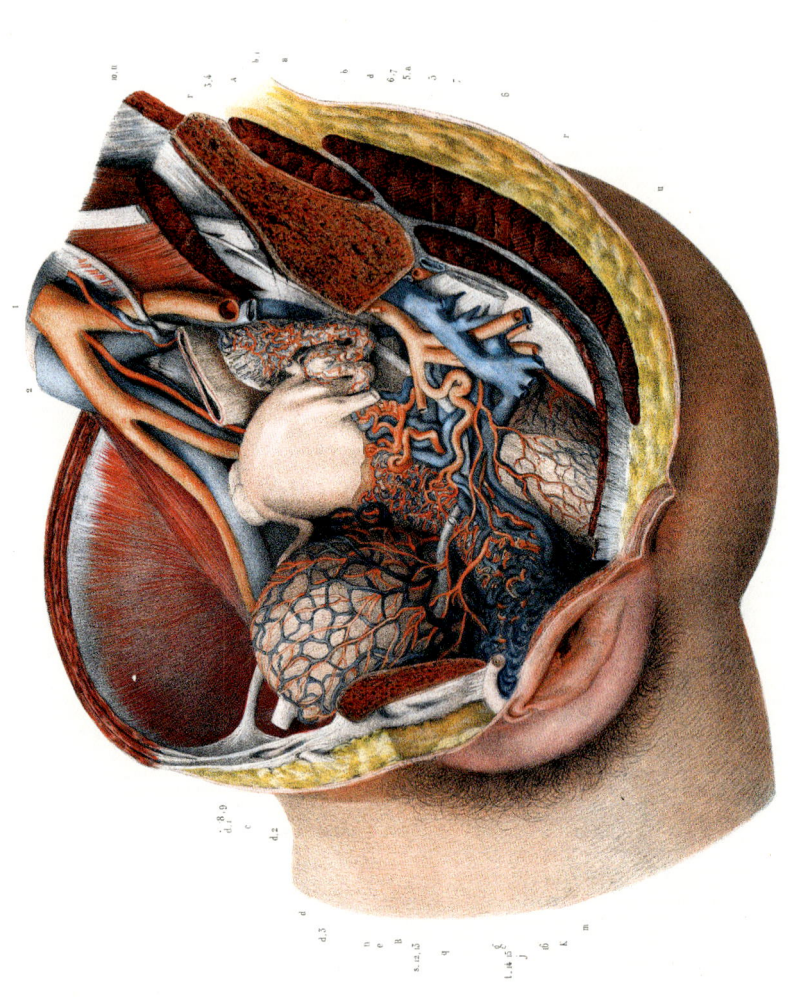

Organs of the female pelvis: Arteries and veins
Viscères du bassin féminin : Artères et veines
Eingeweide des weiblichen Beckens: Arterien und Venen

VISCERA PELVIS FEMININIS: ARTERIAE, VENAE, ET NERVI. ORGANA GENITALIA FEMININA

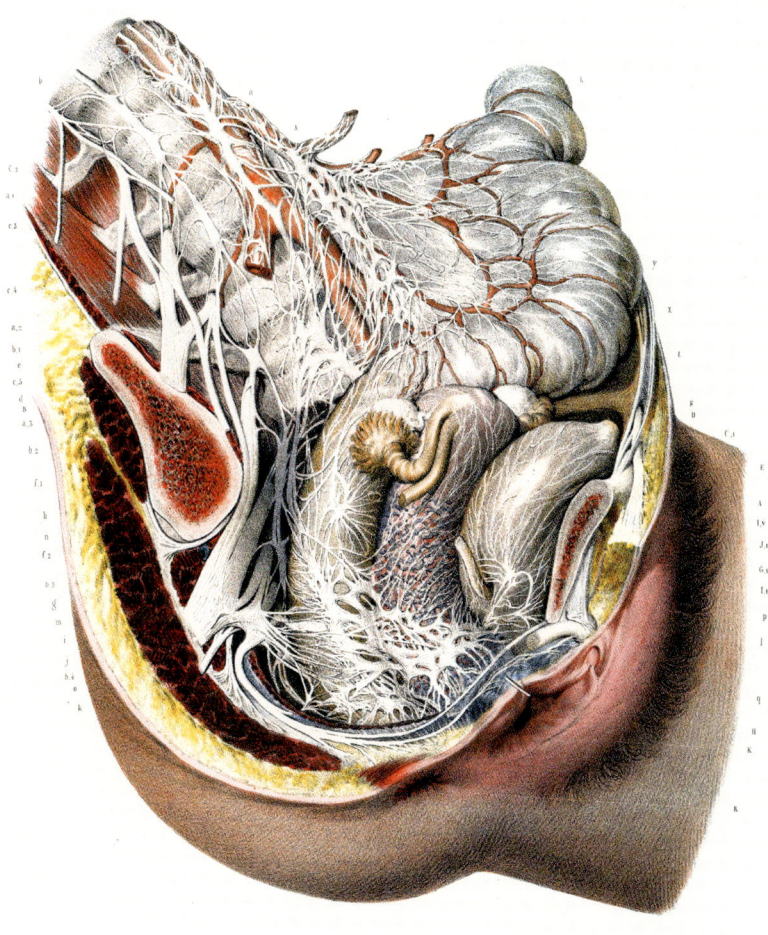

Organs of the female pelvis: Nerves / Viscères du bassin féminin : Nerfs
Eingeweide des weiblichen Beckens: Nerven

VISCERA PELVIS FEMININIS: ARTERIAE, VENAE, ET NERVI. ORGANA GENITALIA FEMININA

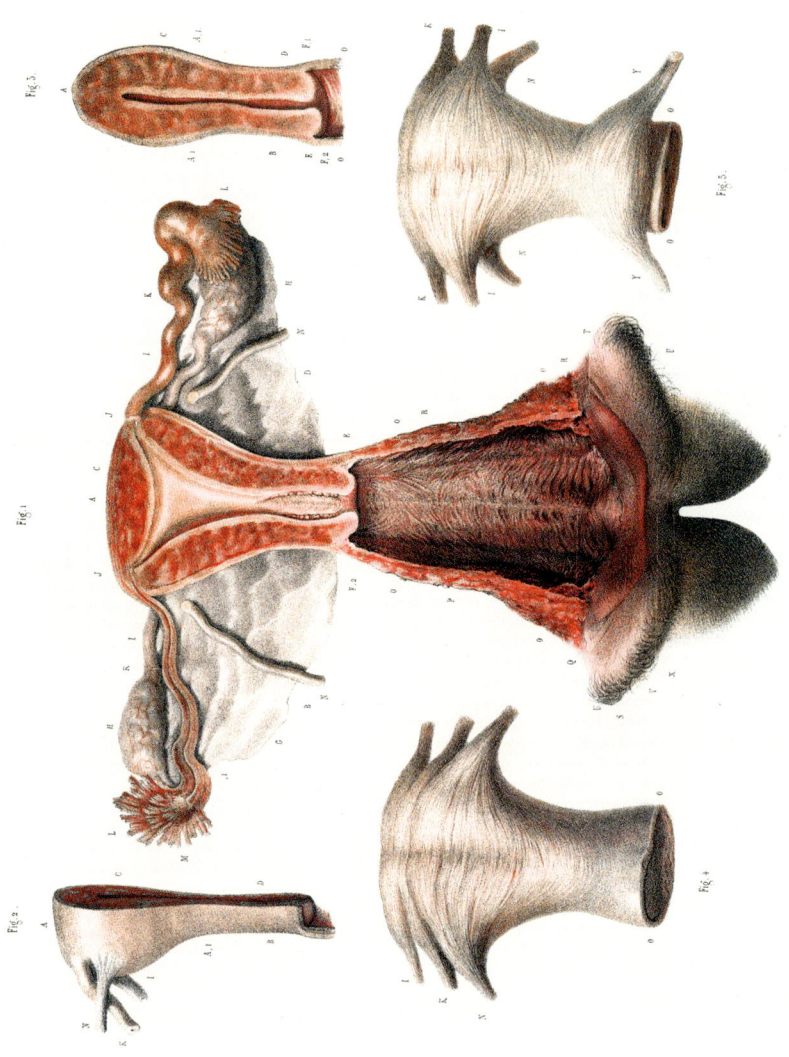

Female genital organs / Organes génitaux féminins
Weibliche Geschlechtsorgane

TUBA UTERINA ET OVARIUM

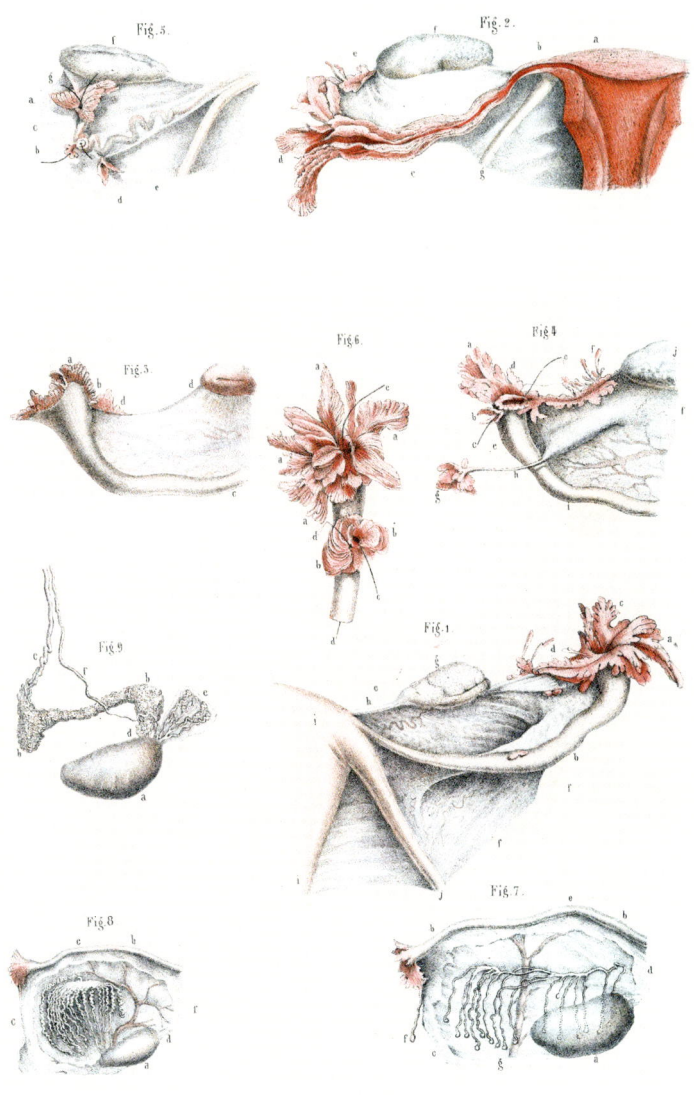

Uterine tube and ovary / Trompe utérine et ovaire / Eileiter und Eierstock

UTERUS

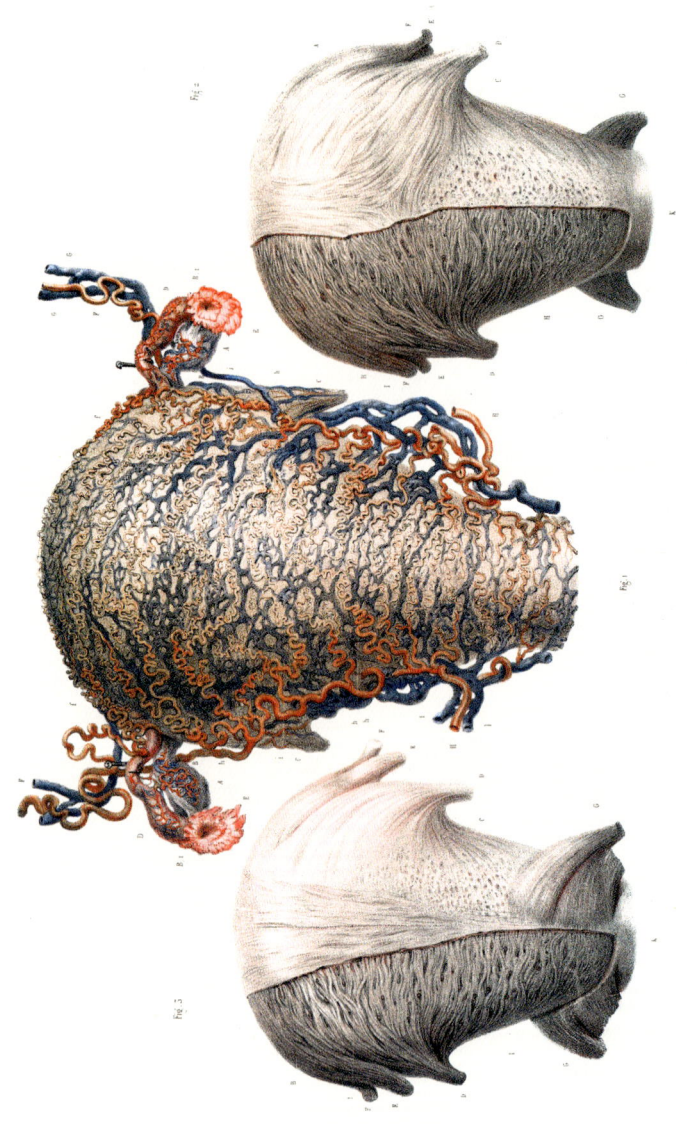

Uterus / Utérus / Gebärmutter

UTERUS

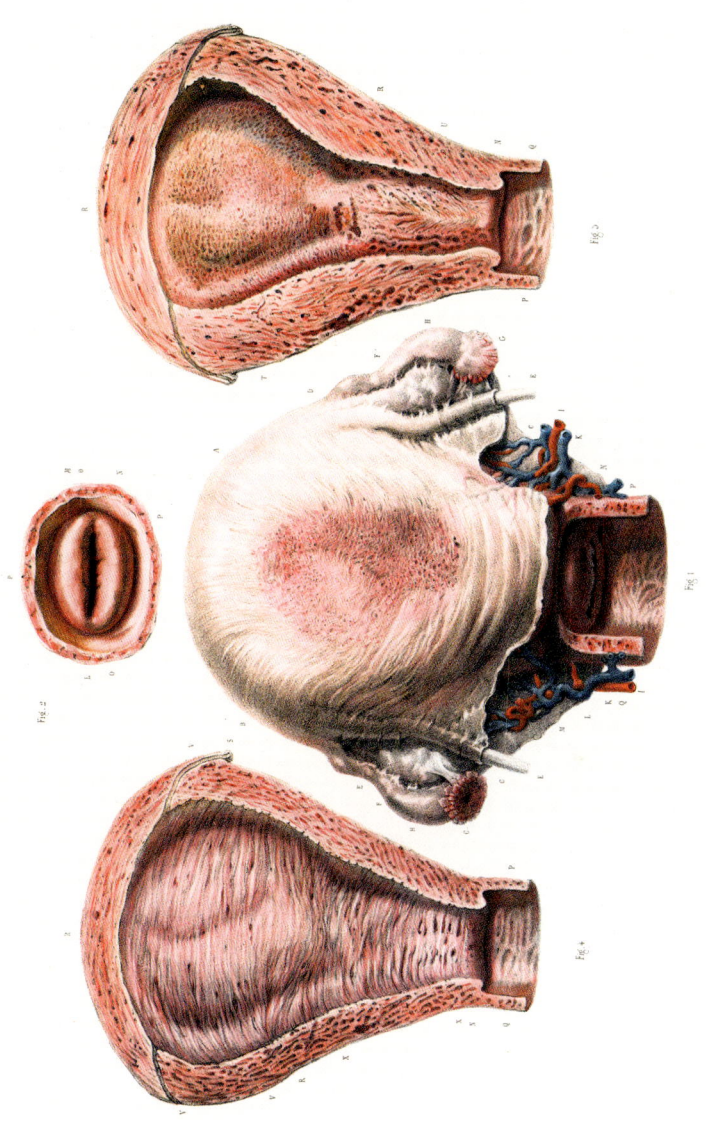

Uterus / Utérus / Gebärmutter

UTERUS

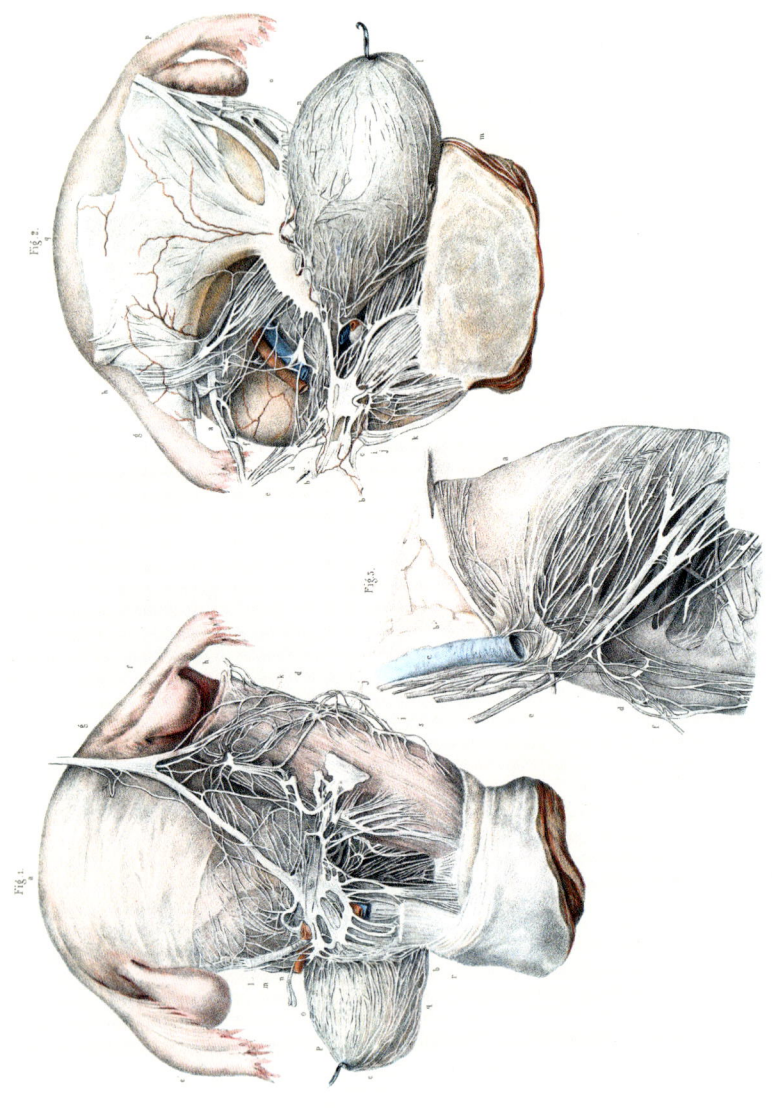

Uterus: Nerves / Utérus : Nerfs / Gebärmutter: Nerven

UTERUS

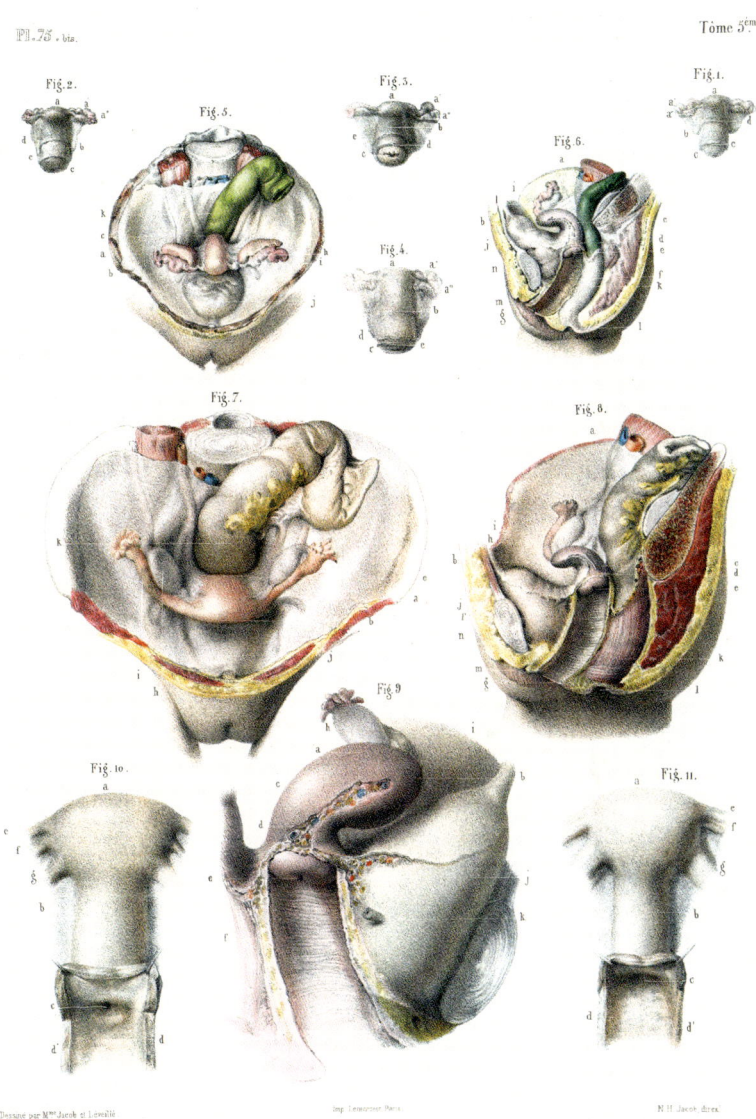

Uterus / Utérus / Gebärmutter

MAMMA ET GLANDULA MAMMARIA

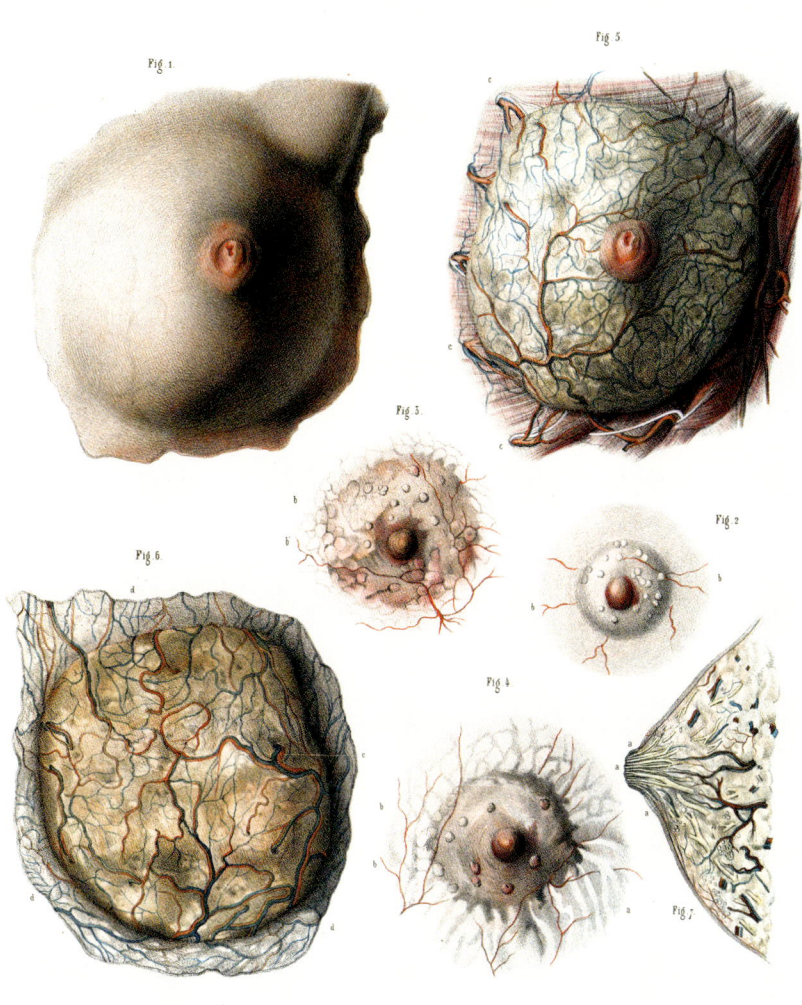

Breast and mammary gland / Sein et glande mammaire
Weibliche Brust und Milchdrüse

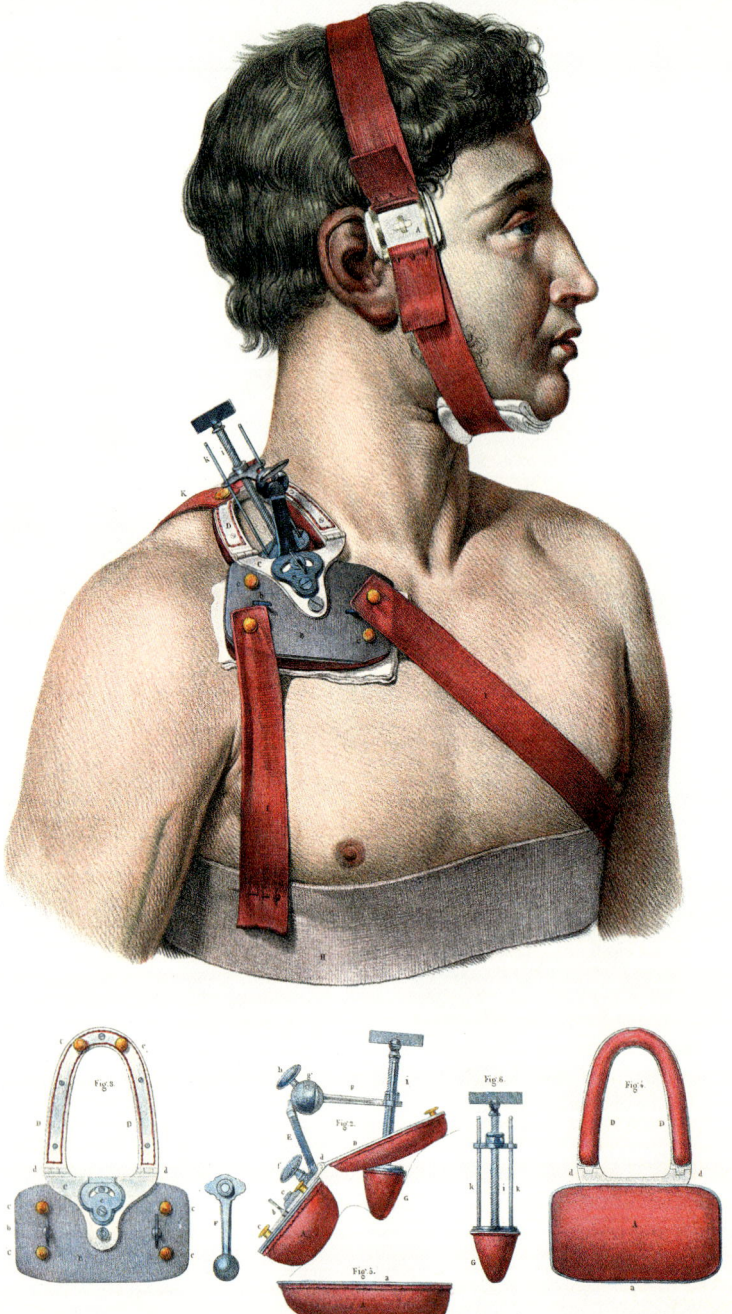

Tome 6 — Pl. 19.

Dessiné par Rogat. Dirigé par N.H. Jacob. — Instrument fabriqué par M.r Charrière. — Lith. de Lemercier, Benard et C.ie

VOL. 6

Anatomia Chirurgica.
Artes Chirurgicae

SURGICAL ANATOMY.
SURGICAL TECHNIQUES
(OPERATIVE MEDICINE)

ANATOMIE CHIRURGICALE.
TECHNIQUES CHIRURGICALES
(MEDECINE OPERATOIRE)

CHIRURGISCHE ANATOMIE.
CHIRURGISCHE TECHNIKEN
(OPERATIONSLEHRE)

Left page / Ci-contre / linke Seite:
Compression of the arteries of the head and neck
Compressions des artères de la tête et du cou
Kompression der Kopf- und Halsarterien

REGIONES ET PARTES CORPORIS HUMANIS

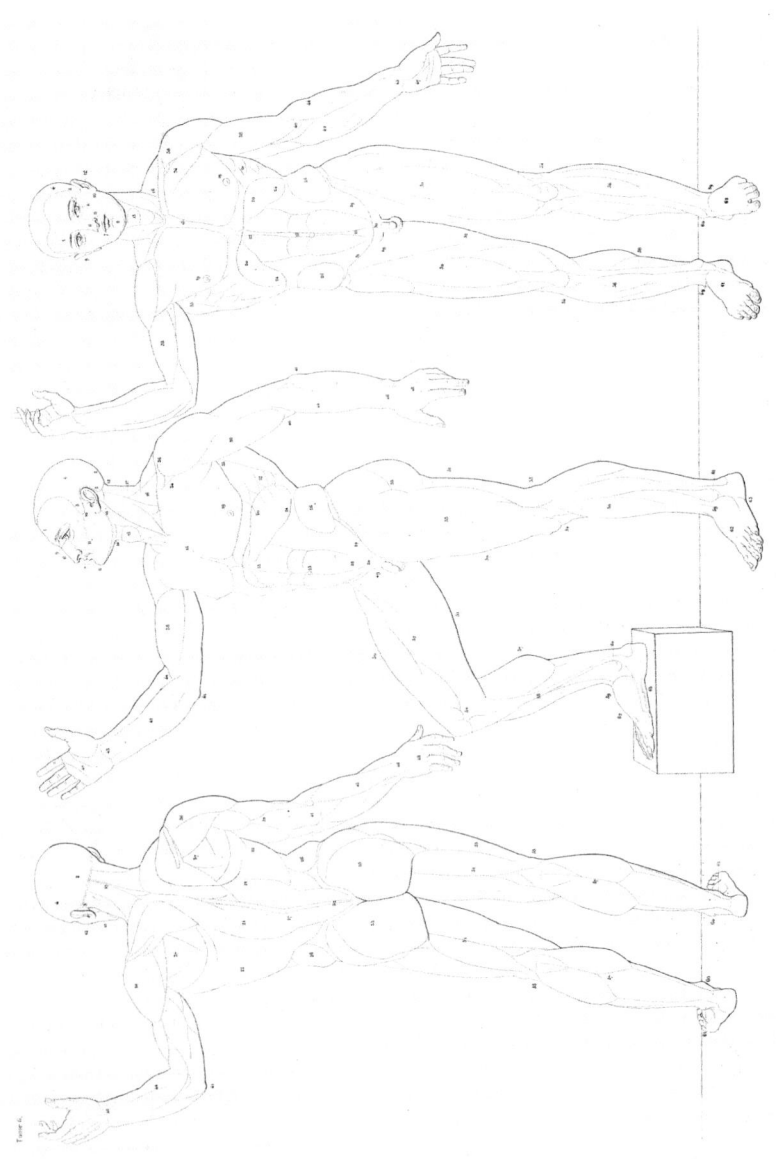

Regions and parts of the human body
Régions et parties du corps humain
Regionen und Teile des menschlichen Körpers

ANATOMIA TOPOGRAPHICA ET CHIRURGICA COLLI

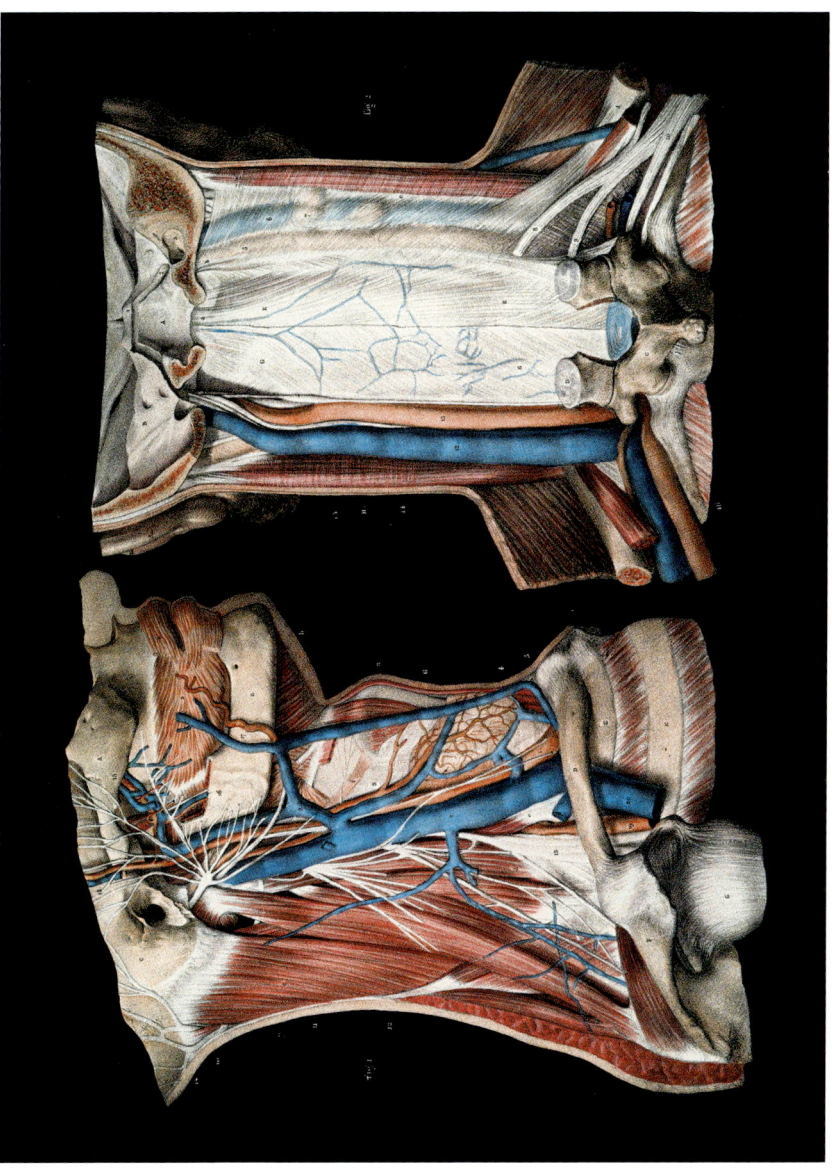

Topographical and surgical anatomy of the neck
Anatomie topographique et chirurgicale du cou
Topografische und chirurgische Anatomie des Halses

ANATOMIA TOPOGRAPHICA ET CHIRURGICA PERINEI

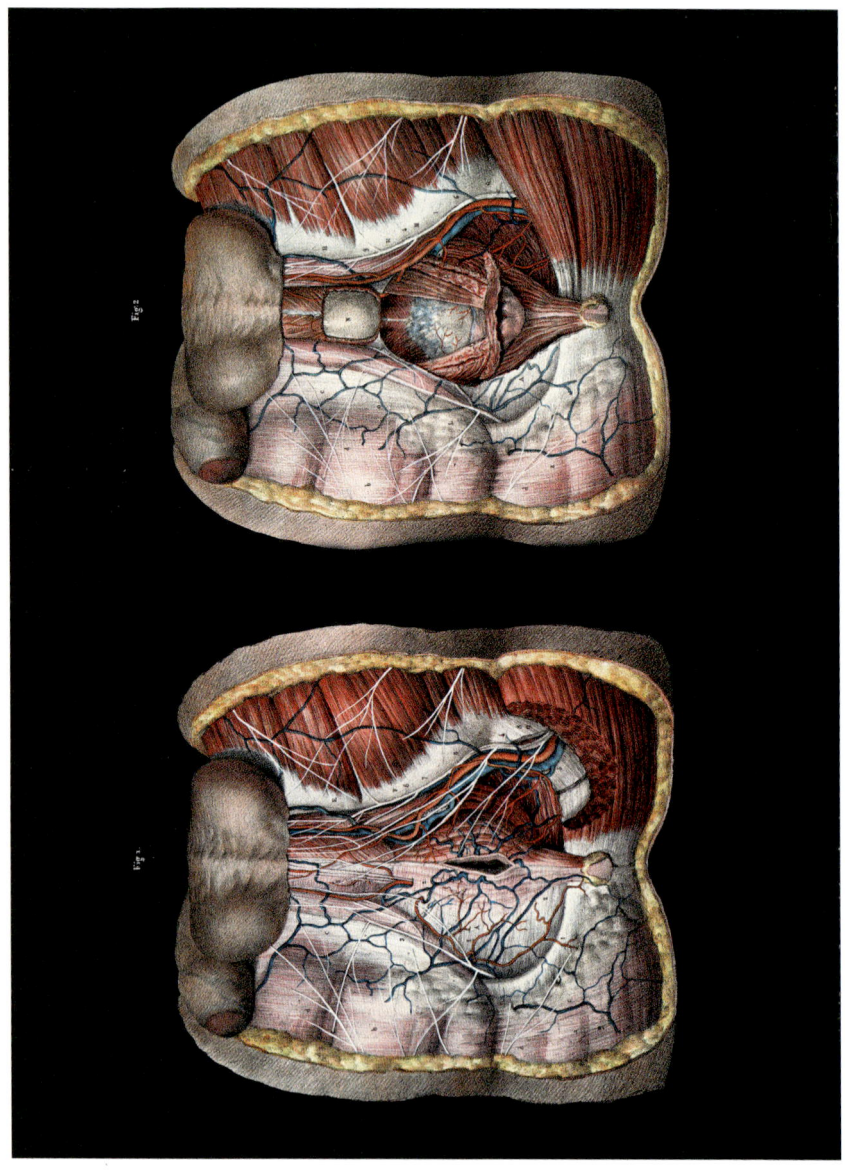

Topographical and surgical anatomy of the perineum
Anatomie topographique et chirurgicale du périnée
Topografische und chirurgische Anatomie des Dammes

ANATOMIA TOPOGRAPHICA ET CHIRURGICA PELVIS

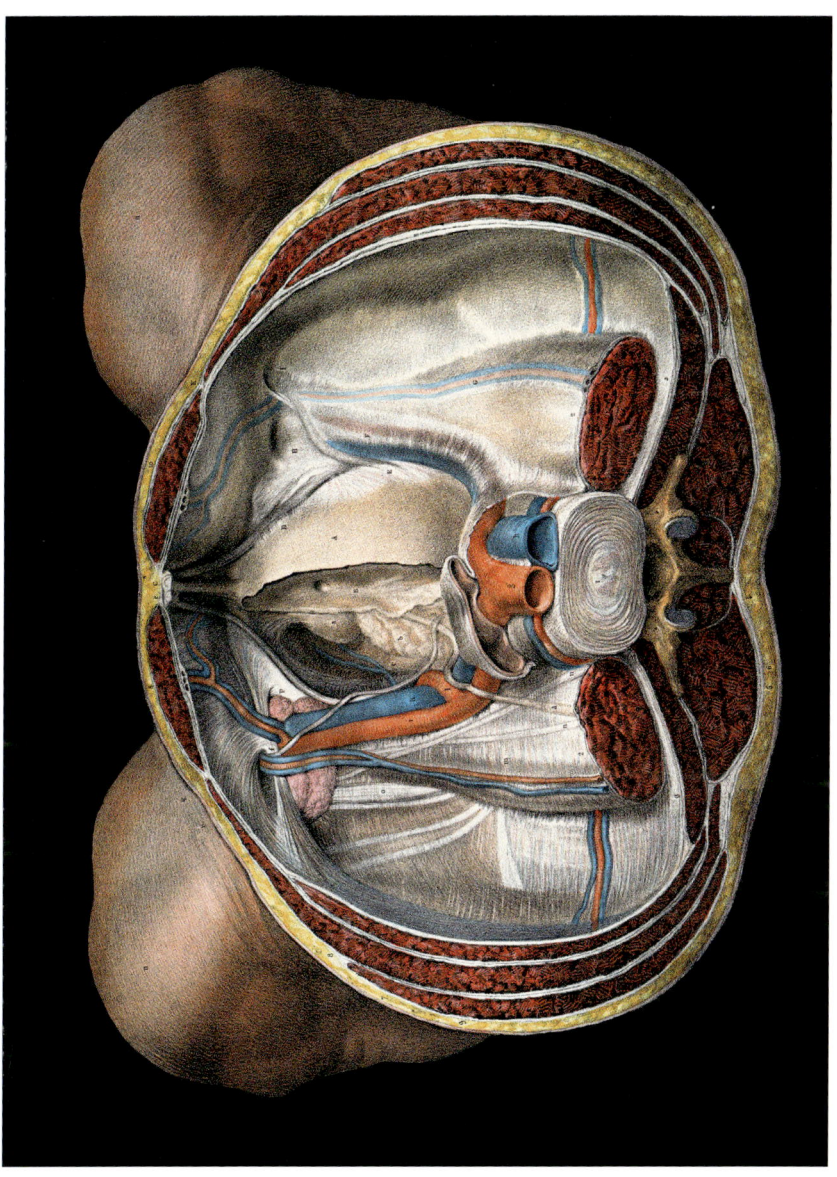

Topographical and surgical anatomy of the pelvis
Anatomie topographique et chirurgicale du pelvis
Topografische und chirurgische Anatomie des Beckens

ANATOMIA TOPOGRAPHICA ET CHIRURGICA REGIONUM LUMBALIS, GLUTEAE, ET FEMORIS POSTERIORIS

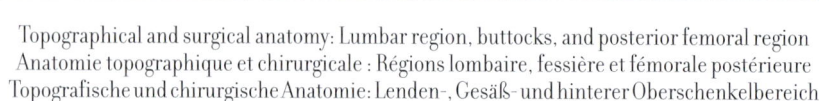

Topographical and surgical anatomy: Lumbar region, buttocks, and posterior femoral region
Anatomie topographique et chirurgicale : Régions lombaire, fessière et fémorale postérieure
Topografische und chirurgische Anatomie: Lenden-, Gesäß- und hinterer Oberschenkelbereich

ANATOMIA TOPOGRAPHICA ET CHIRURGICA REGIONIS AXILLARIS ET COLLI

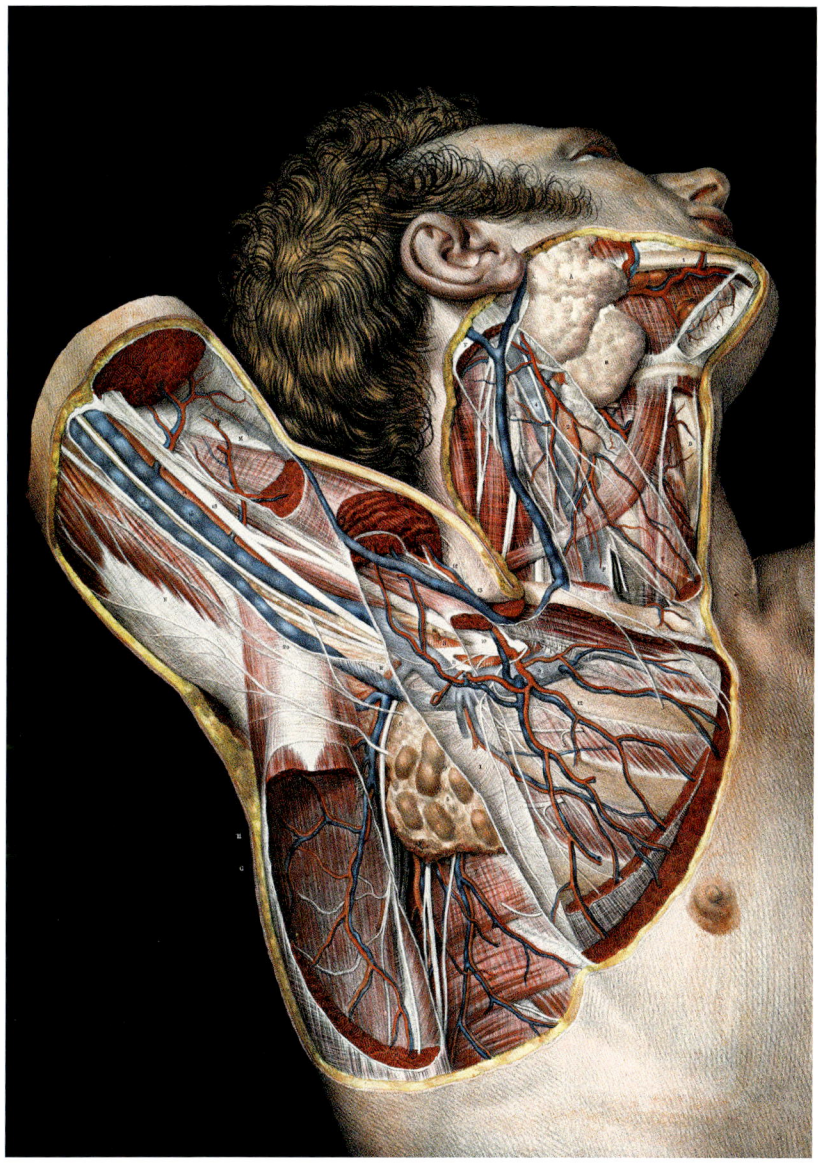

Topographical and surgical anatomy of the axillary region and the neck
Anatomie topographique et chirurgicale de la région axillaire et du cou
Topografische und chirurgische Anatomie der Achselregion und des Halses

ANATOMIA TOPOGRAPHICA ET CHIRURGICA REGIONUM INGUINALIS ET FEMORIS ANTERIORIS.
ANATOMIA TOPOGRAPHICA ET CHIRURGICA MEMBRI SUPERIORIS

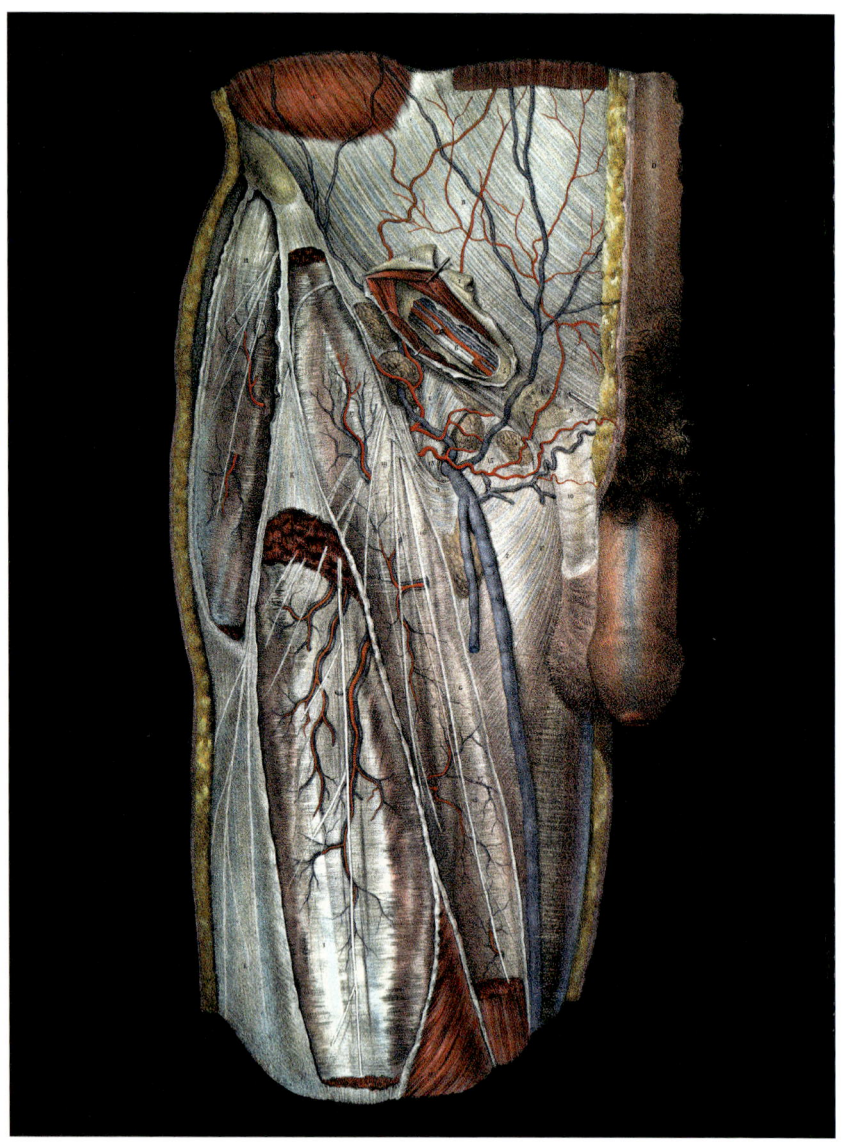

Topographical and surgical anatomy of the inguinal and anterior femoral regions
Anatomie topographique et chirurgicale des régions inguinale et fémorale antérieure
Topografische und chirurgische Anatomie des Leisten- und vorderen Oberschenkelbereichs

ANATOMIA TOPOGRAPHICA ET CHIRURGICA REGIONUM INGUINALIS ET FEMORIS ANTERIORIS.
ANATOMIA TOPOGRAPHICA ET CHIRURGICA MEMBRI SUPERIORIS

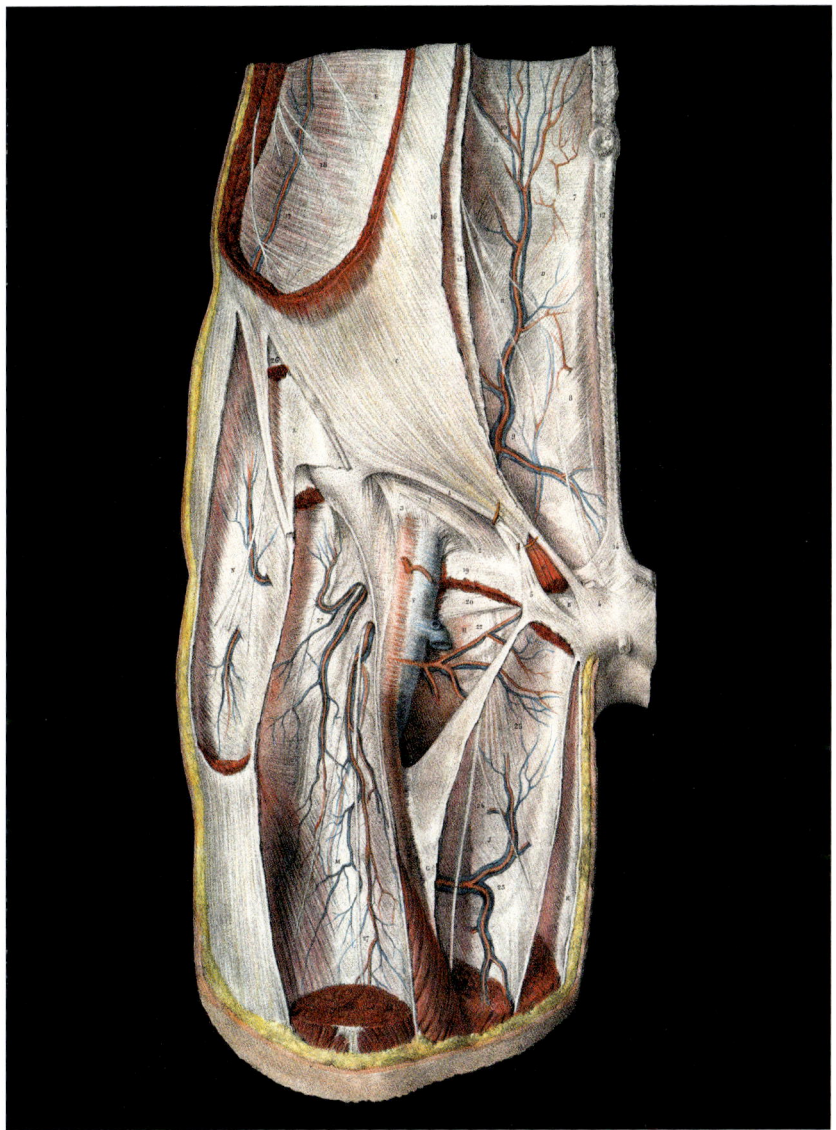

Topographical and surgical anatomy of the inguinal and anterior femoral regions
Anatomie topographique et chirurgicale des régions inguinale et fémorale antérieure
Topografische und chirurgische Anatomie des Leisten- und vorderen Oberschenkelbereichs

ANATOMIA TOPOGRAPHICA ET CHIRURGICA REGIONUM INGUINALIS ET FEMORIS ANTERIORIS.
ANATOMIA TOPOGRAPHICA ET CHIRURGICA MEMBRI SUPERIORIS

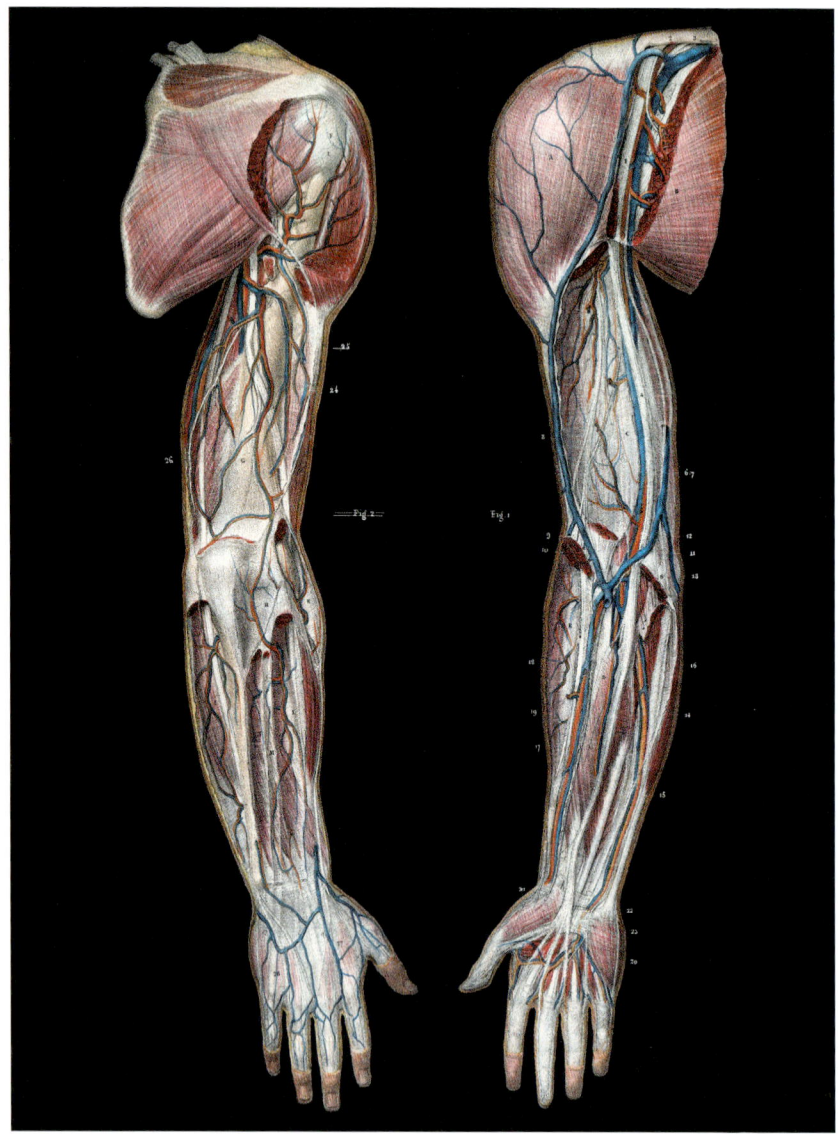

Topographical and surgical anatomy of the upper limb
Anatomie topographique et chirurgicale du membre supérieur
Topografische und chirurgische Anatomie der oberen Extremität

ANATOMIA TOPOGRAPHICA ET CHIRURGICA REGIONUM INGUINALIS ET FEMORIS ANTERIORIS.
ANATOMIA TOPOGRAPHICA ET CHIRURGICA MEMBRI SUPERIORIS

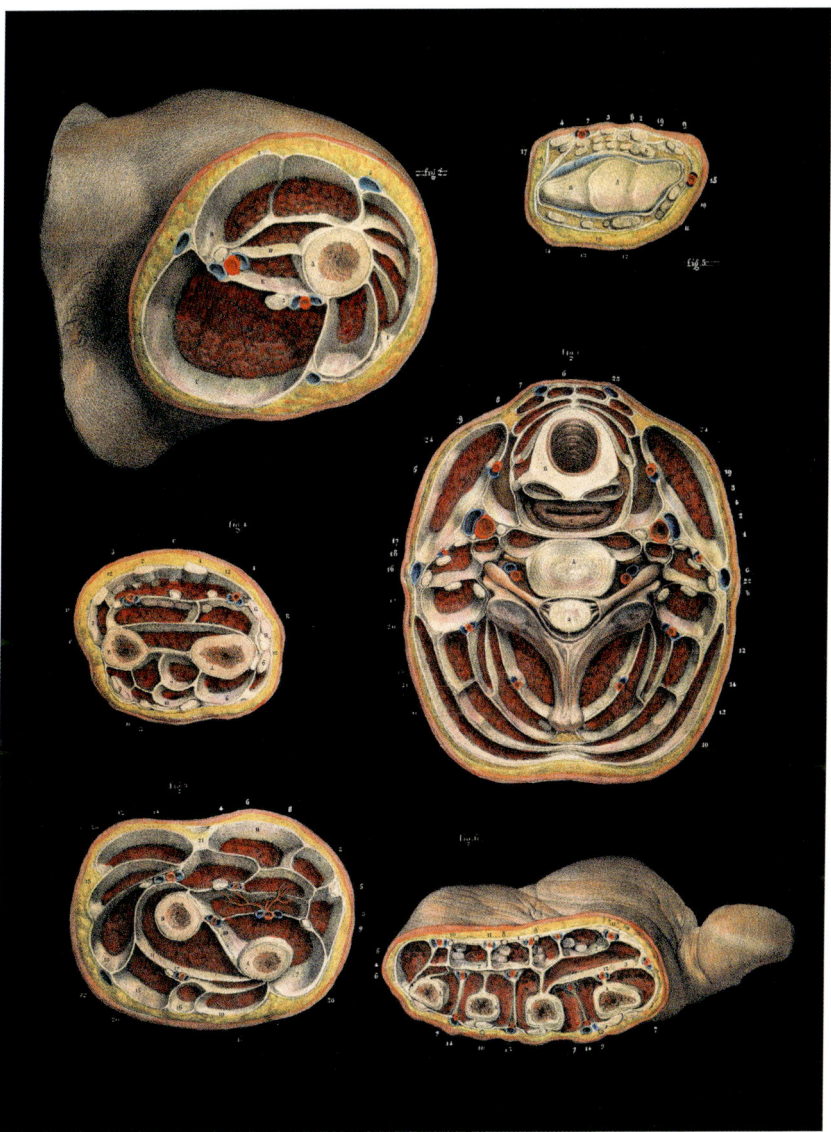

Topographical and surgical anatomy of the upper limb (and the neck)
Anatomie topographique et chirurgicale du membre supérieur (et du cou)
Topografische und chirurgische Anatomie der oberen Extremität (und des Halses)

ANATOMIA TOPOGRAPHICA ET CHIRURGICA MEMBRI INFERIORIS

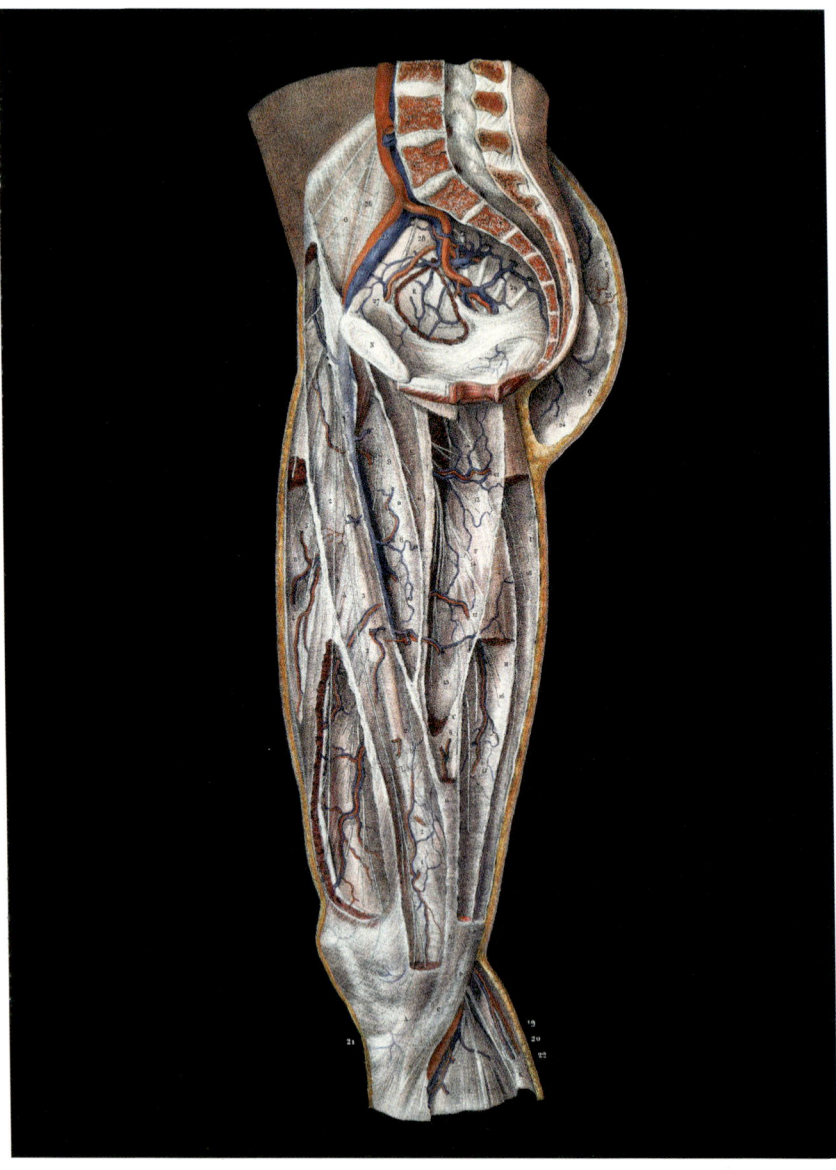

Topographical and surgical anatomy of the lower limb
Anatomie topographique et chirurgicale du membre inférieur
Topografische und chirurgische Anatomie der unteren Extremität

ANATOMIA TOPOGRAPHICA ET CHIRURGICA MEMBRI INFERIORIS

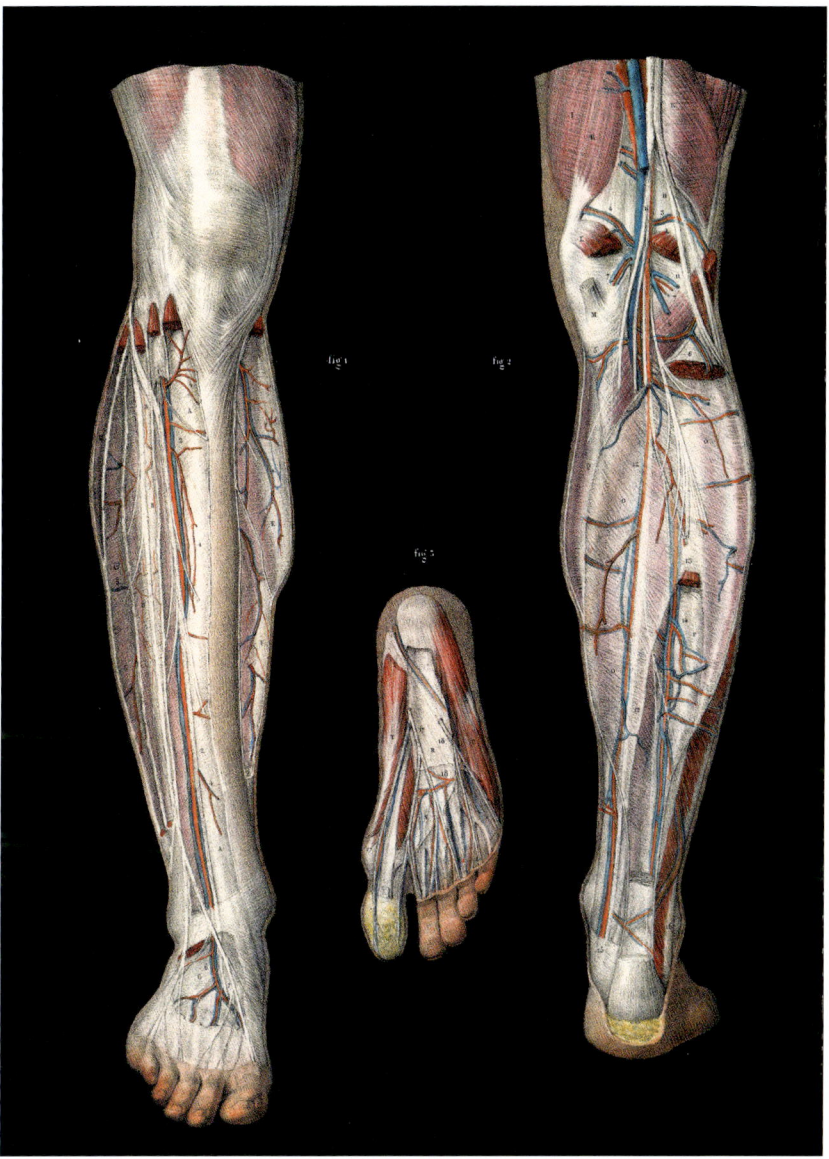

Topographical and surgical anatomy of the lower limb
Anatomie topographique et chirurgicale du membre inférieur
Topografische und chirurgische Anatomie der unteren Extremität

ANATOMIA TOPOGRAPHICA ET CHIRURGICA MEMBRI INFERIORIS

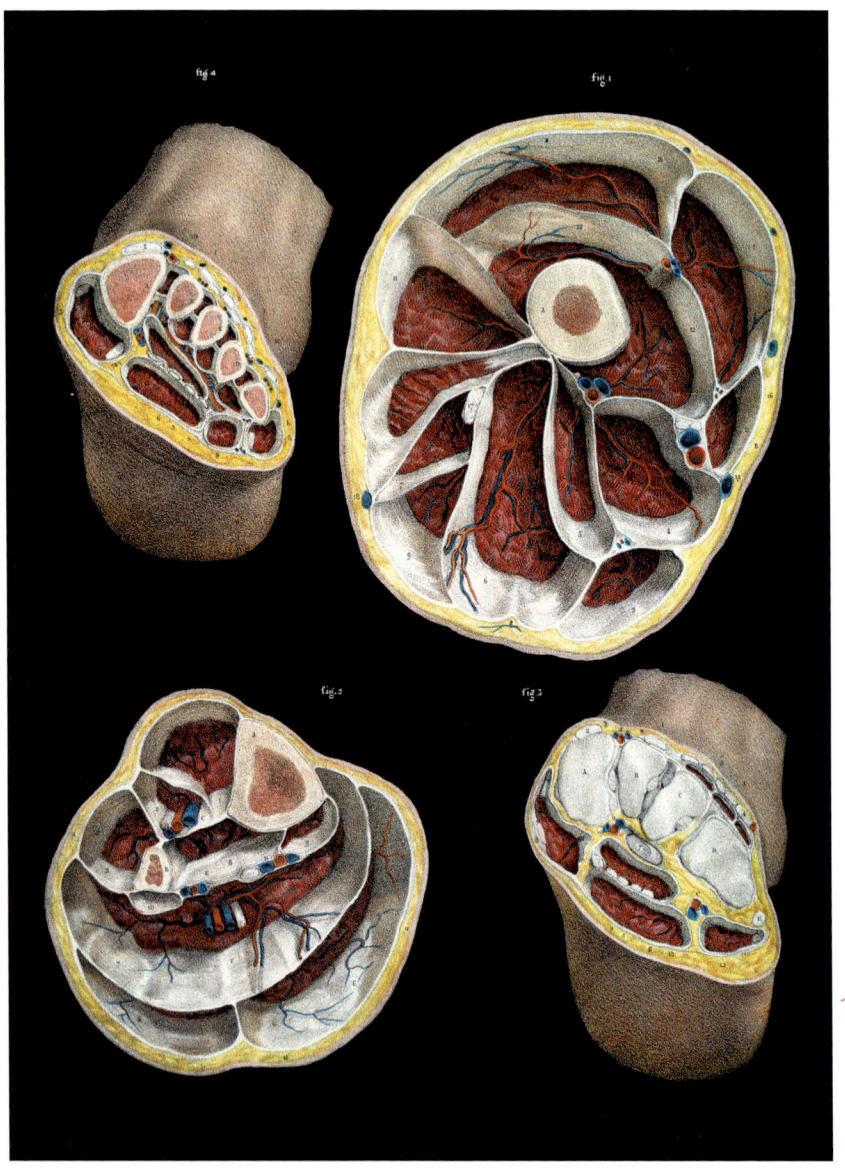

Topographical and surgical anatomy of the lower limb
Anatomie topographique et chirurgicale du membre inférieur
Topografische und chirurgische Anatomie der unteren Extremität

INCISIONES: POSITIONES SCALPELLI

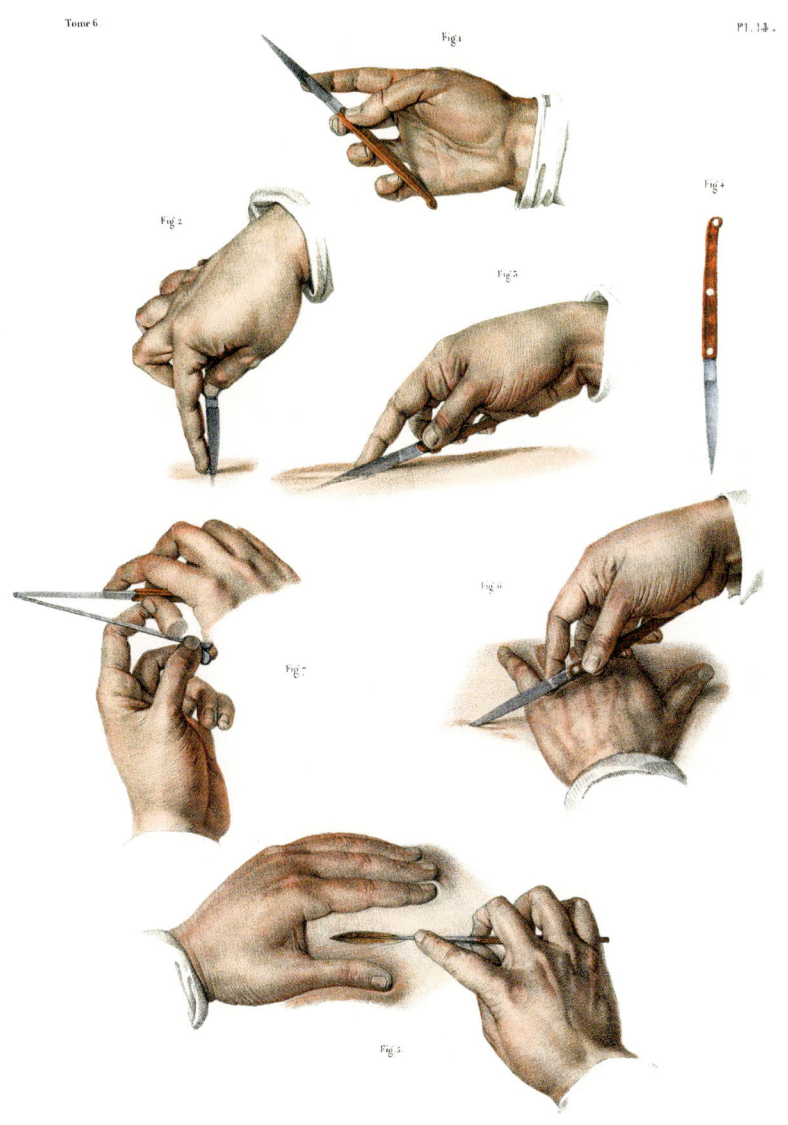

Incisions: Scalpel positions / Incisions : Positions du bistouri
Inzisionen: Handhabung des Skalpells

INCISIONES: POSITIONES SCALPELLI

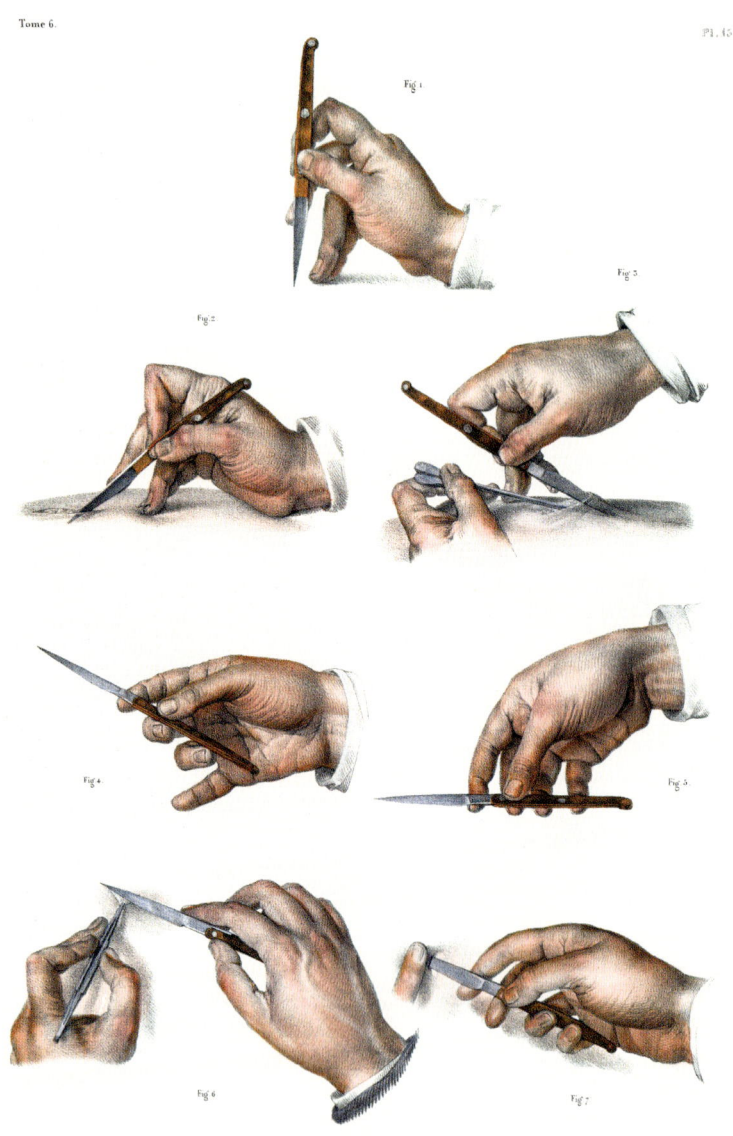

Incisions: Scalpel positions / Incisions : Positions du bistouri
Inzisionen: Handhabung des Skalpells

INCISIONES: POSITIONES SCALPELLI ET FORFICIORUM

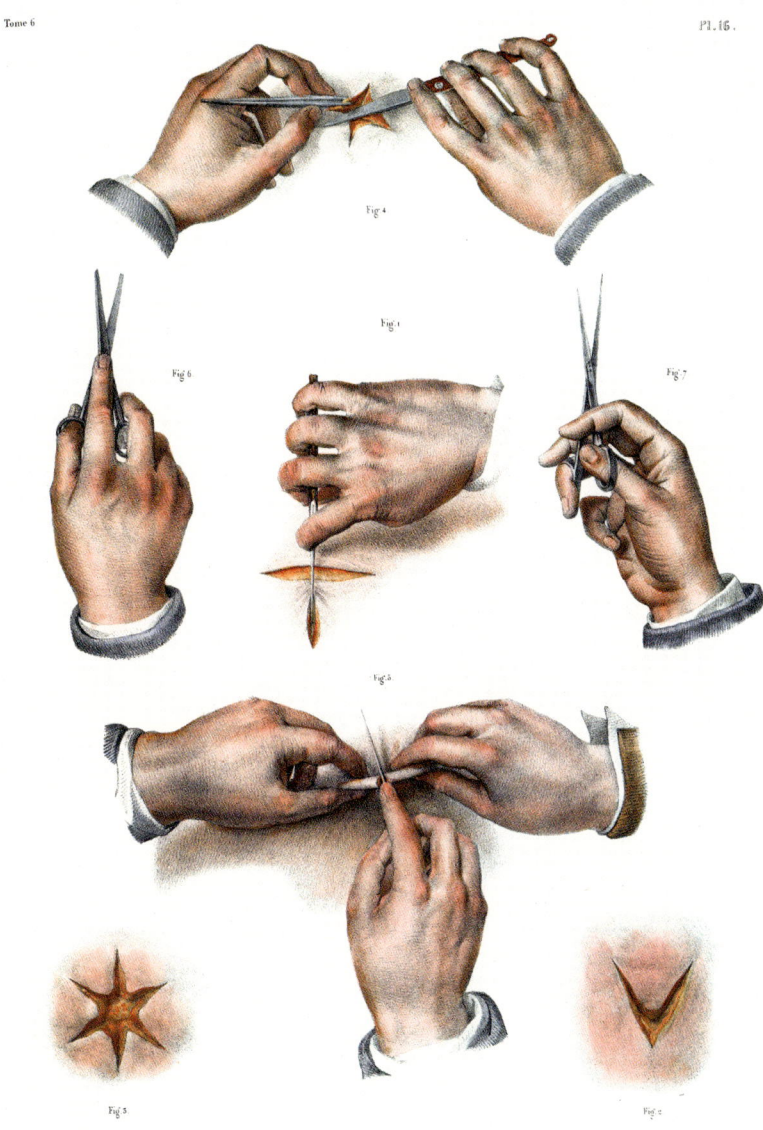

Incisions: Positions of scalpel and scissors
Incisions : Positions du bistouri et des ciseaux
Inzisionen: Handhabung des Skalpells und der Scheren

INCISIONES, CURATIONES PLAGARUM, ET USTIONES: INSTRUMENTA CHIRURGICA

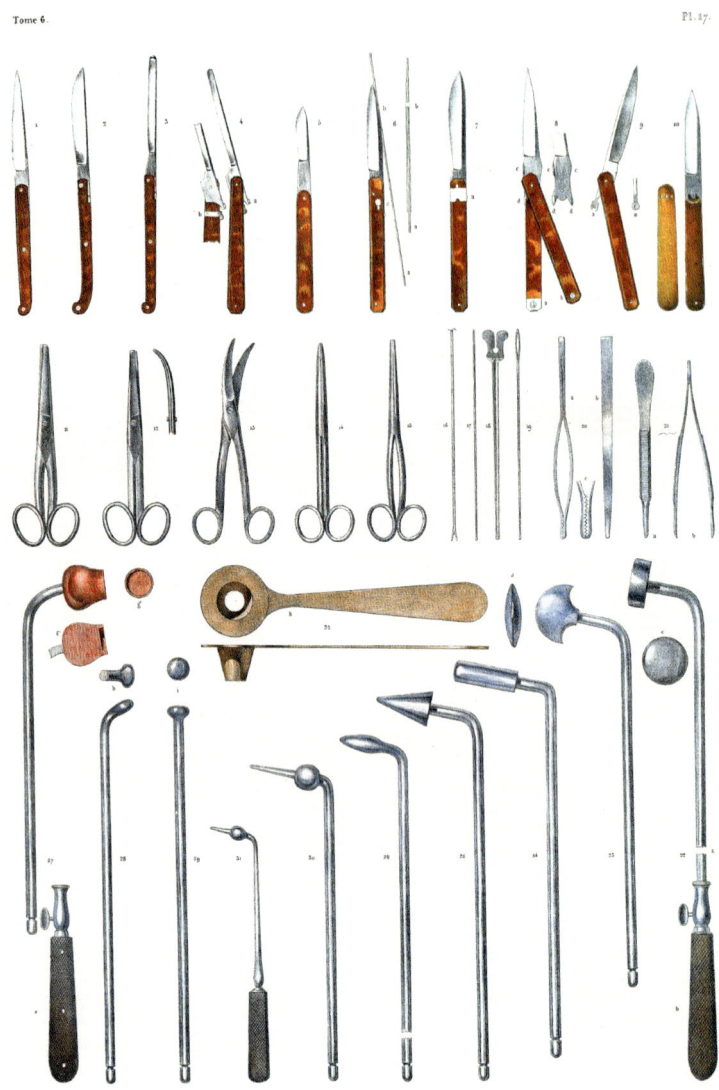

Incisions, treatment of wounds, and cauterisations: Surgical instruments
Incisions, traitements des plaies et cautérisations : Instruments chirurgicaux
Inzisionen, Wundbehandlung und Kauterisation: Chirurgische Instrumente

COMPRESSIONES ARTERIARUM CAPITIS ET COLLI

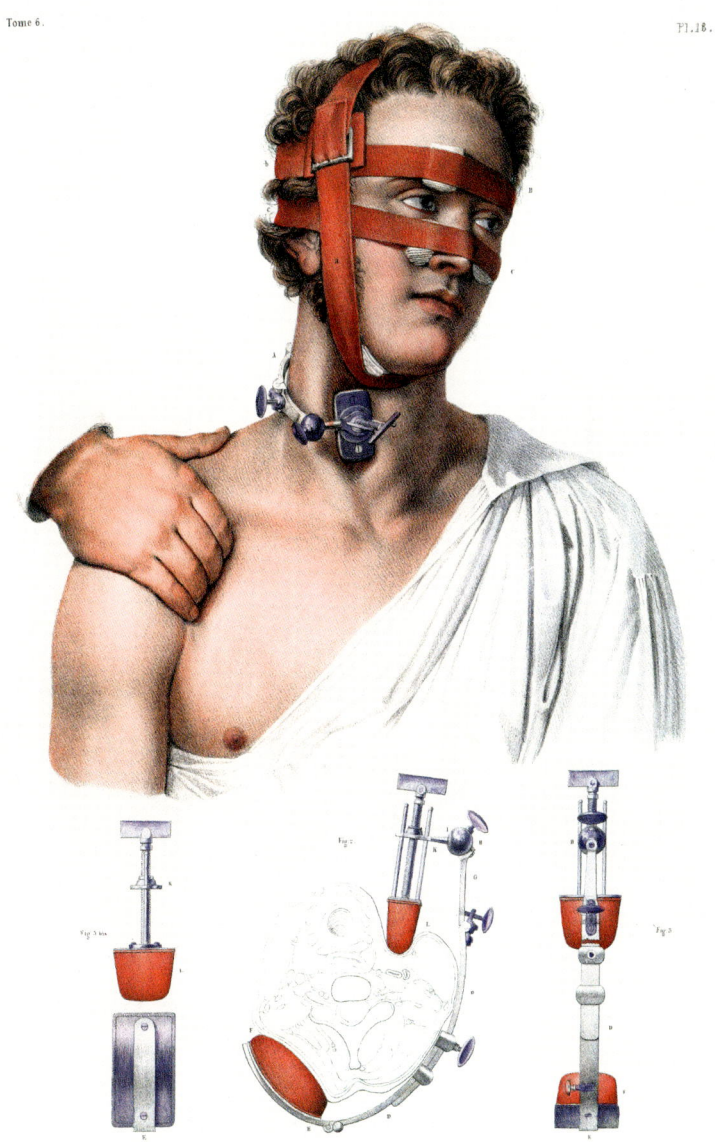

Compression of the arteries of the head and neck
Compressions des artères de la tête et du cou
Kompression der Kopf- und Halsarterien

COMPRESSIONES ARTERIARUM MEMBRI SUPERIORIS

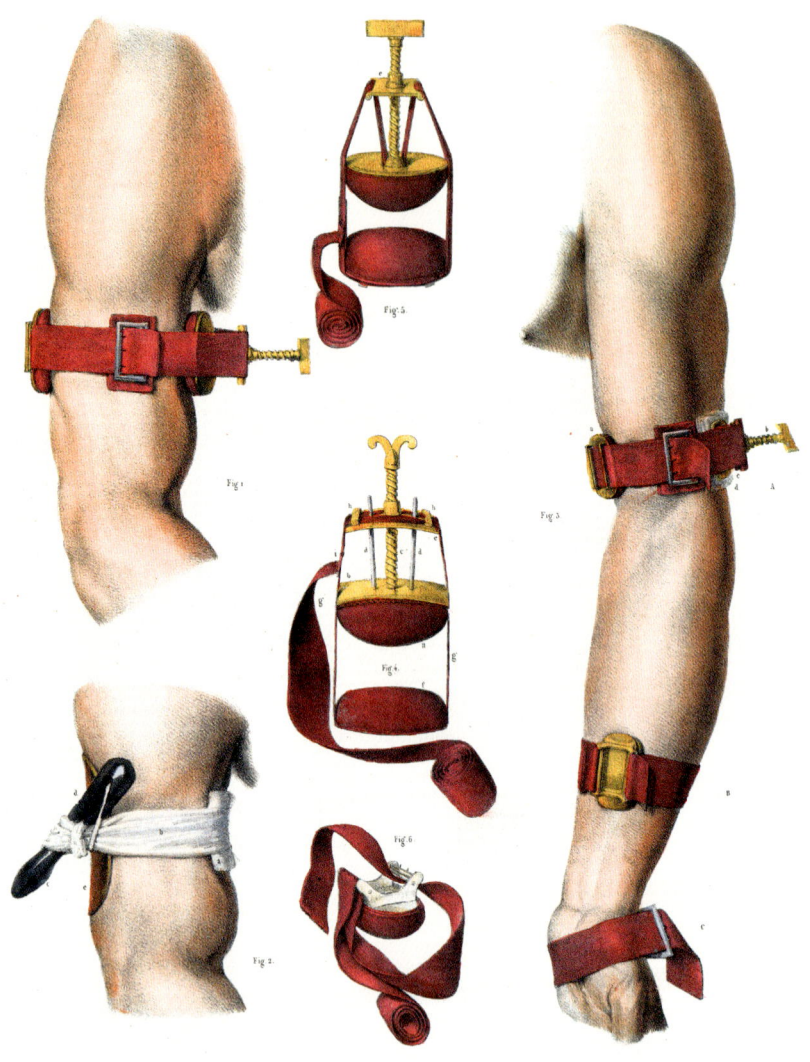

Compression of the arteries of the upper limb
Compressions des artères du membre supérieur
Kompression der Arterien der oberen Extremität

COMPRESSIONES ARTERIARUM MEMBRI INFERIORIS

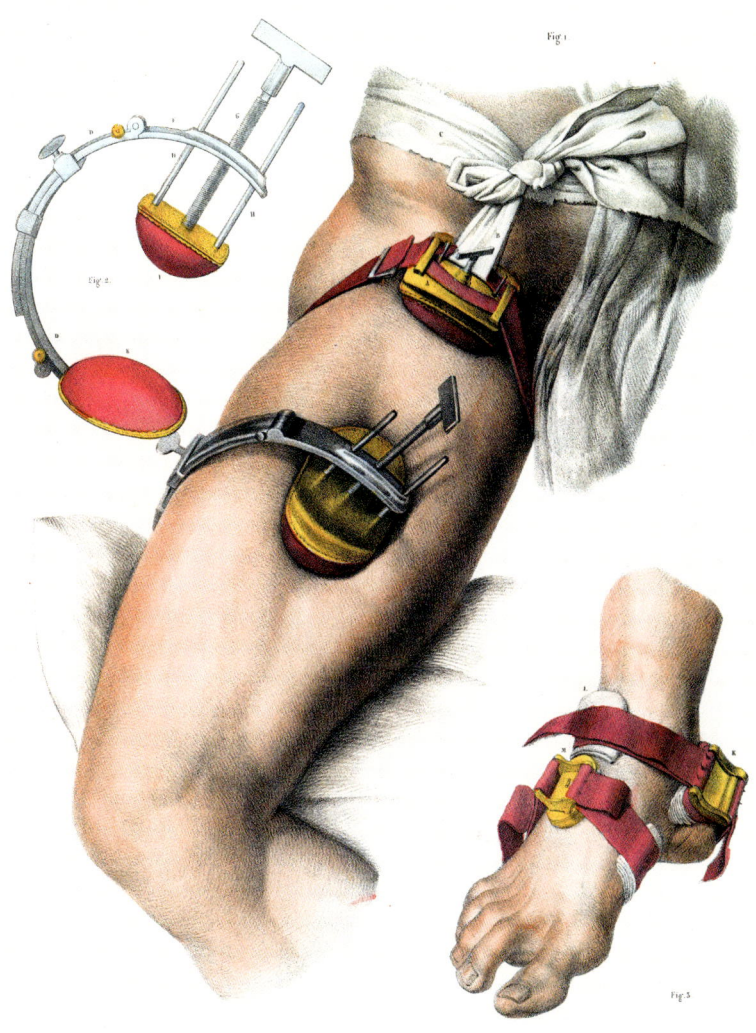

Compression of the arteries of the lower limb
Compressions des artères du membre inférieur
Kompression der Arterien der unteren Extremität

ARTES CHIRURGICAE VARIAE.
INSTRUMENTA CHIRURGICA

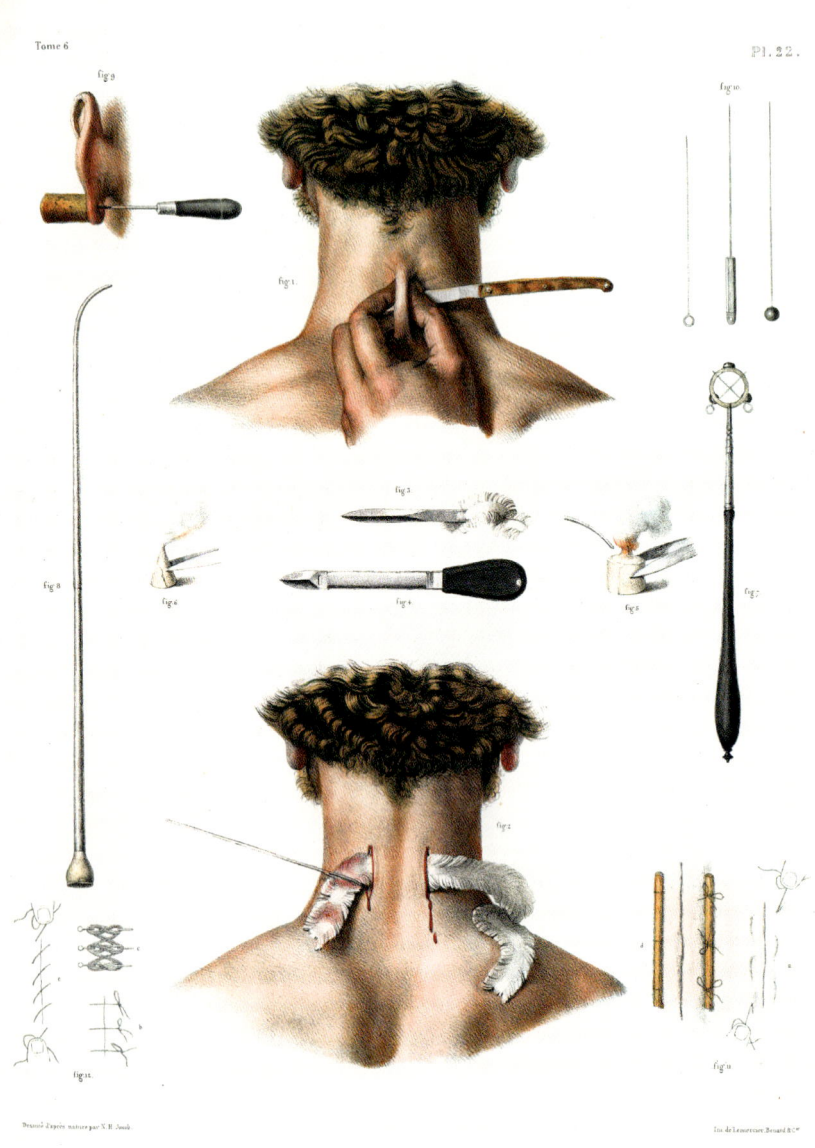

Various surgical techniques. Surgical instruments
Techniques chirurgicales diverses. Instruments chirurgicaux
Verschiedene chirurgische Techniken. chirurgische Instrumente

ARTES CHIRURGICAE VARIAE

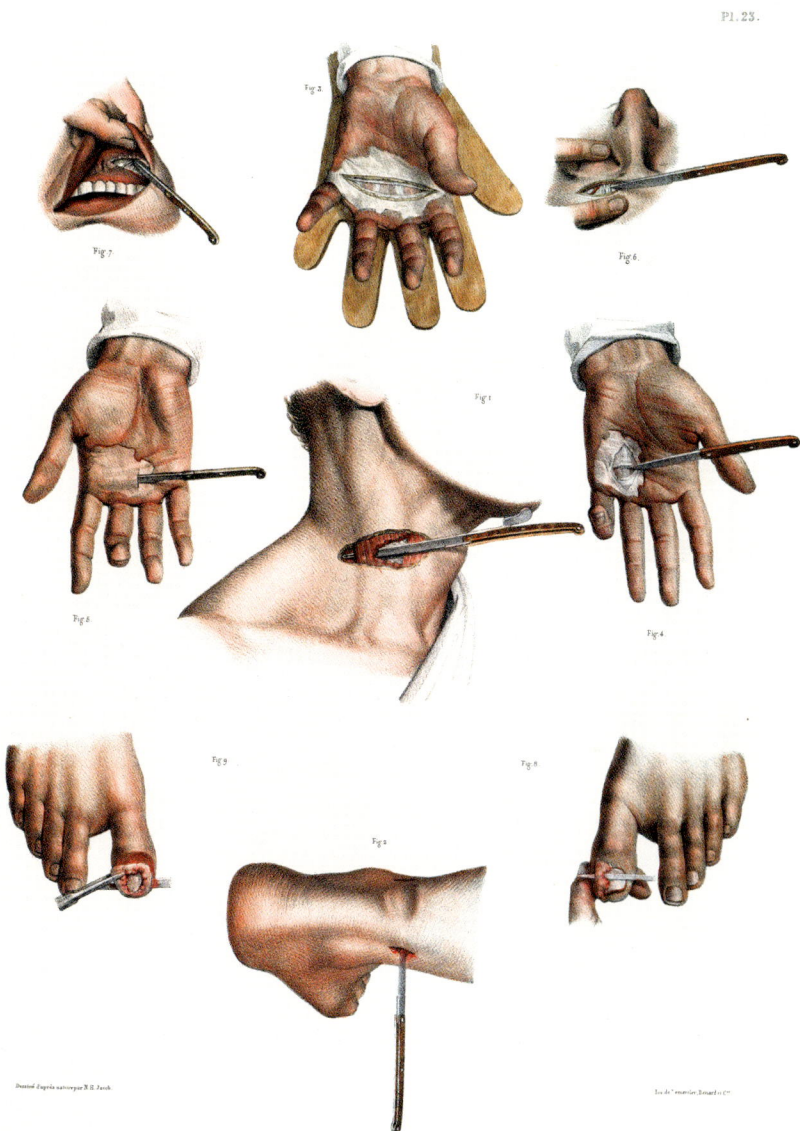

Various surgical techniques / Techniques chirurgicales diverses
Verschiedene chirurgische Techniken

EVULSIONES DENTIUM

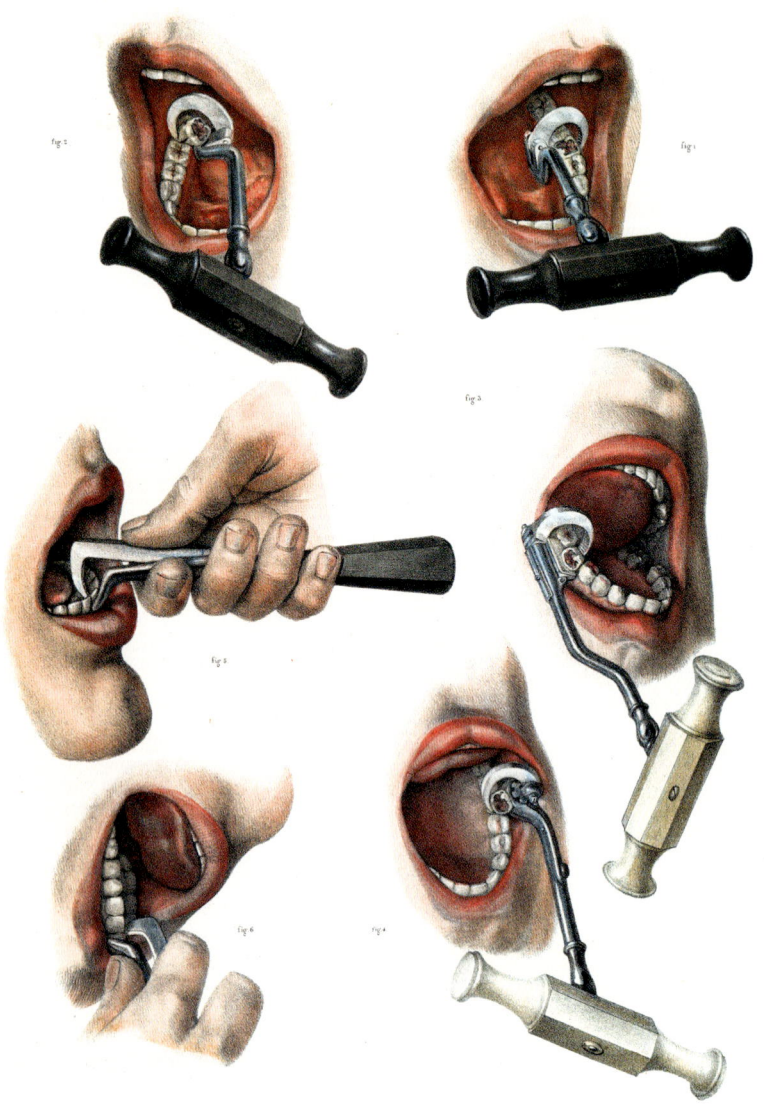

Tooth extraction / Avulsions de dents / Extraktion von Zähnen

EVULSIONES DENTIUM

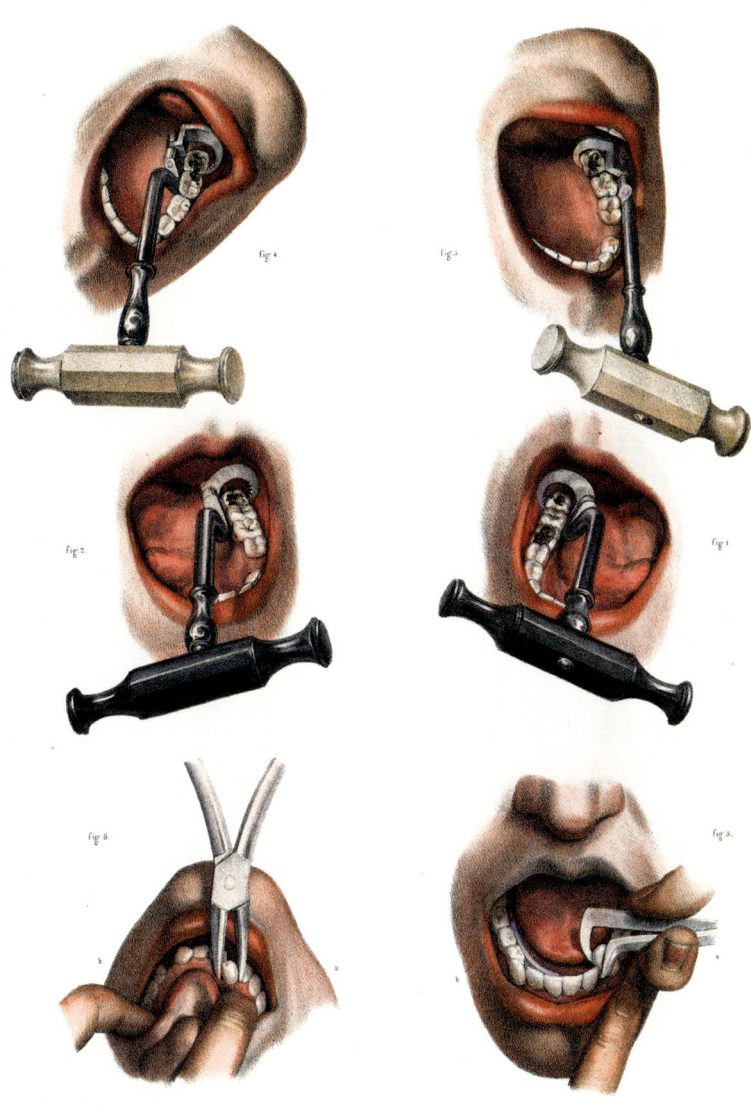

Tooth extraction / Avulsions de dents / Extraktion von Zähnen

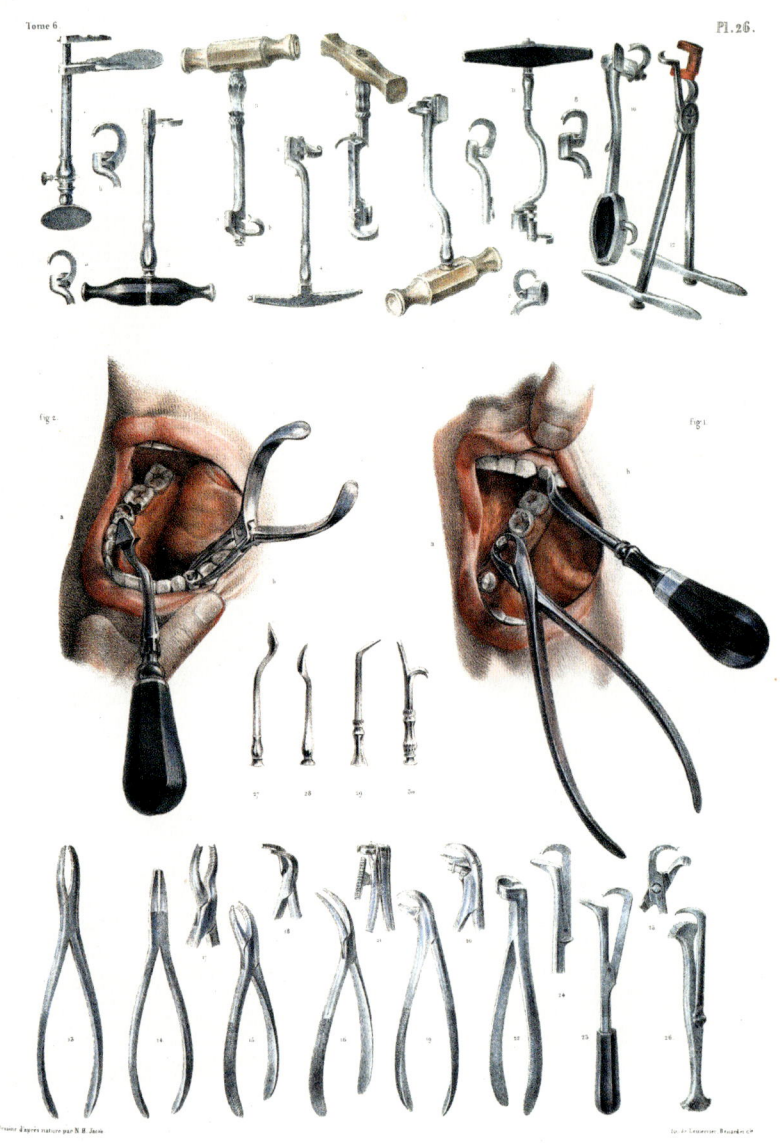

Tooth extraction. Dental surgical instruments
Avulsions de dents. Instruments chirurgicaux dentaires
Extraktion von Zähnen. zahnchirurgische Instrumente

CUCURBITAE, INSTRUMENTA SCARIFICATIONIS, ET BDELLOMETRA

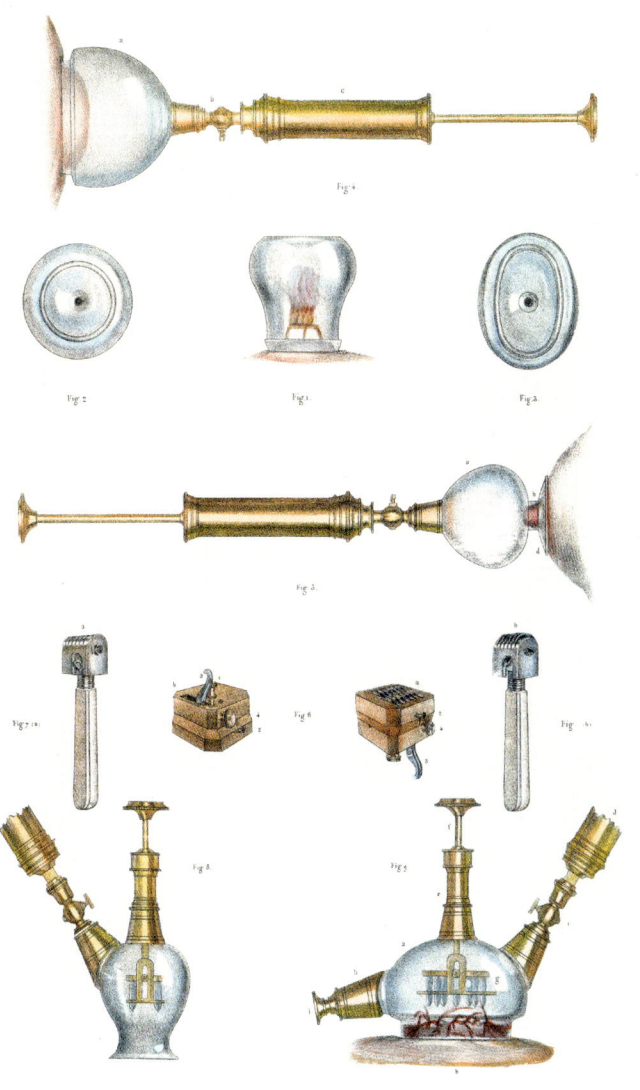

Ventouses, scarificators, and bdellometers
Ventouses, scarificateurs et bdellomètres
Schröpfköpfe, Skarifikatoren und Bdellometer

CUCURBITAE JUNODI

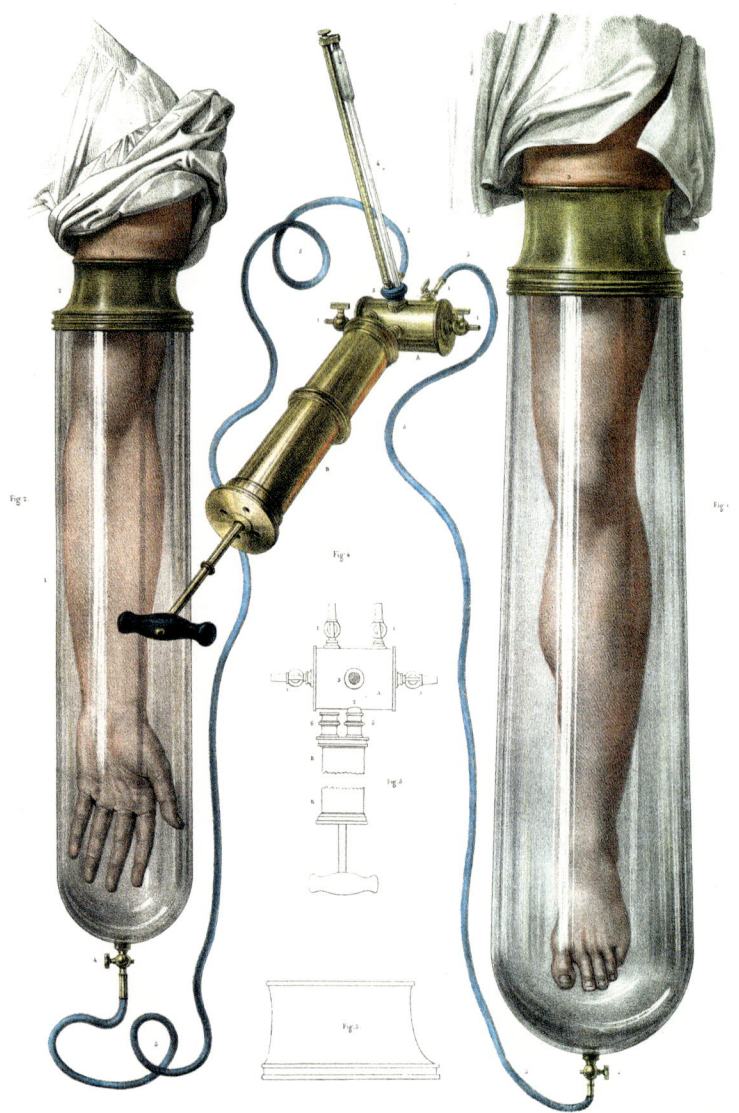

Junod's ventouse / Ventouses de Junod / Schröpfköpfe nach Junod

PHLEBOTOMIAE

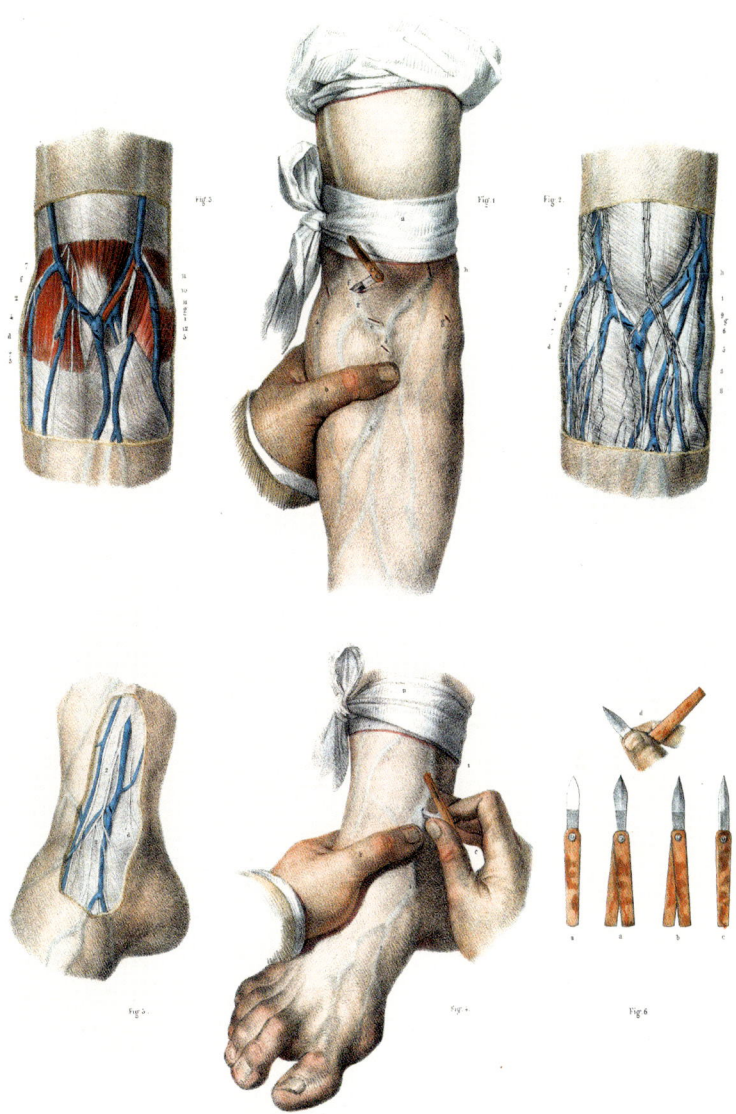

Phlebotomies (bloodletting) / Phlébotomies (saignées) / Phlebotomien (Aderlässe)

PHLEBOTOMIAE ET ARTERIOTOMIAE

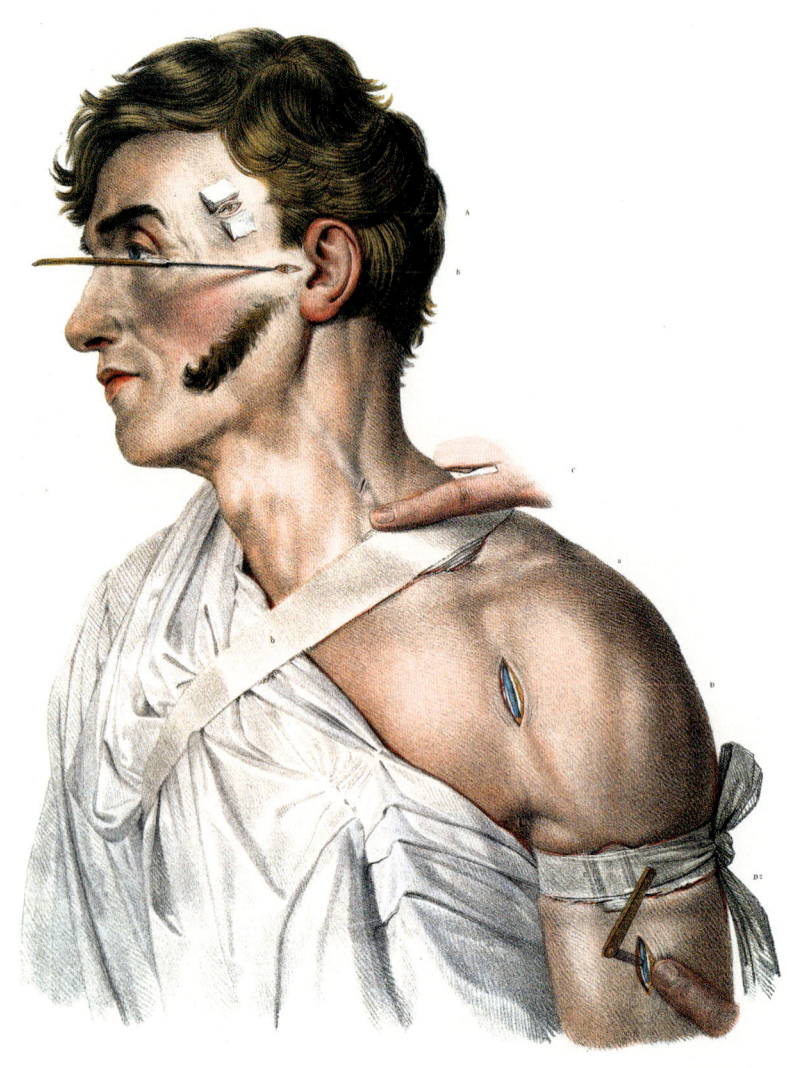

Phlebotomies and arteriotomies (bloodletting)
Phlébotomies et artériotomies (saignées)
Phlebotomien und Arteriotomien (Aderlässe)

ARTES CHIRURGICAE VASORUM.
ANATOMIA PATHOLOGICA ARTERIARUM

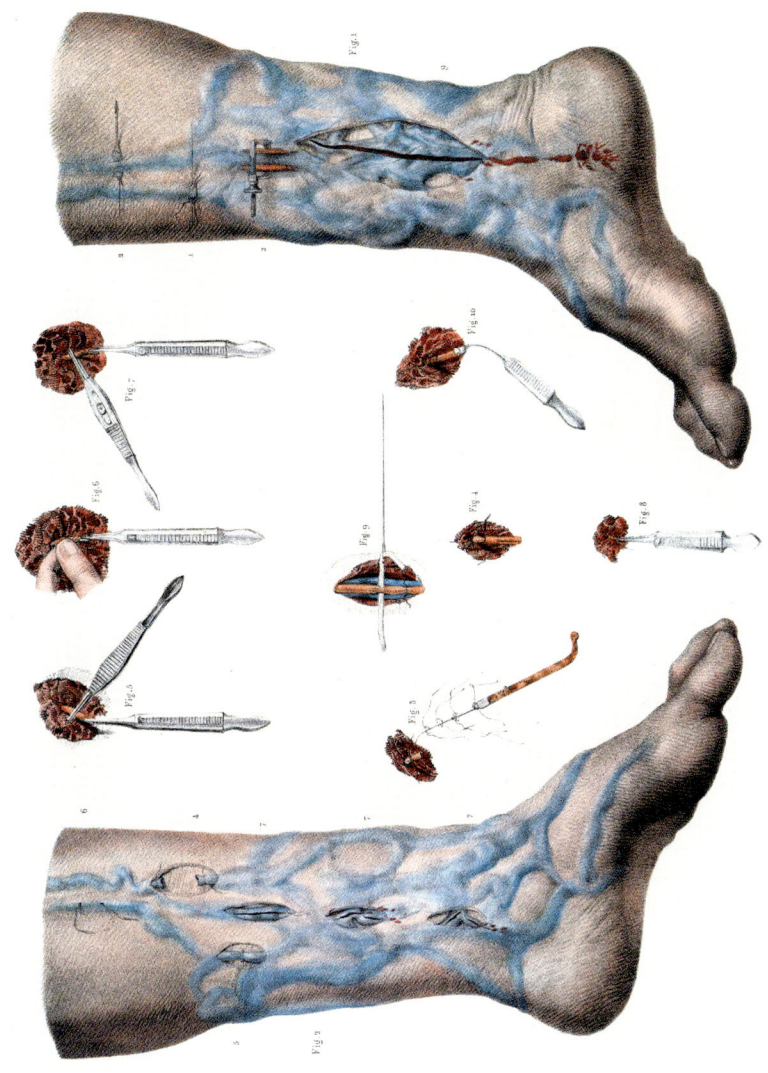

Vascular surgical techniques / Techniques chirurgicales vasculaires
Gefäßchirurgische Techniken

ARTES CHIRURGICAE VASORUM.
ANATOMIA PATHOLOGICA ARTERIARUM

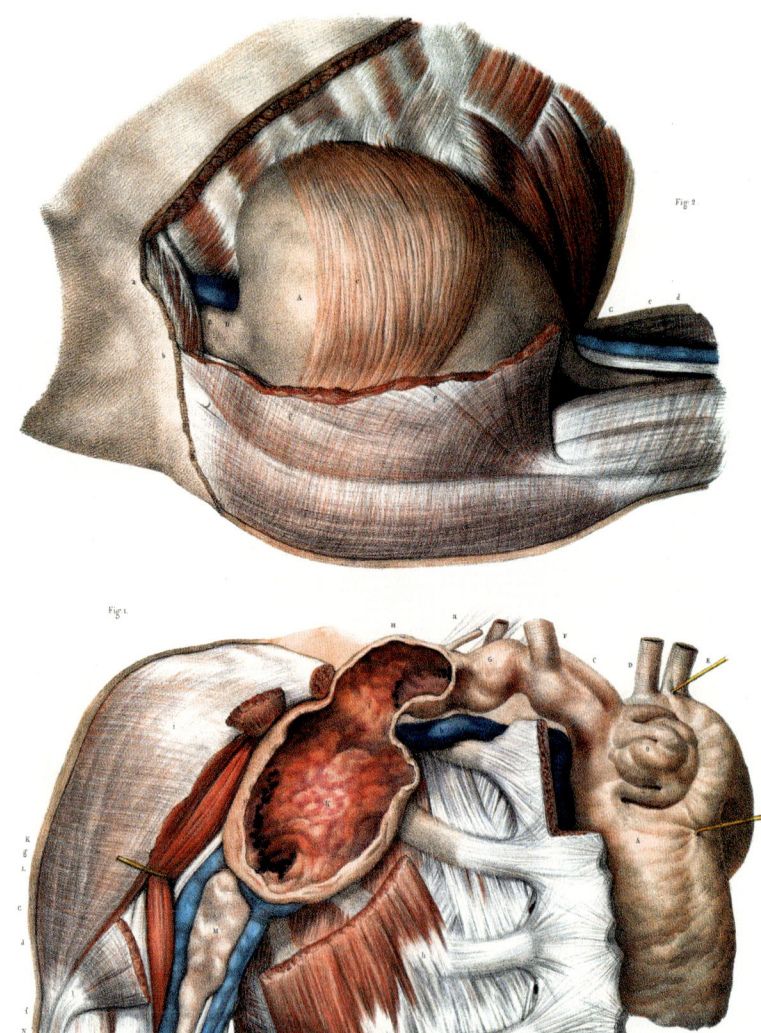

Pathological anatomy of the arteries: Aneurysms
Anatomie pathologique des artères : Anévrismes
Pathologische Anatomie der Arterien: Aneurysmen

ARTES CHIRURGICAE VASORUM.
ANATOMIA PATHOLOGICA ARTERIARUM

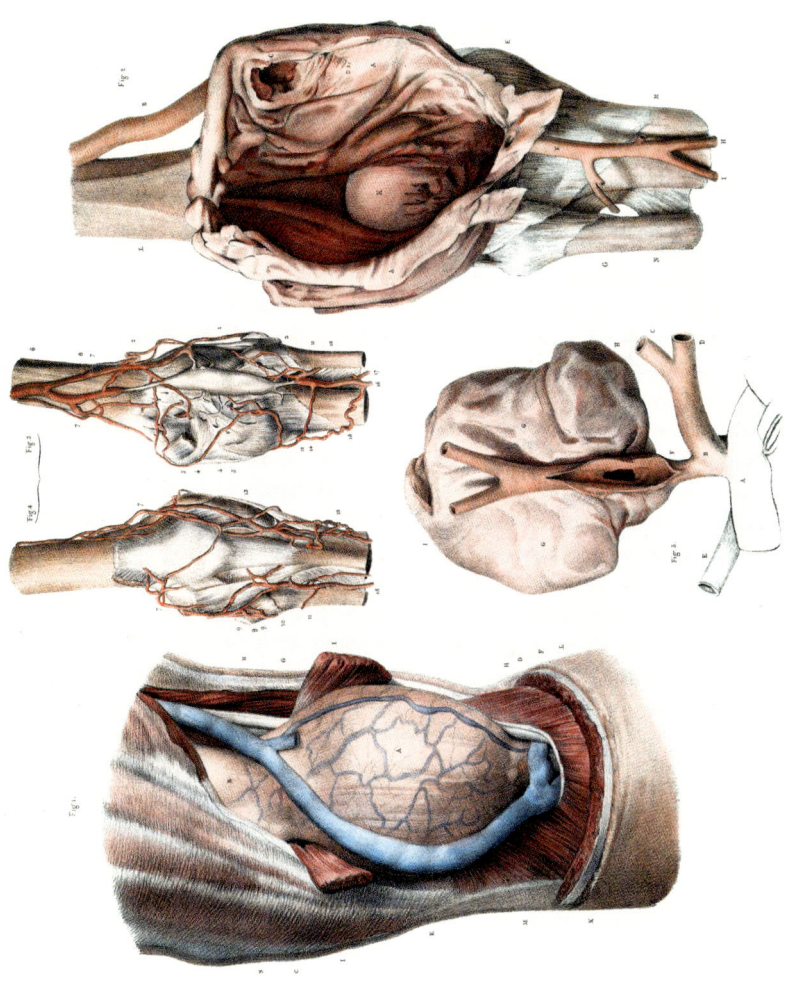

Pathological anatomy of the arteries: Aneurysms
Anatomie pathologique des artères : Anévrismes
Pathologische Anatomie der Arterien: Aneurysmen

ARTES CHIRURGICAE VASORUM.
ANATOMIA PATHOLOGICA ARTERIARUM

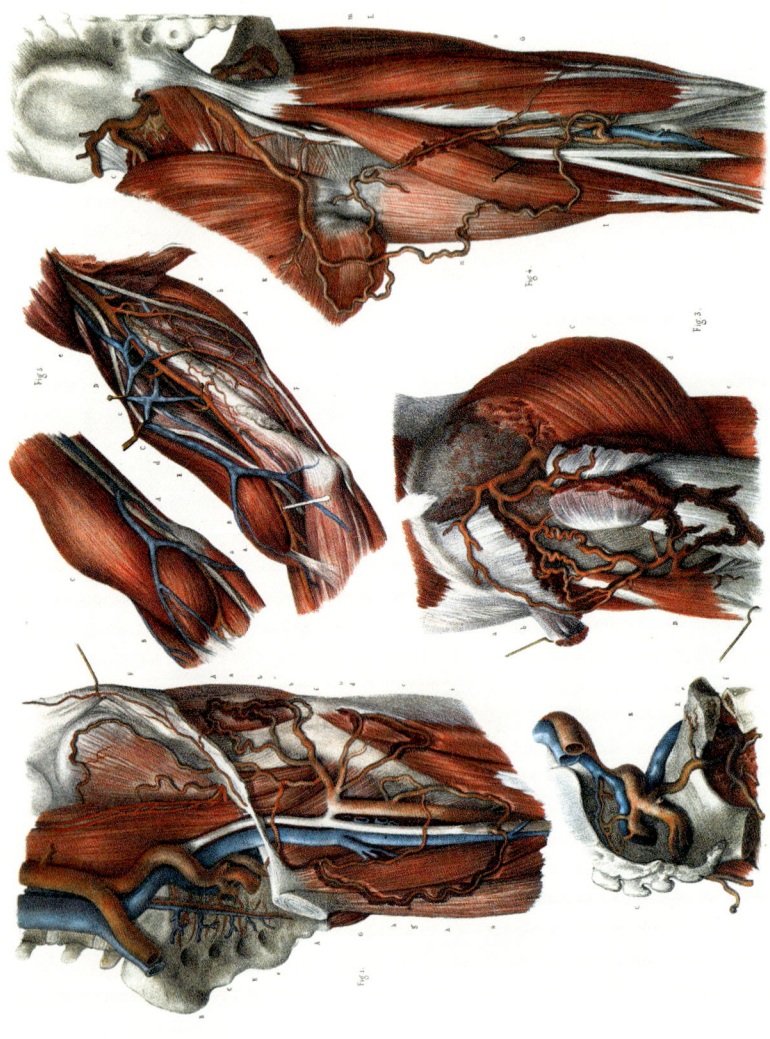

Ligations of arteries: Collateral circulations
Ligatures des artères : Circulations collatérales
Arterienligaturen: Kollateralkreisläufe

LIGATURAE ARTERIARUM: INSTRUMENTA CHIRURGICA

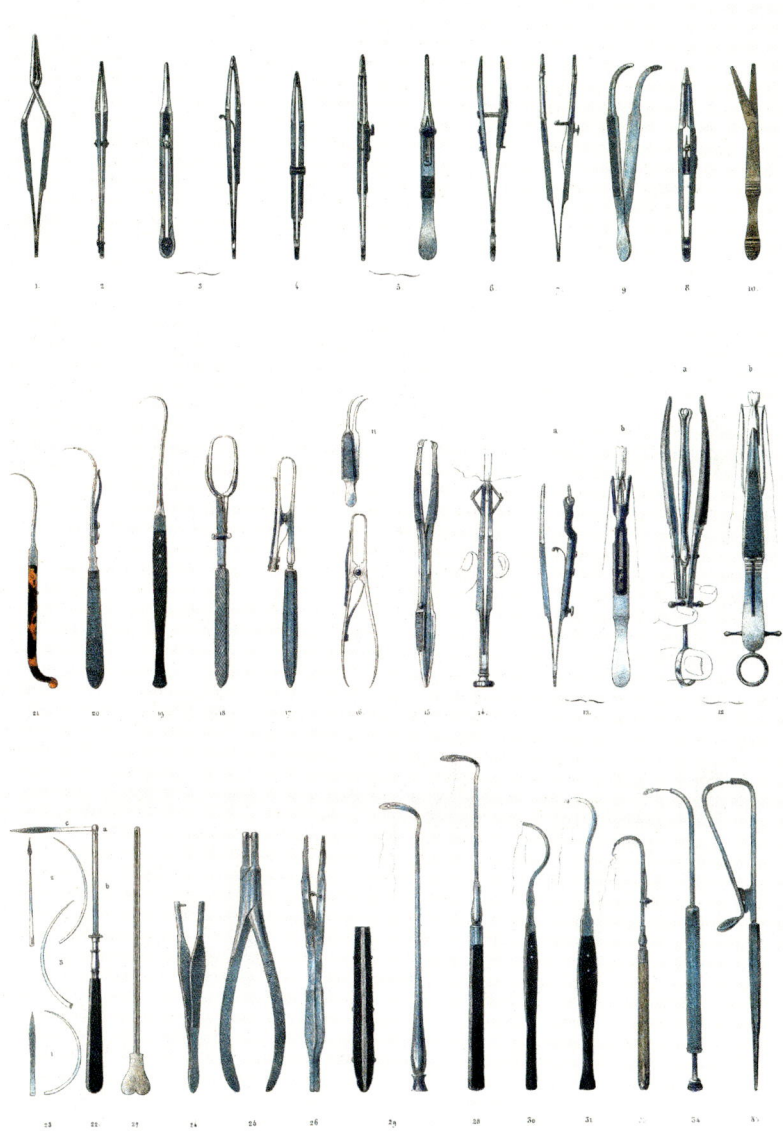

Ligations of arteries: Surgical instruments
Ligatures des artères : Instruments chirurgicaux
Arterienligaturen: Chirurgische Instrumente

LIGATURAE ARTERIARUM: ARTES CHIRURGICAE

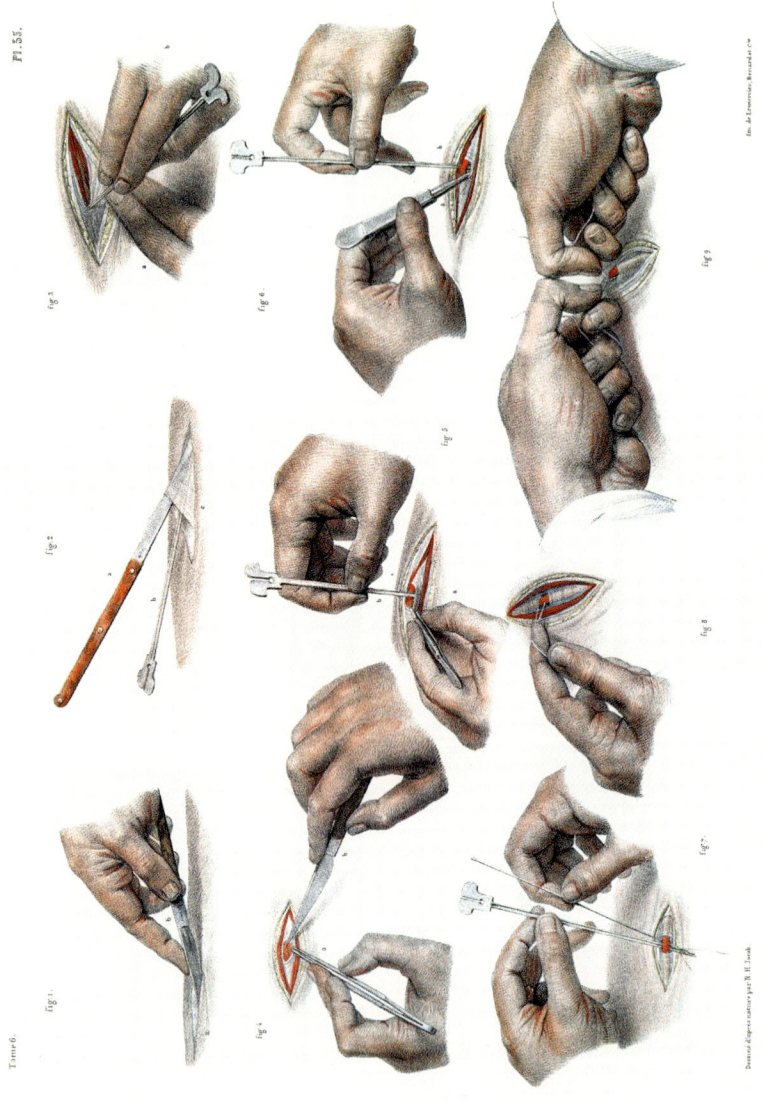

Ligation of arteries: Surgical techniques
Ligatures des artères : Techniques chirurgicales
Arterienligaturen: Chirurgische Techniken

LIGATURAE ARTERIARUM MEMBRI INFERIORIS

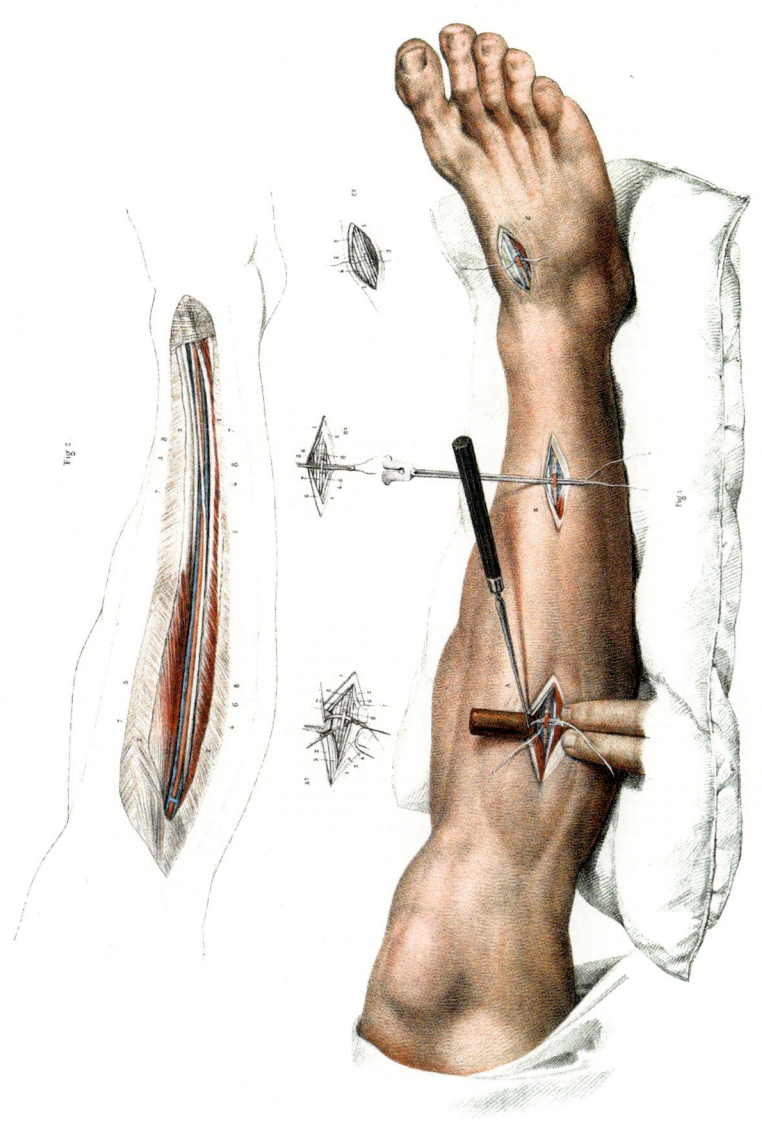

Ligation of arteries of the lower limb
Ligatures des artères du membre inférieur
Arterienligaturen der unteren Extremität

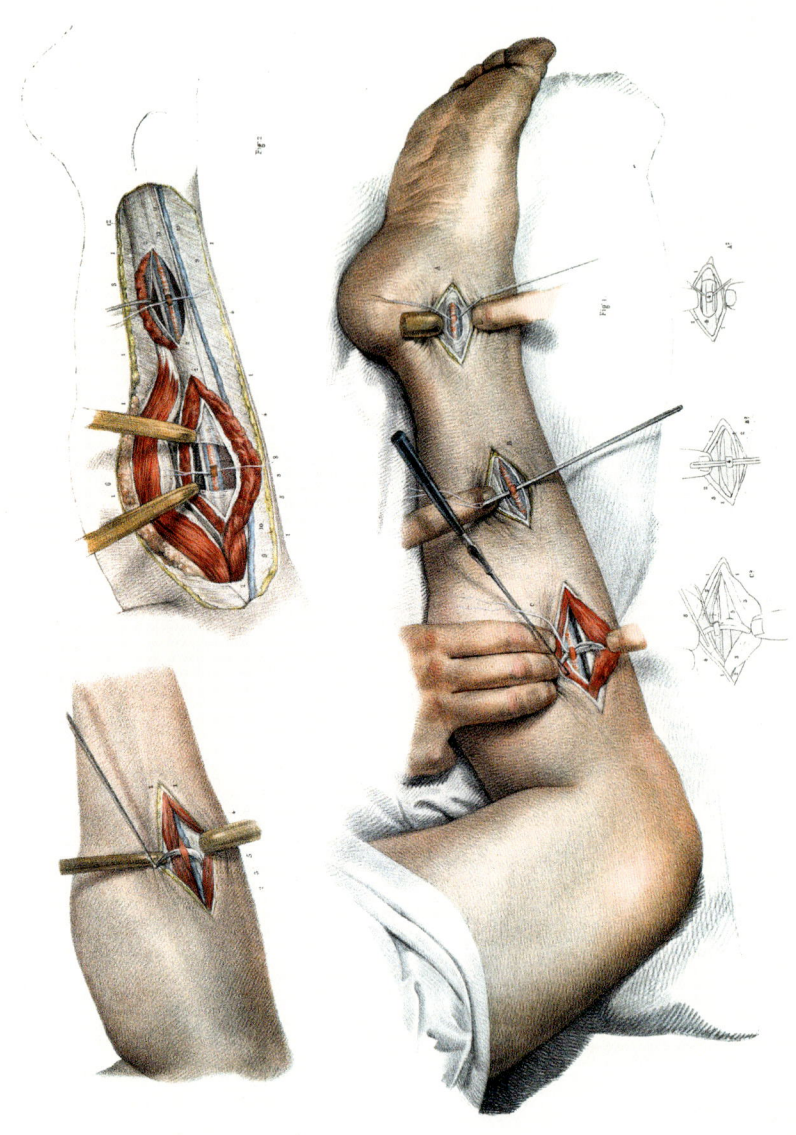

Ligation of arteries of the lower limb / Ligatures des artères du membre inférieur
Arterienligaturen der unteren Extremität

LIGATURAE ARTERIARUM MEMBRI INFERIORIS

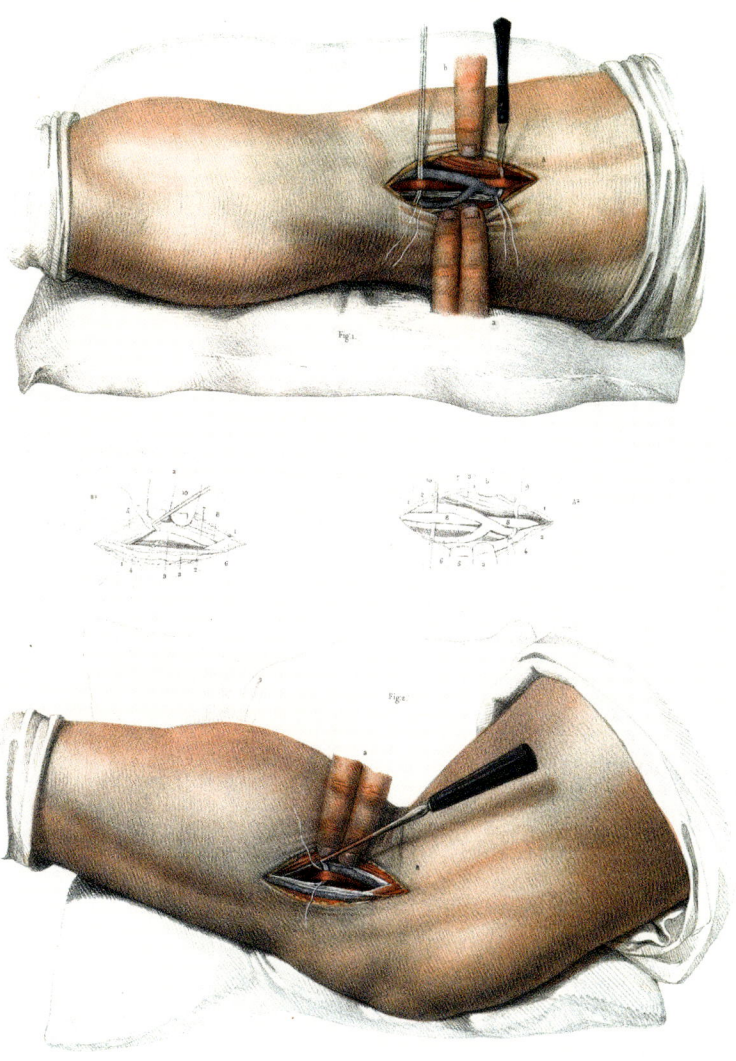

Ligation of arteries of the lower limb / Ligatures des artères du membre inférieur
Arterienligaturen der unteren Extremität

LIGATURAE ARTERIARUM MEMBRI INFERIORIS

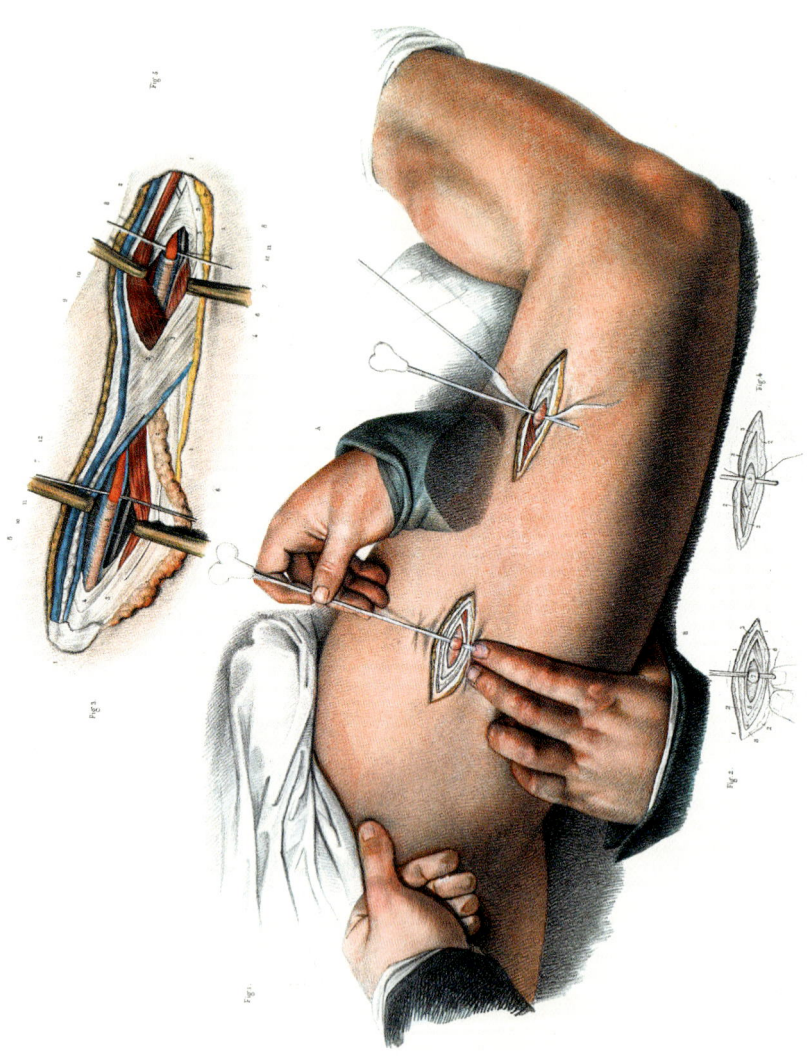

Ligation of arteries of the lower limb / Ligatures des artères du membre inférieur
Arterienligaturen der unteren Extremität

LIGATURAE ARTERIARUM MEMBRI SUPERIORIS ET COLLI

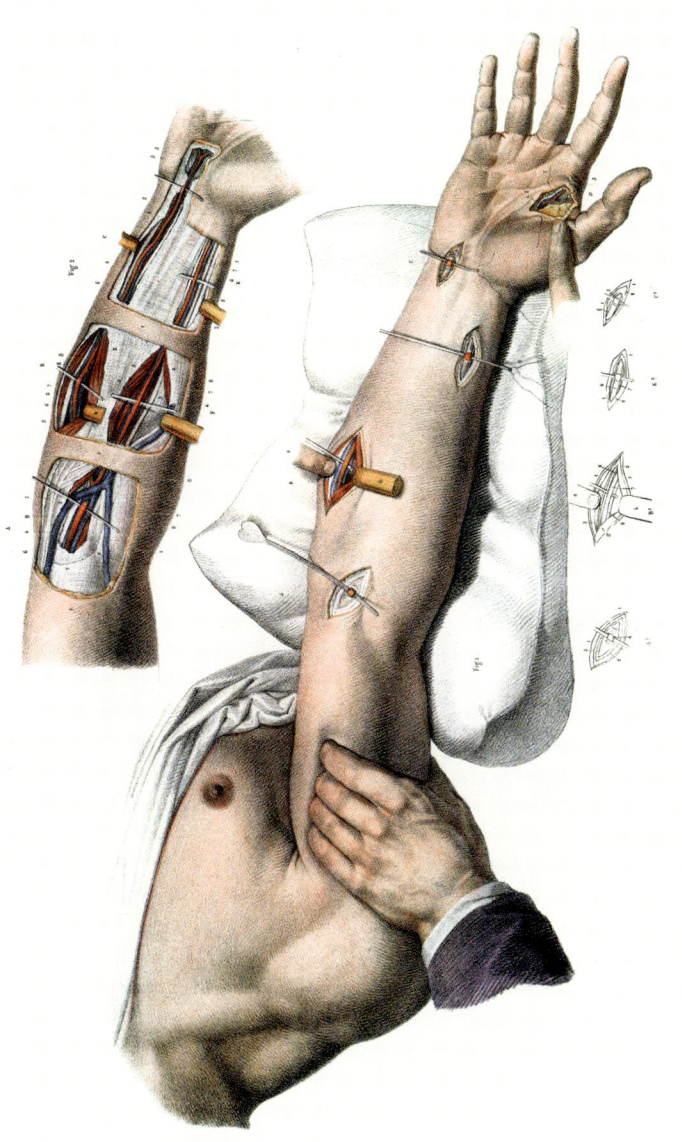

Ligation of arteries of the upper limb / Ligatures des artères du membre supérieur
Arterienligaturen der oberen Extremität

LIGATURAE ARTERIARUM MEMBRI SUPERIORIS ET COLLI

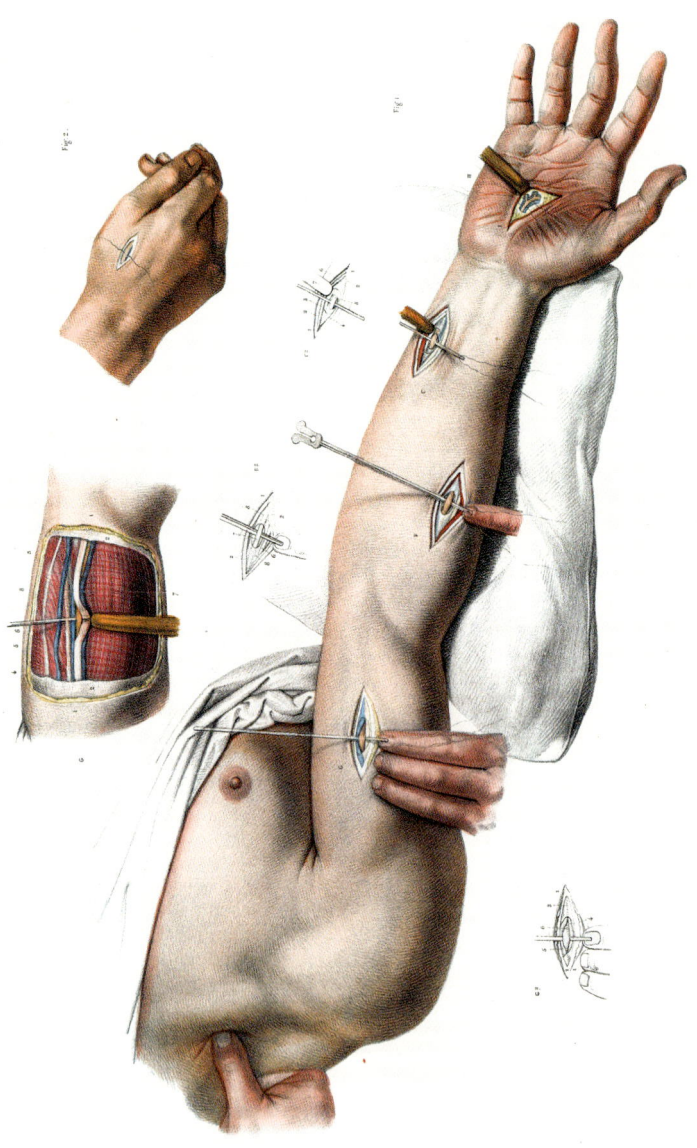

Ligation of arteries of the upper limb / Ligatures des artères du membre supérieur
Arterienligaturen der oberen Extremität

LIGATURAE ARTERIARUM MEMBRI SUPERIORIS ET COLLI

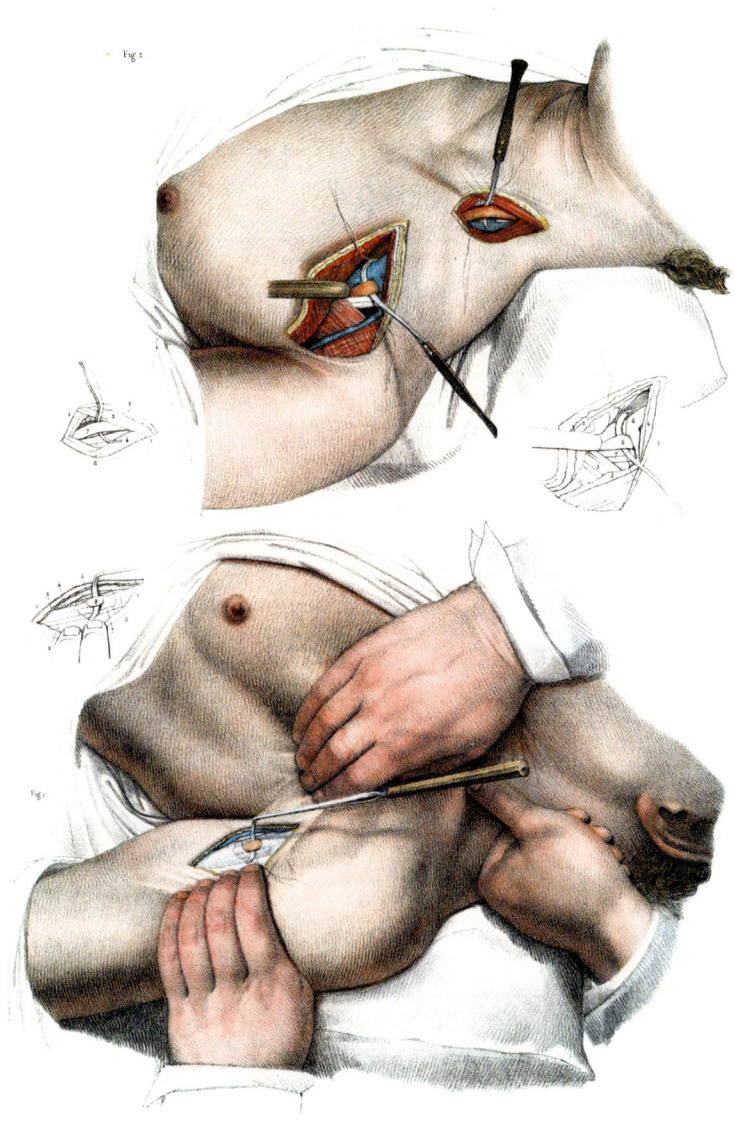

Ligation of arteries of the upper limb and neck
Ligatures des artères du membre supérieur et du cou
Arterienligaturen der oberen Extremität und des Halses

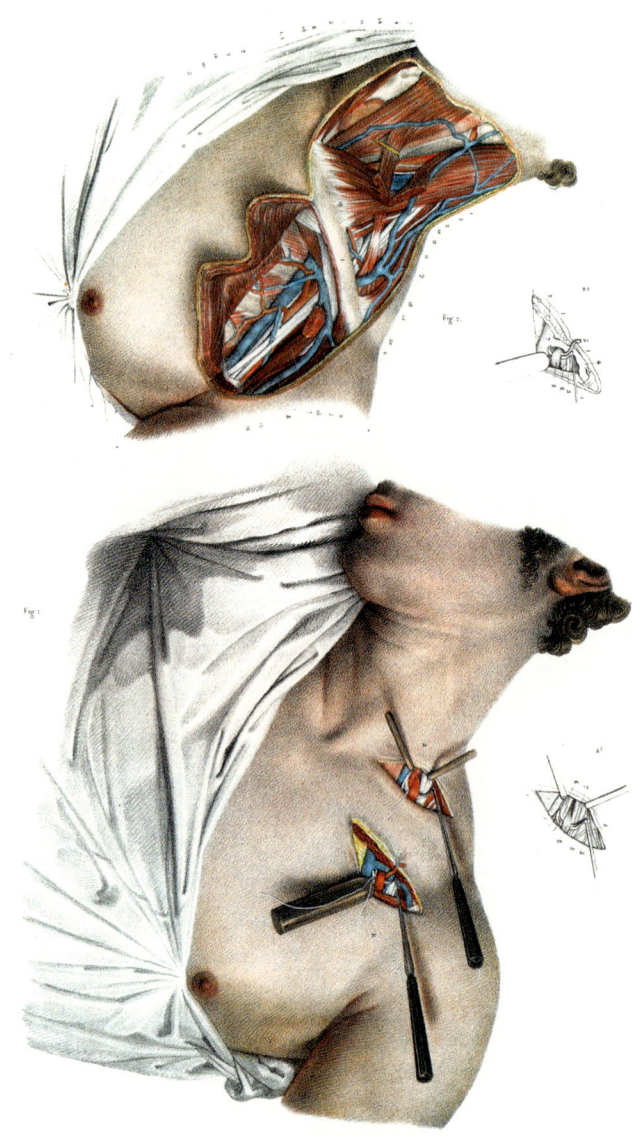

Ligation of arteries of the upper limb and neck
Ligatures des artères du membre supérieur et du cou
Arterienligaturen der oberen Extremität und des Halses

LIGATURAE ARTERIARUM

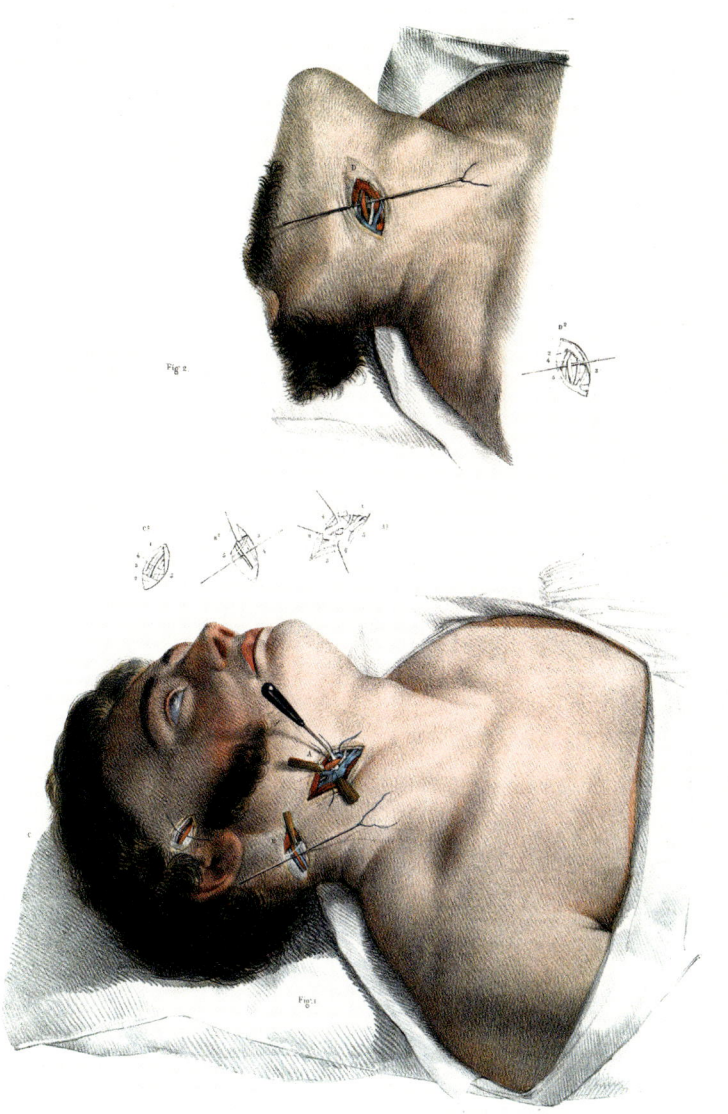

Ligation of arteries of the neck and head / Ligatures des artères du cou et de la tête
Arterienligaturen des Halses und des Kopfes

LIGATURAE ARTERIARUM

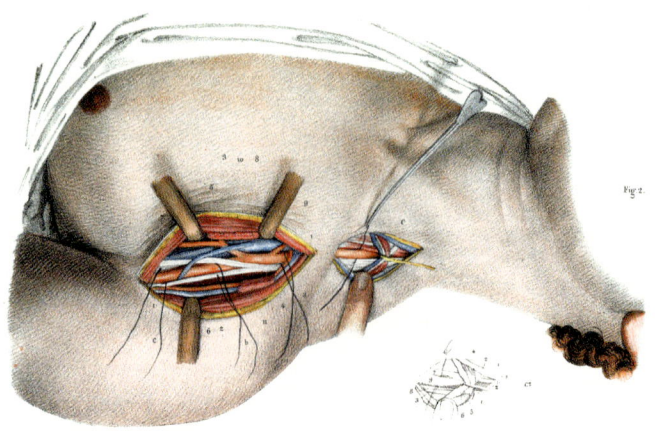

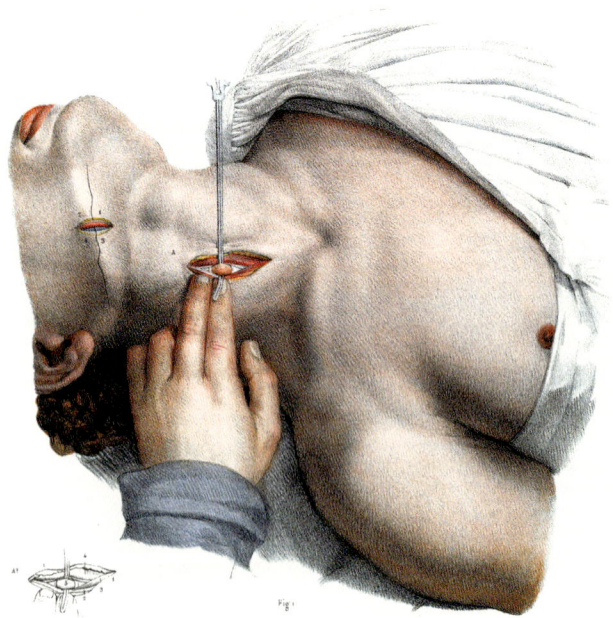

Ligation of arteries of the upper limb and neck
Ligatures des artères du membre supérieur et du cou
Arterienligaturen der oberen Extremität und des Halses

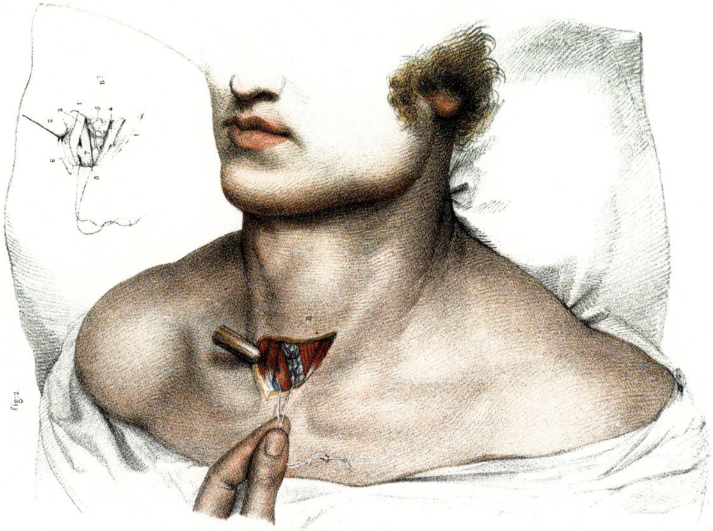

LIGATURAE ARTERIARUM

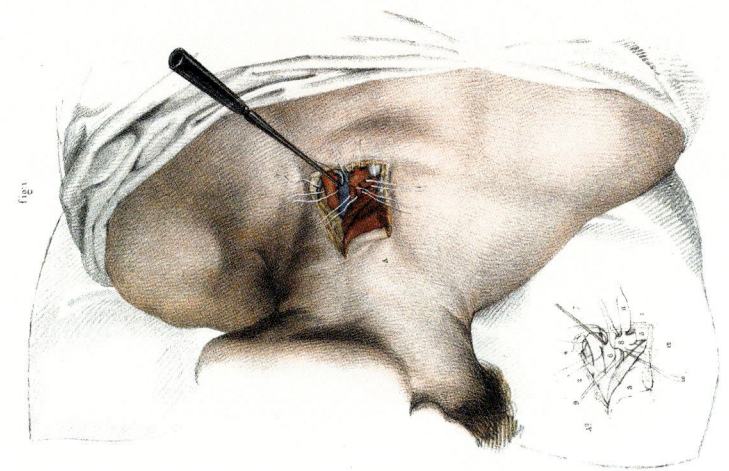

Ligation of arteries of the neck / Ligatures des artères du cou
Arterienligaturen des Halses

LIGATURAE ARTERIARUM

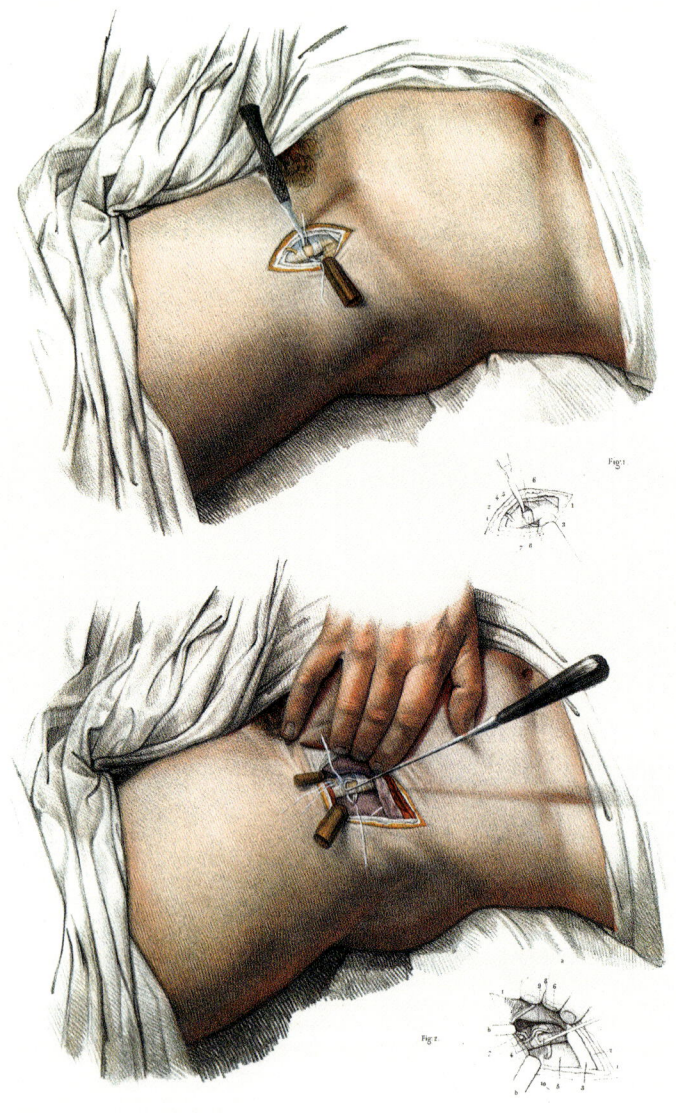

Ligation of arteries of the lower limb and pelvis
Ligatures des artères du membre inférieur et du pelvis
Arterienligaturen der unteren Extremität und des Beckens

LIGATURAE ARTERIARUM PELVIS

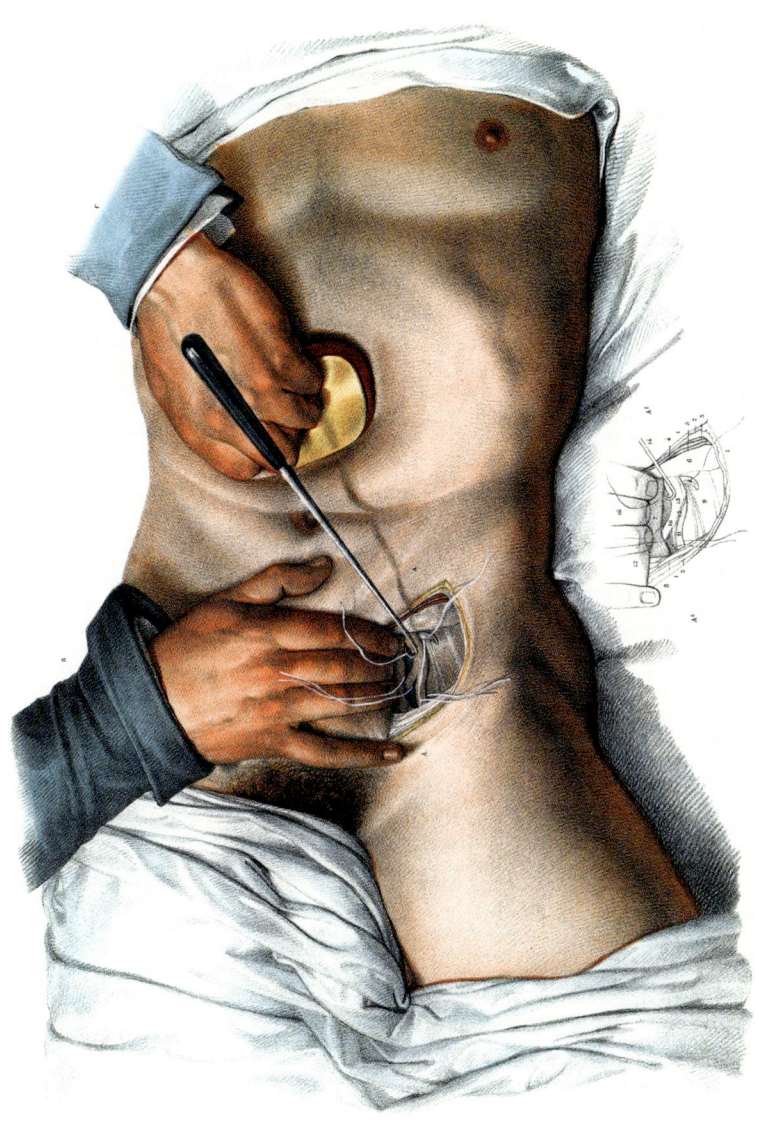

Ligation of arteries of the pelvis / Ligatures des artères du pelvis
Arterienligaturen des Beckens

ARTES CHIRURGICAE VARIAE OSSIUM.
ABLATIONES FRAGMENTORUM OSSIUM

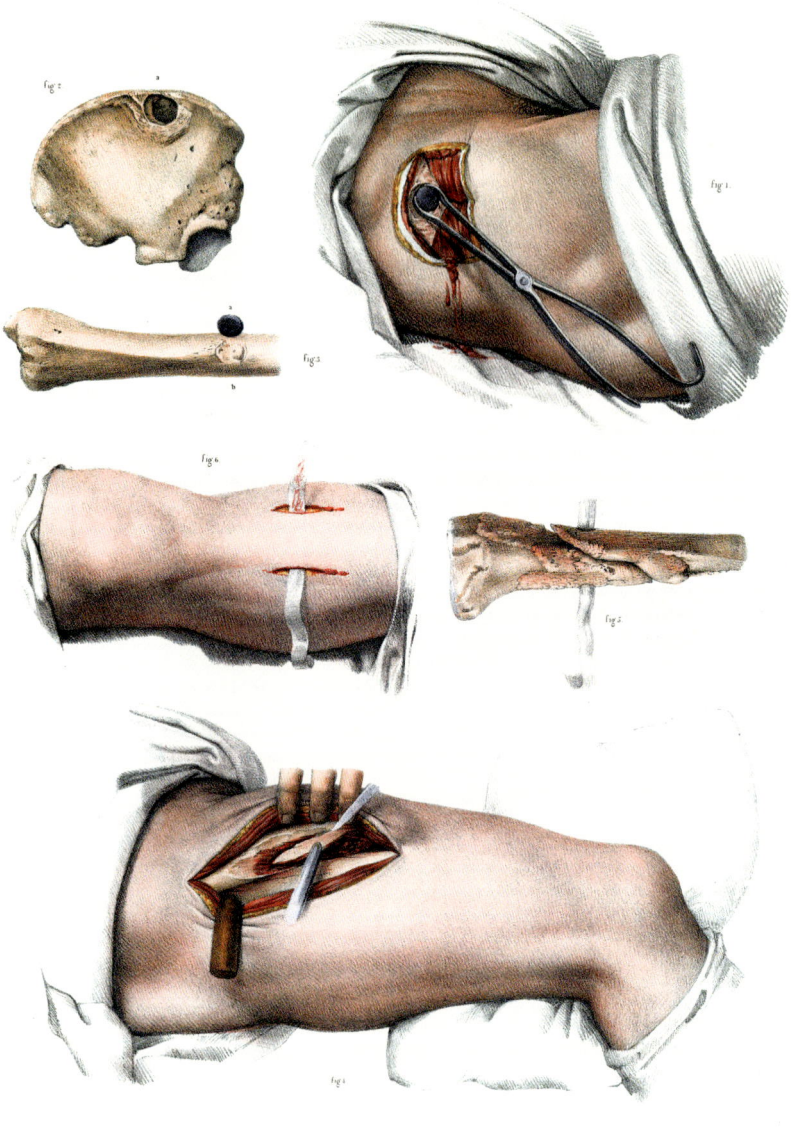

Various surgical techniques for the bones
Diverses techniques chirurgicales osseuses
Verschiedene Techniken der Knochenchirurgie

ARTES CHIRURGICAE VARIAE OSSIUM.
ABLATIONES FRAGMENTORUM OSSIUM

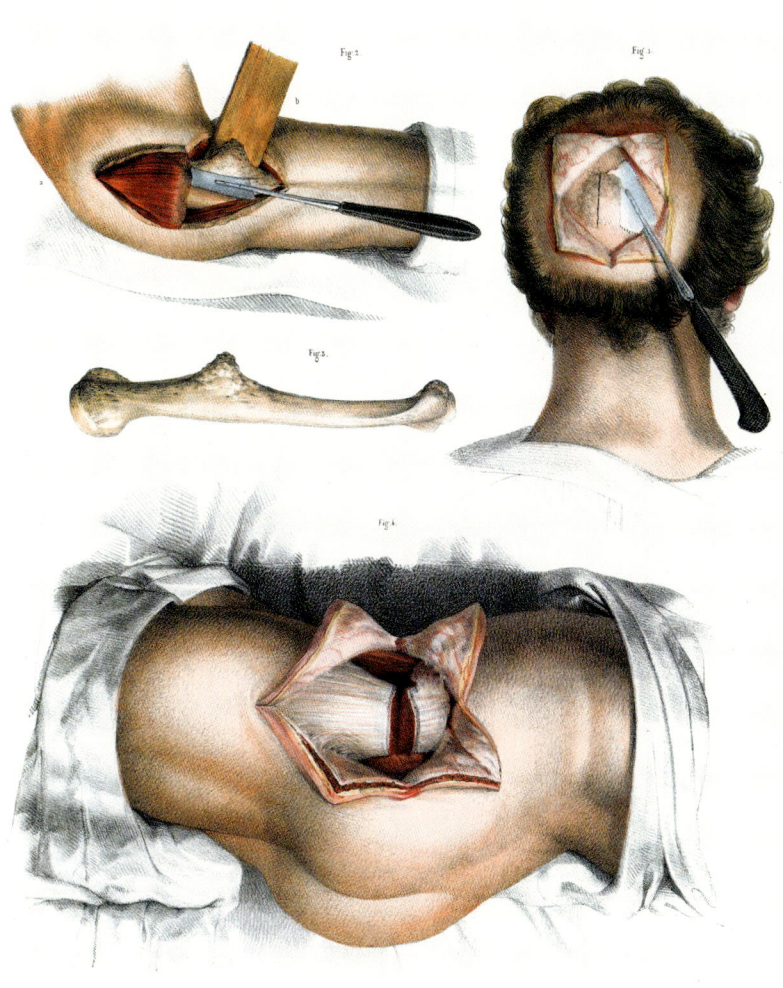

Various surgical techniques for the bones
Diverses techniques chirurgicales osseuses
Verschiedene Techniken der Knochenchirurgie

ARTES CHIRURGICAE VARIAE OSSIUM.
ABLATIONES FRAGMENTORUM OSSIUM

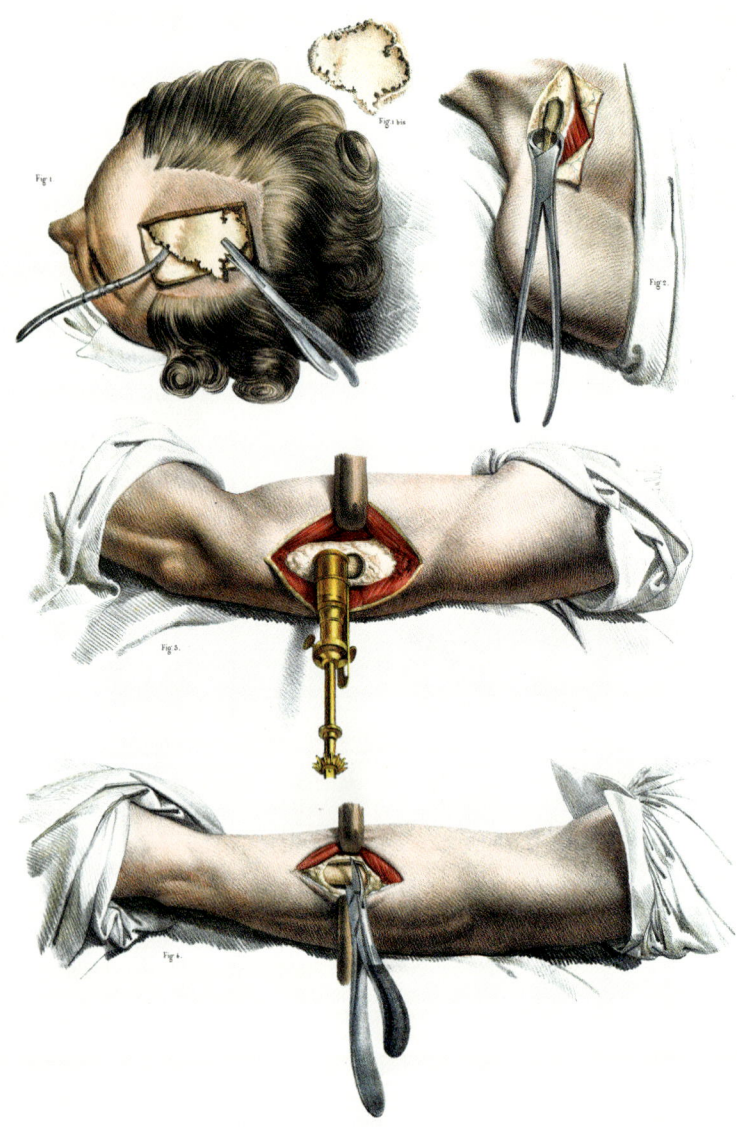

Ablation of bone fragments / Ablations de fragments osseux
Entfernung von Knochenteilen

ARTES CHIRURGICAE VARIAE OSSIUM.
ABLATIONES FRAGMENTORUM OSSIUM

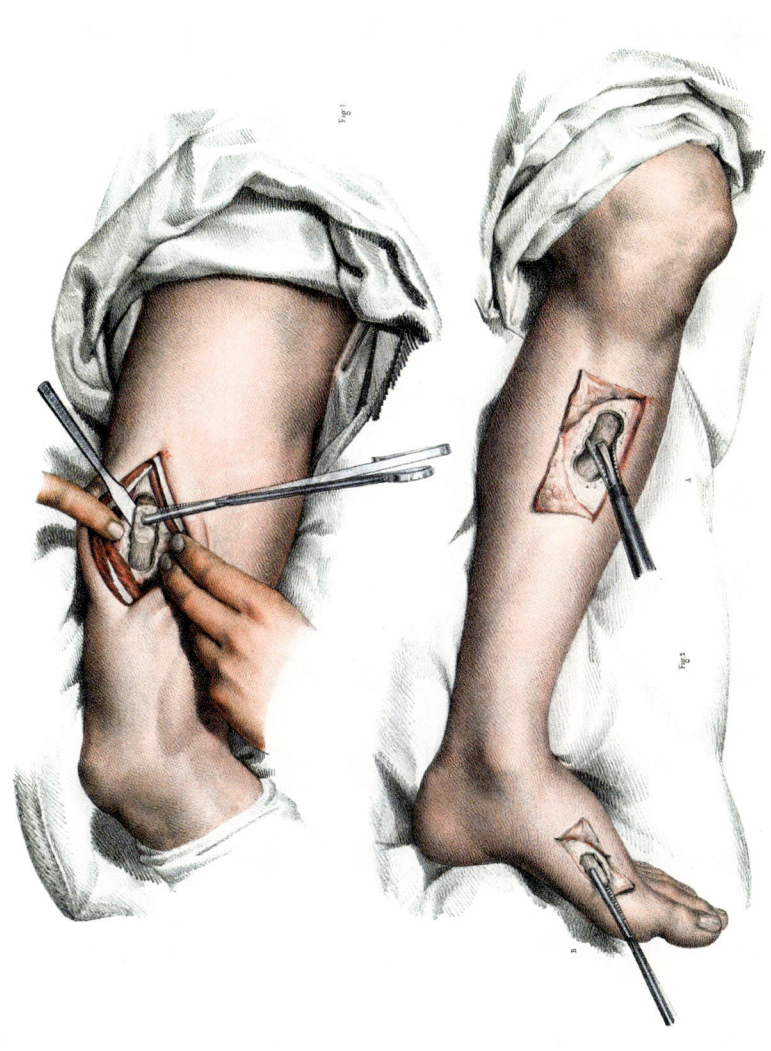

Ablation of bone fragments / Ablations de fragments osseux
Entfernung von Knochenteilen

TEREBRATIO CRANII ET INSTRUMENTA CHIRURGICA

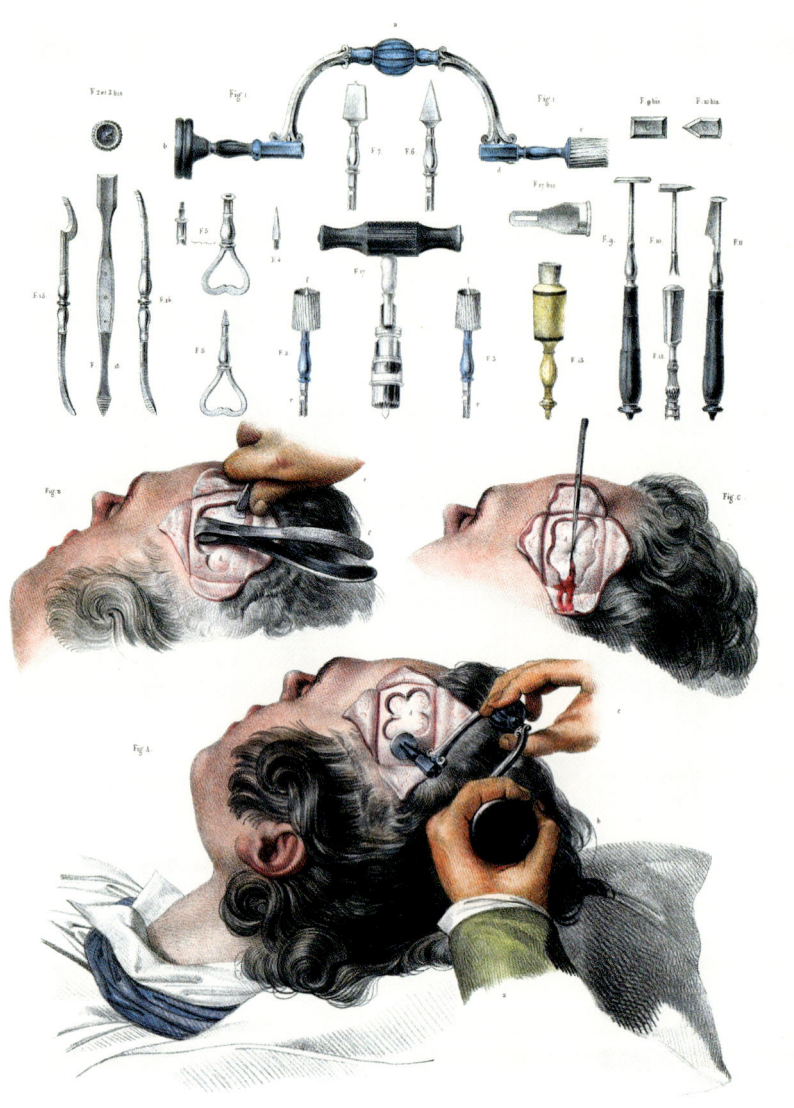

Skull trepanation and surgical instruments
Trépanation du crâne et instruments chirurgicaux
Trepanation des Schädels und chirurgische Instrumente

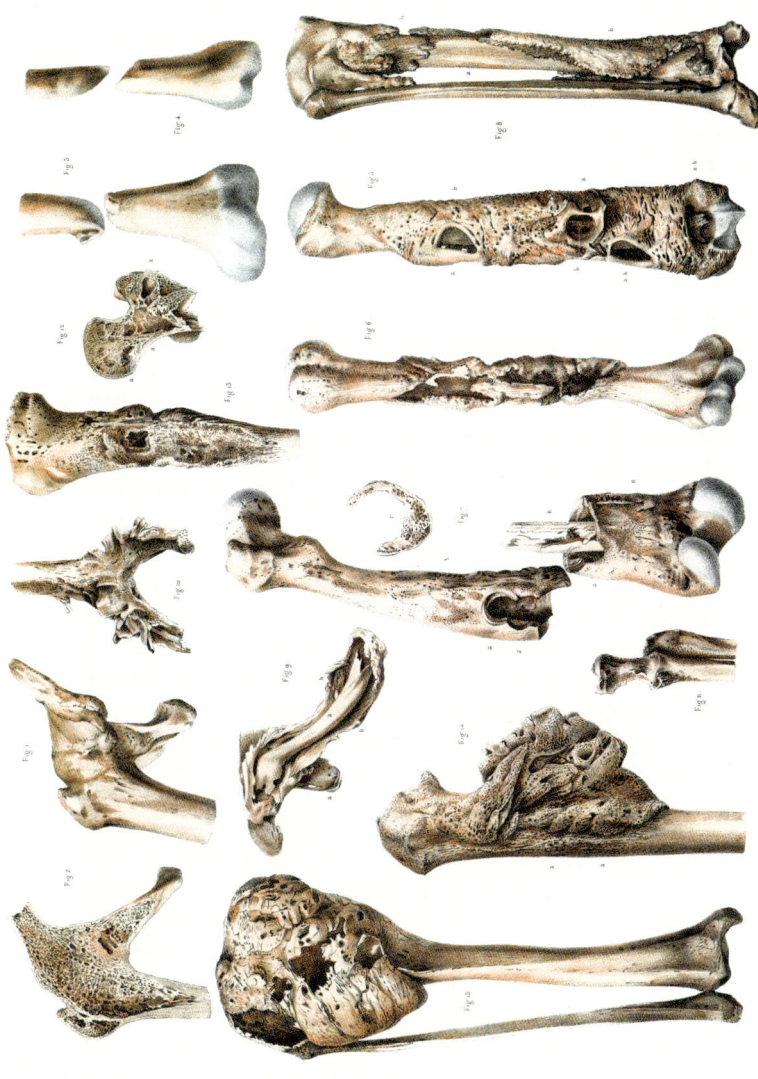

Pathological anatomy of the bones / Anatomie pathologique des os
Pathologische Anatomie der Knochen

ARTES CHIRURGICAE OSSIUM: INSTRUMENTA CHIRURGICA

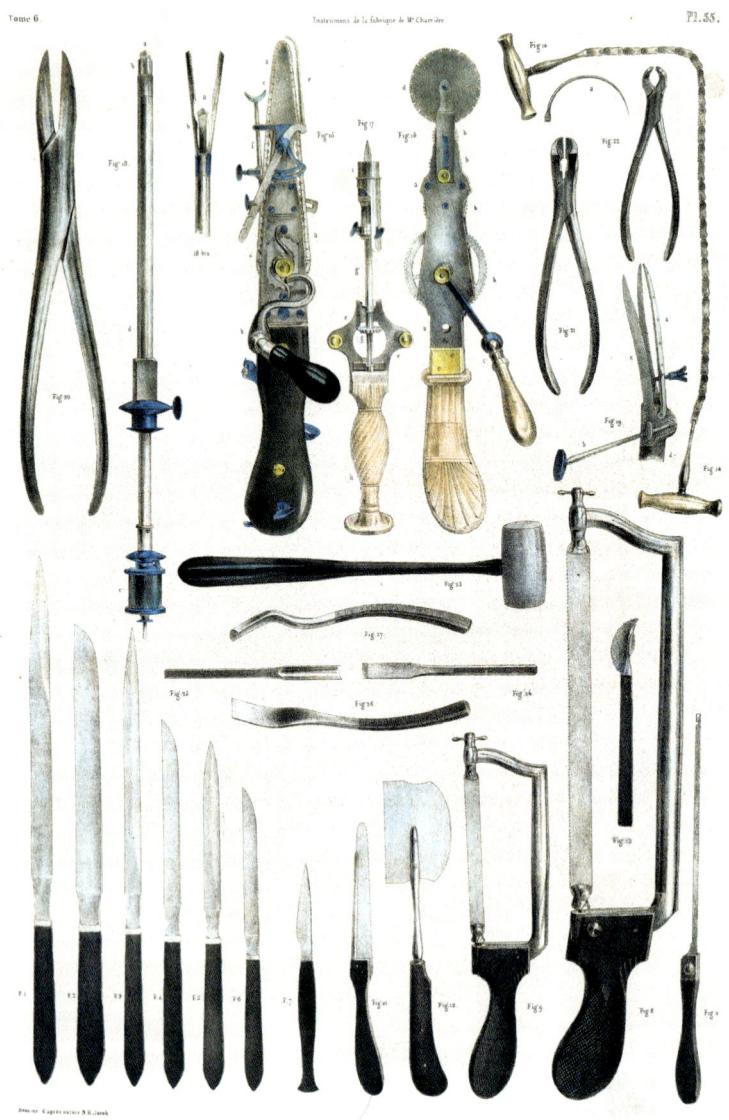

Surgical techniques for the bones: Surgical instruments
Techniques chirurgicales osseuses : Instruments chirurgicaux
Techniken der Knochenchirurgie: Chirurgische Instrumente

RESECTIONES OSSIUM ET ARTICULATIONUM MEMBRI SUPERIORIS.
RESECTIONES OSSIUM ET ARTICULATIONUM CRURIS ET PEDIS

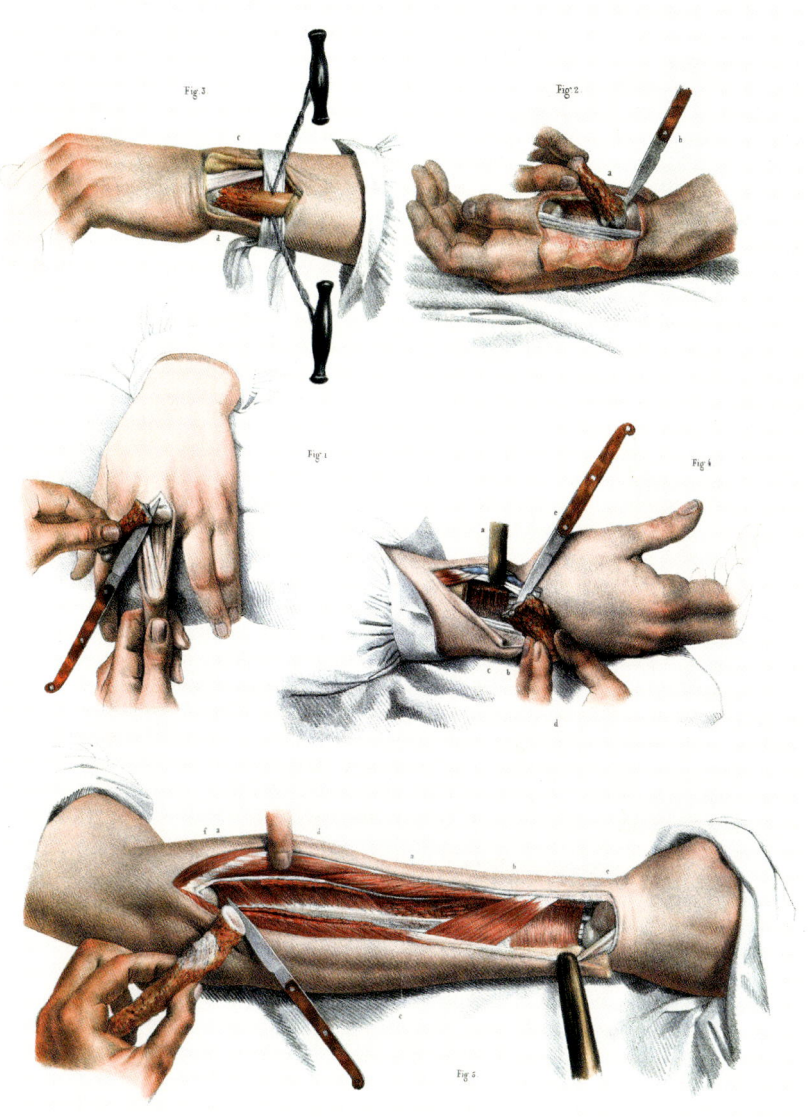

Resections of bones and joints of the hand and forearm
Résections osseuses et articulaires de la main et de l'avant-bras
Knochen- und Gelenkresektionen an Hand und Unterarm

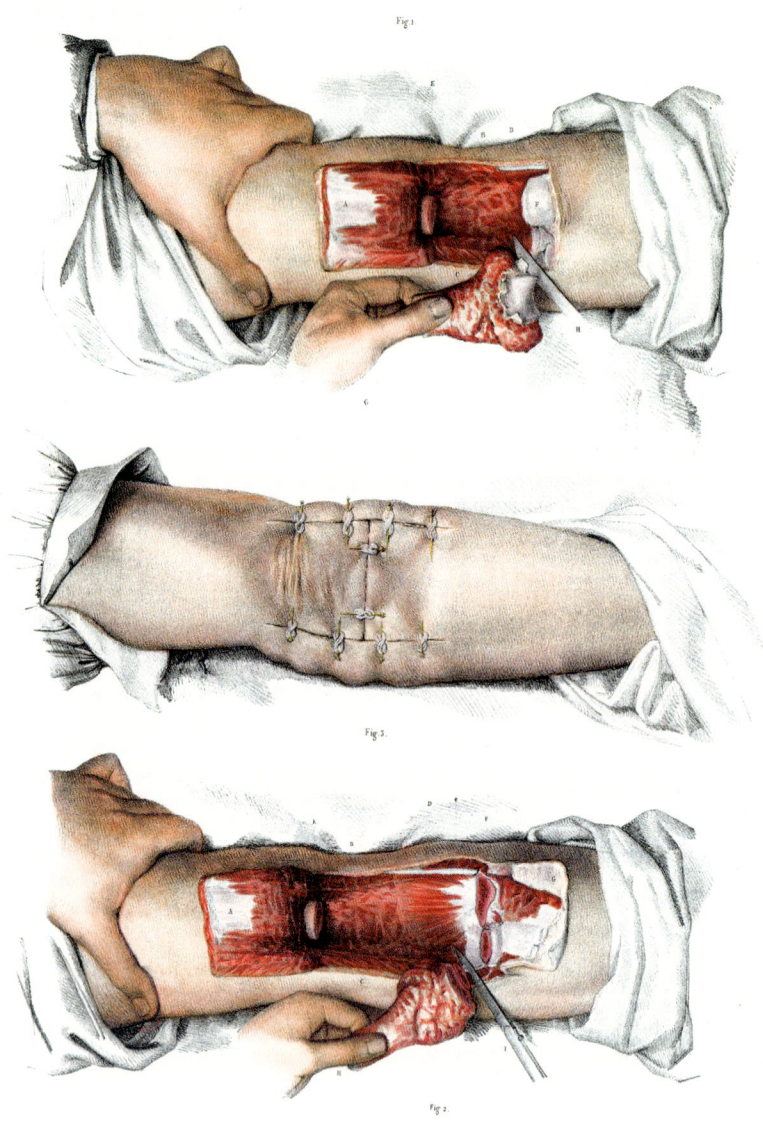

Resections of the elbow joint / Résections articulaires du coude
Resektionen am Ellbogengelenk

RESECTIONES OSSIUM ET ARTICULATIONUM MEMBRI SUPERIORIS.
RESECTIONES OSSIUM ET ARTICULATIONUM CRURIS ET PEDIS

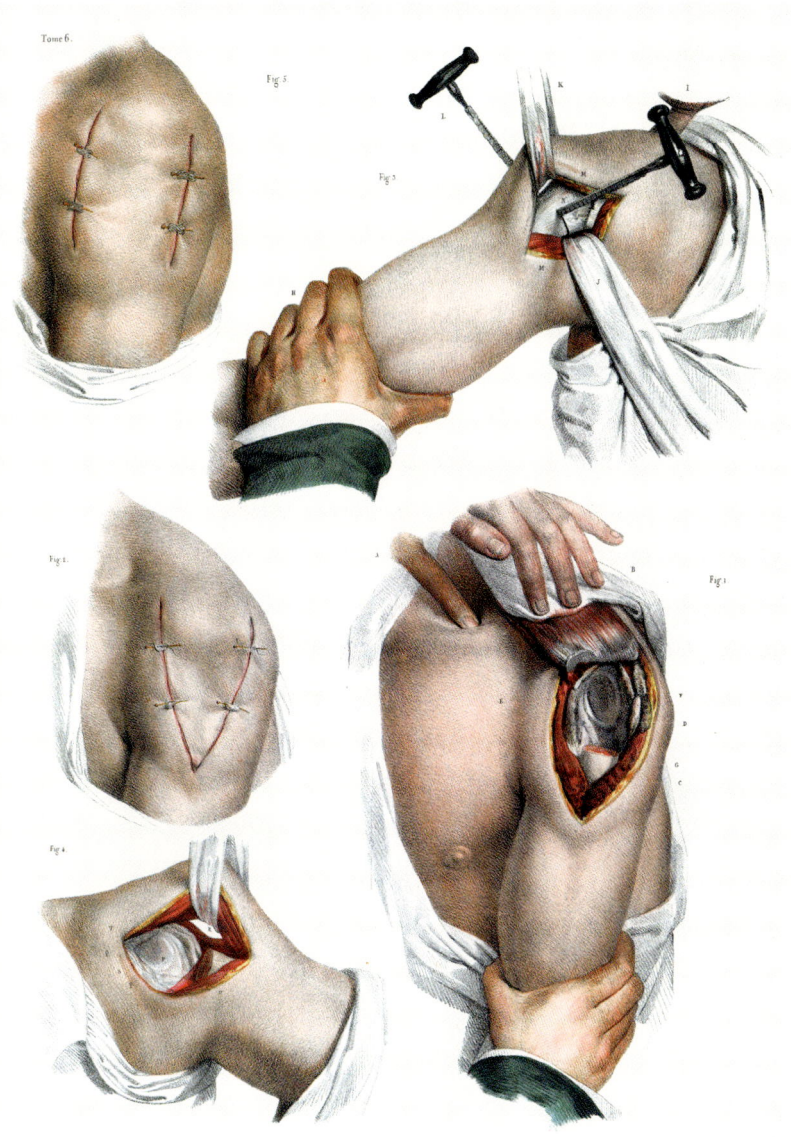

Resections of the humerus / Résections de l'humérus
Resektionen am Oberarm

RESECTIONES OSSIUM ET ARTICULATIONUM MEMBRI SUPERIORIS. RESECTIONES OSSIUM ET ARTICULATIONUM CRURIS ET PEDIS

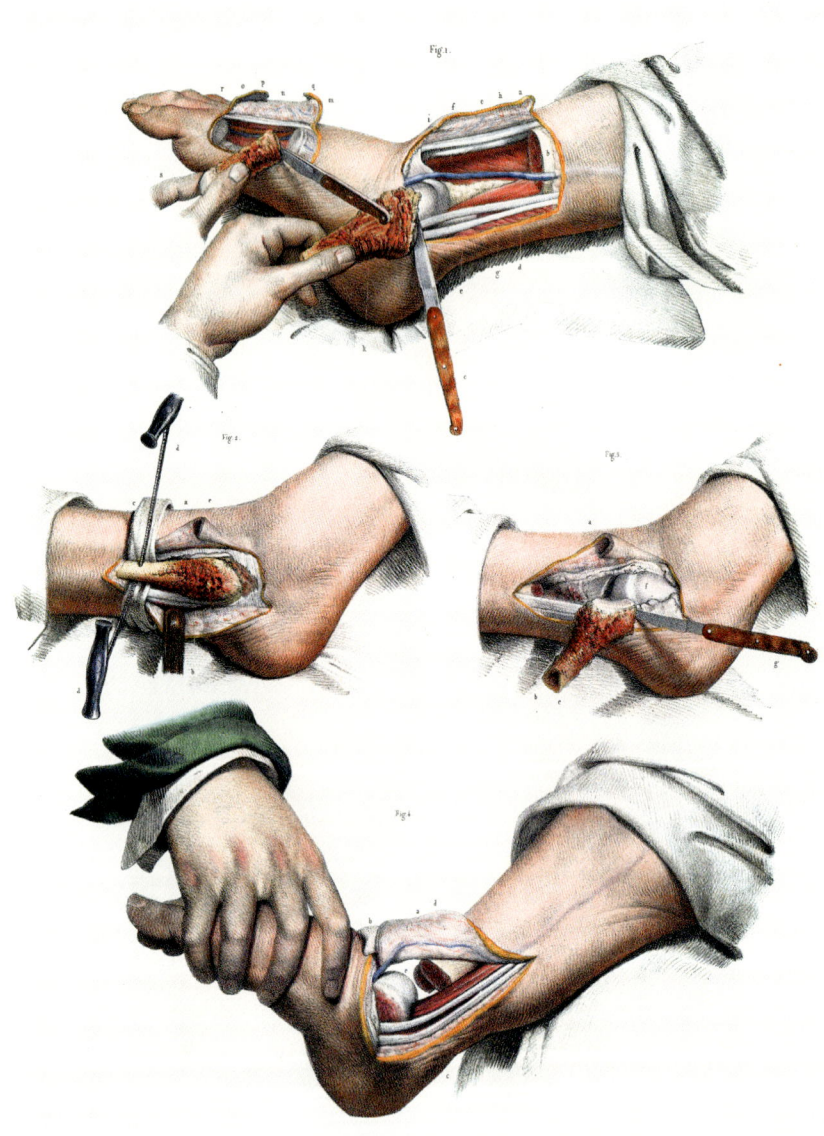

Resections of bones and joints of the lower leg and foot
Résections osseuses et articulaires de la jambe et du pied
Knochen- und Gelenkresektionen an Unterschenkel und Fuß

RESECTIONES ARTICULATIONIS RADIOCARPEAE ET ARTICULATIONIS TALOCRURALIS. RESECTIONES OSSIUM CRURIS ET PEDIS. RESECTIO ARTICULATIONIS GENUS. RESECTIONES COSTARUM, SCAPULAE, ET CLAVICULAE

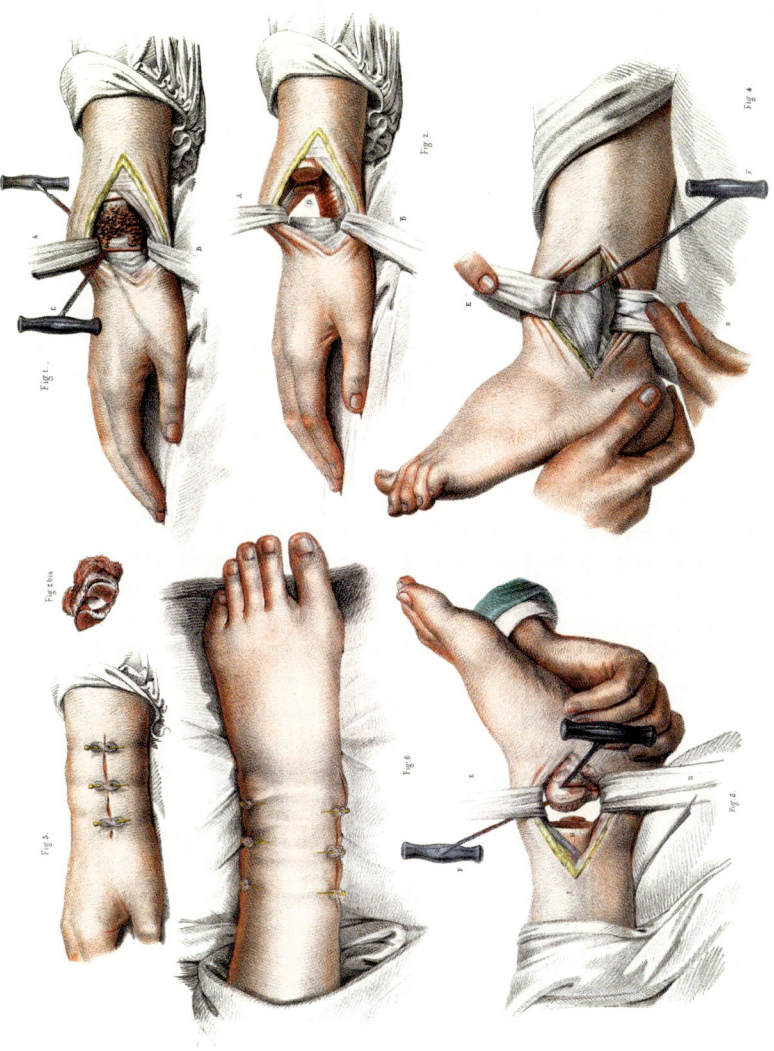

Resections of the wrist and ankle joint
Résections articulaires du poignet et de la cheville
Gelenkresektionen an Hand- und sprunggelenk

RESECTIONES ARTICULATIONIS RADIOCARPEAE ET ARTICULATIONIS TALOCRURALIS. RESECTIONES OSSIUM CRURIS ET PEDIS. RESECTIO ARTICULATIONIS GENUS. RESECTIONES COSTARUM, SCAPULAE, ET CLAVICULAE

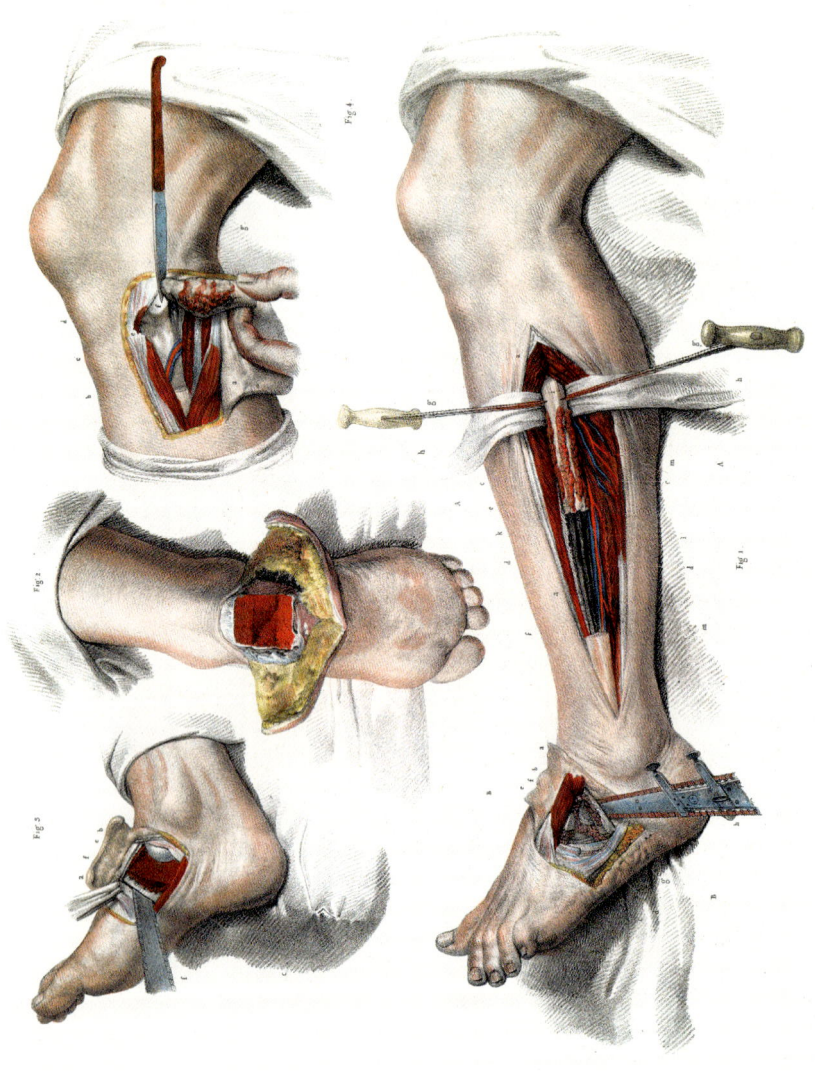

Resections of the bones of the lower leg and foot
Résections osseuses de la jambe et du pied
Knochenresektionen an Unterschenkel und Fuß

RESECTIONES ARTICULATIONIS RADIOCARPEAE ET ARTICULATIONIS TALOCRURALIS. RESECTIONES OSSIUM CRURIS ET PEDIS. RESECTIO ARTICULATIONIS GENUS. RESECTIONES COSTARUM, SCAPULAE, ET CLAVICULAE

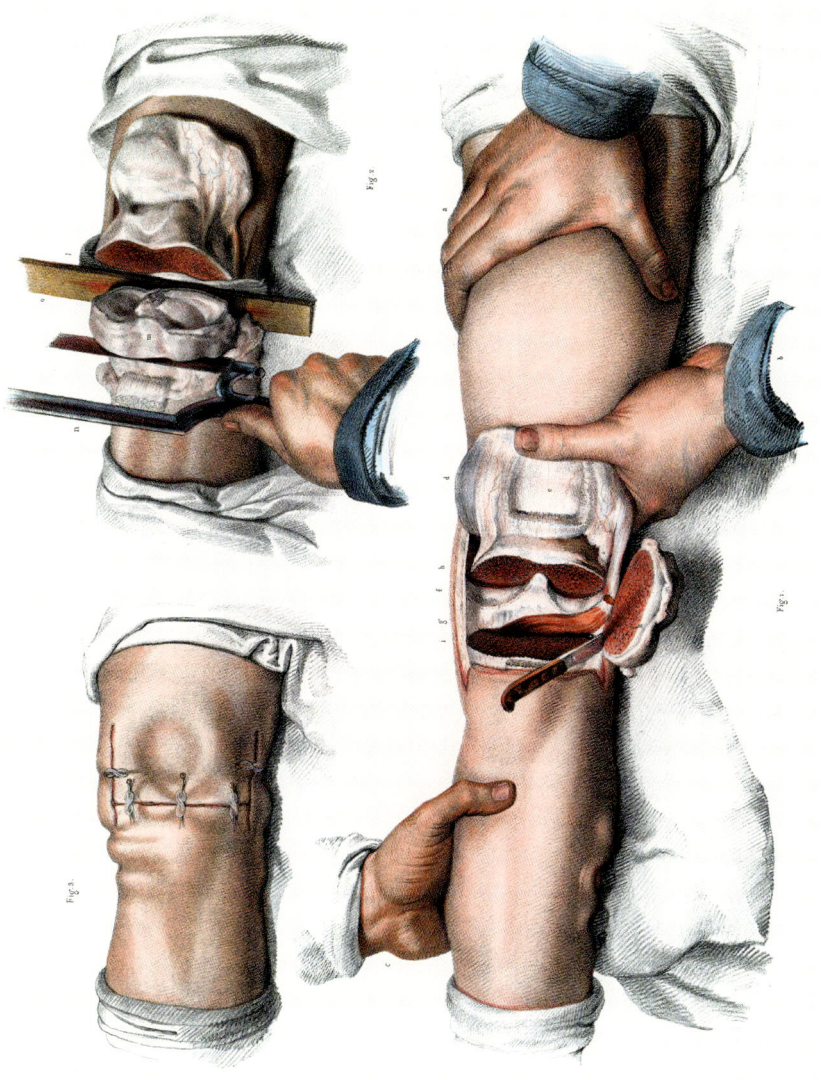

Resection of the knee joint / Résection articulaire du genou
Gelenkresektion am Kniegelenk

RESECTIONES ARTICULATIONIS RADIOCARPEAE ET ARTICULATIONIS TALOCRURALIS. RESECTIONES OSSIUM CRURIS ET PEDIS. RESECTIO ARTICULATIONIS GENUS. RESECTIONES COSTARUM, SCAPULAE, ET CLAVICULAE

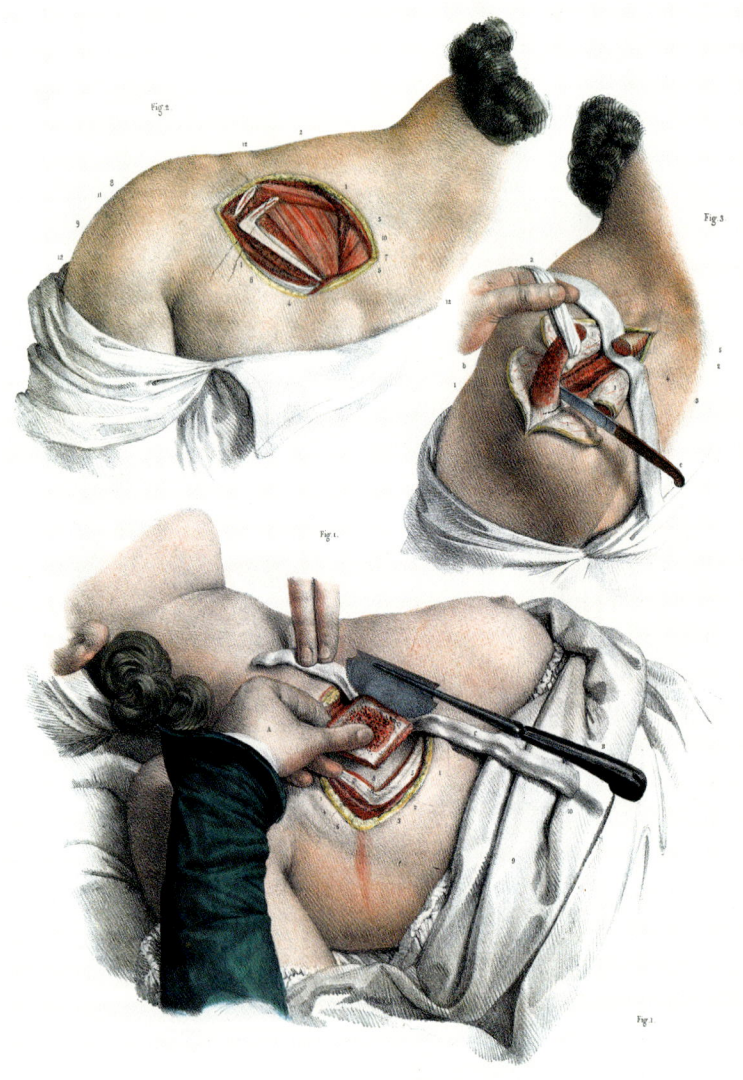

Resections of the ribs, the shoulder blade, and the collarbone
Résections de côtes, de la scapula et de la clavicule
Resektionen an Rippen, Schulterblatt und Schlüsselbein

RESECTIO MAXILLAE

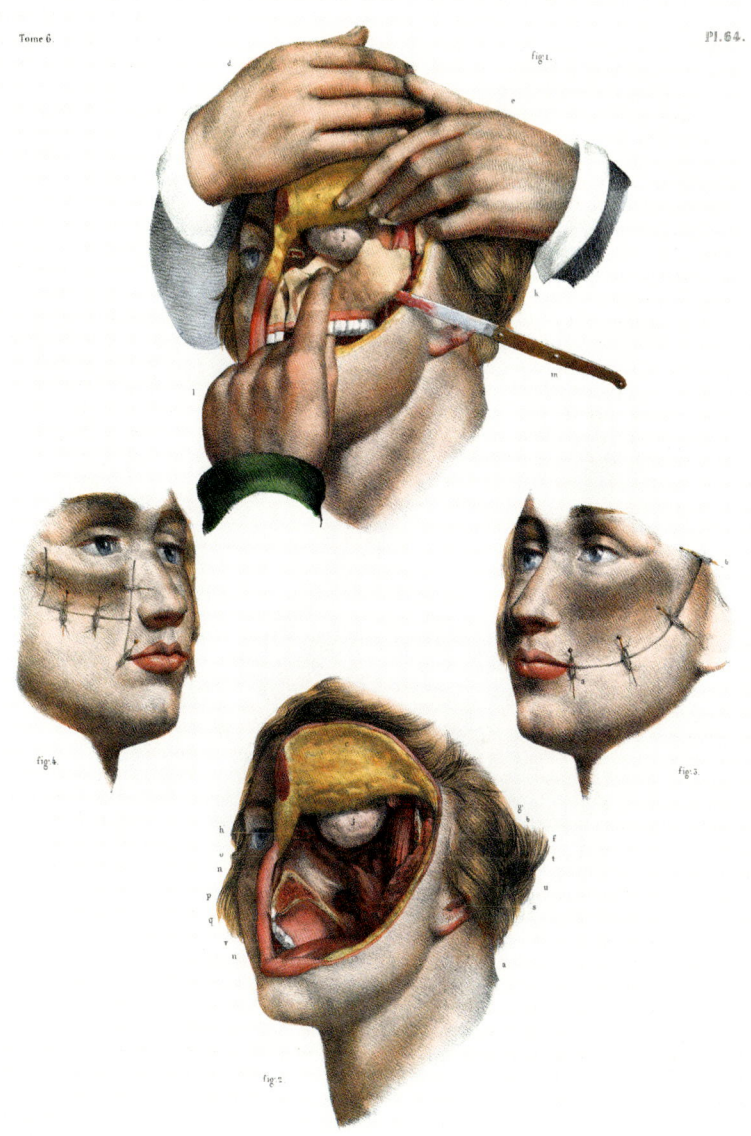

Resection of the maxillary bone / Résection de l'os maxillaire
Oberkieferresektion

RESECTIONES MANDIBULAE

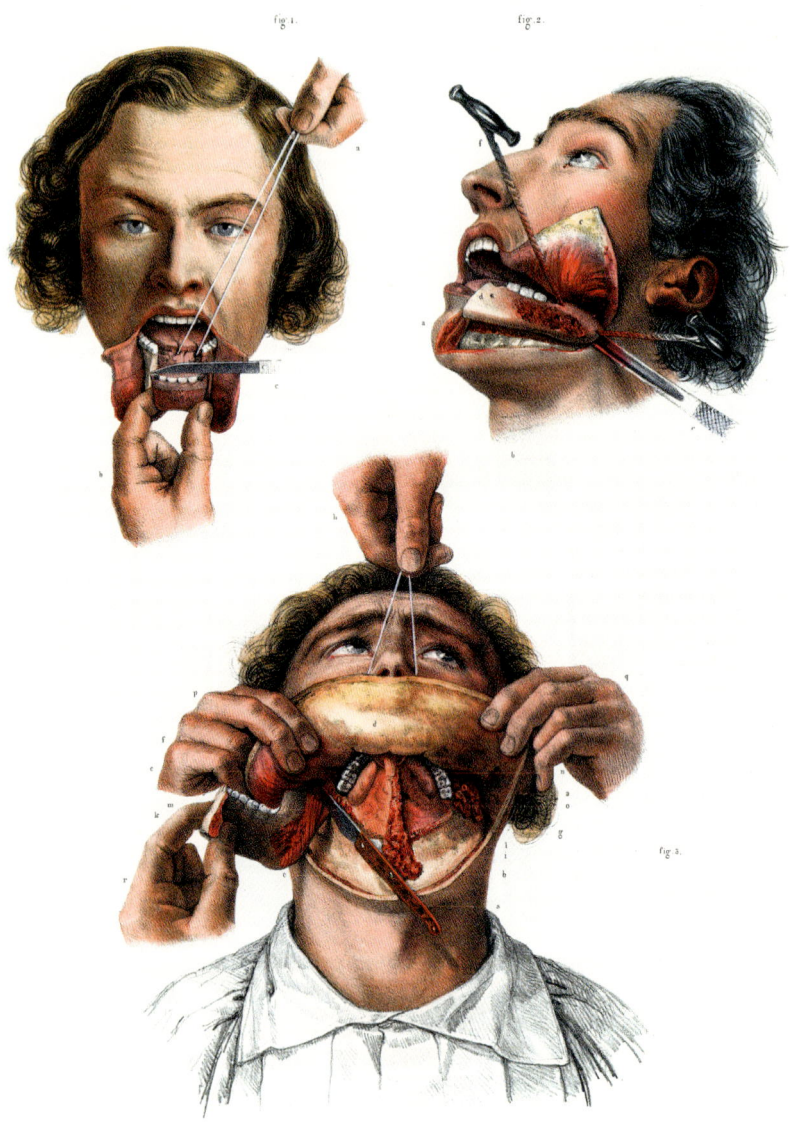

Resections of the mandibular bone / Résections de la mandibule
Unterkieferresektionen

AMPUTATIONES: ANATOMIA CHIRURGICA ET PATHOLOGICA

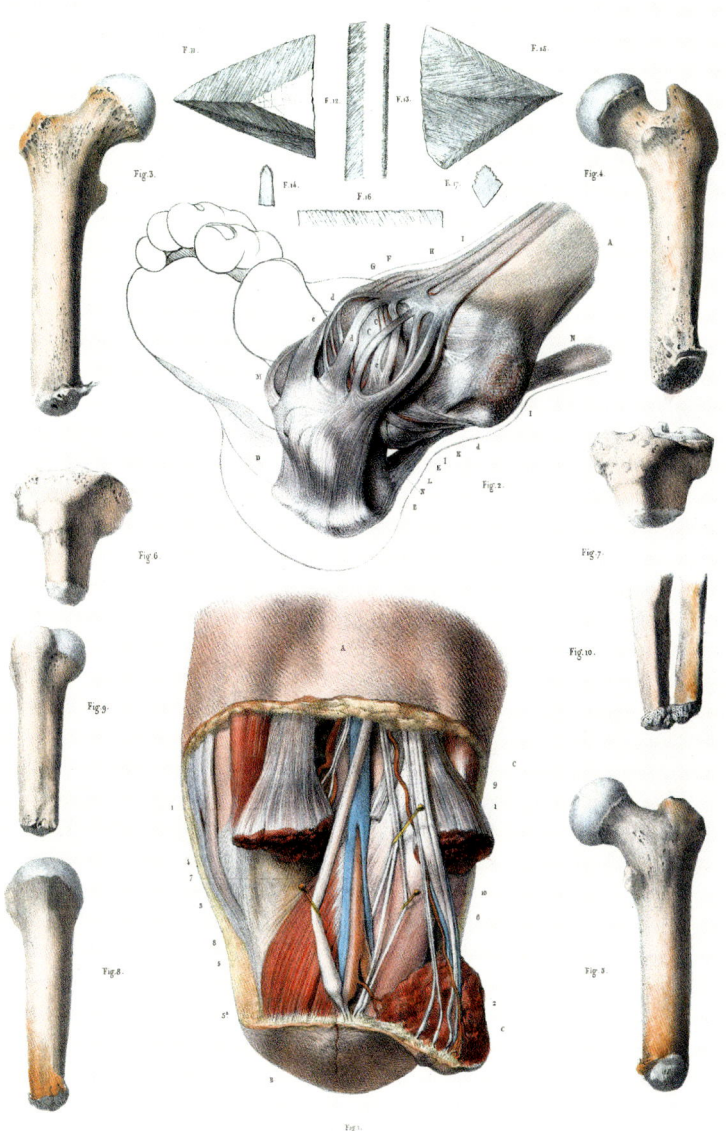

Amputations: Surgical and pathological anatomy
Amputations : Anatomie chirurgicale et pathologique
Amputationen: Chirurgische und pathologische Anatomie

AMPUTATIONES ET DESARTICULATIONES PHALANGUM DIGITORUM MANUS

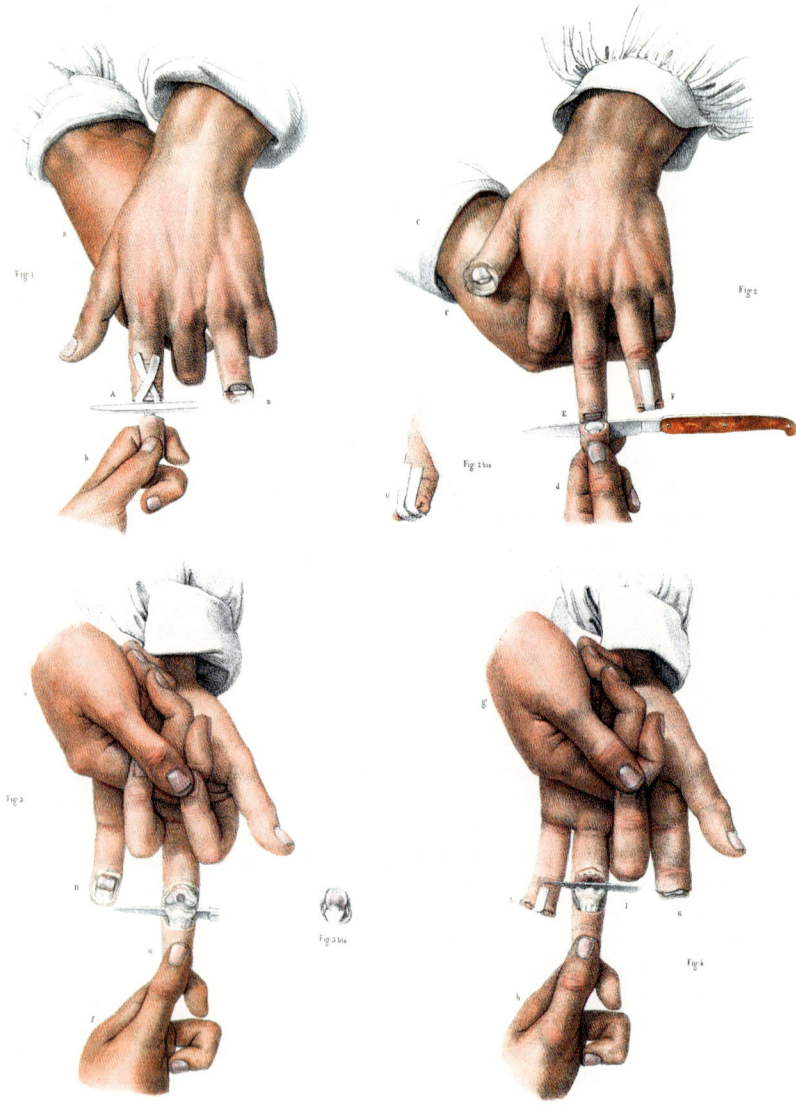

Amputations and disarticulations of phalanges of the fingers of the hand
Amputations et désarticulations de phalanges de doigts de la main
Amputationen und Exartikulationen von Fingergliedern

AMPUTATIONES ET DESARTICULATIONES DIGITORUM MANUS

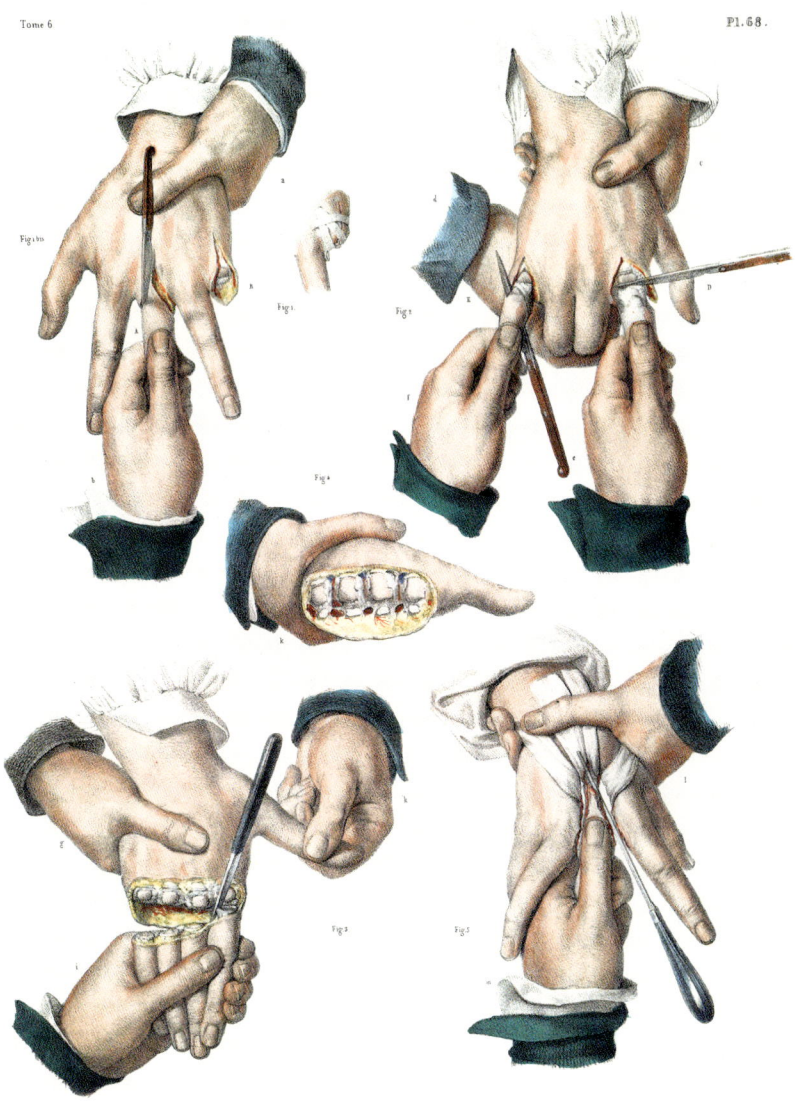

Amputations and disarticulations of the fingers of the hand
Amputations et désarticulations de doigts de la main
Amputationen und Exartikulationen von Fingern

AMPUTATIONES ET DESARTICULATIONES METACARPII

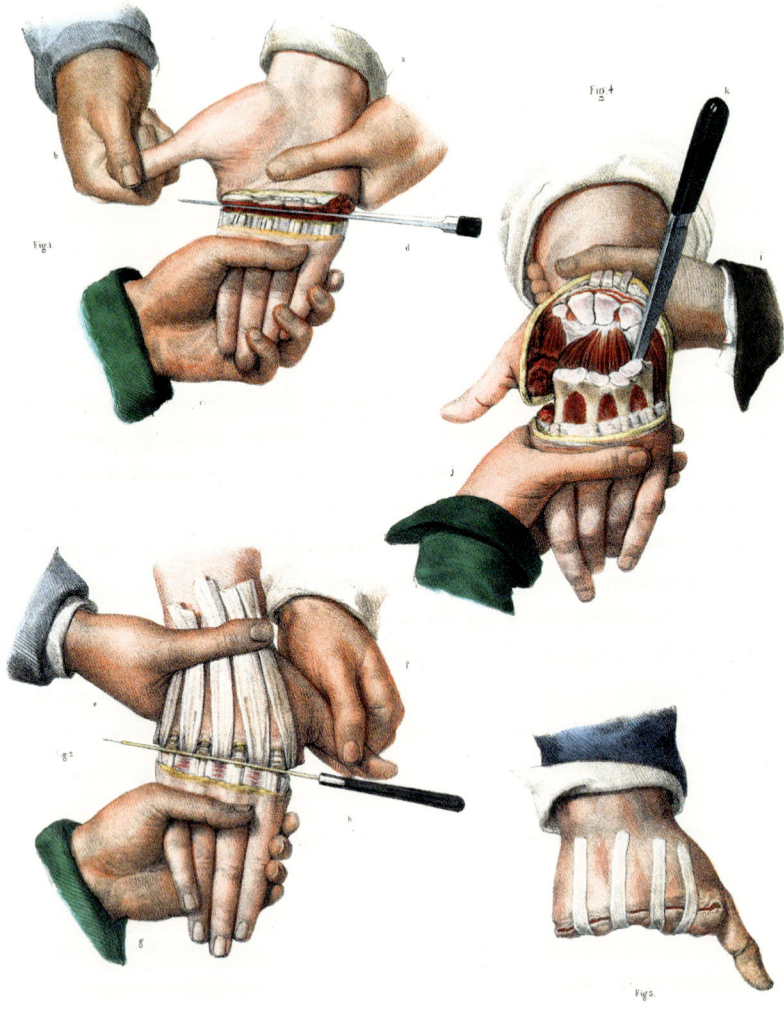

Amputations and disarticulations of the metacarpals
Amputations et désarticulations du métacarpe
Amputationen und Exartikulationen der Mittelhand

DESARTICULATIONES RADIORUM MANUS

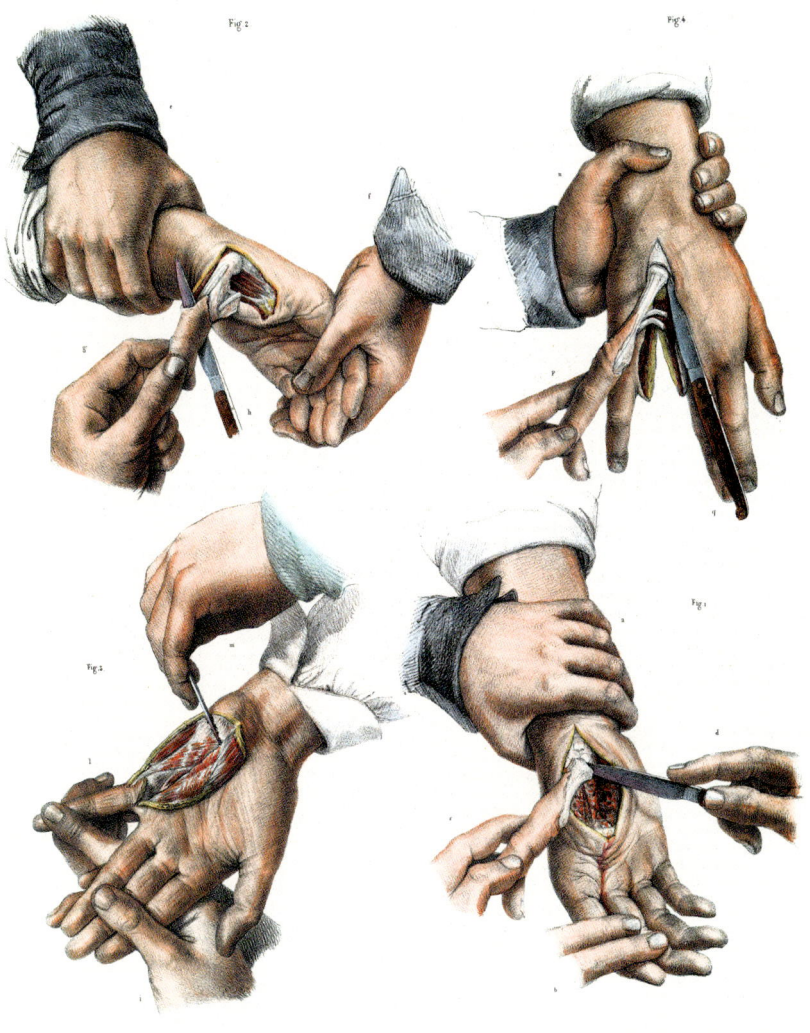

Disarticulations of the rays of the hand / Désarticulations de rayons de la main
Exartikulationen der Handstrahlen

DESARTICULATIONES RADIOCARPEAE

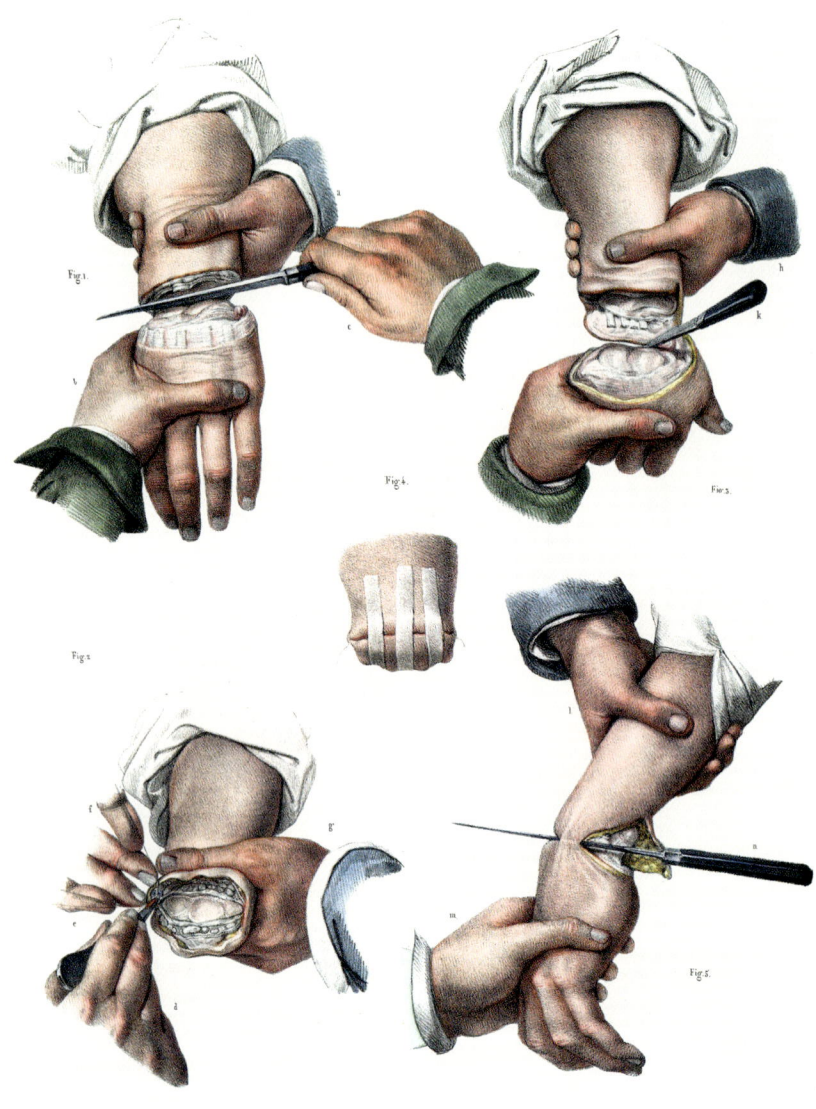

Disarticulations of the wrist / Désarticulations du poignet
Exartikulationen im Handgelenk

AMPUTATIONES ANTEBRACHII ET BRACHII.
DESARTICULATIONES CUBITI ET HUMERI.

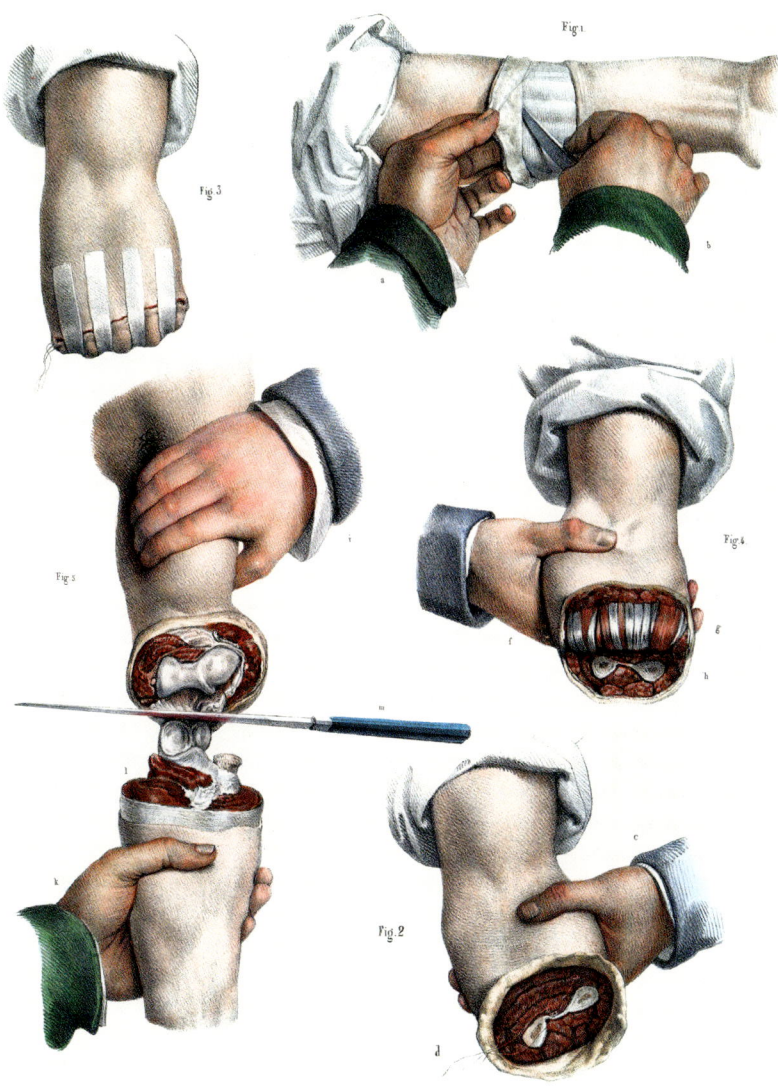

Amputations of the forearm and disarticulations of the elbow
Amputations de l'avant-bras et désarticulations du coude
Amputationen des Unterarms und Exartikulationen im Ellbogengelenk

AMPUTATIONES ANTEBRACHII ET BRACHII.
DESARTICULATIONES CUBITI ET HUMERI.

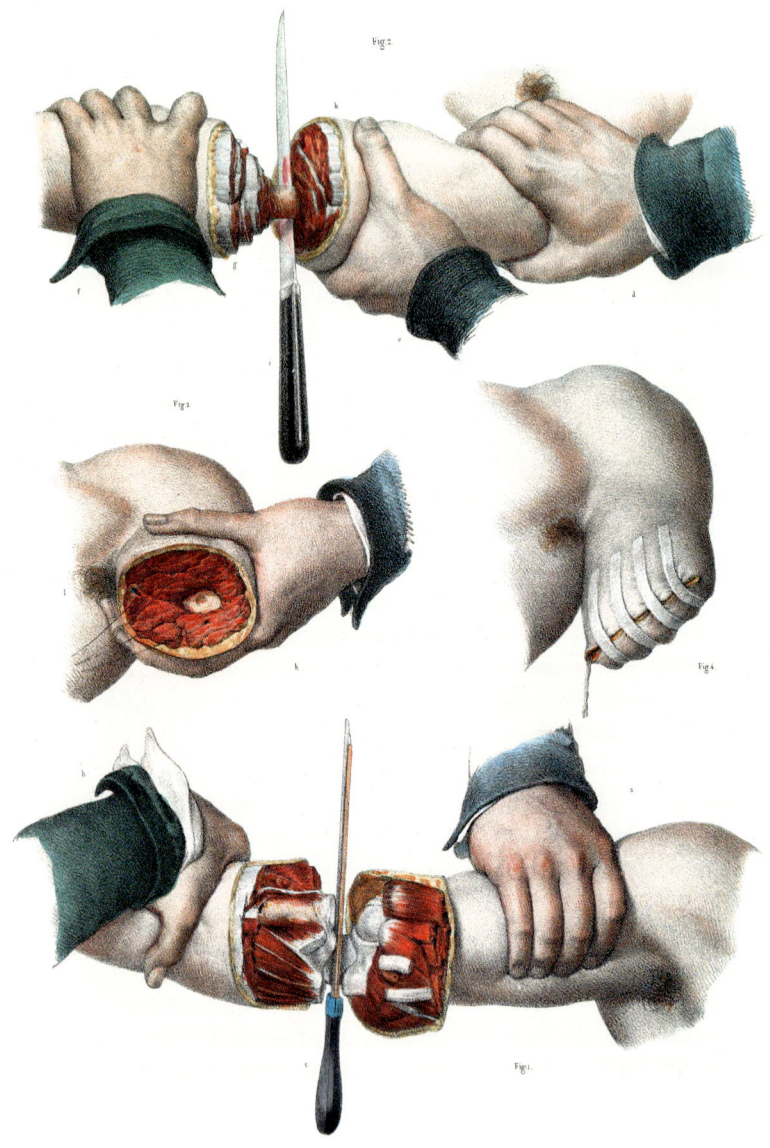

Disarticulations of the elbow and amputations of the arm
Désarticulations du coude et amputations du bras
Exartikulationen im Ellbogengelenk und Amputationen des Oberarms

AMPUTATIONES ANTEBRACHII ET BRACHII.
DESARTICULATIONES CUBITI ET HUMERI.

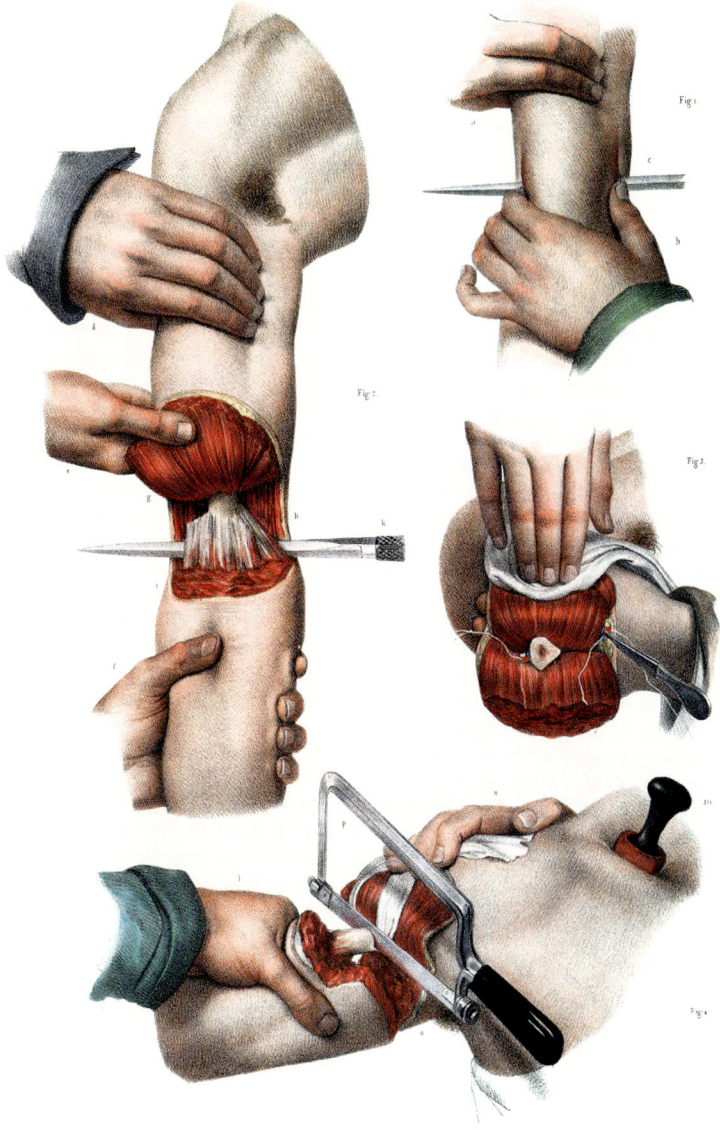

Amputations of the arm / Amputations du bras / Amputationen des Oberarms

AMPUTATIONES ANTEBRACHII ET BRACHII.
DESARTICULATIONES CUBITI ET HUMERI.

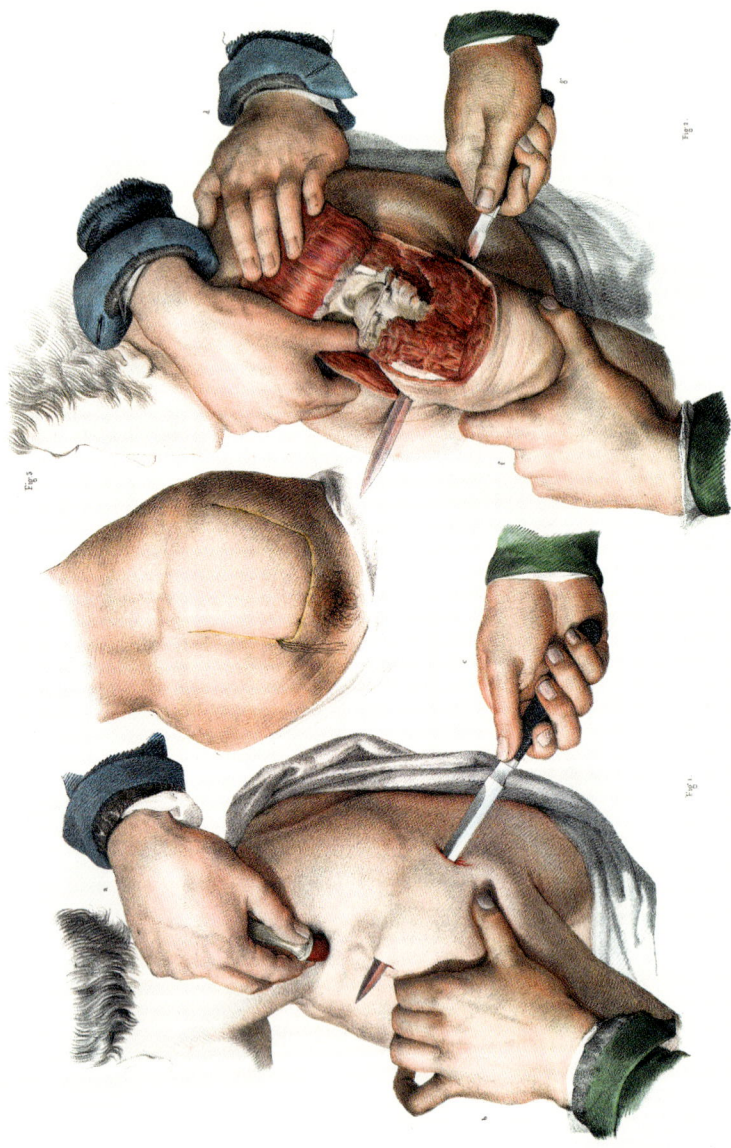

Disarticulations of the shoulder / Désarticulations de l'épaule
Exartikulationen im Schultergelenk

DESARTICULATIONES HUMERI.
DESARTICULATIONES DIGITORUM PEDIS

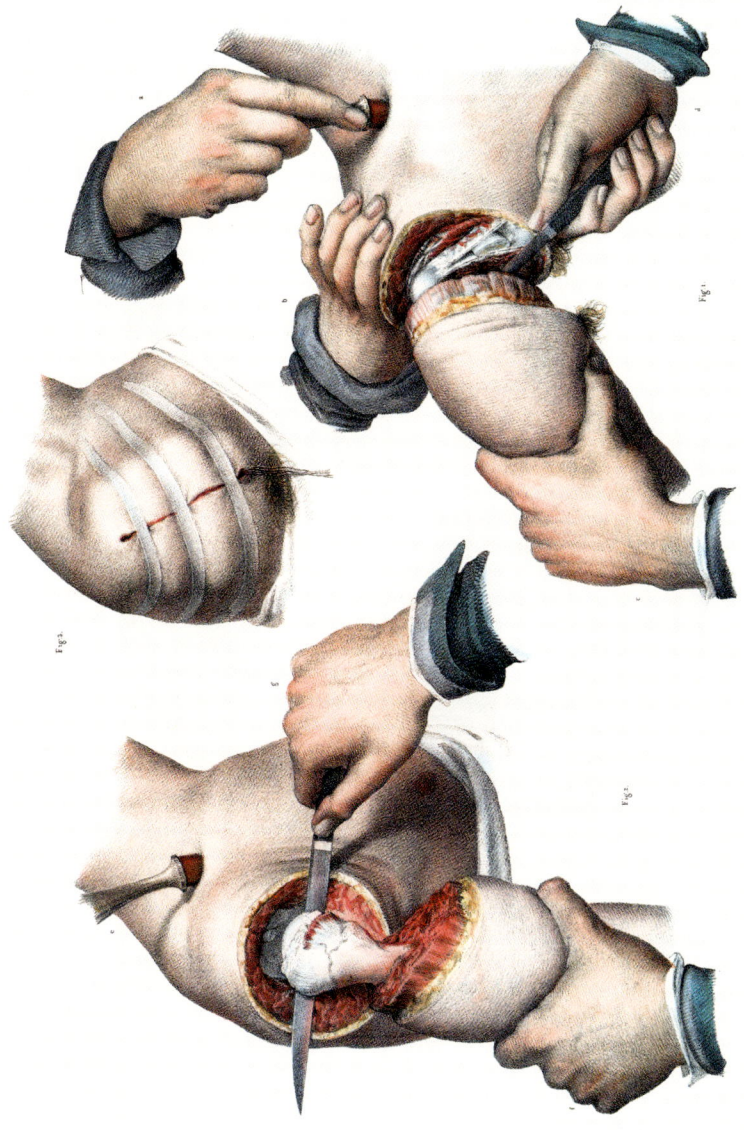

Disarticulations of the shoulder / Désarticulations de l'épaule
Exartikulationen im Schultergelenk

DESARTICULATIONES HUMERI.
DESARTICULATIONES DIGITORUM PEDIS

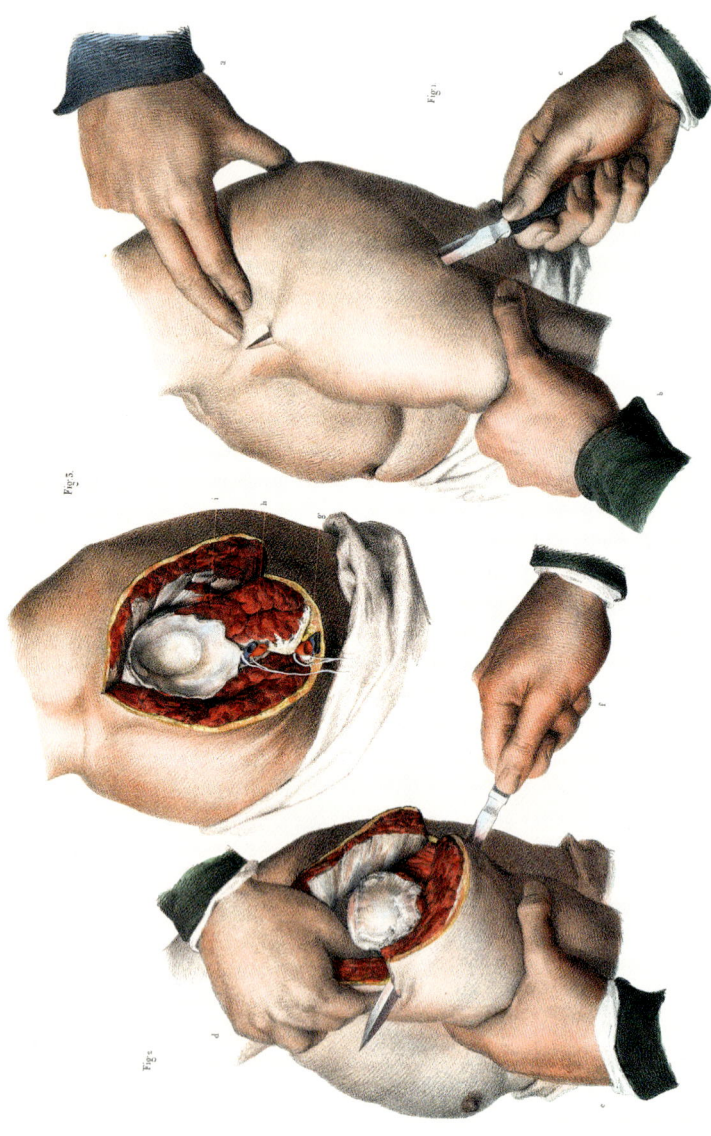

Disarticulations of the shoulder / Désarticulations de l'épaule
Exartikulationen im Schultergelenk

DESARTICULATIONES HUMERI.
DESARTICULATIONES DIGITORUM PEDIS

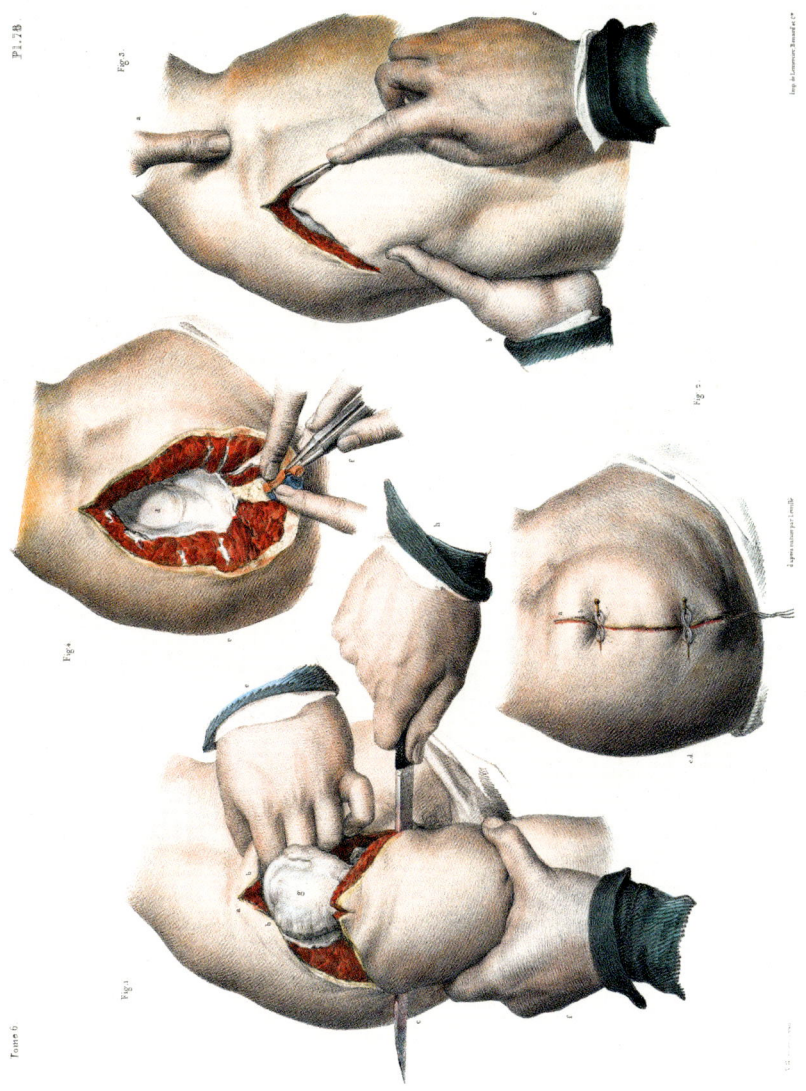

Disarticulations of the shoulder / Désarticulations de l'épaule
Exartikulationen im Schultergelenk

DESARTICULATIONES HUMERI.
DESARTICULATIONES DIGITORUM PEDIS

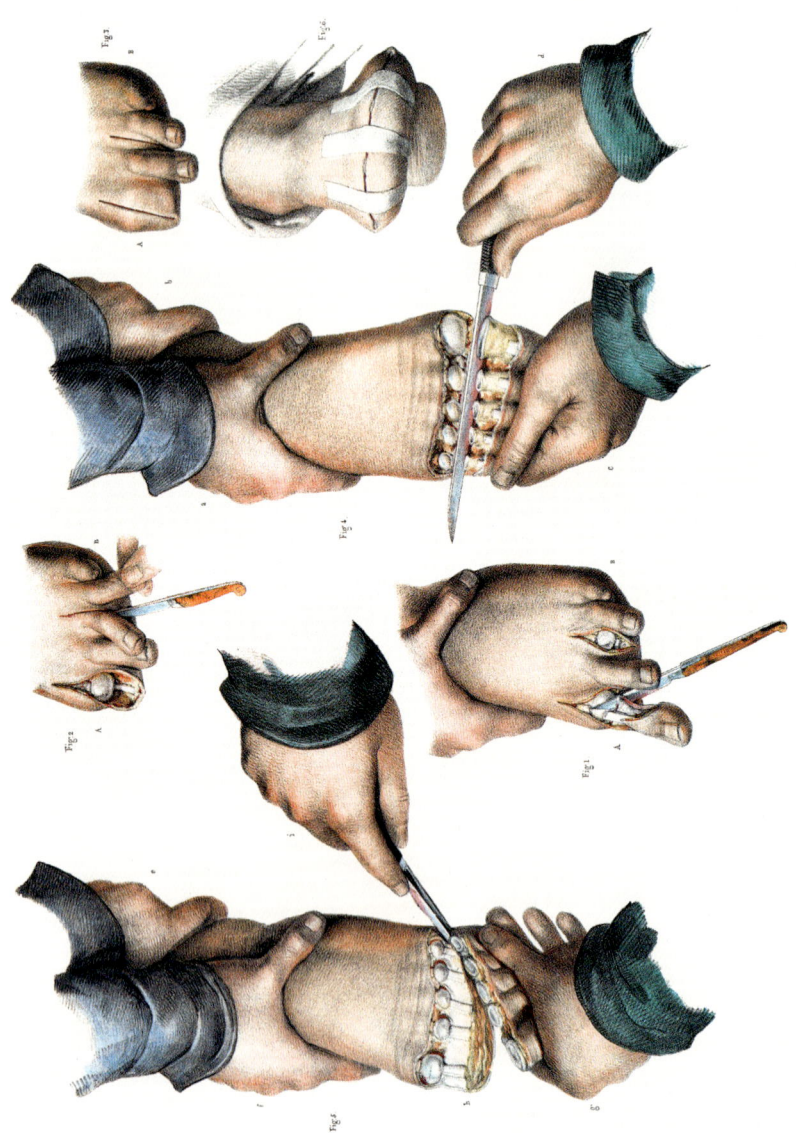

Disarticulations of the toes / Désarticulations d'orteils
Exartikulationen von Zehen

AMPUTATIONES ET DESARTICULATIONES METATARSII, PEDIS, ET DIGITORUM PEDIS. AMPUTATIONES CRURIS

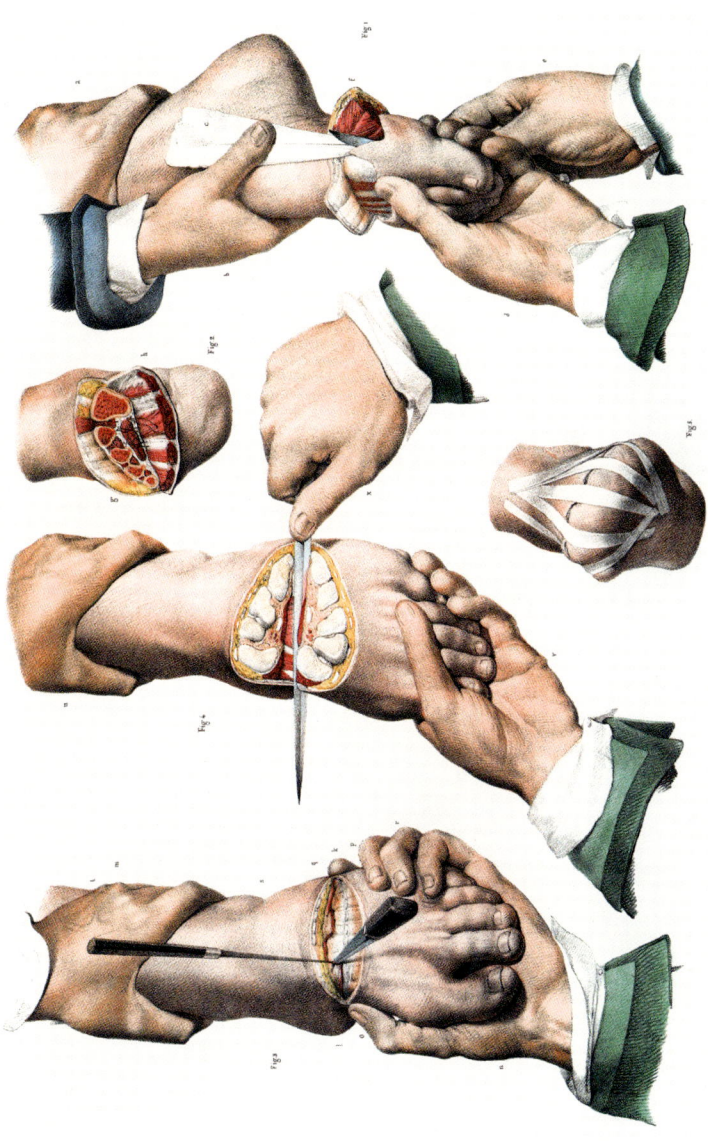

Amputation and disarticulation of the metatarsus
Amputation et désarticulation du métatarse
Amputation und Exartikulation des Mittelfußes

AMPUTATIONES ET DESARTICULATIONES METATARSII, PEDIS, ET DIGITORUM PEDIS. AMPUTATIONES CRURIS

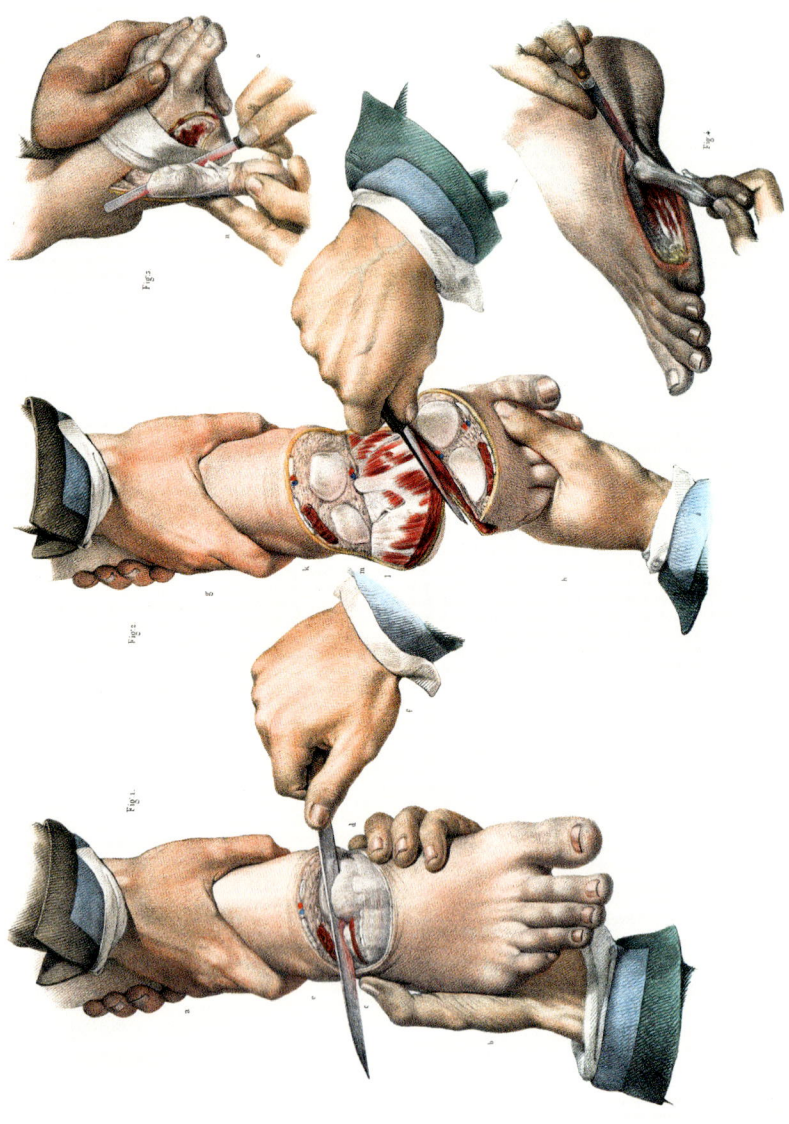

Amputations and disarticulations of the foot and rays of the foot
Amputations et désarticulations du pied et de rayons du pied
Amputationen und Exartikulationen des Fußes und der Fußstrahlen

AMPUTATIONES ET DESARTICULATIONES METATARSII, PEDIS, ET DIGITORUM PEDIS. AMPUTATIONES CRURIS

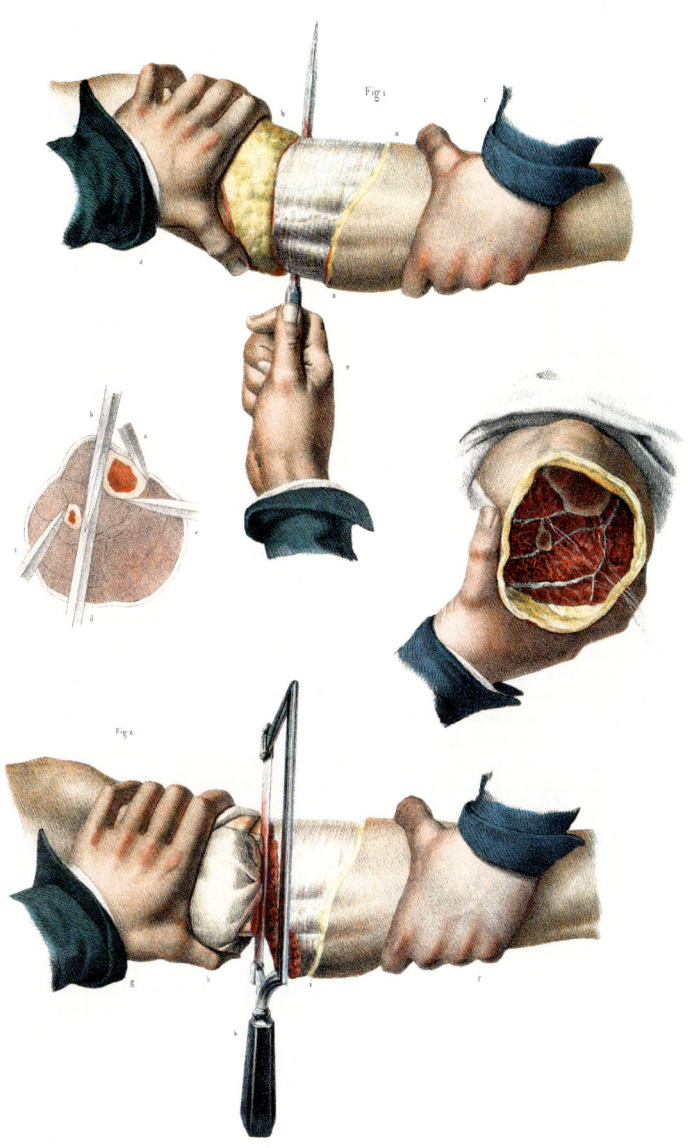

Amputations of the lower leg / Amputations de la jambe
Amputationen des Unterschenkels

AMPUTATIONES ET DESARTICULATIONES METATARSII, PEDIS, ET DIGITORUM PEDIS. AMPUTATIONES CRURIS

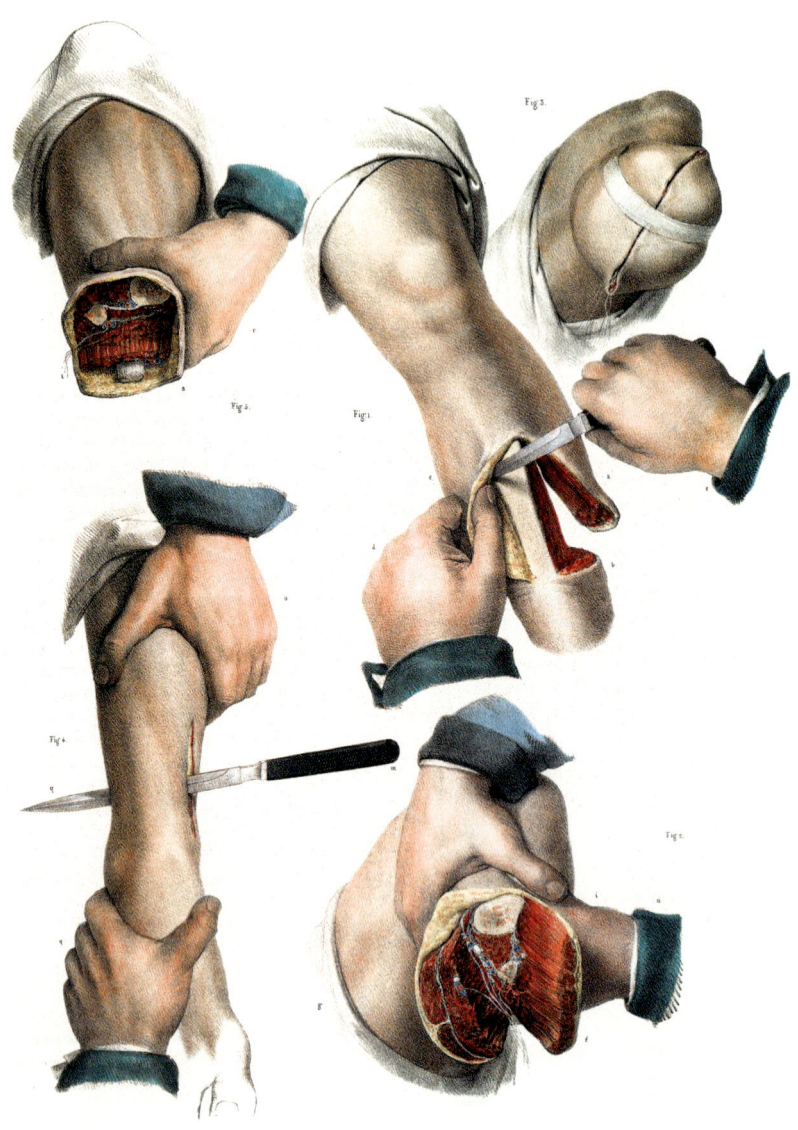

Amputations of the lower leg / Amputations de la jambe
Amputationen des Unterschenkels

DESARTICULATIONES PEDIS ET AMPUTATIONES CRURIS. PROSTHESES

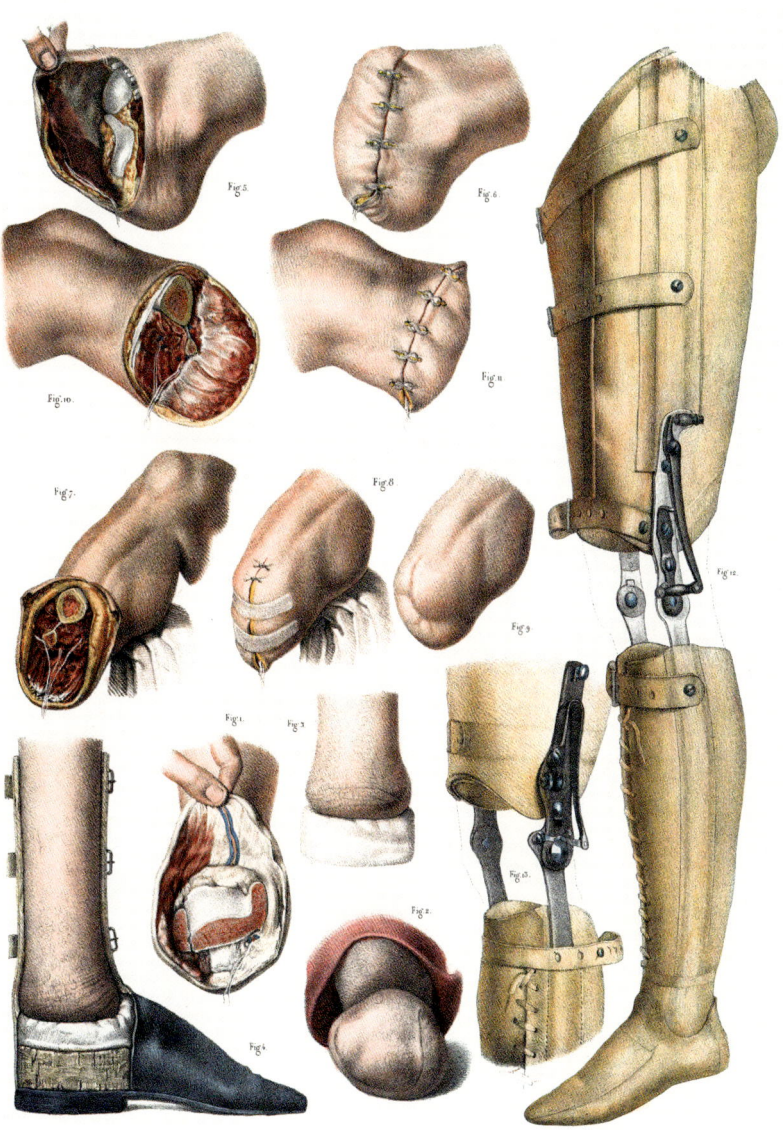

Disarticulations of the foot and amputations of the lower leg. Prostheses
Désarticulations du pied et amputations de la jambe. Prothèses
Exartikulationen des Fußes und Amputationen des Unterschenkels. Prothesen

DESARTICULATIO GENUS

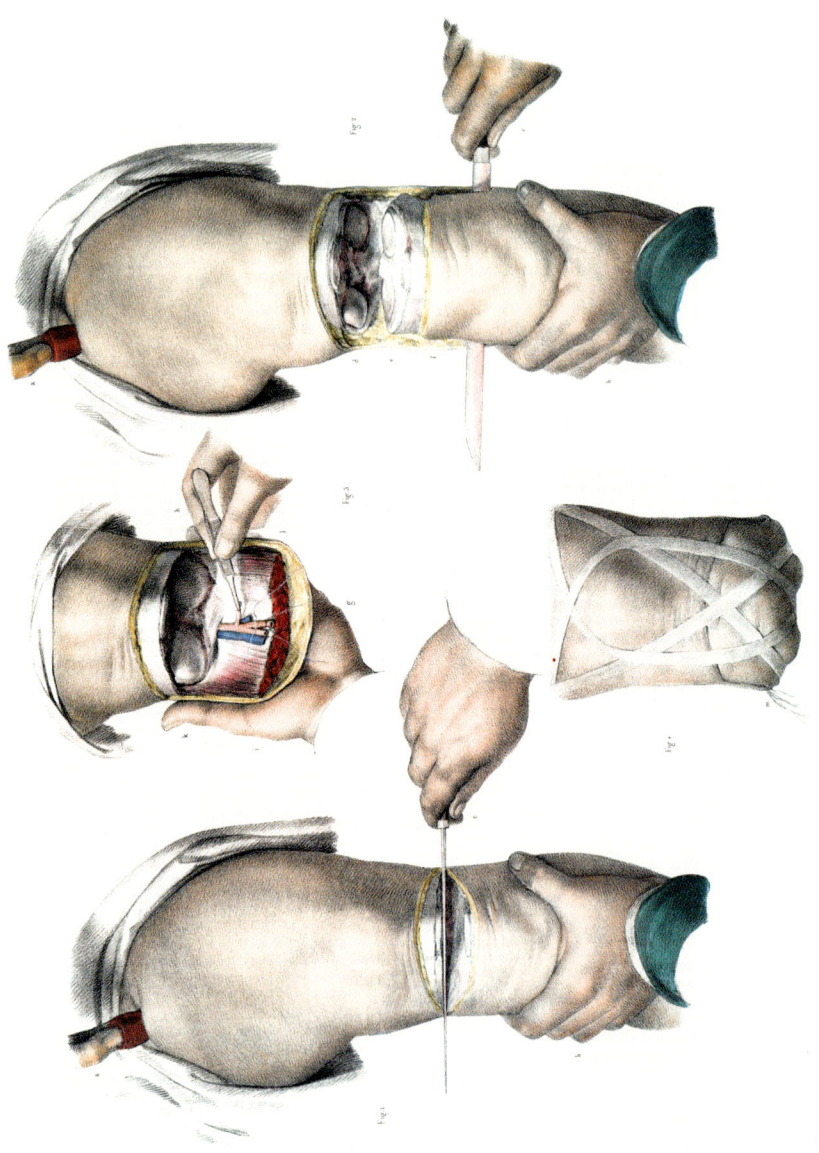

Disarticulation of the knee / Désarticulation du genou
Exartikulation im Kniegelenk

AMPUTATIONES FEMORIS

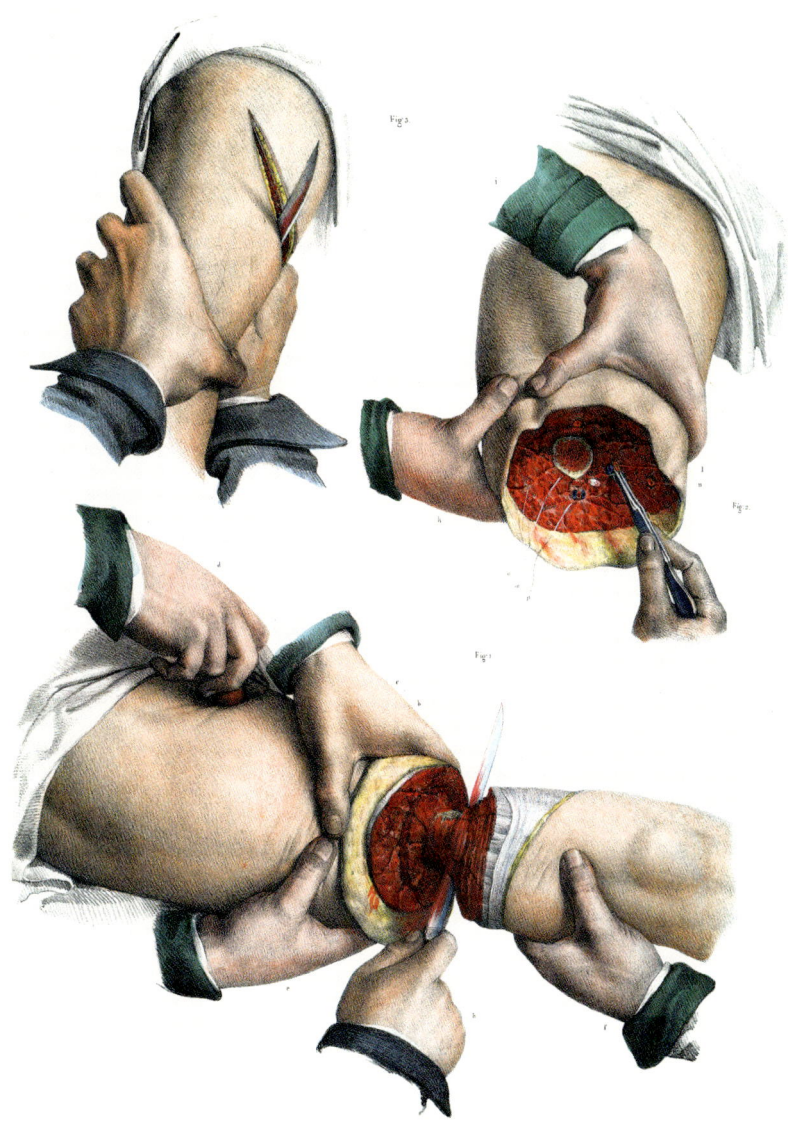

Amputations of the thigh / Amputations de la cuisse
Amputationen des Oberschenkels

AMPUTATIONES FEMORIS

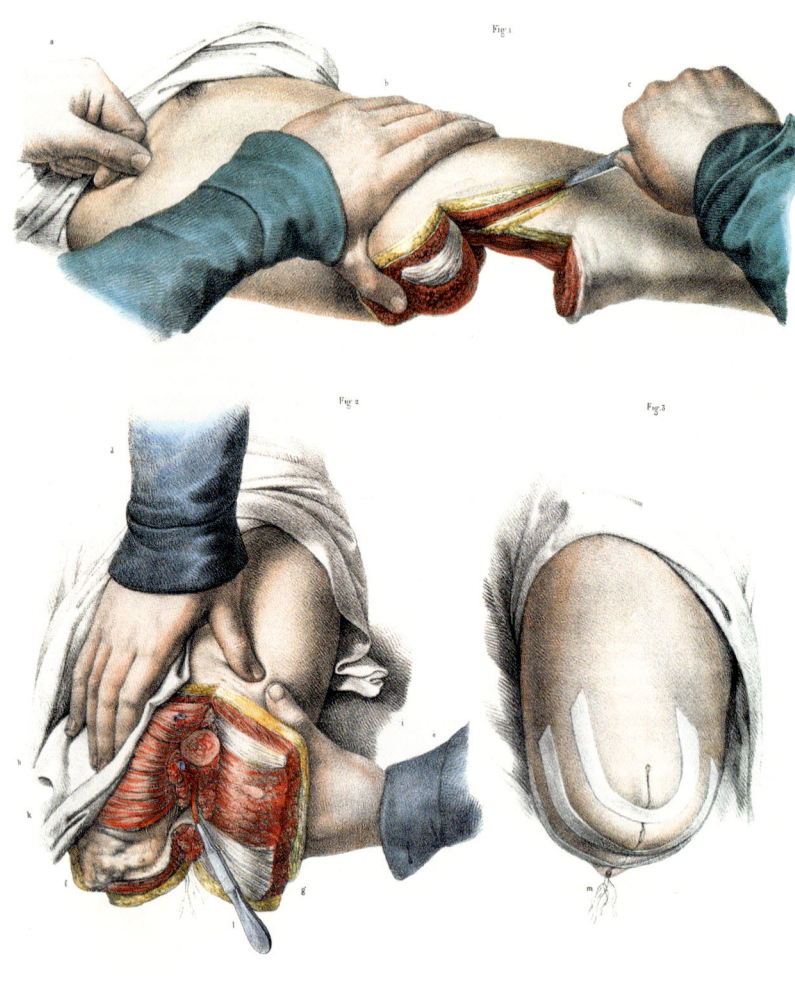

Amputations of the thigh / Amputations de la cuisse
Amputationen des Oberschenkels

DESARTICULATIONES COXAE

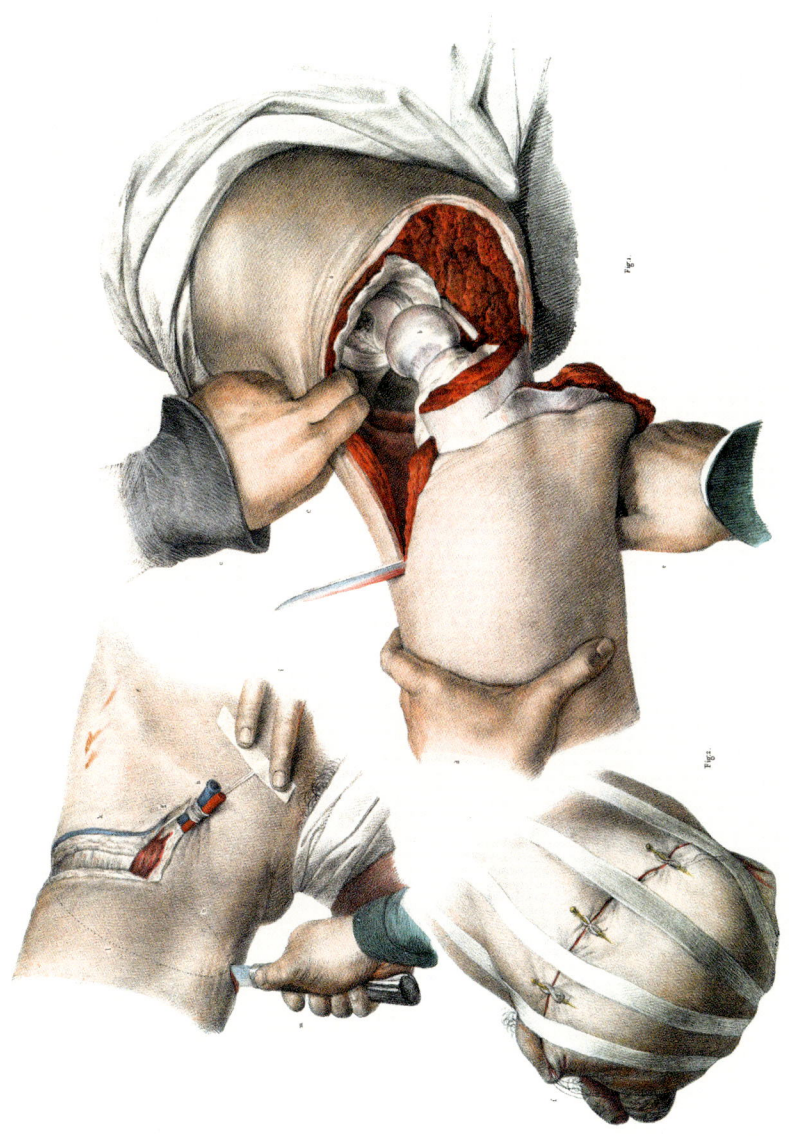

Disarticulations of the hip / Désarticulations de la hanche
Exartikulationen im Hüftgelenk

DESARTICULATIONES COXAE

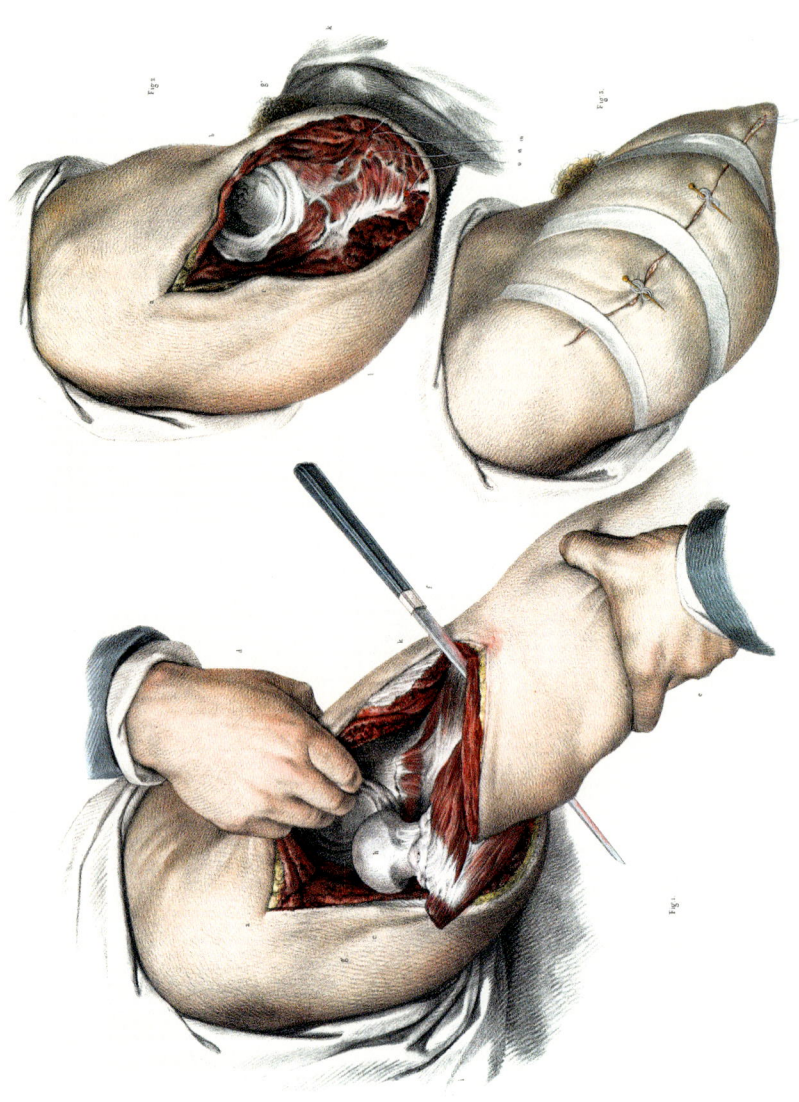

Disarticulations of the hip / Désarticulations de la hanche
Exartikulationen im Hüftgelenk

DESARTICULATIONES COXAE

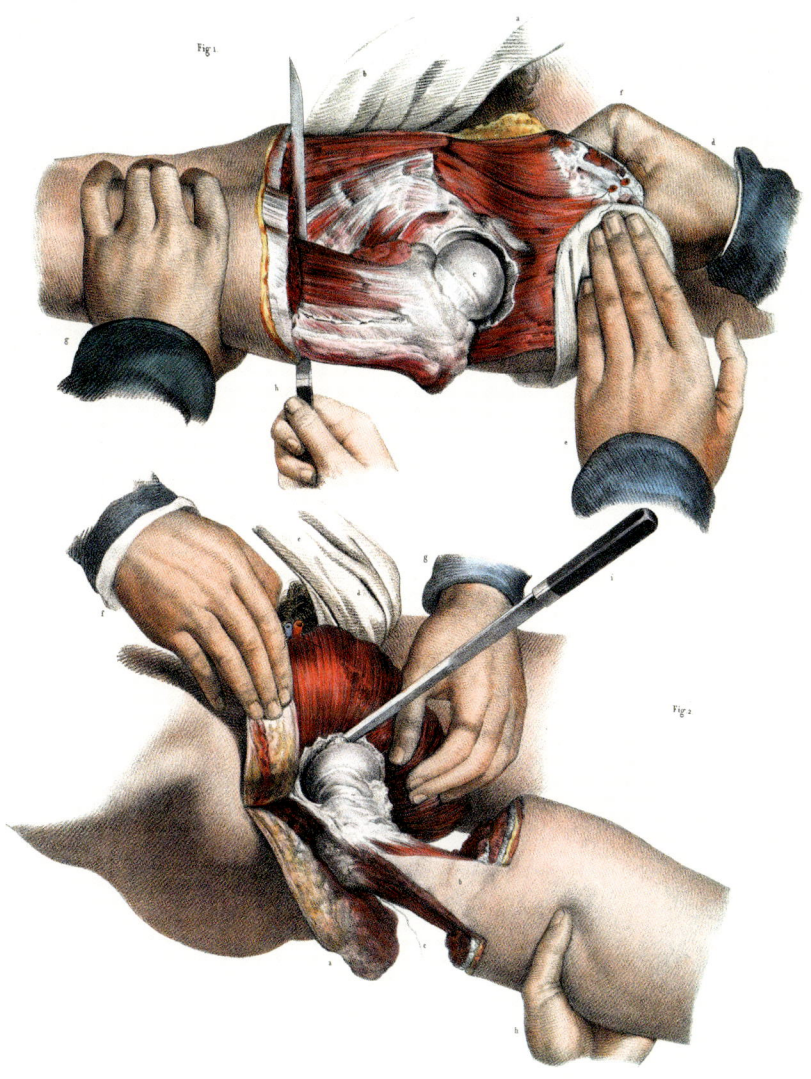

Disarticulations of the hip / Désarticulations de la hanche
Exartikulationen im Hüftgelenk

DESARTICULATIONES COXAE

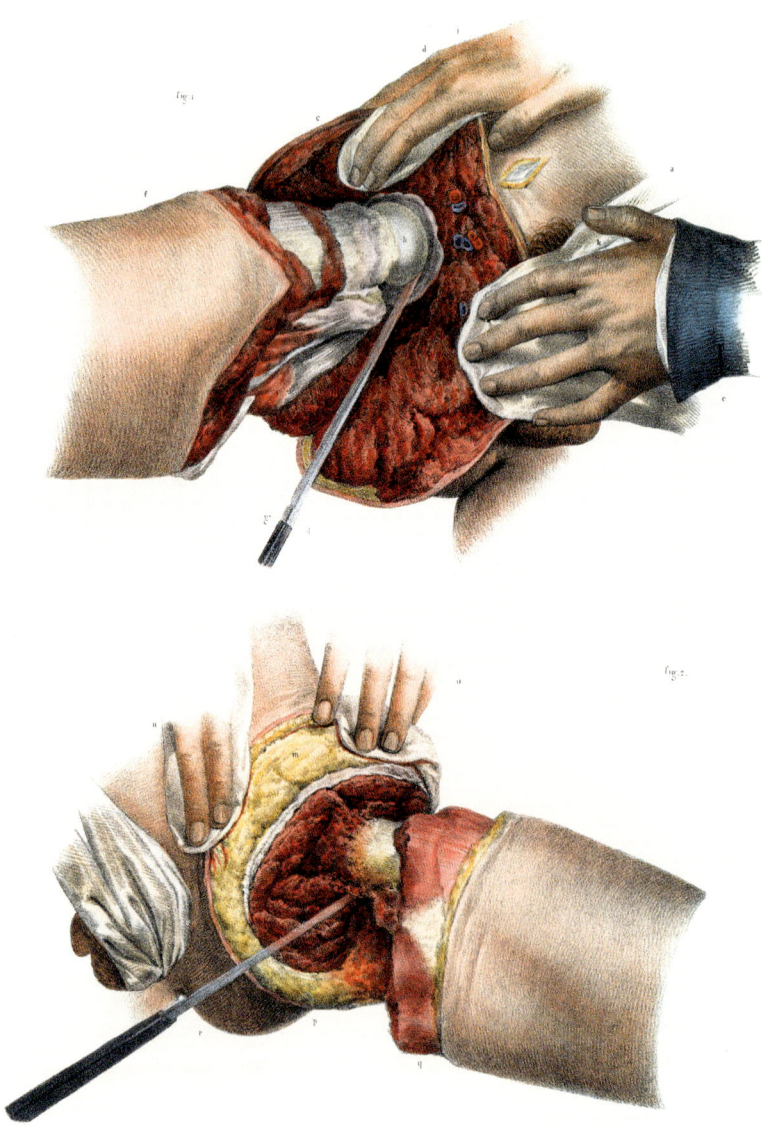

Disarticulations of the hip / Désarticulations de la hanche
Exartikulationen im Hüftgelenk

AMPUTATIONES ET DESARTICULATIONES VARIAE

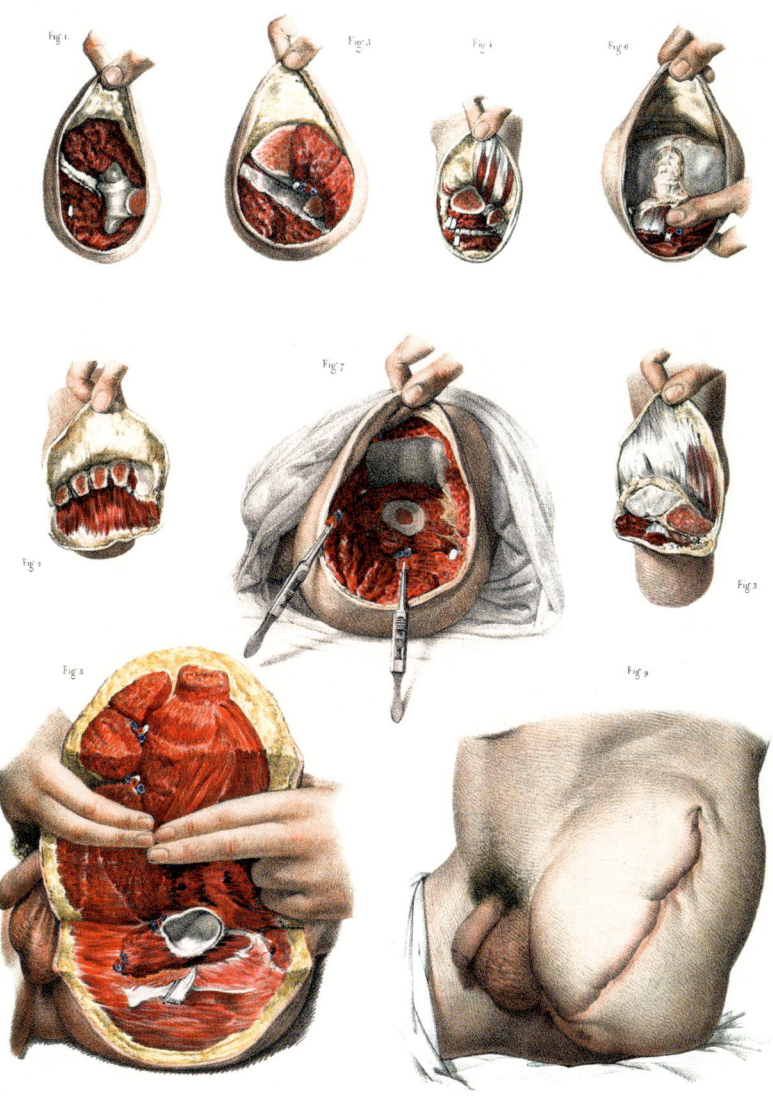

Various amputations and disarticulations / Amputations et désarticulations diverses
Verschiedene Amputationen und Exartikulationen

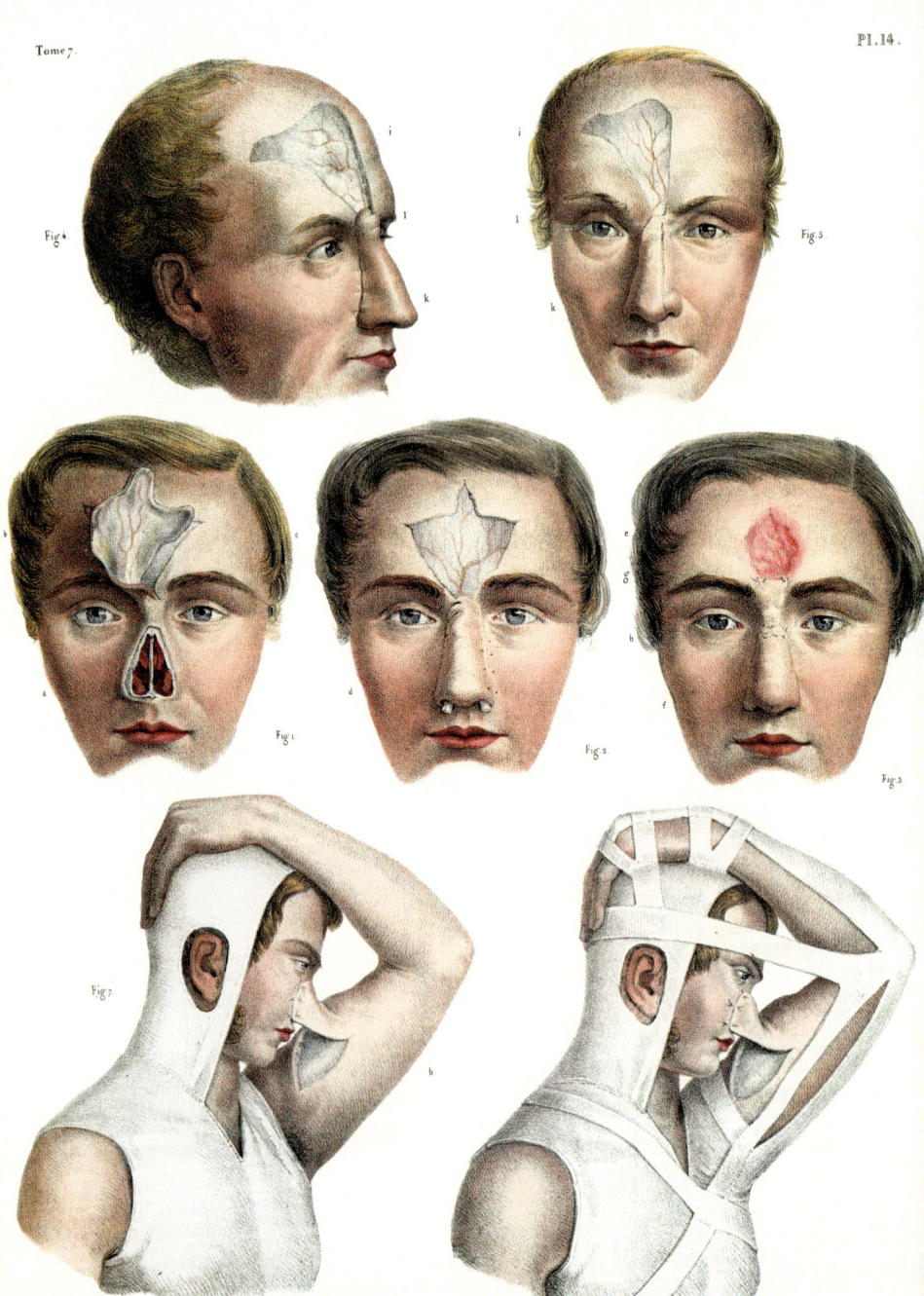

VOL. 7

Anatomia Chirurgica.
Artes Chirurgicae

SURGICAL ANATOMY.
SURGICAL TECHNIQUES
(OPERATIVE MEDICINE)

ANATOMIE CHIRURGICALE.
TECHNIQUES CHIRURGICALES
(MEDECINE OPERATOIRE)

CHIRURGISCHE ANATOMIE.
CHIRURGISCHE TECHNIKEN
(OPERATIONSLEHRE)

Left page / Ci-contre / linke Seite:
Surgery of the nose / Chirurgie du nez / Chirurgie der Nase

CATHETERISMI CAVITATUM CAPITIS: ANATOMIA CHIRURGICA

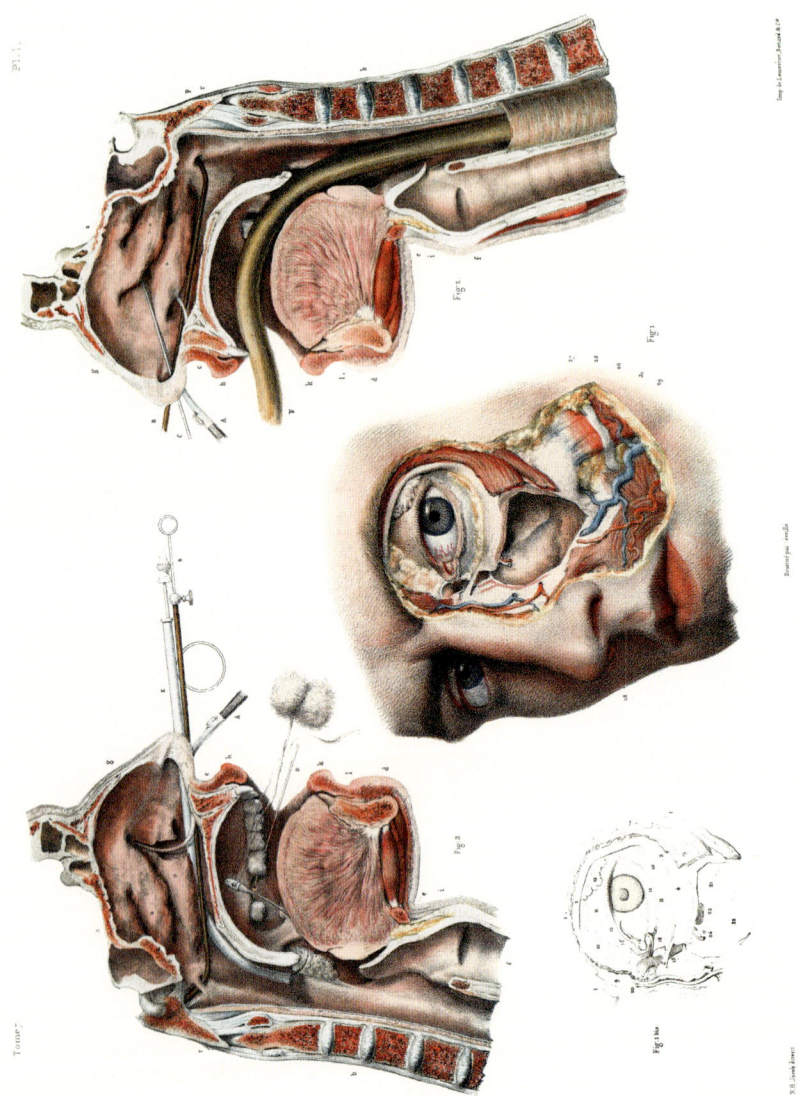

Catheterisations of the cavities and ducts of the head
Cathétérismes des cavités et conduits de la tête
Sondierung der Höhlen und Gänge des Kopfes

CHIRURGIA PALPEBRARUM, VIARUM LACRIMALIUM, ET OCULORUM: INSTRUMENTA CHIRURGICA

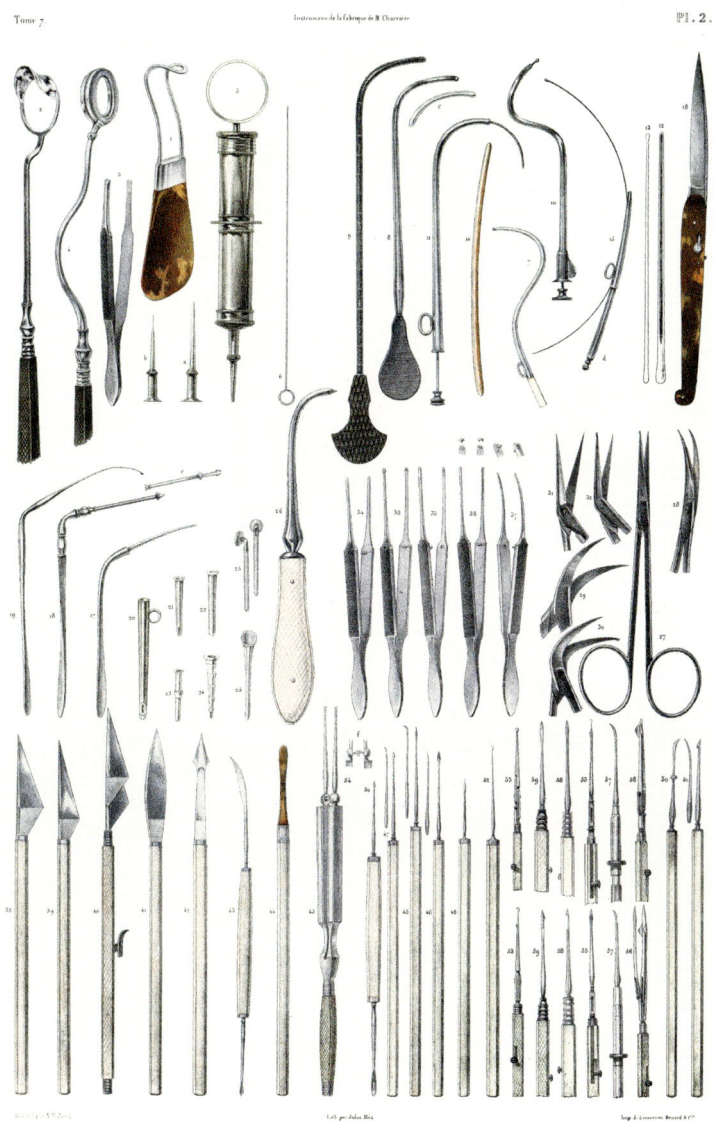

Surgery of the eyelids, the lacrimal pathways, and the eye: Surgical instruments
Chirurgie des paupières, des voies lacrymales et de l'œil : Instruments chirurgicaux
Chirurgie der Augenlider, der Tränenwege und des Auges: Chirurgische Instrumente

CHIRURGIA VIARUM LACRIMALIUM ET OCULORUM

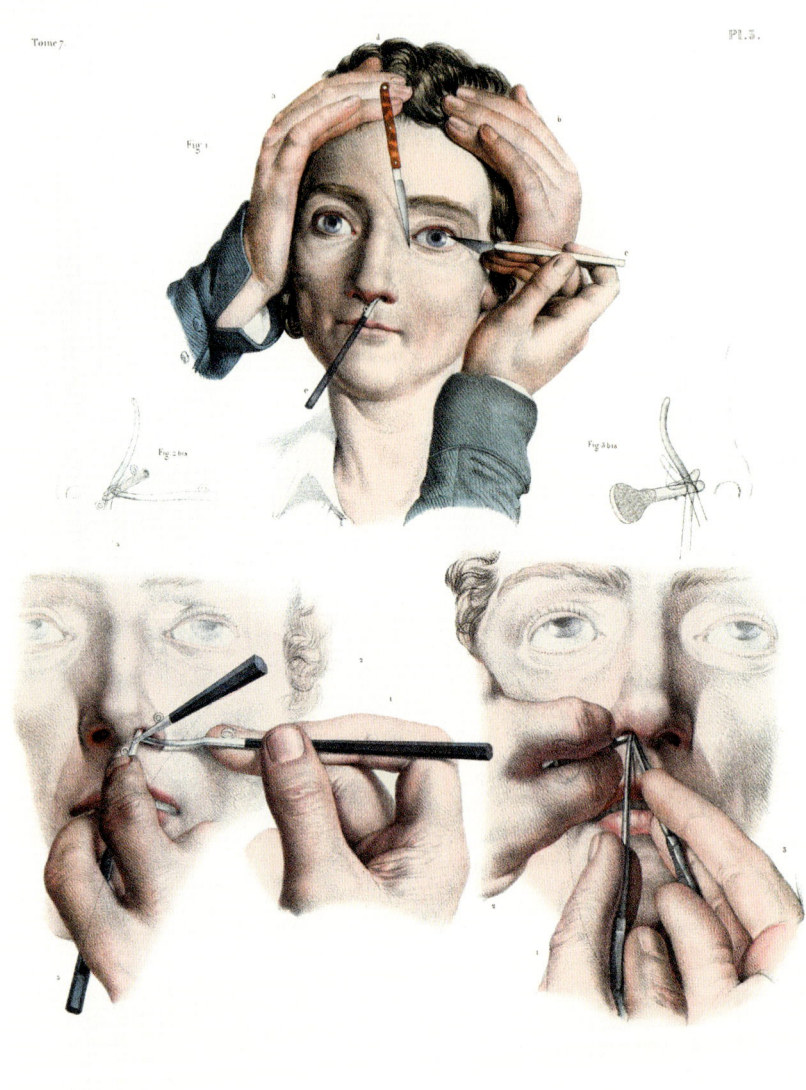

Surgery of the eye and the lacrimal pathways / Chirurgie de l'œil et des voies lacrymales
Chirurgie des Auges und der Tränenwege

CHIRURGIA VIARUM LACRYMALIUM

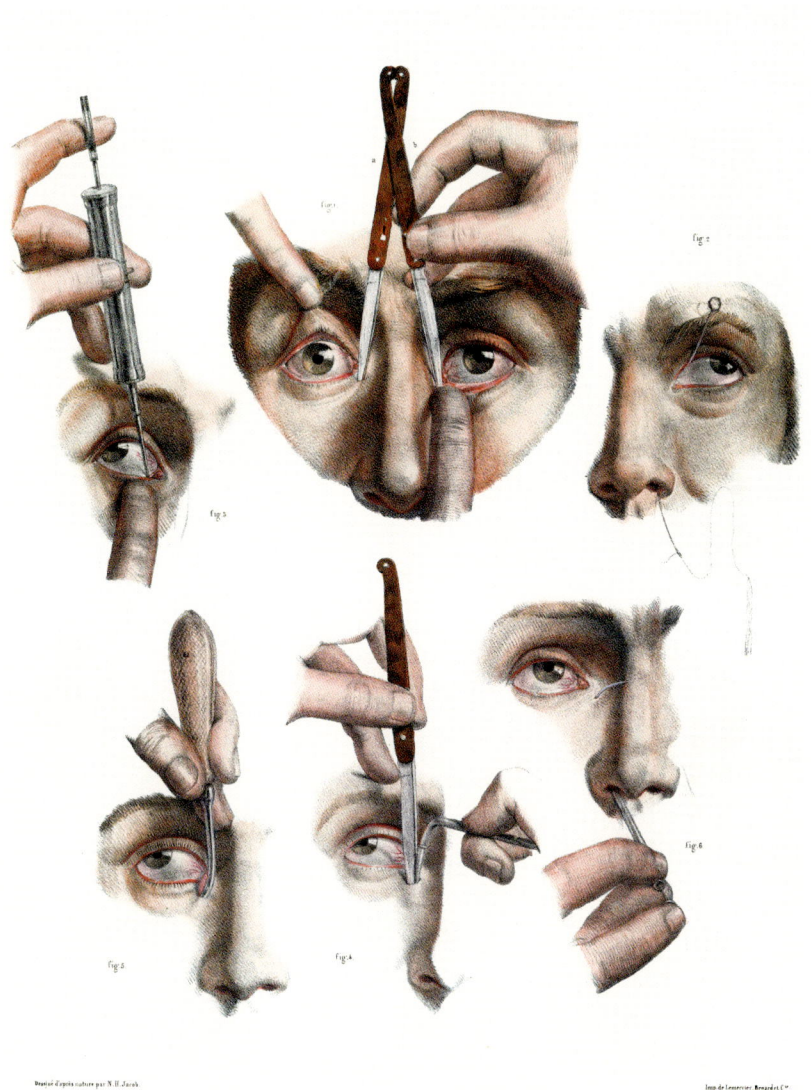

Surgery of the lacrimal pathways / Chirurgie des voies lacrymales
Chirurgie der Tränenwege

CHIRURGIA PALPEBRARUM

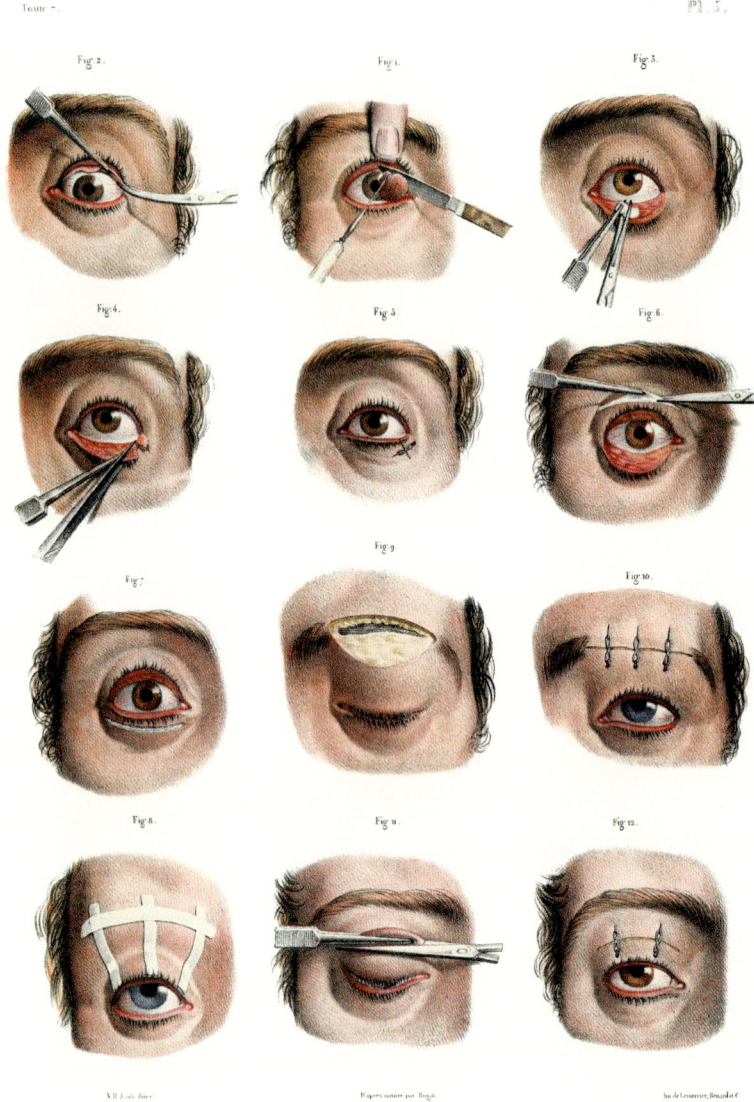

Surgery of the eyelids / Chirurgie des paupières / Chirurgie der Augenlider

CHIRURGIA PALPEBRARUM

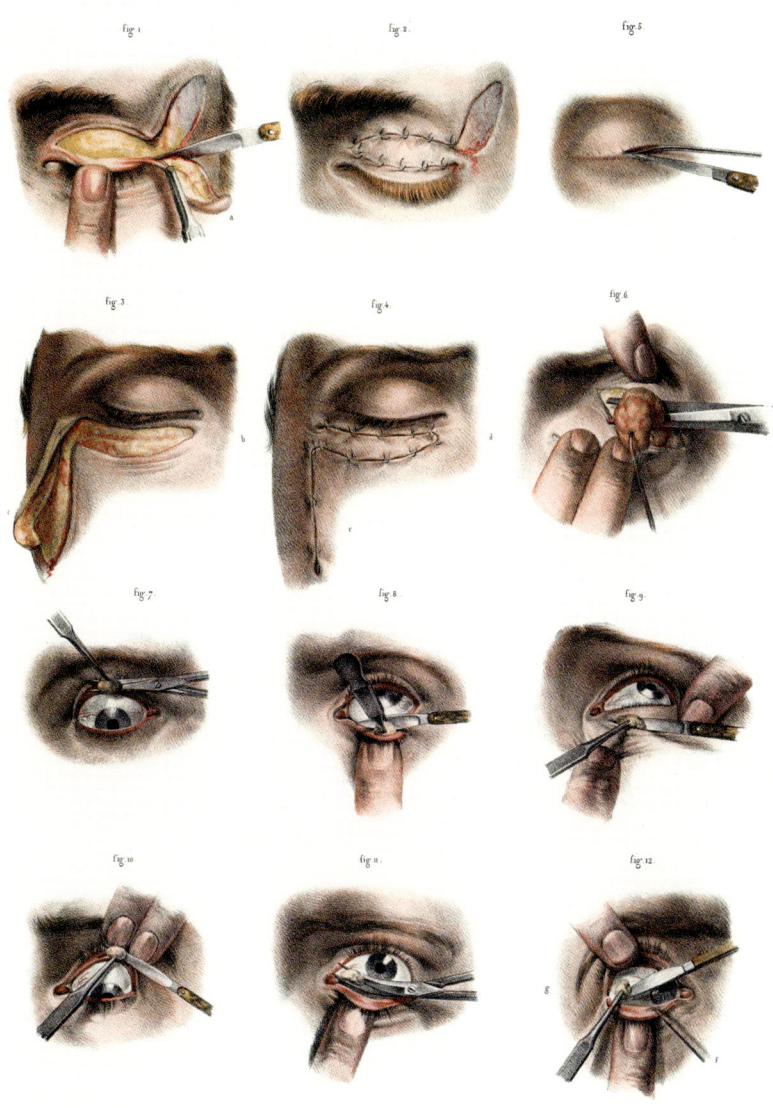

Surgery of the eyelids / Chirurgie des paupières / Chirurgie der Augenlider

CHIRURGIA PALPEBRARUM

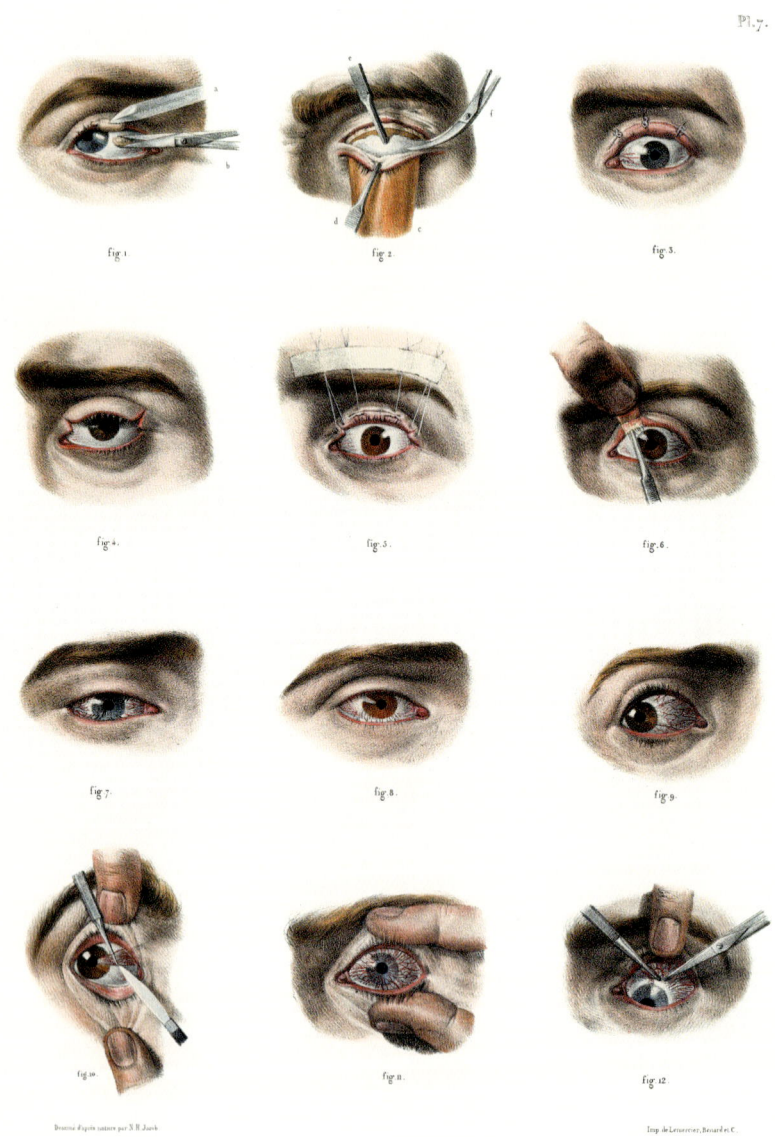

Surgery of the eyelids / Chirurgie des paupières / Chirurgie der Augenlider

ANATOMIA PATHOLOGICA OCULI

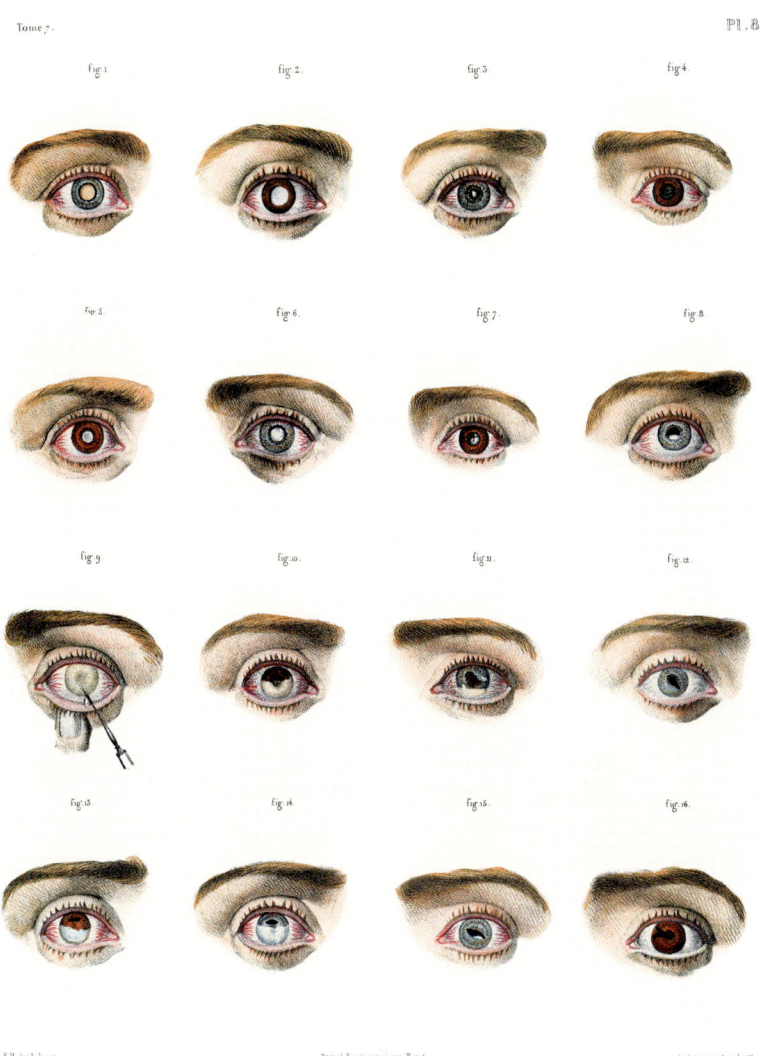

Pathological anatomy of the eye / Anatomie pathologique de l'œil
Pathologische Anatomie des Auges

CHIRURGIA OCULI: LENS (CATARACTA)

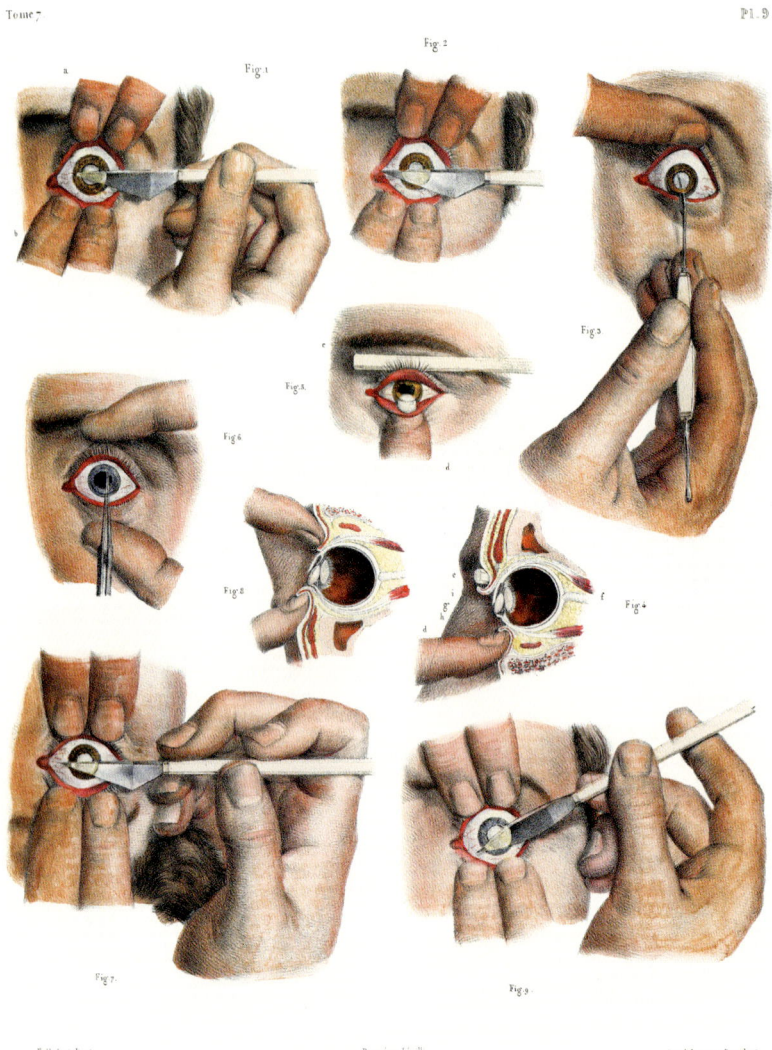

Surgery of the eye (cataract) / Chirurgie de l'œil (cataracte)
Chirurgie des Auges (grauer Star)

CHIRURGIA OCULI: LENS (CATARACTA)

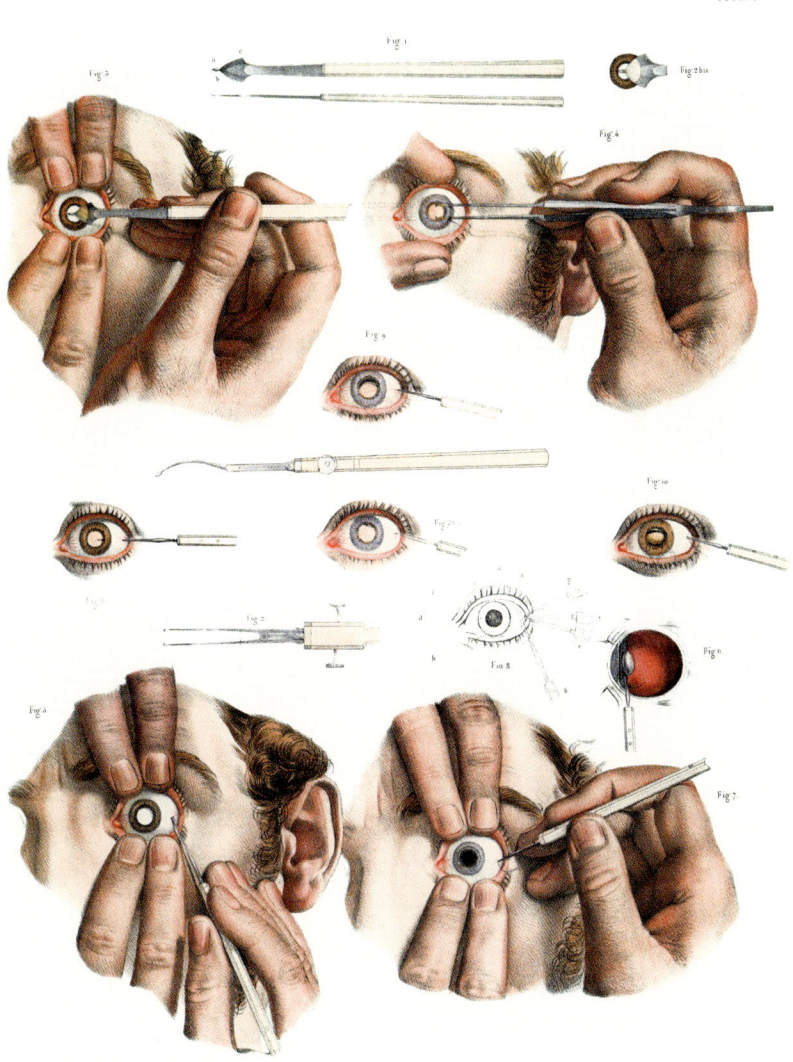

Surgery of the eye (cataract) / Chirurgie de l'œil (cataracte)
Chirurgie des Auges (grauer Star)

CHIRURGIA OCULI: IRIS ET PUPILLA (IRIDOTOMIA)

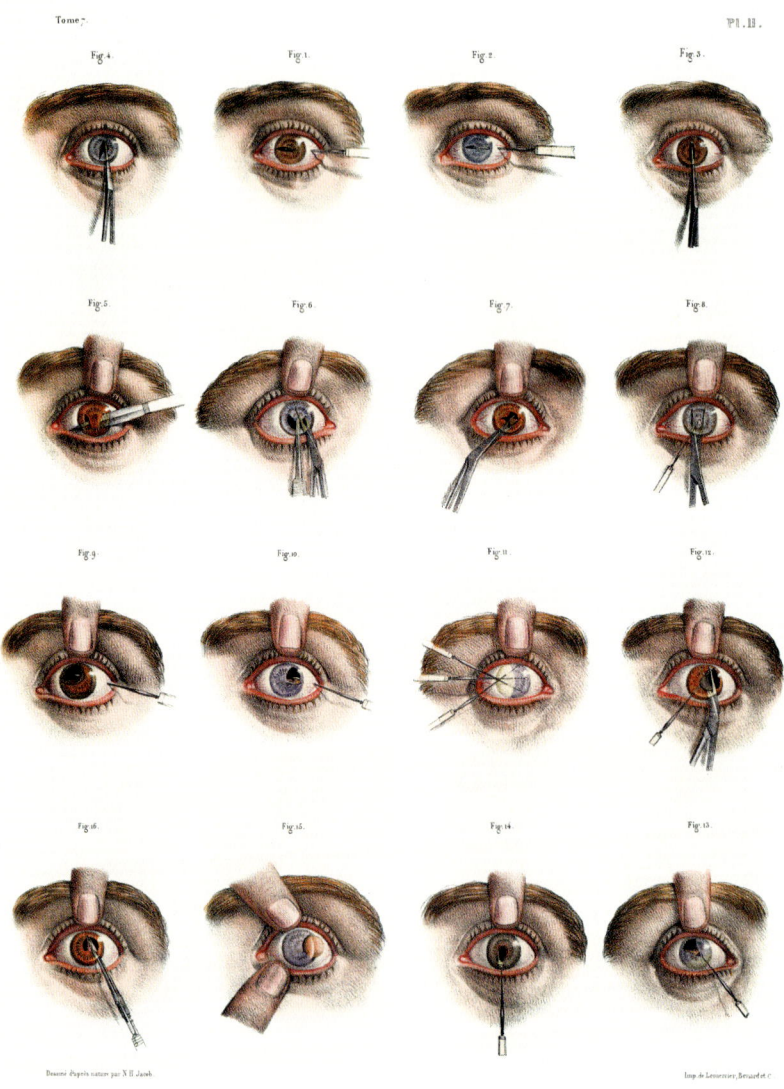

Surgery of the eye / Chirurgie de l'œil / Chirurgie des Auges

CHIRURGIA AURIS

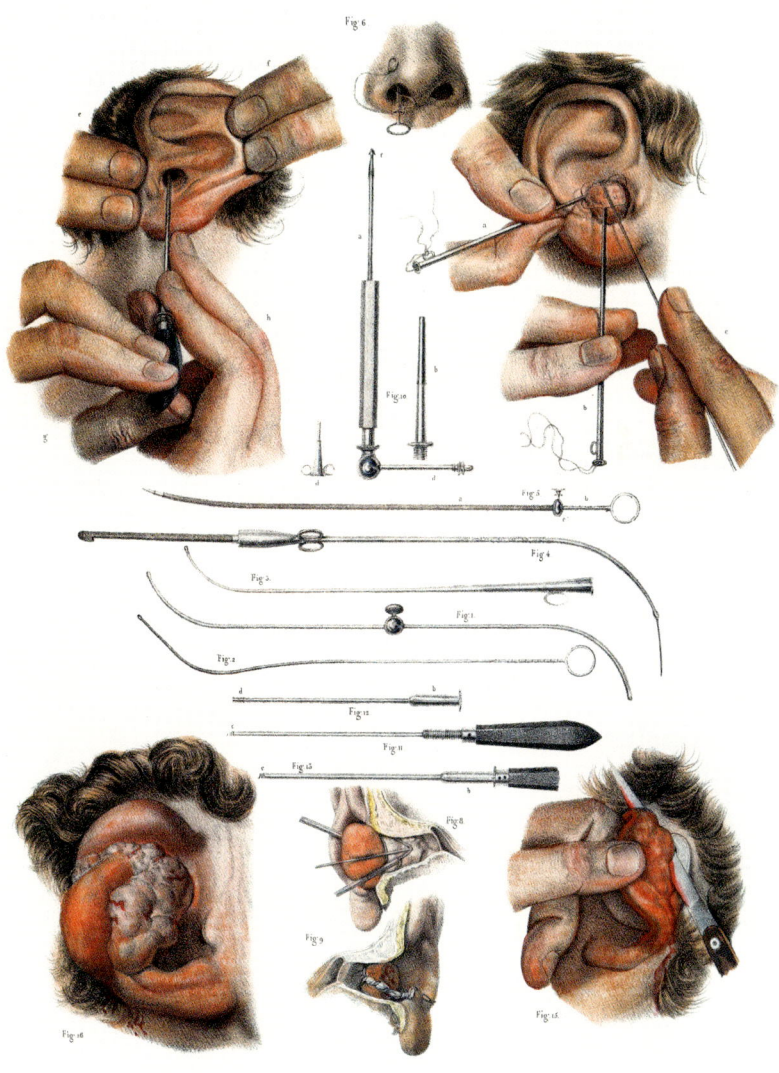

Surgery of the ear / Chirurgie de l'oreille / Chirurgie des Ohrs

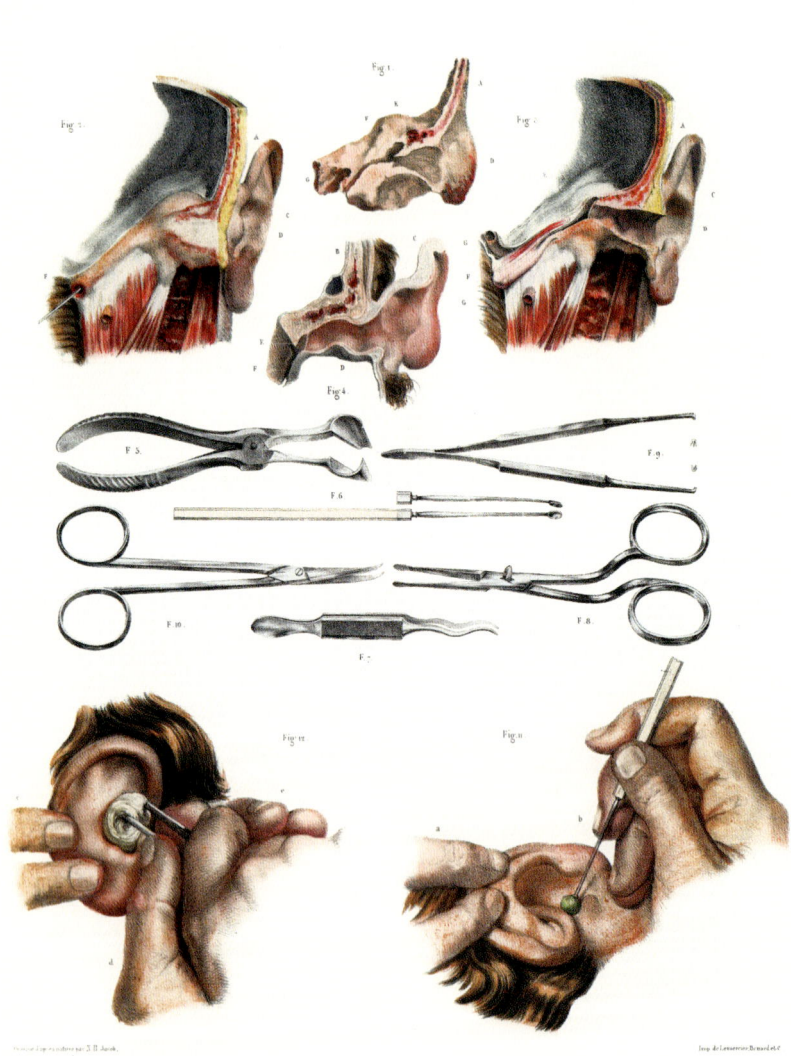

Surgery of the ear / Chirurgie de l'oreille / Chirurgie des Ohrs

CHIRURGIA NASI: ABLATIO POLYPORUM

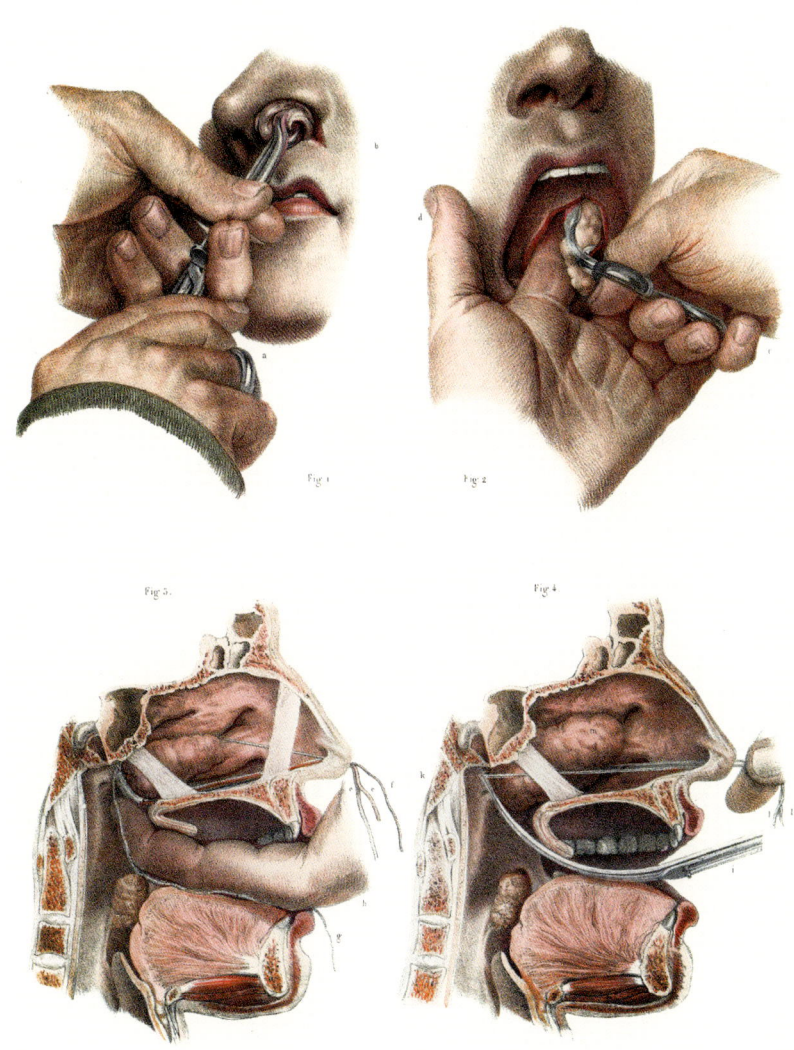

Surgery of the nose / Chirurgie du nez / Chirurgie der Nase

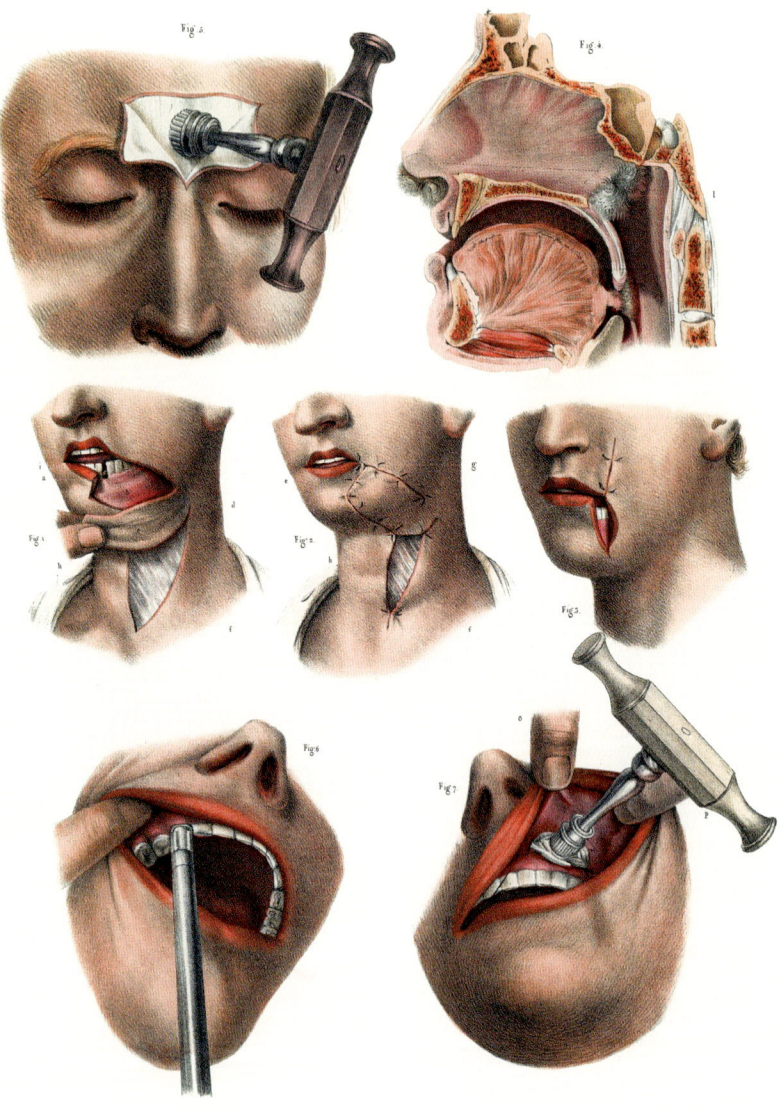

Surgery of the chin, nose, and sinuses / Chirurgie du menton, du nez et des sinus
Chirurgie des Kinns, der Nase und der Nasennebenhöhlen

CHIRURGIA LABIORUM

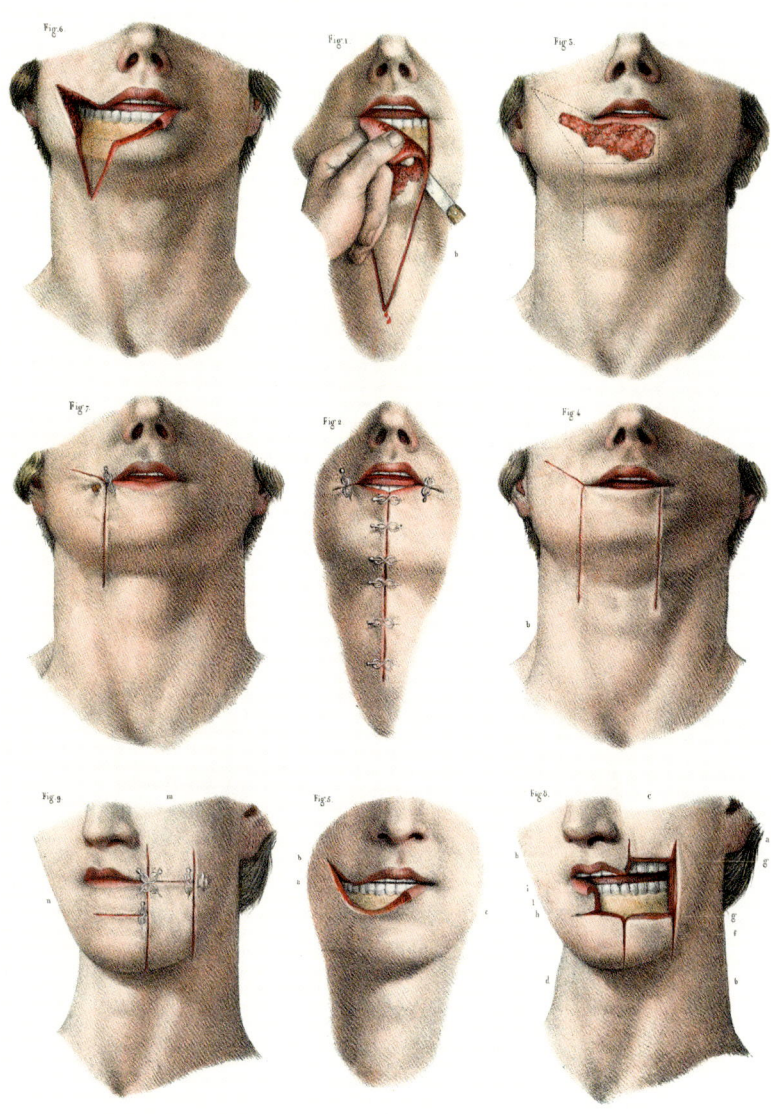

Surgery of the lips / Chirurgie des lèvres / Chirurgie der Lippen

CHIRURGIA LABIORUM

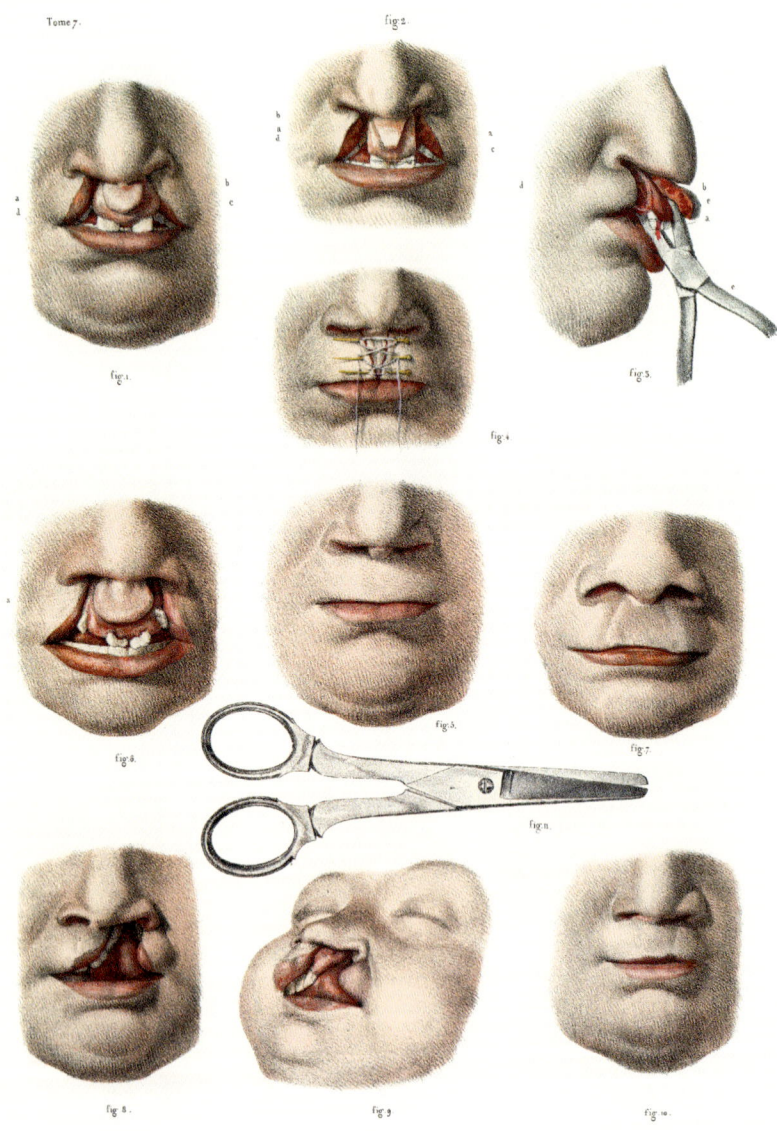

Surgery of the lips / Chirurgie des lèvres / Chirurgie der Lippen

CHIRURGIA NASI ET TONSILLARUM: INSTRUMENTA CHIRURGICA

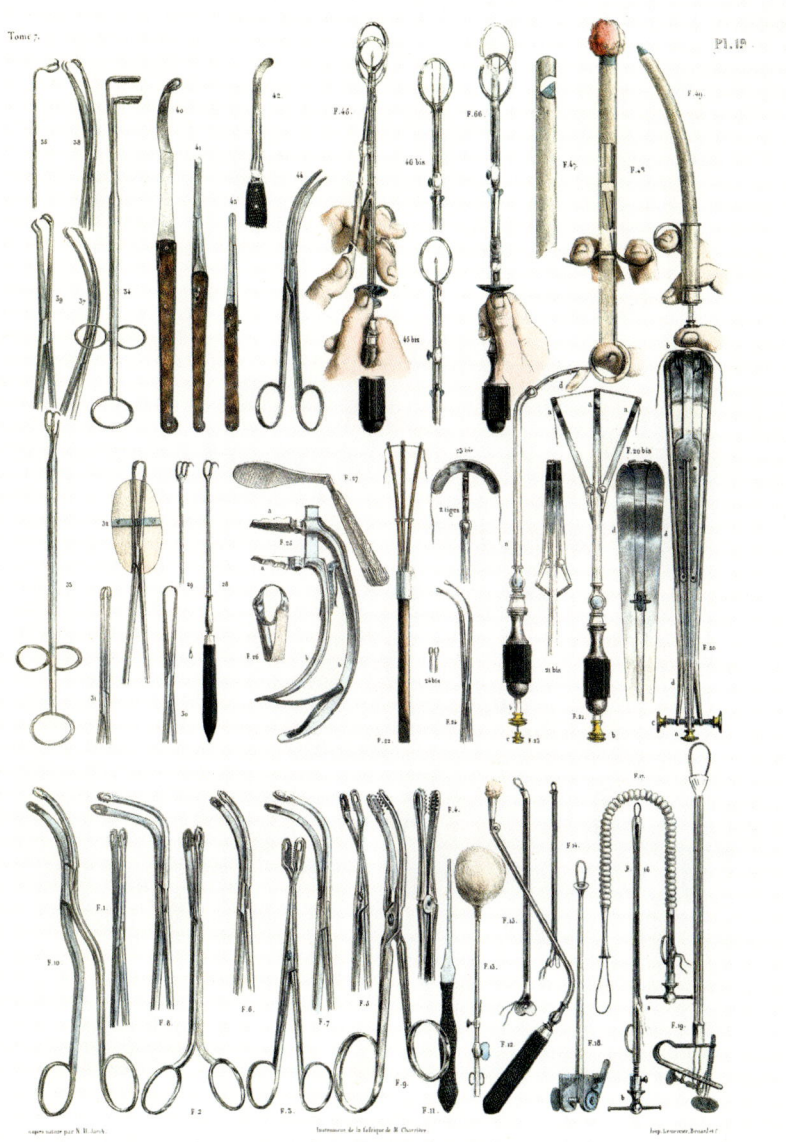

Surgery of the nose and tonsils: Surgical instruments
Chirurgie du nez et des amygdales : Instruments chirurgicaux
Chirurgie der Nase und der Mandeln: Chirurgische Instrumente

CHIRURGIA
GLANDULAE PAROTIDEAE

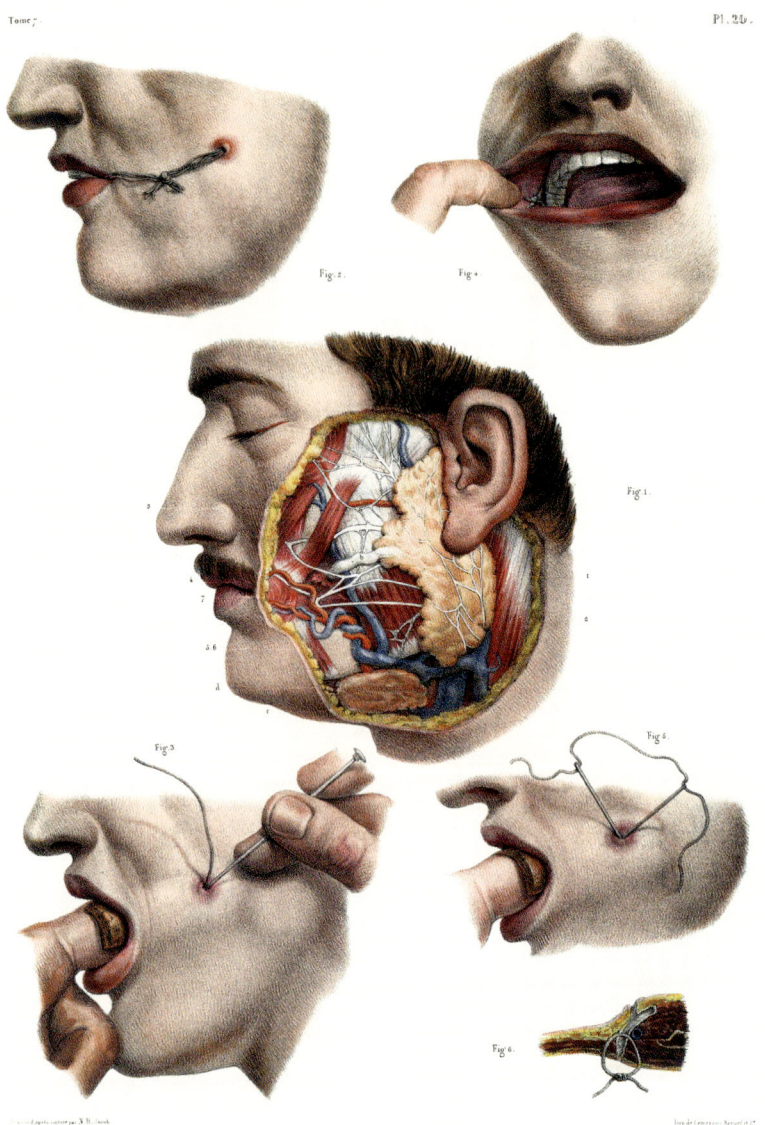

Surgery of the parotid gland / Chirurgie de la glande parotide
Chirurgie der Ohrspeicheldrüse

CHIRURGIA LINGUAE

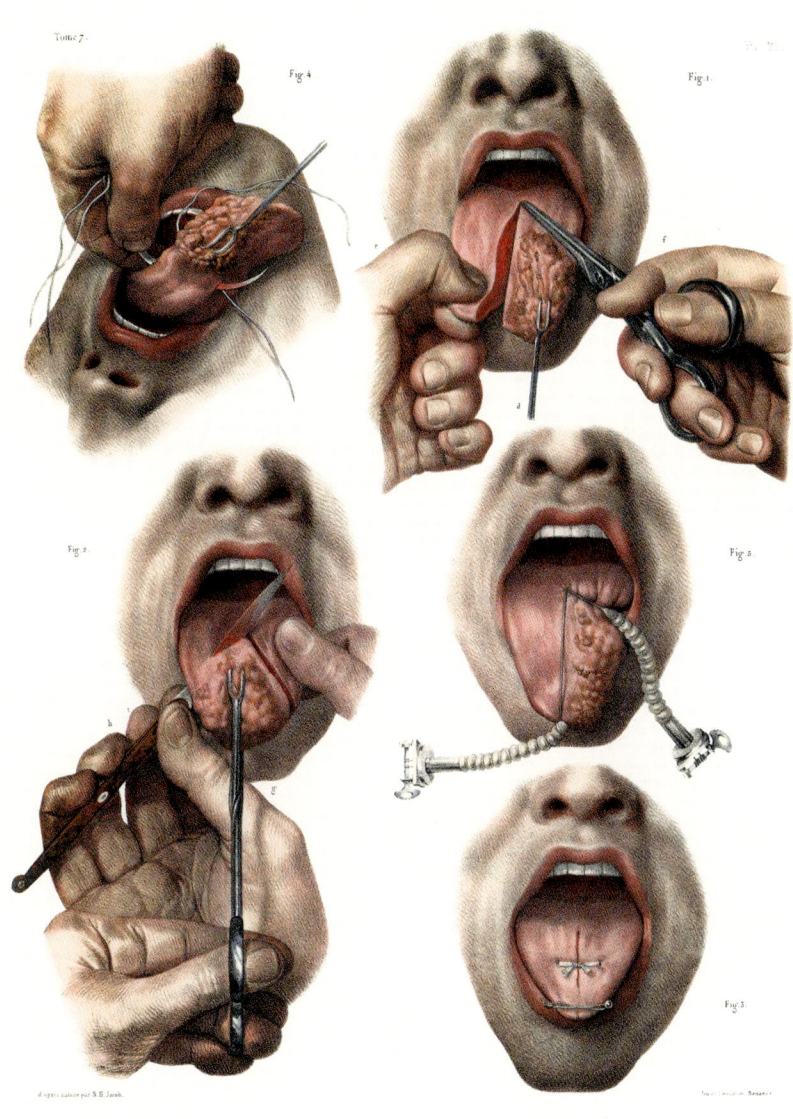

Surgery of the tongue / Chirurgie de la langue / Chirurgie der Zunge

CHIRURGIA PALATI

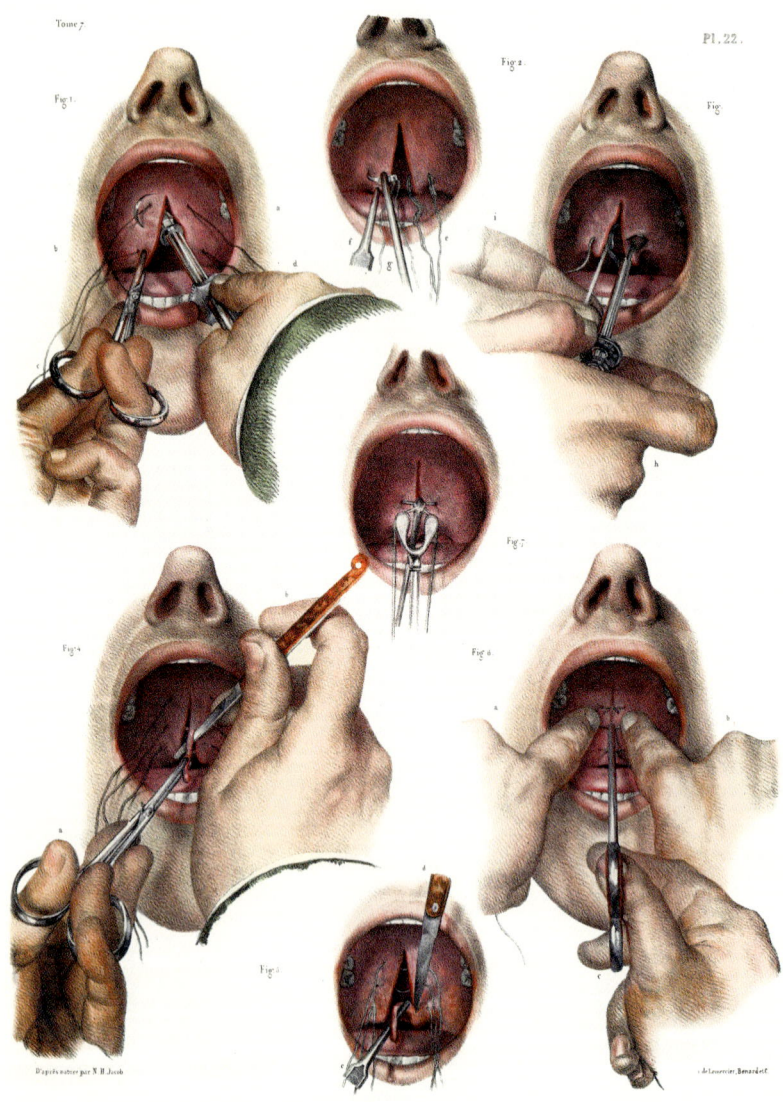

Surgery of the palate / Chirurgie du palais / Chirurgie des Gaumens

CHIRURGIA PALATI: INSTRUMENTA CHIRURGICA

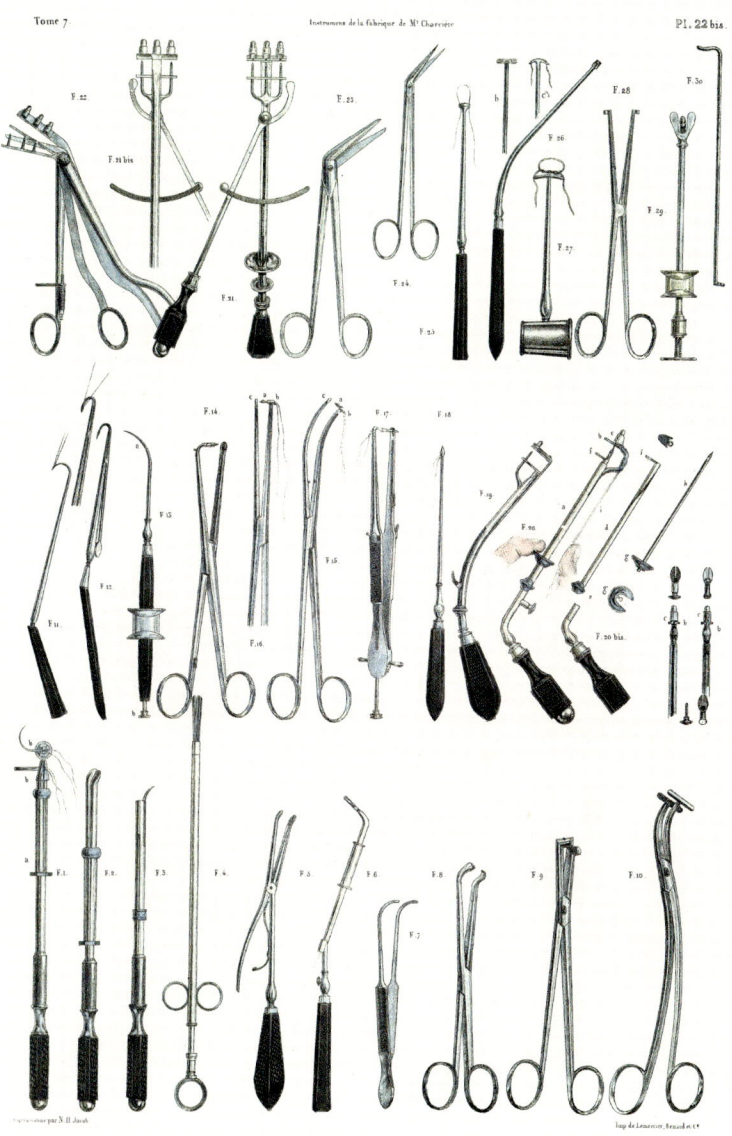

Surgery of the palate: Surgical instruments
Chirurgie du palais : Instruments chirurgicaux
Chirurgie des Gaumens: Chirurgische Instrumente

CHIRURGIA PALATI ET TONSILLARUM

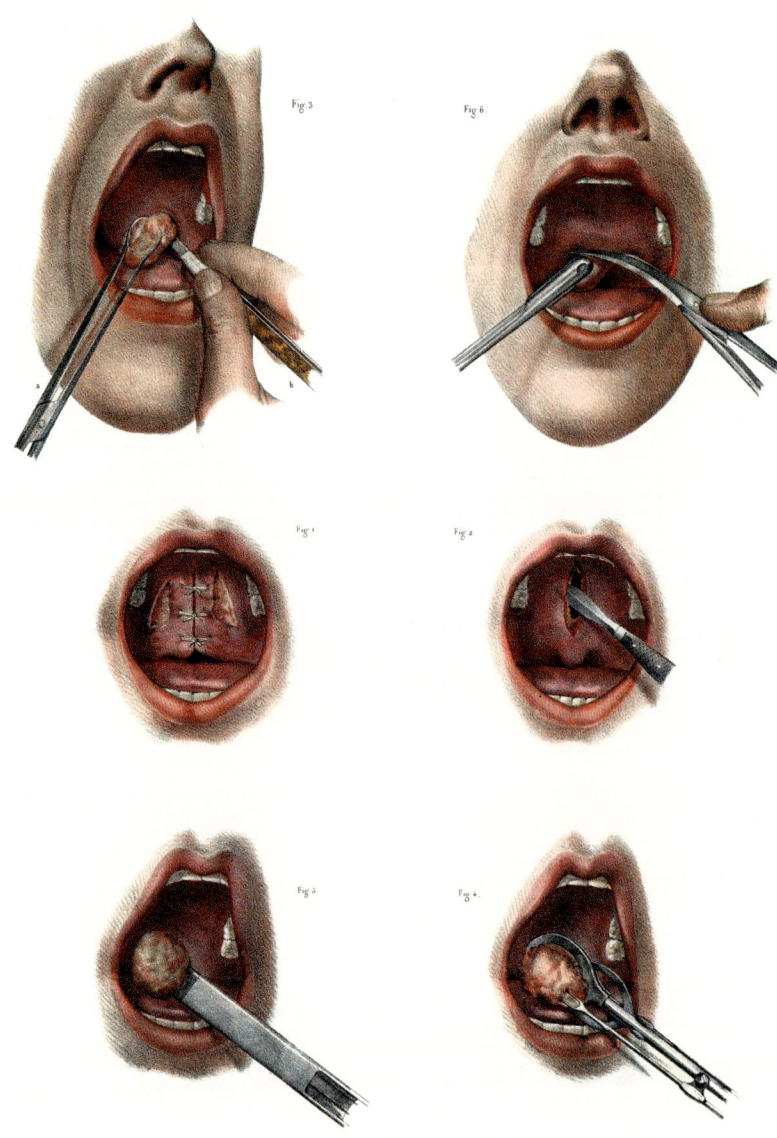

Surgery of the palate and tonsils / Chirurgie du palais et des amygdales
Chirurgie des Gaumens und der Mandeln

CATHETERISMI LARYNGIS ET OESOPHAGI

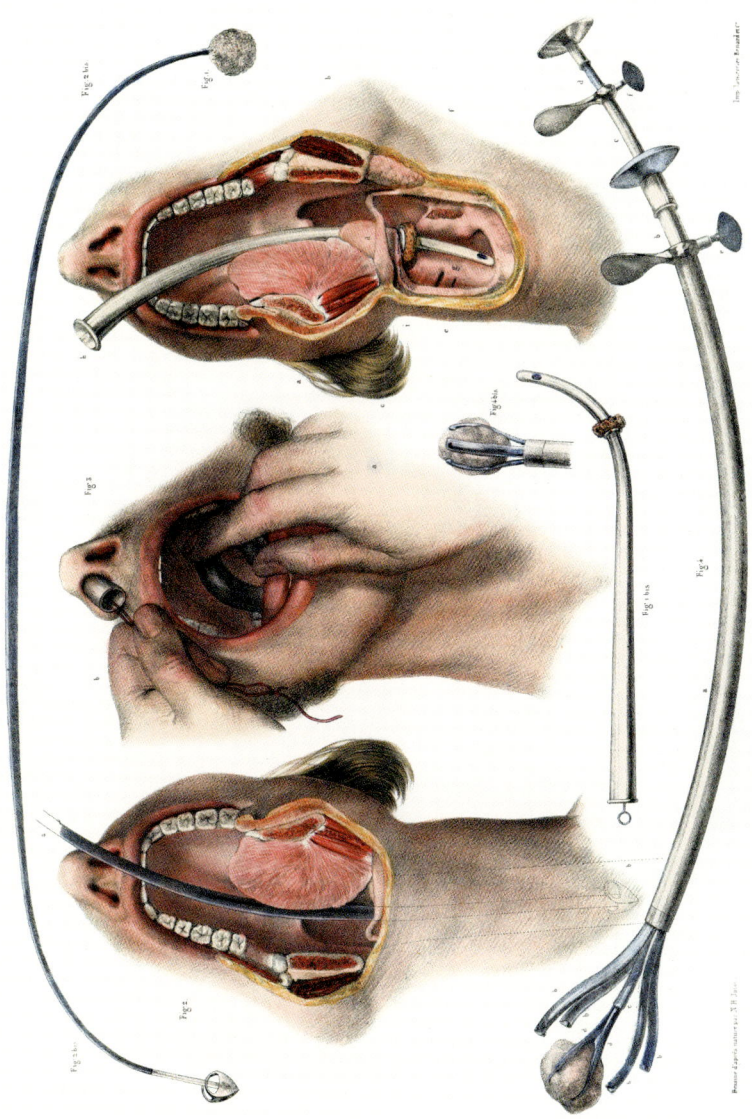

Catheterisations of the larynx and oesophagus
Cathétérismes du larynx et de l'œsophage
Sondierungen des Kehlkopfs und der Speiseröhre

LARYNGOTOMIA. TRACHEOTOMIA

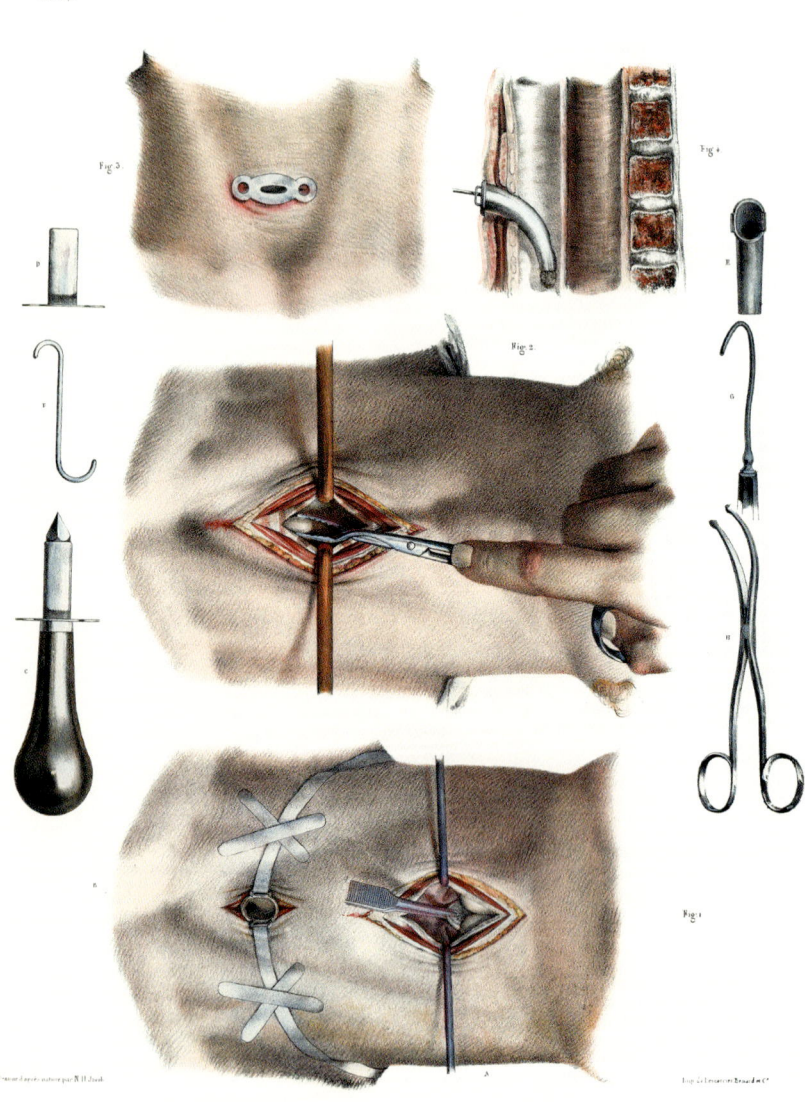

Laryngotomy. Tracheotomy / Laryngotomie. Trachéotomie
Laryngotomie. Tracheotomie

CHIRURGIA COLLI

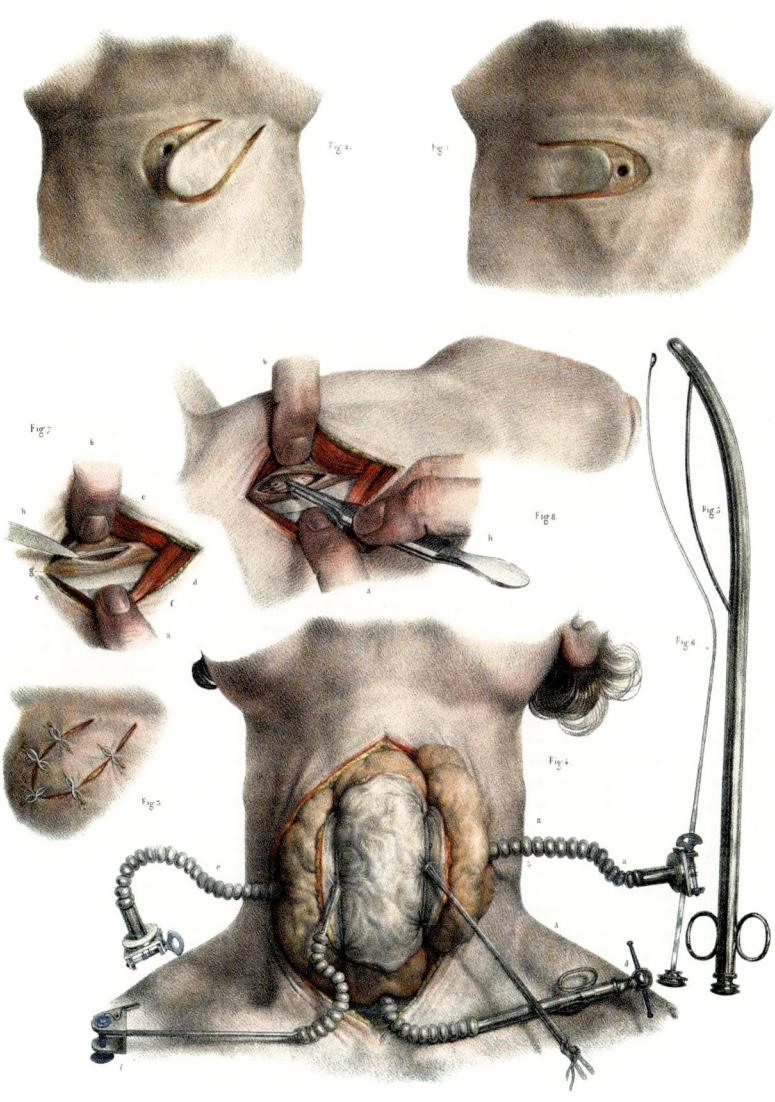

Surgery of the neck / Chirurgie du cou / Chirurgie des Halses

CHIRURGIA MAMMAE

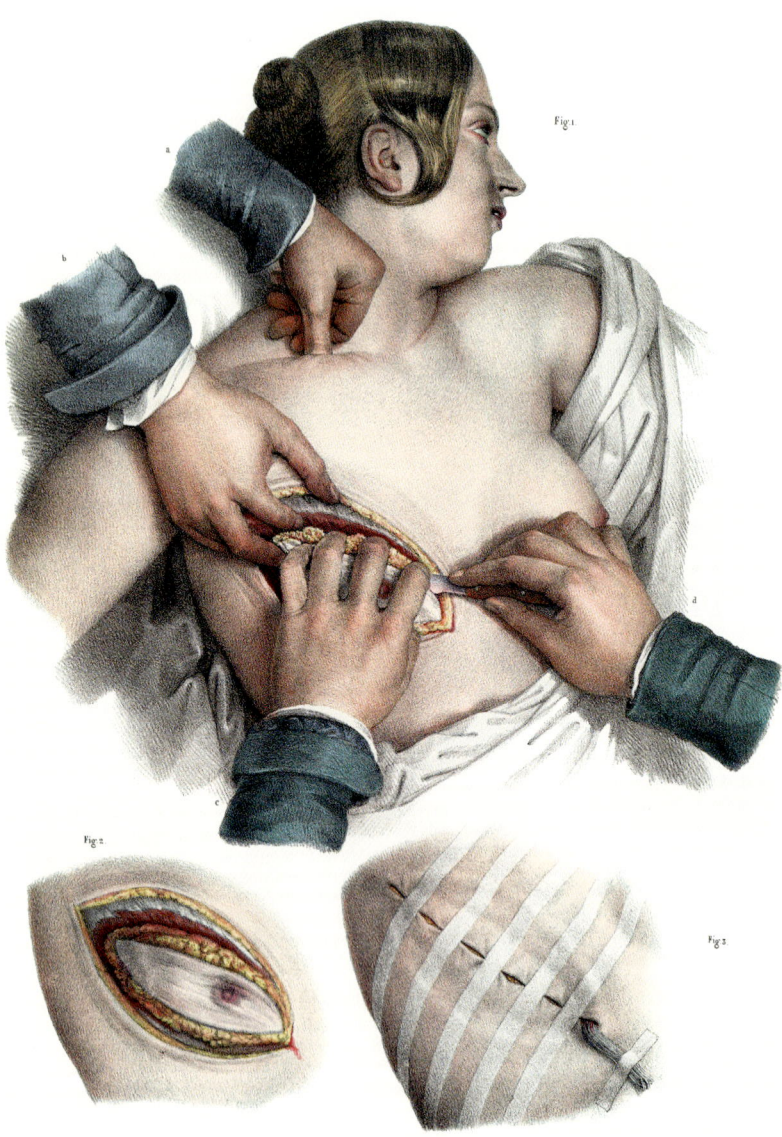

Surgery of the breast / Chirurgie du sein / Chirurgie der Brust

PUNCTIONES PLEURAE

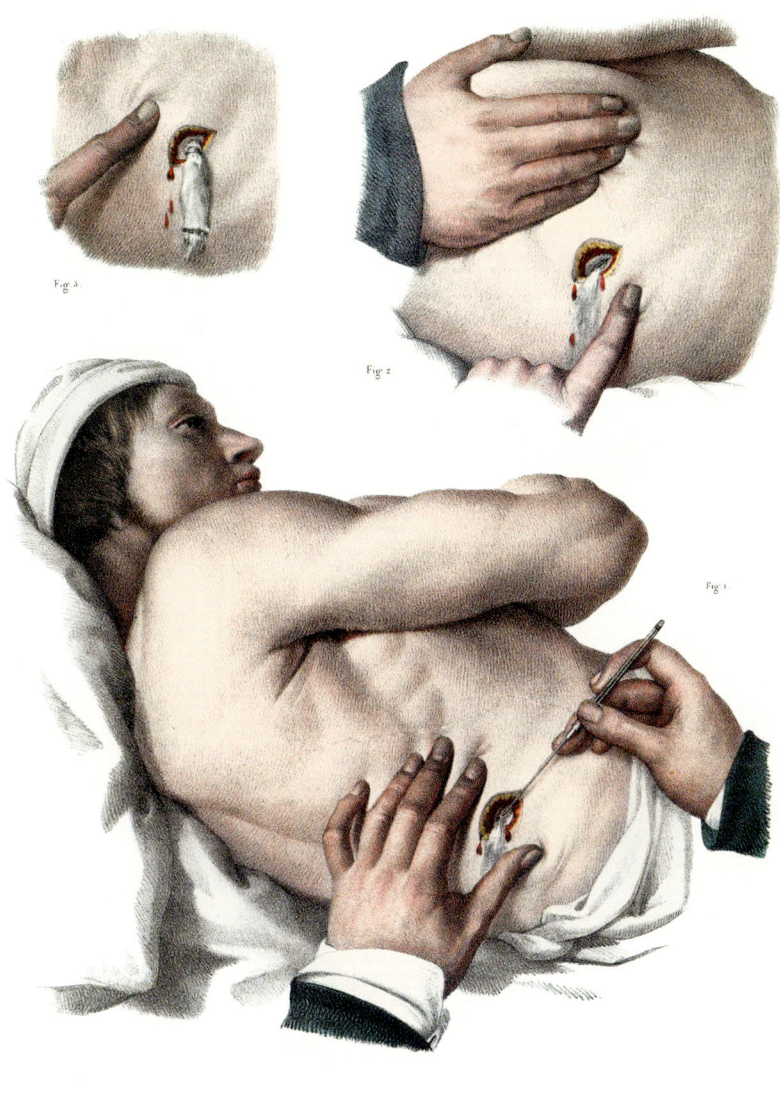

Pleural tap / Ponctions de la plèvre / Pleurapunktionen

PUNCTIONES PERITONEI ET PERICARDII.
PUNCTIO ABSCESSUS HEPATIS

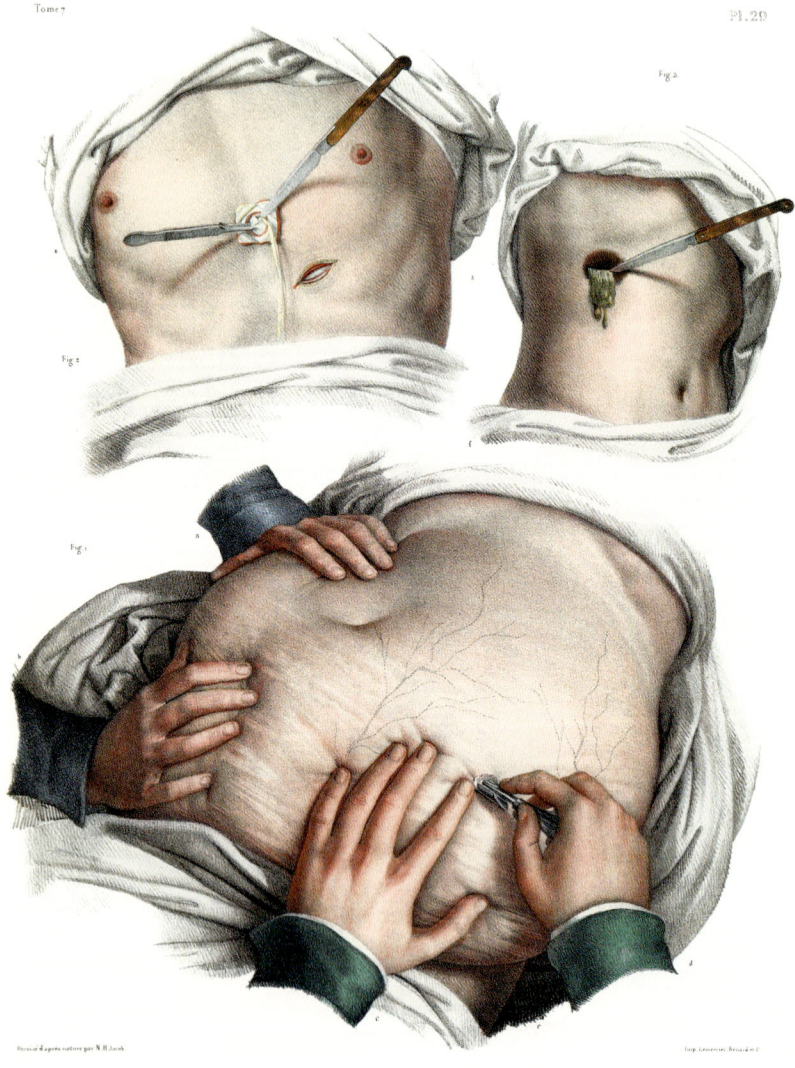

Peritoneal and pericardial taps. Liver abscess tap
Ponctions du péritoine et du péricarde. Ponction d'abcès du foie
Peritoneum- und Perikardpunktionen. Punktion eines Leberabszesses

CHIRURGIA INTESTINI

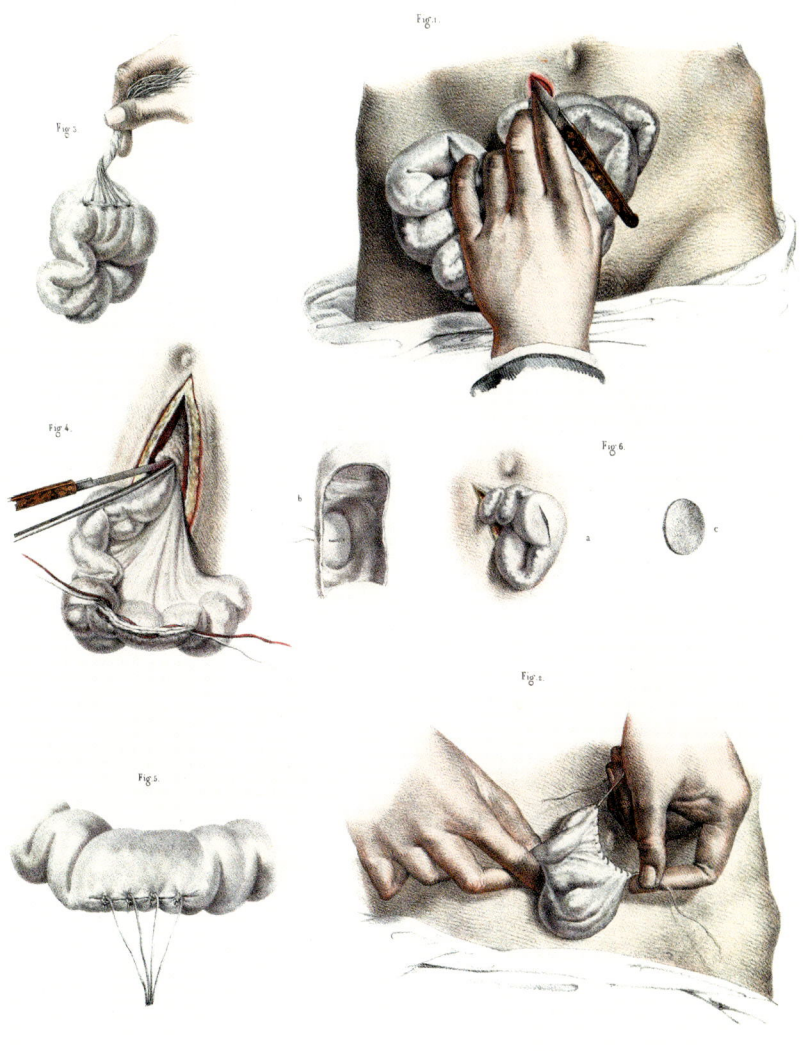

Bowel surgery / Chirurgie de l'intestin / Chirurgie des Darms

CHIRURGIA INTESTINI

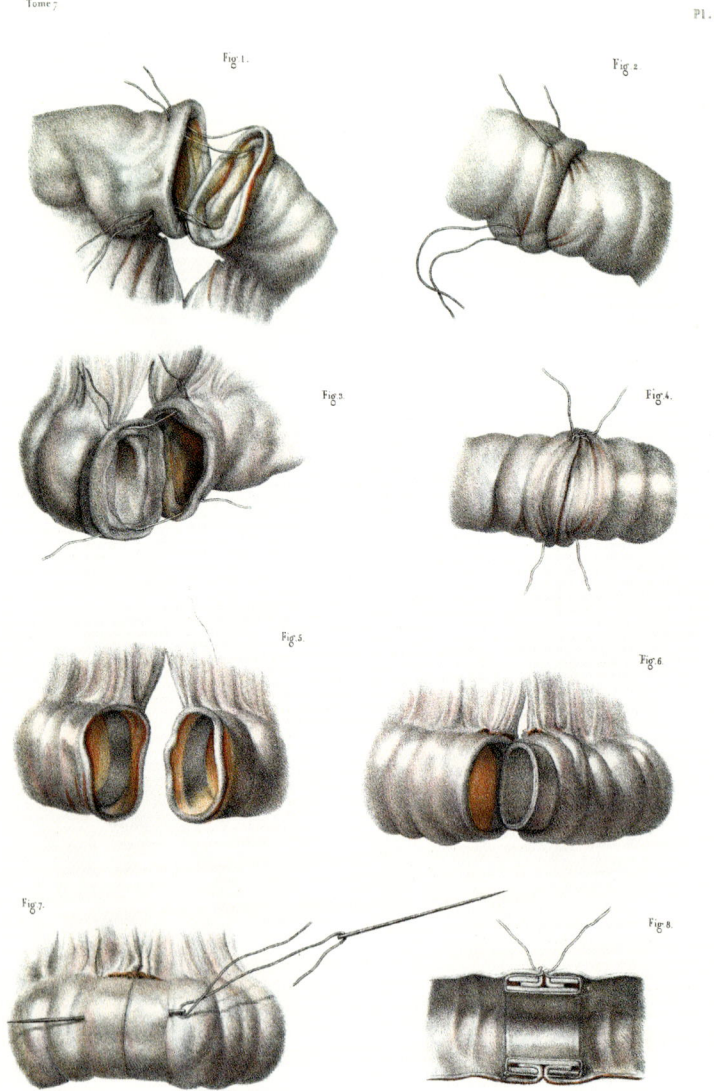

Bowel surgery / Chirurgie de l'intestin / Chirurgie des Darms

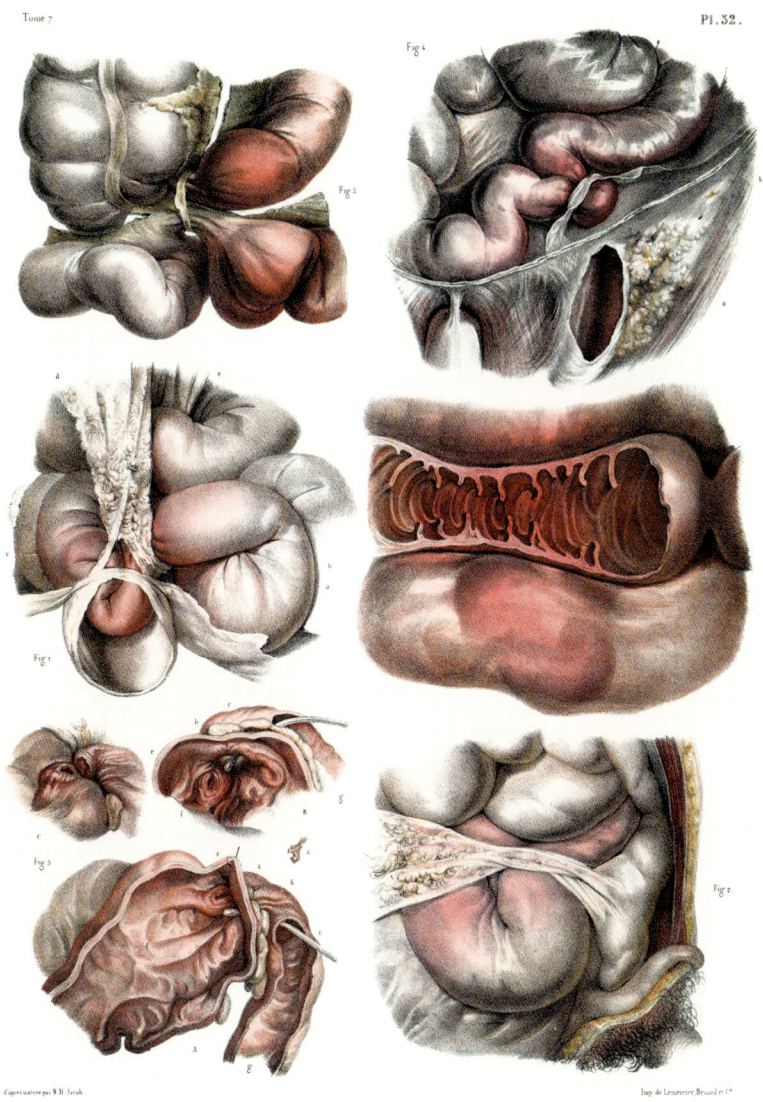

Pathological anatomy of the bowel / Anatomie pathologique de l'intestin
Pathologische Anatomie des Darms

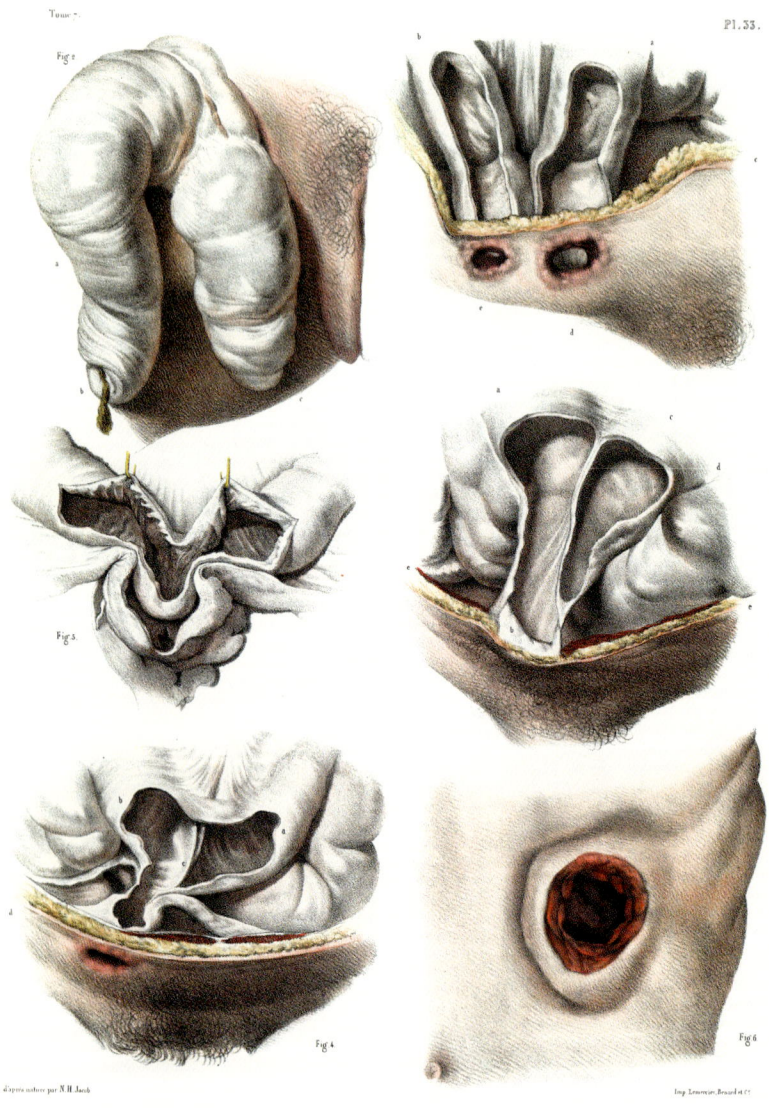

Pathological anatomy of the bowel / Anatomie pathologique de l'intestin
Pathologische Anatomie des Darms

ANATOMIA PATHOLOGICA HERNIARUM ABDOMINIS

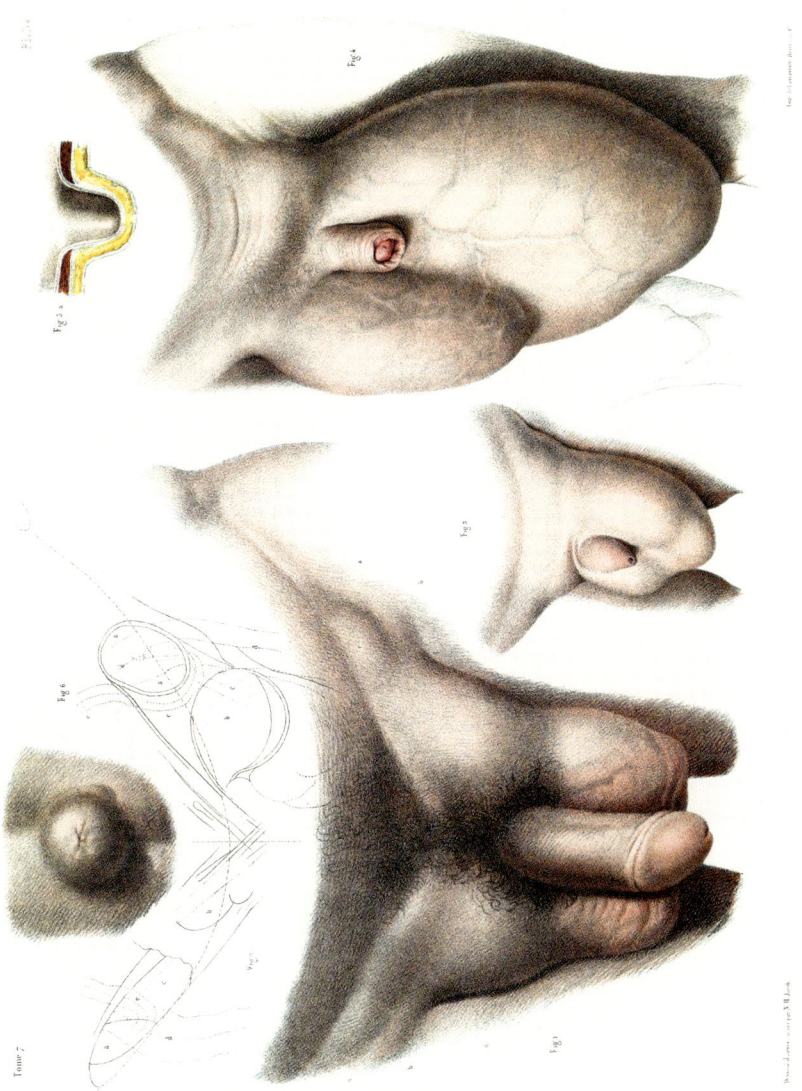

Pathological anatomy of abdominal hernias
Anatomie pathologique des hernies abdominales
Pathologische Anatomie der Abdominalhernien

ANATOMIA PATHOLOGICA HERNIARUM ABDOMINIS

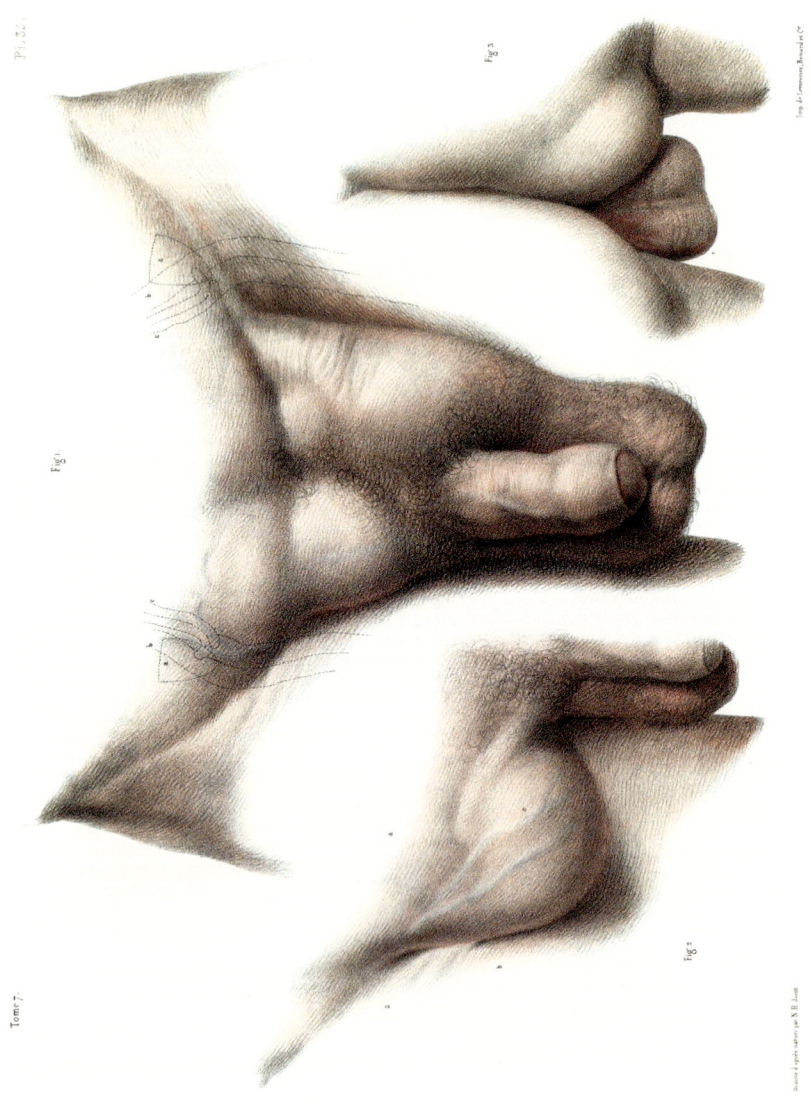

Pathological anatomy of abdominal hernias
Anatomie pathologique des hernies abdominales
Pathologische Anatomie der Abdominalhernien

ANATOMIA PATHOLOGICA HERNIARUM ABDOMINIS

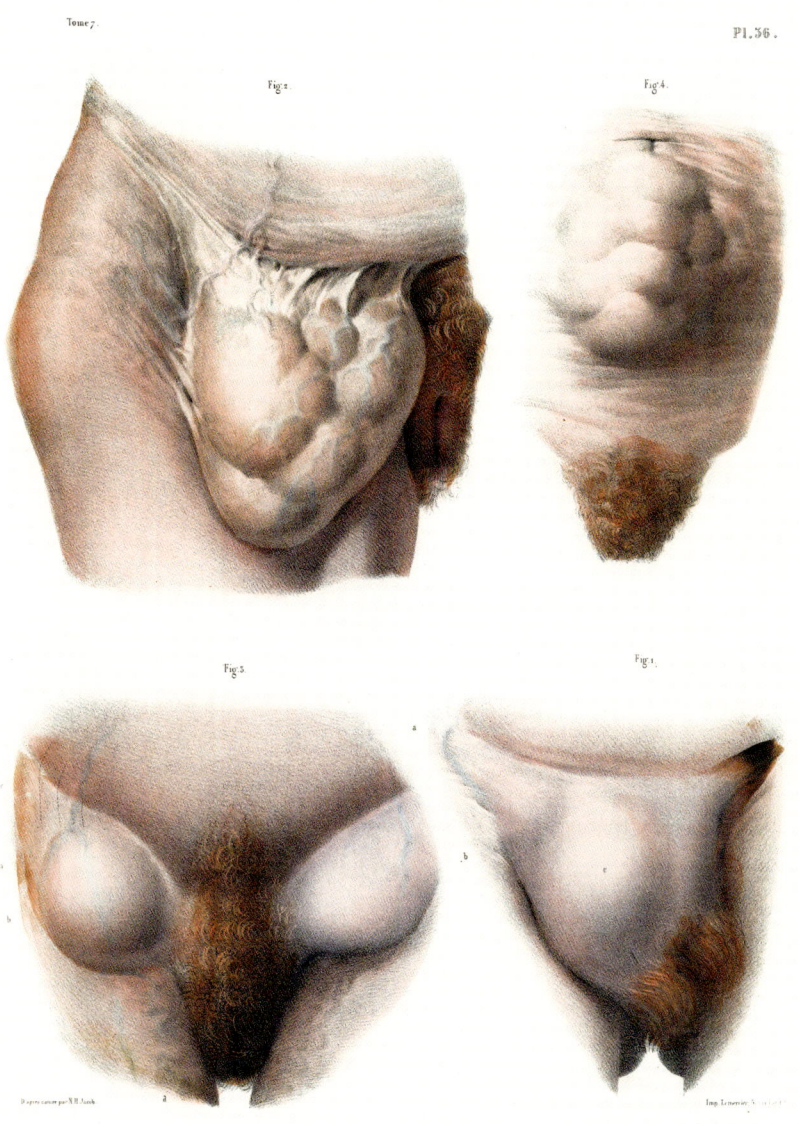

Pathological anatomy of abdominal hernias
Anatomie pathologique des hernies abdominales
Pathologische Anatomie der Abdominalhernien

CHIRURGIA HERNIARUM ABDOMINIS

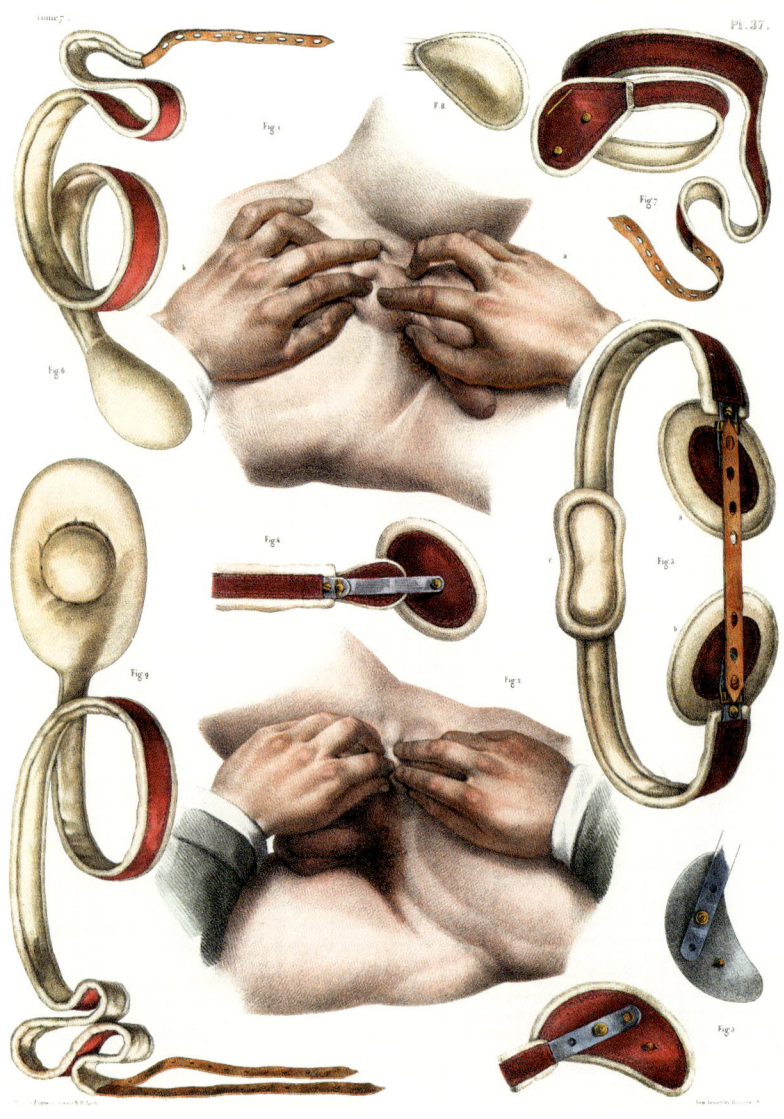

Surgery of abdominal hernias / Chirurgie des hernies abdominales
Chirurgie der Abdominalhernien

ANATOMIA PATHOLOGICA HERNIARUM ABDOMINIS

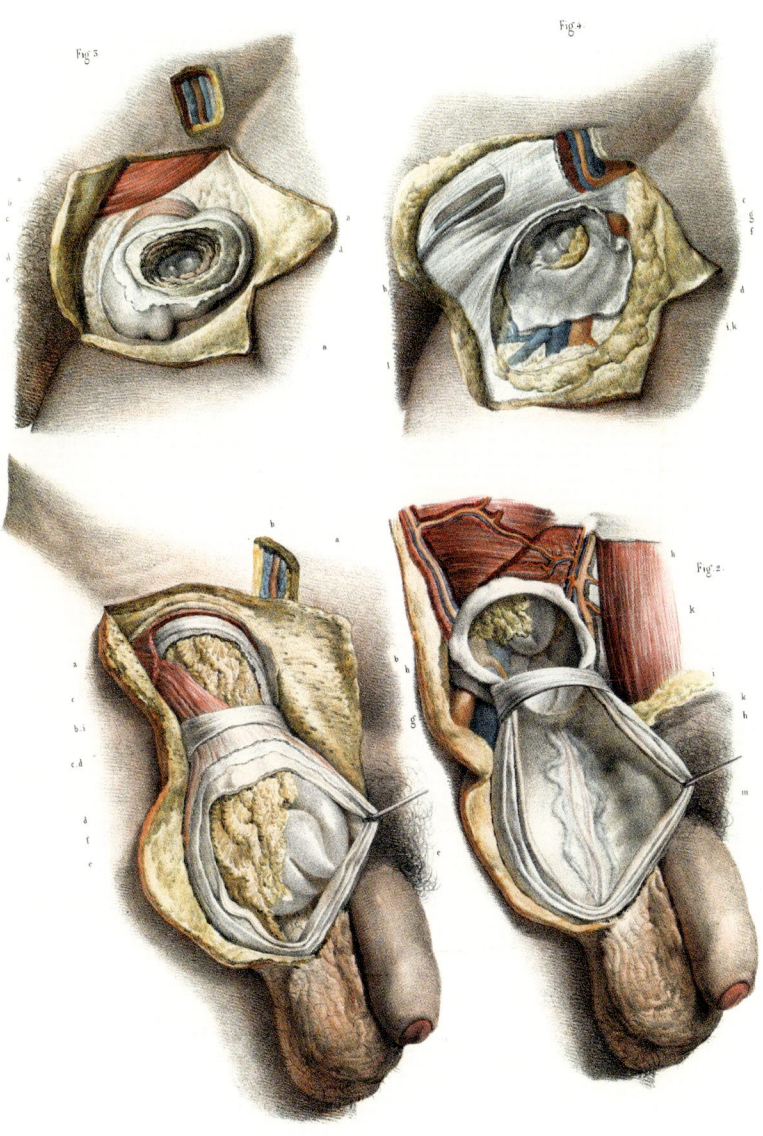

Pathological anatomy of abdominal hernias
Anatomie pathologique des hernies abdominales
Pathologische Anatomie der Abdominalhernien

ANATOMIA PATHOLOGICA HERNIARUM ABDOMINIS

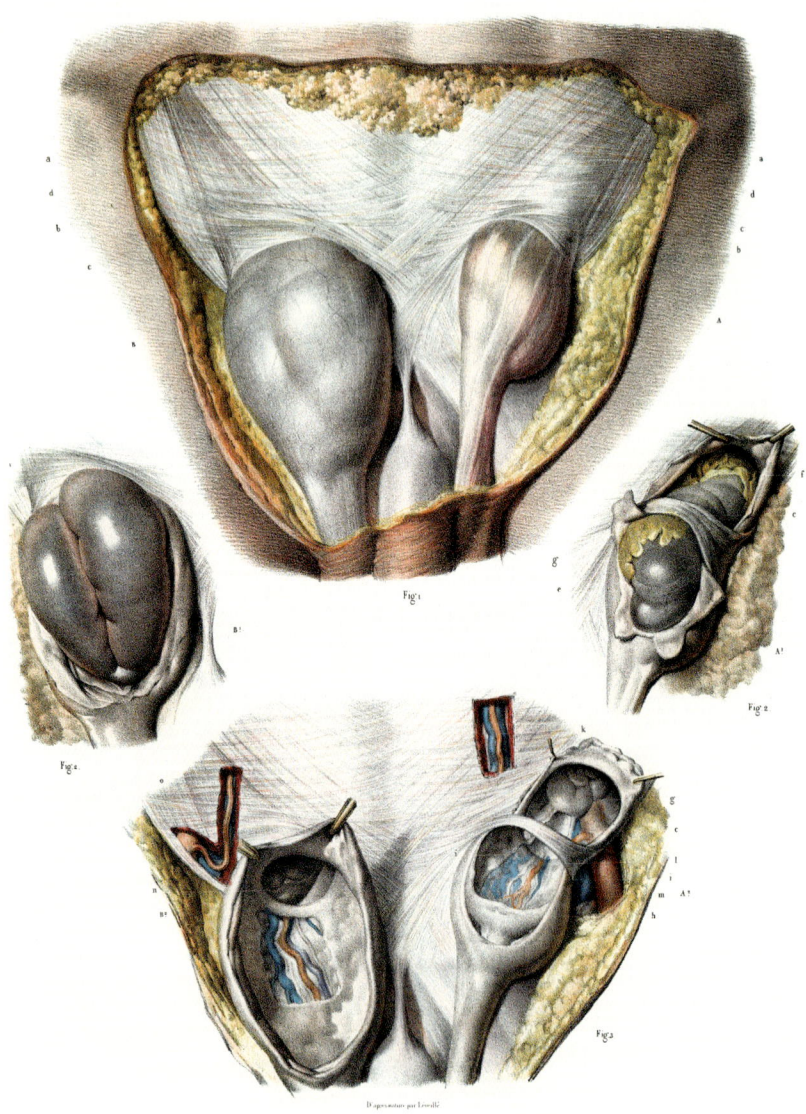

Pathological anatomy of abdominal hernias
Anatomie pathologique des hernies abdominales
Pathologische Anatomie der Abdominalhernien

ANATOMIA PATHOLOGICA HERNIARUM ABDOMINIS

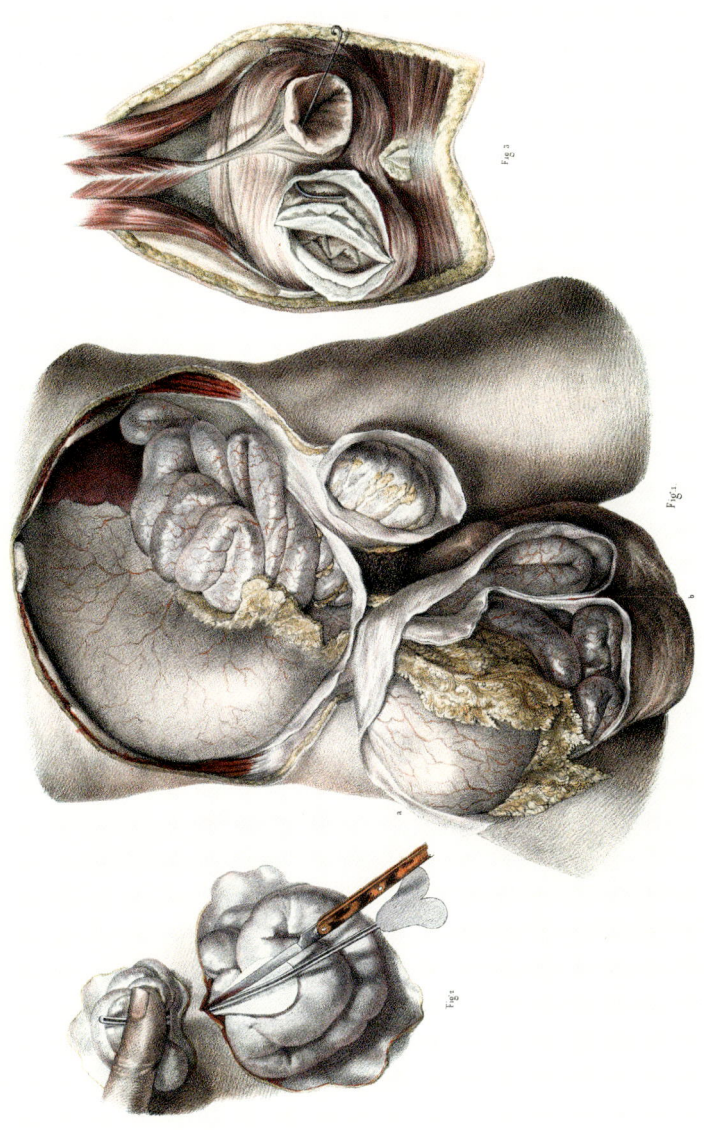

Pathological anatomy of abdominal hernias
Anatomie pathologique des hernies abdominales
Pathologische Anatomie der Abdominalhernien

ANATOMIA PATHOLOGICA HERNIARUM ABDOMINIS

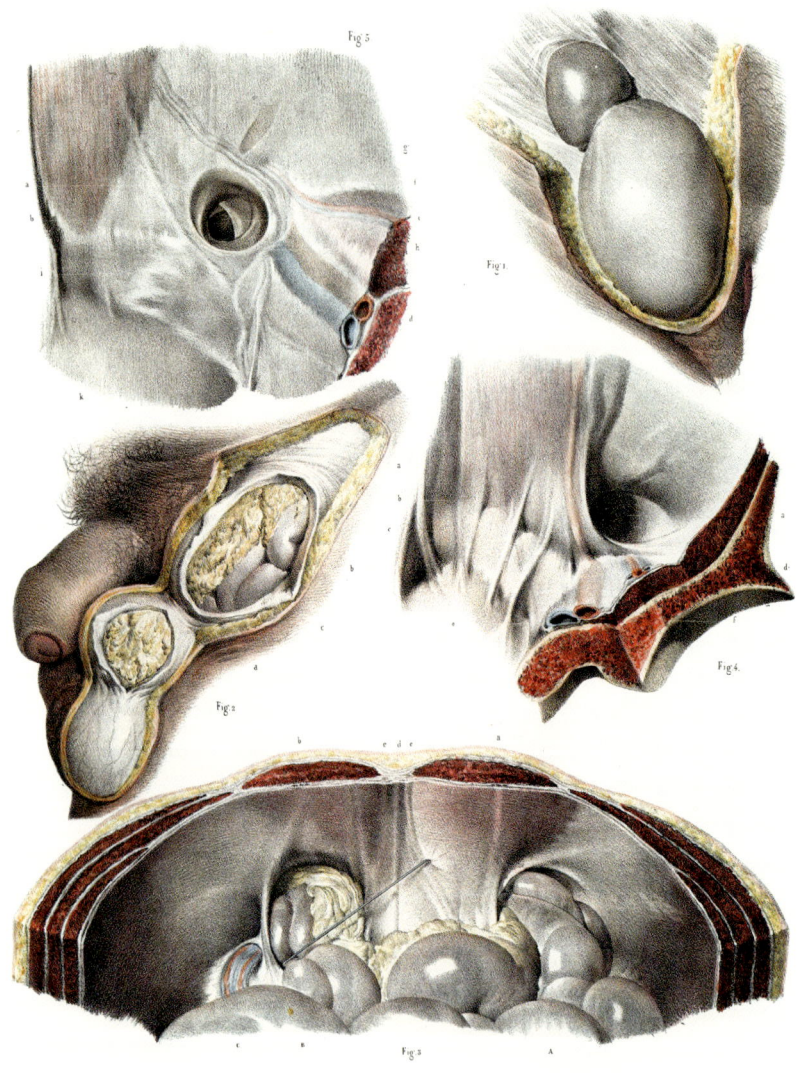

Pathological anatomy of abdominal hernias
Anatomie pathologique des hernies abdominales
Pathologische Anatomie der Abdominalhernien

CHIRURGIA HERNIARUM ABDOMINIS

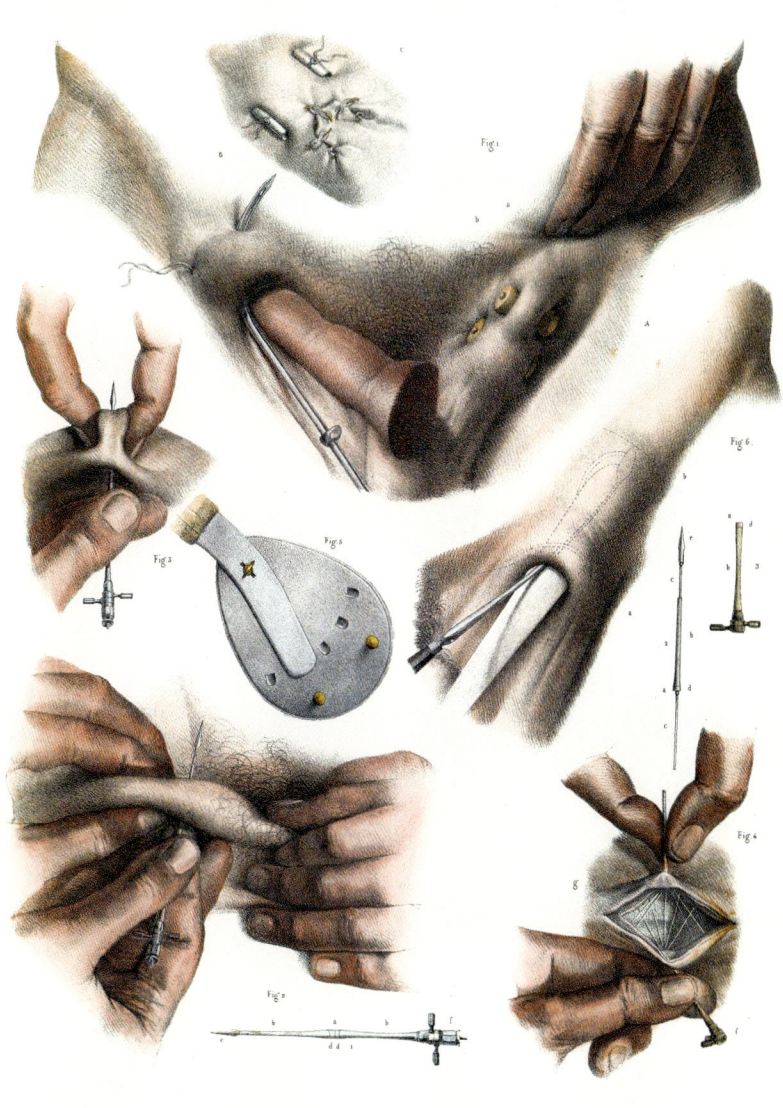

Surgery of abdominal hernias / Chirurgie des hernies abdominales
Chirurgie von Abdominalhernien

CHIRURGIA HERNIARUM ABDOMINIS

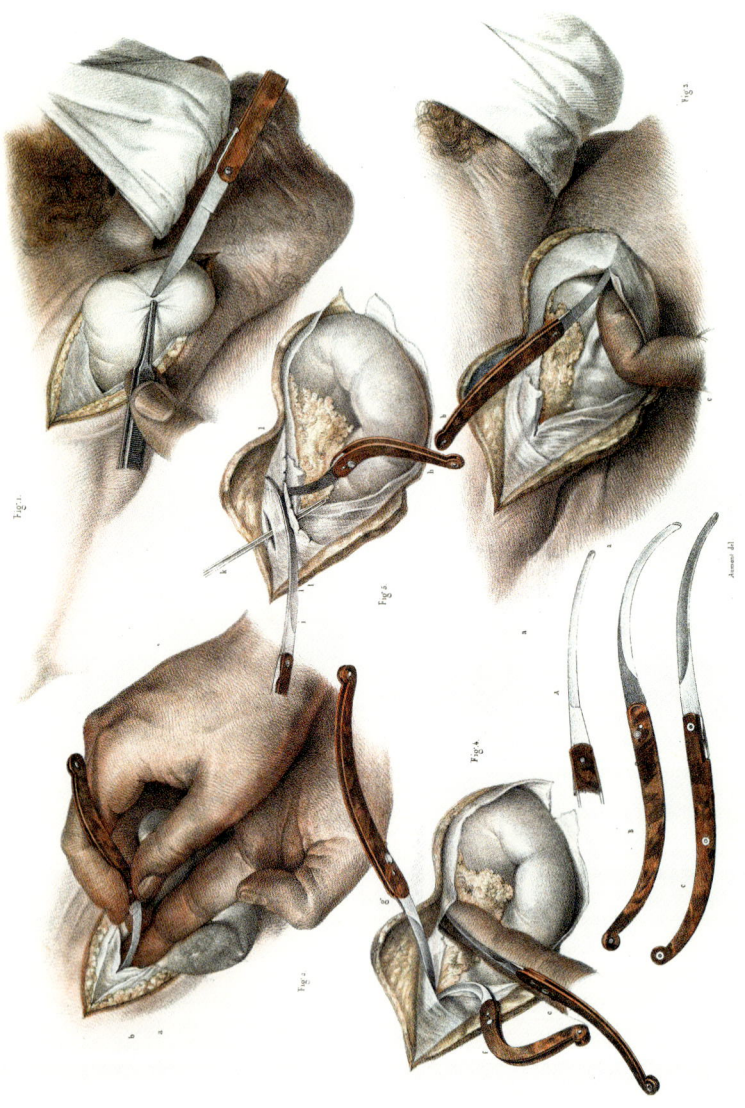

Surgery of abdominal hernias / Chirurgie des hernies abdominales
Chirurgie von Abdominalhernien

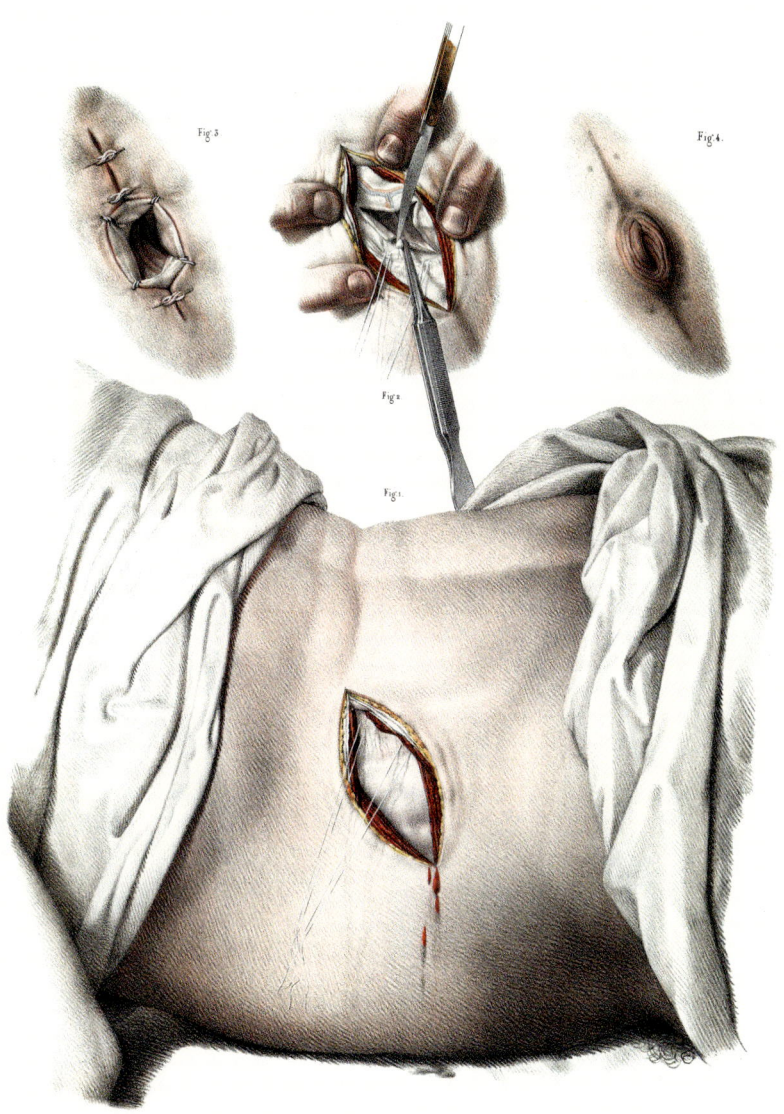

Surgery of the colon / Chirurgie du côlon / Chirurgie des Dickdarms

CHIRURGIA COLI

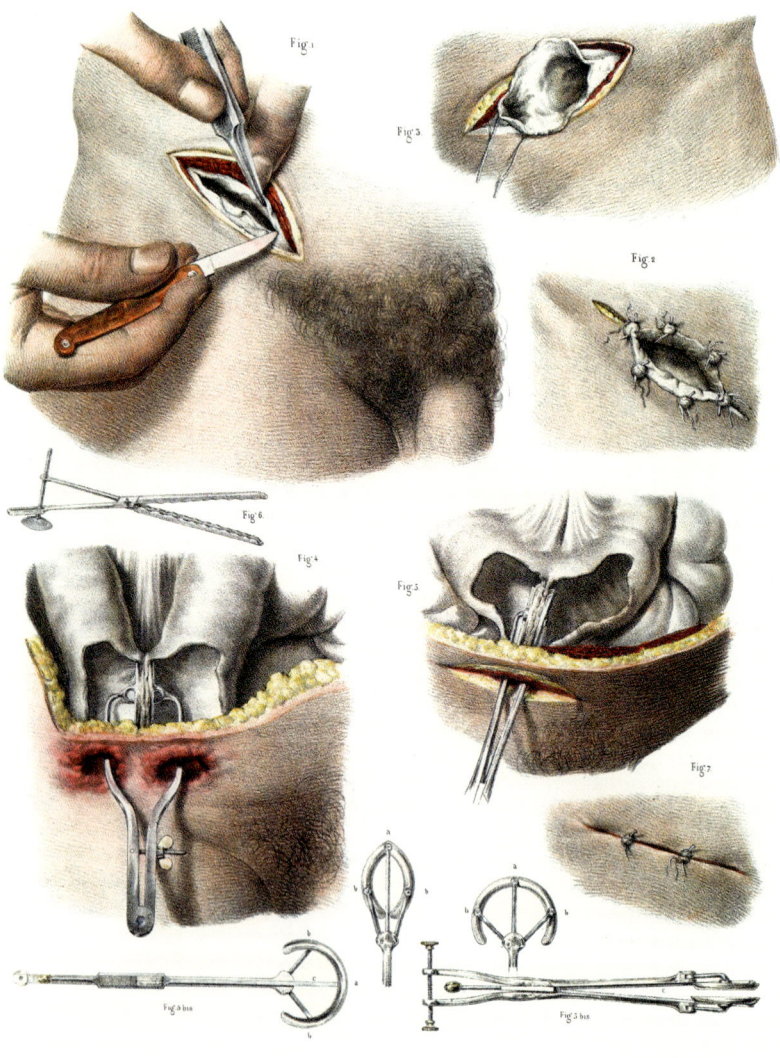

Surgery of the colon / Chirurgie du côlon / Chirurgie des Dickdarms

CHIRURGIA ANI

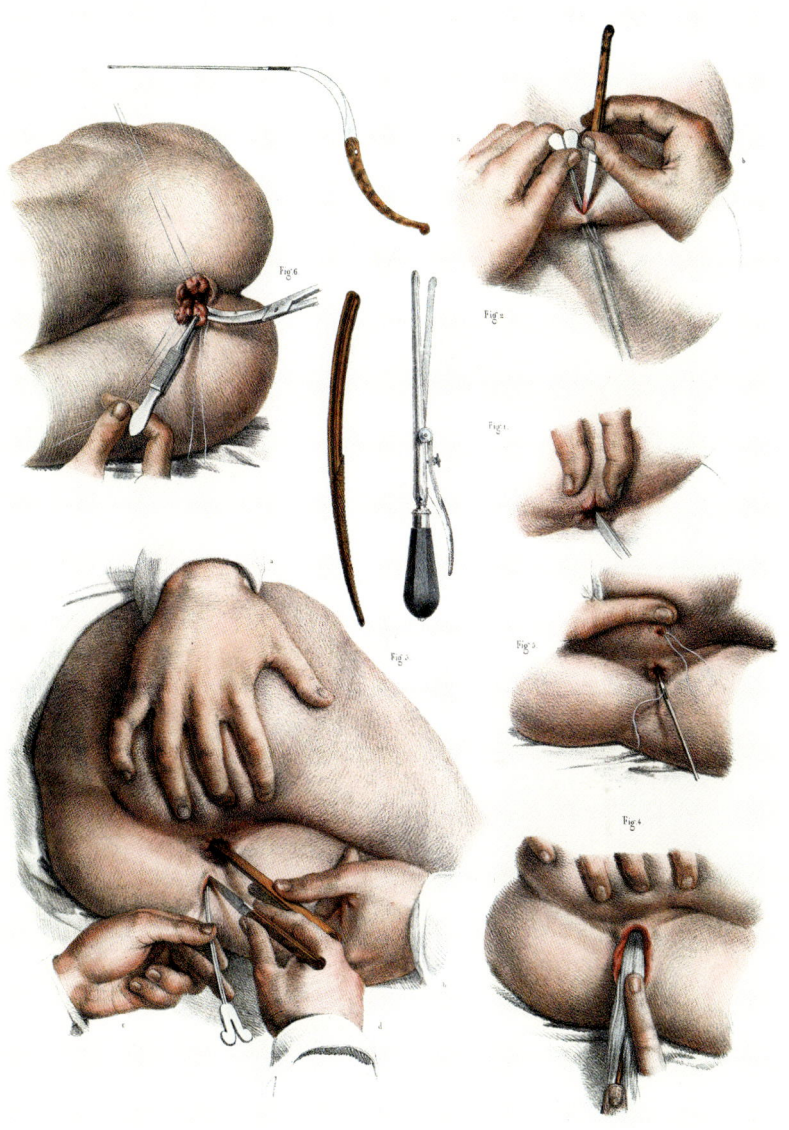

Surgery of the anus / Chirurgie de l'anus / Chirurgie des Afters

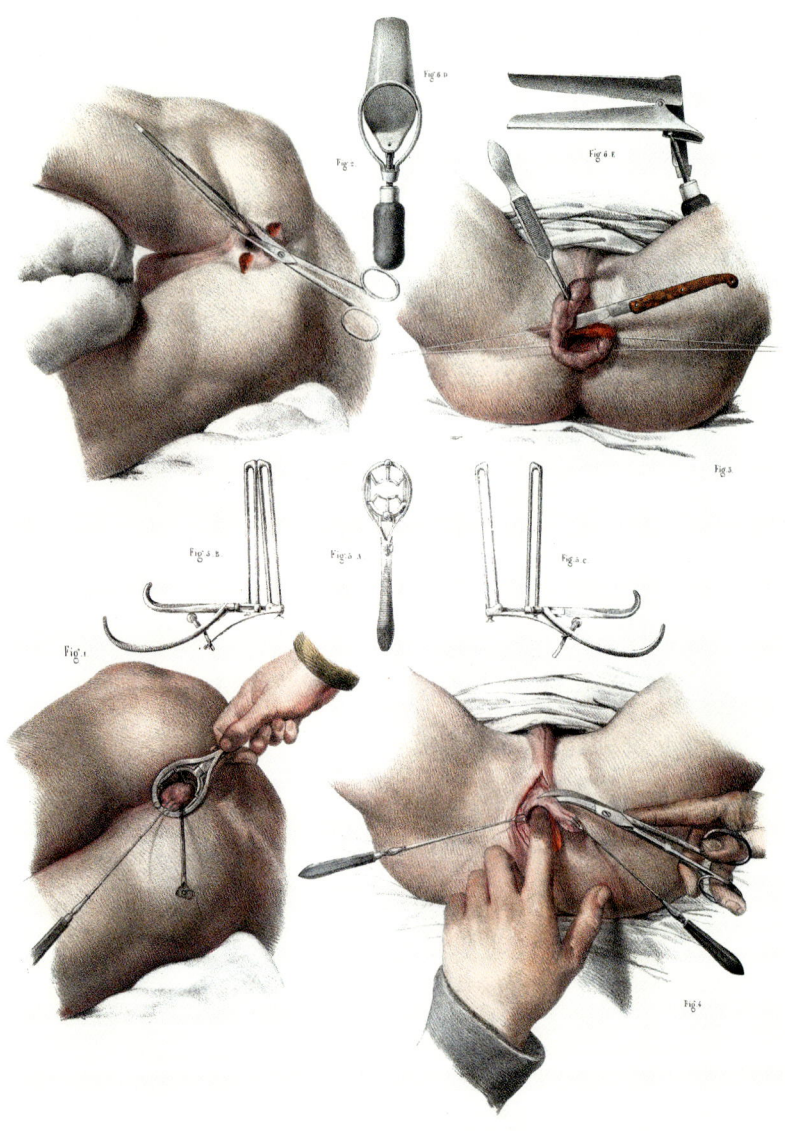

Surgery of the rectum and anus / Chirurgie du rectum et de l'anus
Chirurgie des Mastdarms und des Afters

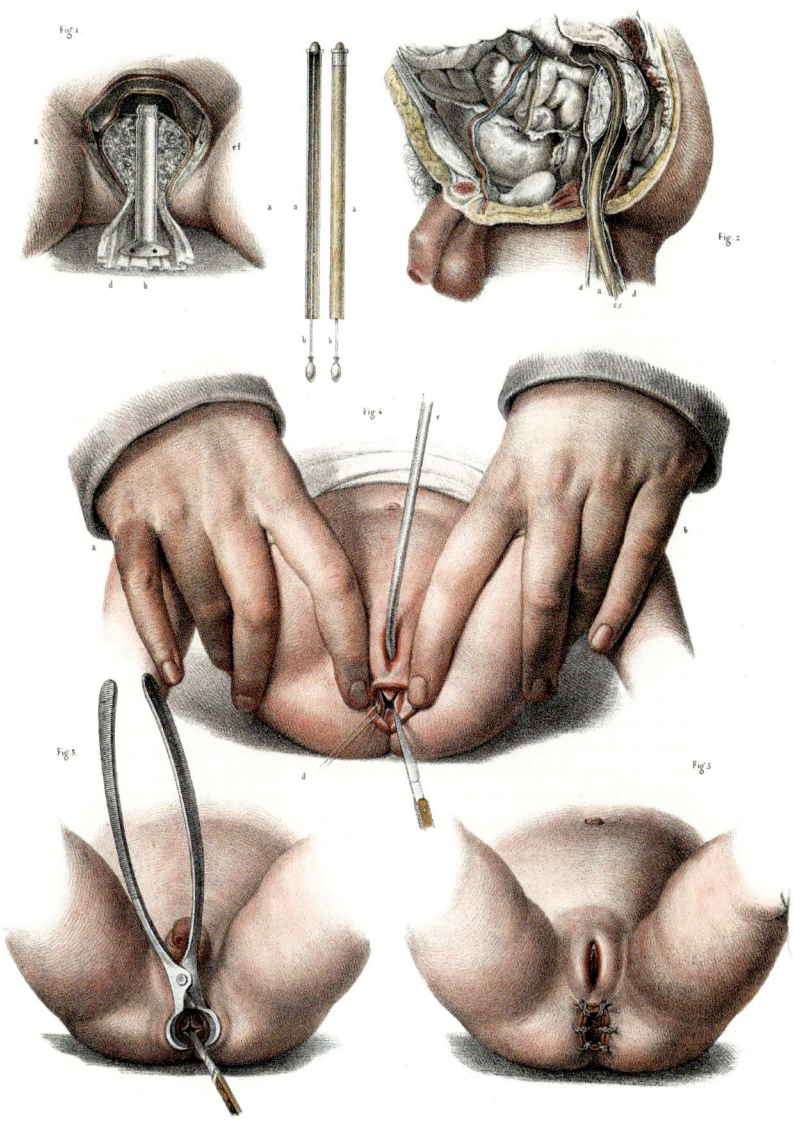

Surgery of the rectum and anus / Chirurgie du rectum et de l'anus
Chirurgie des Mastdarms und des Afters

CHIRURGIA TESTIS

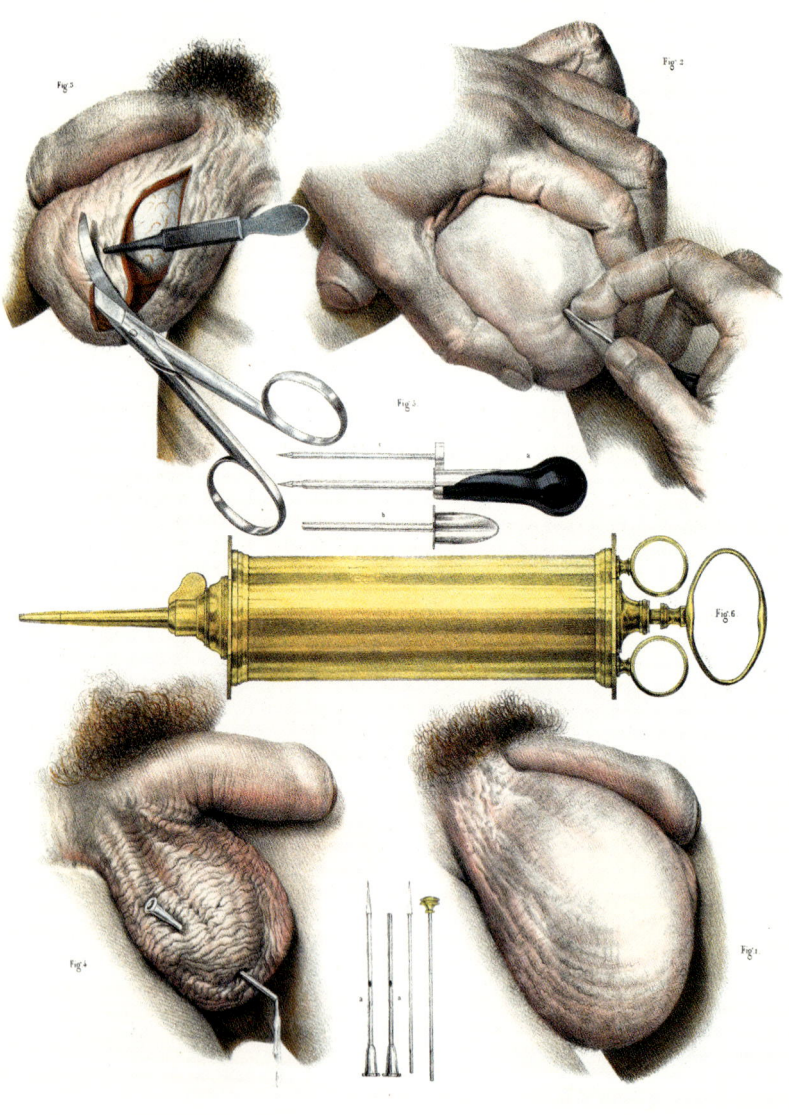

Surgery of the testicle / Chirurgie du testicule / Chirurgie des Hodens

CHIRURGIA TESTIS

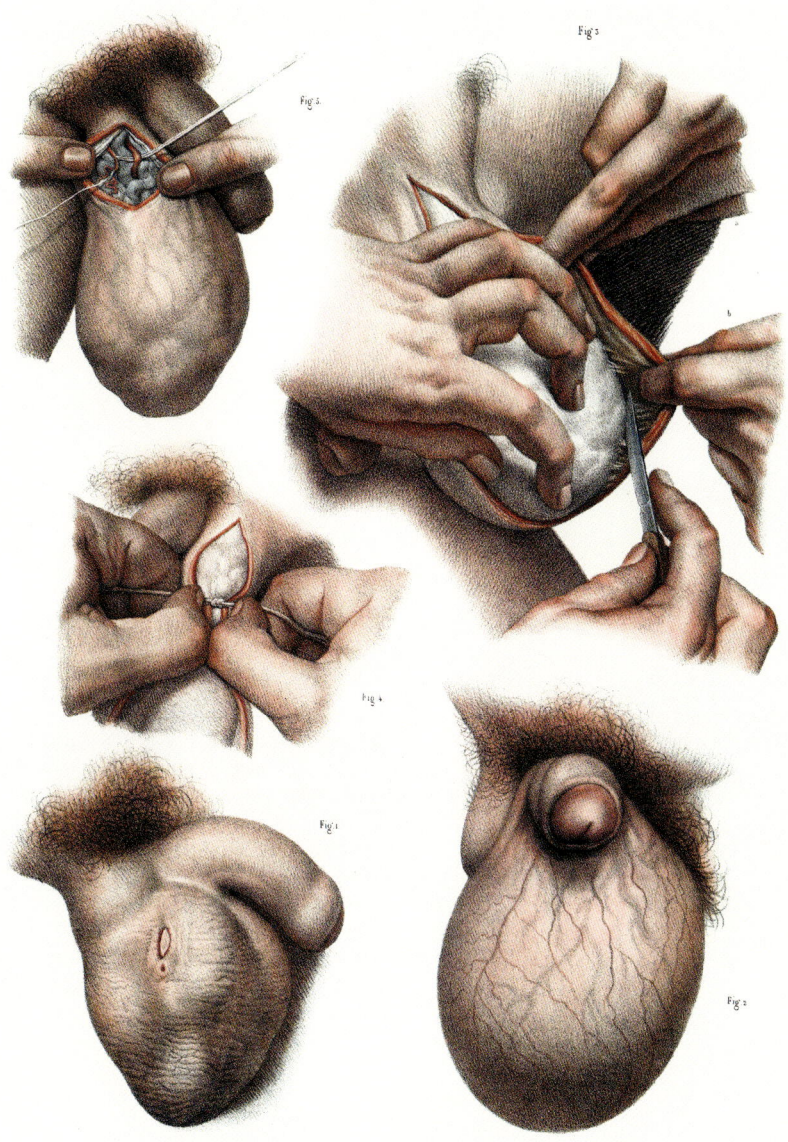

Surgery of the testicle / Chirurgie du testicule / Chirurgie des Hodens

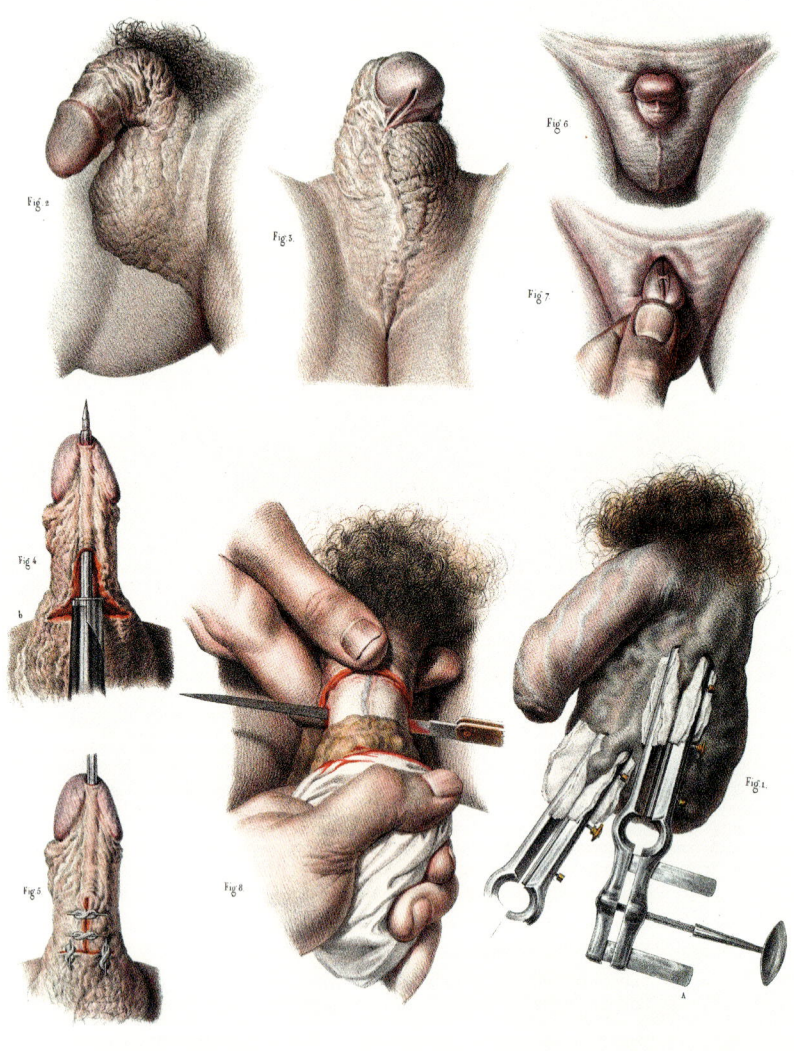

Surgery of the testicle. Surgery of the penis
Chirurgie du testicule. Chirurgie du pénis
Chirurgie des Hodens. Chirurgie des Penis

CHIRURGIA PENIS

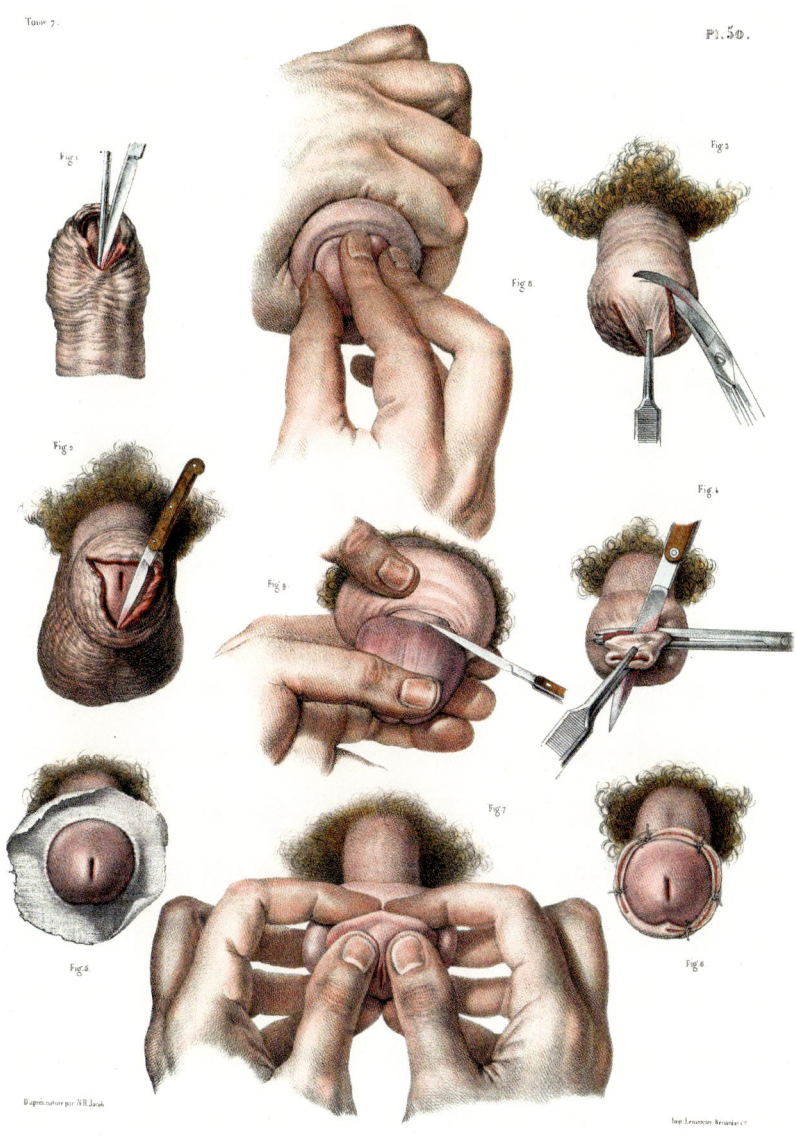

Surgery of the penis / Chirurgie du pénis / Chirurgie des Penis

ANATOMIA CHIRURGICA ORGANORUM URO-GENITALIORUM MASCULINORUM

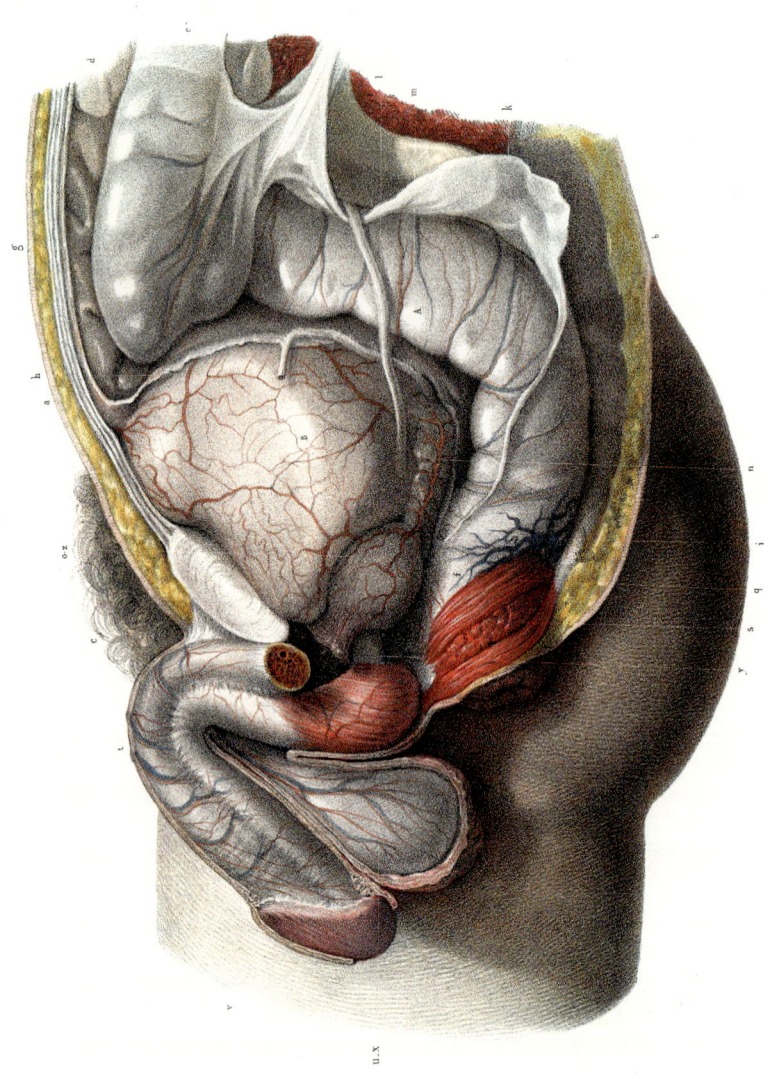

Surgical anatomy of the male genitourinary organs
Anatomie chirurgicale des organes génito-urinaires masculins
Chirurgische Anatomie der männlichen Urogenitalorgane

ANATOMIA CHIRURGICA ORGANORUM URO-GENITALIORUM MASCULINORUM

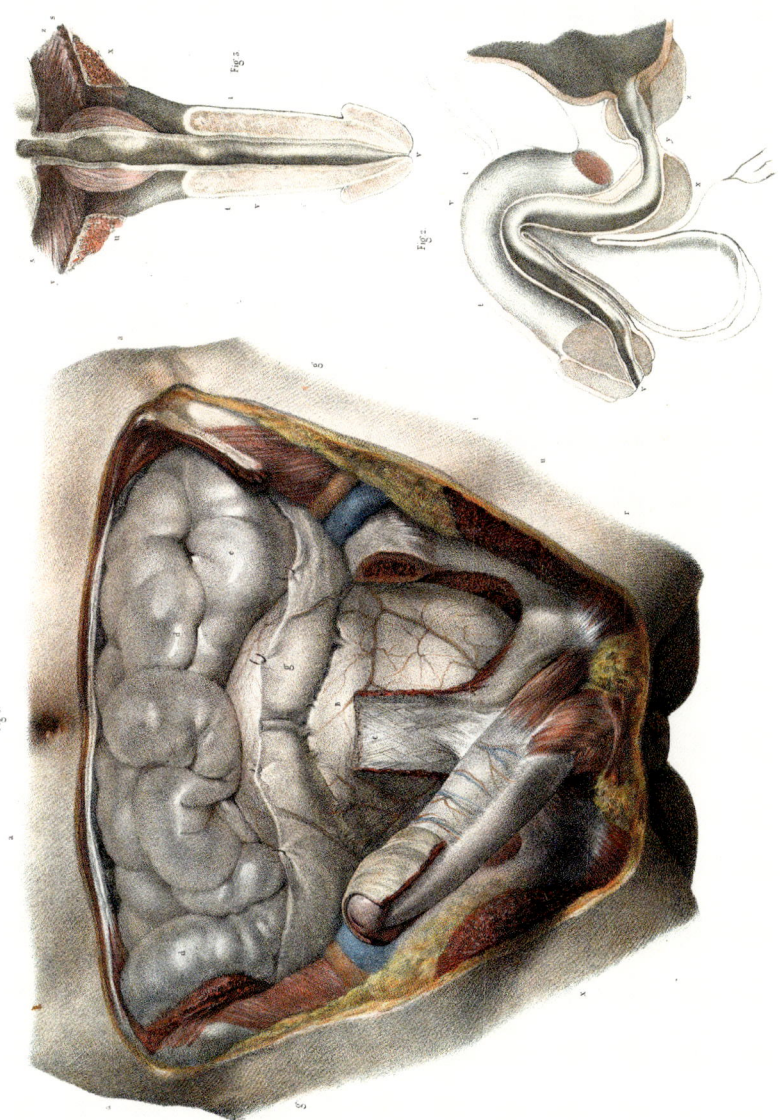

Surgical anatomy of the male genitourinary organs
Anatomie chirurgicale des organes génito-urinaires masculins
Chirurgische Anatomie der männlichen Urogenitalorgane

ANATOMIA PATHOLOGICA ORGANORUM URO-GENITALIORUM MASCULINORUM

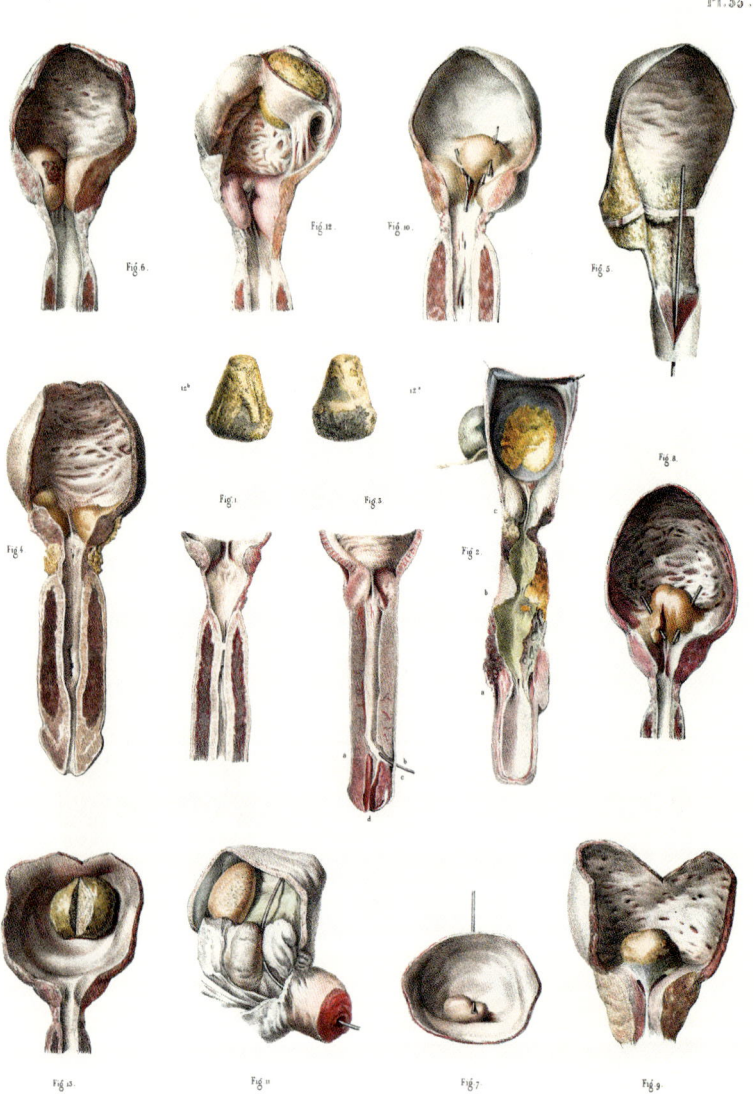

Pathological anatomy of the male genitourinary organs
Anatomie pathologique des organes génito-urinaires masculins
Pathologische Anatomie der männlichen Urogenitalorgane

CHIRURGIA ORGANORUM URO-GENITALIORUM MASCULINORUM: INSTRUMENTA CHIRURGICA

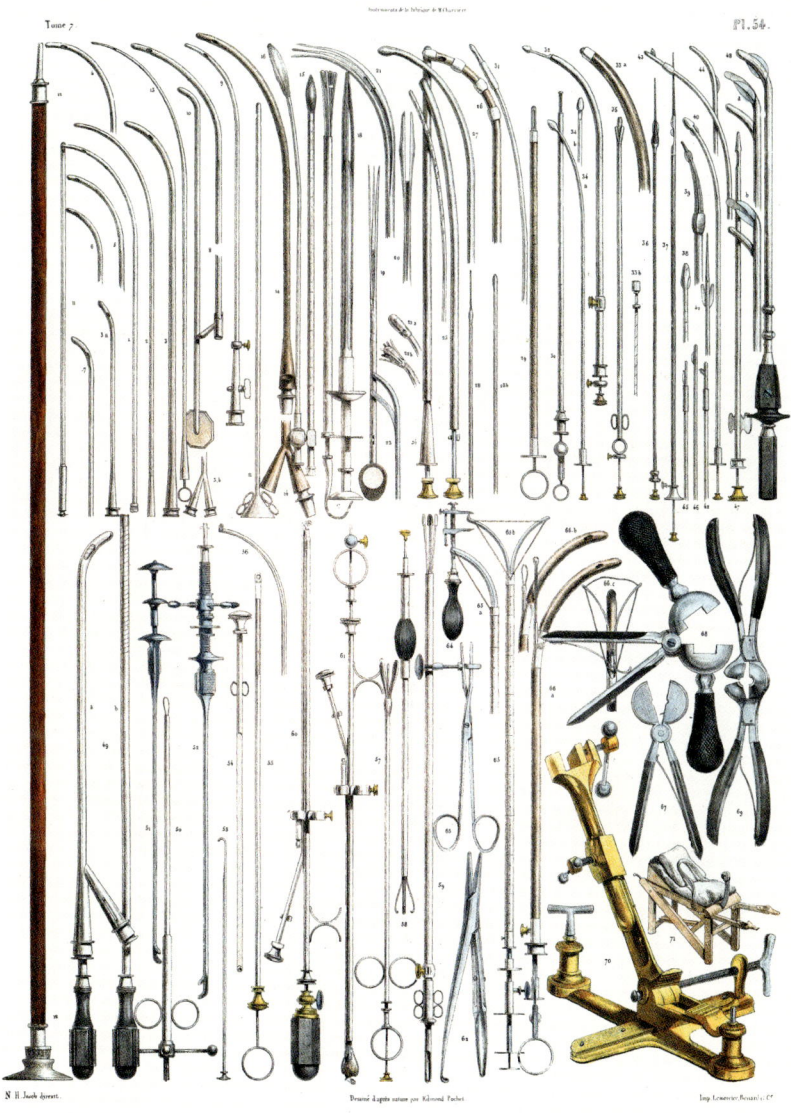

Surgery of the male genitourinary organs : Surgical instruments
Chirurgie des organes génito-urinaires masculins : Instruments chirurgicaux
Chirurgie der männlichen Urogenitalorgane: Chirurgische Instrumente

ANATOMIA PATHOLOGICA
CALCULI VESICAE URINARIAE ET PROSTATAE

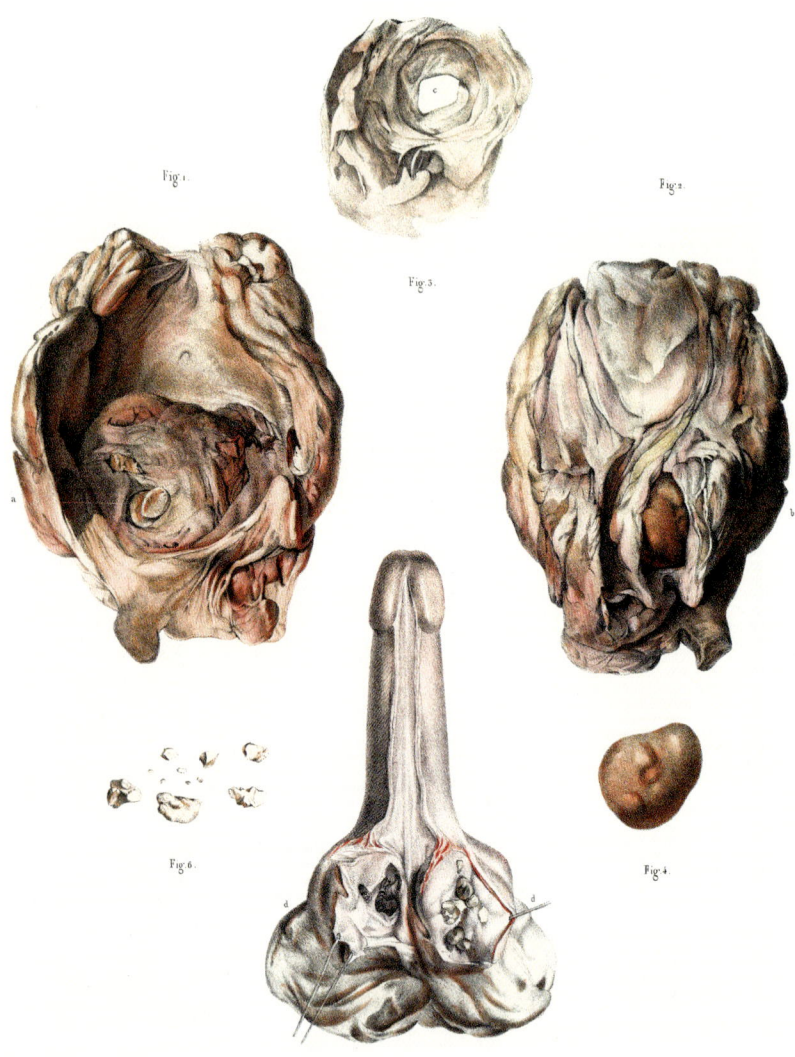

Pathological anatomy of bladder and prostate stones
Anatomie pathologique des calculs de la vessie et de la prostate
Pathologische Anatomie der Harnblasen- und Prostatasteine

CATHETERISMUS URETHRAE

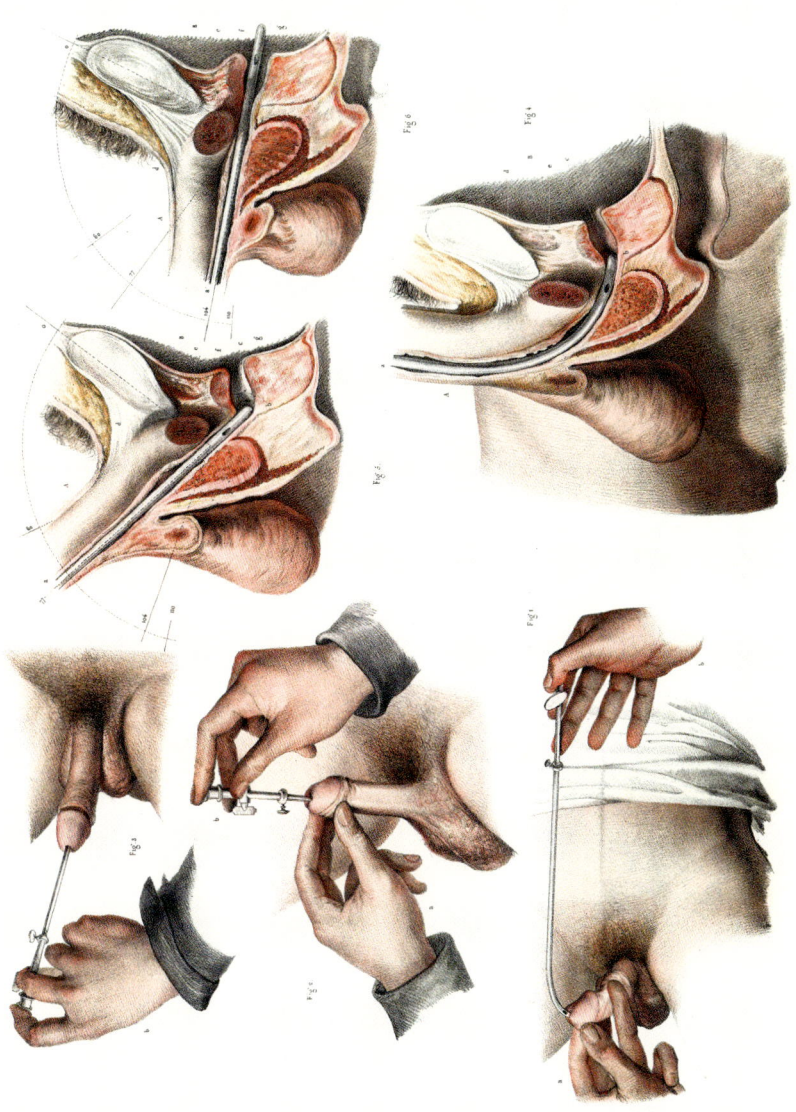

Catheterisation of the urethra / Cathétérisme de l'urètre
Katheterisierung der Harnröhre

CHIRURGIA URETHRAE

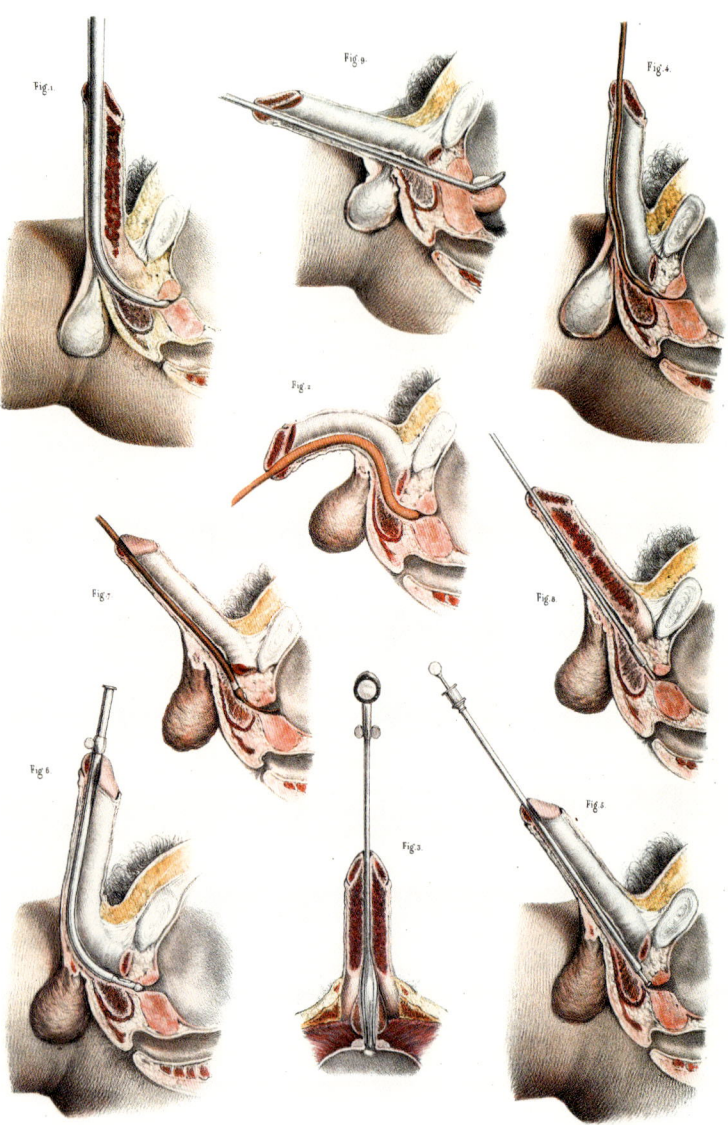

Surgery of the urethra / Chirurgie de l'urètre / Chirurgie der Harnröhre

CHIRURGIA PROSTATAE.
PONCTIONES VESICAE URINARIAE

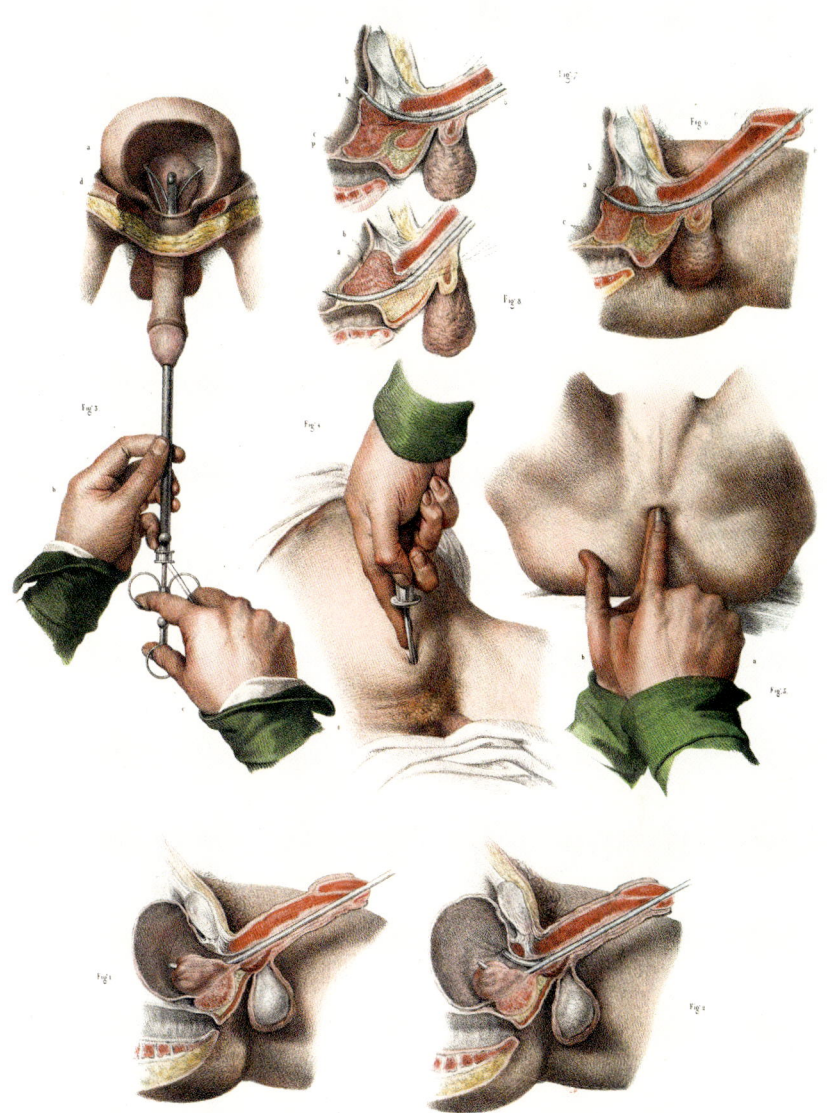

Surgery of the prostate. Bladder punctures
Chirurgie de la prostate. Ponctions de la vessie
Chirurgie der Prostata. Harnblasenpunktionen

CHIRURGIA CALCULORUM URETHRAE

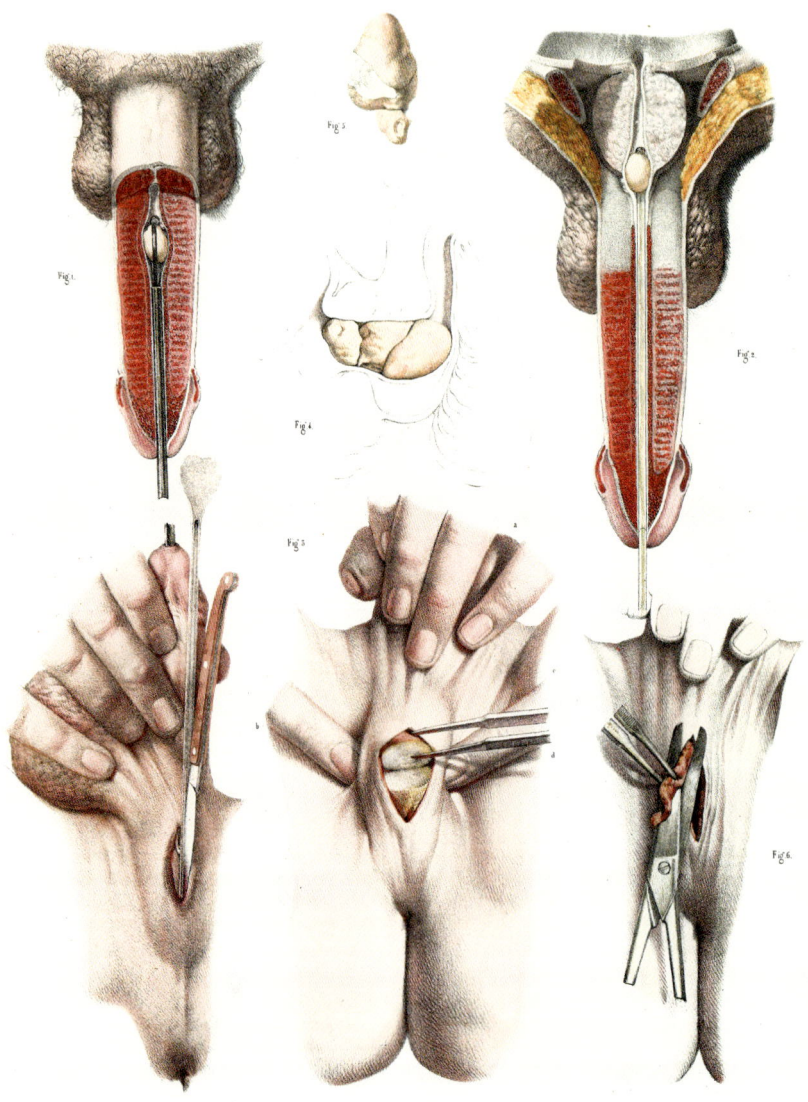

Surgery for stones of the urethra / Chirurgie des calculs de l'urètre
Chirurgie der Harnröhrensteine

CHIRURGIA CALCULORUM VESICAE URINARIAE (LITHOTRITIA)

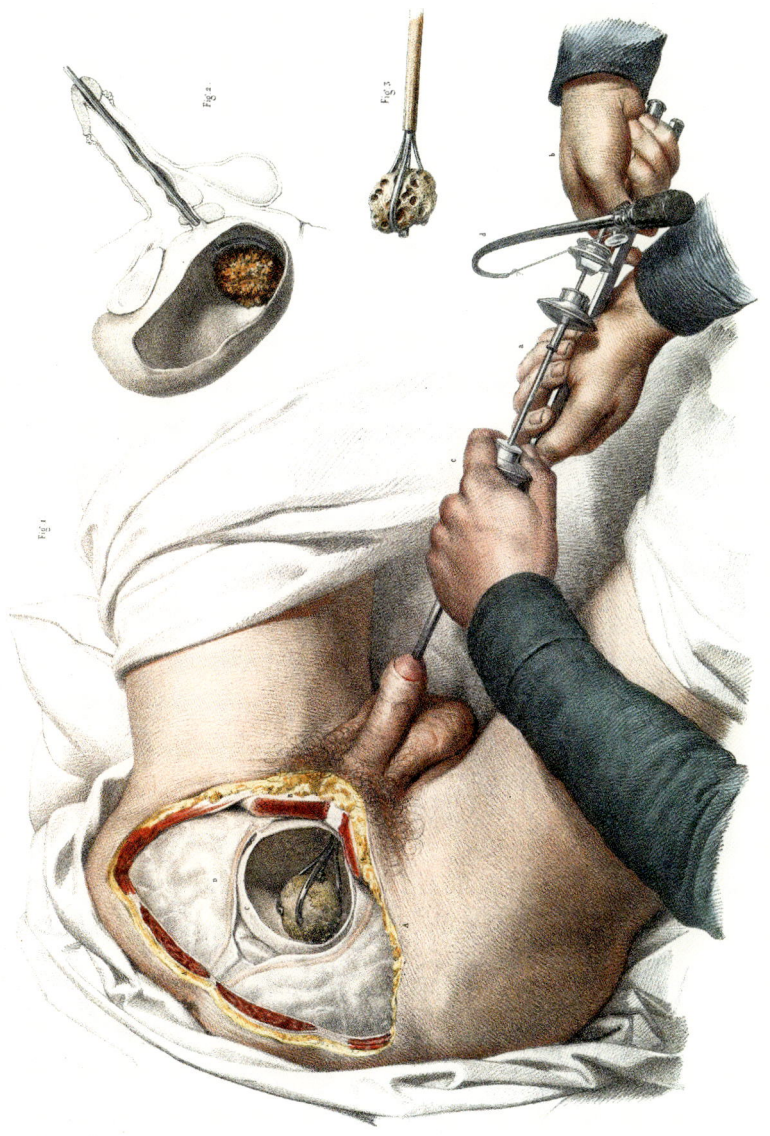

Surgery for bladder stones (lithotripsy)
Chirurgie des calculs de la vessie (lithotritie)
Chirurgie der Harnblasensteine (Lithotripsie)

CHIRURGIA CALCULORUM
VESICAE URINARIAE (LITHOTRITIA)

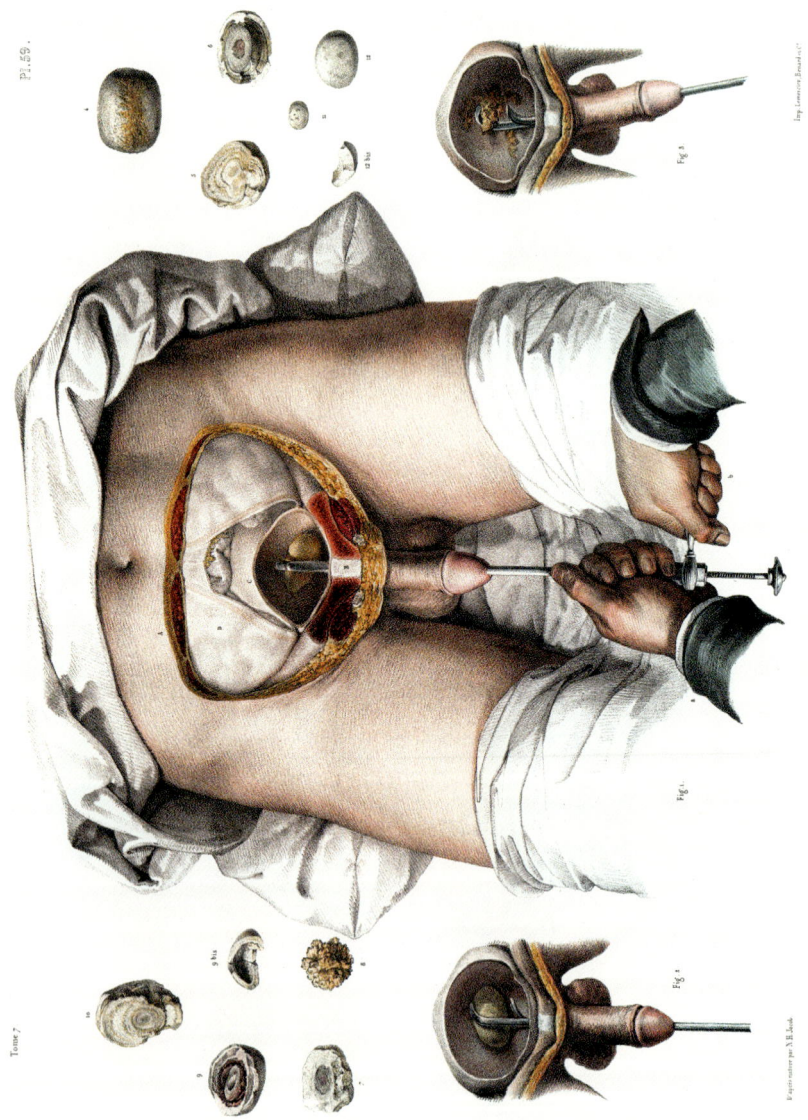

Surgery for bladder stones (lithotripsy)
Chirurgie des calculs de la vessie (lithotritie)
Chirurgie der Harnblasensteine (Lithotripsie)

CHIRURGIA CALCULORUM
VESICAE URINARIAE (LITHOTRITIA)

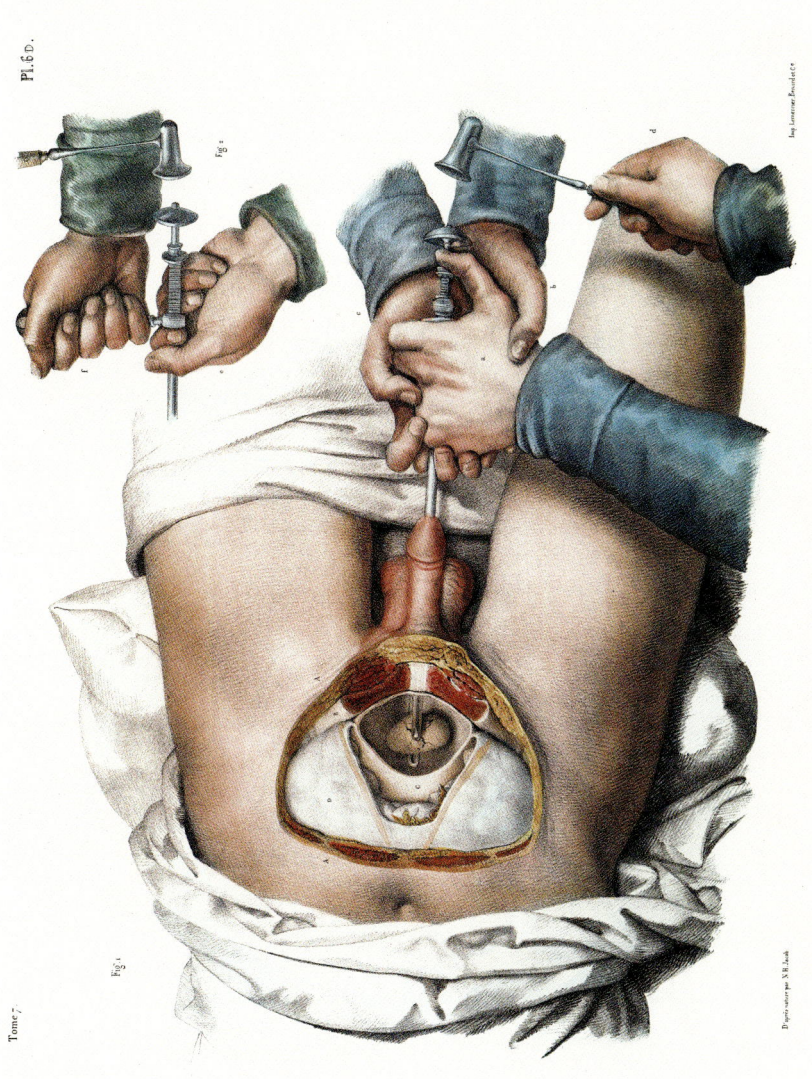

Surgery for bladder stones (lithotripsy)
Chirurgie des calculs de la vessie (lithotritie)
Chirurgie der Harnblasensteine (Lithotripsie)

CHIRURGIA CALCULORUM VESICAE URINARIAE (LITHOTRITIA): INSTRUMENTA CHIRURGICA

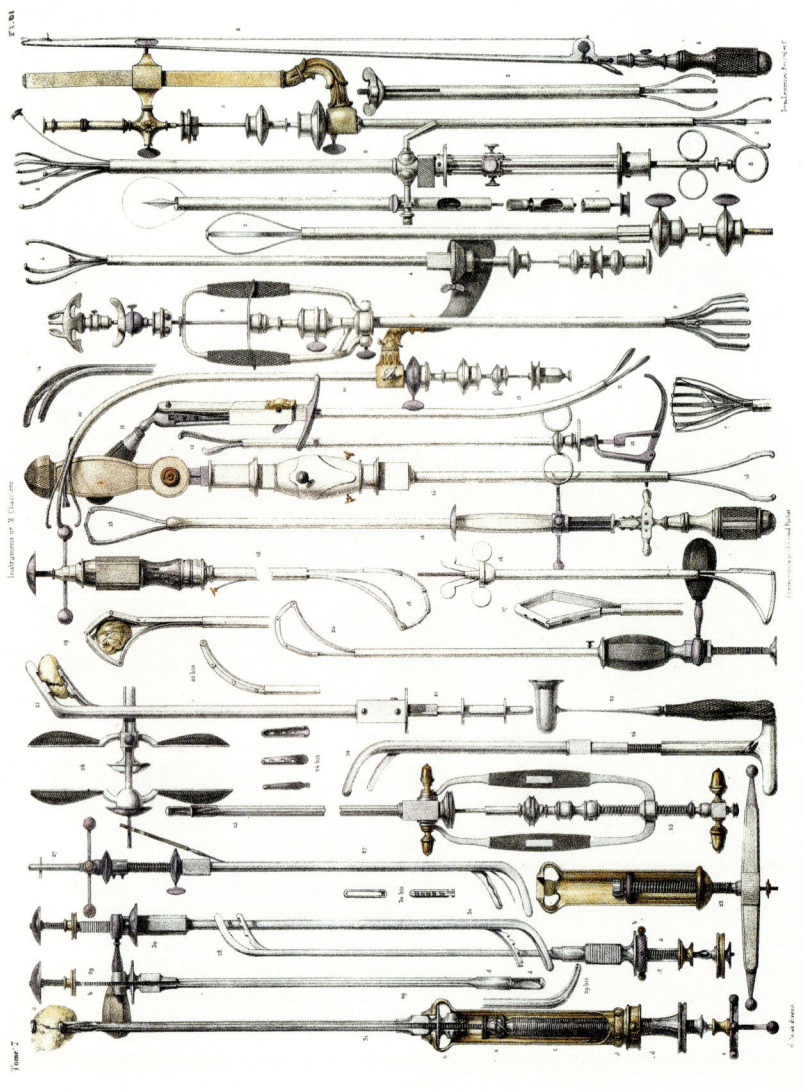

Surgery for bladder stones (lithotripsy): Surgical instruments
Chirurgie des calculs de la vessie (lithotritie) : Instruments chirurgicaux
Chirurgie der Harnblasensteine (Lithotripsie): Chirurgische Instrumente

CHIRURGIA CALCULORUM VESICAE URINARIAE (LITHOTOMIA)

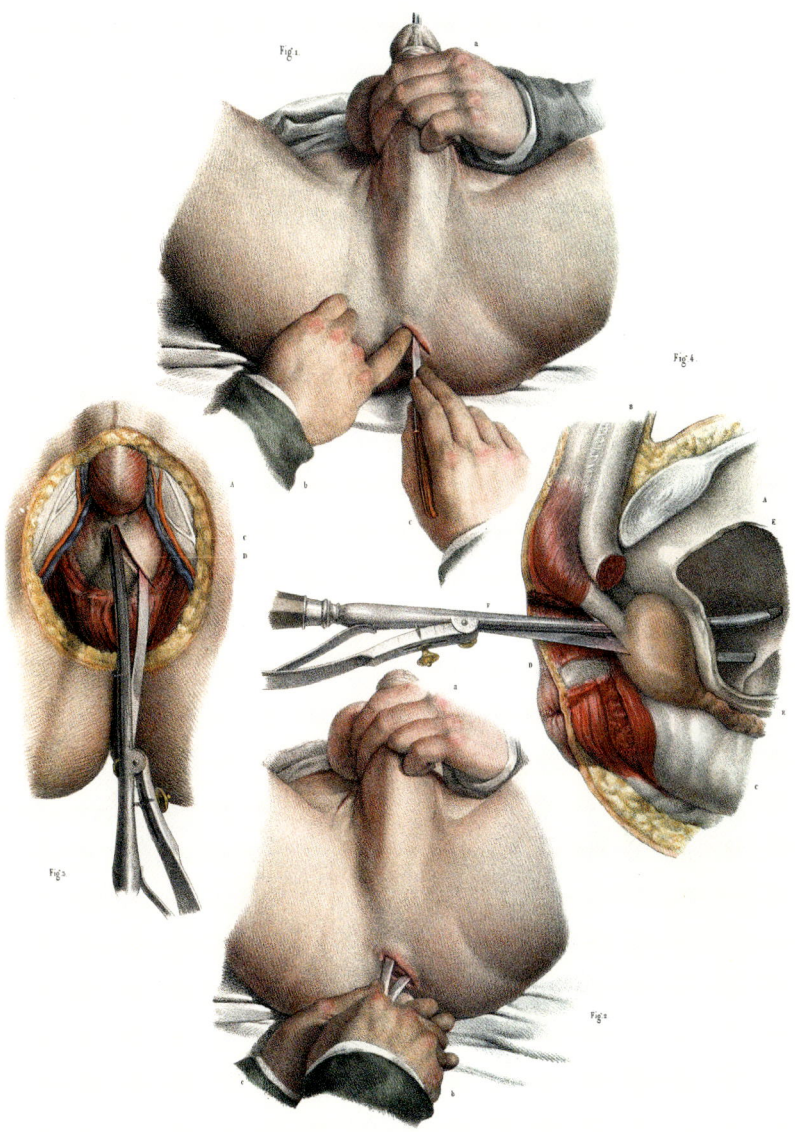

Surgery for bladder stones (lithotomy)
Chirurgie des calculs de la vessie (lithotomie)
Chirurgie der Harnblasensteine (Lithotomie)

CHIRURGIA CALCULORUM VESICAE URINARIAE (LITHOTOMIA)

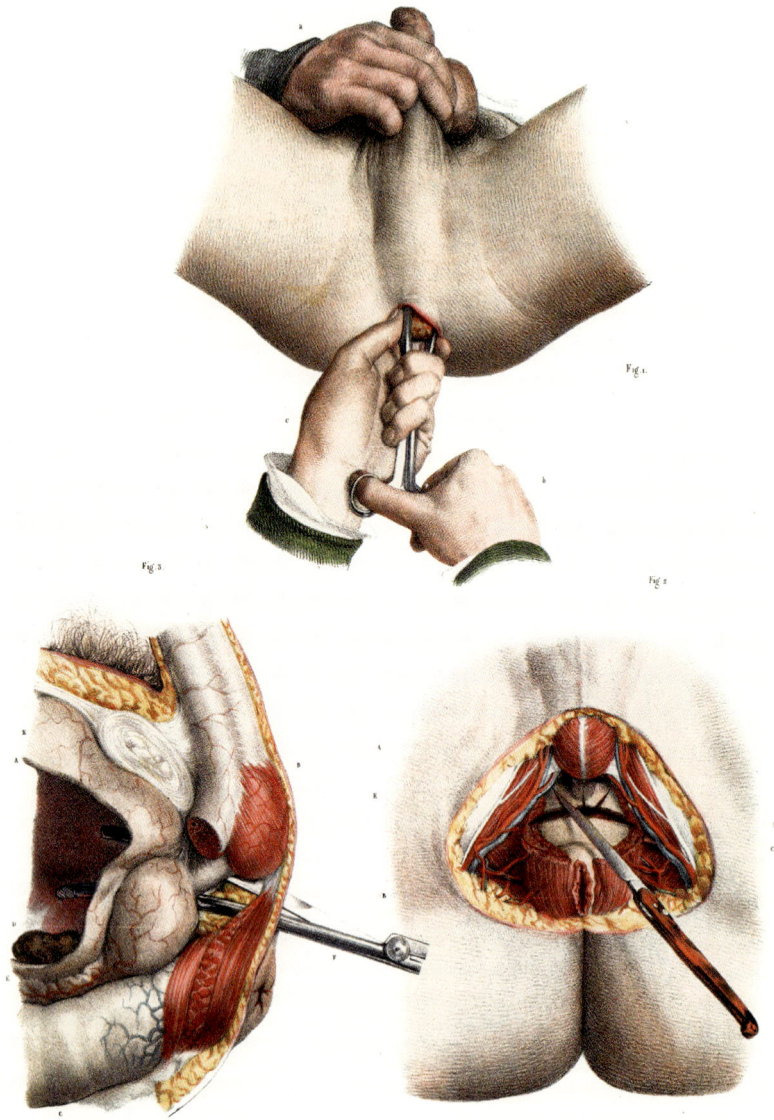

Surgery for bladder stones (lithotomy)
Chirurgie des calculs de la vessie (lithotomie)
Chirurgie der Harnblasensteine (Lithotomie)

CHIRURGIA CALCULORUM VESICAE URINARIAE (LITHOTOMIA)

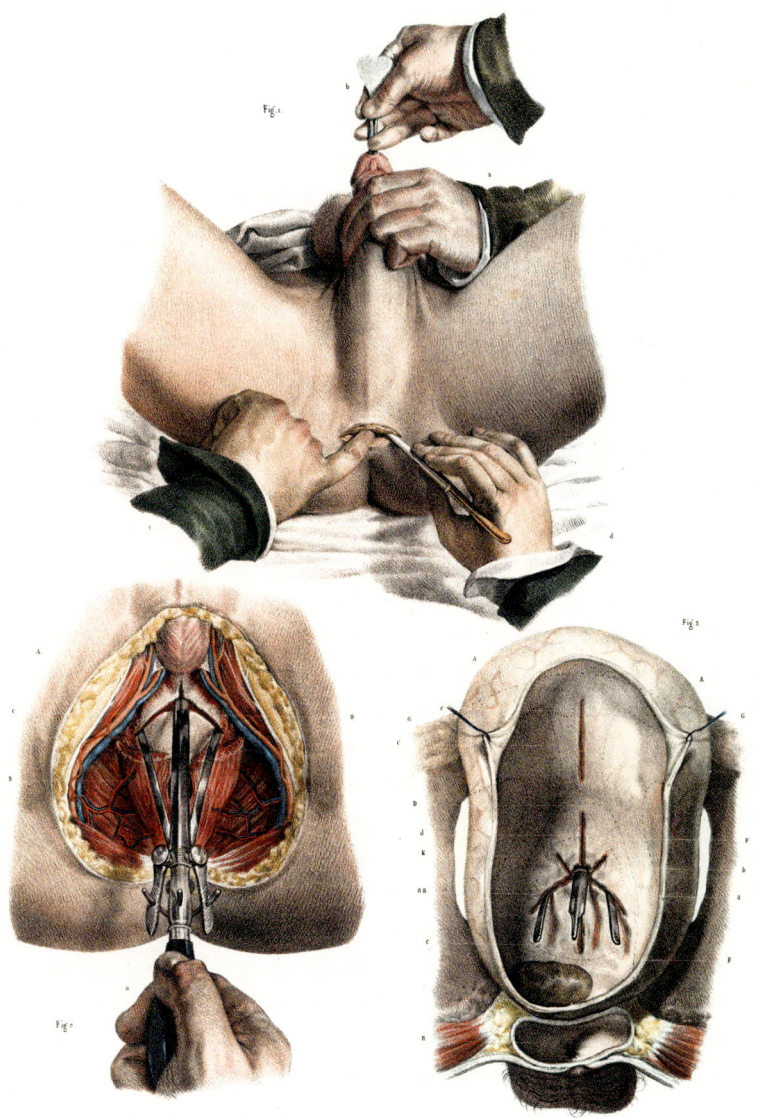

Surgery for bladder stones (lithotomy)
Chirurgie des calculs de la vessie (lithotomie)
Chirurgie der Harnblasensteine (Lithotomie)

CHIRURGIA CALCULORUM VESICAE URINARIAE (LITHOTOMIA)

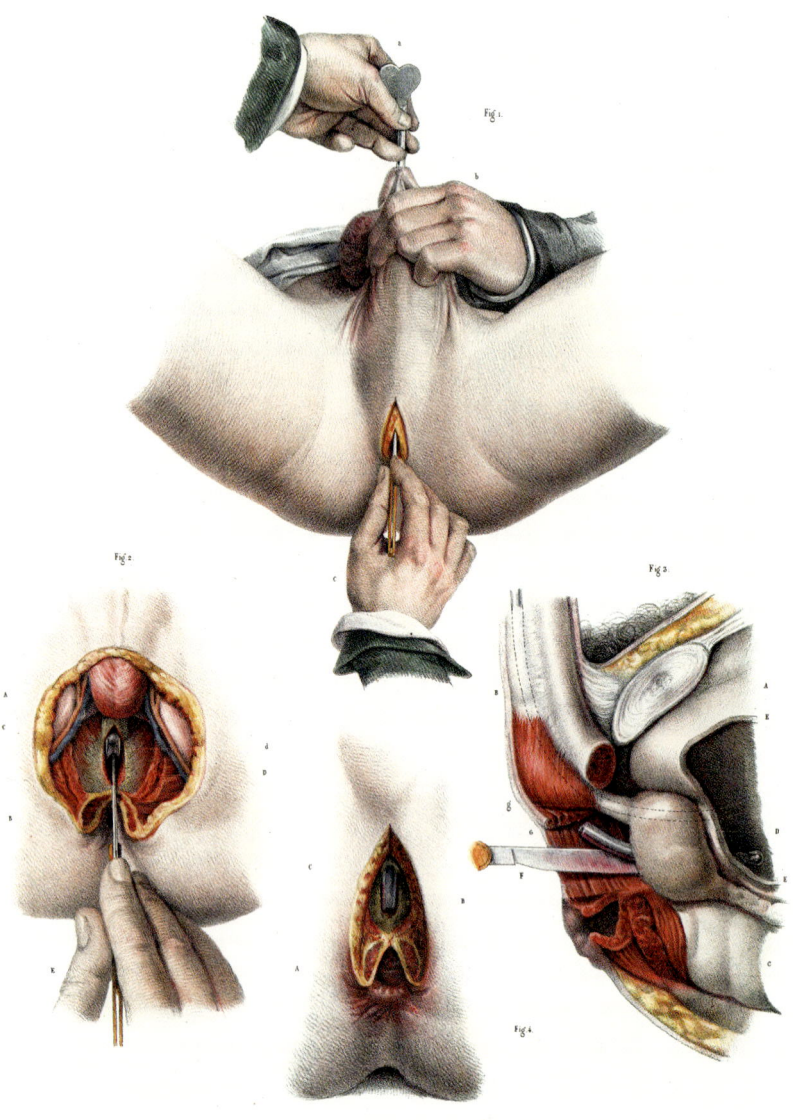

Surgery for bladder stones (lithotomy)
Chirurgie des calculs de la vessie (lithotomie)
Chirurgie der Harnblasensteine (Lithotomie)

CHIRURGIA CALCULORUM
VESICAE URINARIAE (LITHOTOMIA)

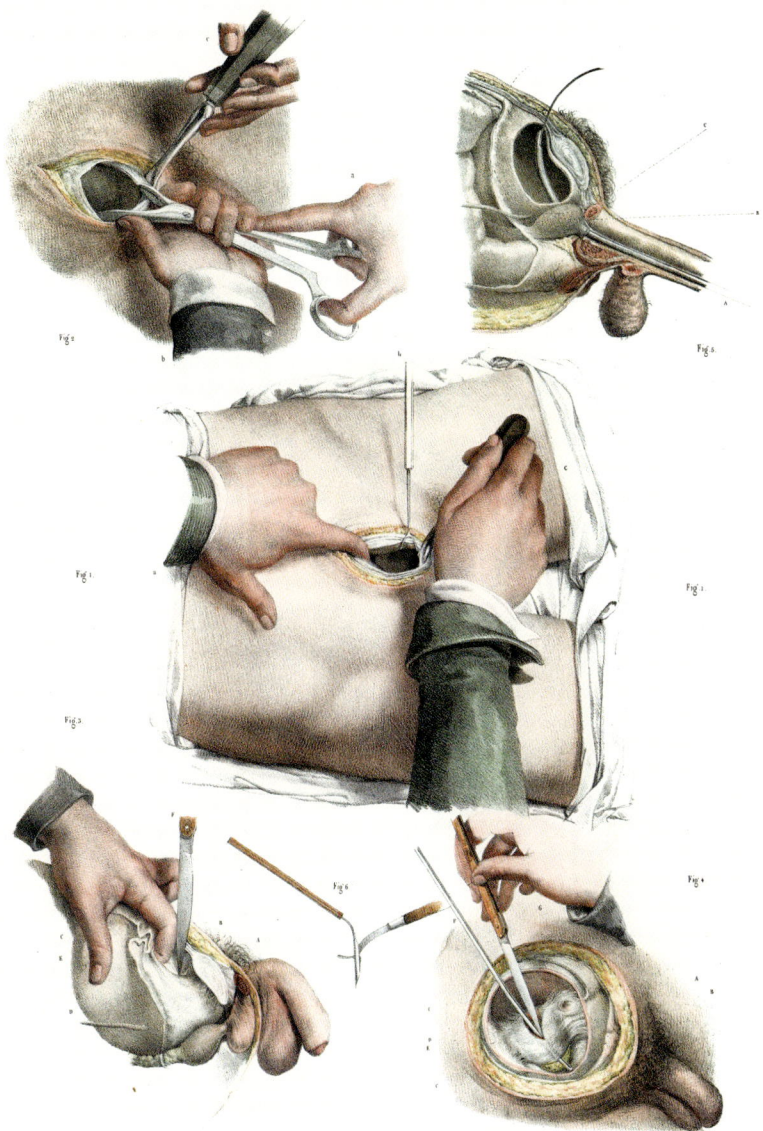

Surgery for bladder stones (lithotomy)
Chirurgie des calculs de la vessie (lithotomie)
Chirurgie der Harnblasensteine (Lithotomie)

CHIRURGIA CALCULORUM VESICAE URINARIAE (LITHOTOMIA)

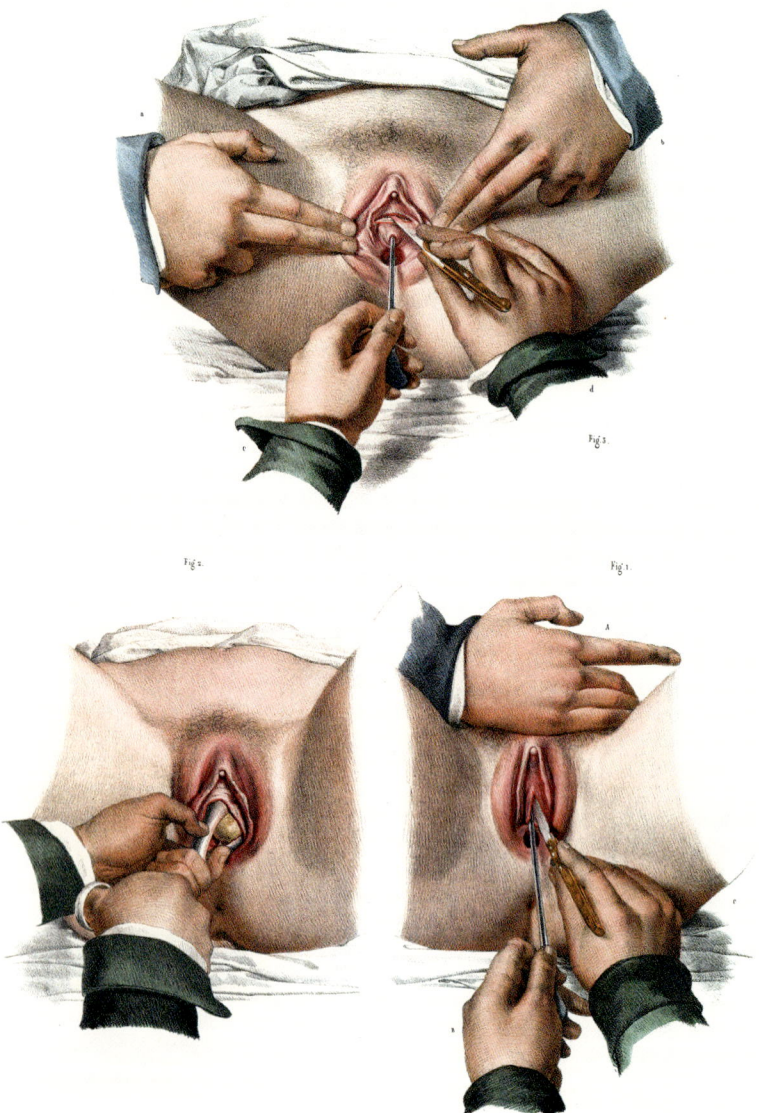

Surgery for bladder stones (lithotomy)
Chirurgie des calculs de la vessie (lithotomie)
Chirurgie der Harnblasensteine (Lithotomie)

CHIRURGIA CALCULORUM VESICAE URINARIAE (LITHOTOMIA): INSTRUMENTA CHIRURGICA

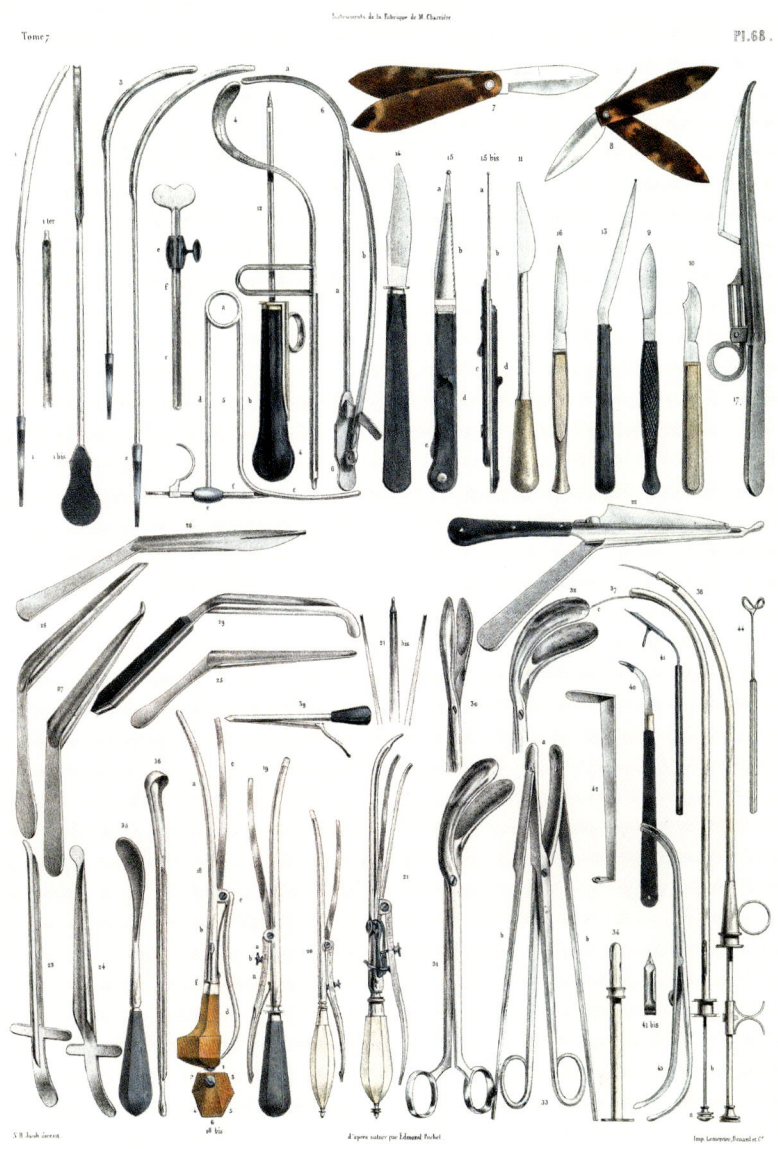

Surgery for bladder stones (lithotomy): Surgical instruments
Chirurgie des calculs de la vessie (lithotomie) : Instruments chirurgicaux
Chirurgie der Harnblasensteine (Lithotomie): Chirurgische Instrumente

CHIRURGIA PERINEI FEMININI. CHIRURGIA VAGINAE

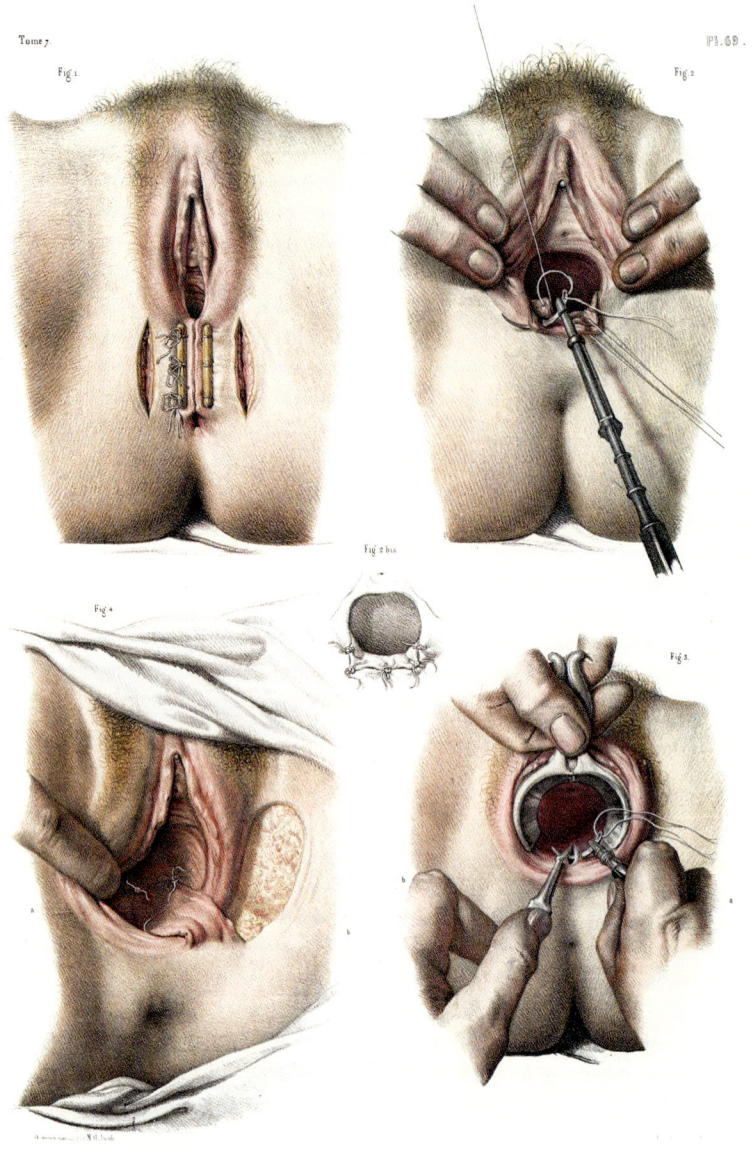

Surgery of the female perineum. Surgery of the vagina
Chirurgie du périnée féminin. Chirurgie du vagin
Chirurgie des weiblichen Damms. Chirurgie der Scheide

CHIRURGIA VAGINAE

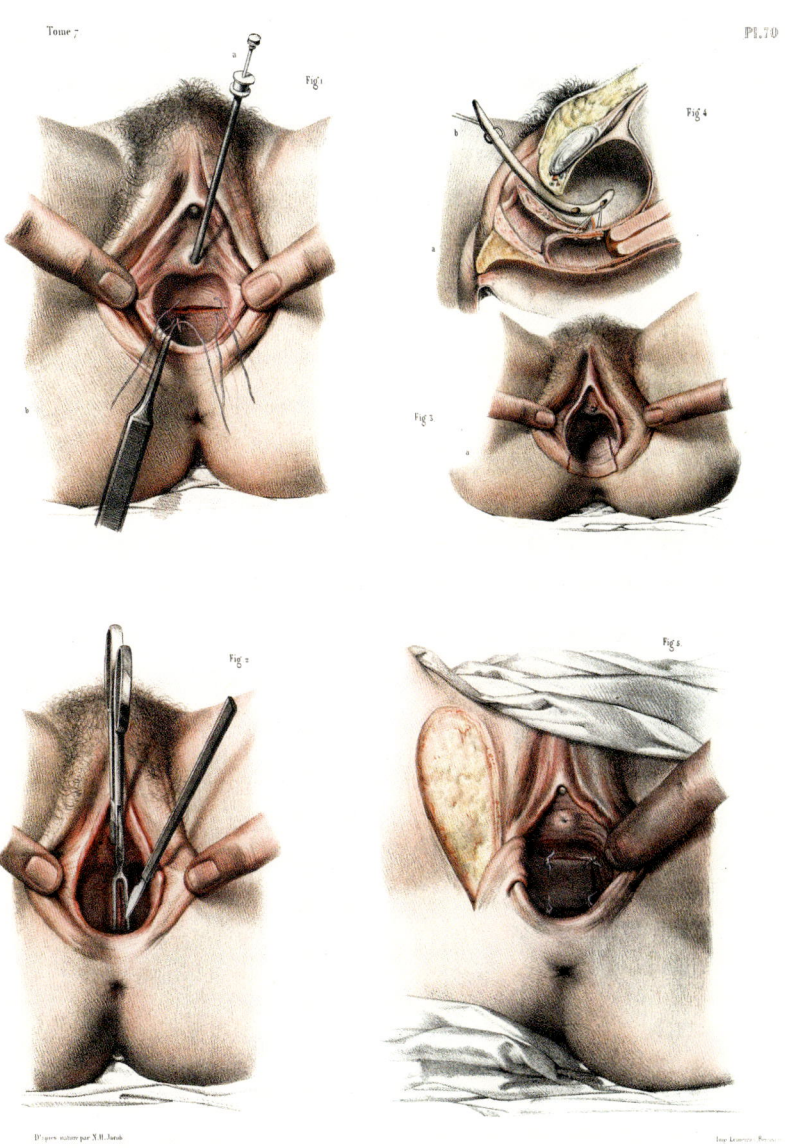

Surgery of the vagina / Chirurgie du vagin / Chirurgie der Scheide

CHIRURGIA VAGINAE ET UTERI

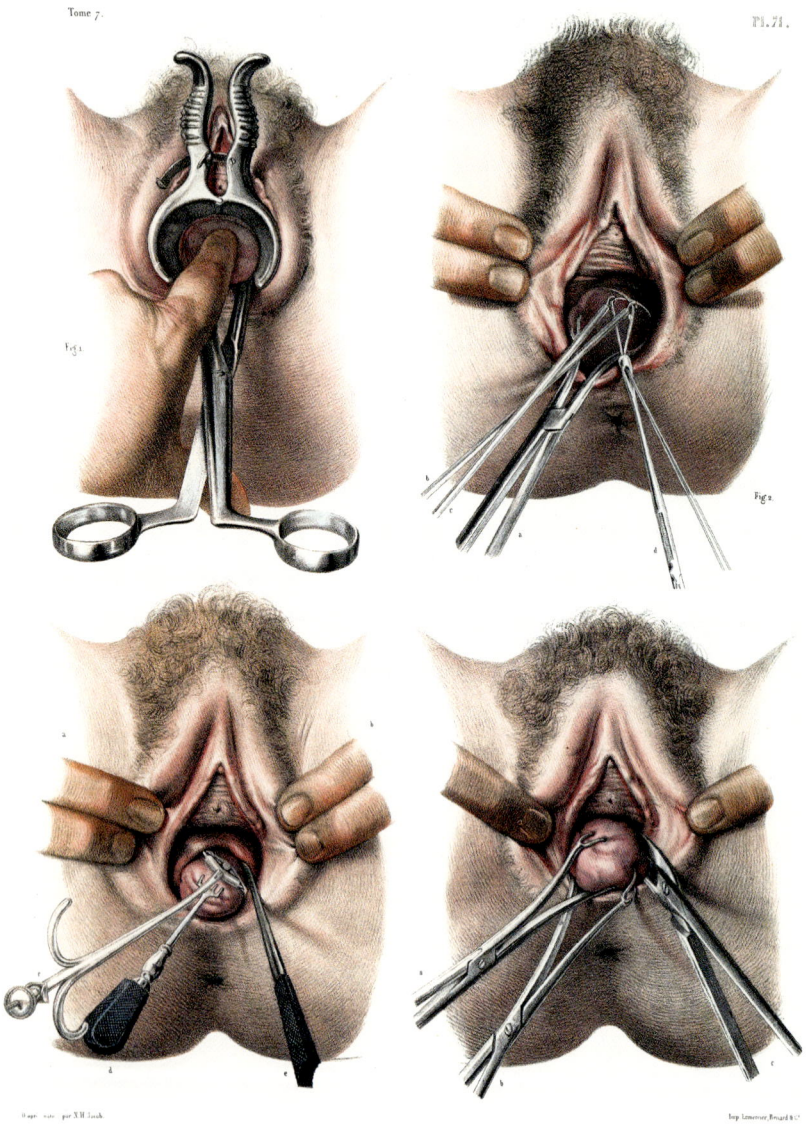

Surgery of the vagina and uterus / Chirurgie du vagin et de l'utérus
Chirurgie der Scheide und der Gebärmutter

CHIRURGIA VAGINAE, UTERI, ET OVARII

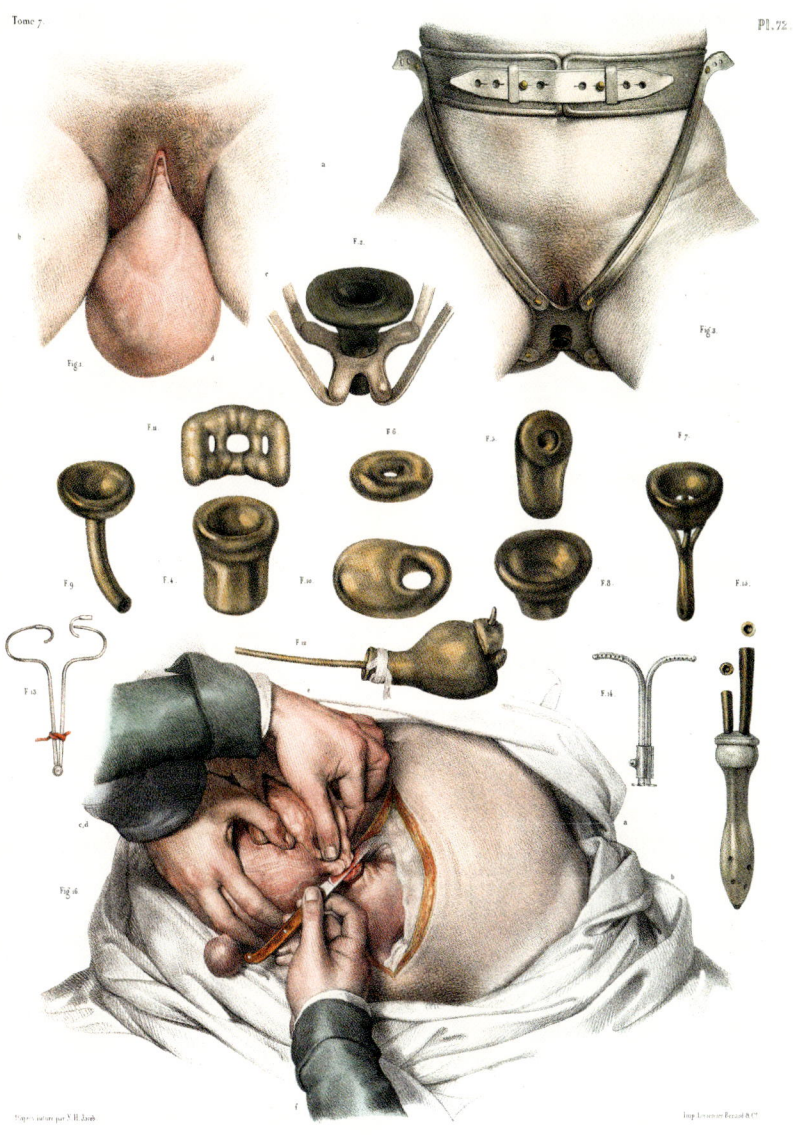

Surgery of the vagina, uterus, and ovaries
Chirurgie du vagin, de l'utérus et des ovaires
Chirurgie der Scheide, der Gebärmutter und der Eierstöcke

CHIRURGIA UTERI

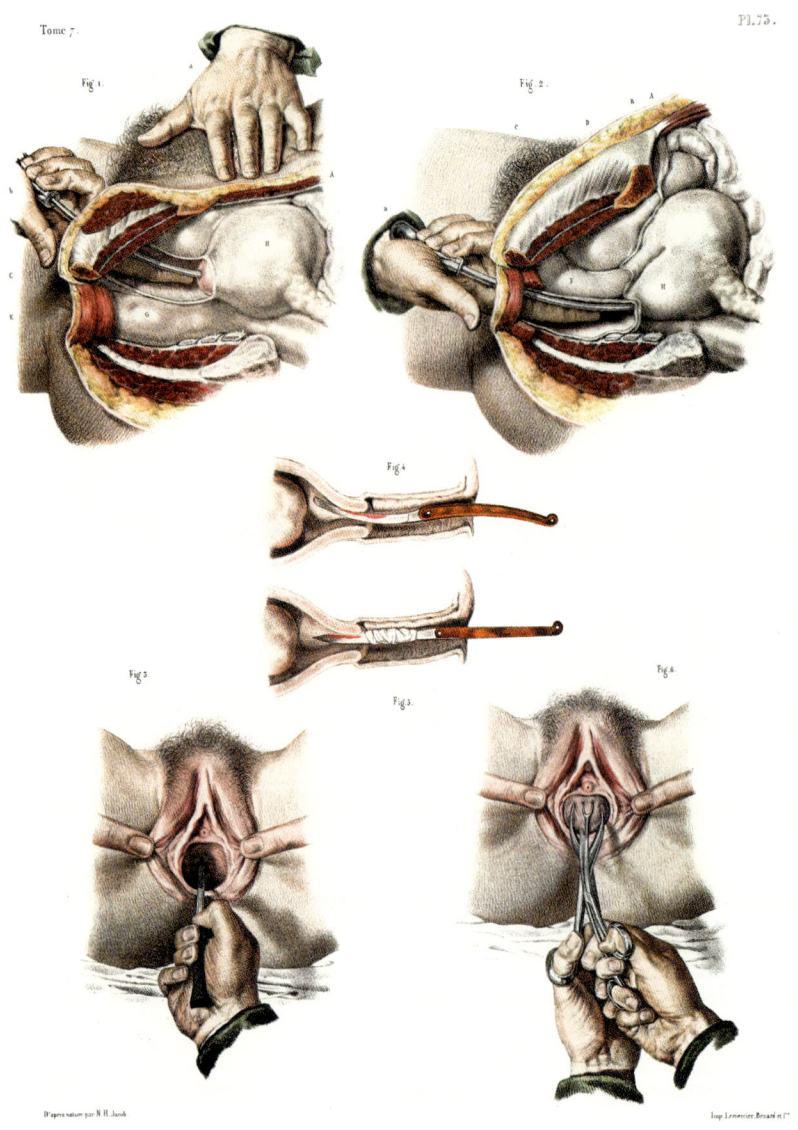

Surgery of the uterus / Chirurgie de l'utérus / Chirurgie der Gebärmutter

CHIRURGIA UTERI

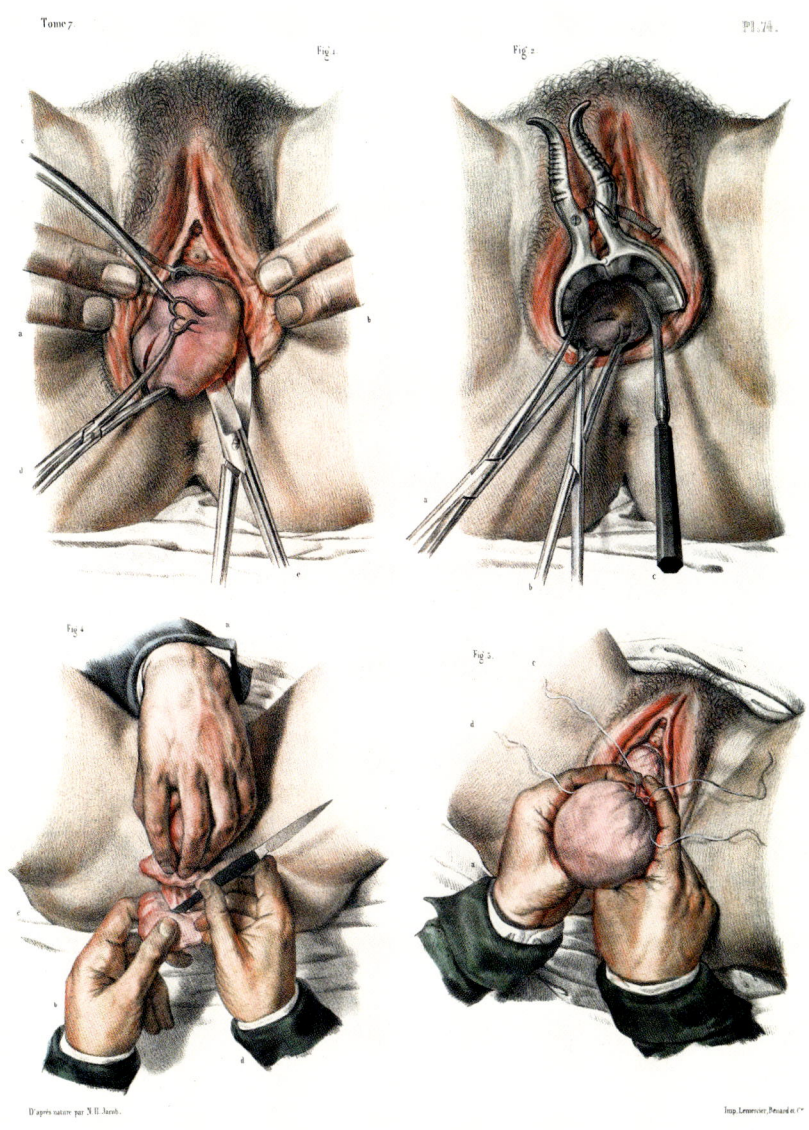

Surgery of the uterus / Chirurgie de l'utérus / Chirurgie der Gebärmutter

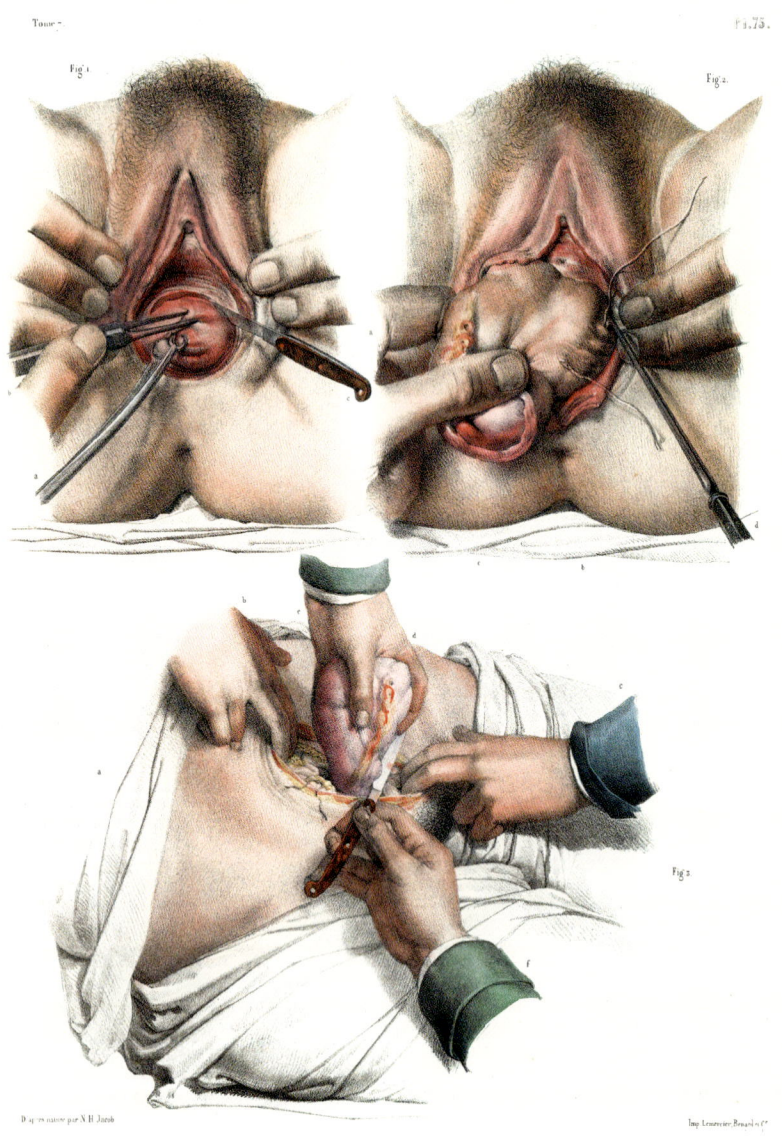

Surgery of the uterus / Chirurgie de l'utérus / Chirurgie der Gebärmutter

CHIRURGIA VAGINAE ET UTERI: INSTRUMENTA CHIRURGICA

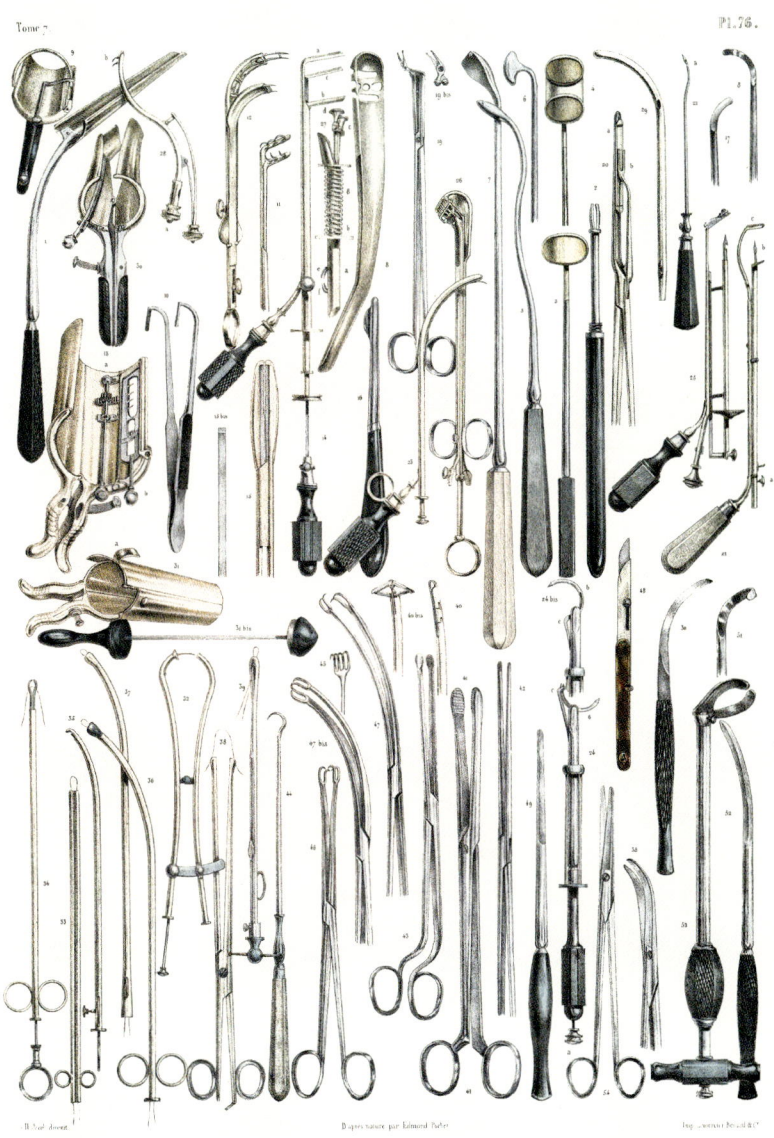

Surgery of the vagina and uterus: Surgical instruments
Chirurgie du vagin et de l'utérus : Instruments chirurgicaux
Chirurgie der Scheide und der Gebärmutter: Chirurgische Instrumente

PARTUS CESAREUS. SYMPHYSEOTOMIA

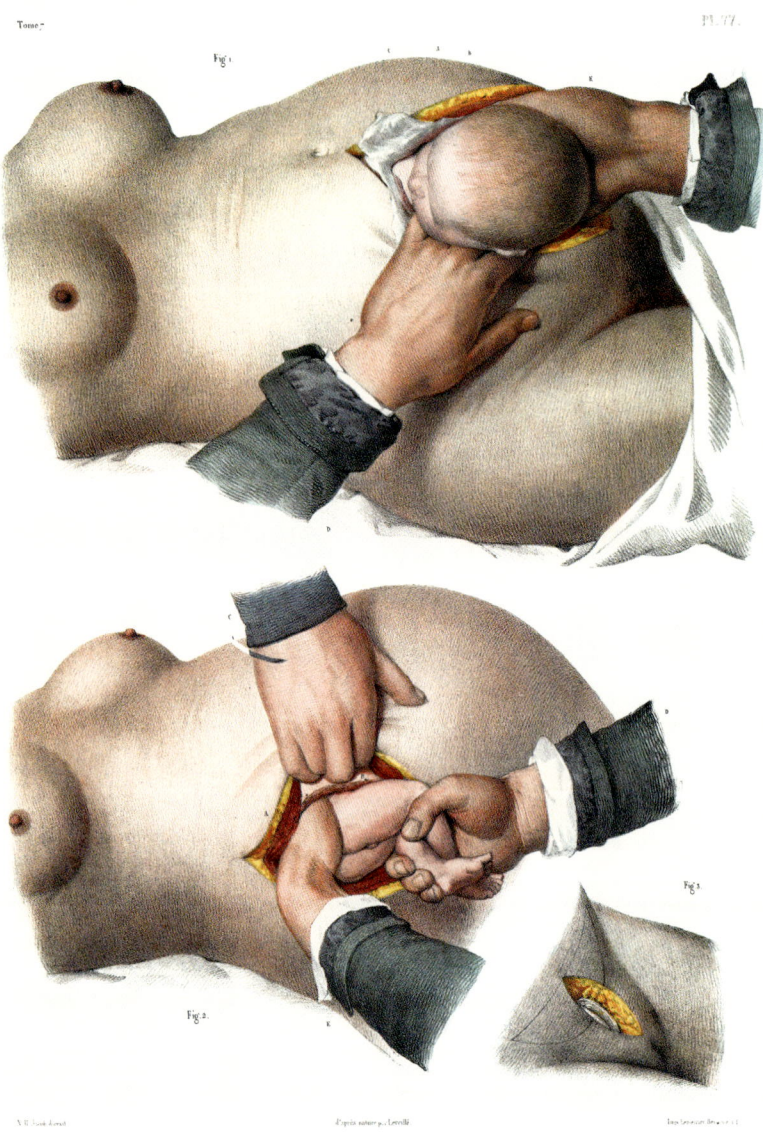

Caesarean section. Symphysiotomy / Césarienne. Symphyséotomie
Kaiserschnitt. Symphyseotomie

ANATOMIA CHIRURGICA MUSCULORUM OCULI (STRABISMUS)

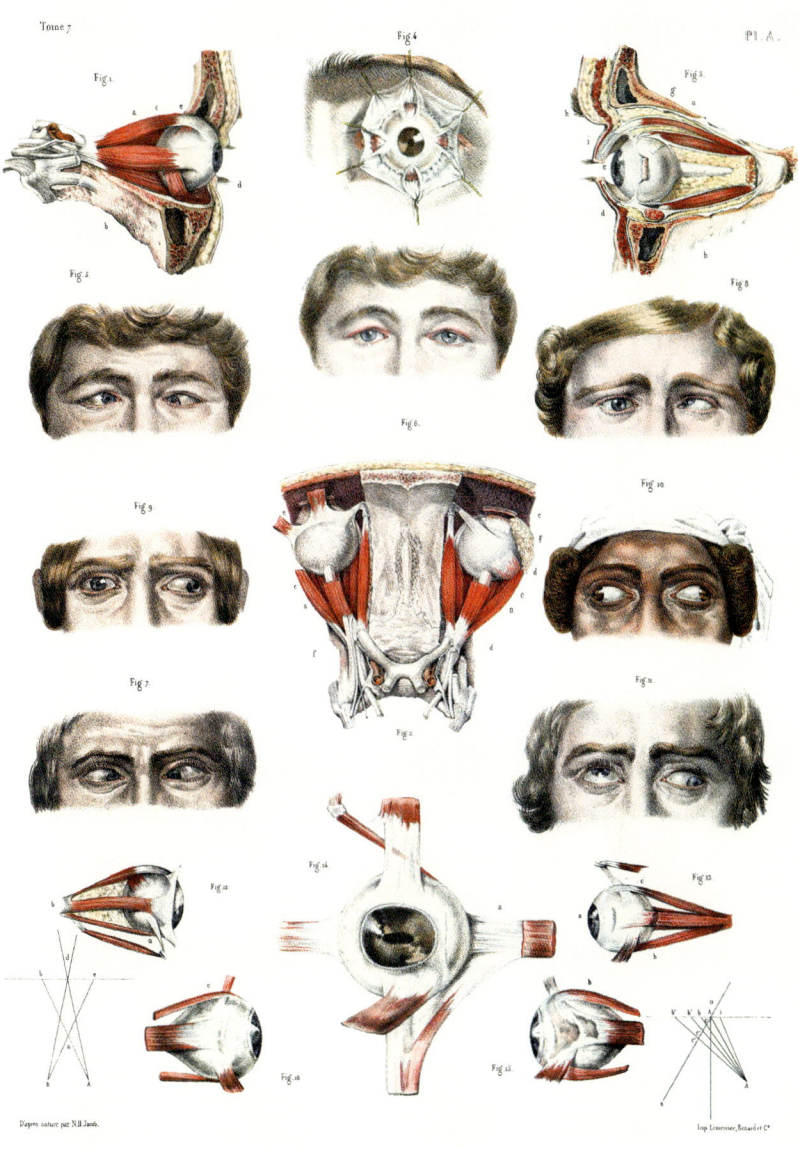

Surgical anatomy of the muscles of the eye (strabismus)
Anatomie chirurgicale des muscles de l'œil (Strabisme)
Chirurgische Anatomie der Augenmuskeln (Strabismus)

CHIRURGIA MUSCULORUM OCULI (STRABISMUS)

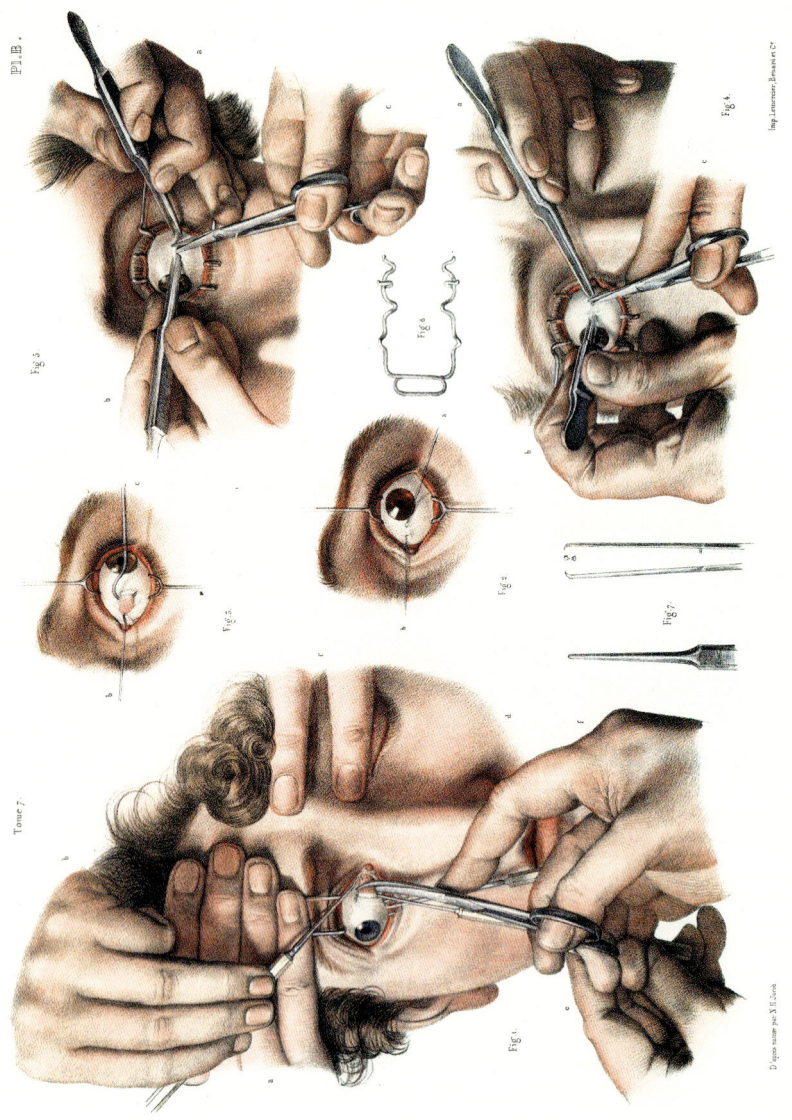

Surgery of the muscles of the eye (strabismus)
Chirurgie des muscles de l'œil (strabisme)
Chirurgie der Augenmuskeln (Strabismus)

CHIRURGIA MUSCULORUM OCULI (STRABISMUS)

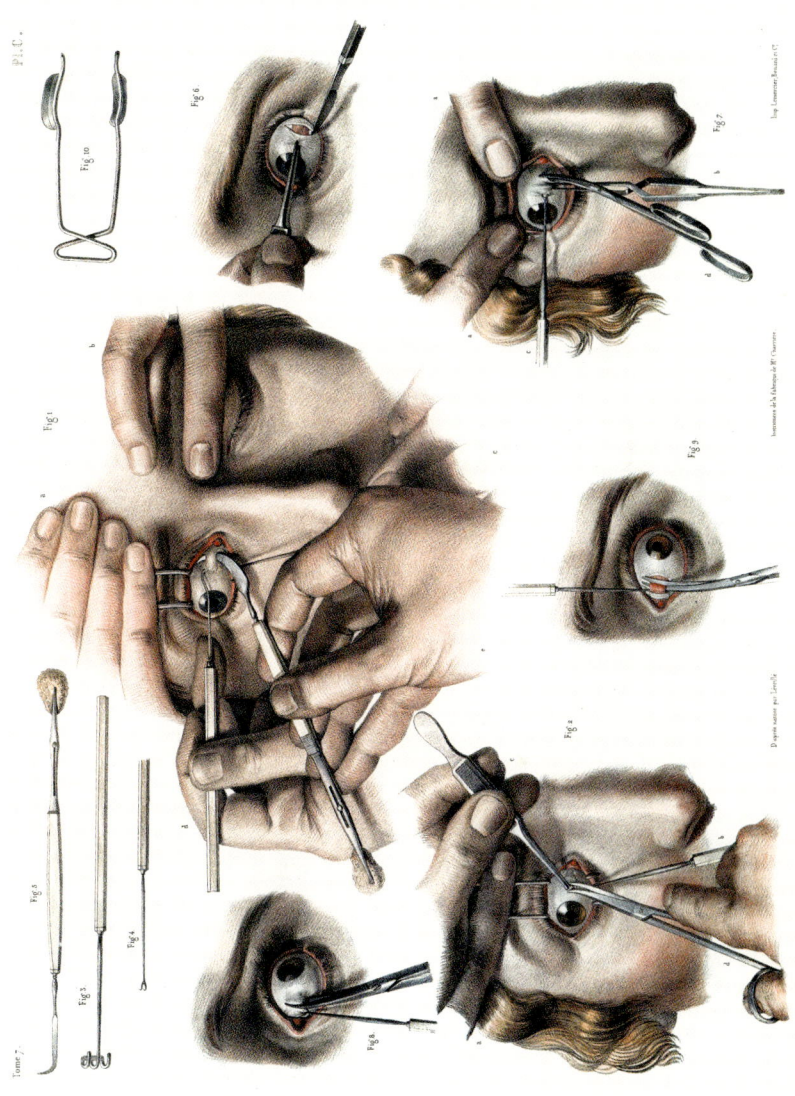

Surgery of the muscles of the eye (strabismus)
Chirurgie des muscles de l'œil (strabisme)
Chirurgie der Augenmuskeln (Strabismus)

CHIRURGIA MUSCULORUM OCULI (STRABISMUS)

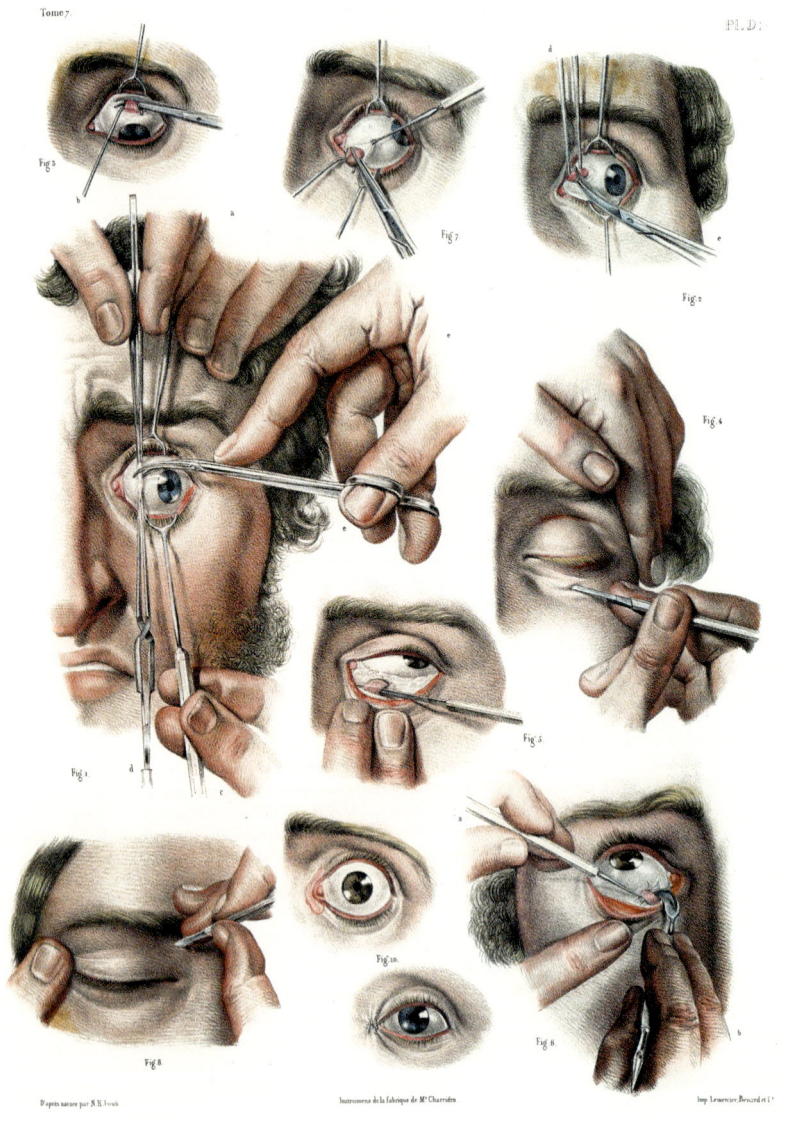

Surgery of the muscles of the eye (strabismus)
Chirurgie des muscles de l'œil (strabisme)
Chirurgie der Augenmuskeln (Strabismus)

CHIRURGIA MUSCULORUM OCULI (STRABISMUS)

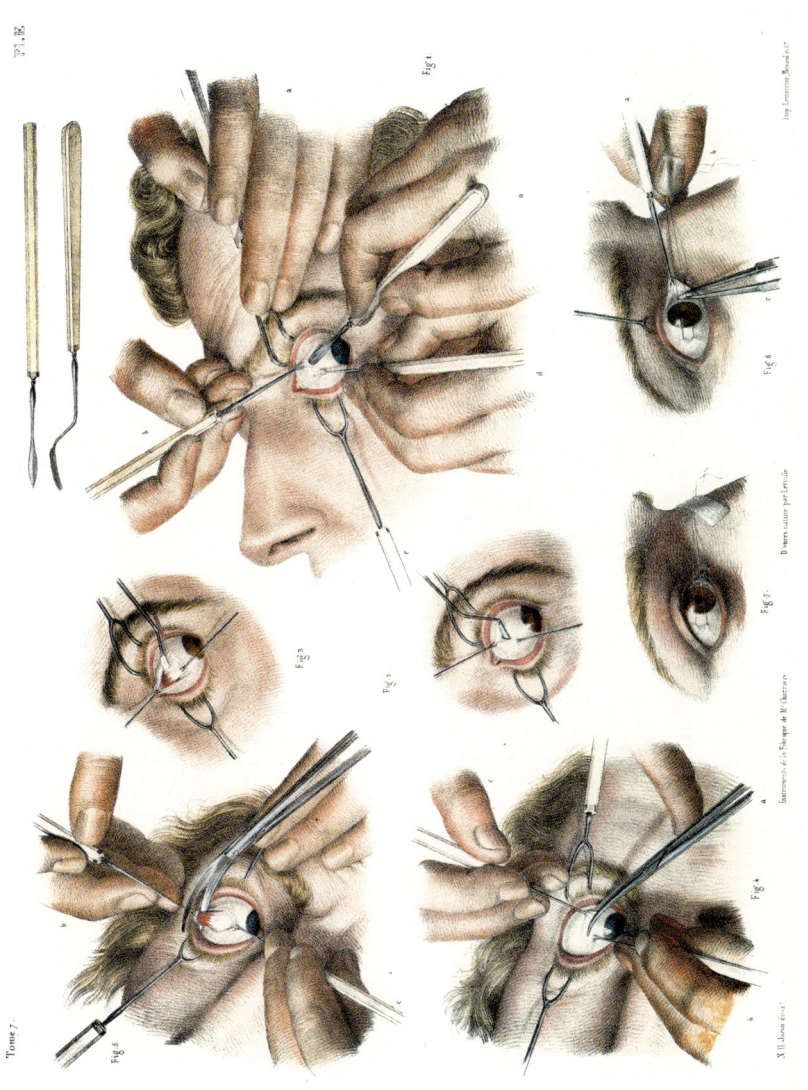

Surgery of the muscles of the eye (strabismus)
Chirurgie des muscles de l'œil (strabisme)
Chirurgie der Augenmuskeln (Strabismus)

CHIRURGIA DISTORTIONUM LINGUAE

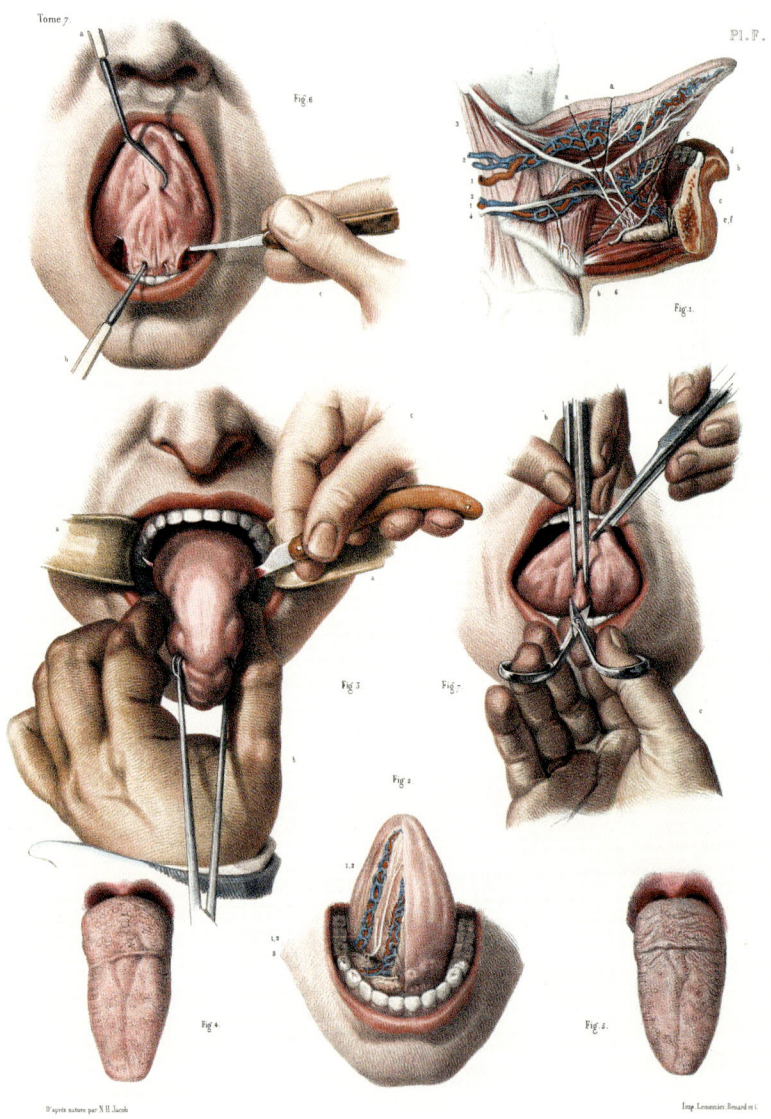

Surgery of distortions of the tongue / Chirurgie des distorsions de la langue
Chirurgie der Zungendistorsionen

CHIRURGIA DISTORTIONUM LINGUAE

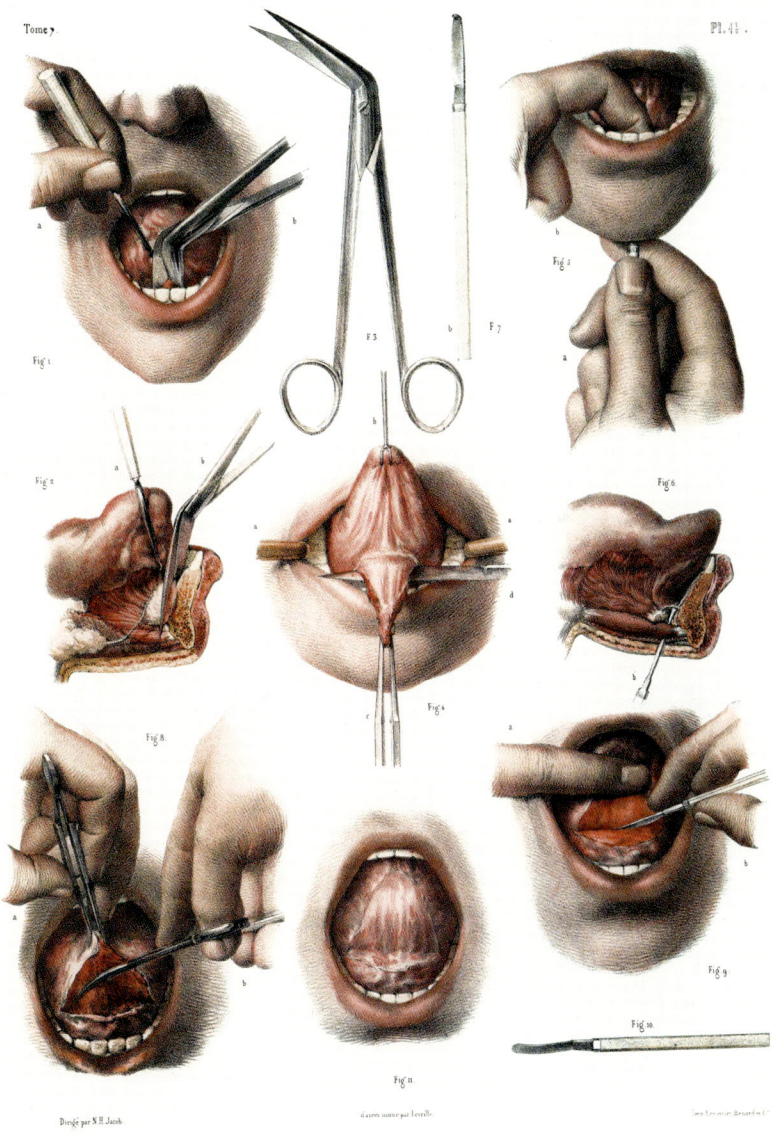

Surgery of distortions of the tongue / Chirurgie des distorsions de la langue
Chirurgie der Zungendistorsionen

CHIRURGIA DEFORMATIONUM PEDIS

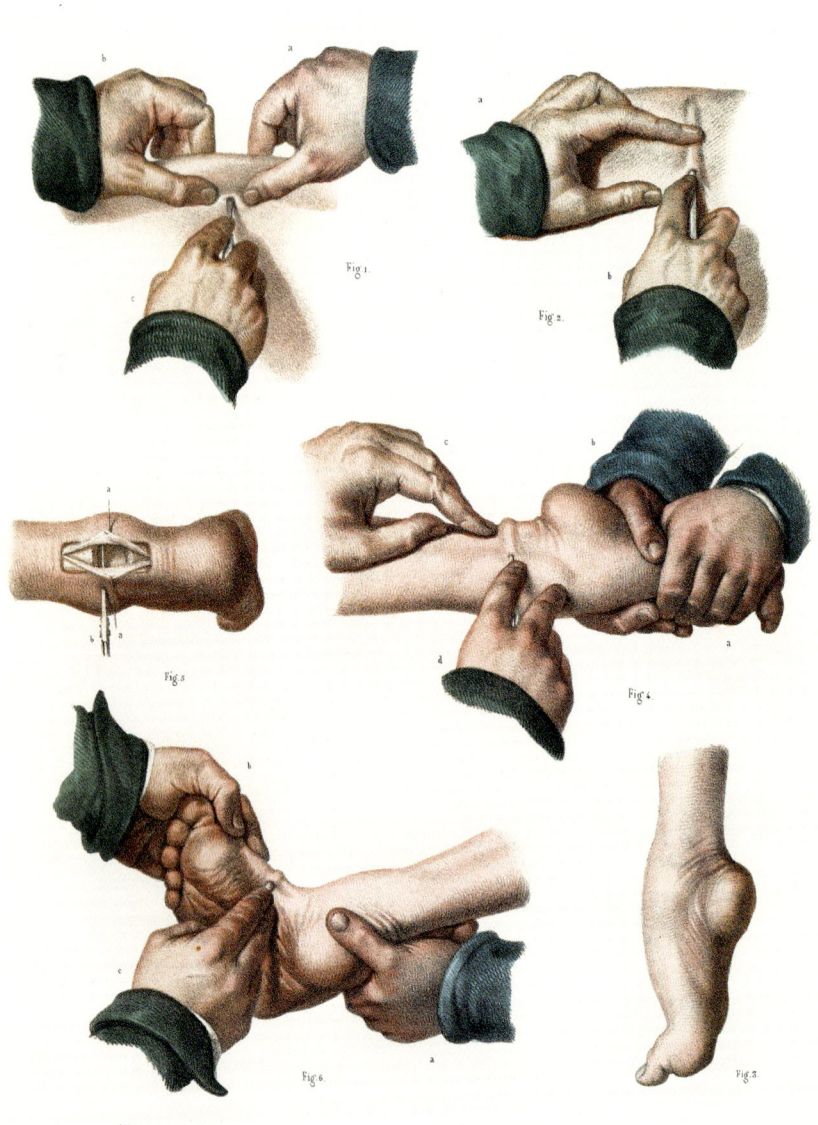

Surgery for deformations of the foot (club feet)
Chirurgie des déformations du pied (pieds bots)
Chirurgie von Fußdeformationen (Klumpfuß)

CHIRURGIA DEFORMATIONUM PEDIS

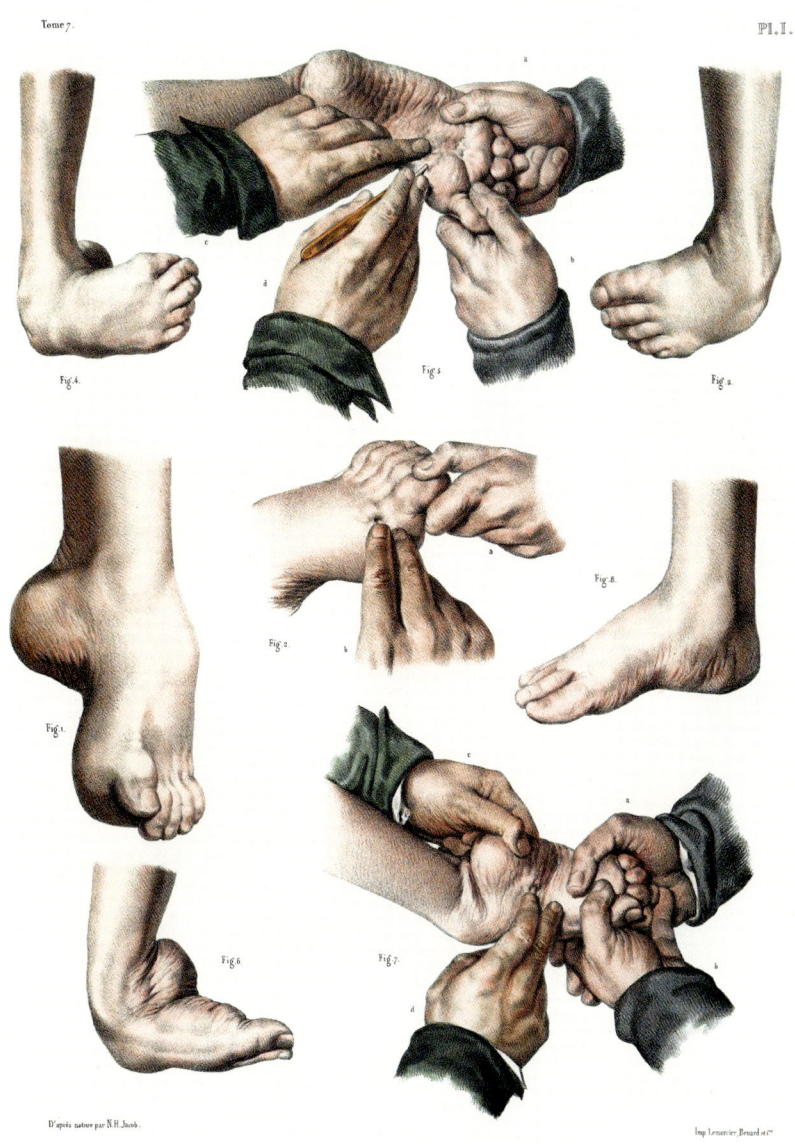

Surgery for deformations of the foot (club feet)
Chirurgie des déformations du pied (pieds bots)
Chirurgie von Fußdeformationen (Klumpfuß)

CHIRURGIA DEFORMATIONUM PEDIS

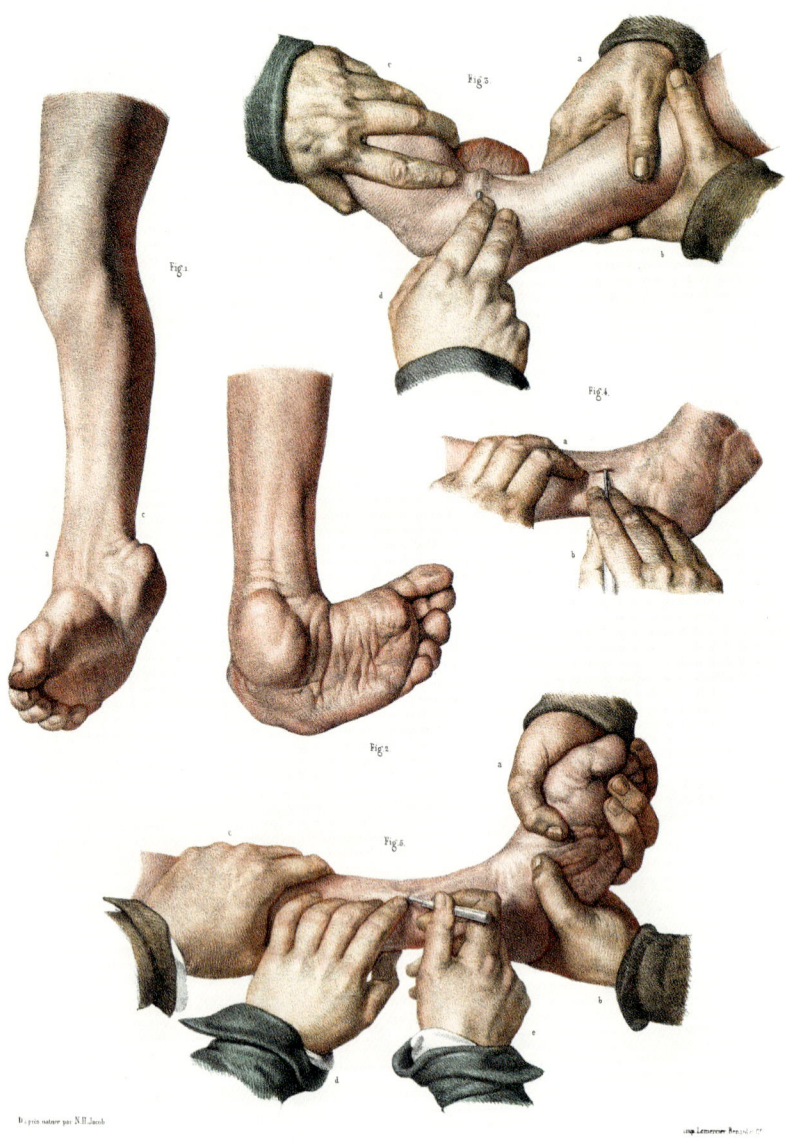

Surgery for deformations of the foot (club feet)
Chirurgie des déformations du pied (pieds bots)
Chirurgie von Fußdeformationen (Klumpfuß)

CHIRURGIA DEFORMATIONUM PEDIS

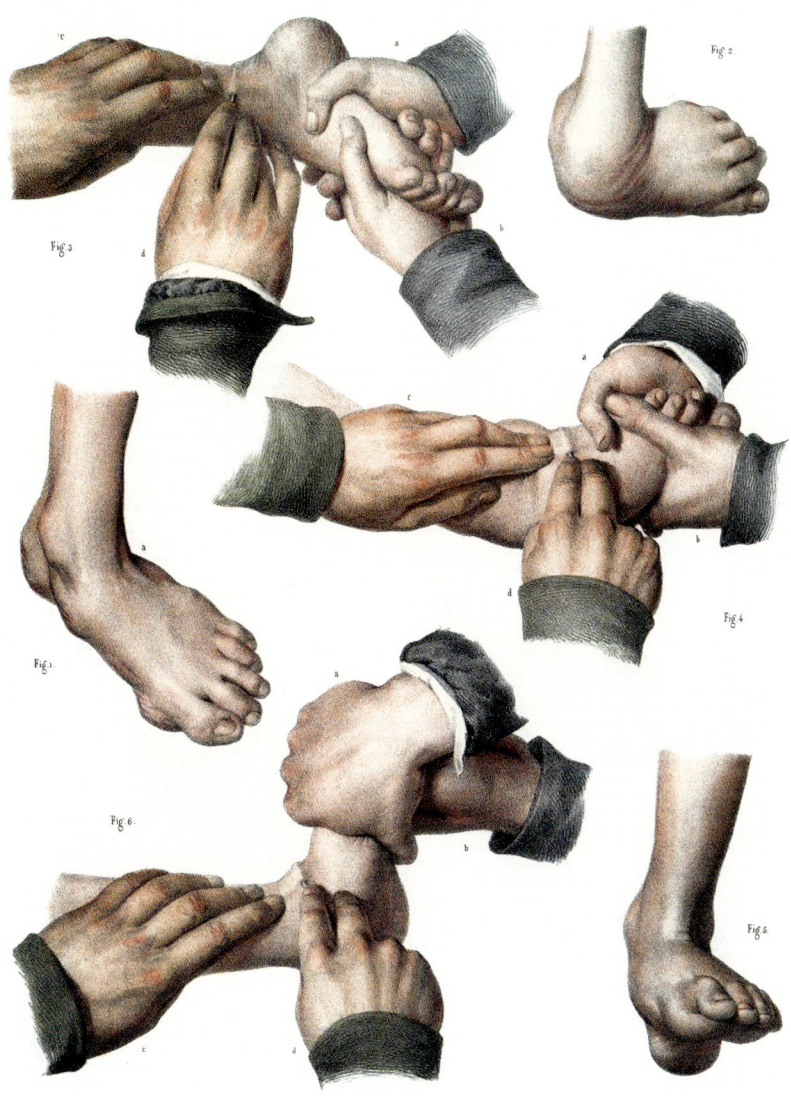

Surgery for deformations of the foot (club feet)
Chirurgie des déformations du pied (pieds bots)
Chirurgie von Fußdeformationen (Klumpfuß)

SECTIONES TENDINUM (TENOTOMIAE): INSTRUMENTA CHIRURGICA. TENOTOMIAE FEMORIS

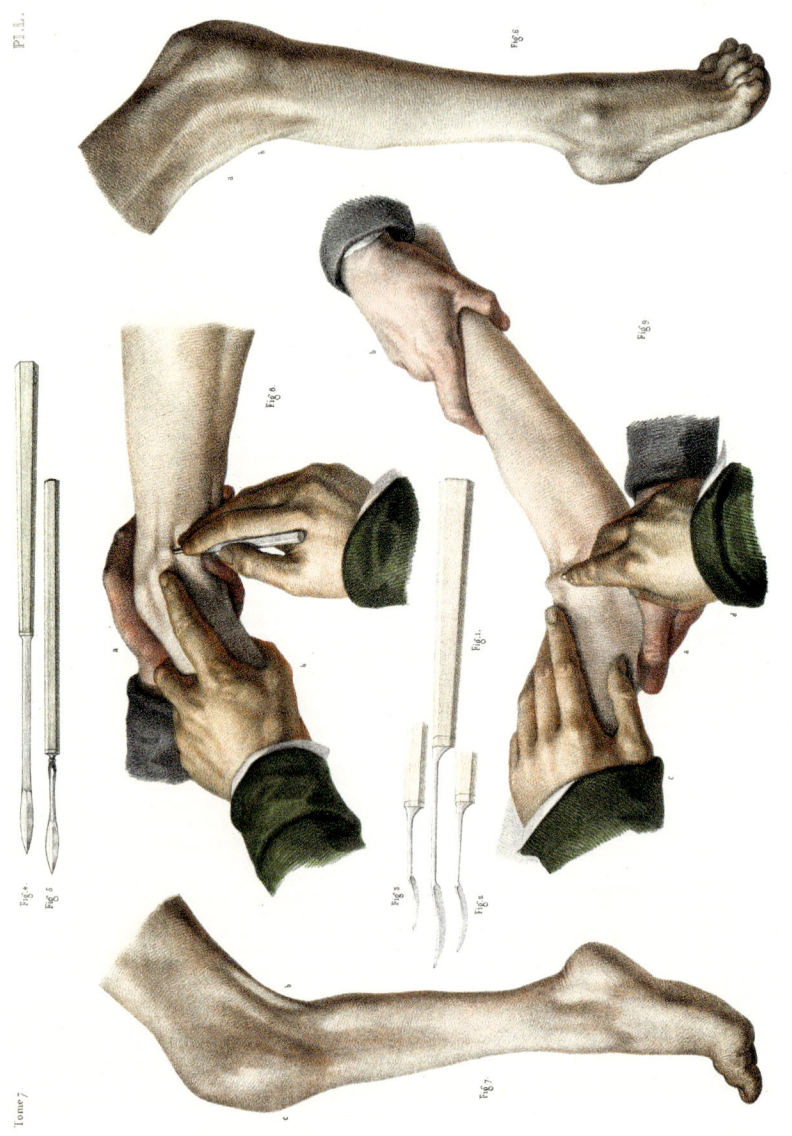

Sections through the tendons (tenotomies): Surgical instruments. Tenotomies of the thigh
Sections tendineuses (ténotomies) : Instruments chirurgicaux.Ténotomies de la cuisse
Sehnendurchtrennungen (Tenotomien): Chirurgische Instrumente. Tenotomien am Oberschenkel

CERVICIS RIGORES.
SECTIONES TENDINUM COLLI (TENOTOMIAE)

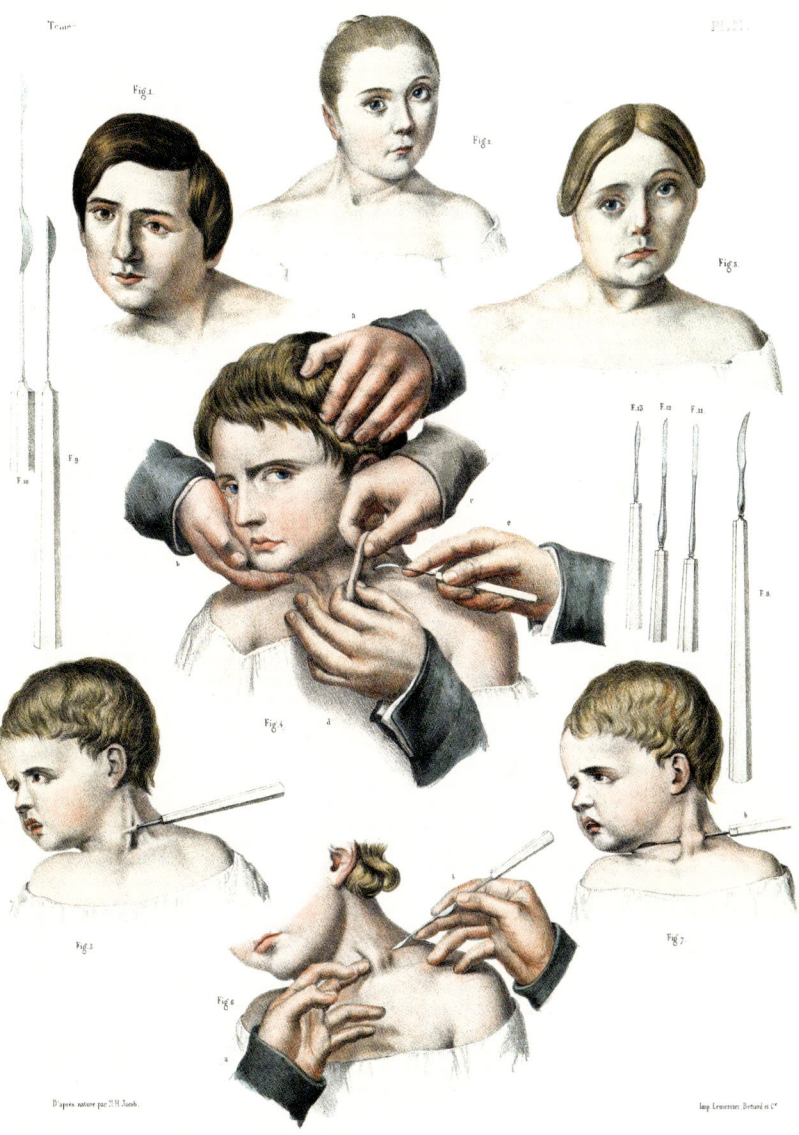

Torticollis. Sections of muscles and tendons of the neck (tenotomies)
Torticolis. Sections musculo-tendineuses du cou (ténotomies)
Schiefhals. Muskel- und Sehnendurchtrennungen am Hals (Tenotomien)

SECTIONES TENDINUM VARIAE (TENOTOMIAE)

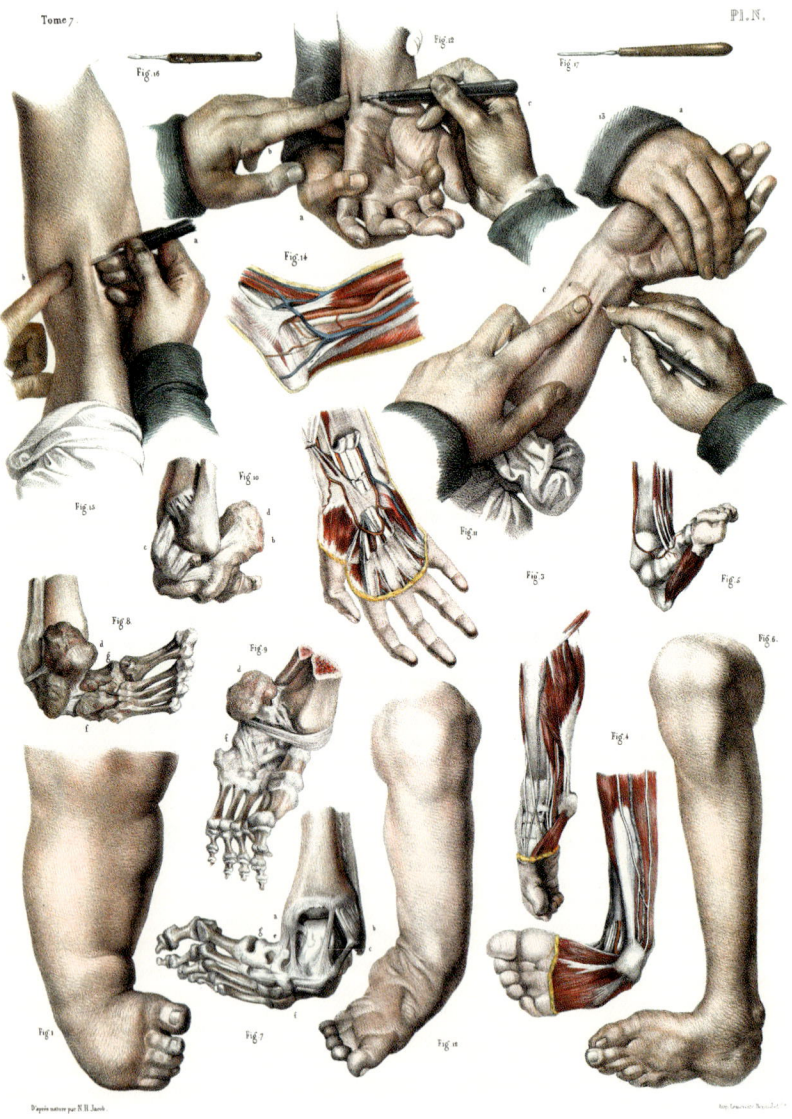

Sections of different tendons (tenotomies) / Sections tendineuses diverses (ténotomies)
Verschiedene Sehnendurchtrennungen (Tenotomien)

DEFORMATIONES COLUMNAE VERTEBRALIS

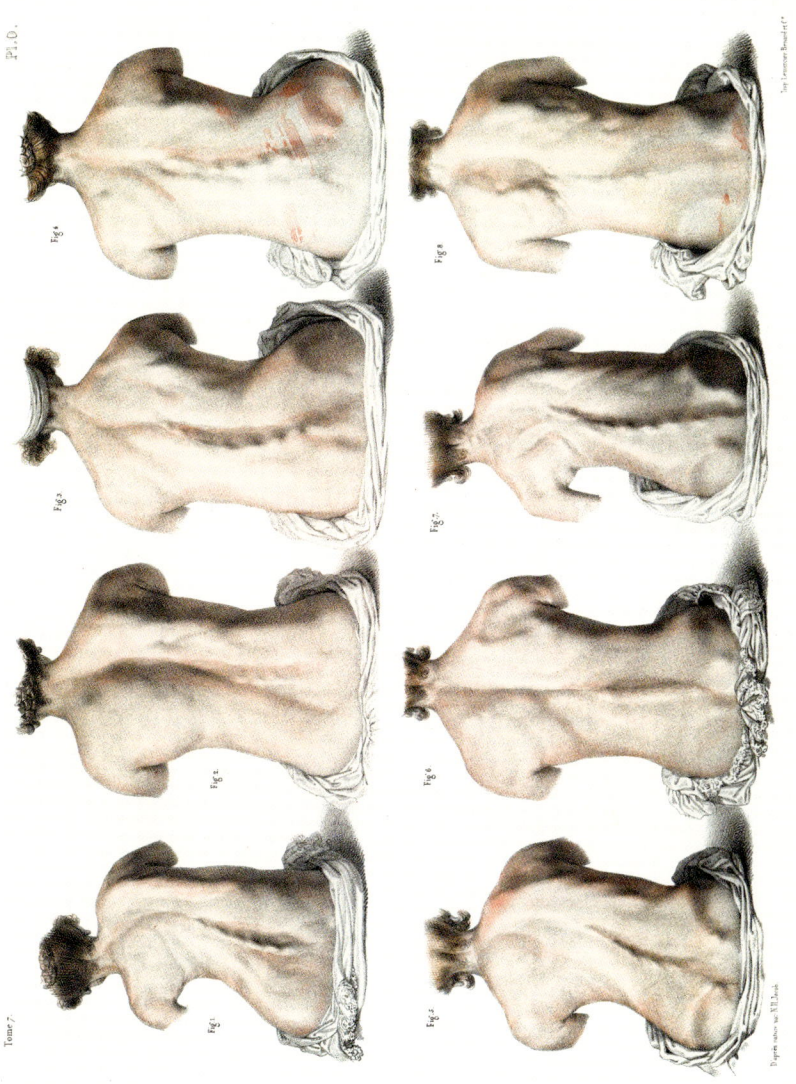

Deformations of the spine / Déformations de la colonne vertébrale
Wirbelsäulendeformationen

PUNCTIONES ABSCESSUS

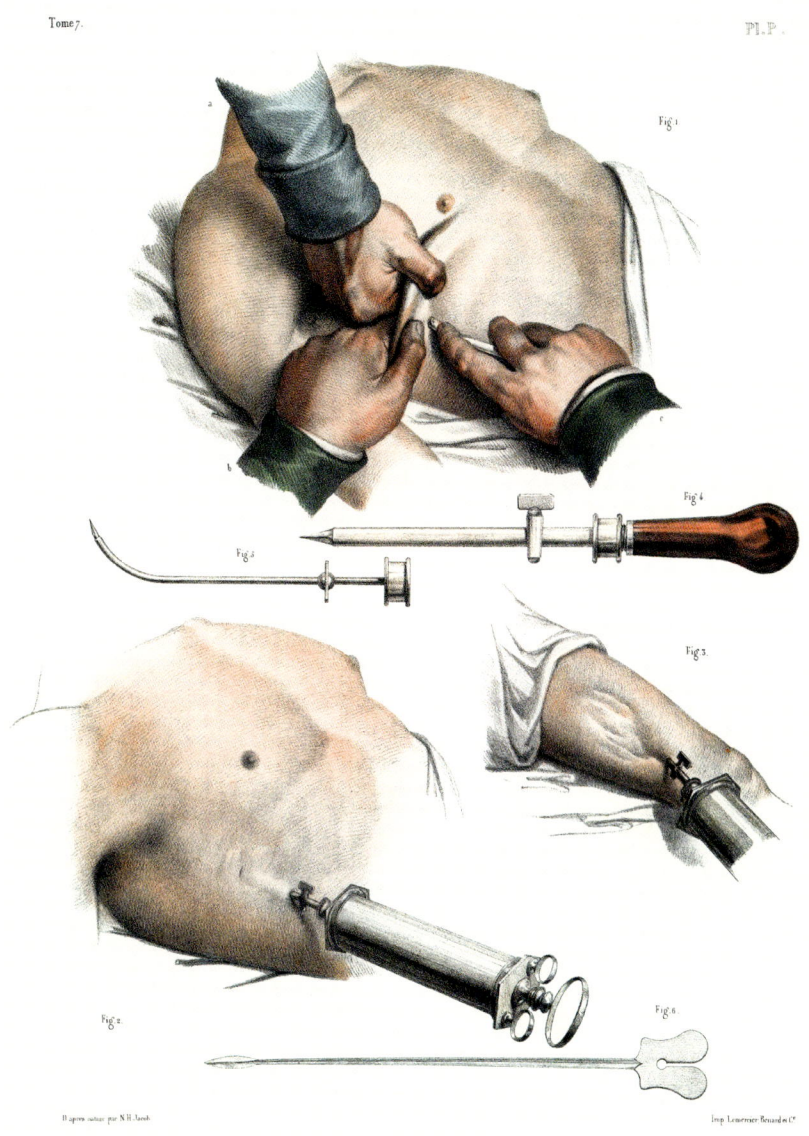

Taps for abscesses / Ponctions d'abcès / Abszesspunktionen

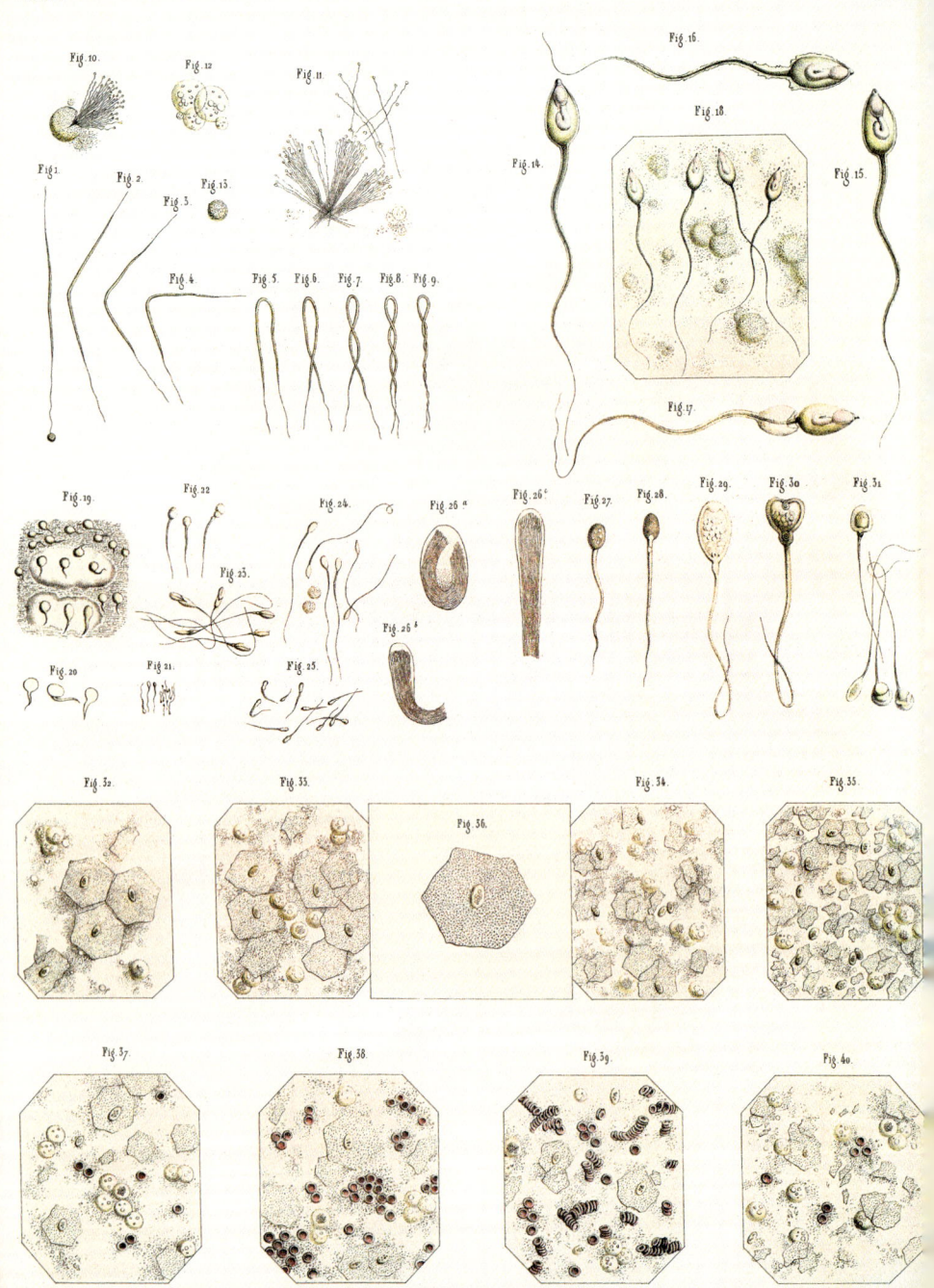

VOL. 8

Embryologia.
Anatomia Comparata.
Anatomia Microscopia

EMBRYOLOGY.
COMPARATIVE ANATOMY.
MICROSCOPIC ANATOMY

EMBRYOLOGIE.
ANATOMIE COMPAREE.
ANATOMIE MICROSCOPIQUE

EMBRYOLOGIE.
VERGLEICHENDE ANATOMIE.
MIKROSKOPISCHE ANATOMIE

Left page / Ci-contre / linke Seite:
Embryology: Spermatozoids / Embryologie : Spermatozoïdes
Embryologie: Spermien

EMBRYOLOGIA: OVARIUM ET FOLLICULI OVARICI

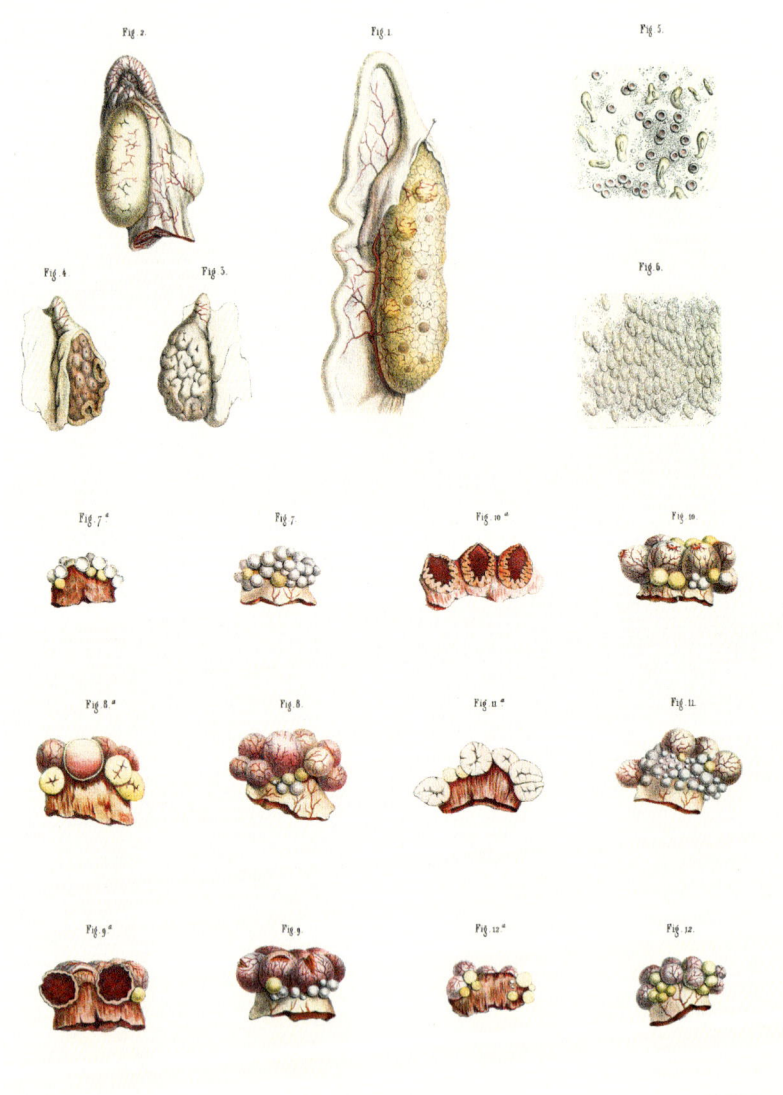

Embryology: Ovary and ovarian follicles
Embryologie : Ovaire et follicules ovariens
Embryologie: Eierstock und Eierstockfollikel

EMBRYOLOGIA: OVARIUM, FOLLICULI OVARICI, ET OVOCYTUS

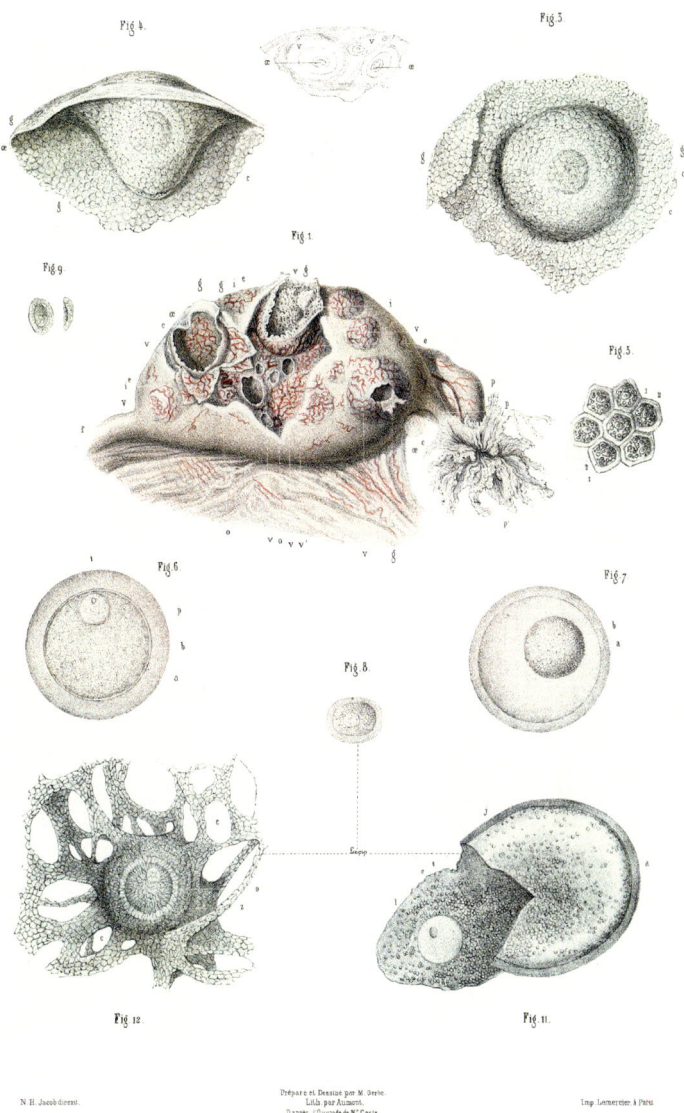

Embryology: Ovary, ovarian follicles, and oocyte
Embryologie : Ovaire, follicules ovariens et ovocyte
Embryologie: Eierstock, Eierstockfollikel und Eizelle

EMBRYOLOGIA: OVOCYTUS, FECUNDATIO, ET FISSIO

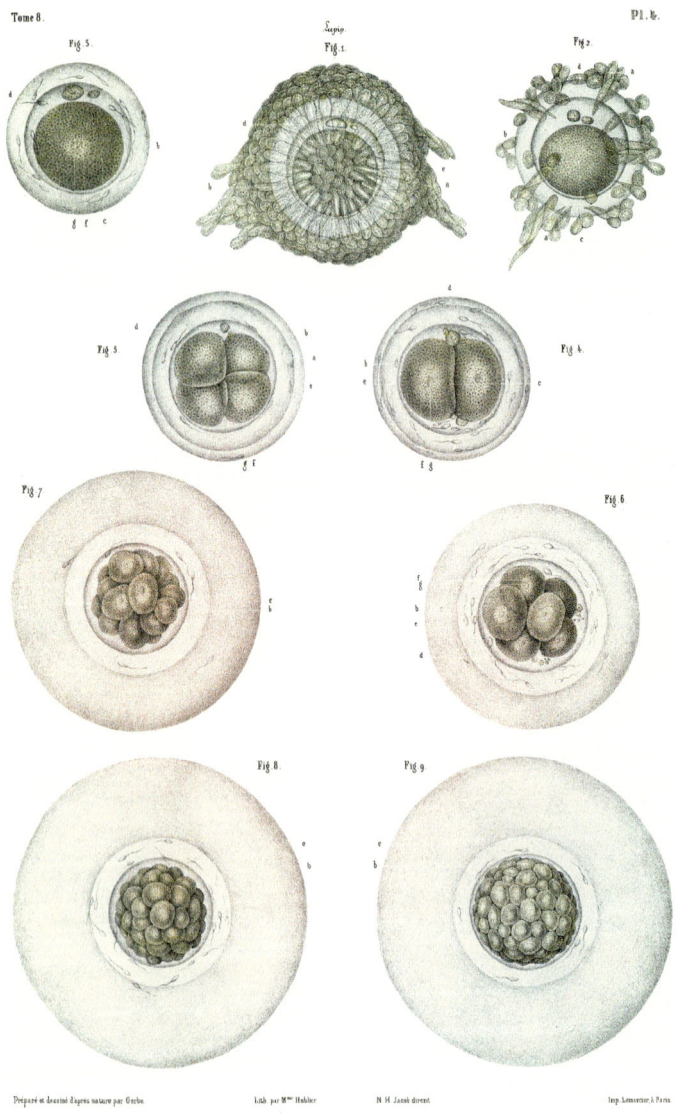

Embryology: Oocyte, fertilisation, and segmentation
Embryologie : Ovocyte, fécondation et segmentation
Embryologie: Eizelle, Befruchtung und Teilung

EMBRYOLOGIA: BLASTOCYSTUS ET EMBRYO

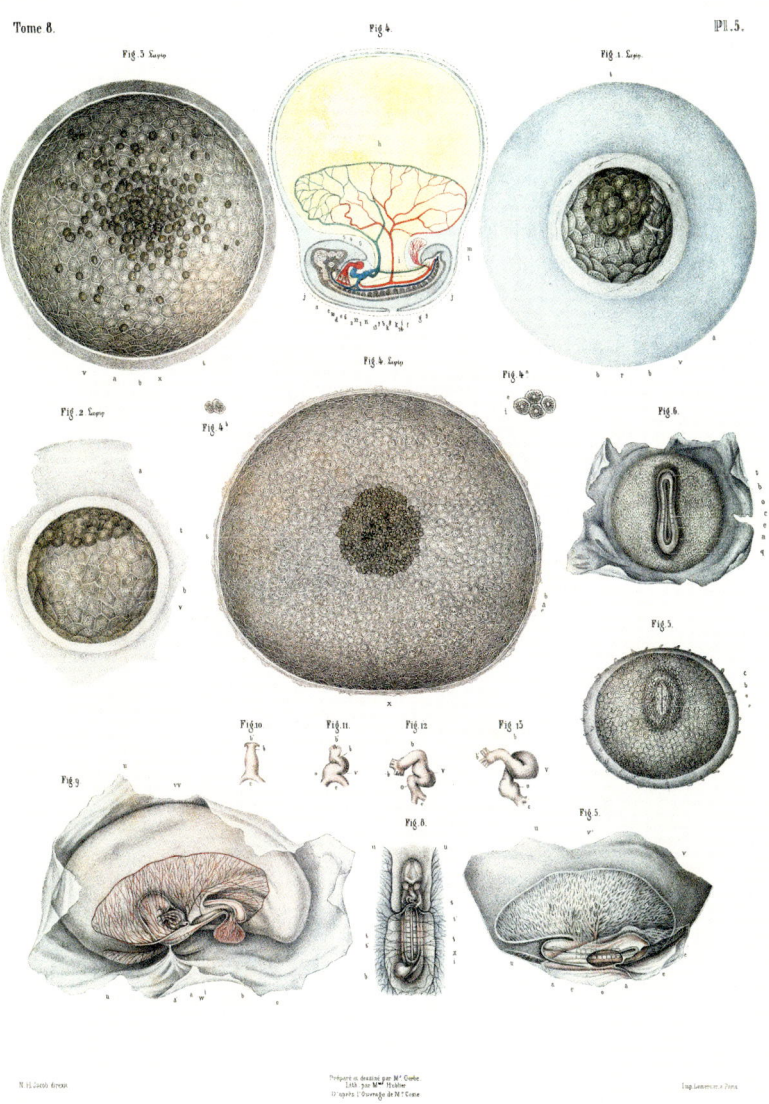

Embryology: Blastocyst and embryo / Embryologie : Blastocyste et embryon
Embryologie: Blastozyste und Embryo

EMBRYOLOGIA: EMBRYO

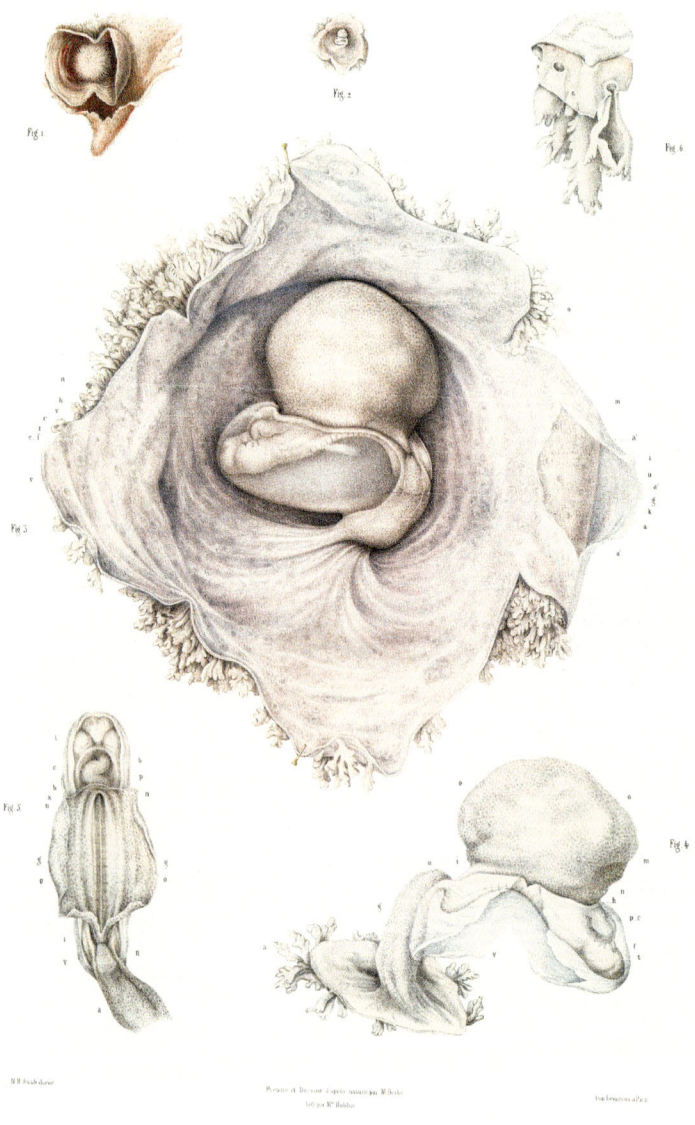

Embryology: Embryo / Embryologie : Embryon / Embryologie: Embryo

EMBRYOLOGIA: EMBRYO

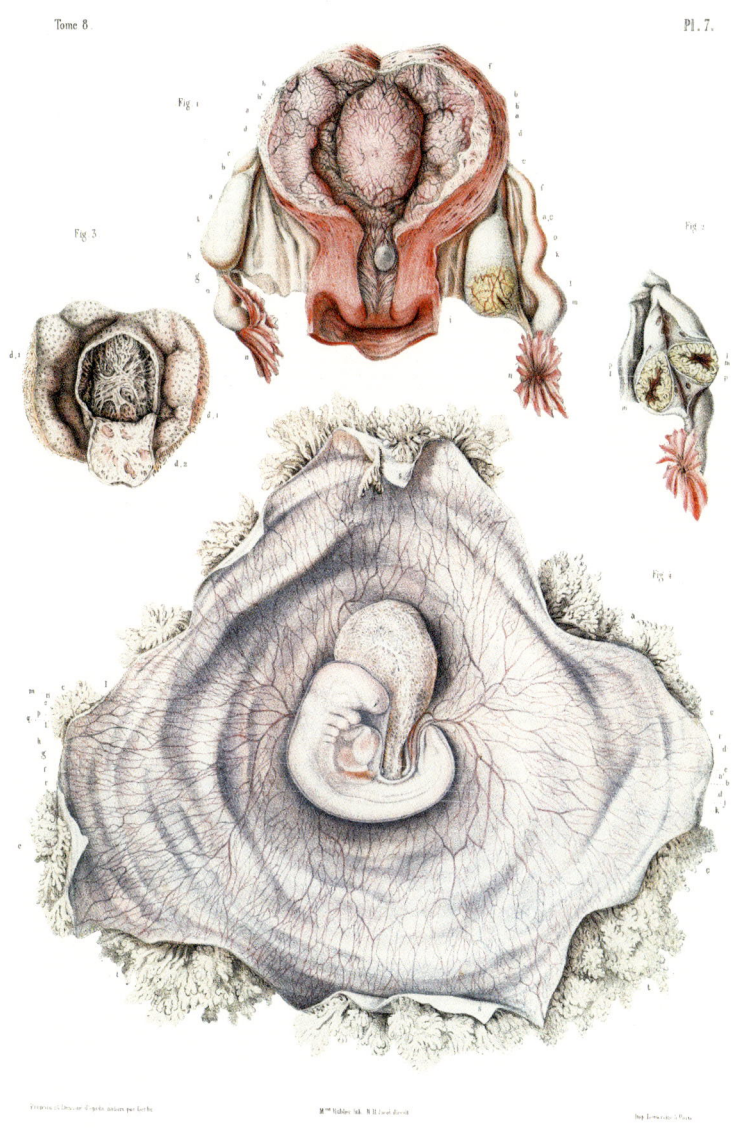

Embryology: Embryo / Embryologie : Embryon / Embryologie: Embryo

EMBRYOLOGIA: EMBRYO

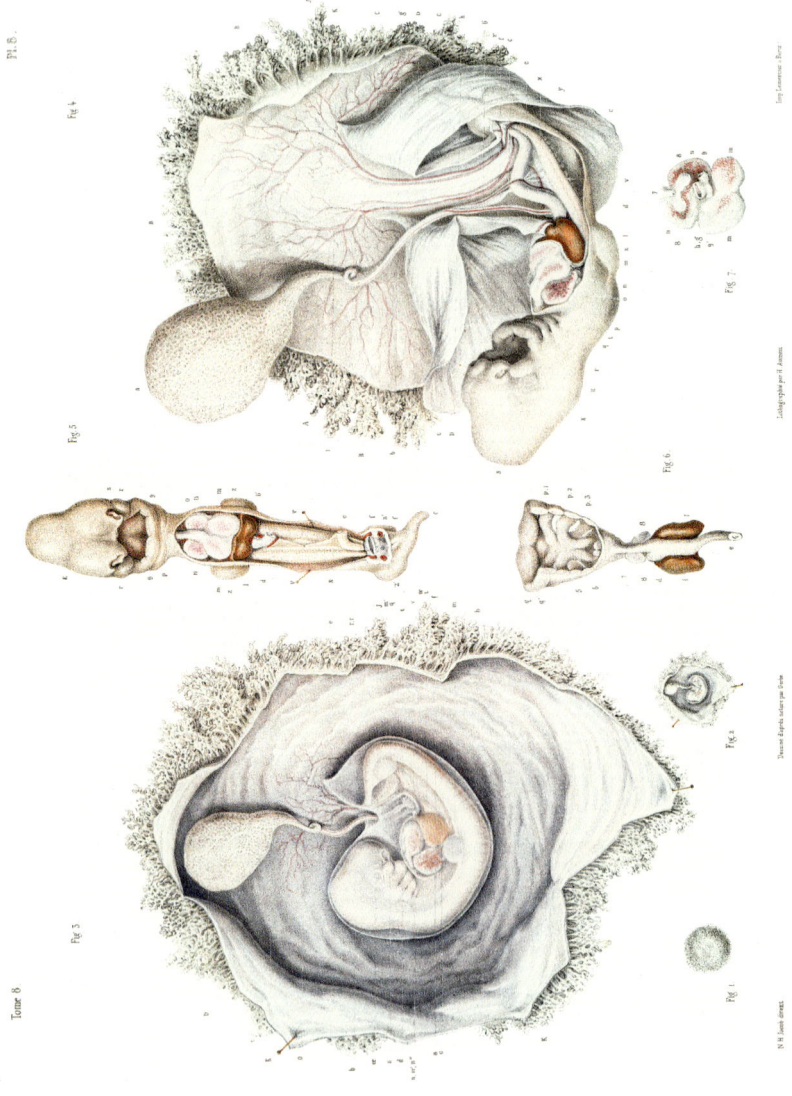

Embryology: Embryo / Embryologie : Embryon / Embryologie: Embryo

EMBRYOLOGIA: EMBRYO

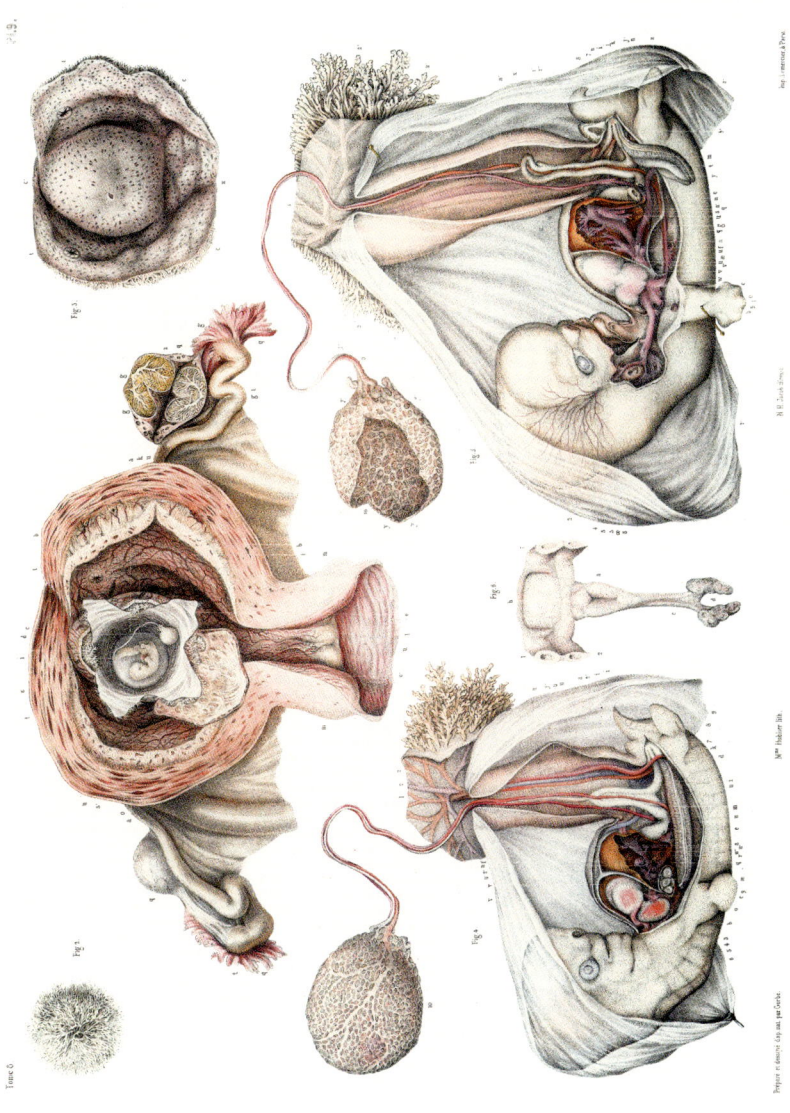

Embryology: Embryo / Embryologie : Embryon / Embryologie: Embryo

EMBRYOLOGIA: FOETUS

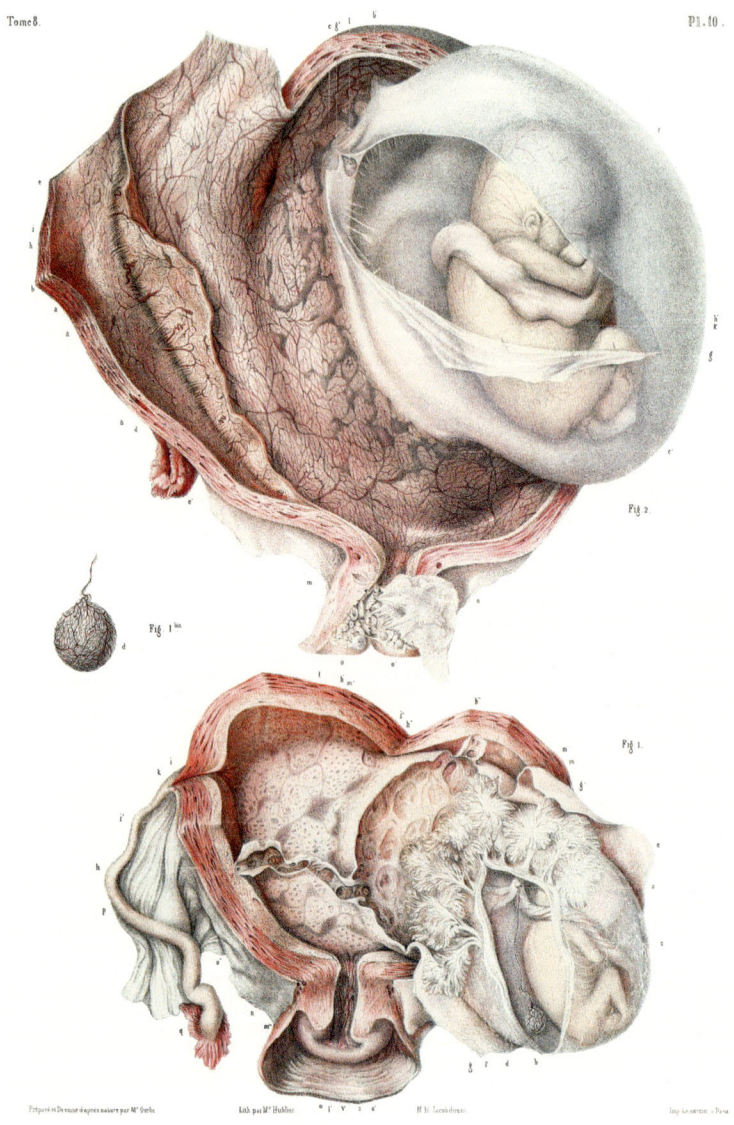

Embryology: Fetus / Embryologie : Fœtus / Embryologie: Fetus

EMBRYOLOGIA: SYSTEMA NERVOSUM CENTRALE

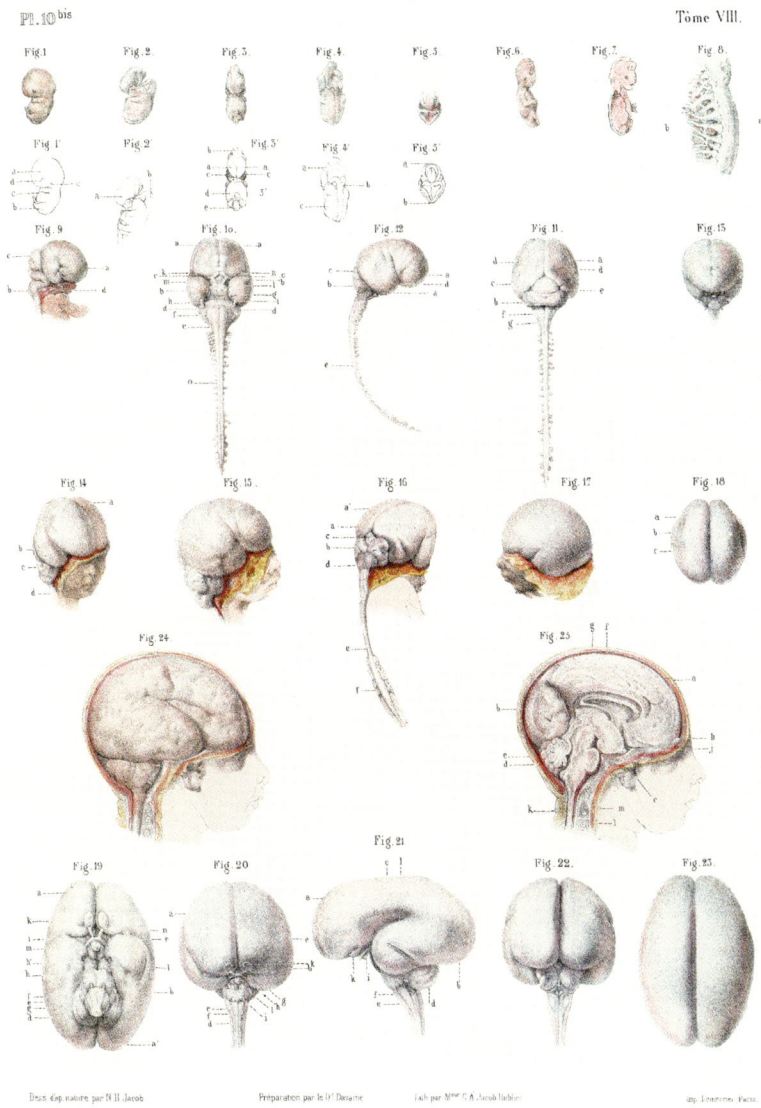

Embryology: Central nervous system / Embryologie : Système nerveux central
Embryologie: Zentralnervensystem

EMBRYOLOGIA: FOETUS

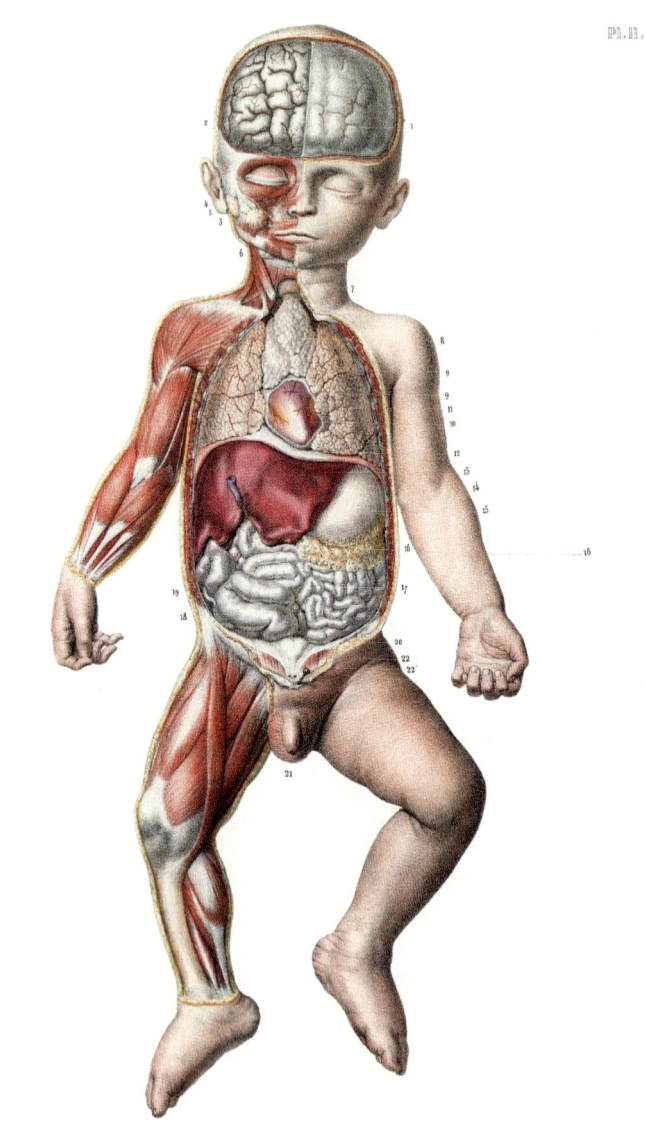

Embryology: Fetus / Embryologie : Fœtus / Embryologie: Fetus

EMBRYOLOGIA: FOETUS

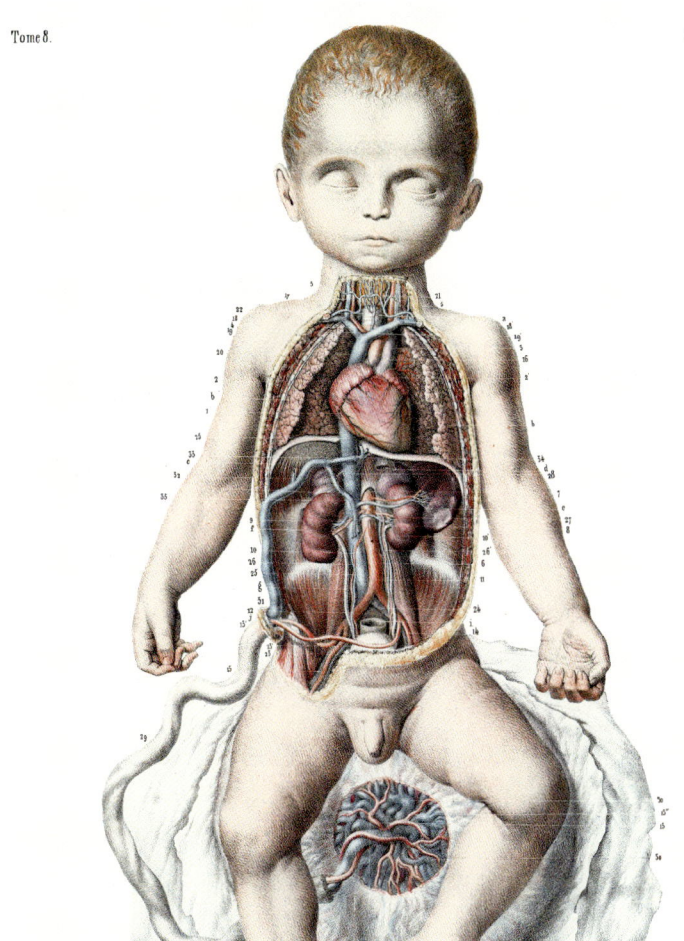

Embryology: Fetus / Embryologie : Fœtus / Embryologie: Fetus

EMBRYOLOGIA: FOETUS

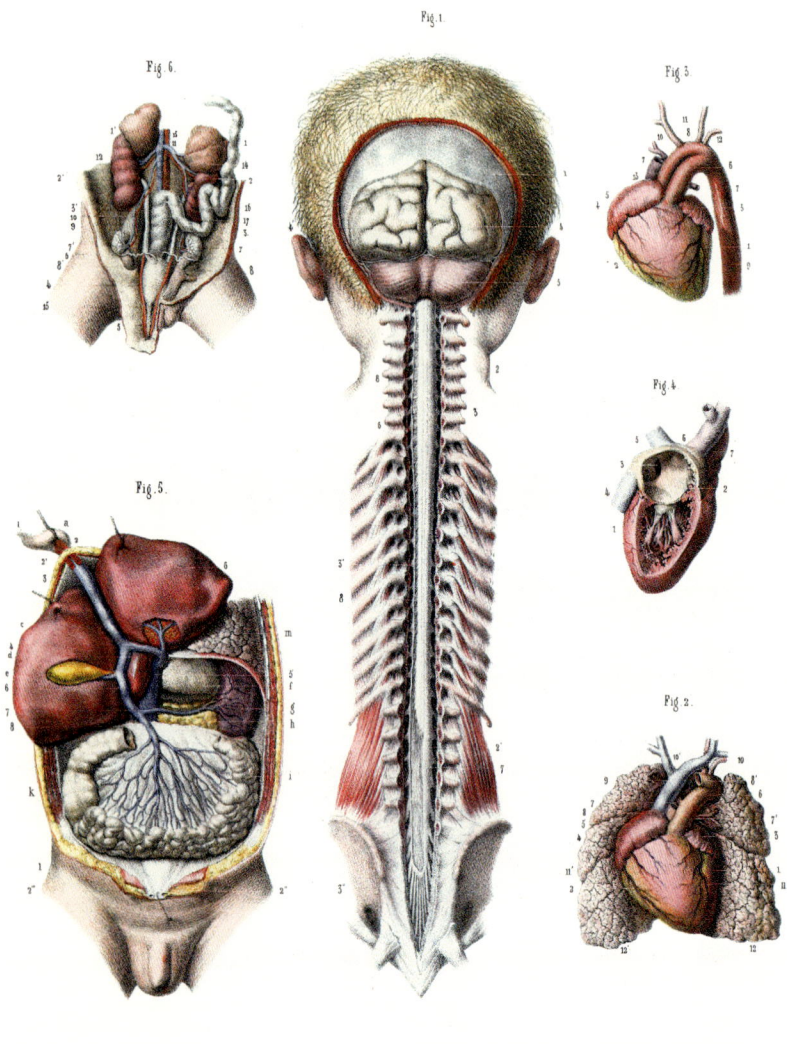

Embryology: Fetus / Embryologie : Fœtus / Embryologie: Fetus

EMBRYOLOGIA: PLACENTA

Pl. 13.bis   Tome 8.

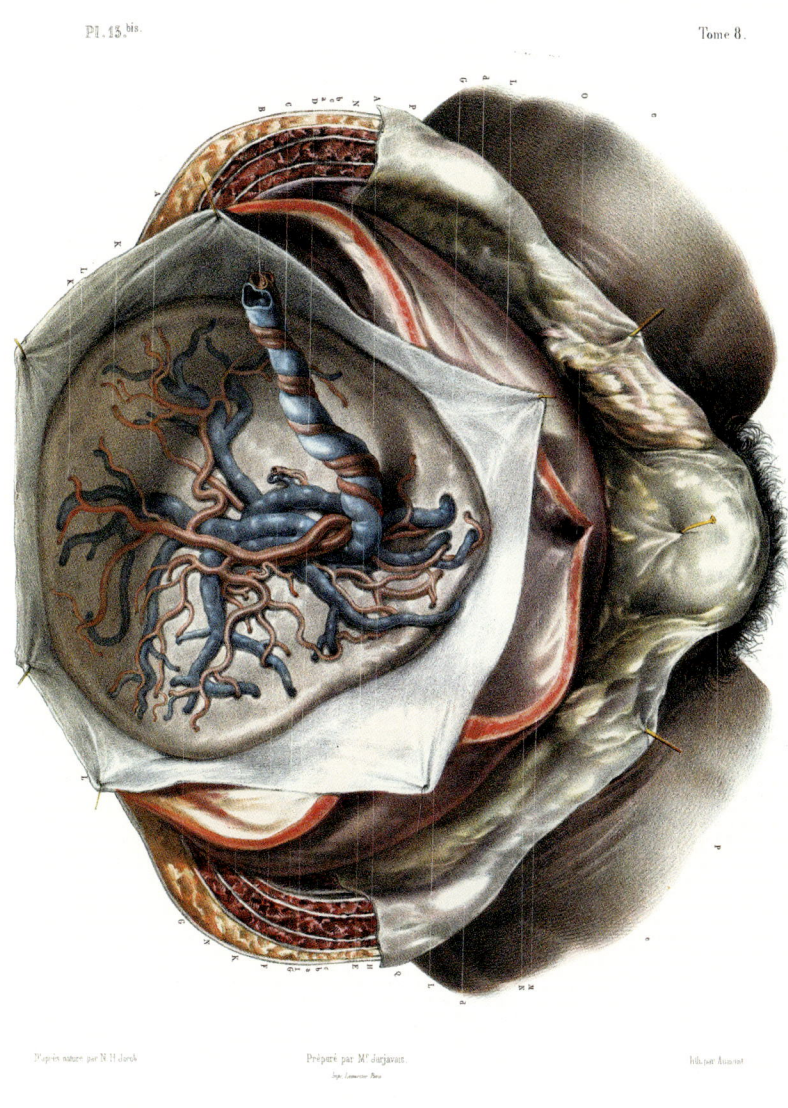

Embryology: Placenta / Embryologie : Placenta / Embryologie: Plazenta

EMBRYOLOGIA: FOETUS

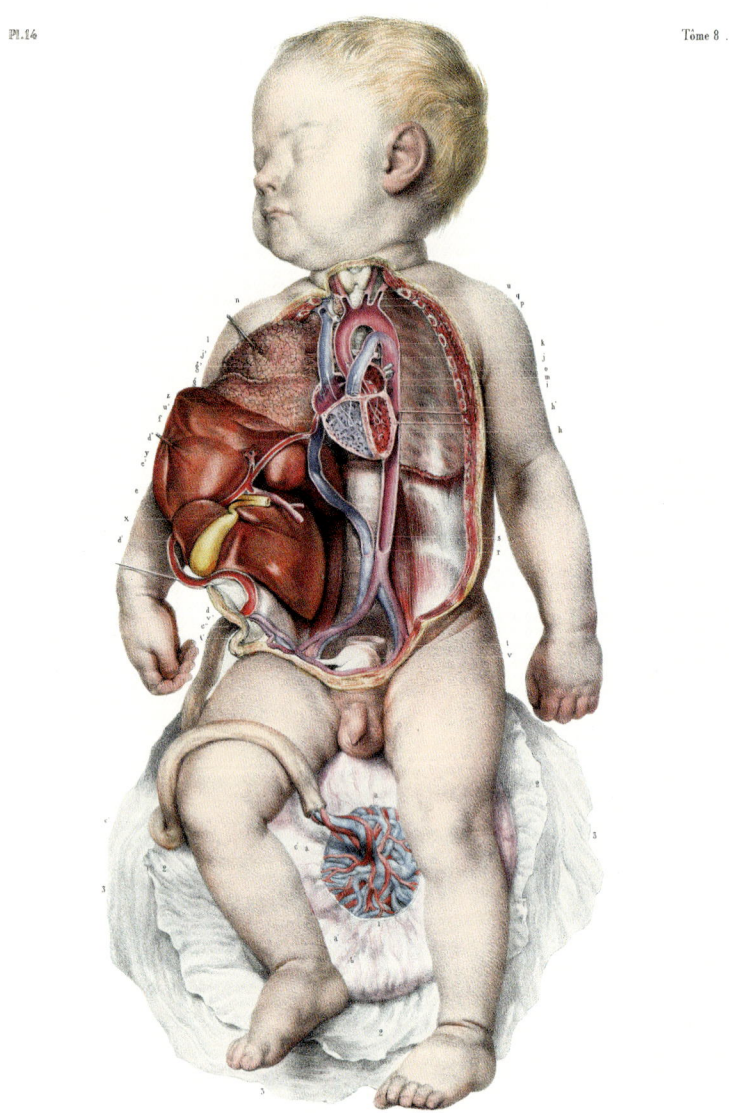

Embryology: Fetus / Embryologie : Fœtus / Embryologie: Fetus

ANATOMIA COMPARATA
SYSTEMATIS NERVOSI: PONGO PYGMAEUS

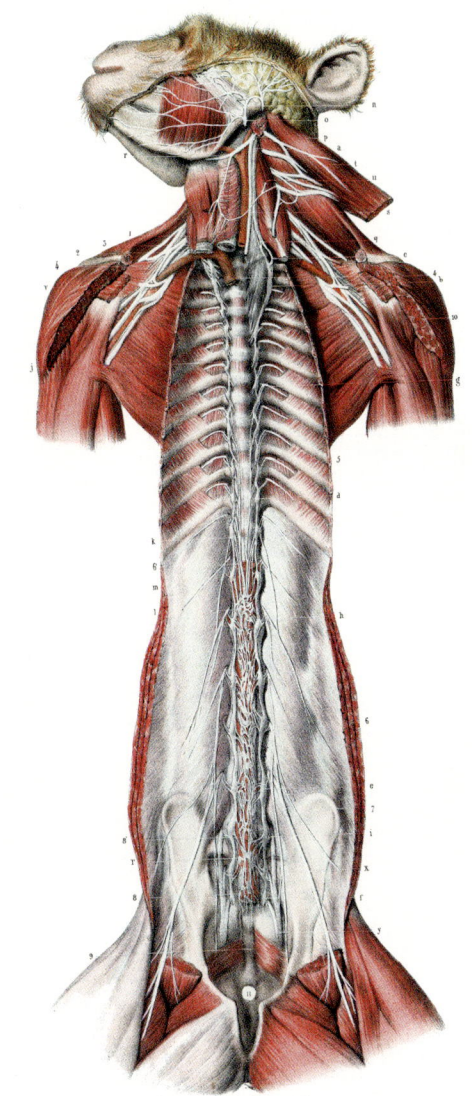

Comparative anatomy of the nervous system: Orang-utan
Anatomie comparée du système nerveux : Orang-outan
Vergleichende Anatomie des Nervensystems: Orang-Utan

ANATOMIA COMPARATA
SYSTEMATIS NERVOSI: PONGO PYGMAEUS

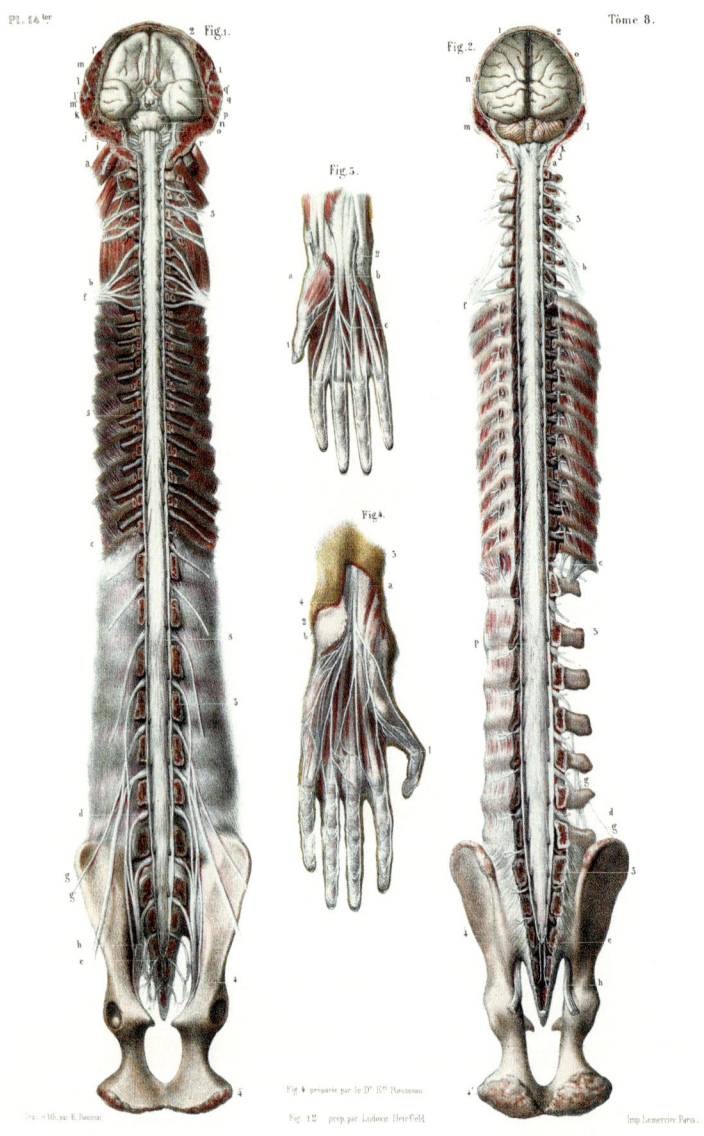

Comparative anatomy of the nervous system: Orang-utan
Anatomie comparée du système nerveux : Orang-outan
Vergleichende Anatomie des Nervensystems: Orang-Utan

ANATOMIA COMPARATA
SYSTEMATIS NERVOSI: CANIS

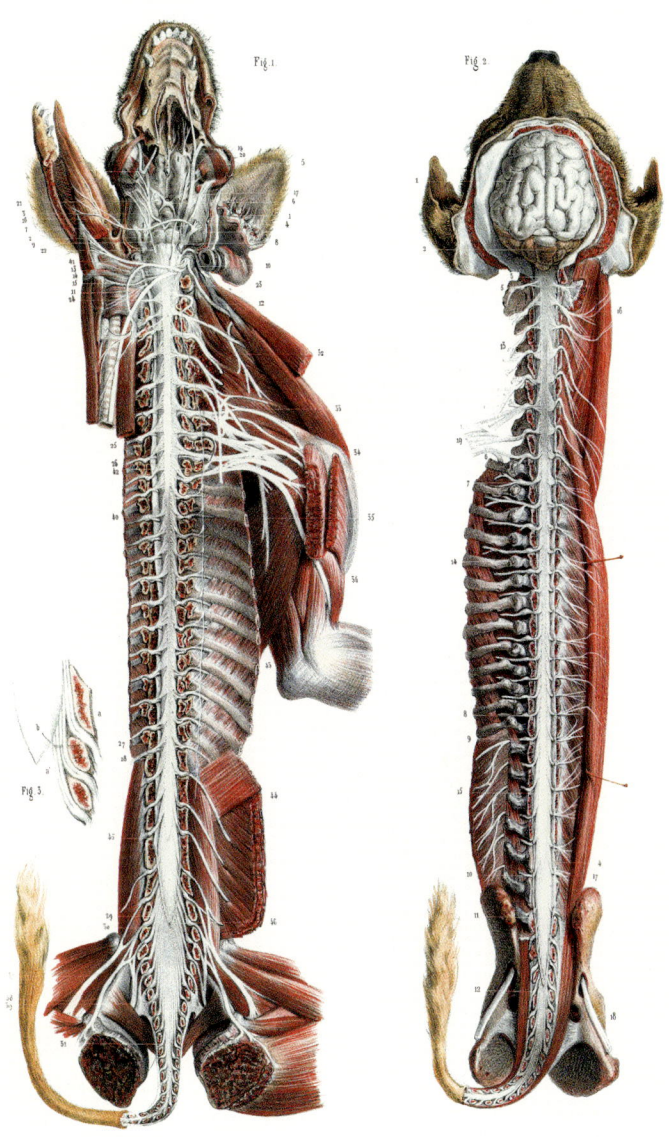

Comparative anatomy of the nervous system: Dog
Anatomie comparée du système nerveux : Chien
Vergleichende Anatomie des Nervensystems: Hund

ANATOMIA COMPARATA
SYSTEMATIS NERVOSI: CATTUS

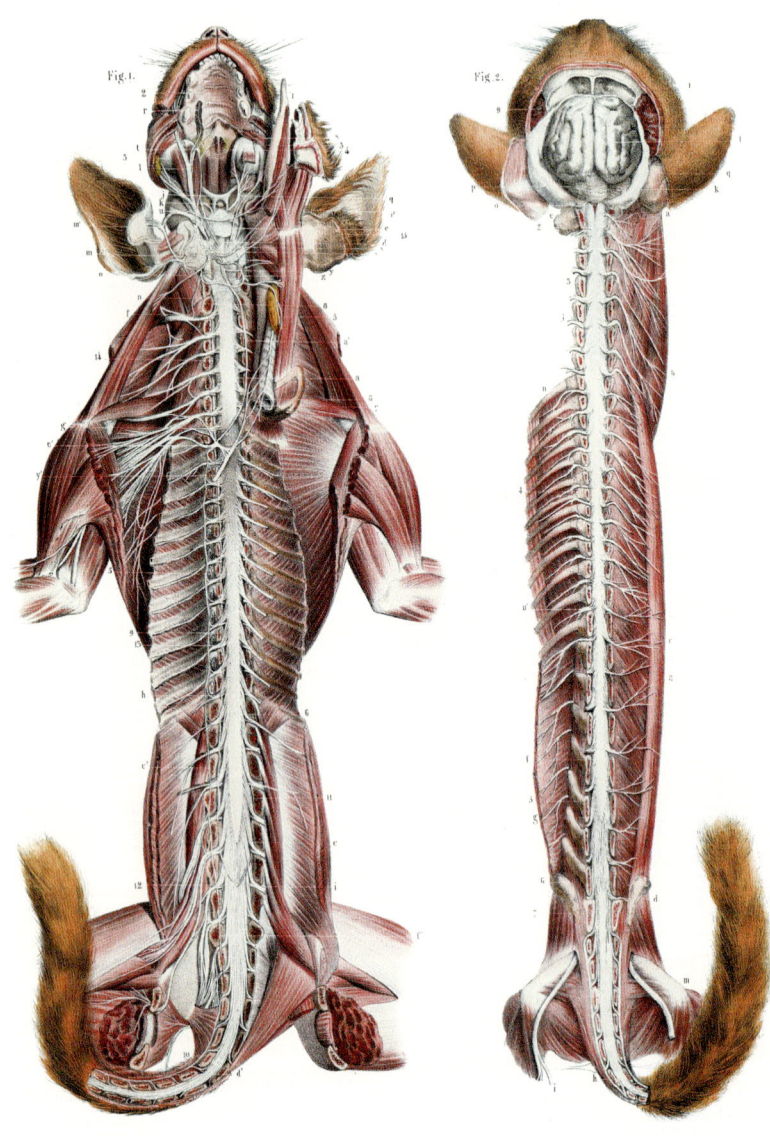

Comparative anatomy of the nervous system: Cat
Anatomie comparée du système nerveux : Chat
Vergleichende Anatomie des Nervensystems: Katze

ANATOMIA COMPARATA SYSTEMATIS NERVOSI:
EQUUS, CUNICULUS, SCIURUS, ELEPHAS, APER, BOS, ET VERVEX

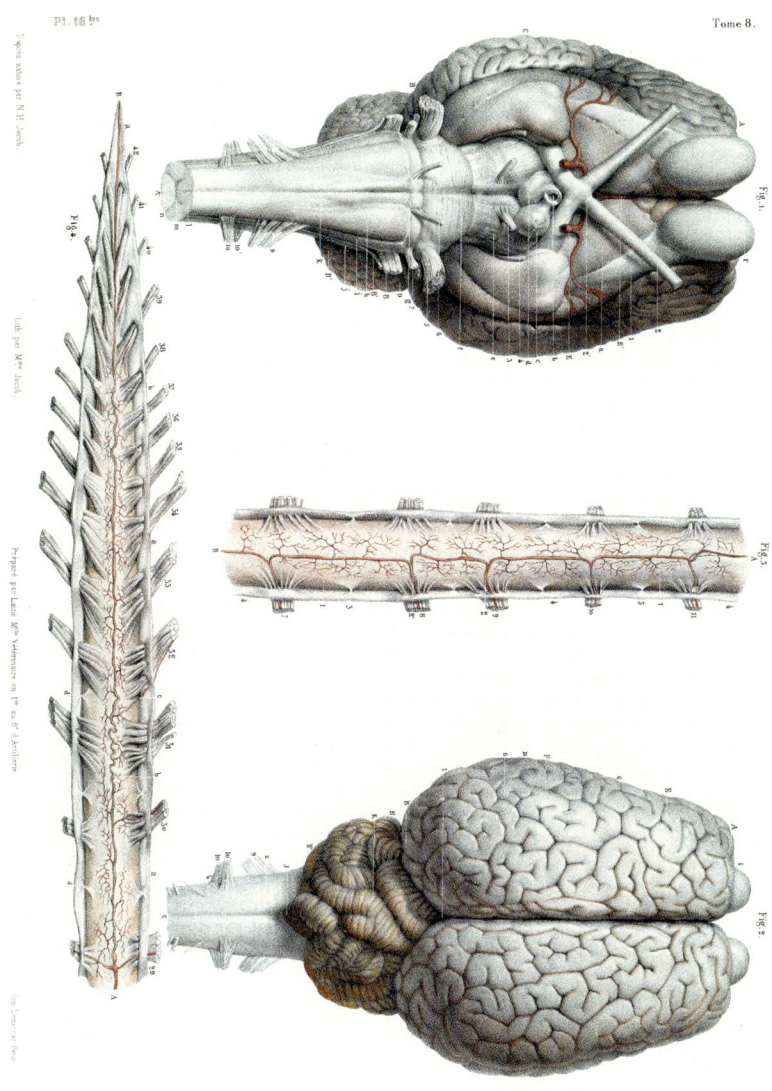

Comparative anatomy of the nervous system: Horse
Anatomie comparée du système nerveux : Cheval
Vergleichende Anatomie des Nervensystems: Pferd

ANATOMIA COMPARATA SYSTEMATIS NERVOSI:
EQUUS, CUNICULUS, SCIURUS, ELEPHAS, APER, BOS, ET VERVEX

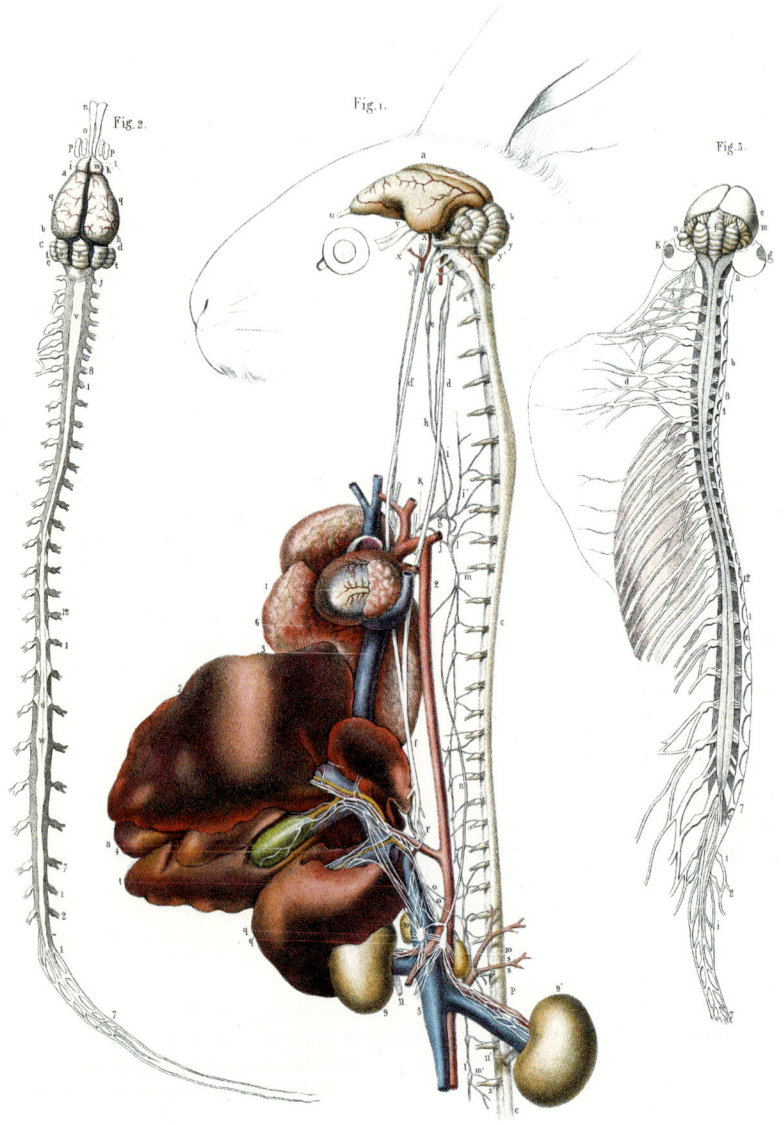

Comparative anatomy of the nervous system: Rabbit and squirrel
Anatomie comparée du système nerveux : Lapin et écureuil
Vergleichende Anatomie des Nervensystems: Kaninchen und Eichhörnchen

ANATOMIA COMPARATA SYSTEMATIS NERVOSI:
EQUUS, CUNICULUS, SCIURUS, ELEPHAS, APER, BOS, ET VERVEX

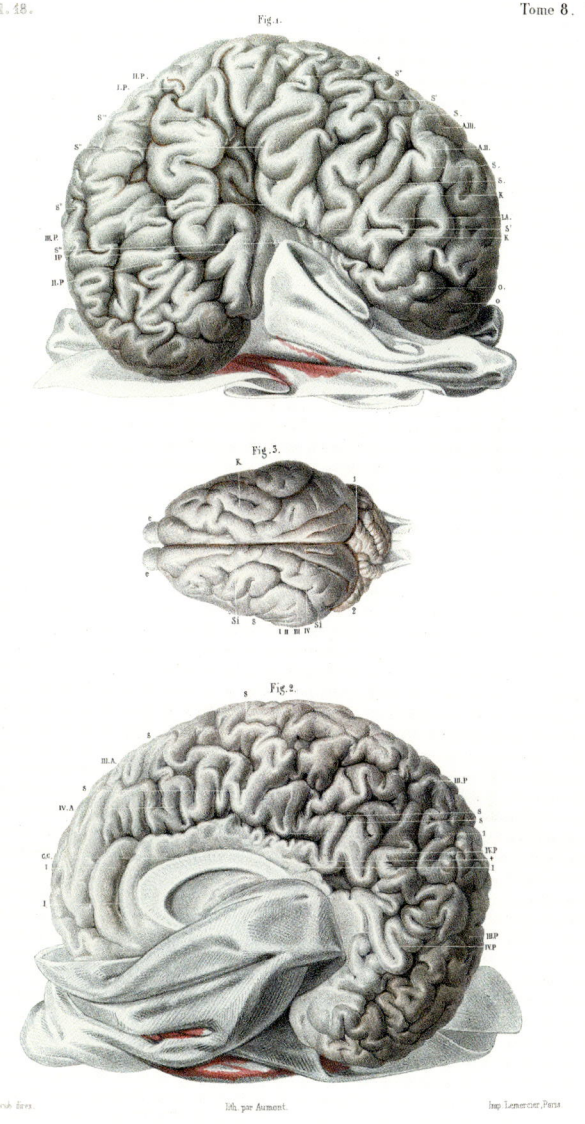

Comparative anatomy of the nervous system: Elephant and wild boar
Anatomie comparée du système nerveux : Eléphant et sanglier
Vergleichende Anatomie des Nervensystems: Elefant und Wildschwein

ANATOMIA COMPARATA SYSTEMATIS NERVOSI:
EQUUS, CUNICULUS, SCIURUS, ELEPHAS, APER, BOS, ET VERVEX

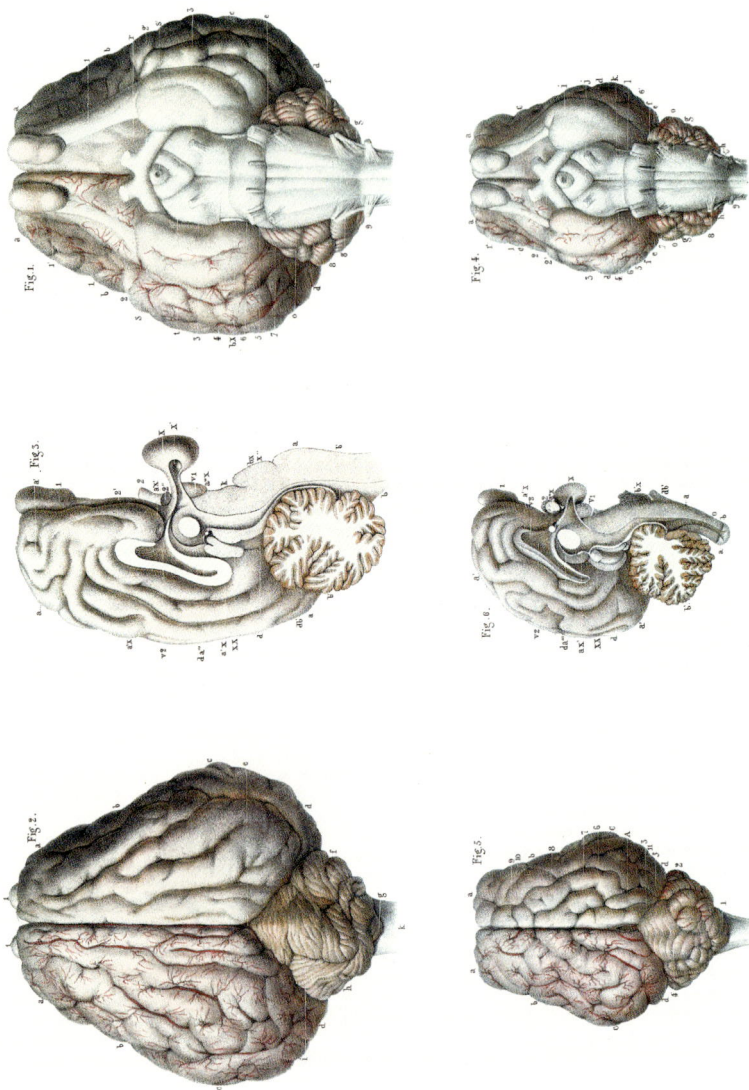

Comparative anatomy of the nervous system: Ox and sheep
Anatomie comparée du système nerveux : Bœuf et mouton
Vergleichende Anatomie des Nervensystems: Rind und Schaf

ANATOMIA COMPARATA
SYSTEMATIS NERVOSI: BALAENA

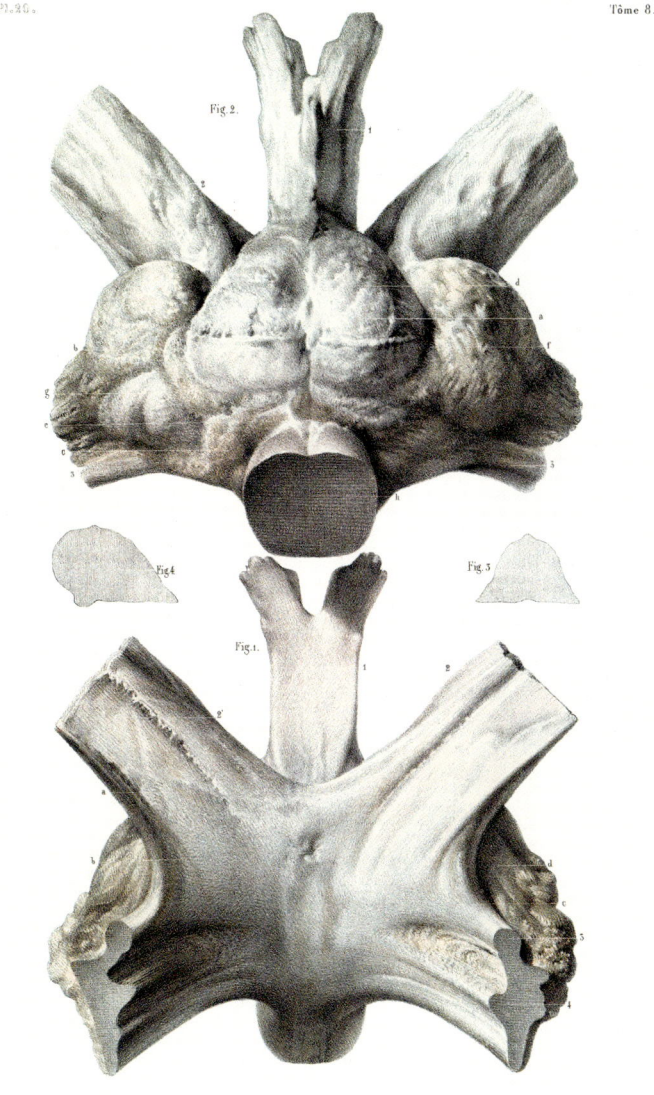

Comparative anatomy of the nervous system: Bowhead whale
Anatomie comparée du système nerveux : Baleine franche
Vergleichende Anatomie des Nervensystems: Bartenwal

ANATOMIA COMPARATA SYSTEMATIS NERVOSI: PHOCA ET PORCULUS MARINUS

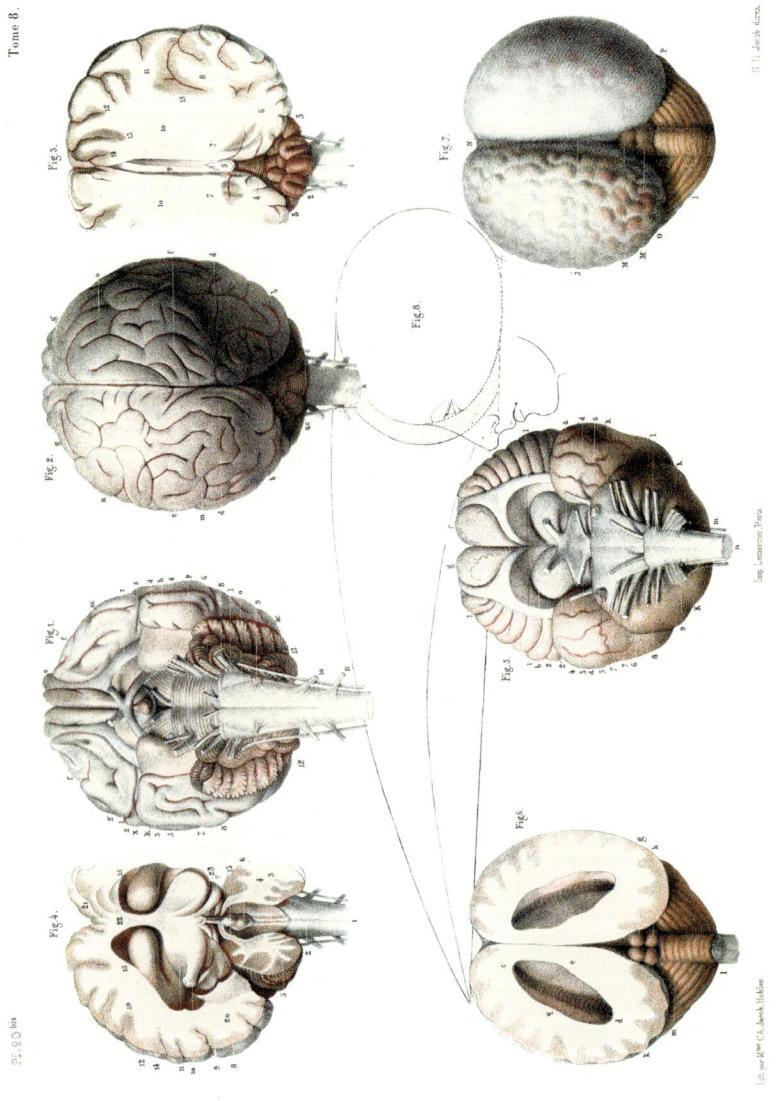

Comparative anatomy of the nervous system: Seal and Porpoise
Anatomie comparée du système nerveux : Phoque et marsouin
Vergleichende Anatomie des Nervensystems: Seehund und Schweinswal

ANATOMIA COMPARATA SYSTEMATIS NERVOSI: AVES

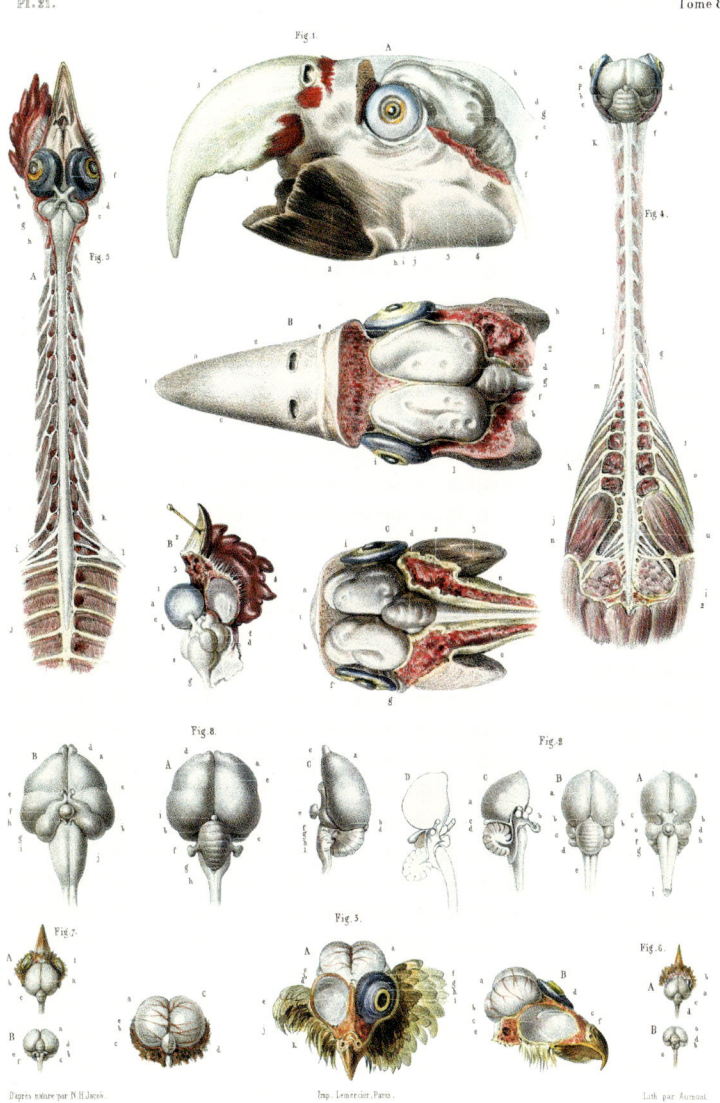

Comparative anatomy of the nervous system: Birds
Anatomie comparée du système nerveux : Oiseaux
Vergleichende Anatomie des Nervensystems: Vögel

ANATOMIA COMPARATA
SYSTEMATIS NERVOSI: REPTILIA ET AMPHIBIA

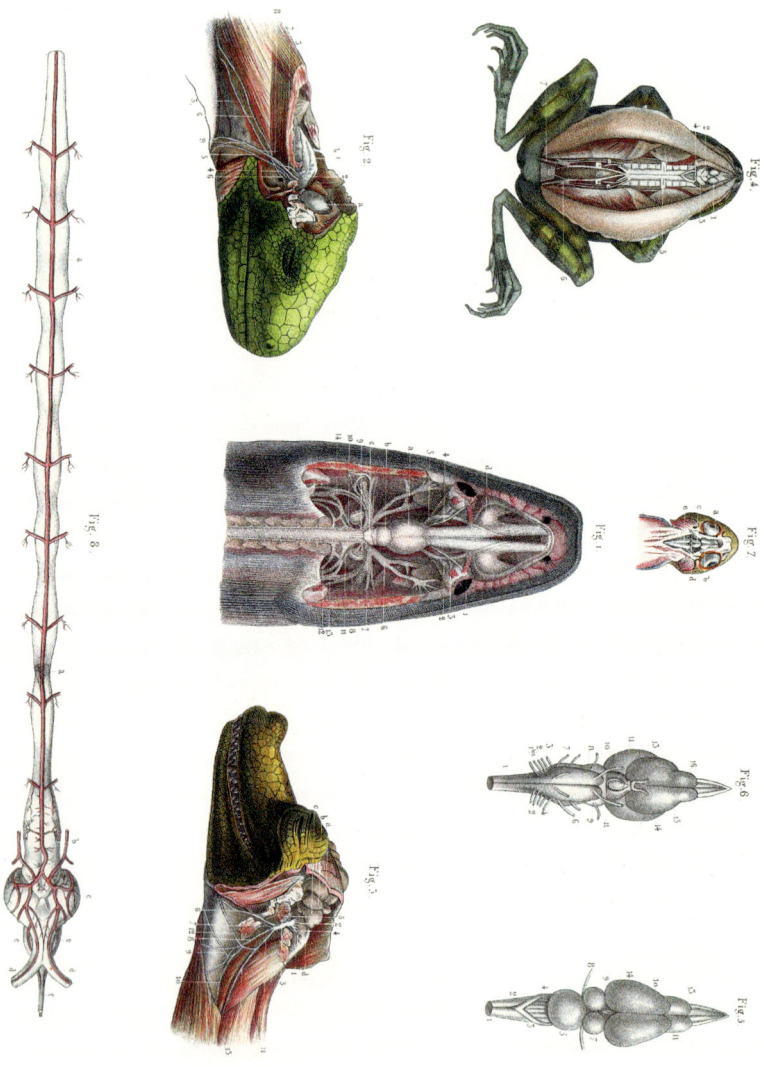

Comparative anatomy of the nervous system: Reptiles and amphibians
Anatomie comparée du système nerveux : Reptiles et amphibiens
Vergleichende Anatomie des Nervensystems: Reptilien und Amphibien

ANATOMIA COMPARATA
SYSTEMATIS NERVOSI: PISCES

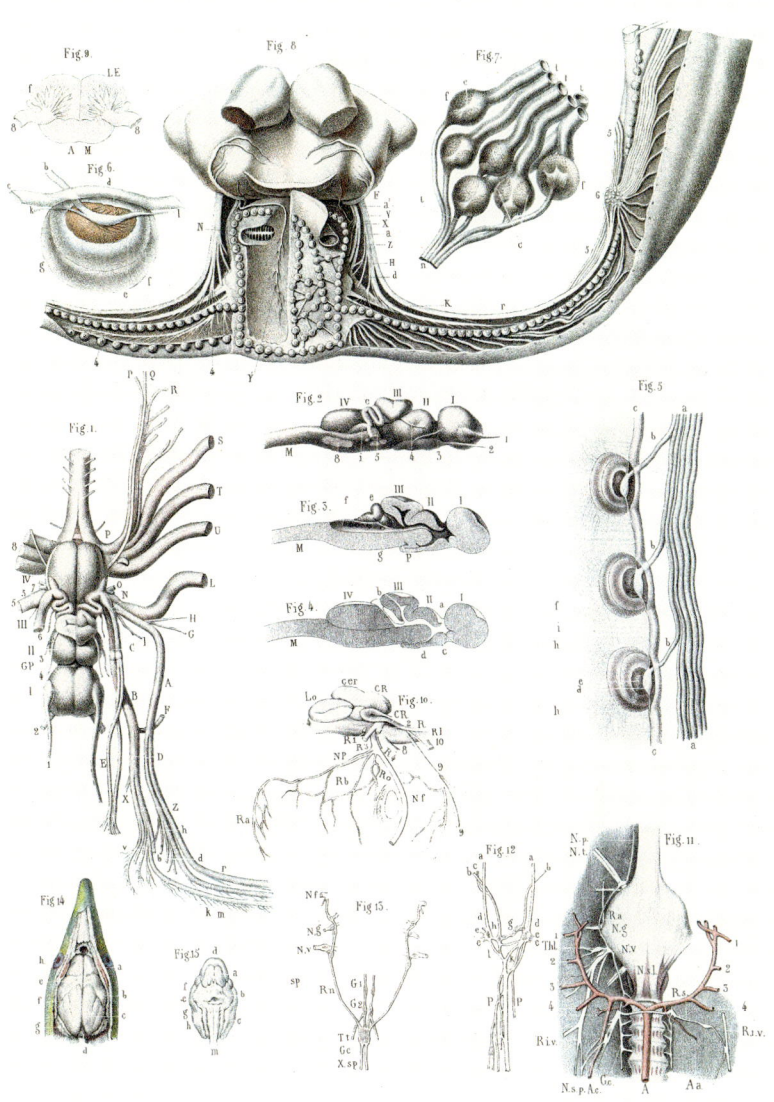

Comparative anatomy of the nervous system: Fish
Anatomie comparée du système nerveux : Poissons
Vergleichende Anatomie des Nervensystems: Fische

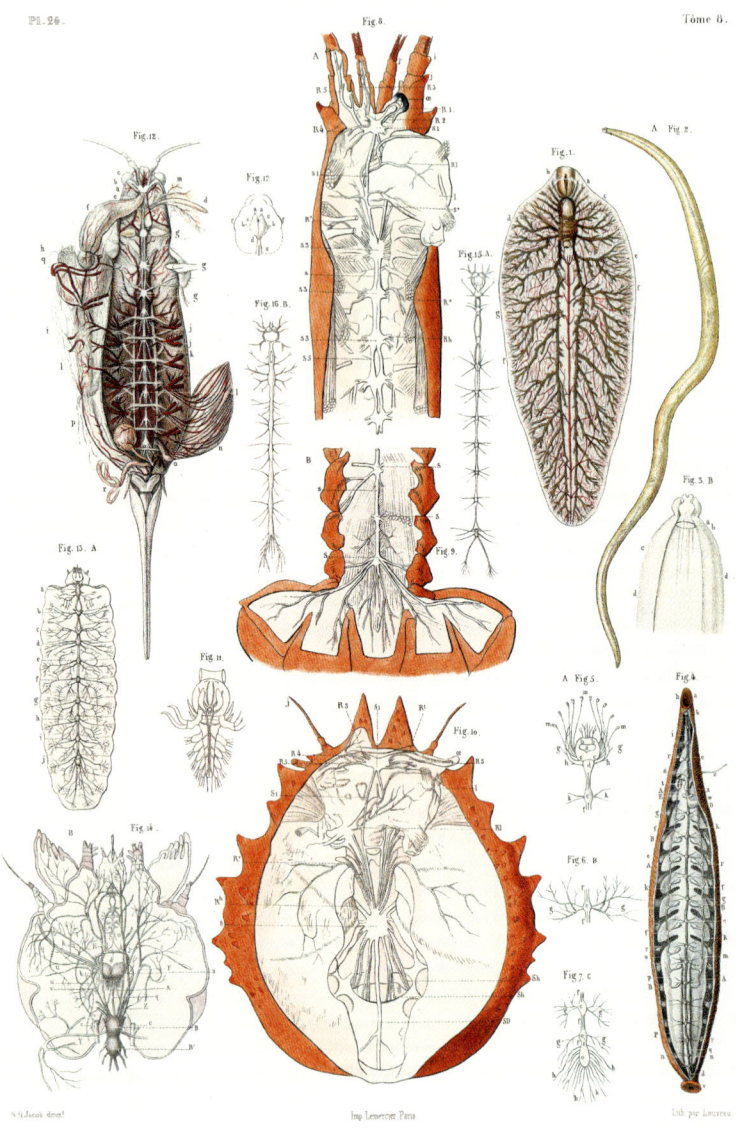

Comparative anatomy of the nervous system: Invertebrates
Anatomie comparée du système nerveux : Invertébrés
Vergleichende Anatomie des Nervensystems: Wirbellose

ANATOMIA COMPARATA
SYSTEMATIS NERVOSI: INVERTEBRATA

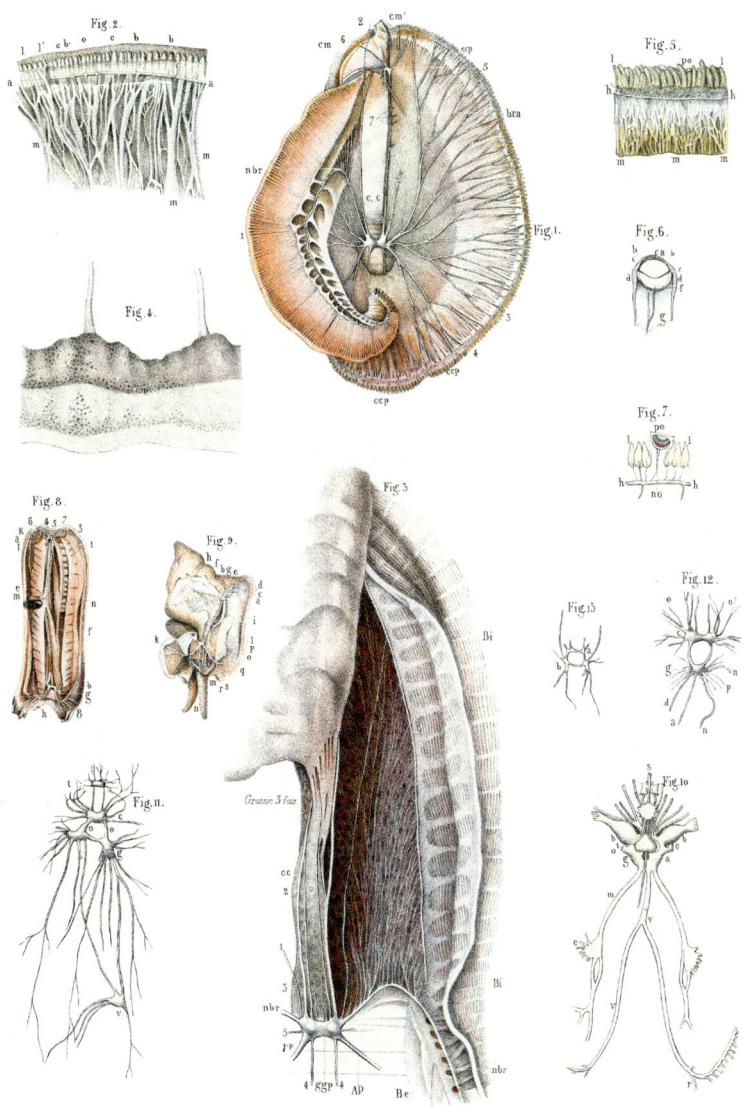

Comparative anatomy of the nervous system: Invertebrates
Anatomie comparée du système nerveux : Invertébrés
Vergleichende Anatomie des Nervensystems: Wirbellose

ANATOMIA MICROSCOPICA: OSSA ET ARTICULATIONES

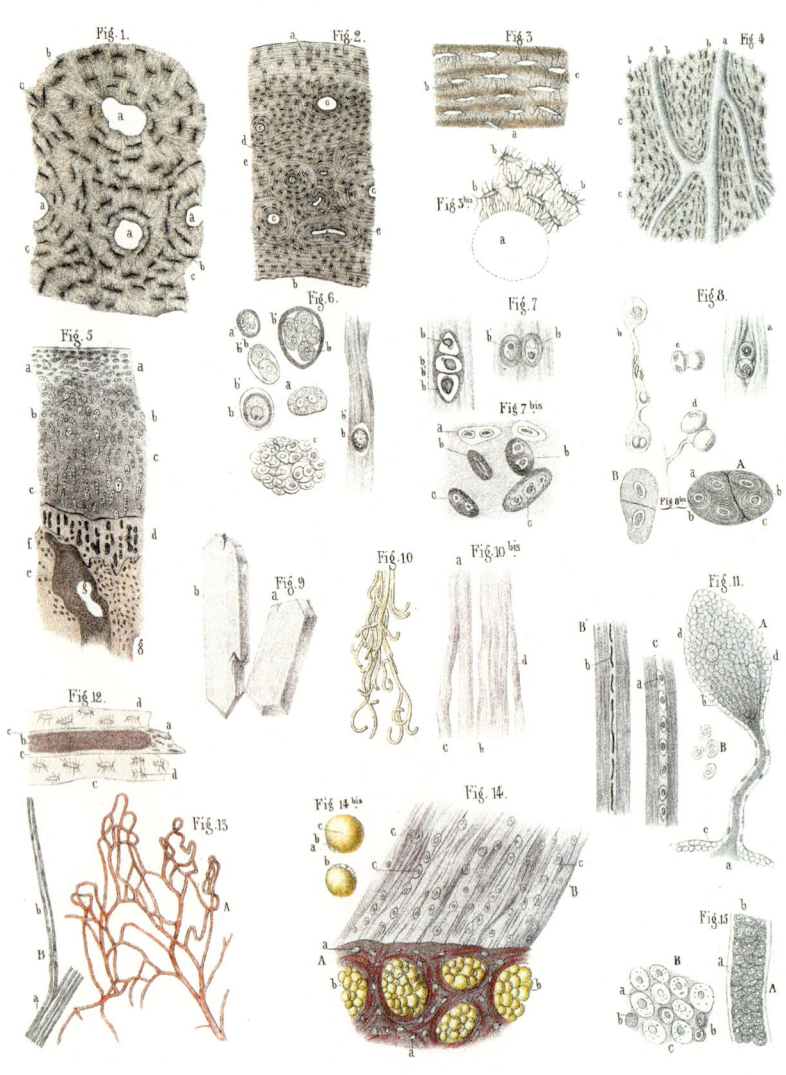

Microscopic anatomy: Bones and joints
Anatomie microscopique : Os et articulations
Mikroskopische Anatomie: Knochen und Gelenke

ANATOMIA MICROSCOPICA: OSSA ET ARTICULATIONES

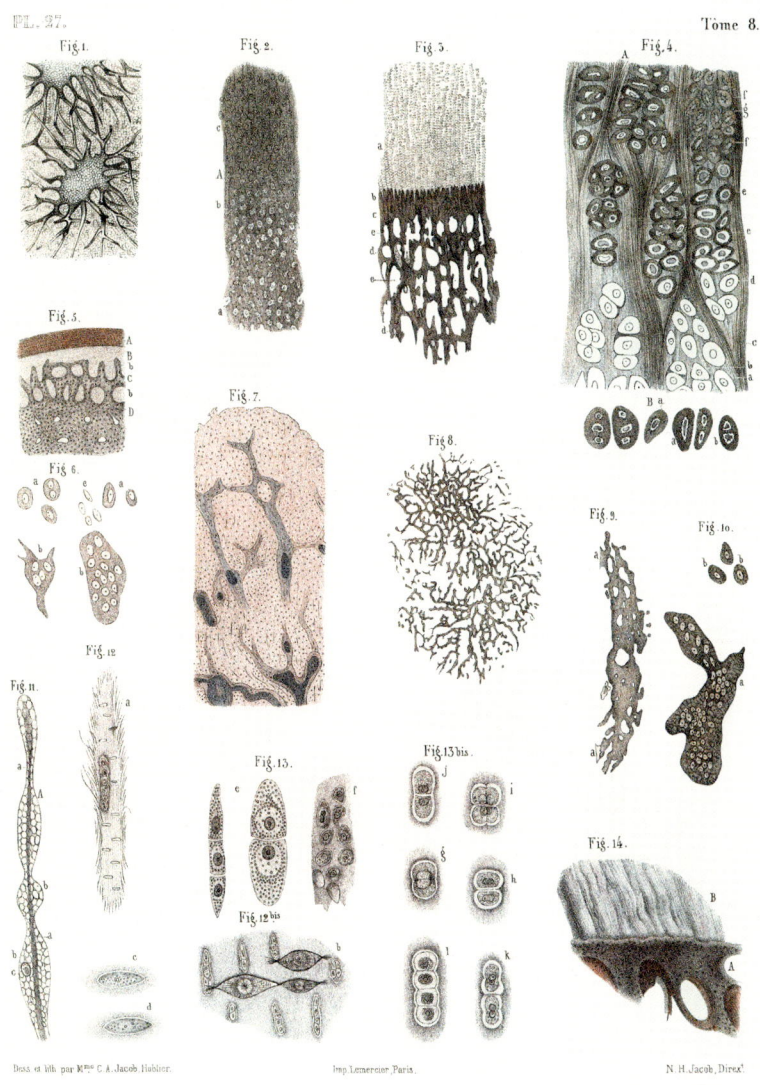

Microscopic anatomy: Bones and joints
Anatomie microscopique : Os et articulations
Mikroskopische Anatomie: Knochen und Gelenke

ANATOMIA MICROSCOPICA: MUSCULI ET TENDINES

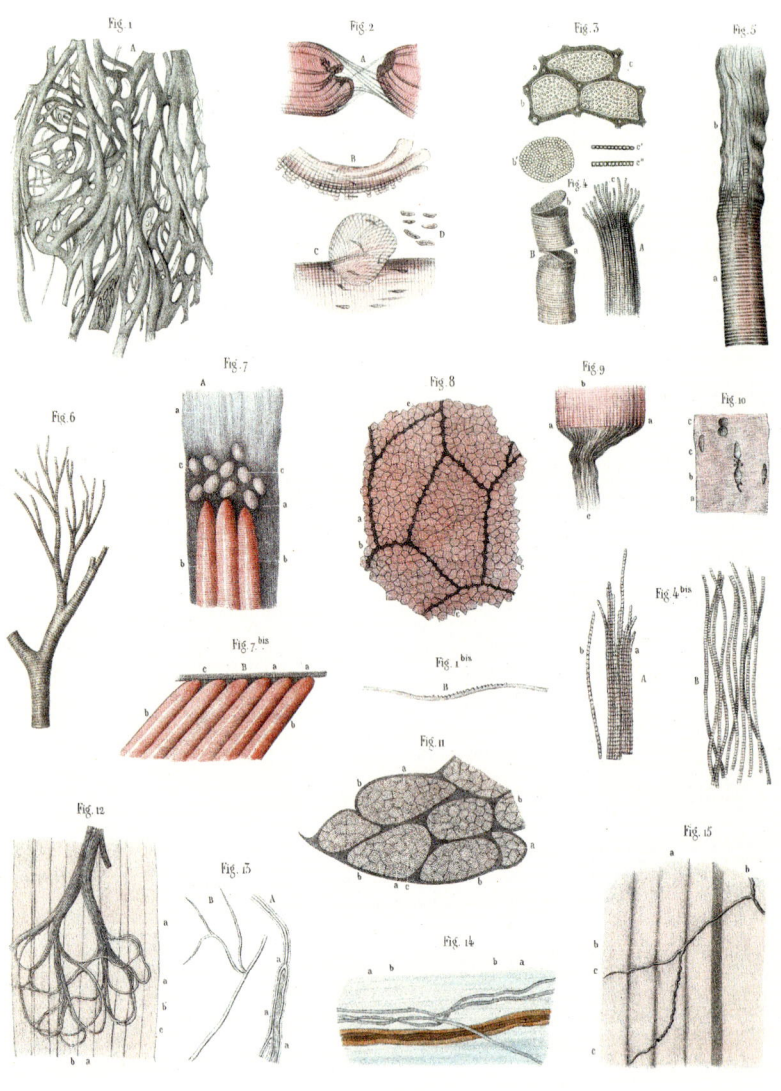

Microscopic anatomy: Muscles and tendons
Anatomie microscopique : Muscles et tendons
Mikroskopische Anatomie: Muskeln und Sehnen

ANATOMIA MICROSCOPICA: MUSCULI ET TENDINES

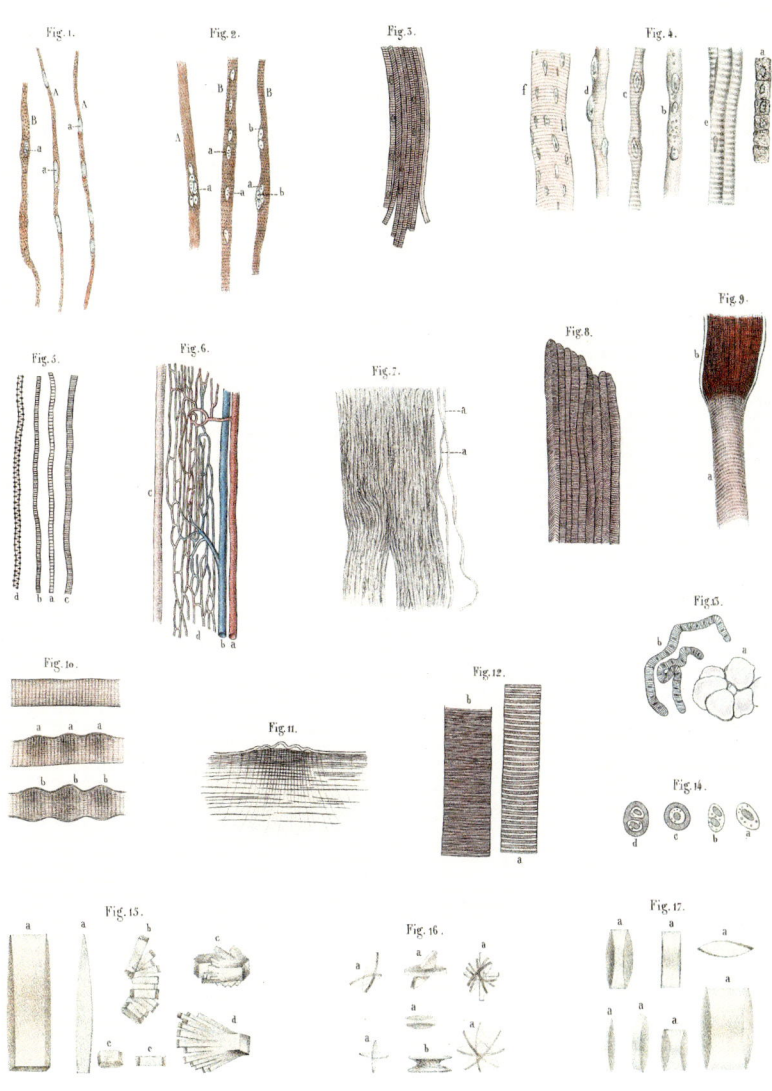

Microscopic anatomy: Muscles and tendons
Anatomie microscopique : Muscles et tendons
Mikroskopische Anatomie: Muskeln und Sehnen

ANATOMIA MICROSCOPICA: SYSTEMA NERVOSUM

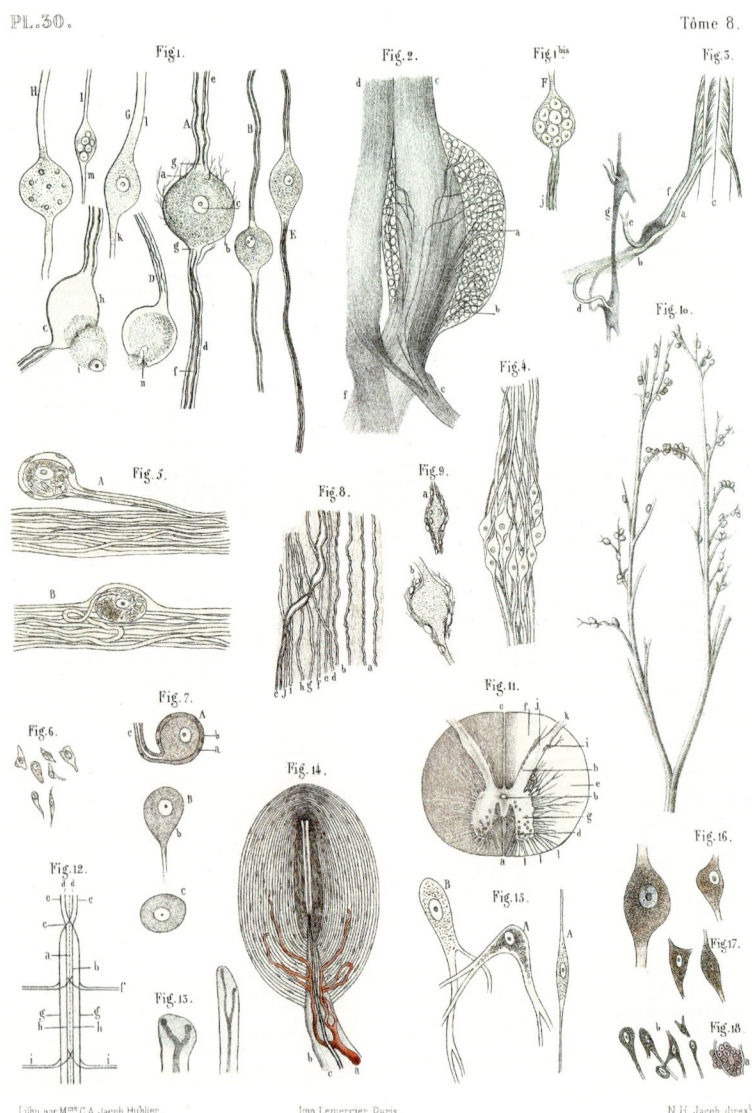

Microscopic anatomy: Nervous system
Anatomie microscopique : Système nerveux
Mikroskopische Anatomie: Nervensystem

ANATOMIA MICROSCOPICA: SYSTEMA NERVOSUM

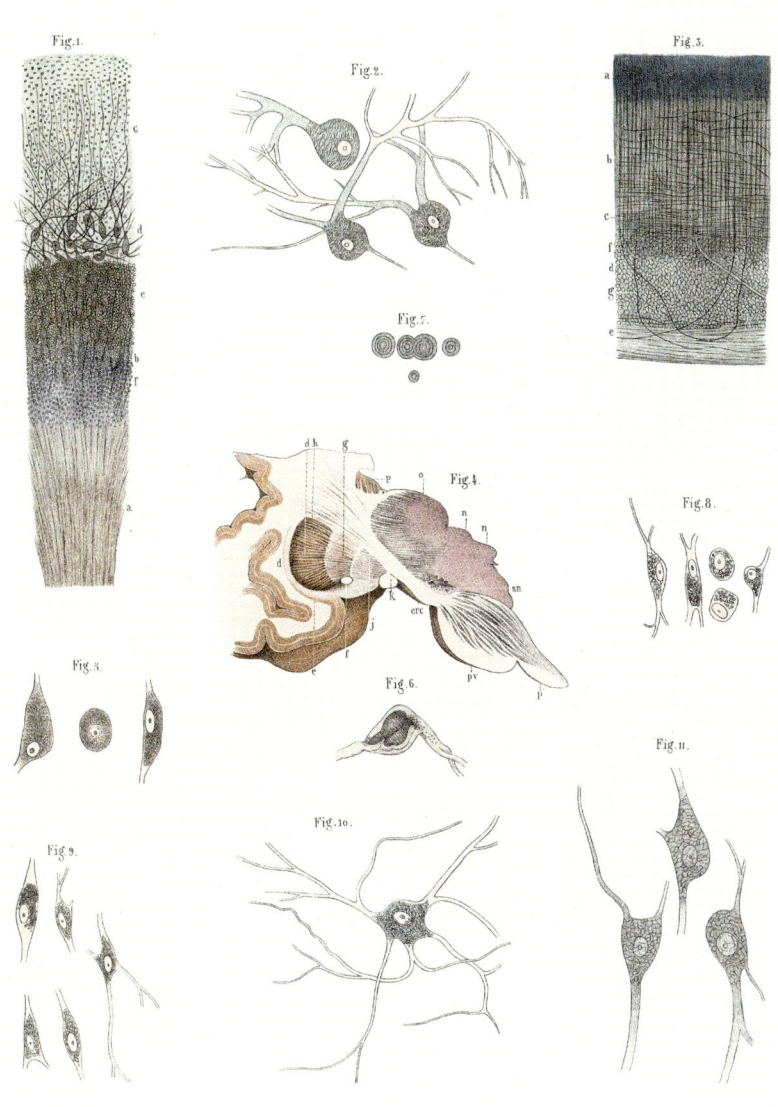

Microscopic anatomy: Nervous system
Anatomie microscopique : Système nerveux
Mikroskopische Anatomie: Nervensystem

ANATOMIA MICROSCOPICA: SYSTEMA NERVOSUM

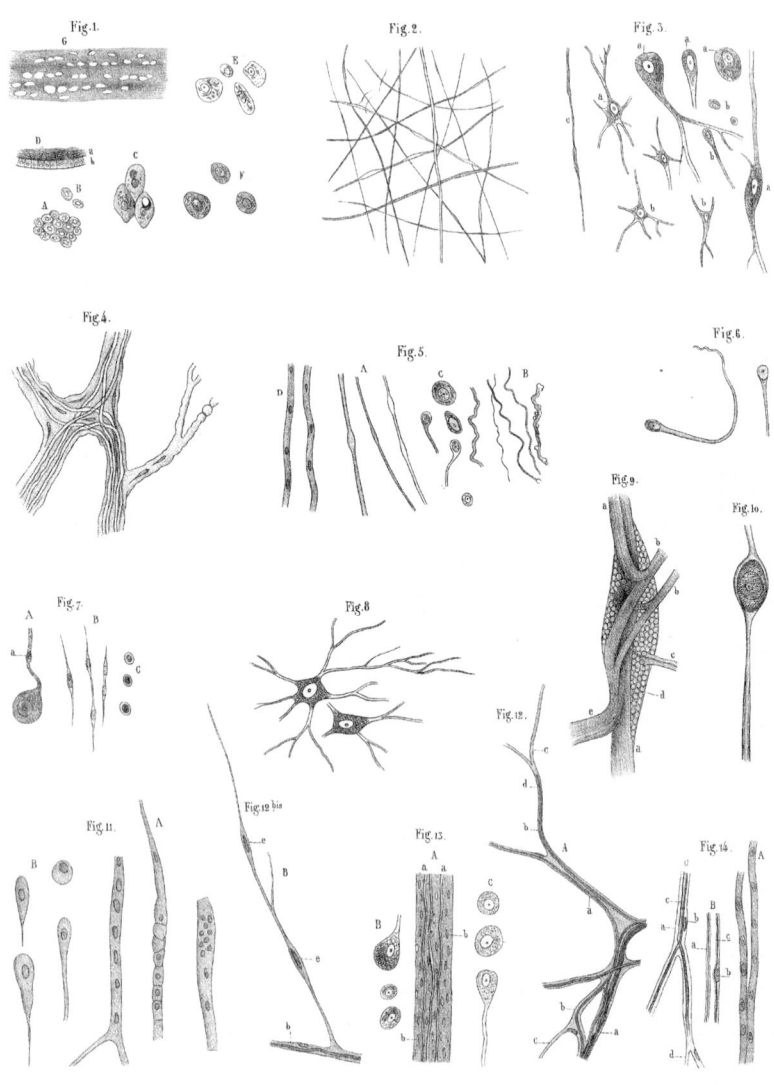

Microscopic anatomy: Nervous system
Anatomie microscopique : Système nerveux
Mikroskopische Anatomie: Nervensystem

ANATOMIA MICROSCOPICA: SYSTEMA NERVOSUM

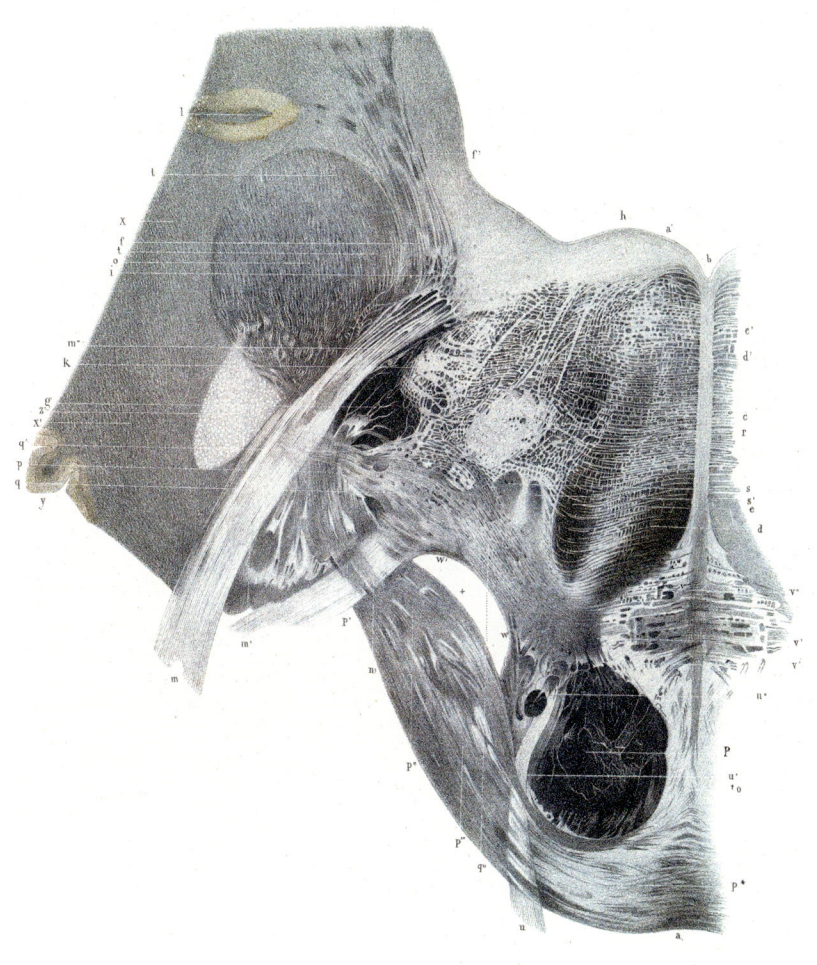

Microscopic anatomy: Nervous system
Anatomie microscopique : Système nerveux
Mikroskopische Anatomie: Nervensystem

ANATOMIA MICROSCOPICA: SYSTEMA NERVOSUM

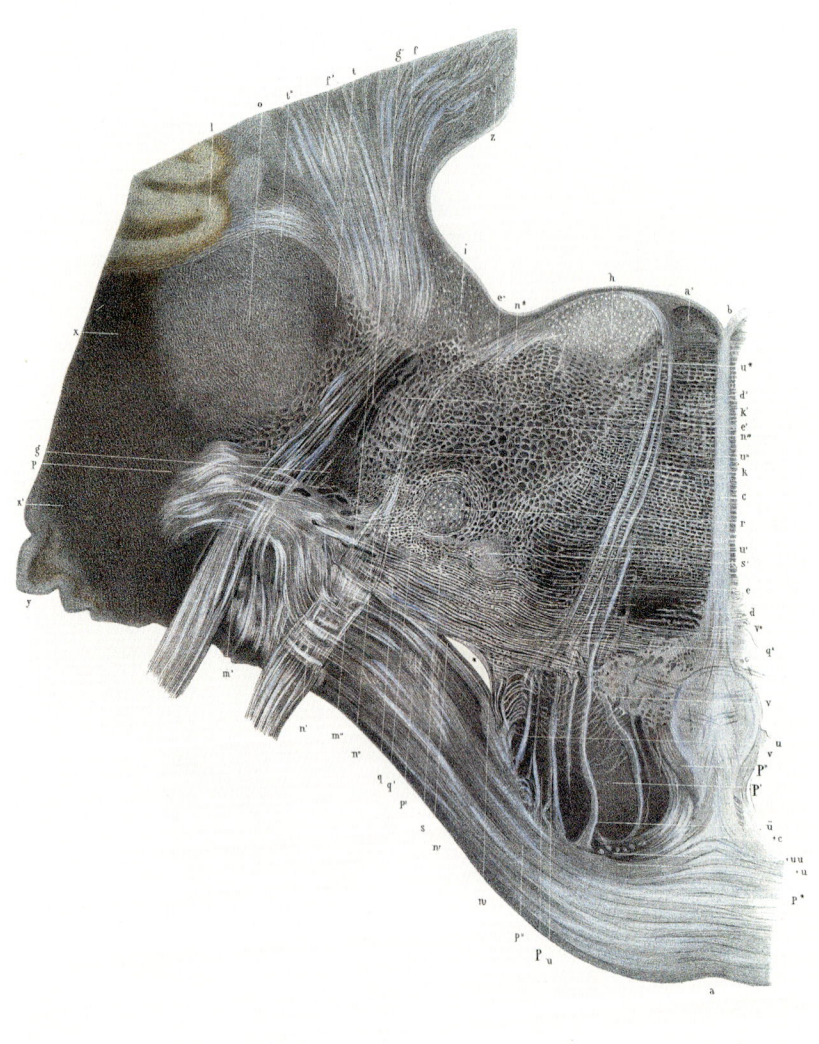

Microscopic anatomy: Nervous system
Anatomie microscopique : Système nerveux
Mikroskopische Anatomie: Nervensystem

ANATOMIA MICROSCOPICA: SYSTEMA NERVOSUM

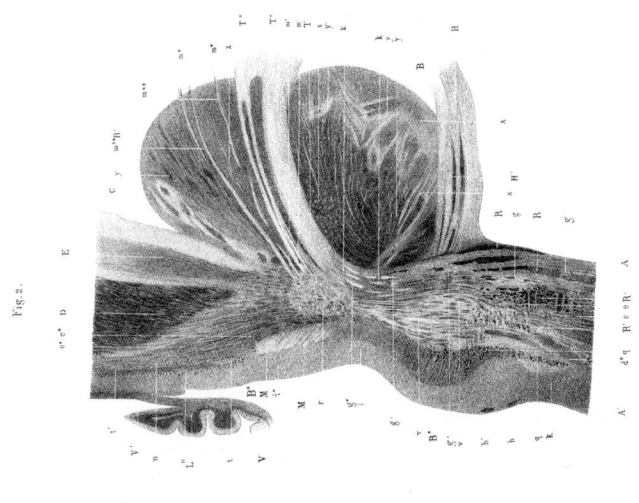

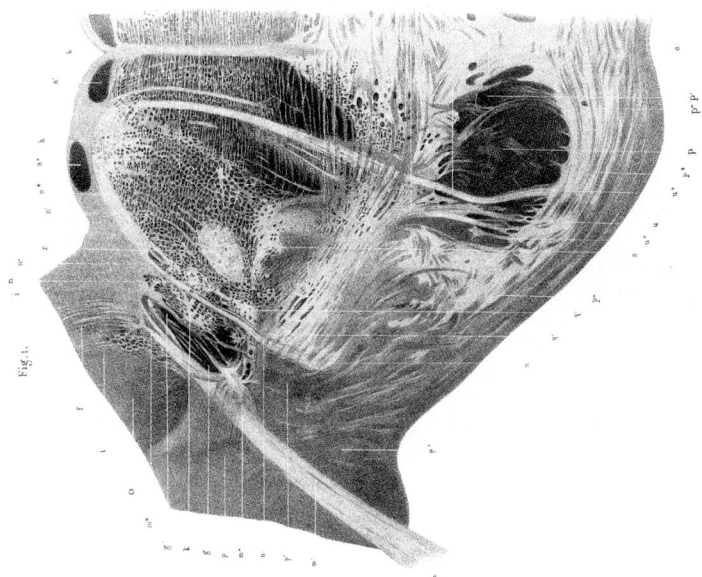

Microscopic anatomy: Nervous system
Anatomie microscopique : Système nerveux
Mikroskopische Anatomie: Nervensystem

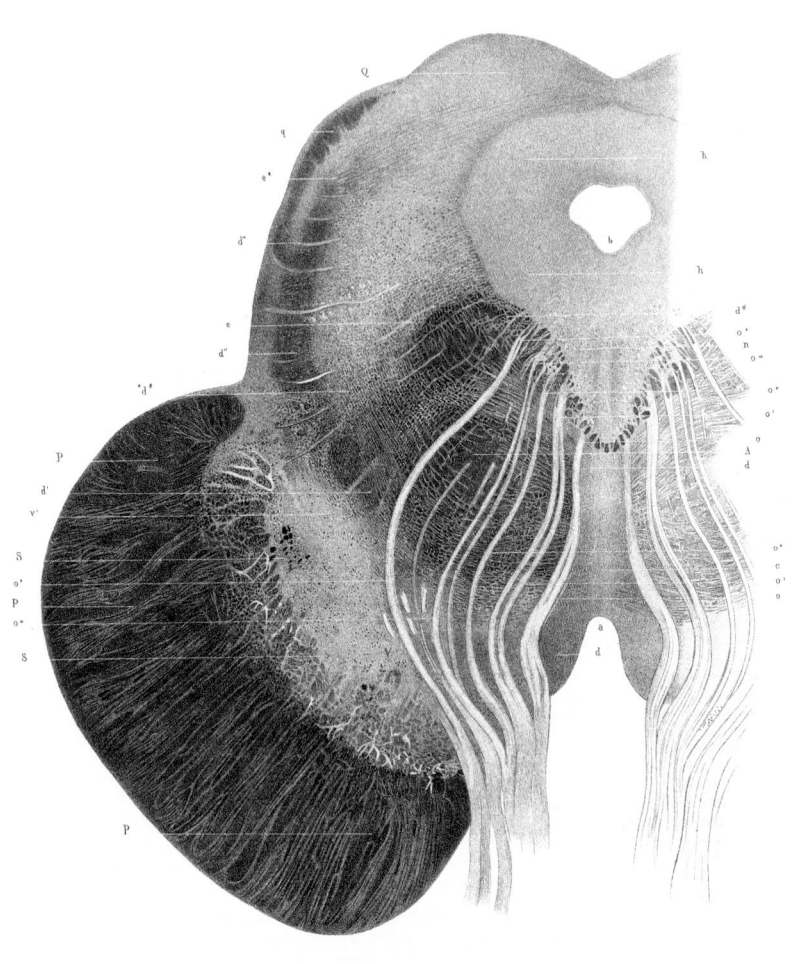

Microscopic anatomy: Nervous system
Anatomie microscopique : Système nerveux
Mikroskopische Anatomie: Nervensystem

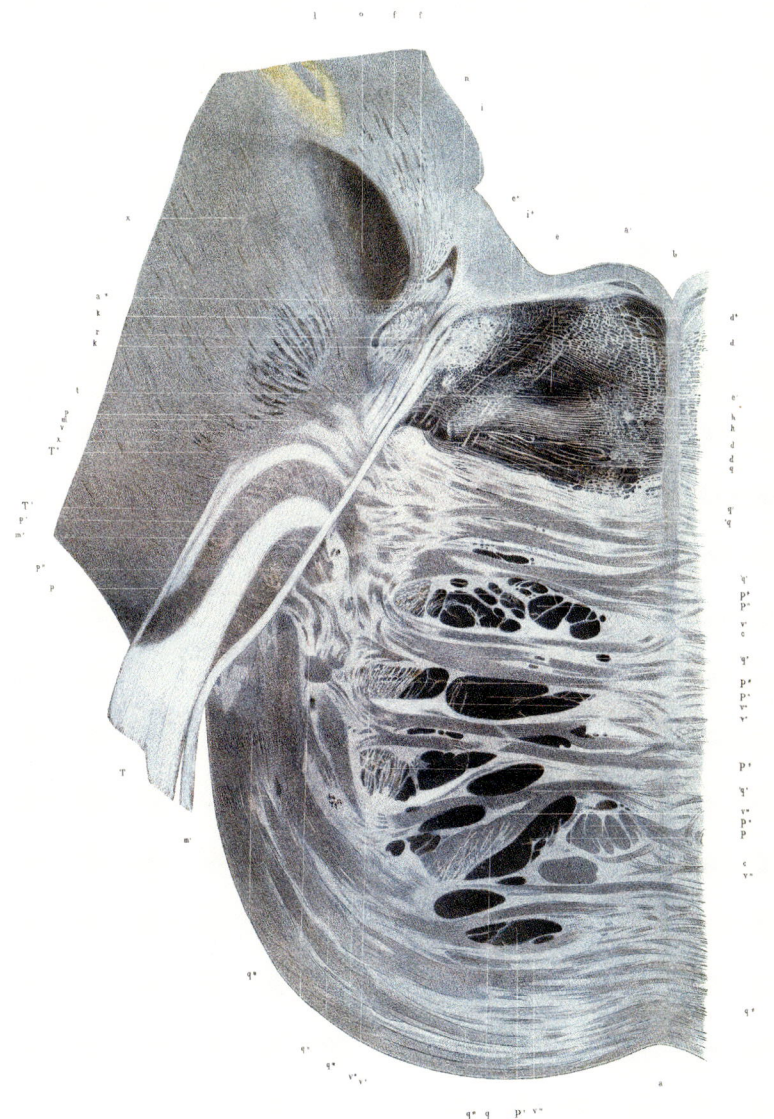

Microscopic anatomy: Nervous system
Anatomie microscopique : Système nerveux
Mikroskopische Anatomie: Nervensystem

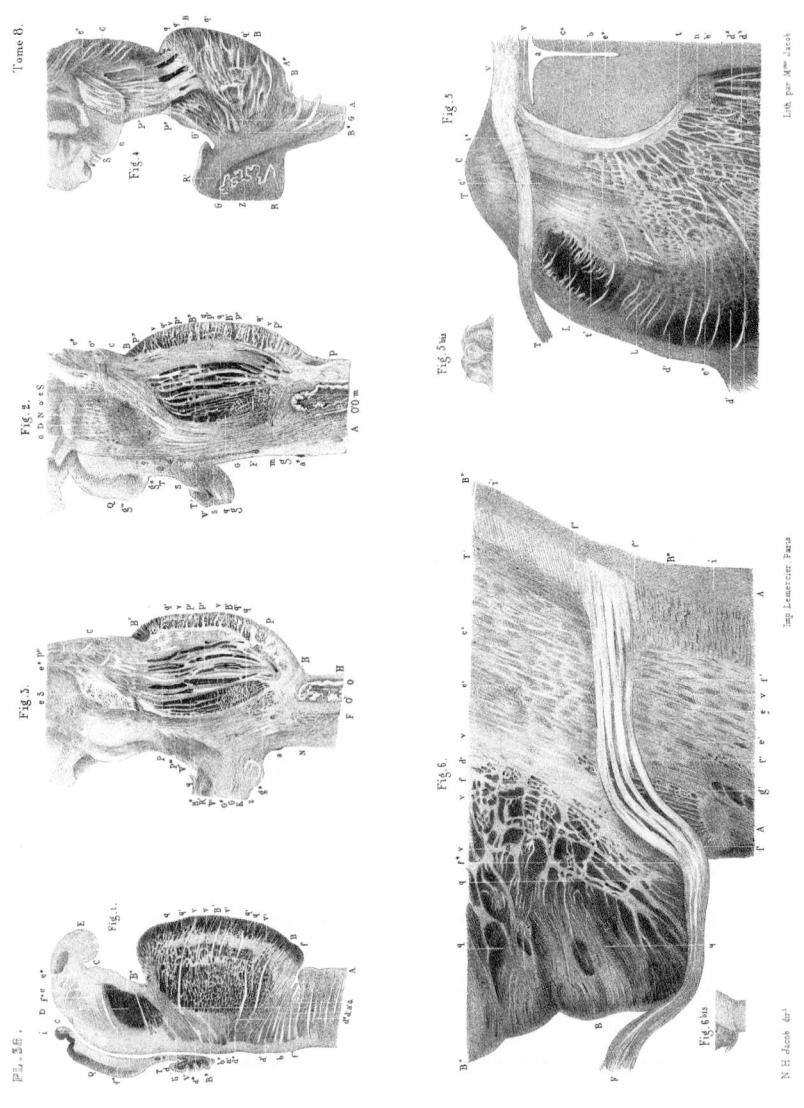

Microscopic anatomy: Nervous system
Anatomie microscopique : Système nerveux
Mikroskopische Anatomie: Nervensystem

ANATOMIA MICROSCOPICA: INTEGUMENTUM COMMUNE

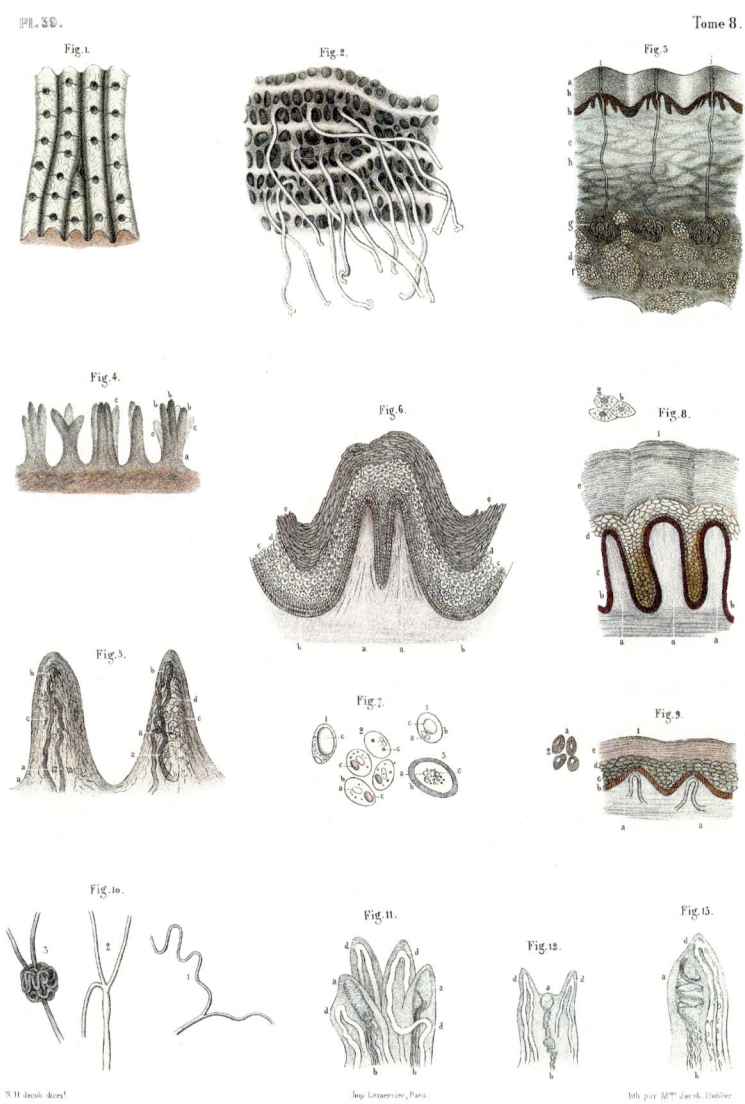

Microscopic anatomy: Skin and appendages
Anatomie microscopique : Peau et phanères
Mikroskopische Anatomie: Haut und Hautanhangsgebilde

ANATOMIA MICROSCOPICA: INTEGUMENTUM COMMUNE

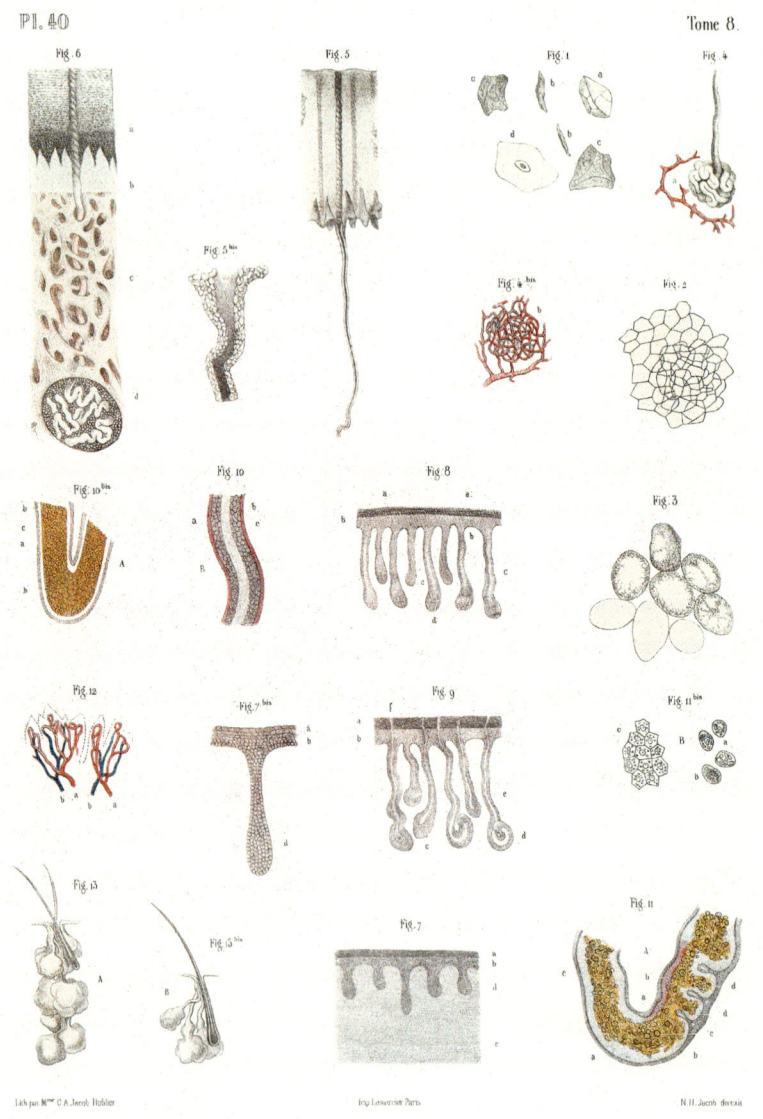

Microscopic anatomy: Skin and appendages
Anatomie microscopique : Peau et phanères
Mikroskopische Anatomie: Haut und Hautanhangsgebilde

ANATOMIA MICROSCOPICA: INTEGUMENTUM COMMUNE

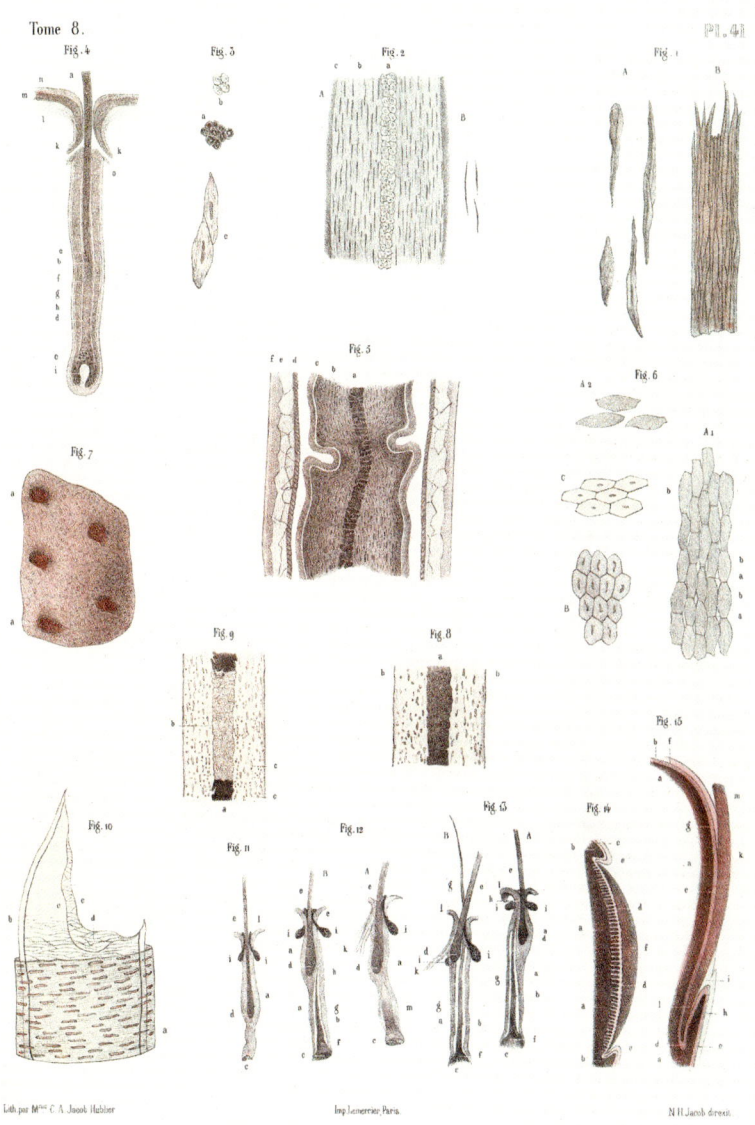

Microscopic anatomy: Skin and appendages
Anatomie microscopique : Peau et phanères
Mikroskopische Anatomie: Haut und Hautanhangsgebilde

ANATOMIA MICROSCOPICA: INTEGUMENTUM COMMUNE

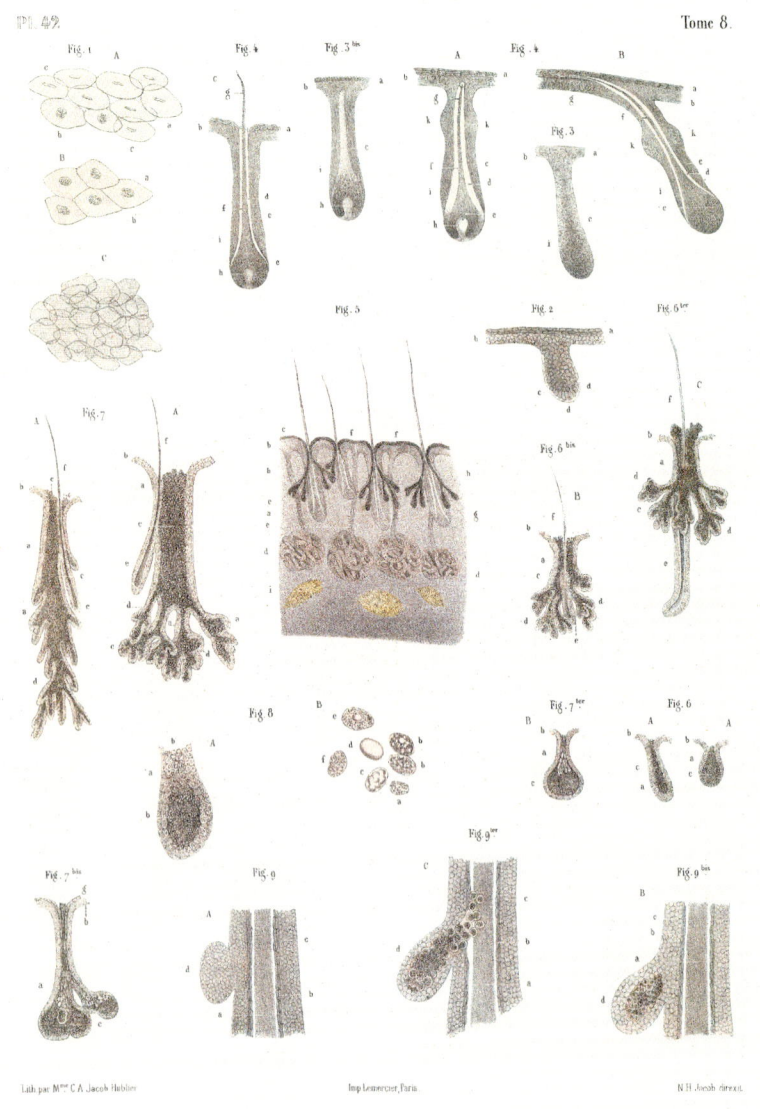

Microscopic anatomy: Skin and appendages
Anatomie microscopique : Peau et phanères
Mikroskopische Anatomie: Haut und Hautanhangsgebilde

ANATOMIA MICROSCOPICA: INTEGUMENTUM COMMUNE

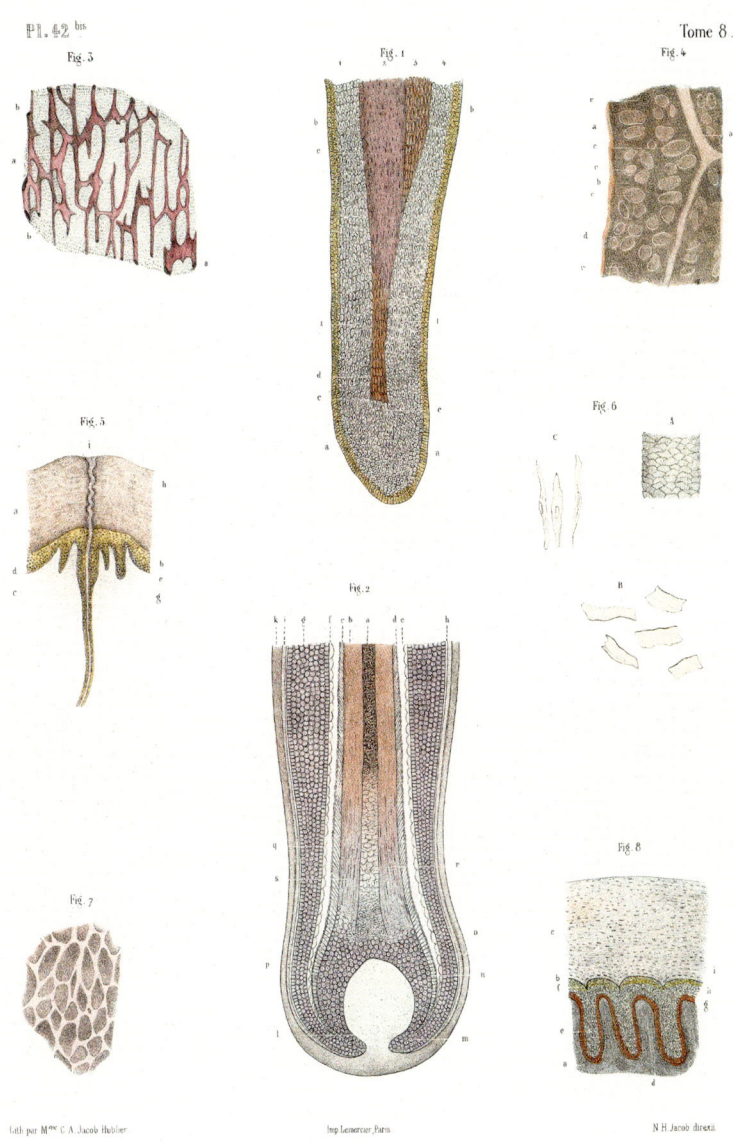

Microscopic anatomy: Skin and appendages
Anatomie microscopique : Peau et phanères
Mikroskopische Anatomie: Haut und Hautanhangsgebilde

ANATOMIA MICROSCOPICA: CAVITAS ORIS ET GLANDULAE SALIVARIAE

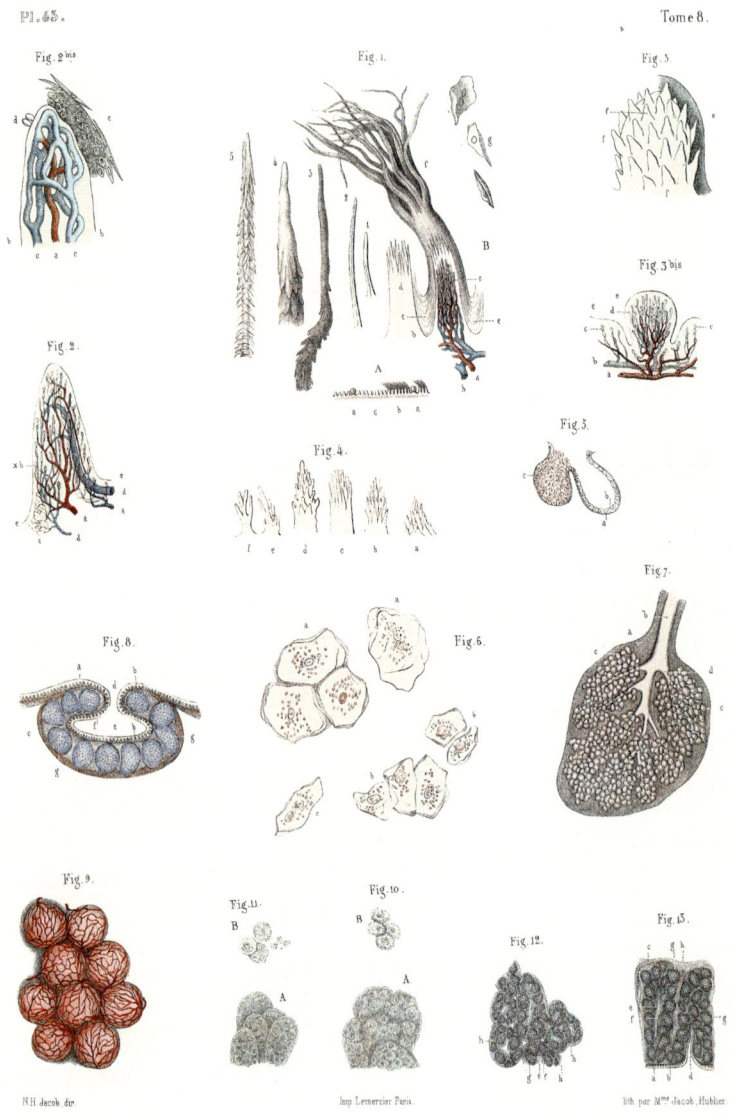

Microscopic anatomy: Oral cavity and salivary glands
Anatomie microscopique : Cavité orale et glandes salivaires
Mikroskopische Anatomie: Mundhöhle und Speicheldrüsen

ANATOMIA MICROSCOPICA: DENTES

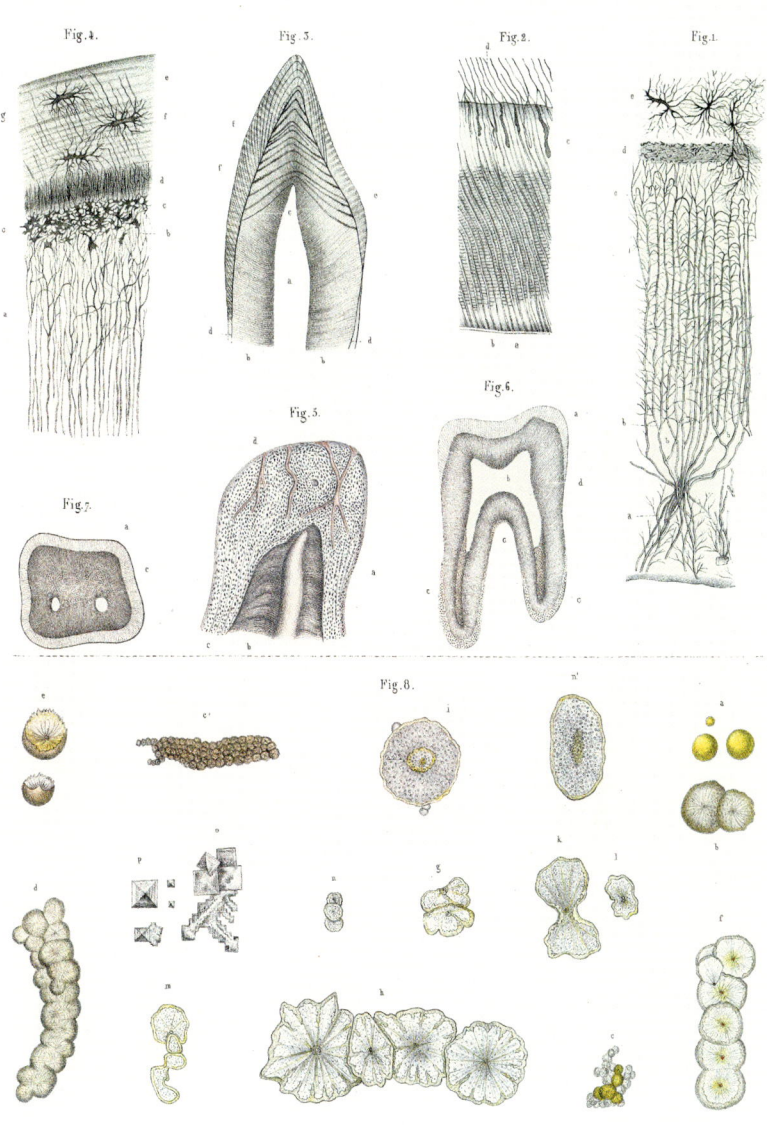

Microscopic anatomy: Teeth / Anatomie microscopique : Dents
Mikroskopische Anatomie: Zähne

ANATOMIA MICROSCOPICA: CANALIS ALIMENTARIUS

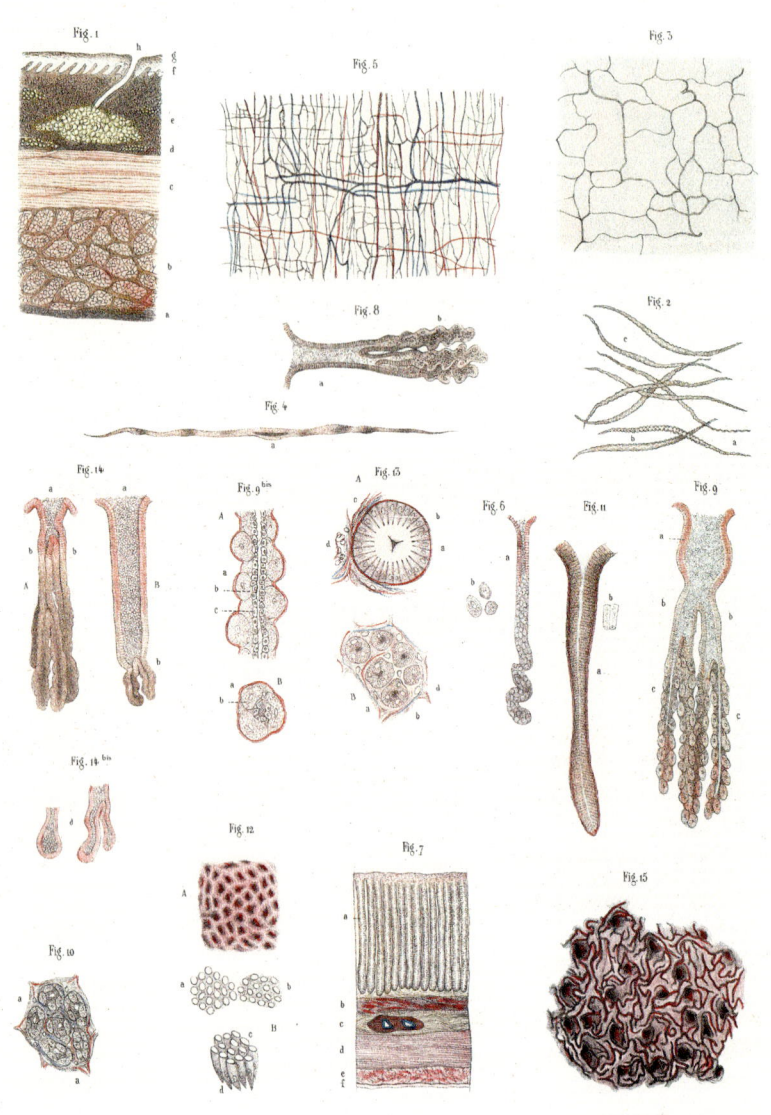

Microscopic anatomy: Gastrointestinal tract
Anatomie microscopique : Tube digestif
Mikroskopische Anatomie: Verdauungstrakt

ANATOMIA MICROSCOPICA: CANALIS ALIMENTARIUS ET HEPAR

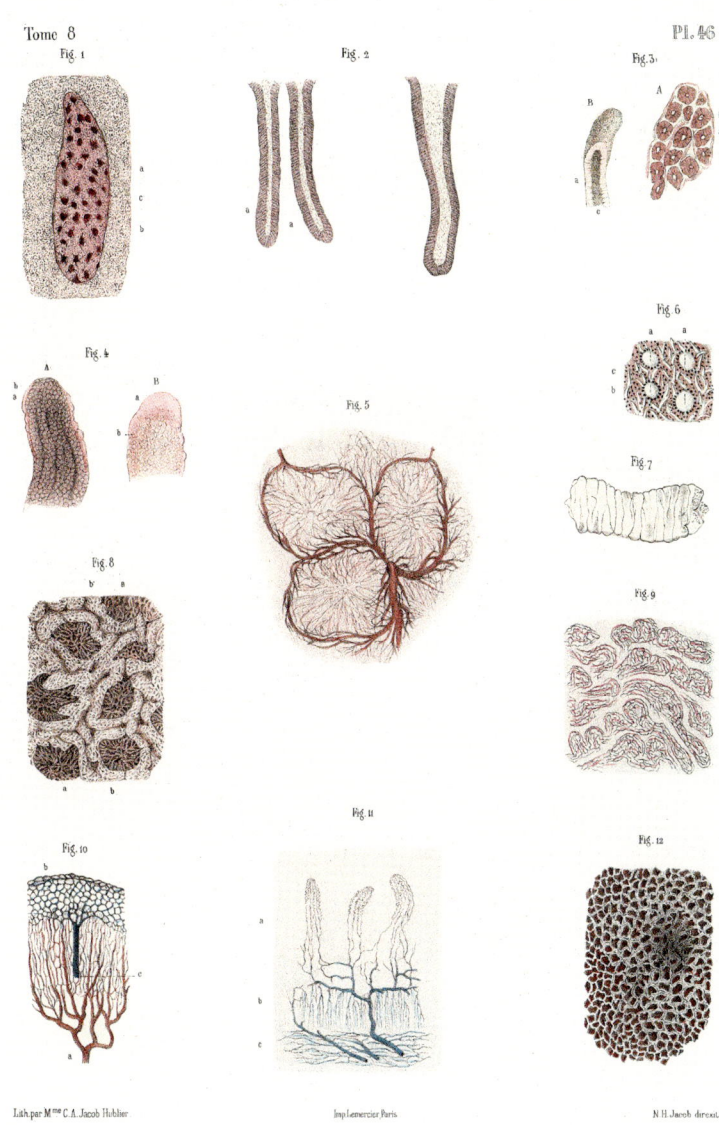

Microscopic anatomy: Gastrointestinal tract
Anatomie microscopique : Tube digestif
Mikroskopische Anatomie: Verdauungstrakt

ANATOMIA MICROSCOPICA: CANALIS ALIMENTARIUS ET HEPAR

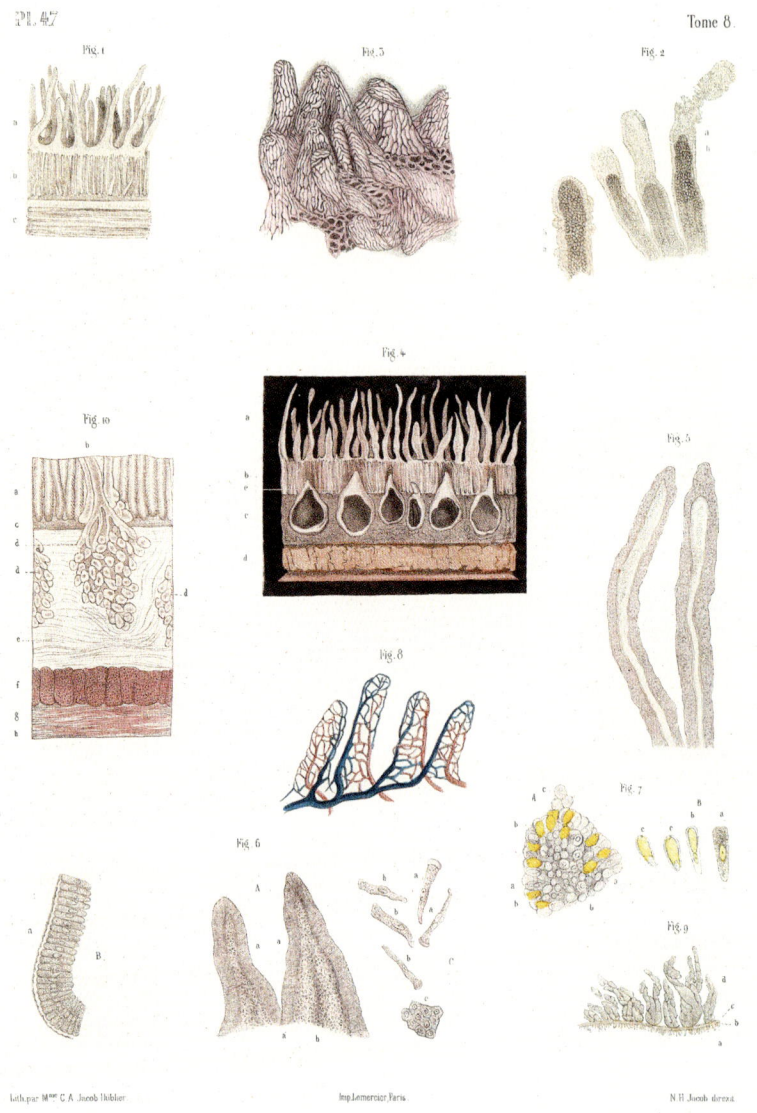

Microscopic anatomy: Gastrointestinal tract
Anatomie microscopique : Tube digestif
Mikroskopische Anatomie: Verdauungstrakt

ANATOMIA MICROSCOPICA: CANALIS ALIMENTARIUS ET HEPAR

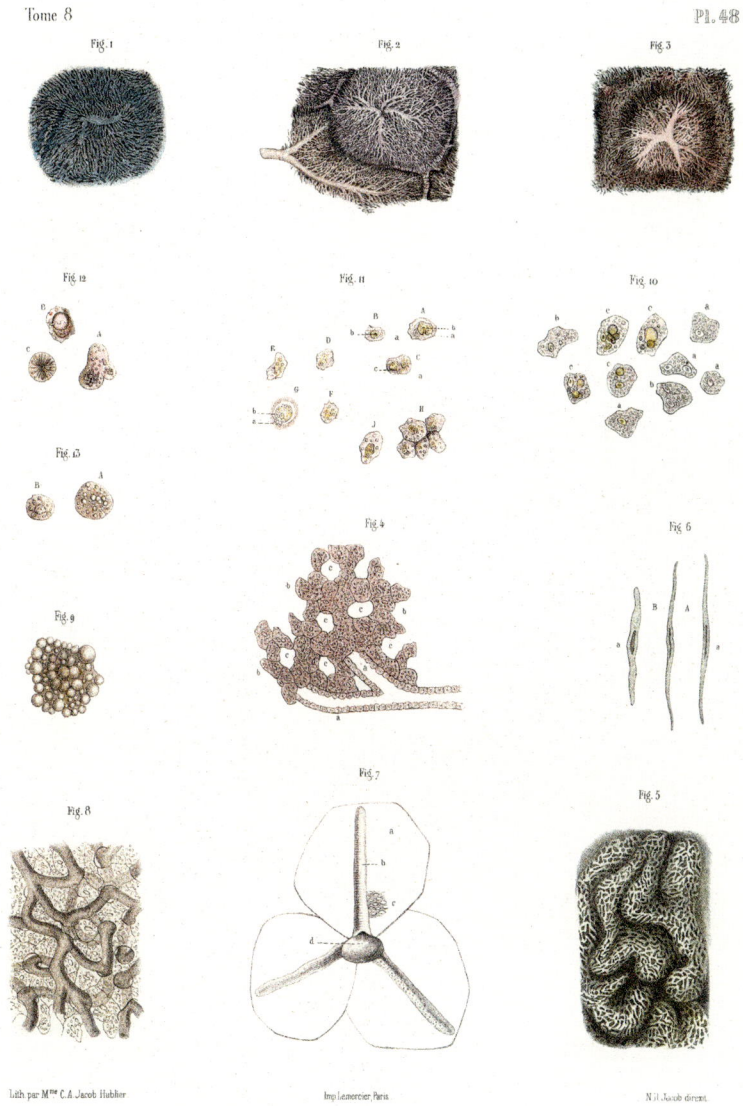

Microscopic anatomy: Liver / Anatomie microscopique : Foie
Mikroskopische Anatomie: Leber

ANATOMIA MICROSCOPICA: CANALIS ALIMENTARIUS ET HEPAR

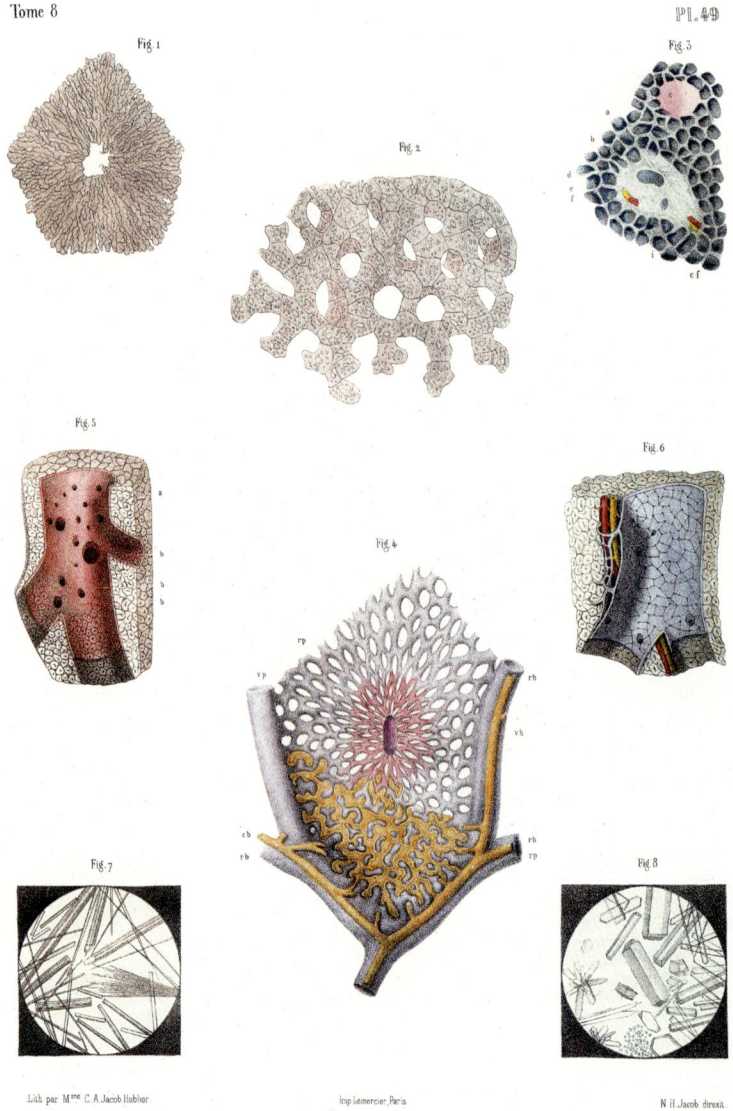

Microscopic anatomy: Liver / Anatomie microscopique : Foie
Mikroskopische Anatomie: Leber

ANATOMIA MICROSCOPICA: LIEN ET PANCREAS

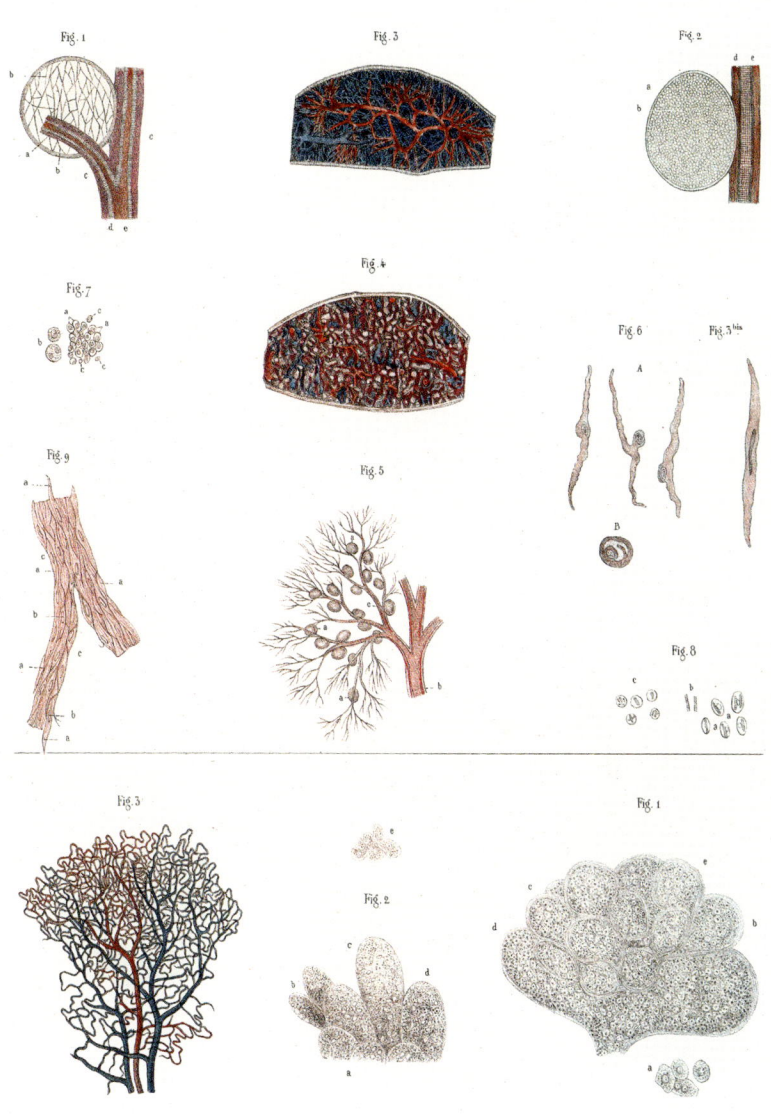

Microscopic anatomy: Spleen and pancreas
Anatomie microscopique : Rate et pancréas
Mikroskopische Anatomie: Milz und Bauchspeicheldrüse

ANATOMIA MICROSCOPICA: APPARATUS RESPIRATORIUS ET GLANDULA THYROIDEA

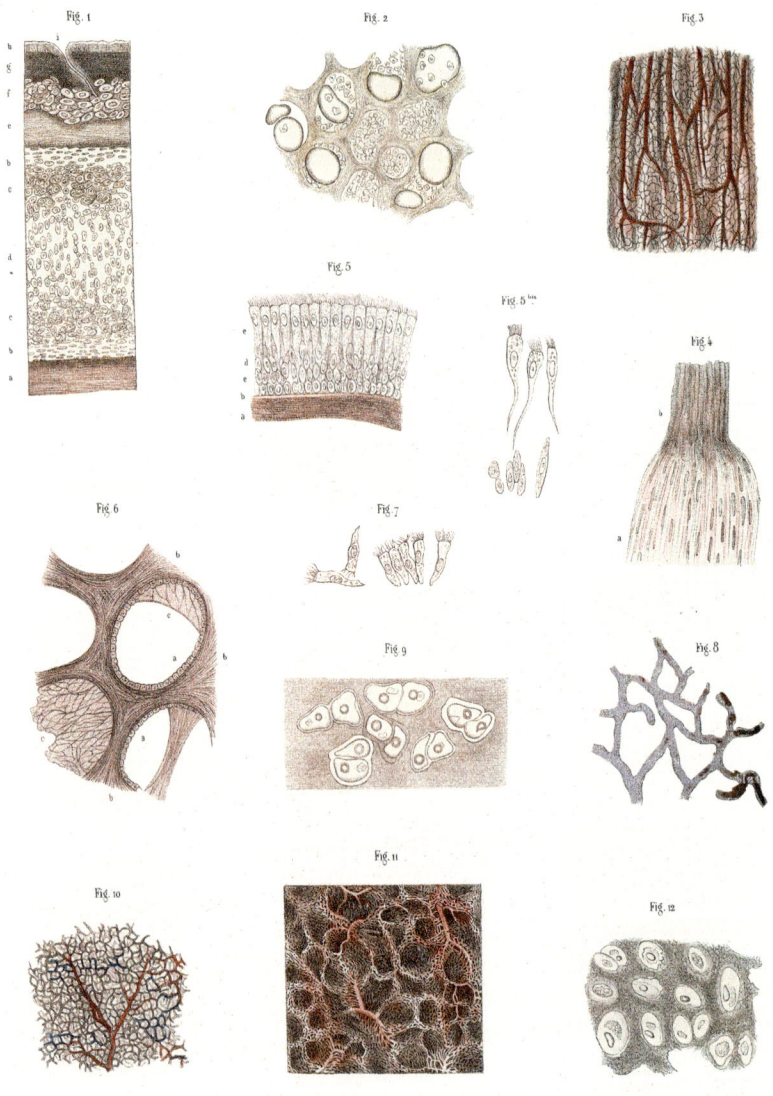

Microscopic anatomy: Respiratory tract and thyroid gland
Anatomie microscopique : Appareil respiratoire et glande thyroïde
Mikroskopische Anatomie: Atmungsapparat und Schilddrüse

ANATOMIA MICROSCOPICA: APPARATUS RESPIRATORIUS, GLANDULA THYROIDEA, ET THYMUS

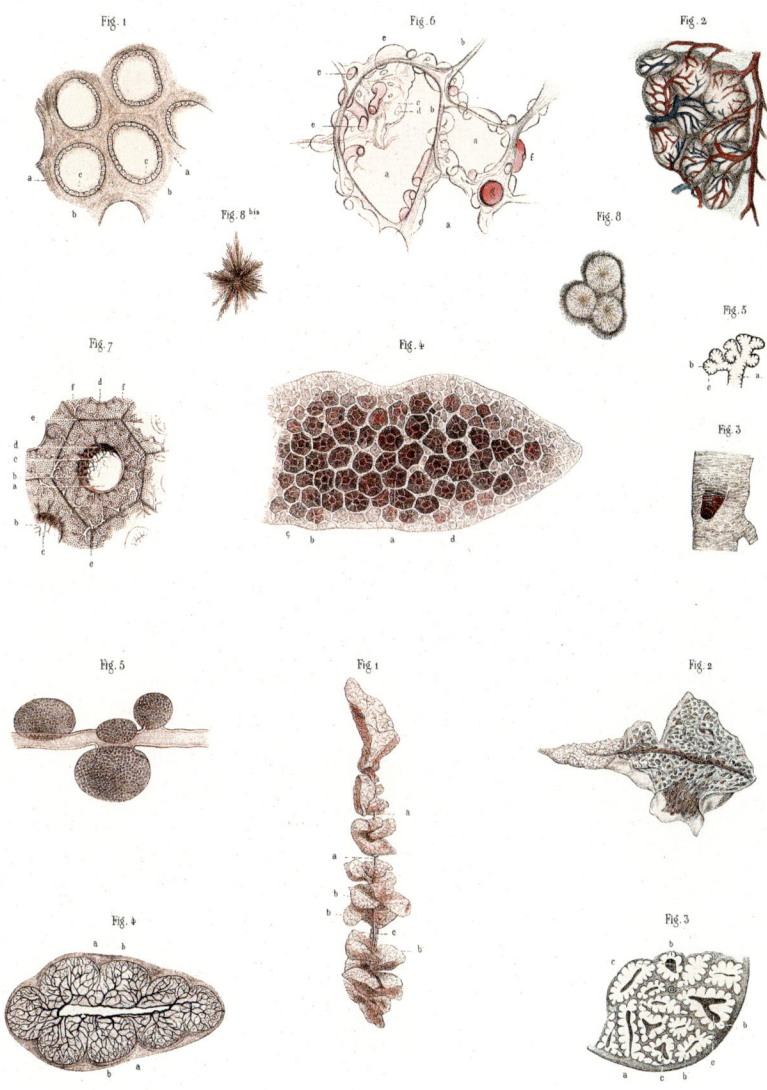

Microscopic anatomy: Respiratory tract, thyroid gland, and thymus
Anatomie microscopique : Appareil respiratoire, glande thyroïde et thymus
Mikroskopische Anatomie: Atmungsapparat, Schilddrüse und Thymus

ANATOMIA MICROSCOPICA:
REN, GLANDULA SUPRARENALIS, ET TESTIS

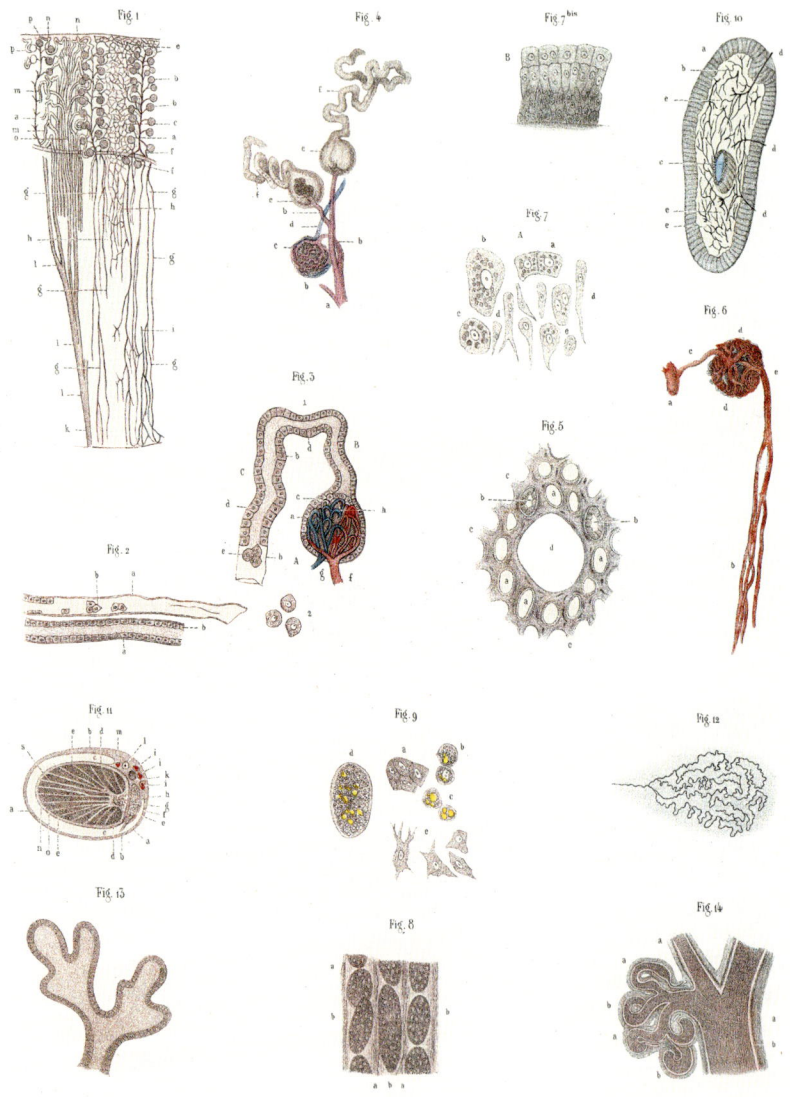

Microscopic anatomy: Kidney, adrenal gland, and testicle
Anatomie microscopique : Rein, glande surrénale et testicule
Mikroskopische Anatomie: Niere, Nebenniere und Hoden

ANATOMIA MICROSCOPICA: UTERUS, OVARIUM, ET MAMMA

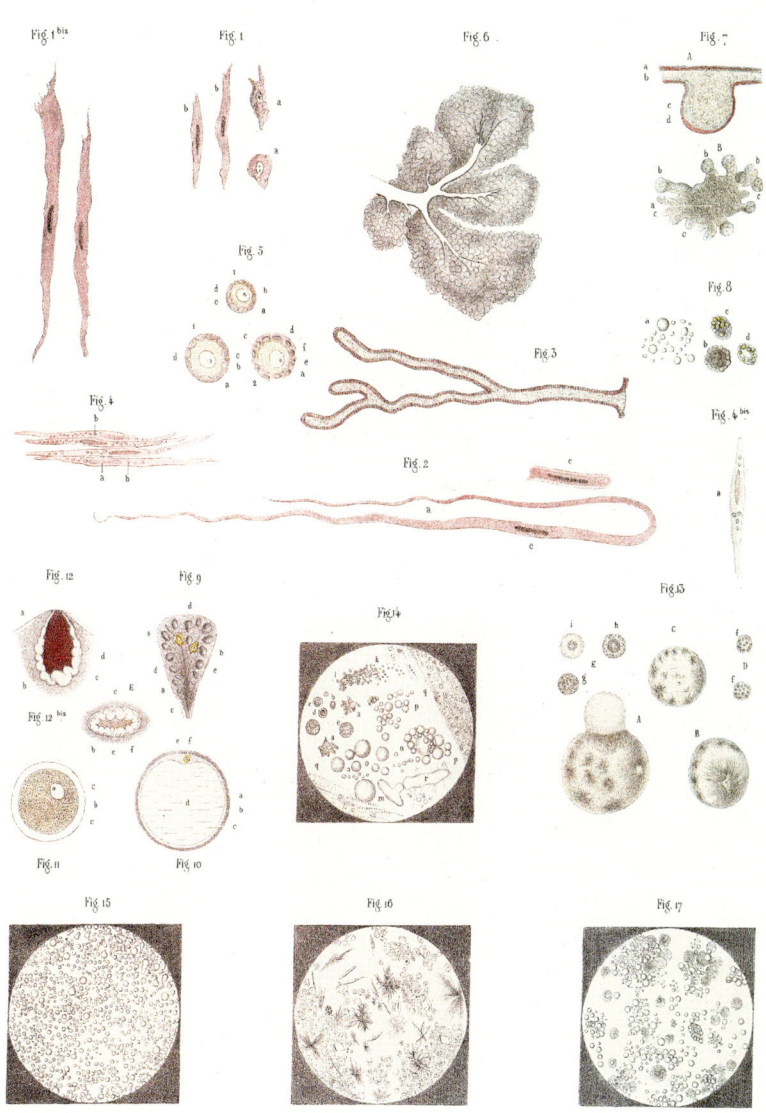

Microscopic anatomy: Uterus, ovary, and breast
Anatomie microscopique : Utérus, ovaire et sein
Mikroskopische Anatomie: Gebärmutter, Eierstock und weibliche Brust

ANATOMIA MICROSCOPICA: COR, ARTERIAE, ET VENAE

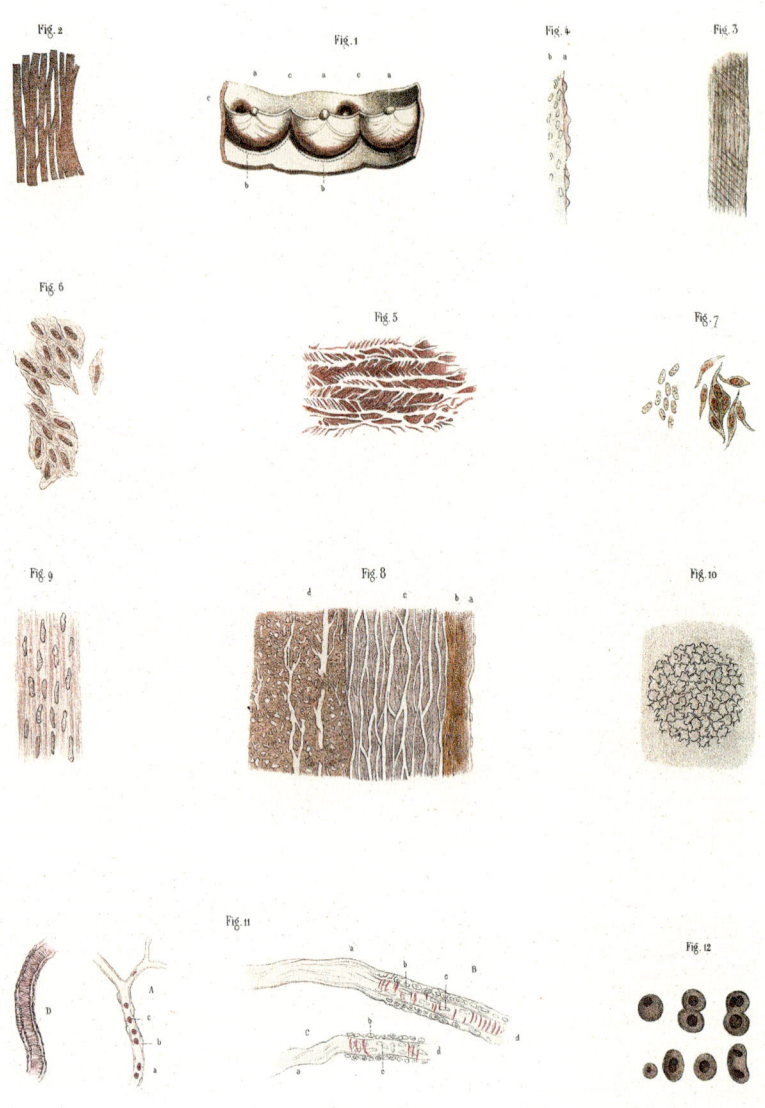

Microscopic anatomy: Heart, arteries, and veins
Anatomie microscopique : Cœur, artères et veines
Mikroskopische Anatomie: Herz, Arterien und Venen

ANATOMIA MICROSCOPICA: ARTERIAE ET VENAE

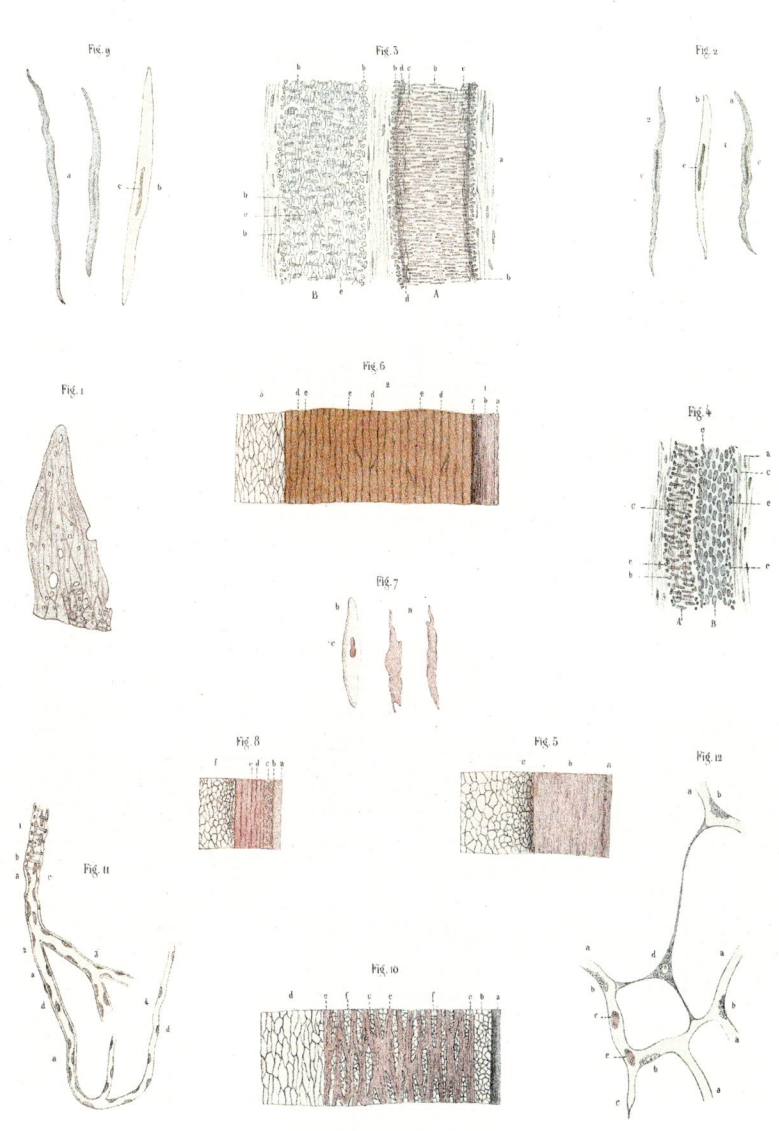

Microscopic anatomy: Arteries and veins
Anatomie microscopique : Artères et veines
Mikroskopische Anatomie: Arterien und Venen

ANATOMIA MICROSCOPICA: SYSTEMA LYMPHATICUM

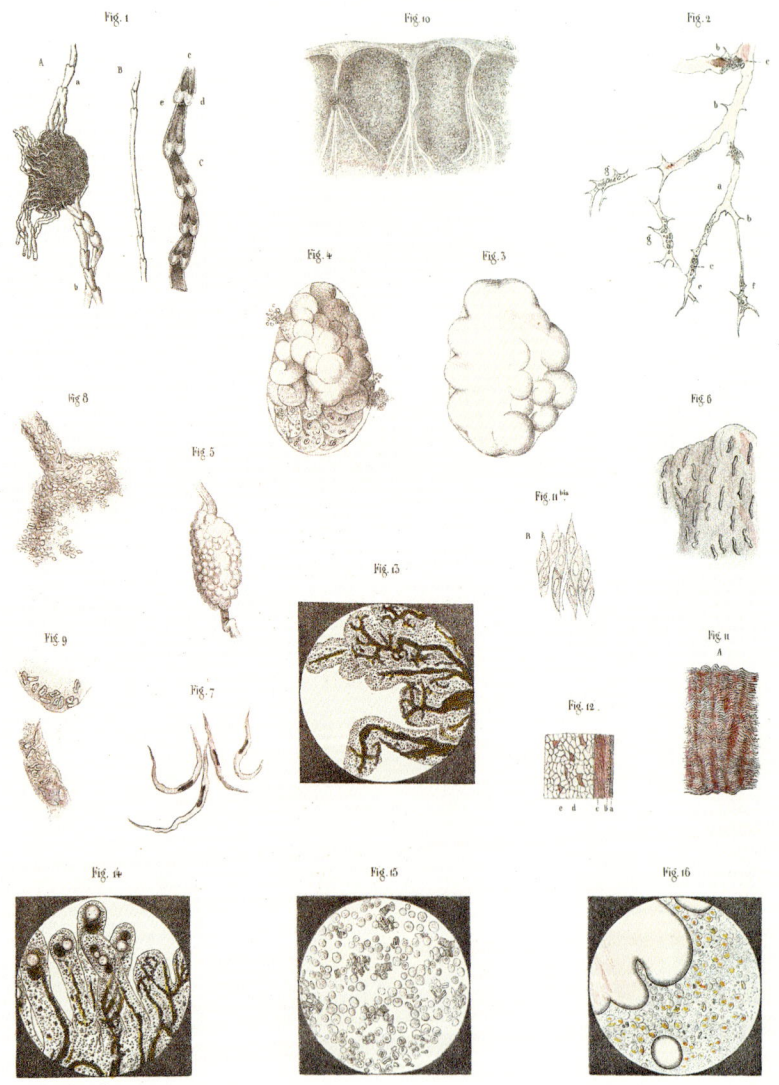

Microscopic anatomy: Lymphatic system
Anatomie microscopique : Système lymphatique
Mikroskopische Anatomie: Lymphsystem

ANATOMIA MICROSCOPICA: SANGUIS

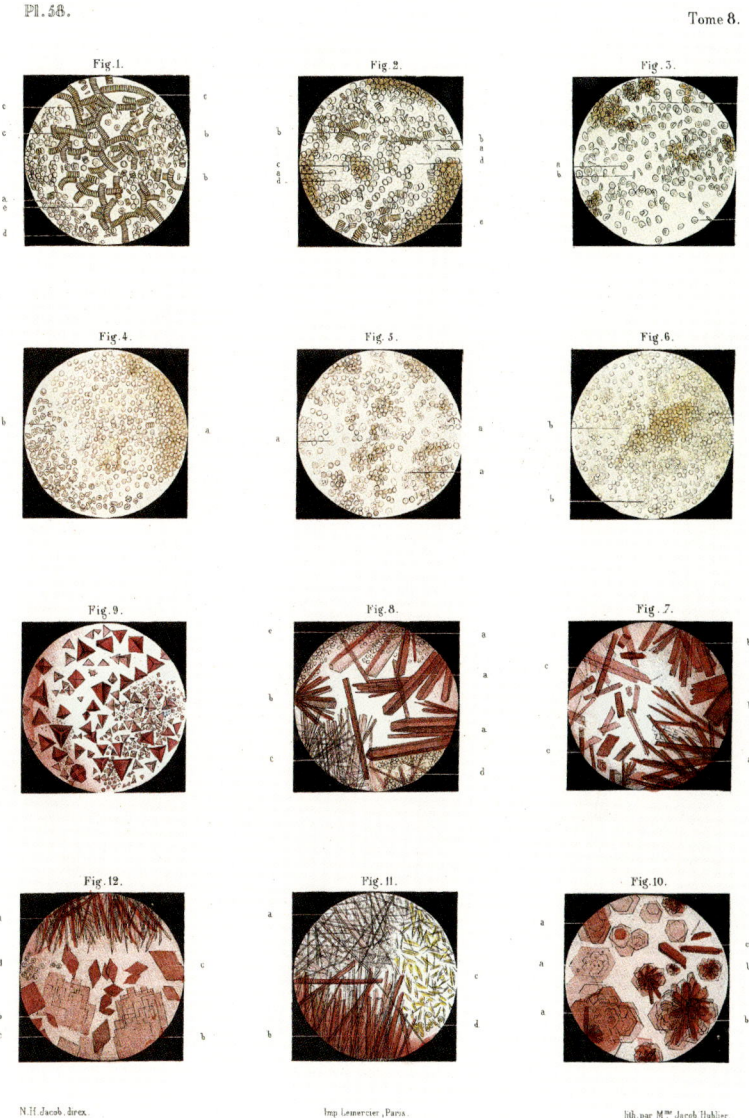

Microscopic anatomy: Blood / Anatomie microscopique : Sang
Mikroskopische Anatomie: Blut

ANATOMIA MICROSCOPICA: OCULUS ET GLANDULA LACRIMALIS

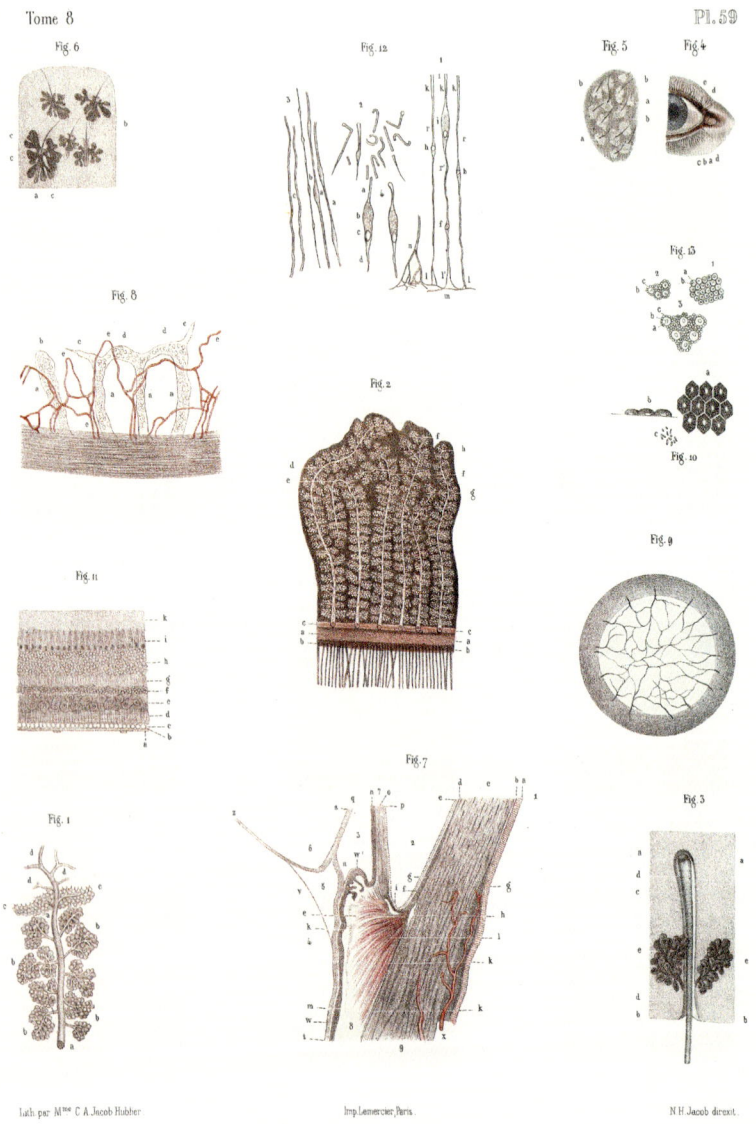

Microscopic anatomy: Eye and lacrimal gland
Anatomie microscopique : Œil et glande lacrymale
Mikroskopische Anatomie: Auge und Tränendrüse

ANATOMIA MICROSCOPICA: OCULUS ET GLANDULA LACRIMALIS, AURIS INTERNA, ET CAVITAS NASI

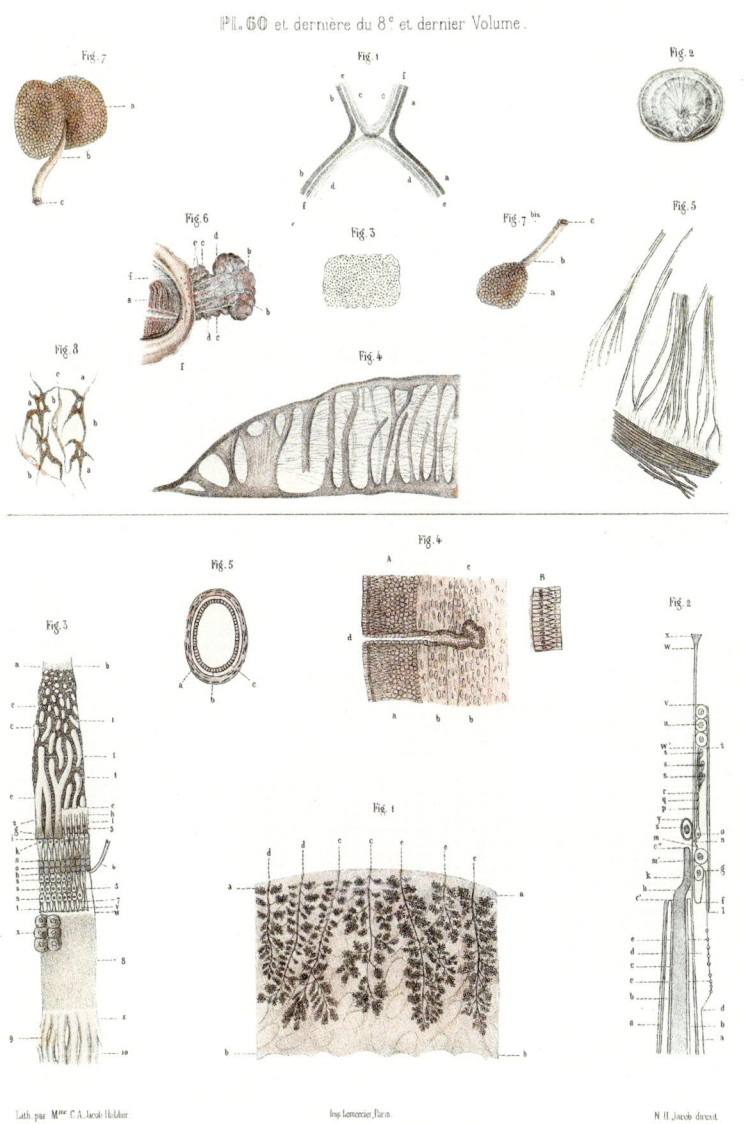

Microscopic anatomy: Eye and lacrimal gland, inner ear, and nasal cavity
Anatomie microscopique : Œil et glande lacrymale, oreille interne et cavité nasale
Mikroskopische Anatomie: Auge und Tränendrüse, Innenohr und Nasenhöhle

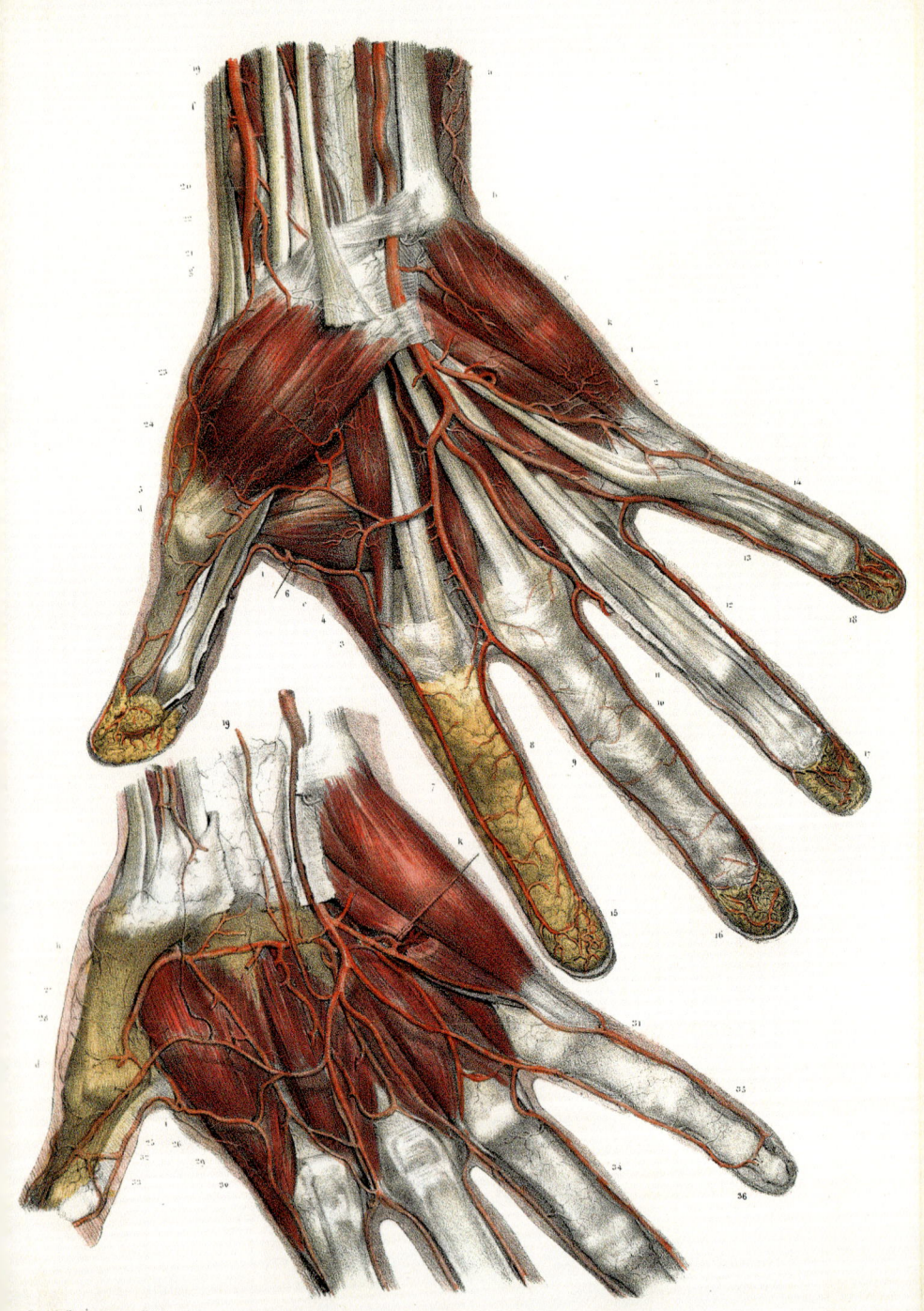

Dessiné d'après nature par N. H. Jacob Imprimé par Bénard

APPENDIX

Index
Bibliography
Imprint

Left page / page à gauche / linke Seite:
Arteries of the hand / Artères de la main / Handarterien

INDEX LATINUM

A

ablationes fragmentorum ossium 594–595

amputationes 635
- anatomia chirurgica 609
- anatomia pathologica 609
- antebrachii 615
- brachii 616–617
- cruris 625–627
- digitorum manus 611
- femoris 629–630
- metacarpii 612
- metatarsii 623
- pedis 624
- phalangum digitorum manus 610
- radiorum pedis 624

anatomia chirurgica
- amputationes 609
- colli 545, 549, 553
- membri inferioris 554–556
- membri superioris 552–553
- musculorum oculi 719–723
- organorum uro-genitalium masculinorum 690–691
- pelvis 547
- perinei 546
- regionis axillaris 549
- regionum femoris anterioris 550–551
- regionum femoris posterioris 548
- regionum gluteae 548
- regionum inguinalis 550–551
- regionum lumbalis 548

anatomia comparata systematis nervosi
- amphibia 764
- aper 759
- aves 763
- balaena 761
- bos 760
- canis 755
- cattus 756
- cuniculus 758
- elephas 759
- equus 757
- invertebrata 766–767
- phoca 762
- pisces 765
- pongo pygmaeus 753–754
- porculus marinus 762
- reptilia 764
- sciurus 758
- vervex 760

anatomia microscopica
- apparatus digestorius 495
- apparatus respiratorius 794–795
- arteriae 798–799
- articulationes 768–769
- auris interna 803
- canalis alimentarius 495, 788–790
- cavitas nasi 803
- cavitas oris 786
- cor 798
- cutis 328–329
- dentes 787
- glandula lacrimalis 802–803
- glandula suprarenalis 796
- glandula thyroidea 794–795
- glandulae salivariae 786
- hepar 791–792
- integumentum commune 781, 784–785
- intestinum crassum 492
- intestinum tenue 482, 487, 492
- lien 793
- lingua 464
- mamma 797
- musculi 770–771
- nervi cranii 282
- nervi vagi 284
- nervorum, peritoneum 513
- oculus 315–316, 802–803
- ossa 768–769
- ovarium 797
- pancreas 793
- papillarum lingualium 326–327
- pharynx 467
- pilorum 329
- plexi oesophagei 284
- plexus coeliaci 283
- ren 516, 796
- sanguis 801
- systema lymphaticum 800
- systema nervosum 772–780
- tendines 770–771
- testis 796
- thymus 795
- uterus 797
- venae 798–799
- ventriculus (gaster) 473, 477–478, 487

anatomia pathologica
- amputationes 609
- arteriarum 574–575
- calculi prostatae 694
- calculi vesicae urinariae 694
- herniarum abdominis 671–673, 675–678
- intestini 669–670
- oculi 654
- organorum uro-genitalium masculinorum 692
- ossium 597

anatomia topographica
- colli 545, 549, 553
- membri inferioris 554–556
- membri superioris 552–553
- pelvis 547
- perinei 546
- regionis axillaris 549
- regionum femoris anterioris 550–551
- regionum femoris posterioris 548
- regionum gluteae 548
- regionum inguinalis 550–551
- regionum lumbalis 548

aneurysmae 574–575

annulus umbilicalis 151

anus 494

aorta 344, 375
- abdominalis 367
- thoracica 366

aplasia tractus olfactorii 263

apparatus digestorius, anatomia microscopica 495

arci dentales 96

arcus aortae 366

arteriae
- brachii 386
- capitis 379–382
- cerebellum 264
- cerebri 257–258
- colli 378–381
- coxae 391
- cruris 396–397, 400
- cruris, varietates 401
- femoris 392–394
- manus 388
- membri superioris 387
- membri superioris, varietates 389
- parietum abdominis 368–374
- parietum thoracis 368–374
- pedis 396, 398–400
- pedis, varietates 401
- perinei 376
- regionis axillaris 383, 386
- regionis gluteae 391
- regionis inguinalis 377

arteriae cutaneae
- cruris 395
- femoris 390
- membri superioris 385
- pedis 395
- regionis gluteae 390

INDEX LATINUM

arteriae ossarum 402
  membri inferioris 404–405
  membri superioris 403
arteriotomiae 572
artes chirurgicae 564–565, 578
  ossium 592–593, 598
  vasorum 573
articulationes
  atlantooccipitalis et
    atlantoaxialis 114
  cinguli membri inferioris 118–119
  cinguli membri superioris 120
  columnae vertebralis 113
  columnae vertebralis
    lumbalis 116
  columnae vertebralis
    thoracicae 115
  costovertebrales 113, 115
  coxae 118–119
  cubiti 120–121
  digitorum manus 122
  digitorum pedis 127
  genus 123
  humeri 120
  manus 122
  mediocarpea 121
  pedis 125–127
  radiocarpea 121
  radioulnares 121
  sternoclavicularis 117
  sternocostales 117
  subtalaris 124
  talocalcanea 124
  talocruralis 124
  temporomandibularis 117
  tibiofibulares 124
auris → Organum auditus

B
bdellometra 569
blastocystus 741
bronchi 353
bursae
  membri inferioris 229
  membri superioris 227

C
canalis analis 494
canalis inguinalis 138–141, 151
canalis vertebralis 246
cataracta 646–647
catheterismi
  cavitatum et ductuum capitis 638
  laryngis 661
  oesophagi 661
  urethrae 695
cavum
  cranii 85
  oris 459
  oris, anatomia microscopica 467
cerebellum 264–266
  arteriae 264
  venae 264
cerebrum 243, 247–263
cervicis rigores 731
chirurgia
  ani 683–685
  auris 649–650
  calculorum urethrae 698
  calculorum vesicae urinariae ... 699–701, 703–708
  calculorum vesicae urinariae,
    instrumenta chirurgica 702, 709
  coli 681–682
  colli 663
  deformationum pedis 726–729
  distortionum linguae 724–725
  glandulae parotideae 656
  herniarum abdominis 674, 679–680
  intestini 667–668
  labiarium 653–654
  linguae 657
  mammae 664
  menti 652
  nasi 636, 652
  nasi, instrumenta chirurgica 655
  oculi 650, 646–648
  oculi, instrumenta chirurgica 639
  organorum uro-genitaliorum
    masculinorum, instrumenta
    chirurgica 693
  ovarii 713
  palati 658, 660
  palati, instrumenta
    chirurgica 659
  palpebrarum 642–644
  palpebrarum, instrumenta
    chirurgica 639
  penis 688–689
  perinei feminini 710
  prostatae 697
  recti 684–685
  sinus 652
  testis 686–688
  tonsillarum 660
  tonsillarum, instrumenta
    chirurgica 655
  urethrae 696
  uteri 712–716
  uteri, instrumenta chirurgica 717
  vaginae 710–713
  vaginae, instrumenta
    chirurgica 717
  viarum lacrimalium 640–641
  viarum lacrimalium,
    instrumenta chirurgica 639
circulationes collaterales 576
commissurae 260
compages thoracis 77–78
compressiones arteriarum
  capitis 542, 561
  colli 542, 561
  membri inferioris 563
  membri superioris 562
cor 349–352, 356–358
  annuli fibrosi 365
  cavitates cordis 362–363
  myocardium 359
  nervi 355, 364
  structura myocardii 360–361
  valvae 365
  vasa 364
corpus callosum 259
costae 79–80
cucurbitae 569
  junodi 570
curationes plagarum 560

D
deformationes columnae
  vertebralis 733
dentes 95–96
desarticulationes 635
  coxae 631–634
  cubiti 713–714
  digitorum manus 709
  digitorum pedis 622
  genus 628
  humeri 618–621
  metacarpii 612
  metatarsii 623
  pedis 624, 627
  phalangum digitorum manus 610
  radiocarpeae 614
  radiorum manus 613
  radiorum pedis 624
diaphragma 146–150
diaphragma pelvis 173–175
ductuli biliferi 499–500
ductus choledocus 480, 502
ductus thoracicus 439, 441–443
duodenum 479
  vasa 480

INDEX LATINUM

E

embryo 741–745
embryologia
    blastocystus 741
    embryo 741–745
    fecundatio 740
    fissio 740
    foetus 746,
      748–750, 752
    folliculi ovarici 738–739
    ovarium 738–739
    ovocytus 738–739
    placenta 751
    spermatozoon 736
    systema nervosum centrale 747
encephalon 240–242
evulsiones dentium 566–568

F

fasciae
    antebrachii 219–220
    brachii 219–220
    colli 216
    cruris 224–226
    femoris 221–223, 226
    glutaeae 221–222
    inguinis 217
    manus 219
    membri superioris 218
    palmae manus 220
    pedis 224–225
    perinei 217
    plantae pedis 226
fasciculi 261–262
fecundatio 740
foetus 746, 748–750, 752
folliculi ovarici 738–739
fornix 260

G

glandula mammaria 541
glandula suprarenalis 509
glandulae salivariae 458, 460–461

H

hepar 496–498, 502
    anatomia microscopica 503
    arteriae 499–500
    ductuli biliferi 499–500
    nervi 504–505
    vasa lymphatica 501
    venae 499–500

I

incisiones 557–560
instrumenta chirurgica 560, 564, 577, 596, 598, 639, 655, 659, 693, 702, 709, 717, 730
    chirurgica dentaria 568
    scarificationis 569
intestinum crassum 488, 493
    anatomia microscopica 492
    arteriae 489
    nervi 491
    vasa lymphatica 490
    venae 489
intestinum tenue 486
    anatomia microscopica 482, 487, 492
    arteriae 483
    mesenterium 481
    nervi 485
    vasa lymphatica 484
    venae 483

L

laryngotomia 662
larynx 330–332
lien 506
    anatomia microscopica 507–508
    nervi 505, 510
ligamenta 111–112
ligaturae arteriarum 576–578
    capitis 587
    colli 585–589
    membri inferioris 579–582, 590
    membri superioris 583–586, 588
    pelvis 590–591
lingua
    anatomia microscopica 464
    musculi 167–168, 171, 462
    nervi 463
    vasa 463
lithotomia 703–708
    instrumenta chirurgica 709
lithotritia 699–701
    instrumenta chirurgica 702
lymphonodi
    abdominis 435, 440–441
    capitis 437
    colli 437–438, 443
    cruris 430
    femoris 431, 433
    membri inferioris 429
    membri superioris 434–435

    pelvis 439–440
    regionis axillaris 436
    regionis inguinalis 432
    thoracis 435, 441–443

M

mamma 541
medulla spinalis 269
    arteriae 268
meninges 230, 232–233, 238
    encephali 234–237
    spinales 239
musculi
    abdominis 128, 132–145
    antebrachii 184–187
    brachii 180–182
    capitis 162–166
    colli 159–165
    corporis humani 130–131
    coxae 195
    cruris 207–211
    digitorum 191–192
    dorsi 152–154
    erectores spinae 155–158
    femoris 196–204
    humeri 176–177
    laryngis 171
    lumborum 172
    manus 184–192
    nuchae 156
    palati 167, 171
    pedis 207–215
    pelvis 172, 174–175
    perinei 173–175
    pharyngis 167, 171
    regionis axillaris 178–179
    regionis cubiti anterior 183
    regionis genus posterioris 205–206
    regionis glutaeae 193–194
    thoracis 128, 132–137, 142–145

N

nasus → organum olfactus
nervi
    abdominis 285–289
    antebrachii 298
    articulares 309
    cervicales 273
    colli 280–281
    cruris 305–306
    femoris 301–303
    manus 296–298

INDEX LATINUM

membri superioris.................................. 295
musculares profundi 309
pedis... 308
perinei 292–293
phrenici.. 279
thoracis..................................... 285–289
nervi cranii 273, 278
nervus facialis 274
nervus trigeminus 270–272
nervus vagus 275–277
nervi cutanei
cruris 304
femoris 299–300
membri superioris 294
pedis.. 304, 307

O

oculus → organum visus
oesophagus 465
nervi 466
organa genitalia
feminina 534
feminina externa 523–524
masculina 518
masculina externa 521–522
organa urinaria 514
organum auditus
auris externa 317
auris interna 320–321
auris media 318–319
ossicula auditus 319
organum gustus
anatomia microscopica
papillarum lingualium 326–327
nervi cavitatis oris 325
nervi linguae 325
organum olfactus
cavitas nasi 322–323
nasus externus 322
nervi 324
structura 324
vasa 323
organum tactus
anatomia microscopica cutis ....
328–329
anatomia microscopica pilorum 329
organum vestibulocochleare 320–321
organum visus
anatomia microscopica 315–316
apparatus lacrimalis 311
arteriae 313
musculi 310
nervi 312
structura bulbi oculi 314
vasa bulbi oculi 311
venae 313
organum vocis, larynx 330–332

ossa
cingulum membri inferioris 98–99
cingulum membri inferioris.............101
clavicula..101
coccygis 100
columna vertebralis 72–73
coxae 100
cranii 81–84,
86–92, 97
cranium 81–84, 86
ethmoidale 92
faciei 86,
92–94, 97
femur 104
fibula 105
frontale 87–88
humerus 102
hyoideum 93
mandibula 94–95
maxilla 92
membri inferioris 104–108
membri superioris 102–103
occipitale 89–90
parietale 88
patella 104
pelvis 100
radius 102
sacrum 100
scapula 101
skeleton 66, 70–71,
103, 106–107, 111–112
sphenoidale 91
sternum 79–80
suturalia 90
tarsi 108
temporale 90
thorax 77–78
tibia 105
ulna 102
vertebra 74–76
ovarium 535,
738–739
ovocytus 739–740

P

pancreas 509
nervi 505, 510
partes corporis humani 68–69,
544
partus cesareus 718
pelvis 98–99
pericardium 356–357
peritoneum 512
anatomia microscopica nervorum 513
pharynx 465
anatomia microscopica 467
nervi 466

phlebotomiae 571–572
placenta 751
pleurae 356
plexus
brachialis 291
cardiacus 277
cervicalis 280–281
lumbosacralis 290
venosi vertebrales 246, 424–425
ponctiones vesicae urinariae 697
positiones
forficiorum 559
scalpelli 557–559
prostheses 627
pulmones 349–350,
356
anatomia microscopica 354
arteriae pulmonales 351–352
nervi 355
venae pulmonales 351–352
punctio abscessus hepatis 666
punctiones
abscessus 734
pericardii 666
peritonei 666
pleurae 665

R

rami arcus aortae, varietates 384
rectum 494
regio orbitalis
arteriae 313
musculi 310
nervi 312
venae 313
regiones corporis humanis 68–69,
544
ren 514–515
anatomia microscopica 516
nervi 505, 510
resectiones
claviculae 606
costarum 606
humeri 601
mandibulae 608
maxillae 607
scapulae 606
resectiones articulationis
cubiti 600
genus 605
radiocarpeae 603
talocruralis 603
cruris et pedis 602
manus et antebrachii 599
resectiones ossium
cruris et pedis 602, 604
manus et antebrachii 599

S

sectiones tendinum 732
   colli 731
   instrumenta chirurgica................730
septa intermuscularia
   antebrachii 220
   brachii 220
   cruris 226
   femoris 226
sinus durae matris 423–424
sinus paranasales..............................94
spermatozoon....................................736
strabismus 719–723
structura interna ossium................107, 109–110
substantia compacta................109–110
substantia spongiosa................109–110
symphyseotomia 718
systema nervosum autonomicum........343
   abdominis 337–338
   capitis 336
   colli 336
   nervi vasorum 339–340
   pelvis 338
   plexus cardiacus 341
   plexus caroticus internus................334
   plexus circuli arteriosi
      cerebri 333
      thoracis..337
   truncus sympathicus
      cervicalis......................................335
   trunkus sympathicus
      thoracis..342
systema nervosum centrale......244–246

T

tendines
   digitorum................................191–192
   manus 188–189, 191–192
   pedis 212–213
   regionis genus
      posterioris................................205–206
tenotomiae..............................731–732
   femoris 730
   instrumenta chirurgica................730
terebratio cranii 596
trachea 353
tracheotomia....................................662
tractus 261–262
truncus encephalicus................266–267
tuba uterina 535

U

ureteres 514
uterus 536–537, 539
   nervi 538

V

vaginae synoviales
   membri inferioris............................229
   membri superioris..........................227
vasa lymphatica
   abdominis 435, 440–441
   capitis 437
   colli 437–438, 443
   cruris 430
   femoris 431, 433
   membri inferioris............................429
   membri superioris................434–435
   pelvis 439–440
   regionis axillaris............................436
   regionis inguinalis..........................432
   thoracis..........................435, 441–443
venae
   abdominis 426
   capitis 415–417
   colli 415–416, 418–419
   cranii 423
   cruris 409
   femoris 410–411
   manus 413
   membri superioris..........................414
   parietum abdominis..............427–428
   parietum thoracis..................427–428
   pedis 408
   pelvis 421
   perinei 422
   regionis axillaris............................420
   regionis inguinalis..........................422
   thoracis..426
venae ossarum 402
   membri inferioris..................404–405
   membri superioris..........................403
venae superficiales
   cruris 406
   membri inferioris............................407
   membri superioris..........................412
   pedis 406
ventriculi cerebri 256
ventriculus (gaster) 468–469
   anatomia microscopica................473, 477–478, 487
   arteriae 471–472
   cavitas 476
   nervi 474–475
   tunica muscularis 470
   vasa lymphatica 473
   venae 471–472
vesica
   fellea 497–498, 502
   urinaria 514, 517–518

viscera abdominis 446–457
   nervi 525
viscera pelvis
   femininis 526–530
   femininis, arteriae 531–532
   femininis, nervi..............................533
   femininis, venae 531–532
   masculinis 520
   masculinis, nervi..........................519
   nervi 525
viscera retroperitoneales, nervi 511
viscera thoracis 346–348, 444, 446, 448, 450, 453–456

ENGLISH INDEX

A

abdominal
- aorta 367
- muscles 128, 132–145
- nerves 285–289
- organs 446–457
- organs, nerves 525

ablation of bone fragments 594–595
adrenal gland 509
amputations 635
- arm 616–617
- finger 611
- foot 624
- forearm 615
- lower leg 625–627
- metacarpus 612
- metatarsus 623
- pathological anatomy 609
- phalanges of the finger 610
- rays of the foot 624
- surgical anatomy 609
- thigh 629–630

anal canal 494
aneurysm 574–575
ankle joint 124
anus 494
aorta 344, 375
aortic arch 366
aplasia of the olfactory tract
- arteries 263
- arm 386
- axillary region 383, 386
- cerebellum 264
- foot 396, 398–400
- foot, variants 401
- gluteal region 391
- hand 388
- head 379–382
- hip 391
- inguinal region 377
- lower leg 396–397, 400
- lower leg, variants 401
- neck 378–381
- perineum 376
- thigh 392–394
- upper limb 387
- upper limb, variants 389
- walls of the abdomen 368–374
- walls of the thorax 368–374

arteries of the bones 402
- lower limb 404–405
- upper limb 403

arteriotomy 572
articular nerves 309
atlanto-occipital and atlanto-axial joints 114

B

bdellometer 569
bile canaliculi 499–500
bile duct 480, 502
bladder 514, 517–518
- puncture 697
blastocyst 741
bloodletting 571–572
bone, inner structure 107, 109–110
bones
- coccyx 100
- ethmoid bone 92
- face 86, 92–94, 97
- femur 104
- fibula 105
- foot 106–107
- frontal bone 87–88
- girdle of the lower limb 98–99
- girdle of the lower limb 101
- hand 103
- hip 100
- humerus 102
- hyoid 93
- lower limb 104–108
- mandible 94–95
- maxillary 92
- occipital 89–90
- parietal 88
- patella 104
- radius 102
- sacrum 100
- shoulderblade 101
- skeleton 66, 70–71, 111–112
- skull 81–84, 86–92, 97
- tarsal 108
- temporal 90
- tibia 105
- ulna 102
- upper limb 102–103
- verterbra 74–76

bony pelvis 131–132
bowel surgery 667–668
brachial plexus 291
brain 243, 247–263
brainstem 266–267
branches of the aortic arch, variants 384
breast 541
bronchi 353
bursae
- lower limb 229
- upper limb 227

C

caesarian section 718
cancellous bone 109–110
cardiac plexus 277

cataract 646–647
catheterisation
- cavities and ducts of the head 638
- esophagus 661
- larynx 661
- urethra 695
cauterisations 560
central nervous system 244–246
cerebellum 264–266
- arteries 264
- veins 264
cerebral arteries 257–258
cerebral ventricles 256
cervical plexus 280–281
clavicle 101
club feet 726–729
collarbone 101
collateral circulations 576
commissures 260
compact bone 109–110
comparative anatomy of the nervous system
- amphibians 764
- birds 763
- bowhead whale 761
- cat 756
- dog 755
- elephant 759
- fish 765
- horse 757
- invertebrates 766–767
- orang-utan 753–754
- ox 760
- porpoise 762
- rabbit 758
- reptiles 764
- seal 762
- sheep 760
- squirrel 758
- wild boar 759

compression of the arteries
- head 542, 561
- lower limb 563
- neck 542, 561
- upper limb 562
corpus callosum 259
cranial meninges 234–237
cranial nerves 273, 278
- facial nerve 274
- trigeminal nerve 270–272
- vagus nerve 275–277
cutaneous arteries
- foot 395
- gluteal region 386
- lower leg 395
- thigh 386
- upper limb 385

cutaneous nerves
- foot 304, 307
- leg 304
- thigh 299–300
- upper limb 294

D
- **deformations of the spine** 733
- **dental arcades** 96
- **dental surgical instruments** 568
- **diaphragm** 146–150
- **disarticulations** 635
  - knee 628
  - metatarsus 623
  - elbow 615–616
  - fingers 611
  - foot 624, 627
  - hip 631–634
  - metacarpus 612
  - phalanges of the fingers 610
  - rays of the foot 624
  - rays of the hand 613
  - shoulder 618–621
  - toes 622
  - wrist 614
- **duodenum** 479
  - vessels 480

E
- **ear** → organ of hearing
- **embryo** 741–745
- **embryology**
  - blastocyst 741
  - central nervous system 747
  - embryo 741–745
  - fertilisation 740
  - fetus 746, 748–750, 752
  - oocyte 739–740
  - ovarian follicles 738–739
  - ovary 738–739
  - placenta 751
  - segmentation 740
  - spermatozoids 736
- **encephalon** 240–242
- **esophagus** 465
  - nerves 466
- **eye** → organ of vision

F
- **fascias**
  - buttocks 221–222
  - foot 224–225
  - forearm 219–220
  - groin 217
  - hand 219
  - lower leg 224–226
  - neck 216
  - palm of the hand 220
  - perineum 217
  - sole of the foot 226
  - thigh 221–223, 226
  - upper arm 219–220
  - upper limb 218
- **fascicles** 261–262
- **fertilisation** 740
- **fetus** 746, 748–750, 752
- **fornix** 260

G
- **gallbladder** 497–498, 502
- **gastrointestinal tract, histology** 495
- **genital organ**
  - female 534
  - female external 523–524
  - male 518
  - male external 521–522

H
- **heart** 349–352, 356–358
  - cardiac cavities 362–363
  - fibrous rings 365
  - myocardium 359
  - nerves 355, 364
  - structure of the myocardium 360–361
  - valves 365
  - vessels 364

I
- **incisions** 557–560
- **inguinal canal** 138–141, 151
- **intermuscular septa**
  - forearm 220
  - lower leg 226
  - thigh 226
  - upper arm 220

J
- **joints** 111–112
  - atlanto-occipital and atlanto-axial 114
  - costovertebral 113, 115
  - craniovertebral 114
  - elbow 120–121
  - finger 122
  - foot 125–127
  - hand 122
  - hip 118–119
  - knee 123
  - lumbar vertebral column 116
  - radioulnar 121
  - shoulder 120
  - shoulder girdle 120
  - sternoclavicular 117
  - sternocostal 117
  - temporomandibular 117
  - thoracic vertebral column 115
  - tibiofibular 124
  - toe 127
  - vertebral column 113
  - wrist 121

K
- **kidney** 514–515
  - histology 516
  - nerves 505, 510

L
- **large intestine** 488, 493
  - arteries 489
  - histology 492
  - lymph vessels 490
  - nerves 491
  - veins 489
- **laryngotomy** 662
- **larynx** 330–332
- **ligation of arteries** 576–578
  - head 587
  - lower limb 579–582, 590
  - neck 585–589
  - pelvis 590–591
  - upper limb 583–586, 588
- **lithotomy** 703–708
  - surgical instruments 709
- **lithotripsy** 699–701
  - surgical instruments 702
- **liver** 496–498, 502
  - abscess tap 666
  - arteries 499–500
  - bile canaliculi 499–500
  - histology 503
  - lymph vessels 501
  - nerves 504–505
  - veins 499–500
- **lungs** 349–350, 356
  - histology 354
  - nerves 355
  - pulmonary arteries 351–352
  - pulmonary veins 351–352
- **lymph nodes**
  - abdomen 435, 440–441
  - axillary region 436
  - head 437
  - inguinal region 432
  - lower leg 430
  - lower limb 429
  - neck 437–438, 443

ENGLISH INDEX

A

- abdominal
  - aorta ... 367
  - muscles ... 128, 132–145
  - nerves ... 285–289
  - organs ... 446–457
  - organs, nerves ... 525
- ablation of bone fragments ... 594–595
- adrenal gland ... 509
- amputations ... 635
  - arm ... 616–617
  - finger ... 611
  - foot ... 624
  - forearm ... 615
  - lower leg ... 625–627
  - metacarpus ... 612
  - metatarsus ... 623
  - pathological anatomy ... 609
  - phalanges of the finger ... 610
  - rays of the foot ... 624
  - surgical anatomy ... 609
  - thigh ... 629–630
- anal canal ... 494
- aneurysm ... 574–575
- ankle joint ... 124
- anus ... 494
- aorta ... 344, 375
- aortic arch ... 366
- aplasia of the olfactory tract
  - arteries ... 263
  - arm ... 386
  - axillary region ... 383, 386
  - cerebellum ... 264
  - foot ... 396, 398–400
  - foot, variants ... 401
  - gluteal region ... 391
  - hand ... 388
  - head ... 379–382
  - hip ... 391
  - inguinal region ... 377
  - lower leg ... 396–397, 400
  - lower leg, variants ... 401
  - neck ... 378–381
  - perineum ... 376
  - thigh ... 392–394
  - upper limb ... 387
  - upper limb, variants ... 389
  - walls of the abdomen ... 368–374
  - walls of the thorax ... 368–374
- arteries of the bones ... 402
  - lower limb ... 404–405
  - upper limb ... 403
- arteriotomy ... 572
- articular nerves ... 309
- atlanto-occipital and atlanto-axial joints ... 114

B

- bdellometer ... 569
- bile canaliculi ... 499–500
- bile duct ... 480, 502
- bladder ... 514, 517–518
  - puncture ... 697
- blastocyst ... 741
- bloodletting ... 571–572
- bone, inner structure ... 107, 109–110
- bones
  - coccyx ... 100
  - ethmoid bone ... 92
  - face ... 86, 92–94, 97
  - femur ... 104
  - fibula ... 105
  - foot ... 106–107
  - frontal bone ... 87–88
  - girdle of the lower limb ... 98–99
  - girdle of the lower limb ... 101
  - hand ... 103
  - hip ... 100
  - humerus ... 102
  - hyoid ... 93
  - lower limb ... 104–108
  - mandible ... 94–95
  - maxillary ... 92
  - occipital ... 89–90
  - parietal ... 88
  - patella ... 104
  - radius ... 102
  - sacrum ... 100
  - shoulderblade ... 101
  - skeleton ... 66, 70–71, 111–112
  - skull ... 81–84, 86–92, 97
  - tarsal ... 108
  - temporal ... 90
  - tibia ... 105
  - ulna ... 102
  - upper limb ... 102–103
  - verterbra ... 74–76
- bony pelvis ... 131–132
- bowel surgery ... 667–668
- brachial plexus ... 291
- brain ... 243, 247–263
- brainstem ... 266–267
- branches of the aortic arch,
  - variants ... 384
- breast ... 541
- bronchi ... 353
- bursae
  - lower limb ... 229
  - upper limb ... 227

C

- caesarian section ... 718
- cancellous bone ... 109–110
- cardiac plexus ... 277
- cataract ... 646–647
- catheterisation
  - cavities and ducts of the head ... 638
  - esophagus ... 661
  - larynx ... 661
  - urethra ... 695
- cauterisations ... 560
- central nervous system ... 244–246
- cerebellum ... 264–266
  - arteries ... 264
  - veins ... 264
- cerebral arteries ... 257–258
- cerebral ventricles ... 256
- cervical plexus ... 280–281
- clavicle ... 101
- club feet ... 726–729
- collarbone ... 101
- collateral circulations ... 576
- commissures ... 260
- compact bone ... 109–110
- comparative anatomy of the nervous system
  - amphibians ... 764
  - birds ... 763
  - bowhead whale ... 761
  - cat ... 756
  - dog ... 755
  - elephant ... 759
  - fish ... 765
  - horse ... 757
  - invertebrates ... 766–767
  - orang-utan ... 753–754
  - ox ... 760
  - porpoise ... 762
  - rabbit ... 758
  - reptiles ... 764
  - seal ... 762
  - sheep ... 760
  - squirrel ... 758
  - wild boar ... 759
- compression of the arteries
  - head ... 542, 561
  - lower limb ... 563
  - neck ... 542, 561
  - upper limb ... 562
- corpus callosum ... 259
- cranial meninges ... 234–237
- cranial nerves ... 273, 278
  - facial nerve ... 274
  - trigeminal nerve ... 270–272
  - vagus nerve ... 275–277
- cutaneous arteries
  - foot ... 395
  - gluteal region ... 386
  - lower leg ... 395
  - thigh ... 386
  - upper limb ... 385

ENGLISH INDEX

cutaneous nerves
  foot 304, 307
  leg 304
  thigh 299–300
  upper limb 294

D

deformations of the spine 733
dental arcades 96
dental surgical instruments 568
diaphragm 146–150
disarticulations 635
  knee 628
  metatarsus 623
  elbow 615–616
  fingers 611
  foot 624, 627
  hip 631–634
  metacarpus 612
  phalanges of the fingers 610
  rays of the foot 624
  rays of the hand 613
  shoulder 618–621
  toes 622
  wrist 614
duodenum 479
  vessels 480

E

ear → organ of hearing
embryo 741–745
embryology
  blastocyst 741
  central nervous system 747
  embryo 741–745
  fertilisation 740
  fetus 746, 748–750, 752
  oocyte 739–740
  ovarian follicles 738–739
  ovary 738–739
  placenta 751
  segmentation 740
  spermatozoids 736
encephalon 240–242
esophagus 465
  nerves 466
eye → organ of vision

F

fascias
  buttocks 221–222
  foot 224–225
  forearm 219–220
  groin 217
  hand 219
  lower leg 224–226

  neck 216
  palm of the hand 220
  perineum 217
  sole of the foot 226
  thigh 221–223, 226
  upper arm 219–220
  upper limb 218
fascicles 261–262
fertilisation 740
fetus 746, 748–750, 752
fornix 260

G

gallbladder 497–498, 502
gastrointestinal tract, histology 495
genital organ
  female 534
  female external 523–524
  male 518
  male external 521–522

H

heart 349–352, 356–358
  cardiac cavities 362–363
  fibrous rings 365
  myocardium 359
  nerves 355, 364
  structure of the myocardium 360–361
  valves 365
  vessels 364

I

incisions 557–560
inguinal canal 138–141, 151
intermuscular septa
  forearm 220
  lower leg 226
  thigh 226
  upper arm 220

J

joints 111–112
  atlanto-occipital and atlanto-axial 114
  costovertebral 113, 115
  craniovertebral 114
  elbow 120–121
  finger 122
  foot 125–127
  hand 122
  hip 118–119
  knee 123
  lumbar vertebral column 116

  radioulnar 121
  shoulder 120
  shoulder girdle 120
  sternoclavicular 117
  sternocostal 117
  temporomandibular 117
  thoracic vertebral column 115
  tibiofibular 124
  toe 127
  vertebral column 113
  wrist 121

K

kidney 514–515
  histology 516
  nerves 505, 510

L

large intestine 488, 493
  arteries 489
  histology 492
  lymph vessels 490
  nerves 491
  veins 489
laryngotomy 662
larynx 330–332
ligation of arteries 576–578
  head 587
  lower limb 579–582, 590
  neck 585–589
  pelvis 590–591
  upper limb 583–586, 588
lithotomy 703–708
  surgical instruments 709
lithotripsy 699–701
  surgical instruments 702
liver 496–498, 502
  abscess tap 666
  arteries 499–500
  bile canaliculi 499–500
  histology 503
  lymph vessels 501
  nerves 504–505
  veins 499–500
lungs 349–350, 356
  histology 354
  nerves 355
  pulmonary arteries 351–352
  pulmonary veins 351–352
lymph nodes
  abdomen 435, 440–441
  axillary region 436
  head 437
  inguinal region 432
  lower leg 430
  lower limb 429
  neck 437–438, 443

ENGLISH INDEX

pelvis 439–440
thigh 431, 433
thorax 435, 441–443
upper limb 434–435
lymph vessels
abdomen 435, 440–441
axillary region 436
head 437
inguinal region 432
lower leg 430
lower limb 429
neck 437–438, 443
pelvis 439–440
thigh 431, 433
thorax 435, 441–443
upper limb 434–435

M
meninges 230, 232–233, 238
meninges of the brain 234–237
microscopic anatomy
adrenal gland 796
arteries 798–799
blood 801
bone 768–769
breast 797
celiac plexus 283
esophageal plexus 284
eye 315–316, 802–803
gastrointestinal tract 495, 788–790
hair 329
heart 798
inner ear 803
joints 768–769
kidney 516, 796
lacrimal gland 802–803
large intestine 492
liver 791–792
lymphatic system 800
muscle 770–771
nasal cavity 803
nerves of the peritoneum 513
nervous system 772–780
oral cavity 786
ovary 797
pancreas 793
papillae of the tongue 326–327
pharynx 467
respiratory tract 794–795
salivary gland 786
skin 328–329
skin and appendages 781–785
small intestine 482, 487, 492
spleen 793
stomach 473, 477–478, 487

teeth 787
tendons 770–771
testicle 796
thymus 795
thyroid gland 794–795
tongue 464
trigeminal nerve 282
uterus 797
vagus nerve 284
veins 798–799
muscles
arm 180–182
axillary region 178–179
back 152–154
buttock 193–194
erector spinae 155–158
finger 191–192
foot 207–215
forearm 184–187
hand 184–192
head 162–166
hip 195
human body 130–131
larynx 171
lower leg 207–211
lumbar region 172
nape of the neck 156
neck 159–165
palate 167, 171
pelvis 172, 174–175
perineum 173–175
pharynx 167–171
posterior aspect of the knee 205–206
shoulder 176–177
thigh 196–204
ventral side of the elbow 183

N
nerves
cervical 273
deep muscular 309
foot 308
forearm 298
hand 296–298
leg 305–306
lumbo-sacral plexus 290
neck 280–281
phrenic 279
retroperitoneal organs 511
thigh 301–303
upper limb 295
nose → organ of smell

O
oocyte 739–740
oral cavity 459
histology 467

orbital region
arteries 313
muscles 310
nerves 312
veins 313
organ of feeling
microscopical anatomy
of the hair 329
microscopical anatomy
of the skin 328–329
organ of hearing
external ear 317
inner ear 320–321
middle ear 318–319
ossicles of the ear 319
organ of phonation, larynx 330–332
organ of smell
nasal cavity 322–323
nerves 324
nose 322
structure 324
vessels 323
organ of taste
microscopical anatomy of the
papillae of the tongue 326–327
nerves of the oral cavity 325
nerves of the tongue 325
organ of vision
arteries 313
lacrimal apparatus 311
microscopical structure 315–316
muscles 310
nerves 312
structure of the ocular globe 314
veins 313
vessels of the ocular globe 311
ovarian follicles 738–739
ovary 535, 738–739

P
pancreas 509
nerves 505, 510
paranasal sinuses 94
parts of the human body 68–69, 544
patella 104
pathological anatomy
abdominal hernias 671–673, 675–678
amputations 609
arteries 574–575
bladder stones 694
bones 597
bowel 669–670
eye 645
genitourinary organs, male 692
prostate stones 694

ENGLISH INDEX

pelvis
 bones 100
 diaphragm 173–175
 joints 118–119
 organs, nerves 525
 organs of the female pelvis 526–530
 organs of the female pelvis,
  arteries 531–532
 organs of the female pelvis,
  nerves 533
 organs of the female pelvis,
  veins 531–532
 organs of the male pelvis 520
 organs of the male pelvis,
  nerves 519
pericardial tap 666
pericardium 356–357
perineal nerves 292–293
peritoneal tap 666
peritoneum 512
 histology of the nerves 513
pharynx 465
 histology 467
 nerves 466
phlebotomies 571–572
placenta 751
pleura 356
pleural tap 665
positions of scalpels 557–559
positions of scissors 559
prostheses 627

R
rectum 494
regions of the human body 68–69, 544
resection
 ankle joint 603
 bones of hand and
  forearm 599
 bones of lower leg
  and foot 602, 604
 collarbone 606
 elbow joint 600
 humerus 601
 joints of hand and forearm 599
 joints of lower leg and foot 602
 knee joint 605
 mandibular bone 608
 maxillary bone 607
 ribs 606
 shoulderblade 606
 wrist joint 603
ribs 79–80

S
salivary glands 458, 460–461
scarificator 569

sections
 different tendons 732
 muscles of the neck 731
 tendons of the neck 731
 through the tendons,
  surgical instruments 730
sinuses of the dura mater 423–424
small intestine 486
 arteries 483
 histology 482, 487, 492
 lymph vessels 484
 mesenterium 481
 nerves 485
 veins 483
spermatozoids 736
sphenoid bone 91
spinal cord 269
 arteries 268
spinal meninges 239
spleen 506
 histology 507–508
 nerves 505, 510
spongy bone 109–110
sternum 79–80
stomach 468–469
 arteries 471–472
 cavity 476
 histology 473, 477–478,
  487
 lymph vessels 473
 muscle layer 470
 nerves 474–475
 veins 471–472
strabismus 719–723
superficial veins
 foot 406
 lower leg 406
 lower limb 407
 upper limb 412
surgery
 abdominal hernias 674, 679–680
 anus 683–685
 bladder stones 699–701,
  703–708
 bladder stones,
  surgical instruments 702, 709
 breast 664
 chin 652
 colon 681–682
 deformations of the foot 726–729
 distortions of the tongue 724–725
 ear 649–650
 eye 640, 646–648
 eye, surgical
  instruments 639
 eyelids 642–644
 eyelids, surgical instruments 639

 lacrimal pathways 640–641
 lacrimal pathways,
  surgical instruments 639
 lips 653–654
 male genitourinary organs,
  surgical instruments 693
 neck 663
 nose 636, 651–652
 nose, surgical instruments 655
 ovaries 713
 palate 658, 660
 palate, surgical instruments 659
 parotid gland 656
 penis 688–689
 perineum, female 710
 prostate 697
 rectum 684–685
 sinuses 652
 stones of the urethra 698
 testicle 686–688
 tongue 657
 tonsils 660
 tonsils, surgical instruments 655
 urethra 696
 uterus 712–716
 uterus, surgical instruments 717
 vagina 710–713
 vagina, surgical instruments 717
surgical anatomy
 amputations 609
 anterior femoral region 550–551
 axillary region 549
 buttocks 548
 inguinal region 550–551
 lower limb 554–556
 lumbar region 548
 male genitourinary organs 690–691
 muscles of the eye 719–723
 neck 545, 549,
  553
 pelvis 547
 perineum 546
 posterior femoral region 548
 upper limb 552–553
surgical instruments 560, 564, 577,
  596, 598, 639, 655, 659, 693, 702, 709,
  717, 730
surgical techniques 564–565, 578
 vascular 573
**surgical techniques
 for the bones** 592–593, 598
sutural bones 90
symphysotomy 718
synovial sheaths
 lower limb 229
 upper limb 227

ENGLISH INDEX

pelvis 439-440
thigh 431, 433
thorax 435, 441-443
upper limb 434-435
lymph vessels
abdomen 435, 440-441
axillary region 436
head 437
inguinal region 432
lower leg 430
lower limb 429
neck 437-438, 443
pelvis 439-440
thigh 431, 433
thorax 435, 441-443
upper limb 434-435

M

meninges 230, 232-233, 238
meninges of the brain 234-237
microscopic anatomy
adrenal gland 796
arteries 798-799
blood 801
bone 768-769
breast 797
celiac plexus 283
esophageal plexus 284
eye 315-316, 802-803
gastrointestinal tract 495, 788-790
hair 329
heart 798
inner ear 803
joints 768-769
kidney 516, 796
lacrimal gland 802-803
large intestine 492
liver 791-792
lymphatic system 800
muscle 770-771
nasal cavity 803
nerves of the peritoneum 513
nervous system 772-780
oral cavity 786
ovary 797
pancreas 793
papillae of the tongue 326-327
pharynx 467
respiratory tract 794-795
salivary gland 786
skin 328-329
skin and appendages 781-785
small intestine 482, 487, 492
spleen 793
stomach 473, 477-478, 487

teeth 787
tendons 770-771
testicle 796
thymus 795
thyroid gland 794-795
tongue 464
trigeminal nerve 282
uterus 797
vagus nerve 284
veins 798-799
muscles
arm 180-182
axillary region 178-179
back 152-154
buttock 193-194
erector spinae 155-158
finger 191-192
foot 207-215
forearm 184-187
hand 184-192
head 162-166
hip 195
human body 130-131
larynx 171
lower leg 207-211
lumbar region 172
nape of the neck 156
neck 159-165
palate 167, 171
pelvis 172, 174-175
perineum 173-175
pharynx 167-171
posterior aspect of the knee 205-206
shoulder 176-177
thigh 196-204
ventral side of the elbow 183

N
nerves
cervical 273
deep muscular 309
foot 308
forearm 298
hand 296-298
leg 305-306
lumbo-sacral plexus 290
neck 280-281
phrenic 279
retroperitoneal organs 511
thigh 301-303
upper limb 295
nose → organ of smell

O
oocyte 739-740
oral cavity 459
histology 467

orbital region
arteries 313
muscles 310
nerves 312
veins 313
organ of feeling
microscopical anatomy
of the hair 329
microscopical anatomy
of the skin 328-329

organ of hearing
external ear 317
inner ear 320-321
middle ear 318-319
ossicles of the ear 319
organ of phonation, larynx 330-332
organ of smell
nasal cavity 322-323
nerves 324
nose 322
structure 324
vessels 323
organ of taste
microscopical anatomy of the
papillae of the tongue 326-327
nerves of the oral cavity 325
nerves of the tongue 325
organ of vision
arteries 313
lacrimal apparatus 311
microscopic structure 315-316
muscles 310
nerves 312
structure of the ocular globe ... 314
veins 313
vessels of the ocular globe 311
ovarian follicles 738-739
ovary 535, 738-739

P
pancreas 509
nerves 505, 510
paranasal sinuses 94
parts of the human body 68-69, 544
patella 104
pathological anatomy
abdominal hernias 671-673, 675-678
amputations 609
arteries 574-575
bladder stones 694
bones 597
bowel 669-670
eye 645
genitourinary organs, male 692
prostate stones 694

ENGLISH INDEX

pelvis
- bones ... 100
- diaphragm ... 173-175
- joints ... 118-119
- organs, nerves ... 525
- organs of the female pelvis ... 526-530
- organs of the female pelvis, arteries ... 531-532
- organs of the female pelvis, nerves ... 533
- organs of the female pelvis, veins ... 531-532
- organs of the male pelvis ... 520
- organs of the male pelvis, nerves ... 519

pericardial tap ... 666
pericardium ... 356-357
perineal nerves ... 292-293
peritoneal tap ... 666
peritoneum ... 512
- histology of the nerves ... 513

pharynx ... 465
- histology ... 467
- nerves ... 466

phlebotomies ... 571-572
placenta ... 751
pleura ... 356
pleural tap ... 665
positions of scalpels ... 557-559
positions of scissors ... 559
prostheses ... 627

R

rectum ... 494
regions of the human body ... 68-69, 544
resection
- ankle joint ... 603
- bones of hand and forearm ... 599
- bones of lower leg and foot ... 602, 604
- collarbone ... 606
- elbow joint ... 600
- humerus ... 601
- joints of hand and forearm ... 599
- joints of lower leg and foot ... 602
- knee joint ... 605
- mandibular bone ... 608
- maxillary bone ... 607
- ribs ... 606
- shoulderblade ... 606
- wrist joint ... 603

ribs ... 79-80

S

salivary glands ... 458, 460-461
scarificator ... 569

sections
- different tendons ... 732
- muscles of the neck ... 731
- tendons of the neck ... 731
- through the tendons, surgical instruments ... 730

sinuses of the dura mater ... 423-424
small intestine ... 486
- arteries ... 483
- histology ... 482, 487, 492
- lymph vessels ... 484
- mesenterium ... 481
- nerves ... 485
- veins ... 483

spermatozoids ... 736
sphenoid bone ... 91
spinal cord ... 269
- arteries ... 268

spinal meninges ... 239
spleen ... 506
- histology ... 507-508
- nerves ... 505, 510

spongy bone ... 109-110
sternum ... 79-80
stomach ... 468-469
- arteries ... 471-472
- cavity ... 476
- histology ... 473, 477-478, 487
- lymph vessels ... 473
- muscle layer ... 470
- nerves ... 474-475
- veins ... 471-472

strabismus ... 719-723
superficial veins
- foot ... 406
- lower leg ... 406
- lower limb ... 407
- upper limb ... 412

surgery
- abdominal hernias ... 674, 679-680
- anus ... 683-685
- bladder stones ... 699-701, 703-708
- bladder stones, surgical instruments ... 702, 709
- breast ... 664
- chin ... 652
- colon ... 681-682
- deformations of the foot ... 726-729
- distortions of the tongue ... 724-725
- ear ... 649-650
- eye ... 640, 646-648
- eye, surgical instruments ... 639
- eyelids ... 642-644
- eyelids, surgical instruments ... 639

- lacrimal pathways ... 640-641
- lacrimal pathways, surgical instruments ... 639
- lips ... 653-654
- male genitourinary organs, surgical instruments ... 693
- neck ... 663
- nose ... 636, 651-652
- nose, surgical instruments ... 655
- ovaries ... 713
- palate ... 658, 660
- palate, surgical instruments ... 659
- parotid gland ... 656
- penis ... 688-689
- perineum, female ... 710
- prostate ... 697
- rectum ... 684-685
- sinuses ... 652
- stones of the urethra ... 698
- testicle ... 686-688
- tongue ... 657
- tonsils ... 660
- tonsils, surgical instruments ... 655
- urethra ... 696
- uterus ... 712-716
- uterus, surgical instruments ... 717
- vagina ... 710-713
- vagina, surgical instruments ... 717

surgical anatomy
- amputations ... 609
- anterior femoral region ... 550-551
- axillary region ... 549
- buttocks ... 548
- inguinal region ... 550-551
- lower limb ... 554-556
- lumbar region ... 548
- male genitourinary organs ... 690-691
- muscles of the eye ... 719-723
- neck ... 545, 549, 553
- pelvis ... 547
- perineum ... 546
- posterior femoral region ... 548
- upper limb ... 552-553

surgical instruments ... 560, 564, 577, 596, 598, 639, 655, 659, 693, 702, 709, 717, 730

surgical techniques ... 564-565, 578
- vascular ... 573

surgical techniques for the bones ... 592-593, 598
sutural bones ... 90
symphysotomy ... 718
synovial sheaths
- lower limb ... 229
- upper limb ... 227

ENGLISH INDEX

T

taps for abscesses	734
teeth	95–96
tendons	111–112
finger	191–192
foot	212–213
hand	188–189, 191–192
posterior aspect of the knee	205–206
tenotomies	731–732
surgical instruments	730
thigh	730

thoracic

aorta	366
cavity	110–111
duct	439, 441–443
muscles	128, 132–137, 142–145
nerves	285–289
organs	346–348, 444, 446, 448, 450, 453–456
thorax	77–78

tongue

histology	464
muscles	167–168, 171, 462
nerves	463
vessels	463

tooth extraction	566–568

topographical anatomy

anterior femoral region	550–551
axillary region	549
buttocks	548
inguinal region	550–551
lower limb	554–556
lumbar region	548
neck	545, 549, 553
pelvis	547
perineum	546
posterior femoral region	548
upper limb	552–553

torticollis	731
trachea	353
tracheotomy	662
tractus	261–262
treatment of wounds	560

U

umbilical ring	151
ureters	514
urinary organs	514
uterine tube	535
uterus	536–537, 539
nerves	538

V

vegetative nervous system	343
abdomen	337–338
cardiac plexus	341
cervical sympathetic trunk	335
head	336
neck	336
nerves of the vessels	339–340
pelvis	338
plexus of the arterial circle of the brain	333
plexus of the internal carotid artery	334
thoracic sympathetic trunk	342
thorax	337

veins

abdomen	426
axillary region	420
foot	408
hand	413
head	415–417
inguinal region	422
lower leg	409
neck	415–416, 418–419
pelvis	421
perineum	422
skull	423
thigh	410–411
thorax	426
upper limb	414
walls of the abdomen	427–428
walls of the thorax	427–428

veins of the bones	402
lower limb	404–405
upper limb	403
ventouses	569
Junod's	570
vertebral canal	246
vertebral column	72–73
vertebral veinous plexuses	246, 424–425
vestibulocochlear organ	320–321

INDEX FRANÇAIS

A
ablations de fragments osseux...... 594-595
amputations..635
  métatarse..623
  anatomie chirurgicale........................609
  anatomie pathologique......................609
  avant-bras..615
  bras...616-617
  cuisse..629-630
  doigts de la main..............................611
  jambe..625-627
  métacarpe...612
  phalanges de doigts de la main........ 610
  pied...624
  rayons du pied..................................624
anatomie chirurgicale
  amputations......................................609
  cou....................................545, 549, 553
  membre inférieur.......................554-556
  membre supérieur.....................552-553
  muscles de l'œil..........................719-723
  organes génito-urinaires
    masculins............................. 690-691
  pelvis...547
  périnée...546
  région axillaire..................................549
  région fémorale antérieure....... 550-551
  région fémorale postérieure..............548
  région fessière...................................548
  région inguinale.........................550-551
  région lombaire.................................548
anatomie comparée du système nerveux
  amphibiens..764
  baleine franche.................................761
  bœuf..760
  chat...756
  cheval...757
  chien...755
  écureuil...758
  éléphant..759
  invertébrés.................................766-767
  lapin...758
  marsouin..762
  mouton...760
  oiseaux... 763
  orang outan...............................753-754
  phoque...762
  poissons...765
  reptiles...764
  sanglier..759
anatomie microscopique
  appareil digestif...............................495
  appareil respiratoire..................794-795
  artères..798-799
  articulations..............................768-769
  cavité nasale....................................803

cavité orale......................................786
cœur...798
dents..787
estomac............................473, 477-478, 487
foie..791-792
glande lacrymale......................802-803
glande surrénale...............................796
glande thyroïde........................794-795
glandes salivaires.............................786
gros intestin.....................................492
intestin grêle................ 482, 487, 492
langue..464
muscles.....................................770-771
nerf trijumeau..................................282
nerf vague..284
nerfs du péritoine.............................513
œil...315-316, 802-803
oreille interne..................................803
os..768-769
ovaire..797
pancréas..793
papilles linguales.......................326-327
peau..328-329
peau et phanères.......................781-785
pharynx...467
plexus cœliaque...............................283
plexus œsophagien...........................284
poils...329
rate..793
rein...516, 796
sang..801
sein..797
système lymphatique.......................800
système nerveux.......................772-780
tendons.....................................770-771
testicule...796
thymus..795
tube digestif............... 495, 788-790
utérus..797
veines...798-799
anatomie pathologique
  amputations.....................................609
  artères.......................................574-575
  calculs de la prostate......................694
  calculs de la vessie.........................694
  hernies abdominales........... 671-673, 675-678
  intestin.....................................669-670
  œil...645
  organes génito-urinaires
    masculins...................................692
  osseuse..597
anatomie topographique
  cou...................................545, 549, 553
  membre inférieur......................554-556

membre supérieur......................552-553
pelvis..547
périnée...546
région axillaire...............................549
région fémorale antérieure......550-551
région fémorale postérieure...........548
région fessière................................548
région inguinale.....................550-551
région lombaire..............................548
anévrismes...........................574-575
anneau ombilical..........................151
anus...494
aorte.....................................344, 375
  abdominale...................................367
  thoracique....................................366
aplasie du tractus olfactif............263
appareil digestif, anatomie
  microscopique..............................495
arc aortique.................................366
arcades dentaires..........................96
artères
  bras...386
  cérébrales............................. 257-258
  cervelet...264
  cou....................................... 378-381
  cuisse.................................... 392-394
  hanche..391
  jambe.......................... 396-397, 400
  jambe, variantes...........................401
  main..388
  membre supérieur........................387
  membre supérieur, variantes........389
  parois de l'abdomen.............. 368-374
  parois du thorax.................... 368-374
  périnée..376
  pied.........................396, 398-400
  pied, variantes..............................401
  région axillaire..................... 383, 386
  région glutéale.............................391
  région inguinale...........................377
  tête....................................... 379-382
artères cutanées
  cuisse..390
  jambe..395
  membre supérieur........................385
  pied..395
  région glutéale.............................390
artères des os
  membre inférieur................. 404-405
  membre supérieur........................403
artériotomie.................................572
articulations........................ 111-112
  atlanto-occipitale et
    atlanto-axoïdiennes...................114
  bassin................................... 118-119
  ceinture scapulaire......................120
  cheville...124

INDEX FRANÇAIS

colonne vertébrale 113
colonne vertébrale lombaire 116
colonne vertébrale thoracique 115
costo-vertébrales 113, 115
coude 120–121
doigts 122
épaule 120
genou 123
hanche 118–119
main 122
orteils 127
pied 125–127
poignet 121
radio-ulnaires 121
sterno-claviculaire 117
sterno-costales 117
temporo-mandibulaire 117
tibio-fibulaires 124
avulsions de dents 566–568

B
bdellomètres 569
blastocyste 741
bourses
  membre inférieur 229
  membre supérieur 227
branches de l'arc aortique, variantes ... 384
bronches 353

C
cage thoracique 77–78
canal anal 494
canal inguinal 138–141, 151
canal vertébral 246
canalicules biliaires 499–500
cataracte 646–647
cathétérisme
  cavités et conduits de la tête 638
  larynx 661
  œsophage 661
  urètre 695
cautérisation 560
cavité
  crânienne 85
  orale 459
  orale, anatomie
    microscopique 467
cerveau 243, 247–263
cervelet 264–266
  artères 264
  veines 264
césarienne 718
charnière cranio-vertébrale 114
chirurgie
  amygdales 660
  amygdales, instruments
    chirurgicaux 655

anus 683–685
calculs de la vessie 699–701, 703–708
calculs de la vessie, instruments
  chirurgicaux 702, 709
calculs de l'urètre 698
colon 681–682
cou 663
déformations du pied 726–729
distorsions de la langue 724–725
glande parotide 656
hernies abdominales 674, 679–680
intestin 667–668
langue 657
lèvres 653–654
menton 652
nez 636, 651–652
nez, instruments
  chirurgicaux 655
œil 640, 646–648
œil, instruments
  chirurgicaux 639
oreille 649–650
organes génito-urinaires
  masculins, instruments
  chirurgicaux 693
ovaires 713
palais 658, 660
palais, instruments
  chirurgicaux 659
paupières 642–644
paupières, instruments
  chirurgicaux 639
pénis 688–689
périnée féminin 710
prostate 697
rectum 684–685
sein 664
sinus 652
testicule 686–688
urètre 696
utérus 712–716
utérus, instruments
  chirurgicaux 717
vagin 710–713
vagin, instruments
  chirurgicaux 717
voies lacrymales 640–641
voies lacrymales, instruments
  chirurgicaux 639
circulations collatérales 576
cœur 349–352, 356–358
  anneaux fibreux 365
  cavités cardiaques 362–363
  myocarde 359
  nerfs 355, 364

  structure du myocarde 360–361
  vaisseaux 364
  valves 365
commissures 260
compressions des artères
  cou 542, 561
  membre inférieur 563
  membre supérieur 562
  tête 542, 561
conduit cholédoque 480, 502
conduit thoracique 439, 441–443
corps calleux 259

D
**déformations de la colonne
  vertébrale** 733
dents 95–96
désarticulations 635
  coude 615–616
  doigts de la main 611
  épaule 618–621
  genou 631–634
  hanche 631–634
  métacarpe 612
  métatarse 623
  orteils 622
  phalanges de doigts de la main 610
  pied 624, 627
  poignet 614
  rayons de la main 613
  rayons du pied 624
diaphragme 146–150
diaphragme pelvien 173–175
duodénum 479
  vaisseaux 480

E
embryologie
  blastocyste 741
  embryon 741–745
  fécondation 740
  fœtus 746, 748–750, 752
  follicules ovariens 738–739
  ovaire 738–739
  ovocyte 739–740
  placenta 751
  segmentation 740
  spermatozoïdes 736
  système nerveux central 747
encéphale 240–242
estomac 468–469
  anatomie microscopique 473, 477–478, 487
  artères 471–472
  cavité 476

INDEX FRANÇAIS

musculeuse 470
nerfs 474–475
vaisseaux lymphatiques 473
veines 471–472

F
faisceaux 261–262
fascias
  aine 217
  avant-bras 219–220
  bras 219–220
  cou 216
  cuisse 221–223, 226
  jambe 224–226
  main 219
  membre supérieur 218
  paume de la main 220
  périnée 217
  pied 224–225
  plante du pied 226
  région fessière 221–222
fécondation 740
fœtus 746, 748–750, 752
foie 496–498, 502
  anatomie microscopique 503
  artères 499–500
  canalicules biliaires 499–500
  nerfs 504–505
  vaisseaux lymphatiques 501
  veines 499–500
follicules ovariens 738–739
fornix 260

G
gaines synoviales
  membre inférieur 229
  membre supérieur 227
glande mammaire 541
glande surrénale 509
glandes salivaires 458, 460–461
gros intestin 488, 493
  anatomie microscopique 492
  artères 489
  nerfs 491
  vaisseaux lymphatiques 490
  veines 489

I
incisions 557–560
instruments chirurgicaux 560, 564, 577, 596, 598, 639, 655, 659, 693, 702, 709, 717, 730
  dentaires 568
intestin grêle 486
  anatomie microscopique ... 482, 487, 492

artères 483
mésentère 481
nerfs 485
vaisseaux lymphatiques 484
veines 483

L
langue
  anatomie microscopique 464
  muscles 167–168, 171, 462
  nerfs 463
  vaisseaux 463
laryngotomie 662
larynx 330–332
ligaments 111–112
ligatures des artères 576–578
  cou 585–589
  membre inférieur 579–582, 590
  membre supérieur 583–586, 588
  pelvis 590–591
  tête 587
lithotomie 703–708
  instruments chirurgicaux 709
lithotritie 699–701
  instruments chirurgicaux 702

M
méninges 230, 232–233, 238
  crâniennes 234–237
  encéphale 234–237
  spinales 239
moelle spinale 269
  artères 268
muscles
  abdominaux 128, 132–145
  avant-bras 184–187
  bassin 172, 174–175
  bras 180–182
  corps humain 130–131
  cou 159–165
  cuisse 196–204
  doigts 191–192
  dos 152–154
  épaule 176–177
  érecteurs spinaux 155–158
  hanche 195
  jambe 207–211
  larynx 171
  lombes 172
  main 184–192
  nuque 156
  palais 167, 171
  périnée 173–175
  pharynx 167–171
  pied 207–215
  région axillaire 178–179
  région du pli du coude 183

région fessière 193–194
région postérieure
  du genou 205–206
tête 162–166
thoraciques 128, 132–137, 142–145

N
nerfs
  abdomen 285–289
  articulaires 309
  avant-bras 298
  cervicaux 273
  cou 280–281
  cuisse 301–303
  jambe 305–306
  main 296–298
  membre supérieur 295
  musculaires profonds 309
  périnée 292–293
  phrénique 279
  pied 308
  thorax 285–289
nerfs crâniens 273, 278
  nerf facial 274
  nerf trijumeau 270–272
  nerf vague 275–277
nerfs cutanés
  cuisse 299–300
  jambe 304
  membre supérieur 294
  pied 304, 307
nez → organe de l'olfaction
nœuds lymphatiques
  abdomen 435, 440–441
  bassin 439–440
  cou 437–438, 443
  cuisse 431, 433
  jambe 430
  membre inférieur 429
  membre supérieur 434–435
  région axillaire 436
  région inguinale 432
  tête 437
  thorax 435, 441–443

O
œil → organe de la vision
œsophage 465
  nerfs 466
oreille → organe de l'audition
organe de la phonation,
  larynx 330–332
organe de la vision
  anatomie microscopique ... 315–316
  appareil lacrymal 311

INDEX FRANÇAIS

artères 313
muscles 310
nerfs 312
structure du globe oculaire 314
vaisseaux du globe oculaire 311
veines 313
organe de l'audition
oreille externe 317
oreille interne 320–321
oreille moyenne 318–319
osselets de l'ouïe 319
organe de l'olfaction
cavité nasale 322–323
nerfs 324
nez 322
structure 324
vaisseaux 323
organe du goût
anatomie microscopique
des papilles linguales 326–327
nerfs de la cavité orale 325
nerfs de la langue 325
organe du tact
anatomie microscopique
de la peau 328–329
anatomie microscopique
des poils 329
organe vestibulo-cochléaire 320–321
organes génitaux
externes féminins 523–524
externes masculins 521–522
féminins 534
masculins 518
organes urinaires 514
os
bassin 100
ceinture du membre inférieur ... 98–99
ceinture du membre supérieur 101
clavicule 101
coccyx 100
colonne vertébrale 72–73
compact 109–110
côtes 79–80
coxal 100
crâne 81–84,
86–92, 97
ethmoide 92
face 86, 92–94, 97
frontal 87–88
fémur 104
fibula 105
humérus 102
hyoïde 93
mandibule 94–95
maxillaire 92
membre inférieur 104–108
membre supérieur 102–103

occipital 89–90
pariétal 88
patella 104
radius 102
sacrum 100
scapula 101
sphénoïde 91
spongieux 109–110
squelette 66, 70–71, 103,
106–107, 111–112
sternum 79–80
structure interne 107, 109–110
suturaux 90
tarse 108
temporal 90
thorax 110–111
tibia 105
ulna 102
vertèbre 74–76
ovaire 535, 738–739
ovocyte 739–740

P
pancréas 509
nerfs 505, 510
parties du corps humain 68–69, 544
pelvis 98–99
péricarde 356–357
péritoine 512
anatomie microscopique
des nerfs 513
pharynx 465
anatomie microscopique 467
nerfs 466
phlébotomies 571–572
pieds bots 726–729
placenta 751
plèvres 356
plexus
brachial 291
cardiaque 277
cervical 280–281
lombo-sacré 290
veineux vertébraux 246, 424–425
ponction
abcès 734
abcès du foie 666
péricarde 666
péritoine 666
plèvre 665
vessie 697
positions des ciseaux 559
positions du bistouri 557–559
poumons 349–350, 356
anatomie microscopique 354
artères pulmonaires 351–352

nerfs 355
veines pulmonaires 351–352
prothèses 627

R
rate 506
anatomie microscopique 507–508
nerfs 505, 510
rectum 494
région orbitaire
artères 313
muscles 310
nerfs 312
veines 313
régions du corps humain ... 68–69, 544
rein 514–515
anatomie microscopique 516
nerfs 505, 510
résections
clavicule 606
côtes 606
humérus 601
mandibule 608
os maxillaire 607
scapula 606
résections articulaires
cheville 603
coude 600
jambe et pied 602
main et avant-bras 599
genou 605
poignet 603
résections osseuses
jambe et pied 602, 604
main et avant-bras 599

S
saignées 571–572
scarificateurs 569
**sections musculo-tendineuses
du cou** 731
sections tendineuses 732
instruments chirurgicaux 730
sein 541
septums intermusculaires
avant-bras 220
bras 220
cuisse 226
jambe 226
sinus de la dure-mère 423–424
sinus paranasaux 94
spermatozoïdes 736
strabisme 719–723
symphyséotomie 718
système nerveux autonome 343
abdomen 337–338
cou 336

INDEX FRANÇAIS

nerfs des vaisseaux 339–340
pelvis 338
plexus cardiaque 341
plexus carotidien interne 334
plexus du cercle artériel
   du cerveau 333
   tête 336
   thorax 337
   tronc sympathique cervical 335
   tronc sympathique thoracique 342
système nerveux central 244–246

T

techniques chirurgicales 564–565, 578
   osseuses 592–593, 598
   vasculaires 573
tendons
   doigts 191–192
   main 188–189, 191–192
   pied 212–213
   région postérieure
      du genou 205–206
ténotomies 731–732
   cuisse 730
   instruments chirurgicaux 730
torticolis 731
trachée 353
trachéotomie 662
tractus 261–262
traitements des plaies 560
trépanation du crâne 606
trompe utérine 535
tronc cérébral 266–267

U

uretères 514
utérus 536–537, 539
   nerfs 538

V

vaisseaux lymphatiques
   abdomen 435, 440–441
   bassin 439–440
   cou 437–438, 443
   cuisse 431, 433
   jambe 430
   membre inférieur 429
   membre supérieur 434–435
   région axillaire 436
   région inguinale 432
   tête 437
   thorax 435, 441–443
veines
   abdomen 426
   bassin 421
   cou 415–416, 418–419
   crâne 423
   cuisse 410–411
   jambe 409
   main 413
   membre supérieur 414
   parois de l'abdomen 427–428
   parois du thorax 427–428
   périnée 422
   pied 408
   région axillaire 420
   région inguinale 422
   tête 415–417
   thorax 426
veines des os 402
   membre inférieur 404–405
   membre supérieur 403
veines superficielles
   jambe 406
   membre inférieur 407
   membre supérieur 412
   pied 405
ventouses 569
   de Junod 570
ventricules cérébraux 256
vésicule biliaire 497–498, 502
vessie 514, 517–518
viscères
   abdominaux 444, 446–457
   abdominaux, nerfs 525
   bassin féminin 526–530
   bassin féminin, artères 531–532
   bassin féminin, nerfs 533
   bassin féminin, veines 531–532
   bassin masculin 520
   bassin masculin, nerfs 519
   pelviens, nerfs 525
   rétropéritonéaux, nerfs 511
   thoraciques 346–348, 444, 446, 446, 450, 453–456

REGISTER

A
Abszesspunktionen ... 734
Achselhöhlenvenen ... 420
Aderlässe ... 571–572
After ... 494
Amputationen ... 635
  chirurgische Anatomie ... 609
  Finger ... 611
  Fingerglied ... 610
  Fuß ... 624
  Fußstrahlen ... 624
  Mittelfuß ... 623
  Mittelhand ... 612
  Oberarm ... 616–617
  Oberschenkel ... 629–630
  pathologische Anatomie ... 609
  Unterarm ... 615
  Unterschenkel ... 625–627
Analkanal ... 494
Aneurysmen ... 574–575
Aorta ... 344, 375
  Aortenbogen ... 366
  Aortenbogenäste, Varianten ... 384
  Bauchaorta ... 367
  Brustaorta ... 366
Aplasie der Riechbahnen ... 263
Arterien
  Achselregion ... 383, 386
  Bauchwand ... 368–374
  Damm ... 376
  Kleinhirn ... 264
  Leistenregion ... 377
  Oberarm ... 386
  obere Extremität ... 387
  obere Extremität, Varianten ... 389
  Thoraxwand ... 368–374
Arterienligaturen ... 576–578
  Becken ... 590–591
  Hals ... 585–589
  Kopf ... 587
  obere Extremität ... 583–586, 588
  untere Extremität ... 579–582, 590
Arteriotomie ... 572
Atlas-Axis-Gelenk ... 114
Auge → Sehorgan

B
Bänder ... 111–112
Baucheingeweide ... 444, 446–457
  Nerven ... 525
Bauchfell ... 512
  mikroskopische Anatomie
    der Nerven ... 513
Bauchmuskulatur ... 128, 132–145
Bauchnerven ... 285–289
Bauchspeicheldrüse ... 509
  Nerven ... 505, 510
Bauchvenen ... 426
Bdellometer ... 569
Becken ... 98–99
  Eingeweide, männliches
    Becken ... 520
  Eingeweide, männliches
    Becken, Nerven ... 519
  Eingeweide, Nerven ... 525
  Eingeweide, weibliches
    Becken ... 526–530
  Eingeweide, weibliches
    Becken, Arterien ... 531–532
  Eingeweide, weibliches
    Becken, Nerven ... 533
  Eingeweide, weibliches
    Becken, Venen ... 531–532
  Knochen ... 100
  Muskulatur ... 172, 174–175
  Venen ... 421
Beckenboden ... 173–175
Beckengürtel ... 98–99
Beckengürtelgelenke ... 118–119
Befruchtung ... 740
Blastozyste ... 741
Bronchien ... 353
Brust, weibliche ... 541
Brusteingeweide ... 444, 446, 448, 450, 453–456
Brustkorb ... 77–78
Brustwirbel ... 75

C
Chirurgie
  Abdominalhernien ... 674, 679–680
  After ... 683–685
  Auge ... 640, 646–648
  Auge, chirurgische
    Instrumente ... 639
  Augenlider ... 642–644
  Augenlider, chirurgische
    Instrumente ... 639
  Brust ... 664
  Damm, weiblicher ... 710
  Darm ... 667–668
  Dickdarm ... 681–682
  Eierstöcke ... 713
  Fußdeformationen ... 726–729
  Gaumen ... 658, 660
  Gaumen, chirurgische
    Instrumente ... 659
  Gebärmutter ... 712–716
  Gebärmutter, chirurgische
    Instrumente ... 717
  Hals ... 663
  Harnblasensteine ... 669–701, 703–708
  Harnblasensteine, chirurgische
    Instrumente ... 702, 709
  Harnröhre ... 696
  Harnröhrensteine ... 698
  Hoden ... 686–688
  Kinn ... 652
  Lippen ... 653–654
  männliche Urogenitalorgane,
    chirurgische Instrumente ... 693
  Mandeln ... 660
  Mandeln, chirurgische
    Instrumente ... 655
  Mastdarm ... 684–655
  Nase ... 636, 651–652
  Nase, chirurgische
    Instrumente ... 655
  Nasennebenhöhlen ... 652
  Ohr ... 649–650
  Ohrspeicheldrüse ... 656
  Penis ... 688–689
  Prostata ... 697
  Scheide ... 710–713
  Scheide, chirurgische
    Instrumente ... 717
  Tränenwege ... 640–641
  Tränenwege, chirurgische
    Instrumente ... 639
  Zunge ... 657
  Zungendistorsionen ... 724–725
chirurgische Anatomie
  Achselregion ... 549
  Amputation ... 609
  Augenmuskeln ... 719–723
  Becken ... 547
  Damm ... 546
  Gesäßbereich ... 548
  Hals ... 545, 549–553
  hinterer
    Oberschenkelbereich ... 548
  Leistenbereich ... 550–551
  Lenden ... 548
  männliche
    Urogenitalorgane ... 594–595
  obere Extremität ... 552–553
  untere Extremität ... 554–556
  vorderer
    Oberschenkelbereich ... 550–551
  chirurgische Instrumente ... 560, 564, 577, 596, 598, 639, 655, 659, 693, 702, 709, 717, 730
chirurgische Techniken ... 564–565, 578
  gefäßchirurgische
    Techniken ... 573
  Techniken der
    Knochenchirurgie ... 592–593, 598
Corpus callosum ... 259

REGISTER

D
Dammfaszien ... 217
Dammmuskulatur ... 173–175
Dammnerven ... 292–293
Dickdarm ... 488, 494
  Arterien ... 489
  Lymphgefäße ... 490
  mikroskopische Anatomie ... 492
  Nerven ... 491
  Venen ... 489
Dünndarm ... 486
  Arterien ... 483
  Dünndarmgekröse ... 481
  Lymphgefäße ... 484
  mikroskopische
    Anatomie ... 482, 487, 492
  Nerven ... 485
  Venen ... 483

E
Eierstock ... 535, 738–739
Eierstockfollikel ... 738–739
Eileiter ... 535
Eingeweide des
  Retroperitonealraums, Nerven ... 511
Eizelle ... 739–740
Ellenbogengelenk ... 120–121
Embryo ... 741–745
Embryologie
  Befruchtung ... 740
  Blastozyste ... 741
  Eierstock ... 738–739
  Eierstockfollikel ... 738–739
  Eizelle ... 739–740
  Embryo ... 741–745
  Fetus ... 746, 748–750, 752
  Plazenta ... 751
  Spermien ... 736
  Teilung ... 740
  Zentralnervensystem ... 747
Entfernung von
  Knochenteilen ... 594–595
Exartikulationen ... 635
  Ellbogengelenk ... 615–616
  Finger ... 611
  Fingerglieder ... 610
  Fuß ... 624, 627
  Fußstrahl ... 624
  Handgelenk ... 614
  Handstrahl ... 613
  Hüftgelenk ... 631–634
  Kniegelenk ... 628
  Mittelfuß ... 623
  Mittelhand ... 612
  Schultergelenk ... 618–621
  Zehen ... 622

F
Faszien
  Oberarm ... 220
  obere Extremität ... 218
  Unterarm ... 220
Femur ... 104
Fetus ... 746, 748–750, 752
Fibula ... 105
Fingergelenke ... 122
Fingermuskulatur ... 191–192
Fußarterien ... 396, 398–400
  Varianten ... 401
Fußfaszien ... 224–225
Fußgelenke ... 125–127
Fußmuskulatur ... 207–215
Fußnerven ... 308
Fußskelett ... 106–107
Fußsohlenfaszien ... 226
Fußvenen ... 408
Fußwurzelknochen ... 108

G
Gallenblase ... 497–498, 502
Gallengang ... 480, 502
Gallenkanälchen ... 499–500
Gaumenmuskulatur ... 167, 171
Gebärmutter ... 536–537, 539
  Nerven ... 538
Gehirn ... 240–242
Gelenke ... 111–112
  Brustwirbelsäule ... 115
  Lendenwirbelsäule ... 116
Gelenkresektionen
  Hand und Unterarm ... 599
  Handgelenk ... 603
  Kniegelenk ... 605
  Sprunggelenk ... 603
  Unterschenkel und Fuß ... 602
Gesäßarterien ... 391
Gesäßfaszien ... 221–222
Geschlechtsorgane,
  männliche ... 518
  männliche äußere ... 521–522
  weibliche ... 534
  weibliche äußere ... 523–524
Geschmacksorgan
  mikroskopische Anatomie
    der Zungenpapillen ... 326–327
  Mundhöhlennerven ... 325
  Zungennerven ... 325
Gesichtsschädelknochen ... 86, 92–94, 97
Großhirn ... 243, 247–263
  Arterien ... 257–258

H
Halsarterien ... 378–381
Halsfaszien ... 216
Halsmuskulatur ... 159–165
Halsnerven ... 273, 280–281
Halsvenen ... 415–416, 418–419
Halswirbel ... 74–75
Handarterien ... 388
Handfaszien ... 219
Handgelenk ... 122
  mediokarpales ... 121
  radiokarpales ... 121
Handhabung der Scheren ... 559
Handhabung des Skalpells ... 557–559
Handmuskulatur ... 184–192
Handnerven ... 296–298
Handskelett ... 103
Handvenen ... 413
Harnblase ... 514, 517–518
Harnblasenpunktion ... 697
Harnleiter ... 514
Harnorgane ... 514
Hautarterien
  Fuß ... 395
  Gesäßregion ... 390
  obere Extremität ... 385
  Oberschenkel ... 390
  Unterschenkel ... 395
Hautnerven
  Fuß ... 304, 307
  obere Extremität ... 294
  Oberschenkel ... 299–300
  Unterschenkel ... 304
Herz ... 349–352, 356–358
  Annuli fibrosi ... 365
  Gefäße ... 364
  Herzhöhlen ... 362–363
  Klappen ... 365
  Myokard ... 359
  Nerven ... 355, 364
  Struktur des Myokards ... 360–361
Hinterhauptbein ... 89–90
Hirngewölbe ... 260
Hirnhäute ... 234–237
Hirnnerven ... 273, 278
  Nervus facialis ... 274
  Nervus trigeminus ... 270–272
  Nervus vagus ... 275–277
Hirnstamm ... 266–267
Hirnventrikel ... 256
Hohlhandfaszie ... 220
Hörorgan
  äußeres Ohr ... 317
  Gehörknöchelchen ... 319
  Innenohr ... 320–321
  Mittelohr ... 318–319
Hüftbein ... 100
Hüftgelenk ... 118–119

REGISTER

Hüftgelenksarterien 391
Hüftmuskulatur 195
Humerus 102

I
Inzisionen 557–560

K
Kaiserschnitt 718
Katheterisierung, Harnröhre........ 695
Kauterisation 560
Kehlkopf 330–332
Kehlkopfmuskulatur 171
Keilbein 91
Kiefergelenk 117
Klavikula 101
Kleinhirn 264–266
   Arterien 264
   Venen 264
Klumpfuß 726–729
Kniegelenk 123
Knochen
   Innenstruktur 107, 109–110
   obere Extremität 102–103
   untere Extremität 104–108
Knochenarterien 402
   obere Extremität 403
   untere Extremität 404–405
Knochenresektionen
   Hand und Unterarm 599
   Unterschenkel und Fuß 602, 604
Knochenvenen 402
   obere Extremität 403
   untere Extremität 404–405
Kollateralkreisläufe 576
Kommissuren 260
Kompakta 109–110
Kompression
   Arterien der oberen
     Extremität 562
   Arterien der unteren
     Extremität 563
   Halsarterien 542, 561
   Kopfarterien 542, 561
Kopfarterien 379–382
Kopfgelenk, oberes und
   unteres (Atlas-Axis-Gelenk) 114
Kopfmuskulatur 162–166
Kopfvenen 415–417
Kostovertebralgelenk 113, 115
Kraniovertebralgelenk 114
Kranium 81–84, 86

L
Laryngotomie 662
Leber 496, 497–498, 502
   Arterien 499–500

Gallenkanälchen 499–500
Lymphgefäße 501
   mikroskopische Anatomie 503
   Nerven 504–505
   Venen 499–500
Leistenfaszien 217
Leistenkanal 138–141, 151
Lendenmuskulatur 172
Lendenwirbel 76
Lithotomie 703–708
   chirurgische Instrumente 709
Lithotripsie 699–701
   chirurgische Instrumente 702
Luftröhre 353
Lungen 349, 350, 356
Lungenarterien 351, 352
Lungenvenen 351, 352
   mikroskopische Anatomie 354
   Nerven 355
Lymphgefäße
   Achselregion 436
   Bauch 435, 440–441
   Becken 439–440
   Hals 437–438, 443
   Kopf 437
   Leistenregion 432
   obere Extremität 434–435
   Oberschenkel 431, 433
   Thorax 435, 441–443
   untere Extremität 429
   Unterschenkel 430
Lymphknoten
   Achselregion 436
   Bauch 436, 440–441
   Becken 439–440
   Hals 437–438, 443
   Kopf 437
   Leistenregion 432
   obere Extremität 434–435
   Oberschenkel 431, 433
   Thorax 435, 441–443
   untere Extremität 429
   Unterschenkel 430

M
Magen 468–469
   Arterien 471, 472
   Lymphgefäße 473
   Magenhöhle 476
   mikroskopische Anatomie ..473, 477,
     478, 487
   Muskelschicht 470
   Nerven 474, 475
   Venen 471, 472
Mandibula 94–95
Mastdarm 102
Maxilla 92

Meningen 232–233, 230–238
   Schädel 234–237
mikroskopische Anatomie
   Arterien 798–799
   Atmungsapparat 794–795
   Auge 315, 316,
     295–296
   Bauchfell, Nerven 402
   Bauchspeicheldrüse 793
   Blut 801
   Brust, weibliche 797
   Dickdarm 492
   Dünndarm 482,
     ....485, 492
   Eierstock 797
   Gebärmutter 797
   Gelenke 768–769
   Haare 327
   Haut 328, 329
   Haut und
     Hautanhangsgebilde 781, 784
   Herz 798
   Hoden 796
   Innenohr 803
   Knochen 768–769
   Leber 791–792
   Lymphsystem 800
   Magen 473, 477,
     478, 487
   Milz 793
   Mundhöhle 786
   Muskeln 770–771
   Nasenhöhle 803
   Nebenniere 796
   Nervensystem 772–773
   Nervus trigeminus 791
   Nervus vagus 792
   Niere 516, 796
   Plexus coeliacus 283
   Plexus oesophageus 284
   Rachen 467
   Schilddrüse 794–795
   Sehnen 770–771
   Speicheldrüsen 786
   Thymus 795
   Tränendrüse 802–803
   Venen 798–799
   Verdauungstrakt 495,
    788–790
   Zähne 787
   Zunge 464
   Zungenpapillen 326–327
Milch-Brustgang 439, 441–442
Milchdrüse 530
Milz 506
   mikroskopische Anatomie ..507–508
   Nerven 505, 510

REGISTER

Mundhöhle 459
   mikroskopische Anatomie 467
Muskeldurchtrennungen
   am Hals 731
Muskeln des menschlichen
   körpers 130–131
Muskelscheidewände
   Oberarm 220
   Oberschenkel 226
   Unterarm 220
   Unterschenkel 226
Muskulatur
   Achselregion 178–179
   Ellenbeuge 183
   Gesäßregion 193–194
   Kniekehle 205–206

N

Nabelring 151
Nackenmuskulatur 156
Nahtknochen 90
Nase → Riechorgan ....
Nasennebenhöhlen 94
Nebenniere 509
Nerven
   Gelenke 309
   obere Extremität 295
   tiefe Muskeln 309
Nervenbündel 261–262
Nervus phrenicus 279
Niere 514–515
   mikroskopische Anatomie 516
   Nerven 505, 510

O

Oberarmfaszien 219
Oberarmmuskulatur 180–181
Oberflächenvenen
   Fuß 406
   obere Extremität 412
   untere Extremität 407
   Unterschenkel 406
Oberkieferresektion 415
Oberschenkel
   Arterien 392–393
   Faszien 221–223, 226
   Muskulatur 196–505
   Nerven 301–303
   Venen 410–411
Ohr → Hörorgan
Orbitalregion
   Arterien 313
   Muskeln 310
   Nerven 312
   Venen 313
Organum vestibulocochleare 320–321

P

Patella 104
pathologische Anatomie
   Abdominalhernien 671–673,
   675, 376, 377, 378
   Amputation 609
   Arterien 574–575
   Auge 645
   Darm 669–670
   Harnblasensteine 694
   Knochen 597
   männliche Urogenitalorgane 596
   Prostatasteine 598
Perikard 356–357
Perikardpunktion 666
Peritoneumpunktion 666
Phlebotomien 380–381
Plazenta 751
Pleurapunktionen 665
Pleuren 551
Plexus
   brachialis 291
   cardiacus 277
   cervicalis 280–281
   lumbosacralis 290
Prothesen 627
Punktion eines Leberabszesses 666

R

Rachen 465
   mikroskopische Anatomie 466
   Muskulatur 167–171
   Nerven 466
Radioulnargelenk 121
Radius 102
Regionen des menschlichen
   körpers 68–69, 544
Resektionen
   Ellbogengelenk 600
   Oberarm 601
   Rippen 606
   Schlüsselbein 606
   Schulterblatt 606
Riechorgan
   Gefäße 323
   Nase 322
   Nasenhöhle 322–323
   Nerven 324
   Struktur 324
Rippen 80–81
Rückenmark 269
   Arterien 268
Rückenmarkhäute
Rückenmuskulatur 152–154
   autochthone 155–158

S

Sakrum 99
Schädelhöhle 85
Schädelknochen 86–92, 97
Schädelvenen 423
Scheitelbein 88
Schiefhals 731
Schläfenbein 90
Schleimbeutel
   obere Extremität 227
   untere Extremität 228
Schröpfköpfe 278
   nach Junod 279
Schultergelenk 120
Schultergürtel 101
Schultergürtelgelenk 120
Schultermuskulatur 176–177
Sehnen
   Finger 191–192
   Fuß 212–213
   Hand 188–189,
   191–192
   Kniekehle 205–206
Sehnendurchtrennungen 732
   chirurgische Instrumente 730
   Hals 731
Sehnenscheiden
   obere Extremität 227
   untere Extremität 229
Sehorgan
   Arterien 313
   Augapfel, Gefäße 311
   Augapfel, Struktur 314
   mikroskopische Anatomie ... 315, 316
   Muskeln 310
   Nerven 312
   Tränenapparat 311
   Venen 313
Siebbein 92
Sinus der Dura mater 423–424
Skapula 101
Skarifikatoren 569
Skelett 66–70,
   111–112
Sondierung
   Höhlen und Gänge des Kopfes 638
   Kehlkopf 661
   Speiseröhre 661
Speicheldrüsen 458, 460–461
Speiseröhre 465
   Nerven 466
Spermien 736
Spongiosa 109–110
Sprechorgan, Kehlkopf ... 330, 331, 332
Sprunggelenk
   oberes 124
   unteres 124

REGISTER

Star, grauer 646–647
Steißbein 100
Sternoklavikulargelenk 117
Sternokostalgelenk 117
Sternum 79–80
Stirnbein 87–88
Strabismus 719–723
Symphyseotomie 718

T
Tastorgan
  mikroskopische Anatomie
    der Haare 327
  mikroskopische Anatomie
    der Haut 328, 329
Teile des menschlichen
  Körpers 68–69, 544
Tenotomien 731–732
  chirurgische Instrumente 730
  Oberschenkel 730
Thorax 77–78
  Muskulatur 128–137,
  142–145
  Nerven 117–121
  Organe 346–348
  Venen 426
Tibia 105
Tibiofibulargelenk 124
topografische Anatomie
  Achselregion 456
  Becken 459
  Damm 457
  Gesäßbereich 462
  Hals 445, 449,
  553
  Leistenbereich 550–551
  Lenden 548
  obere Extremität 552–553
  Oberschenkelbereich,
    hinterer 548
  Oberschenkelbereich,
    vorderer 550–551
  untere Extremität 554–556
Tracheotomie 662
Traktus 670–671
Trepanation des Schädels 692

U
Ulna 102
Unterarm
  Faszien 219
  Muskulatur 184–187
  Nerven 298
Unterkieferresektion 608
Unterschenkel
  Arterien 396–397,
  400

Arterien, Varianten 401
Faszien 224–226
Muskulatur 207–211
Nerven 305–306
Venen 409

V
Vegetatives Nervensystem 343
  Bauch 337–338
  Becken 338
  Gefäßnerven 339–340
  Grenzstrang, thorakaler 342
  Grenzstrang, zervikaler 335
  Hals 336
  Kopf 336
  Plexus cardiacus 341
  Plexus caroticus internus 334
  Plexus des Circulus arteriosus
    cerebri 333
  Thorax 337
Venen
  Bauchwand 427–428
  Dammregion 422
  Leistenregion 422
  obere Extremität 414
  Thoraxwand 427–428
Venengeflechte der
  Wirbelsäule 246
Venenplexus der Wirbelsäule .. 424–425
Verdauungsapparat,
  mikroskopische Anatomie 495
vergleichende Anatomie des
  Nervensystems
  Amphibien 764
  Bartenwal 762
  Eichhörnchen 758
  Elefant 759
  Fische 765
  Hund 755
  Kaninchen 758
  Katze 759
  Orang-Utan 753, 754
  Pferd 757
  Reptilien 764
  Rind 760
  Schaf 760
  Schweinswal 762
  Seehund 762
  Vögel 763
  Wildschwein 759
  Wirbellose 766–767

W
Wirbelkanal 246
Wirbelsäule 72–73
Wirbelsäulendeformationen 733
Wundbehandlung 560

Z
Zahnbögen 96
zahnchirurgische Instrumente 93
Zahnextraktion 566–568
Zähne 95–96
Zehengelenke 127
Zentralnervensystem 244–245
Zunge
  Gefäße 463
  mikroskopische Anatomie 464
  Muskulatur 167–168,
  171, 462
  Nerven 463
Zungenbein 93
Zwerchfell 146–150
Zwischenwirbelgelenke 113
Zwölffingerdarm 479
  Gefäße 480

PRIMARY LITERATURE
Publications of J. M. Bourgery

Quelques faits sur l'emploi des ligatures circulaires des membres dans la plupart des maladies périodiques, M. D. thesis, Paris, 1827.

Traité de petite chirurgie, Paris, ed. Rouen, 1829; 2nd French ed.: Paris, G. Baillière ed., 1835; *A treatise on lesser surgery or the minor surgical operations*, New York, 1834; *Die kleinern chirurgischen Operationen und Handgriffe, Handbuch für Wundärzte erster und zweiter Klasse*, Berlin, 1836.

Traité complet de l'anatomie de l'homme comprenant la médecine opératoire par le Docteur J. M. Bourgery avec planches lithographiées d'après nature par N. H. Jacob, Paris, C. A. Delaunay, 1831–1854 (folio, 8 vols., 2108 pp., 725 pl.); 2nd ed. Paris, ed. L. Guérin., 1866–1871; *The whole anatomy of the human body, with its various practical applications, including a system of operative surgery, by J. M. Bourgery, ...illustrated by lithographic plates drawn from nature by N. H. Jacob*, Paris, ed. C. A. Delaunay, 1833–1837.

Anatomie élémentaire en 20 planches... avec un texte explicatif à part... formant un manuel complet d'anatomie physiologique, Paris, ed. J. B. Baillière, 1834–1835; 2nd French ed. Paris, ed. Crochard, 1836–1839; *Anfangsgründe der Anatomie in 20 Steindrucktafeln*, Leipzig, 1837.

Note sur les titres de M. Bourgery comme candidat à la chaire d'anthropologie au Muséum d'Histoire Naturelle, Paris, printed by P. Renouard, n. d.

Notice sur les titres de M. Bourgery comme candidat à l'une des deux places vacantes dans la section de médecine et de chirurgie de l'Académie des Sciences, Paris, printed by P. Renouard, 1843.

Les annexes du fœtus et leur développement, Thèse concours professeur chaire anatomie, Paris, printed by P. Renouard, 1846.

Articles:
Comptes-Rendus de l'Académie des Sciences de Paris:
"Anatomie microscopique de la rate dans l'homme et les mammifères" (1842).
"Recherches sur la structure intime des poumons dans l'homme et les mammifères" (1842, vol. 15, pp. 63–65 and 107–109).
"Rapport de la structure anatomique avec la capacité fonctionnelle des poumons dans les deux sexes et à différents âges" (1842–1843, vol. 15, pp. 590–592, and vol. 16, pp. 182–186).
"Sur les masses comparatives que présentent dans l'homme et quelques animaux mammifères les différents organes qui composent le système nerveux" (1844, vol. 19, pp. 603–607).
"Mémoire sur l'extrémité céphalique du grand sympathique dans l'homme et les animaux mammifères" (1845, vol. 20, pp. 1014–1020).
"Mémoire sur les nerfs des membranes séreuses en général" (1845, vol. 21, pp. 566–570).
"Recherche sur la structure intime de la masse musculaire et de la membrane tégumentaire de la langue dans l'homme et les mammifères" (1847, vol. 24, pp. 154–158).
"Mémoire sur le système capillaire circulatoire dit intermédiaire des artères aux veines" and "Deuxième mémoire sur l'appareil capillaire circulatoire" (1848, vol. 27, pp. 261–264 and 378–380).

Gazette Médicale de Paris:
"Mémoire sur la coordination générale et la structure intime de l'appareil nerveux de la langue dans l'homme et les mammifères" (1848).

Illustrations for books, memoirs and articles by N. H. Jacob:

SENEFELDER A., *L'art de la lithographie*, Paris, 1819; frontispiece: *Le génie de la lithographie à la gloire d'A. Senefelder*, and 2 pl.: *Portrait d'Aloys Senefelder*, and *Tête d'amazone*.

BLANDIN P. F., *Traité d'anatomie topographique des régions du corps humain considérée spécialement dans ses rapports avec la chirurgie & la médecine opératoire*, Paris, 1826; 12 pl. lithographed by N. H. Jacob.

GIRARD J., *Traité des hernies inguinales dans le cheval et autres monodactyles*, Paris, 1827; 7 pl. lithographed by N. H. Jacob.

BOURGERY J. B., *Traité complet de l'anatomie de l'homme...* see publication of J. M. Bourgery.

BOURGERY J. B., *Anatomie élémentaire en 20 planches...* see publication of J. M. Bourgery.

DUPUYTREN G., *Mémoire sur une manière nouvelle de pratiquer l'opération de la pierre*, Paris, 1836; 10 pl. drawn by N. H. Jacob and lithographed by Langlumé.

DOMEYKO I., "Mémoire sur les fossiles secondaires recueillis dans le Chili", *Mémoires de la Société Géologique de France*, 1851, 2nd series, vol. 4; 8 pl. (86 figs.) by N. H. Jacob.

Bulletin de la Société Géologique de France (1855–1857).

SECONDARY LITERATURE
General biographical dictionaries

BELLIER de la CHAVIGNERIE E. & L. AUVRAY, *Dictionnaire général des artistes de l'école française depuis l'origine des arts du dessin jusqu'à nos jours*, Paris, 1882.

BENEZIT E., *Dictionnaire critique et documentaire des peintres, sculpteurs, dessinateurs et graveurs de tous les temps et de tous les pays*. Nouvelle édition, 14 vols., Paris, 1999.

BERALDI H., *Les graveurs du XIXe siècle*, Paris, 1885–1892.

Dictionnaire de biographie française, (Eds. J. Balteau & M. Prévost), 19 vols. (A–L), Paris, 1933–2001.

Dictionnaire encyclopédique des sciences médicales (Ed. A. Dechambre), 100 vols., Paris, 1869–1889.

Dictionnaire Napoléon, (Ed. J. Tulard), Paris, 1987.

DUGNAT G. & P. SANCHEZ, *Dictionnaire des graveurs, illustrateurs et affichistes français et étrangers (1673–1950)*, 5 vols., Dijon, 2001.

GABET C., *Dictionnaire des artistes de l'École française au XIXe siècle*, Paris, 1831.

HIRSCH A., E. GURLT & A. WERNICH, *Biographisches Lexikon der hervorragenden Aerzte aller Zeiten und Völker*, 6 vols., 3rd ed., 1962.

HUGUET F., *Les professeurs de la faculté de médecine de Paris. Dictionnaire biographique 1794–1939*, Paris, 1991.

LAROUSSE P., *Grand dictionnaire universel du XIXᵉ siècle*, Paris, 1866–1876.
MANUILA A., L. MANUILA, M. NICOLE & H. LAMBERT, *Dictionnaire français de médecine et de biologie*, 4 vols., Paris, 1970–1975.
NAGLER G. K., *Neues allgemeines Künstler-Lexikon*, 25 vols., 1835–1852.
Nouvelle biographie universelle publiée par MM. Firmin Didot Fr., (Ed. Dr Hoefer), Paris, 1853.
OLRY R., *Dictionary of anatomical eponyms*, Stuttgart, 1995.
Répertoire biographique des membres de l'Académie des Sciences (Institut de France), Paris, 1989.
SACHAILE de la BARRE C., *Les médecins de Paris jugés par leurs œuvres*, Paris, 1845.
SAUR K. G., *Allgemeines Künstler-Lexikon. Die Bildenden Künstler aller Zeiten und Völker*, 43 vols. (A–F), Munich, Leipzig, 1992–2004.

J. M. Bourgery, N. H. Jacob, C. Bernard
BERNARDY F. de, *Eugène de Beauharnais 1781–1824*, Paris, 1973.
DELECLUZE E. J., "Des travaux anatomiques de M. le Docteur Bourgery", *Revue de Paris*, 17, 1840, pp. 208–222.
DELHOUME L., P. HUARD & J. THEODORIDES, "Un cahier de notes inédites de Jean Marc Bourgery", *Histoire des Sciences Médicales*, (special no.), 1959, pp. 103–114.
Eugène de Beauharnais, honneur & fidélité, (ed. A. Pillepich), Paris, 1999.
GRMEK M., *Catalogue des manuscrits de Claude Bernard avec la bibliographie de ses travaux imprimés et des études sur son œuvre*, Paris, 1967.
– *Claude Bernard et la méthode expérimentale*, Geneva, 1973 (and Paris, 1991).
HILDENBRAND R., "Bourgery und Jacob, Hirschfeld und Léveillé – über Meisterwerke der anatomischen Ikonographie zur Blütezeit der Lithographie", *Anatomischer Anzeiger*, 158, 1985, pp. 363–372.
HUBERT N. & A. POUGETOUX, *Châteaux de Malmaison et de Bois-Préau*, Musées napoléoniens de l'Ile d'Aix et de la maison Bonaparte à Ajaccio: catalogue sommaire illustré des peintures et dessins, Paris, 1989, p. 97.
LEGRAND N., "Les dessins originaux de N. H. Jacob ayant servi à lithographier les planches du 'Traité complet de l'anatomie de l'homme' par Bourgery et Jacob. Autres dessins. Portrait inédit de l'impératrice Joséphine", *Bulletin de la Société Française d'Histoire de la Médecine*, 1909, pp. 1–14.
Nineteenth century French drawings, (ed. Hazlitt, Gooden, & Fox), London, 1984.
OLMSTED J. M. D. & E. H. OLMSTED, *Claude Bernard and the Experimental Method in Medicine*, London, 1952.
OMAN C., *Napoleon's Viceroy Eugène de Beauharnais*, London, 1966.
PROCHIANTZ A., *Claude Bernard. La révolution physiologique*, Paris, 1990.
SCHILLER J., *Claude Bernard et les problèmes scientifiques de son temps*, Paris, 1967.
TISSERON L. & de QUINCY, "Notice sur M. le Docteur Bourgery", *Archives des hommes du jour*, April 1846.

History of Anatomy
Anatomie de la couleur: l'invention de l'estampe en couleurs, (ed. F. Rodari), Paris, Lausanne, 1996.
BINET J. L., *Dessins et traités d'anatomie*, Paris, 1980.
BRIDSON G. D. R. & J. J. WHITE, *Plant, animal and anatomical illustrations in art and science: a bibliographical guide from the 16th century to the present day*, Winchester, 1990.
CABANIS E. A., V. DELMAS, M. T. IBA ZIZEN, J. P. LASSAU & R. SABAN, "Le musée Delmas-Orfila-Rouvière", *Les musées de médecine. Histoire, patrimoine et grandes figures de la médecine en France*, Toulouse, 1999, pp. 105–111.
CAZORT M., M. KORNELL & K. B. ROBERTS., *The ingenious machine of nature: four centuries of art and anatomy*, Ottawa, 1996.
CHOULANT L., *Geschichte und Bibliographie der anatomischen Abbildungen nach ihrer Beziehung aus anatomischer Wissenschaft und bildender Kunst*, Leipzig, 1852 (2ⁿᵈ ed.; 1945); *History and bibliography of anatomic illustration and its relation to anatomic science and the graphic arts*, Chicago, 1920 (2ⁿᵈ ed.; New York, 1962).
CLARKE E. & K. DEWHURST, *An illustrated history of brain function*, Oxford, 1972 (*Histoire illustrée de la fonction cérébrale*, Paris, 1975).
CLOQUET G., *Jules Cloquet. Sa vie, ses œuvres*, Paris, 1910.
CORDIER G., *Paris et les anatomistes au cours de l'histoire*, Paris, 1955.
Colloque "J. B. Baillière et Fils, éditeurs de livres médicaux et scientifiques", (Ed. D. Gourevitch), Paris, 29 January 2005, in press.
CONAN P., C. REGNIER & M. ROUX-DESSARPS, "A propos de l'exposition: Une grande maison d'édition médicale française J. B. Baillière et fils", *Histoire des Sciences Médicales*, 37, 2003, pp. 407–414.
Corps à vif. Art et anatomie, (Ed. D. Petherbridge, C. Ritschard & A. Carlino), Geneva, 1998.
HAHN A. & P. DUMAITRE, *Histoire de la médecine et du livre médical à la lumière des collections de la Bibliothèque de la Faculté de Médecine de Paris*, Paris, 1962.
HERRLINGER R., "Das erste lithographisch illustrierte Lehrbuch der Anatomie", *Sudhoffs Archiv*, 47, 1963, pp. 224–226.
HILDENBRAND R., "Bourgery und Jacob, Hirschfeld und Léveillé – über Meisterwerke der anatomischen Ikonographie zur Blütezeit der Lithographie", *Anatomischer Anzeiger*, 158, 1985, pp. 363–372.
HOUEL M., *Catalogue du musée Orfila*, Paris, 1881.
LE MINOR J. M., "Les 'Nouveaux Éléments d'Anatomie Descriptive' de H. Beaunis et A. Bouchard (1868)", *Histoire des Sciences Médicales*, 29, 1995, pp. 165–174.
– "L'artiste strasbourgeois Émile Schweitzer (1837–1903) et l'illustration anatomique et médicale", *Cahiers Alsaciens d'Archéologie, d'Art et d'Histoire*, 45, 2002, pp. 141–149.
LEMIRE M., *Artistes et mortels*, Paris, 1990.
L'âme au corps: arts et sciences 1793–1993, (Ed. J. Clair), Paris, 1993.
L'illustration anatomique de la Renaissance au siècle des Lumières, (Ed. D. de Montmollin), Neuchâtel, 1998.
MAYOR A. H., *Artists and anatomists*, New York, 1984.
Musées Delmas-Orfila-Rouvière, (Surgical and Radiologic Anatomy, 17, suppl. 1), 1995.
PARIENTE L., "La vie et l'œuvre de Jules

Germain Cloquet", *Manuel d'anatomie descriptive du corps humain, nouvelle édition en cinq volumes avec les reproductions des 340 planches lithographiées de l'originale*, Paris, 1998, pp. 11–70.
PUTSCHER M., *Geschichte der medizinischen Abbildung von 1600 bis zur Gegenwart*, Munich, 1972.
RAILLET A. & L. MOULE, *Histoire de l'École d'Alfort*, Paris, 1908.
REGNIER C., "Jean-Baptiste Baillière (1797–1885), l'éditeur visionnaire qui diffusa la médecine française à travers le monde", *Medicographia*, 27, 2005, pp. 1–10.
ROBERTS K. B. & J. D. W. TOMLINSON, *The fabric of the body. European traditions of anatomical illustration*, Oxford, 1992.
SOUSA J. de, "La lithographie dans l'illustration d'anatomie", *Art & Métiers du Livre*, no. 201, Janvier–Février 1977, pp. 19–23.
VENE M., *Ecorchés. L'exploration du corps XIVe–XVIIIe siècle*, Paris, 2001.
WEGNER R. N., *Das Anatomenbildnis. Seine Entwicklung im Zusammenhang mit der anatomischen Abbildung*, Basel, 1939.
WOLF-HEIDEGGER G. & A. M. CETTO, *Die anatomische Sektion in bildlicher Darstellung*, Basel, 1967.

History of Lithography

ADHEMAR J., *L'estampe française: la lithographie en France au XIXe siècle*, Paris, 1944.
La France romantique. Les lithographies de paysage au XIXe siècle, Paris, 1997.
BEGUIN A., *Dictionnaire technique de l'estampe*, Paris, 1998.
BLAND D., *A history of book illustration*, London, 1958.
BOUCHOT H., *La lithographie*, Paris, 1895.
BREGEAUT L., *Manuel complet théorique et pratique du dessinateur et de l'imprimeur lithographe*, Paris, 1927.
BURCH R. M., *Colour printing and colour printers*, London, 1910.
DELMAS B., "Lithographie et lithographes à Paris dans la première moitié du XIXe siècle", *Le livre et l'historien*, Geneva, 1997, pp. 723–742.
ENGELMANN G., *Manuel du dessinateur-lithographe*, Paris, 1822.
– *Rapport sur la chromolithographie, nouveau procédé produisant des lithographies coloriées*, Mulhouse, 1837.
– *Traité théorique et pratique de la lithographie*, Mulhouse, 1835–1840.
GRÄFF W., *Die Einführung der Lithographie in Frankreich: eine kunstgeschichtliche Untersuchung*, Heidelberg, 1906.
HULLMANDEL G., *The art of drawing on stone*, London, 1824 (2nd ed., 1833; 3rd ed., 1835).
LANG L. & J. E. BERSIER, *La lithographie en France*, 3 vols., Mulhouse, 1946–1952.
LARAN J., J. ADHEMAR & J. PRINET, *L'estampe*, 2 vols., Paris, 1959.
LEMERCIER A., *La lithographie française de 1796 à 1896 et les arts qui s'y rattachent s'adressant aux artistes et aux imprimeurs*, Paris, 1896–1898.
LIEURE J., *La lithographie artistique et ses diverses techniques*, Paris, 1939.
MELOT M., "Le texte et l'image", *Histoire de l'édition française. 3. Le temps des éditeurs. Du romantisme à la Belle Epoque*, (Ed. H. J. Martin & R. Chartier Paris, 1985, pp. 287–311.
SENEFELDER A., *Vollständiges Lehrbuch der Steindruckerei*, Munich, 1818 (*L'art de la lithographie*, Paris, 1819; new ed., Paris, 1974).
SHARP R., *The development of chromolithography in the nineteenth century: a brief history of lithography & its association with colour in Germany, France & England over a hundred years*, Manchester, 1962.
SOUSA J. de, *La mémoire lithographique, 200 ans d'images*, Paris, 1998.
TWYMAN M., *Lithography 1800–1850*, London, 1970.
WAGNER C., *Die Geschichte der Lithographie*, Leipzig, 1914.
WEBER W., *Saxa loquuntur, Steine reden. Geschichte der Lithographie*, Heidelberg, Berlin, 1961 (*A history of lithography*, London, 1966; *Histoire de la lithographie*, Paris, 1967).
WINKLER R. A., *Die Frühzeit der deutschen Lithographie. Katalog der Bilddrucke von 1796–1821*, Munich, 1975.

ACKNOWLEDGEMENTS

ACKNOWLEDGEMENTS

This edition of J. M. Bourgery's and N. H. Jacob's *Traité* is based on a copy once in the possession of Simon Finch in London and was made possible by the kind permission of the owner.

The original volumes were digitally reproduced by the Digitalisierungs-Zentrum der Staats- und Universitätsbibliothek Göttingen. We wish to thank Martin Liebetruth of GDZ for their kind support. The authors wish to thank in particular Dr Franck Billmann for his reading and corrections of the French manuscript, the English and German translations and the proofs of the work, as well as for his help in composing the Latin titles for the plates. The authors also thank Dr Matthias Rozak, Dr Nicolas Greib and Dr Hervé Schlotterbeck for helping with the composition of the Latin titles for the plates and for their much appreciated support, and Mr Louis Schlaefli, for the reading and the correction of the Latin titles of the work. The authors also thank M. Olivier Gabet, curator at the Musée d'Orsay in Paris, Maître Philippe Plantade, François Rollin, Dr Julien Wolff, and finally Dr. Petra Lamers-Schütze.

ABOUT THE AUTHORS

Jean-Marie Le Minor has been professor of anatomy at the University of Strasburg since 1990, radiologist at the University Hospital in Strasburg, member of the French National Academy of Surgery since 2012, laureate of the French National Academy of Medicine (2003), and officer of the Ordre des Arts et des Lettres (French Ministry of Culture). He is the author of several anatomy and history books and numerous scientific and historical articles.

Henri Sick was professor of anatomy at the University of Strasburg from 1972 to 2003 and director of the Institute of Anatomy from 1994 to 2003. He is an officer of the Ordre des Palmes Académiques (French Ministry of Education) and the author of several books on sectional anatomy, as well as numerous scientific articles.

REMERCIEMENTS

La présente édition du *Traité* de J. M. Bourgery et N. H. Jacob a été réalisée à partir de l'exemplaire déjà en possession de Simon Finch à Londres et n'aurait pu voir le jour sans l'aimable autorisation de son propriétaire que nous remercions chaleureusement. La numérisation des volumes de l'édition originale a été réalisée par le DigitalisierungsZentrum de la Bibliothèque Universitaire de Göttingen. Nous adressons nos remerciements à M. Martin Liebetruth, du Centre de numérisation.

Les auteurs souhaitent remercier en premier lieu le Dr Franck Billmann pour sa relecture et ses corrections du manuscrit français, des traductions anglaises et allemandes et des épreuves de l'ouvrage, ainsi que pour son aide dans la rédaction de titres latins des planches. Les auteurs remercient également le Dr Matthias Rozak, le Dr Nicolas Greib, et le Dr Hervé Schlotterbeck pour leur aide dans la rédaction de titres latins des planches et leur soutien apprécié, et M. Louis Schlaefli, pour la relecture et la correction des titres latins de l'ouvrage. Les auteurs remercient enfin M. Olivier Gabet, Conservateur au Musée d'Orsay à Paris, Maître Philippe Plantade, M. François Rollin, le Dr Julien Wolff, et enfin Mme le Dr Petra Lamers-Schütze.

À PROPOS DES AUTEURS

Jean-Marie Le Minor est professeur d'anatomie à l'Université de Strasbourg depuis 1990, radiologue aux Hôpitaux universitaires de Strasbourg, membre de l'Académie Nationale de Chirurgie depuis 2012, lauréat de l'Académie Nationale de Médecine (Paris, 2003) et officier de l'Ordre des Arts et des Lettres (Ministère de la Culture). Il est l'auteur de plusieurs ouvrages d'anatomie et d'histoire et de nombreux articles scientifiques et historiques.

Henri Sick a été professeur d'anatomie à l'Université de Strasbourg de 1972 à 2003 et directeur de l'Institut d'Anatomie de 1994 à 2003. Officier de l'Ordre des Palmes Académiques (Ministère de l'Éducation Nationale), il a publié plusieurs ouvrages sur l'anatomie sectionnelle ainsi que de nombreux articles scientifiques.

DANKSAGUNG

Die vorliegende Ausgabe von J. M. Bourgery's and N. H. Jacob's *Traité* erfolgte auf Grundlage des Exemplars, das sich im Besitz von Simon Finch in London befand. Wir danken für die freundliche Genehmigung. Die digitale Reproduktion des Originals wurde von dem Göttinger DigitalisierungsZentrum der Staats- und Universitätsbibliothek Göttingen durchgeführt. Wir bedanken uns bei Herrn Martin Liebetruth vom GDZ für die freundliche Unterstützung. Die Autoren möchten an erster Stelle Herrn Dr. Franck Billmann danken für sein Lektorat des französischen Manuskripts und das Prüfen der lektorierten englischen und deutschen Fassung des Werks, ebenso für seine Hilfe beim Verfassen der lateinischen Titel für die Bildtafeln. Wir danken weiterhin Herrn Dr. Matthias Rozak, Herrn Dr. Nicolas Greib und Herrn Dr. Hervé Schlotterbeck für ihre Hilfe beim Verfassen der lateinischen Titel der Bildtafeln und ihre willkommene Unterstützung, und Herrn Louis Schlaefli für das Korrekturlesen der gesamten lateinischen Titel des Werks. Dank gilt Herrn Olivier Gabet, Konservator am Musée d'Orsay in Paris, und Philippe Plantade, François Rollin, Dr. Julien Wolff und Dr. Petra Lamers-Schütze.

ÜBER DIE AUTOREN

Jean-Marie Le Minor ist seit 1990 Professor für Anatomie an der Universität Straßburg und Radiologe an der Universitätsklinikum Straßburg. Er ist Mitglied der Académie Nationale de Chirurgie seit 2012, Laureat der Académie Nationale de Médecine (Paris, 2003) und Mitglied des Ordre des Arts et des Lettres (französisches Kulturministerium). Er verfasste mehrere Anatomie- und Geschichtsbücher sowie zahlreiche wissenschaftliche und historische Artikel.

Henri Sick war von 1972 bis 2003 Professor für Anatomie an der Universität Straßburg und von 1994 bis 2003 Direktor des Institute of Anatomy in Straßburg. Er ist Mitglied des Ordre des Palmes Académiques (französisches Bildungsministerium) und Autor von mehreren Büchern über Schnittanatomie sowie von zahlreichen Wissenschaftsartikeln.

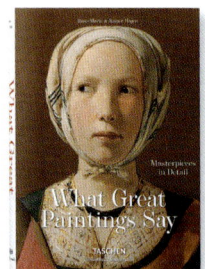
What Great Paintings Say

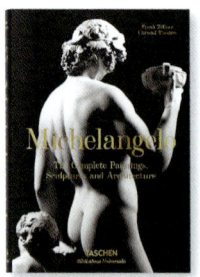
Michelangelo.
Complete Paintings

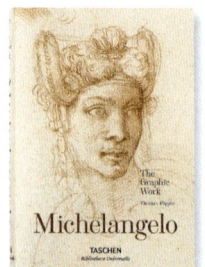
Michelangelo.
The Graphic Work

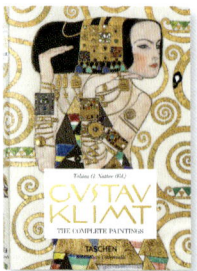
Gustav Klimt.
The Complete Paintings

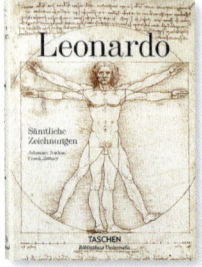
Leonardo da Vinci.
The Graphic Work

**Bookworm's delight:
never bore, always excite!**

TASCHEN
Bibliotheca Universalis

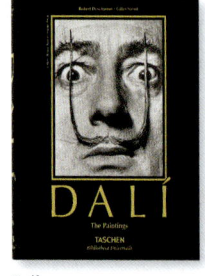
Dalí.
The Paintings

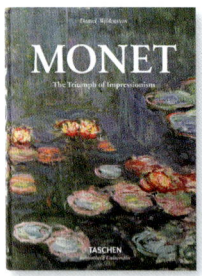
Monet

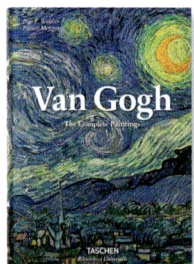
Van Gogh

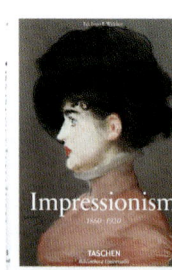
Impressionism

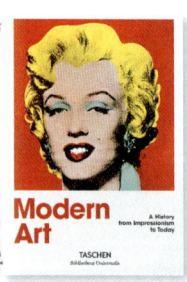
Modern Art

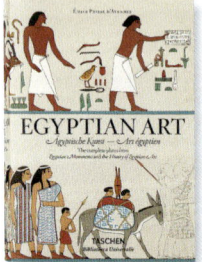
Prisse d'Avennes.
Egyptian Art

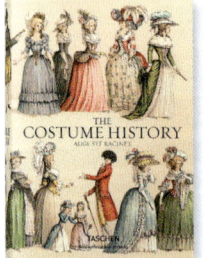
Racinet.
The Costume History

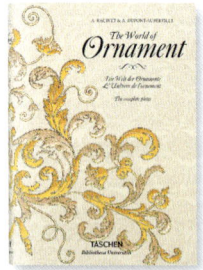
The World of Ornament

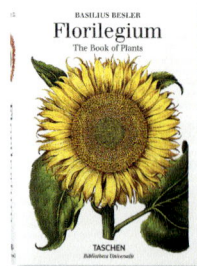
Basilius Besler's
Florilegium

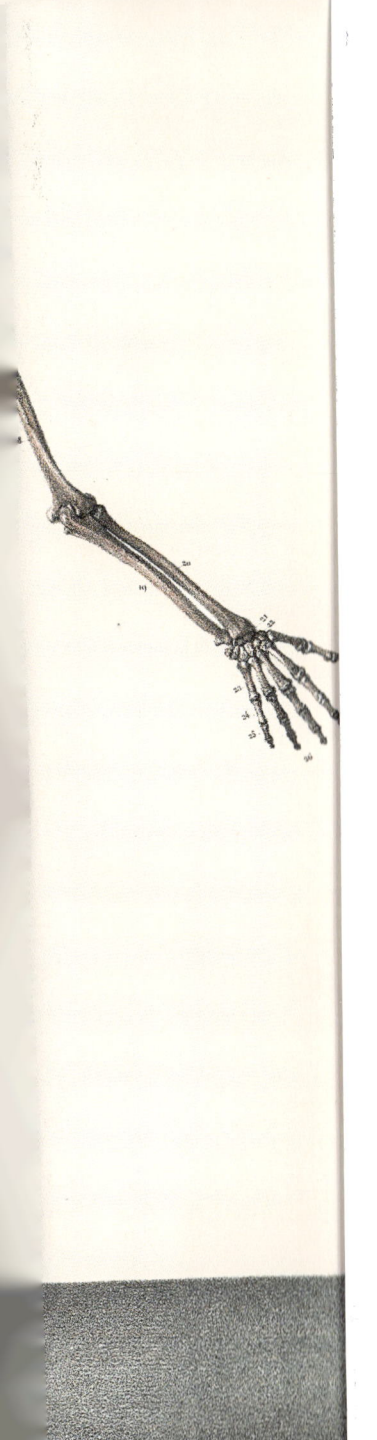

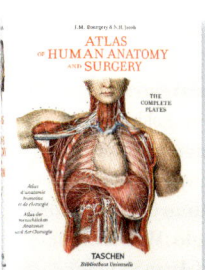
Bourgery. Atlas of
Anatomy & Surgery

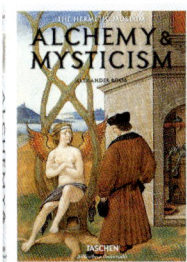
Alchemy & Mysticism

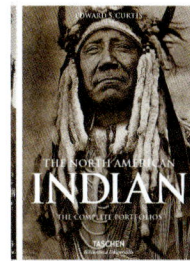
Curtis. The North
American Indian

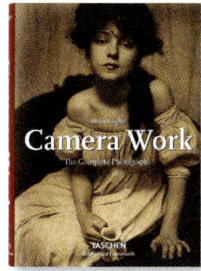
Stieglitz.
Camera Work

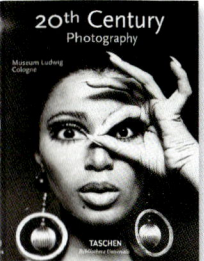
20th Century Photography

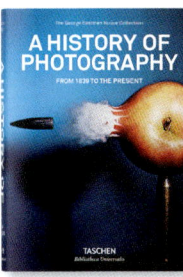
A History of Photography

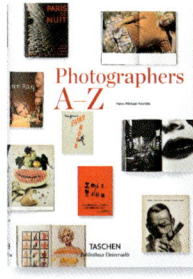
Photographers A–Z

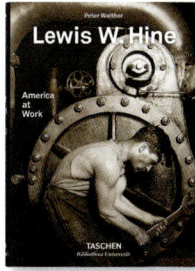
Lewis W. Hine

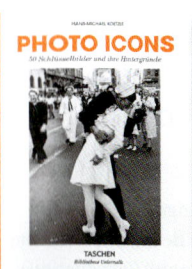
Photo Icons

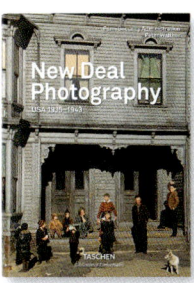
New Deal Photography

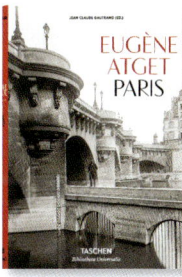
Eugène Atget. Paris

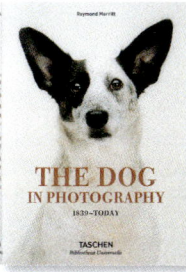
The Dog in Photography

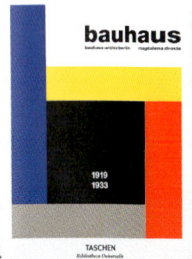
Bauhaus

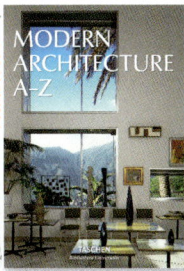
Modern
Architecture A-Z

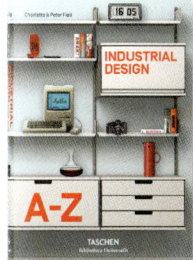
Industrial Design A–Z

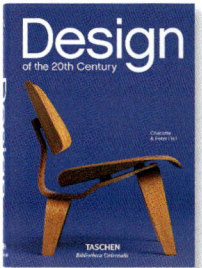
Design of the 20th Century

IMPRINT

EACH AND EVERY TASCHEN BOOK PLANTS A SEED! TASCHEN is a carbon neutral publisher. Each year, we offset our annual carbon emissions with carbon credits at the Instituto Terra, a reforestation program in Minas Gerais, Brazil, founded by Lélia and Sebastião Salgado. To find out more about this ecological partnership, please check: www.taschen.com/zerocarbon
Inspiration: unlimited.
Carbon footprint: zero.

To stay informed about TASCHEN and our upcoming titles, please subscribe to our free magazine at www.taschen.com/magazine, follow us on Instagram and Facebook, or e-mail your questions to contact@taschen.com.

UN LIVRE TASCHEN, UN ARBRE PLANTÉ !
TASCHEN affiche un bilan carbone neutre. Chaque année, nous compensons nos émissions de CO2 avec l'Instituto Terra, un programme de reforestation de l'État du Minas Gerais, au Brésil, fondé par Lélia et Sebastião Salgado. Pour plus d'informations sur ce partenariat environnemental, rendez-vous sur : www.taschen.com/zerocarbon
Inspiration : illimitée.
Empreinte carbone : nulle.

Si vous souhaitez être informé des prochaines parutions TASCHEN, abonnez-vous à notre magazine gratuit sur www.taschen.com/magazine, suivez-nous sur Instagram et Facebook, ou contactez-nous par e-mail à l'adresse contact@taschen.com pour toute question concernant notre programme de publication.

TASCHEN arbeitet klim
Unseren jährlichen Ausstoß
kompensieren wir mit Emis
Instituto Terra, einem Rege
gramm im brasilianischen M
von Lélia und Sebastião Salg
ökologische Partnerschaft e
www.taschen.com/zerocarb
Inspiration: grenzenlo
CO2-Bilanz: null.

Stets gut informiert sein: Fo
Magazin an unter www.tas
folgen Sie uns auf Instagra
schreiben Sie an contact@t

Photos in the introduction
Strassbourg

© 2022 TASCHEN GmbH
Hohenzollernring 53, D-5c
www.taschen.com

Original edition: © 2005

English translation:
Annegret Dahlmann, Cam
German translation: Har
introduction) and Regine
for Opeker Multimedia, Fr

Printed in Bosnia-Herzegov
ISBN 978–3–8365–5662–

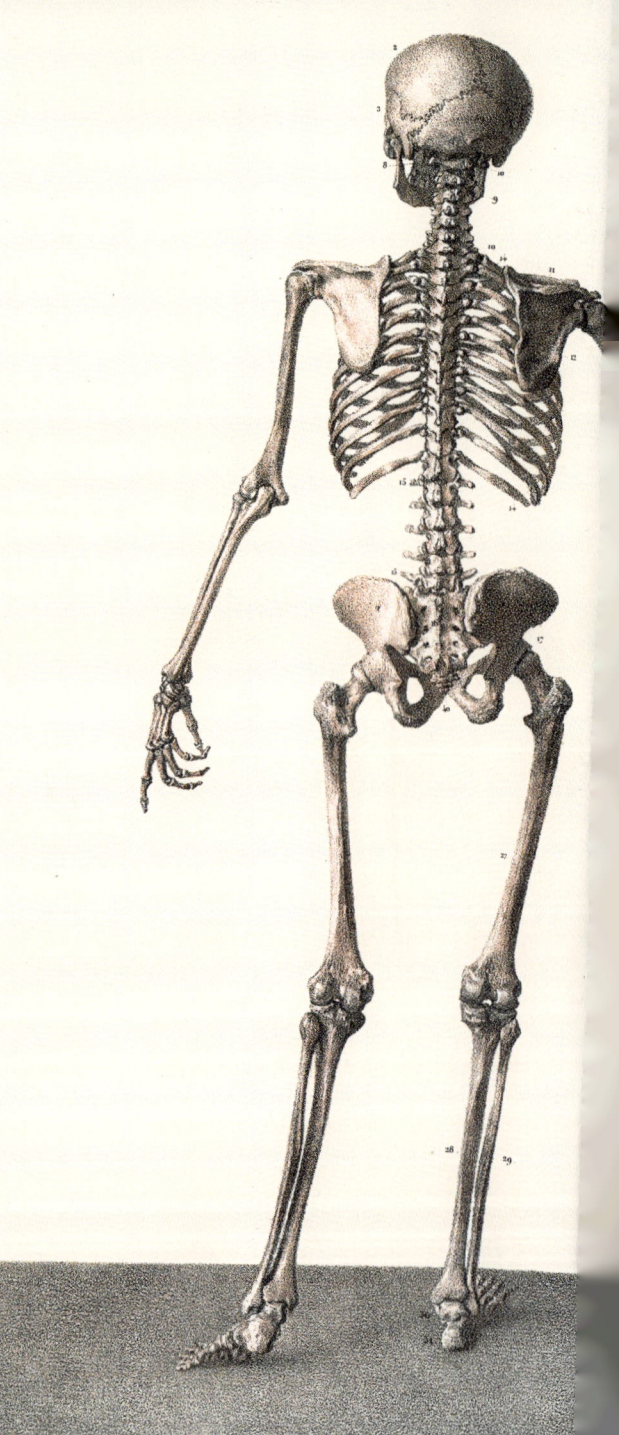

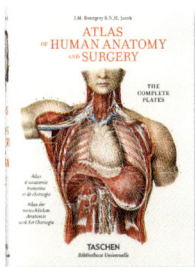
Bourgery. Atlas of Anatomy & Surgery

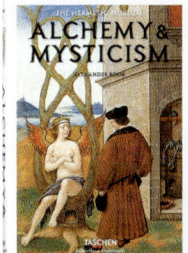
Alchemy & Mysticism

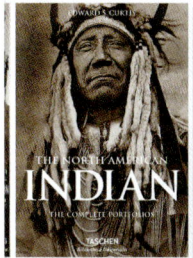
Curtis. The North American Indian

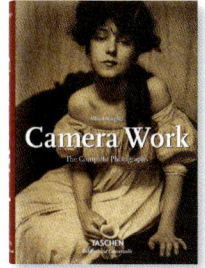
Stieglitz. Camera Work

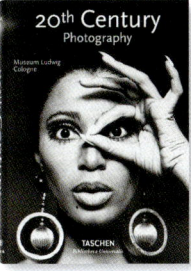
20th Century Photography

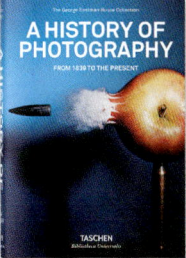
A History of Photography

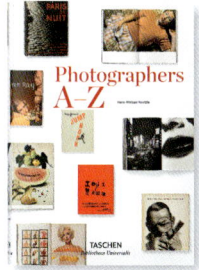
Photographers A–Z

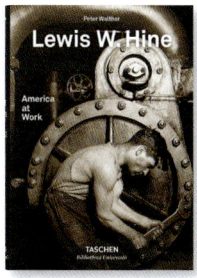
Lewis W. Hine

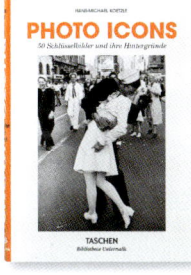
Photo Icons

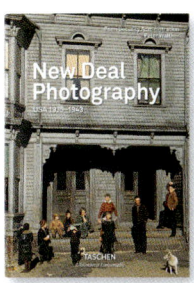
New Deal Photography

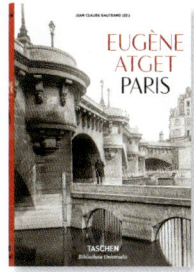
Eugène Atget. Paris

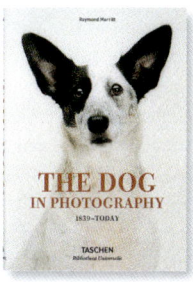
The Dog in Photography

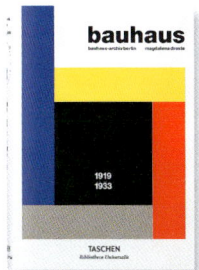
Bauhaus

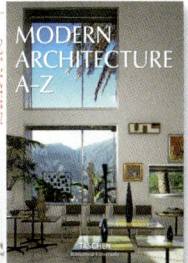
Modern Architecture A-Z

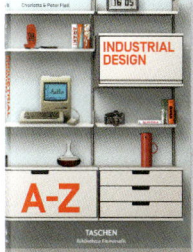
Industrial Design A–Z

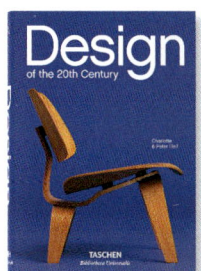
Design of the 20th Century

IMPRINT

EACH AND EVERY TASCHEN BOOK PLANTS A SEED! TASCHEN is a carbon neutral publisher. Each year, we offset our annual carbon emissions with carbon credits at the Instituto Terra, a reforestation program in Minas Gerais, Brazil, founded by Lélia and Sebastião Salgado. To find out more about this ecological partnership, please check: www.taschen.com/zerocarbon
Inspiration: unlimited.
Carbon footprint: zero.

To stay informed about TASCHEN and our upcoming titles, please subscribe to our free magazine at www.taschen.com/magazine, follow us on Instagram and Facebook, or e-mail your questions to contact@taschen.com.

UN LIVRE TASCHEN, UN ARBRE PLANTÉ!
TASCHEN affiche un bilan carbone neutre. Chaque année, nous compensons nos émissions de CO2 avec l'Instituto Terra, un programme de reforestation de l'État du Minas Gerais, au Brésil, fondé par Lélia et Sebastião Salgado. Pour plus d'informations sur ce partenariat environnemental, rendez-vous sur : www.taschen.com/zerocarbon
Inspiration : illimitée.
Empreinte carbone : nulle.

Si vous souhaitez être informé des prochaines parutions TASCHEN, abonnez-vous à notre magazine gratuit sur www.taschen.com/magazine, suivez-nous sur Instagram et Facebook, ou contactez-nous par e-mail à l'adresse contact@taschen.com pour toute question concernant notre programme de publication.

TASCHEN arbeitet klimaneutral.
Unseren jährlichen Ausstoß an Kohlenstoffdioxid kompensieren wir mit Emissionszertifikaten des Instituto Terra, einem Regenwaldaufforstungsprogramm im brasilianischen Minas Gerais, gegründet von Lélia und Sebastião Salgado. Mehr über diese ökologische Partnerschaft erfahren Sie unter: www.taschen.com/zerocarbon
Inspiration: grenzenlos.
CO2-Bilanz: null.

Stets gut informiert sein: Fordern Sie bitte unser Magazin an unter www.taschen.com/magazine, folgen Sie uns auf Instagram und Facebook oder schreiben Sie an contact@taschen.com.

Photos in the introduction by Mathieu Bertola, Strassbourg

© 2022 TASCHEN GmbH
Hohenzollernring 53, D-50672 Köln
www.taschen.com

Original edition: © 2005 TASCHEN GmbH

English translation:
Annegret Dahlmann, Cambridge
German translation: Hanna Becker (captions and introduction) and Regine Schmidt (introduction) for Opeker Multimedia, Freiburg i. Br.

Printed in Bosnia-Herzegovina
ISBN 978-3-8365-5662-0

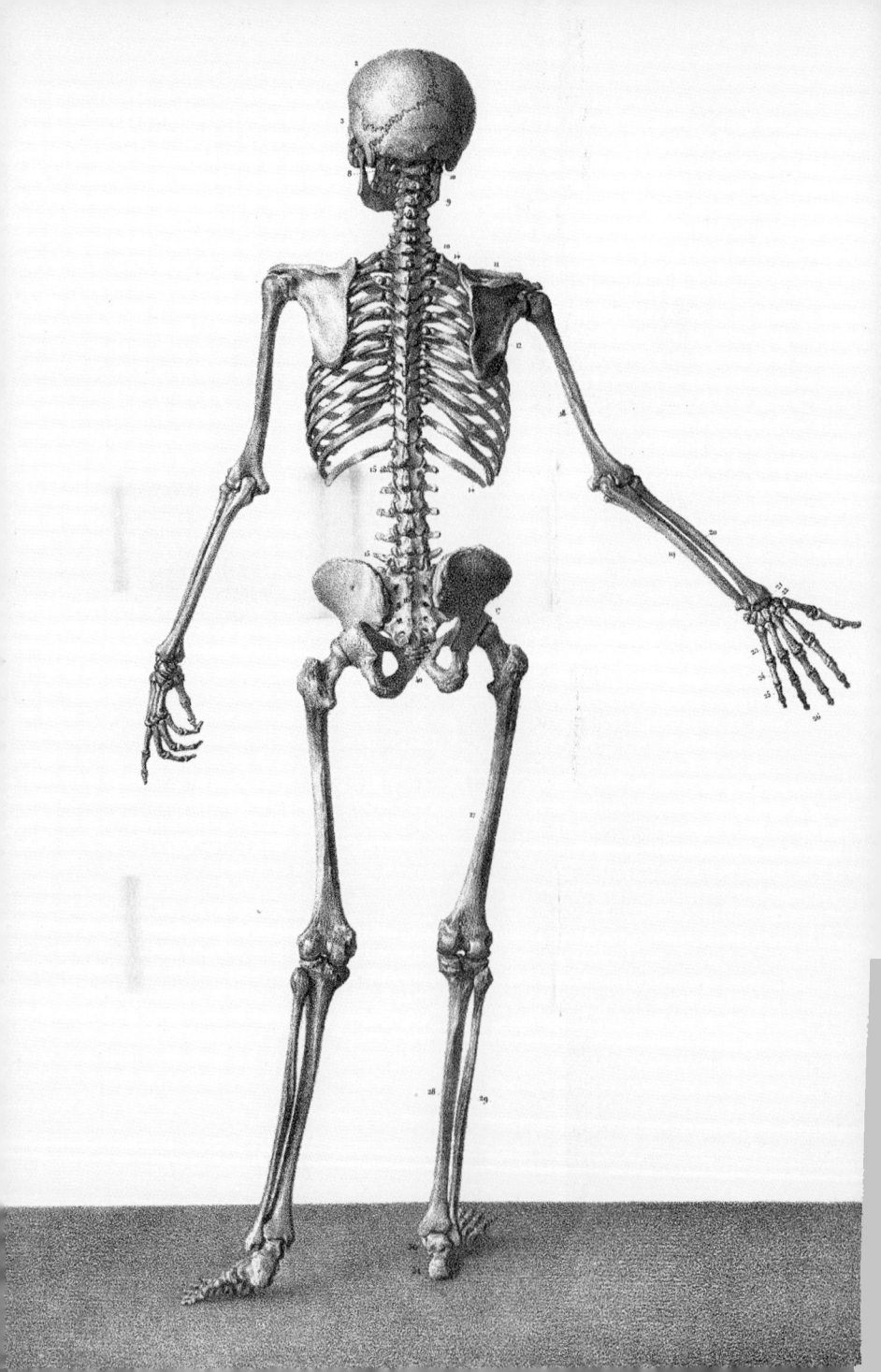